I0049851

DICTIONNAIRE ENCYCLOPÉDIQUE

DES

SCIENCES MÉDICALES

PARIS. — TYPOGRAPHIE A. LAHURE
Rue de Fleurus, 9.

DICTIONNAIRE ENCYCLOPÉDIQUE

DES

SCIENCES MÉDICALES

COLLABORATEURS : MM. LES DOCTEURS

ARCHAMBAULT, ARNOULD (J.), AXENFELD, BAILLARGER, BAILLON, BALBIANI, BALL, BARTH, BAZIN, BEAUGRAND, BÉCLARD, BÉHIER, VAN BENEDEN, BERGER, BERNHEIM, BERTILLON, BERTIN, ERNEST BESNIER, BLACHE, BLACHEZ, BOINET, BOISSEAU, BORDIER, BORIUS, BOUCHACOURT, CH. BOUCHARD, BOUISSON, BOULAND (P.), BOULEY (H.), BOUREL-RONCIÈRE, BOUVIER, BOYER, BROCA, BROCHIN, BROUARDEL, BROWN-SÉQUARD, BURCKER, CALMEIL, CAMPANA, CARLET (G.), CERISE, CHAMBARD, CHARCOT, CHARVOT, CHASSAIGNAC, CHAUVEAU, CHAUVEL, CHÉREAU, CHRÉTIEN, COLIN (L.), CORNIL, COULIER, COURTY, COYNE, DALLY, DAVAINE, DECHAMBRE(A.), DELENS, DELIOUX DE SAVIGNAC, DELORE, DELPECH, DEMANGE, DENONVILLIERS, DEPAUL, DIDAY, DOLBEAU, DUCLAUX, DUGUET, DUPLAY (S.), DUREAU, DUTROULAU, DUWEZ, ÉLY, FALRET (J.) FARABEUF, FÉLIZET, FERRAND, FOLLIN, FONSSAGRIVES, FRANÇOIS FRANCK, GALTIER-BOISSIÈRE, GARIEL, GAYET, GAVARRET, GERVAIS (P.), GILLETTE, GIRAUD-TEULON, GOBLEY, GODELIER, GREENHILL, GRISOLLE, GUBLER, GUÉNIOT GUÉRARD, GUILLARD, GUILLAUME, GUILLEMIN, GUYON (F.), HAHN (L.), HAMELIN, HAYEM, HECHT, HENNEGUY, HÉNOCQUE ISAMBERT, JACQUEMIER, KELSCH, KRISHABER, LABBÉ (LÉON), LABBÉE, LABORDE, LABOULBÈNE, LACASSAGNE, LAGNEAU (G.), LANCEREAUX, LARCHER (O.), LAVERAN, LAVERAN (A.), LAYET, LECLERC (L.), LECORCHÉ, LEFÈVRE (ED.), LE FORT (LÉON), LEGOUEST, LEGROS, LEGROUX, LEREBOULLET, LE ROY DE MÉRICOURT, LETOURNEAU, LEVEN, LÉVY (MICHEL), LIÉGEOIS, LIÉTARD, LINAS, LIOUVILLE, LITTRÉ, LUTZ, MAGITOT (E.), MAHÉ, MALAGUTI, MARCHAND, MAREY, MARTINS, MICHEL (DE NANCY), MILLARD, DANIEL MOLLIÈRE, MONOD (CH.), MONTANIER, MORACHE, MOREL (B. A.), NICAISE, NUEL, OLLIER, ONIMUS, ORFILA (L.), OUSTALET, PAJOT, PARCHAPPE, PARROT, PASTEUR, PAULET, PERRIN (MAURICE), PETER (M.), PETIT (L.-H), PEYROT, PINARD, PINGAUD, PLANCHON, POLAILLON, POTAIN, POZZI, RAYMOND, REGNARD, REGNAULT, RENAUD (J.), RENDU, REYNAL, RITTI, RODIN (ALBERT), ROBIN (CH.), DE ROCHAS, ROGER (H.), ROLLET, ROTUREAU, ROUGET, SAINTE-CLAIRE DEVILLE (H.), SANNÉ, SCHÜTZENBERGER (CH.), SCHÜTZENBERGER (P.) SÉDILLOT, SÉE (MARC), SERVIER, DE SEYNES, SOUBEIRAN (L.), E. SPILLMANN, TARTIVEL, TESTELIN, TILLAUX (P.), TOURDES, TRÉLAT (U.), TRIPIER (LÉON), TROISIER, VALLIN, VELPEAU, VERNEUIL, VIDAL (ÉM.), VIDAU, VILLEMIN, VOILLEMIER, VULPIAN, WARLOMONT, WIDAL, WILLM, WORMS (J.), WURTZ, ZUBER.

DIRECTEUR : A. DECHAMBRE

QUATRIÈME SÉRIE.

TOME SEPTIÈME

GAS — GÉO

PARIS

G. MASSON

LIBRAIRE DE L'ACADÉMIE DE MÉDECINE
Boulevard Saint-Germain, en face de l'École de Médecine.

P. ASSELIN

LIBRAIRE DE LA FACULTÉ DE MÉDECINE
Place de l'École-de-Médecine.

MDCCCLXXXI

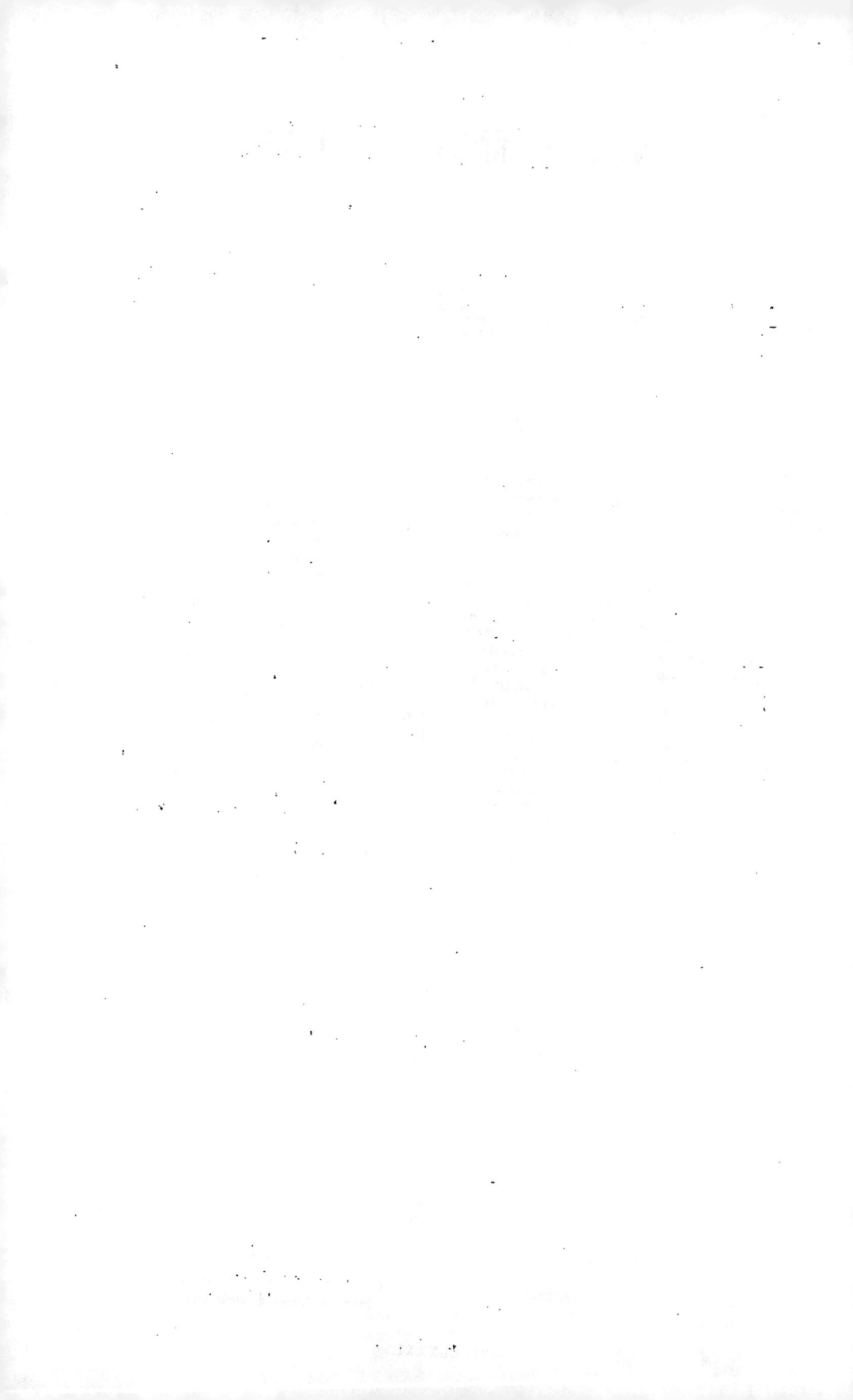

DICTIONNAIRE

ENCYCLOPÉDIQUE

DES

SCIENCES MÉDICALES

GASTÉROSTOME (GASTEROSTOMUM *de Siebold*). Genre de vers appartenant à la famille des *Distomides*, qui a pour principaux caractères une ventouse antérieure imperforée, la bouche en forme de ventouse placée au milieu de la face ventrale. Pore excréteur à l'extrémité postérieure (Nourrice : *Bucephalus ?*).

Ces vers se trouvent chez les poissons; une espèce, le *G. fimbriatum* (de Siebold), vit dans la perche et le brochet. Une autre espèce, le *G. crucibulum,* dans l'intestin du congre.

Le *Gasterostomum gracilescens* et le *G. minimum* (Wagener) ont été placés par Diesing dans un genre distinct, le genre *Rhipidocotyle*.   C. DAVAINE.

GASTIER (ANDRÉ-FRANÇOIS). Médecin français, né à Thoisey (Ain), en 1787, mort en 1868, étudia la médecine à Paris et y prit son grade de docteur en 1816. Il a, paraît-il, exercé la médecine à Lyon. Nous connaissons de lui :

I. *Quelques réflexions sur la doctrine des tempéraments.* Thèse de Paris, 1816, in-4°. — II. *Essai sur la nature ou le caractère essentiel des maladies en général et sur le mode d'action des médicaments; précédé d'une analyse raisonnée des propriétés vitales, servant de base à ces recherches.* Paris, 1816, in-8° (Ouvrage profond, dit Guérard, bien écrit, rempli de vérités utiles, et où respire partout un amour sincère de la vérité.) — III. *Précis de la méthode prophylactique, appliquée aux maladies chroniques et héréditaires.* Lyon, 1843, in-8°; 2° édit. sous ce titre : *De la prophylaxie en général, de son application aux maladies épidémiques et aux affections chroniques héréditaires.* Paris, 1852, in-12.   L. Hn.

GASTO (FLAMINIUS). Né à Schwibus, en Silésie, fit ses études médicales à Wittemberg, puis à Leipzig, voyagea en Italie et se rendit en Suisse, à Bâle, où il prit le grade de docteur. Il revint dans son pays natal et mourut le 5 février 1618, médecin du duc de Liegnitz. On connaît de lui :

Discours vom rechten Nutz etlicher gebräuchlicher Artzneyen bey währenden Sterbens-Läufften. Liegnitz, 1617, in-8°; trad. en latin : Görlitz, 1660, in-12.   A. D.

GASTRALGIE. Grisolle définit la gastralgie une névralgie de l'estomac ; elle est surtout caractérisée, dit-il, par une douleur vive, exacerbante, siégeant à l'épigastre, mais s'irradiant le plus souvent aux parties voisines et s'accompagnant d'un sentiment de malaise et d'anxiété des plus pénibles, ainsi que de divers troubles fonctionnels du côté des organes digestifs.

Les symptômes principaux de cette maladie sont donc, d'après lui, la douleur et des troubles fonctionnels des organes digestifs. Quelle est leur valeur réciproque ? Quel lien rattache ces deux espèces de symptômes ?

Sa définition ne nous l'apprend pas.

Si nous consultons le livre d'Axenfeld sur les névroses, nous trouvons à peu près la même définition.

La gastralgie est, selon Axenfeld, une névrose douloureuse de l'estomac, indépendante de toute modification de structure de l'organe, et il se hâte d'ajouter que l'état névrosique est rarement isolé et constitue un phénomène saillant au milieu d'autres phénomènes non douloureux, liés aux mêmes conditions pathologiques de l'organe. Ces phénomènes non douloureux sont les troubles fonctionnels des organes digestifs.

Ce qui n'a pas échappé à l'attention de ces deux auteurs, c'est que la névralgie de l'estomac, la douleur et la dyspepsie, se développent dans cette maladie concomitamment. Leur esprit était surtout préoccupé de ces douleurs atroces d'estomac qui se produisent souvent, alors que la dyspepsie est à peine appréciable, douleurs qui font pousser des cris au malade, le gênent dans sa respiration, déterminent quelquefois des syncopes ou des crises d'hystérie chez les femmes affectées de cette névrose.

On peut comprendre qu'après Barras et tous les auteurs qui l'ont suivi ils aient été aussi amenés à décrire une maladie consistant principalement en crises douloureuses, en une névrose.

La gastralgie est donc classée parmi les névroses ; les mêmes auteurs ont considéré la dyspepsie comme une névrose, les vomissements nerveux comme une névrose.

Comment peut-on comprendre la névrose « gastralgie » associée à une autre névrose, la dyspepsie ? Ce qui est certain, c'est que, dans toute gastralgie, la dyspepsie ne fait jamais défaut ; c'est que l'estomac n'est pas dans un état de santé réelle, toutes les fois qu'il se manifeste de la douleur dans la région épigastrique. La dyspepsie est quelquefois peu dessinée, et il faut bien observer pour la découvrir. La gastralgie est consécutive à la dyspepsie considérée comme congestion de la muqueuse stomacale, produite par elle.

La douleur est le signe le plus commun de cette maladie, pathognomonique, si on peut employer cette expression.

Toutes les fois que l'estomac est irrité, on n'a qu'à presser le long de la ligne médiane, à partir de l'appendice xiphoïde jusqu'au nombril, on provoquera de la douleur. Si elle n'existe pas sur la ligne médiane, on la rencontrera vers la grande tubérosité de l'estomac ou dans la partie droite de l'organe. La douleur ne disparaît que quand l'estomac est dilaté ; elle n'existe plus d'une façon constante, se révélant par la pression. Elle ne se développe alors que sous l'influence des repas, de la digestion, et n'existe pas en dehors du temps de la digestion.

La synonymie du mot gastralgie est intéressante parce qu'elle révèle l'incertitude dans laquelle se trouvaient les médecins qui l'ont étudiée. Elle a été dénommée gastrodynie, crampe d'estomac, cardialgie, pyrosis, pica, malacia, boulimie, vomissement nerveux, dyspepsie. On trouve dans cette synonymie les principaux symptômes de la dyspepsie, le pyrosis, le pica, le vomissement et les crampes qui sont si fréquentes.

Cette synonymie résume les faits caractéristiques de la dyspepsie; la gastralgie n'est que l'expression la plus élevée de la douleur que celle-ci peut provoquer. Pour qu'elle se manifeste, il faut un terrain favorable. On l'observe surtout chez les gens doués d'un tempérament nerveux.

Ce qui a fait le succès de la gastralgie, c'est l'ouvrage de Barras qui a paru à une époque où on était fatigué des doctrines de Broussais. Que l'on relise les observations de Barras qui lui ont servi à établir la nouvelle entité morbide, et on se convaincra facilement que les faits qu'il rapporte ne sont que des faits de dyspepsie avec phénomènes douloureux.

SYMPTOMATOLOGIE. Les traités classiques donnent la description des douleurs qui paraissent dans la gastralgie, puis signalent les symptômes de dyspepsie qui accompagnent les phénomènes douloureux. Je suivrai leur exemple, bien que je ne considère pas la gastralgie comme une névrose, pas plus que je ne considère la dyspepsie comme une névrose; bien que la gastralgie dépende de la dyspepsie, je n'aurai pas à insister sur les phénomènes dyspeptiques, qui seront décrits dans le chapitre GASTRITE.

J'arrêterai l'attention du lecteur sur la gastralgie, qui jusqu'à présent a été incomplétement décrite. Un grand nombre de symptômes ont été omis, des plus importants. Ont a accordé à la maladie un sens qui ne peut se comprendre; c'est probablement pour ce motif qu'elle a été imparfaitement observée.

Il faut distinguer deux espèces de douleurs, les douleurs *in ipso loco*, les douleurs dans la région de l'estomac, et les douleurs irradiées, celles qui paraissent loin de l'organe qui les cause. Les premières seules ont été exactement décrites. Si vous examinez la région de l'estomac d'un individu en proie à des crises de gastralgie, dans l'intervalle des crises, et si vous exercez une pression sur la région, soit sur la ligne médiane, soit à droite, soit à gauche, vous aggravez la douleur qui existe d'une façon permanente. Aussitôt que la crise paraît, elle débute par des douleurs peu intenses d'abord, par des crampes qui deviennent de plus en plus intolérables. Le malade ne peut rester en repos, s'agite continuellement, change de place à chaque instant, se couche sur l'abdomen, sur le dos, se frictionne instinctivement le ventre pour se soulager.

Si on l'interroge sur le siége du mal, il accuse un point très-limité au niveau de l'appendice xiphoïde, dans la profondeur du ventre. Il semble que les douleurs se produisent dans le plexus solaire, ou bien encore elles existent dans les parties latérales du plexus, dans le ganglion semi-lunaire, en arrière de la grosse tubérosité. Il les ressent tantôt superficielles, sous forme de crampes, à droite ou à gauche de l'estomac, où elles sont plus profondes, et alors on peut incriminer les ganglions nerveux. D'autres fois tout l'estomac est douloureux à la pression; la sensibilité est exaltée dans toutes ses parties. J'ai observé des malades chez qui la marche, l'équitation, la promenade en voiture, étaient intolérables à cause de l'hyperesthésie de l'organe. Lorsque la douleur augmente, la respiration est de plus en plus gênée; le thorax semble se resserrer; le malade ressent une constriction à la gorge.

Les sensations subjectives varient selon les individus; les uns éprouvent de fortes brûlures dans l'estomac; les autres souffrent comme si on leur enfonçait un fer rouge dans l'organe, comme si on leur déchirait l'estomac.

A l'examen de l'organe, on constate que le plus ordinairement il est aplati ; quelquefois il est distendu, fait saillie.

Au plus fort de la crise, le pouls s'accélère ; les battements du cœur sont rapides, la face devient pâle, les extrémités se refroidissent et le patient croit que sa fin est proche et qu'il va mourir. Ces crises paraissent chez les dyspeptiques, chez ceux qui ont une dilatation de l'estomac, ou chez les gens qui ont un cancer stomacal. Elles se terminent par une émission de gaz, par des vomissements d'aliments, de liquides ; et le genre de vomissements dépend de la maladie sur laquelle est entée la gastralgie. Arrivent-elles après le repas, celui-ci est rendu tout entier. S'agit-il d'un cas de dilatation stomacale, la quantité d'eau rendue peut s'élever jusqu'à 1 ou 2 litres, ou plus.

On peut observer une ou quelques crises chez des femmes, à l'époque des règles ou durant la grossesse, dont le tube digestif a toujours été en bon état et la fonction digestive intacte.

Il semble que dans ces cas il s'agit d'une gastralgie simple sans dyspepsie ; mais d'ordinaire la crise se termine par l'expulsion d'une certaine quantité de liquide. Ce liquide est produit par la congestion de la muqueuse, qui se développe d'ordinaire à la période menstruelle ou sous l'influence de la grossesse, congestion passagère, il est vrai, qui tendra à disparaître, si la malade se soumet à une saine thérapeutique, mais qui sera le point de départ d'une dyspepsie chronique, si elle n'y prend garde. J'ai vu un grand nombre de faits de ce genre.

La description que je viens de donner des symptômes de la gastralgie se rapporte aux phénomènes de douleurs locales qu'éveille l'organe irrité. Ces symptômes sont indiqués depuis longtemps. Ce qui n'a pas été observé jusqu'à présent, ce sont les irradiations douloureuses si communes chez les malades ; on a bien parlé de névralgies intercostales (Beau), de douleurs vagues dans le dos, mais rien de précis n'a été dit sur ces irradiations.

Le plexus solaire a des communications nerveuses avec la moelle, avec le cerveau ; ses impressions sont transmissibles au système nerveux tout entier ; on connaît bien l'influence du cerveau sur l'estomac ; il y a longtemps qu'Andral, Rokitansky, Charcot, Schiff, Vulpian, ont démontré l'influence des lésions des parties centrales du cerveau sur la structure de l'estomac.

Les physiologistes ont reconnu expérimentalement qu'en piquant les couches optiques, par exemple, on détermine une lésion stomacale ; Schiff a vu qu'en coupant la cinquième paire dans le crâne, sans atteindre le cerveau, la lésion se manifeste au bout d'un certain temps, et il admet que la transmission se fait de haut en bas par le grand sympathique.

La clinique m'a permis de suivre les phénomènes morbides qui évoluent, de bas en haut, de l'estomac vers le cerveau, quand l'organe est malade.

Le plexus solaire a été dénommé par les anciens anatomistes le centre nerveux de la vie nutritive, le cerveau abdominal ; la synonymie montre que les anciens se faisaient une juste idée du rôle du plexus solaire ; ils rattachaient avec raison l'hypochondrie à la maladie de l'abdomen et, observateurs judicieux, ils n'ont pas considéré l'hypochondrie comme une névrose distincte. Il convient d'établir cliniquement le chaînon qui unit le centre nerveux de l'estomac aux autres nerfs de l'organisme. Cette étude nous prouvera qu'il n'est point de place dans l'économie qui ne puisse être ébranlée toutes les fois que le plexus solaire est excité.

Les irradiations douloureuses dues à l'affection stomacale, celles ressenties en dehors de la région stomacale, n'atteignent dans le système nerveux que les nerfs sensitifs et le système vaso-moteur. Elles débutent au côté gauche de l'estomac, en arrière de la grosse tubérosité, et semblent avoir leur point de départ dans le ganglion semi-lunaire ; douleurs souvent sourdes, qui, à chaque crise, deviennent de plus en plus violentes, augmentent par la pression et sont quelquefois si intenses qu'elles font pousser des cris au malade. Celui-ci a la sensation de serrement de la poitrine, est en proie à une dyspnée vive. Si, à ce moment, on tâte le pouls du malade, on constate qu'il est normal, que le cœur n'est pas touché ; aucune convulsion ne paraît ; il faut avoir soin de distinguer chez les femmes qui présentent ces phénomènes celles qui sont hystériques et celles qui ne le sont pas. Ce genre de crise est tout à fait distinct des crises hystériques.

Suivons les phases de développement de ces névralgies : c'est toujours du côté gauche que commencent les douleurs ; tous les nerfs rachidiens antérieurs du côté gauche peuvent être envahis et devenir le siège des sensations morbides.

D'ordinaire c'est dans les deux derniers espaces intervertébraux dorsaux et les premiers lombaires que la pression fait découvrir d'abord le point douloureux à gauche ; c'est là qu'il peut être constaté le plus souvent.

Tous les espaces intervertébraux depuis les derniers dorsaux peuvent être envahis, quand les névralgies se sont multipliées.

Mais habituellement elles n'existent que vers les vertèbres cervicales, entre les deux premières ou tout le long de la région cervicale. D'autres fois il n'y a qu'un seul foyer interscapulaire qui s'étend jusqu'aux articulations de l'épaule, ou bien encore les espaces intervertébraux dorsaux ou les espaces lombaires et sacrés sont seuls occupés par la douleur. Celle-ci peut rester localisée à gauche ; ce n'est que consécutivement qu'elle arrivera au côté droit dans les mêmes espaces intervertébraux, et alors elle est généralisée au cou, au dos, aux lombes, à la région sacrée. Elle ne reste pas bornée aux espaces intervertébraux ; tous les nerfs du côte gauche, cervicaux, intercostaux, lombaires et sacrés, peuvent présenter en des points variables des névralgies. Vous n'avez qu'à les chercher sur le trajet des différents nerfs pour être sûr d'en découvrir, plus ou moins pénibles, plus ou moins nombreuses. Quelquefois il n'y a pas de douleur dans la région de l'estomac même ; ces névralgies la remplacent et s'aggravent lorsque l'organe devient plus souffrant. Les névralgies se répandent aux membres supérieurs et inférieurs, au crâne dans sa partie postérieure par les nerfs cervicaux, dans sa partie antérieure par les branches émanant de la cinquième paire. Les nerfs de la peau, des muscles, des articulations, sont également touchés.

C'est à gauche que débute l'hyperesthésie, au cou, au dos, aux lombes, sur l'abdomen, sur le crâne, aux membres supérieurs et inférieurs ; elle se développe de gauche à droite et elle peut devenir générale, de telle façon qu'on ne peut toucher le malade sans lui faire pousser des cris.

Il n'est point de maladie dans laquelle on observe le même phénomène ; l'hystérie s'accompagne d'anesthésie, et l'hyperesthésie, qui est très-rare, est tout à fait localisée. Pressez chez ces mêmes malades les muscles du cou, du thorax en avant, du dos, du membre supérieur, vous éveillerez des sensations douloureuses ; souvent elles ne peuvent être provoquées qu'à gauche, et, quand elles paraissent à droite, elles sont toujours moins intenses. Ces phénomènes sont plus rares aux membres inférieurs, et n'y arrivent que quand la réaction se généralise.

La peau et les muscles du crâne sont aussi souvent envahis que ceux du cou ou du dos. Enfin je pourrais répéter pour les articulations ce que j'ai dit pour la peau et les muscles : toutes les articulations deviennent quelquefois doulou- reuses, mais plus souvent la douleur reste bornée à celles des membres supé- rieurs et surtout du côté gauche. Jusqu'à présent j'ai maintes fois rencontré ce genre de malades qui se disent rhumatisants; on leur a dit à tort qu'ils ont une diathèse arthritique.

L'hyperesthésie articulaire n'a rien de commun avec le rhumatisme.

Ces symptômes d'excitation des nerfs sensitifs atteignent la cinquième paire; il en résulte les douleurs de tête dans la région temporale, plus fréquentes à gauche, le bourdonnement dans l'oreille gauche, la sensation de compression dans l'œil gauche. Postérieurement les douleurs se généralisent; les deux oreilles sont occupées par le bourdonnement et gênées dans leur fonction; il en est de même pour les yeux.

Comment se rendre compte de ces faits cliniques? Quelle interprétation phy- siologique leur donner?

Elle me paraît bien simple : les branches qui font communiquer le ganglion semi-lunaire avec les nerfs dorsaux antérieurs du côté gauche irritent la moelle du côté gauche; l'irritation peut occuper toute la moelle, ou une de ses régions cervicale, dorsale, lombaire, isolément; cette irritation se traduit par des sen- sations tantôt localisées, tantôt générales, qui peuvent se propager le long des nerfs, dans la peau, les muscles, les articulations. L'irritation envahit égale- ment la cinquième paire du côté gauche; si elle dure, elle peut occuper toute la moelle et les symptômes passent également du côté droit. Ce qui est intéressant, c'est que les éléments sensitifs des centres nerveux sont seuls touchés. Pas de phénomènes convulsifs; pas de troubles du mouvement. Je n'ai observé qu'une seule fois des contractions fibrillaires de quelques muscles de la cuisse. Cette donnée clinique sépare entièrement les malades qui offrent ces symptômes des hystériques; ils ne mènent pas à l'hystérie, et vous observerez des femmes réunissant au plus haut degré les accidents de gastralgie que je viens de décrire, qui ne seront jamais affectées de la boule hystérique ni des convul- sions propres à cette névrose.

On peut suivre facilement la marche ascendante des troubles nerveux dus à l'estomac.

La moelle seule peut être irritée, et alors vous ne découvrirez que les faits que je viens de retracer, dépendant de l'excitation médullaire. Mais bien souvent l'excitation va jusqu'au cerveau et le trouble au point de vue des sensations per- sonnelles seulement. Ces troubles n'ont rien de sérieux, sont fugaces, passagers, très-superficiels, l'hypochondrie naît : le malade s'inquiète de sa situation, il est en proie à une pesanteur de tête tenace, à une sensation de vide; il se croit menacé d'une maladie grave. Il travaille avec peine, réfléchit péniblement, il se fatigue à grouper ses idées, à soutenir une longue conversation; la volonté s'af- faiblit, la mémoire baisse; il est devenu craintif. Il se désole de l'amoindrisse- ment de son individualité. Il a peur de devenir fou. L'hypochondriaque ne devient jamais fou; il ne cherchera jamais à se suicider; il se lamente, mais ses idées sont toujours justes, ses perceptions sont vraies. Ici tout se passe encore dans e champ de la sensibilité; que la fonction de l'estomac se rétablisse durant quelques jours, et vous verrez l'hypochondrie disparaître comme par enchantement. Le malade lui-même en a conscience et est convaincu que tous ses malaises, ses souffrances, viennent de l'estomac. L'influence de l'estomac se borne à exciter tantôt le cerveau et la cinquième paire isolément, tantôt la moelle, ou bien les deux centres à la fois, le centre encéphalique et rachidien.

Chez un grand nombre on ne découvrira que les symptômes de l'hypochondrie et ceux dus à la cinquième paire, les phénomènes médullaires faisant défaut, ou bien les phénomènes dus à la moelle, les névralgies, l'hyperesthésie de la peau, des muscles, des articulations, pourront seuls être constatés. Si le plexus solaire excite la moelle, on comprend facilement que les nerfs vaso-moteurs qui y prennent leur origine soient également excités. Appliquez un thermomètre sur la peau du dos à gauche, sur la peau du thorax, du bras, sur le crâne du côté gauche, et comparez la température à celle du côté droit dans les points correspondants, vous trouverez que le côté gauche est plus froid que le droit, qu'il y a souvent plus de un demi-degré de moins à gauche, quelquefois même un degré. Cette différence ne peut être rapportée qu'à la contraction des vaso-moteurs du côté gauche.

En résumé, les traités classiques n'ont retracé jusqu'à présent dans la gastralgie que les douleurs dont l'estomac lui-même est le siége; mais, comme on le voit, ce sont les phénomènes éloignés de l'estomac, ceux produits par sa maladie, qui avaient été complétement omis. Du reste, tant qu'on ne voyait dans la dyspepsie qu'une névrose, dans la gastralgie une autre névrose, et qu'on avait dépossédé l'estomac des attributs qui appartiennent à tout viscère, quel fil conducteur restait-il pour suivre les caractères de la maladie? L'hypochondrie était detachée, en qualité de névrose d'un autre ordre, de l'affection à laquelle elle est indissolublement liée. Cette étude que je viens de faire prouve que c'est généralement par le grand sympathique que sont conduites aux centres nerveux les impressions douloureuses de l'estomac. Celui-ci est innervé par le pneumogastrique et le grand sympathique. Romberg avait cherché à reconnaître d'après quels signes on pouvait s'assurer si l'un ou l'autre était atteint. Il a dit que, si les sensations sont vagues et intenses, si les syncopes sont fréquentes, c'est probablement le plexus qui est en jeu, tandis que la dyspnée, les palpitations, la toux hystérique, les crises nerveuses convulsives, sont provoquées par le pneumogastrique. Ces derniers phénomènes sont certes dus au pneumogastrique, mais ils ont beaucoup moins d'intérêt que ceux dus au grand sympathique, et ceux-ci avaient échappé à l'attention de Romberg.

La clinique nous aide à renouer la chaîne qui rattache l'estomac à la moelle, au cerveau. Lorsqu'on trouve de ces malades qui accusent de nombreux troubles nerveux, on les appelle des névropathes, on les appelle des hypochondriaques, des malades imaginaires, et les thérapeutistes s'évertuent à découvrir des agents antinerveux destinés à les calmer; mais ils n'arrivent pas à les calmer. Qu'il s'agisse de femmes présentant des névralgies multiples, des crises douloureuses, le médecin est porté à les dénommer des hystériques.

On avait senti le besoin de créer des termes nouveaux pour exprimer l'ensemble de ces phénomènes nerveux, névropathie protéiforme (Cerise), névrosisme (Bouchut); on avait méconnu leur cause, leur nature. Galien, Oribase, Paul d'Égine, etc., avaient décrit l'hypochondrie comme intimement liée à la maladie des hypochondres, comme le reflet de l'estomac malade sur le cerveau.

Les anciens ne s'étaient inspirés que de l'observation clinique et avaient parfaitement reconnu l'influence stomacale. Les modernes se sont laissé entraîner par la théorie (Monneret, Walleix, Grisolle) et ont méconnu le rôle de l'organe viscéral, ne saisissant pas sa valeur fonctionnelle.

Sous leur plume, l'hypochondrie cesse d'être ce qu'indique le nom ; elle devient une affection purement cérébrale, une névrose ; c'est ainsi que la comprennent tous ceux qui ont écrit de nos jours des traités sur les maladies nerveuses. Il faut dire qu'ils ont été entraînés dans cette voie par Sydenham, Stahl, Junker, Stoll, Pomme, Viridet, etc.

Ceux-ci avaient réuni les deux maladies, hystérie et hypochondrie, en une seule, et l'appelaient affection hystérique, mal hypochondriaco-hystérique, vapeurs dans les deux sexes. Ils faisaient une confusion qui a eu pour résultat de jeter le trouble dans la pathologie du système nerveux.

Hypochondrie et hystérie sont distinctes. La première dépend toujours d'une maladie abdominale, elle ne consiste qu'en un groupe de phénomènes nerveux qui tendent à s'atténuer, à disparaître aussitôt que, par le régime alimentaire, la médication, on traitera l'estomac. Ces phénomènes se manifestent tous dans les nerfs sensitifs et vaso-moteurs. L'hystérie au contraire est une entité morbide, une névrose, qui est indépendante de toute autre maladie ; ses crises peuvent se produire spontanément ou à l'occasion d'affections de certains organes. Ses principaux symptômes éclatent dans le système nerveux moteur.

Beau avait fait cette distinction de l'hypochondrie et de l'hystérie, mais, observant que l'aura partait souvent de l'estomac, il avait dit que l'aura était due à la dyspepsie et qu'une hystérique était nécessairement dyspeptique.

C'était là une autre confusion.

D'abord l'aura a souvent son point de départ ailleurs que dans l'estomac ; de plus, si l'hystérique est souvent dyspeptique, il arrive de rencontrer des hystériques qui ne le sont pas ; cependant c'est dans l'estomac que l'aura peut naître souvent. Les faits nerveux stomacaux de l'hystérie doivent être distingués de ceux de la dyspepsie.

Il ne faudra pas confondre les crises douloureuses de la gastralgie avec le début d'une crise hystérique. Pour que cette dernière espèce de crise se manifeste, il faut que la femme ou l'homme soient affectés de cette névrose.

Autrement il ne faut pas penser que la gastralgie aboutira à l'hystérie.

Je pense avoir suffisamment insisté sur les différences profondes qui séparent l'hystérie et l'hypochondrie.

Si dans l'esprit de beaucoup de médecins, aujourd'hui encore comme du temps de Sydenham, il y a des analogies entre les deux, j'espère que ces développements serviront à rétablir la vérité clinique, à faire comprendre des faits qui actuellement sont très-embrouillés, et à jeter un véritable jour sur une des questions les plus intéressantes de la pathologie. Cette étude a encore un autre intérêt, c'est de mettre en évidence l'action directe d'un viscère sur le système nerveux. Toutes les fois que l'estomac est malade, tout le système nerveux sensitif peut être troublé, sans que le sang puisse être incriminé, et cela se voit chez les individus les plus vigoureux, qui n'ont aucune des apparences de l'anémie. Cependant, quand on découvre ces névralgies multiples, on s'empresse de déclarer les individus anémiques et de leur donner du fer et du quinquina.

Généralement l'irritation stomacale croît par l'emploi de ces agents, et les névralgies, loin de diminuer, se développent ; c'est qu'on est encore imbu de cet aphorisme d'Hippocrate : *sanguis moderator nervorum ;* la névralgie n'est pas due à une altération du sang. L'aphorisme est ici mal appliqué ; ce n'est pas le sang qu'il faut traiter, mais l'estomac, si on veut soulager.

En résumé, si les douleurs de la gastralgie sont souvent localisées dans l'estomac, bien souvent elles se propagent au loin ; tout le système nerveux sensitif peut être influencé par l'organe malade.

La gastralgie n'est qu'un symptôme de la dyspepsie comprise comme congestion de la muqueuse ; elle est la conséquence d'une lésion de l'estomac, congestion passagère pouvant ne durer que quelques heures, ou congestion chronique, avec altération des éléments anatomiques ; mais on ne peut la comprendre névrose de l'estomac. Ce symptôme peut entraîner le développement d'un ensemble de phénomènes pathologiques que j'ai cherché à décrire. Quelques faits cliniques serviront à mieux faire comprendre la question.

Observation I. L..., âgée de dix-sept ans, bien réglée depuis l'âge de treize ans, dyspeptique depuis trois mois, éprouve en arrière de la grosse tubérosité de l'estomac des douleurs qui augmentent par la pression, s'étendent à gauche. Points névralgiques dans les espaces intervertébraux des deux dernières vertèbres dorsales, des vertèbres cervicales à gauche. Lorsqu'on presse ces points, la malade exprime de violentes souffrances, hyperesthésie des membres supérieurs et inférieurs, toute la région occipitale est hyperesthésiée, la peau de l'abdomen l'est également.

Le traitement de la dyspepsie diminue l'hyperesthésie, les douleurs s'atténuent peu à peu, et il reste que les points névralgiques au niveau des dernières vertèbres dorsales. Après trois semaines (diète lactée, viande, bains de son, bromure à la dose de 25 centigrammes, au repas) la dyspepsie est guérie et les douleurs ont disparu.

Jamais cette malade n'a eu de crises d'hystérie.

Observation. II. L..., trente-trois ans, employé de commerce, entra à l'hôpital, en février 1880.

Bonne santé jusqu'à l'âge de vingt-huit ans ; il eut, en 1870, varioloïde ; en 1878, une bronchite dont il fut guéri à l'hôpital. Dyspeptique depuis cinq mois, il vomit le matin un demi-litre de liquide ; les digestions après le deuxième repas sont pénibles, il éprouve de la dyspnée, est tourmenté par des gaz, il régurgite du liquide.

L'examen local nous fait constater la douleur à la pression sur la ligne médiane de l'estomac ; celui-ci est dilaté et s'étend à un centimètre au-dessus de l'ombilic. Une demi-heure après le repas, douleur constrictive dans la région gauche de l'estomac, augmentant par la pression.

La douleur se propage le long des nerfs intercostaux, septième et huitième paire du côté gauche ; on la retrouve dans les derniers espaces intervertébraux dorsaux et le long des vertèbres cervicales.

La peau du bras gauche, celle du thorax en avant à gauche, celle du dos, est douloureuse au toucher ; les muscles, les articulations de l'épaule et du coude du côté gauche sont le siège d'hyperesthésie, il en est ainsi pour les muscles du cou, pour le crâne.

Le sondage de l'estomac, le lavage avec l'eau de Vichy tiède répété six fois, eurent pour effet d'arrêter les vomissements. Le régime alimentaire fut prescrit en même temps que la médication qui consistait en 6 grammes de phosphate de chaux par jour.

Après deux mois de traitement, les phénomènes nerveux avaient disparu avec la tristesse, l'hypochondrie ; ils se réveillaient chaque fois que la dyspepsie s'aggravait. Il était facile d'observer la diminution progressive des troubles de sensibilité à mesure que l'estomac se rétablissait.

J'ai maintes fois répété les mêmes observations dans ma clientèle privée, chez des négociants, des hommes d'affaires, dyspeptiques, souffrant comme le précédent malade ; il m'est arrivé de remarquer chez certains une sensibilité du côté gauche le long du thorax, dans les muscles le long du bras gauche dont ils avaient à peine conscience.

Ce qu'il importe de dire, c'est que le sexe masculin est aussi sujet que le sexe féminin à ces désordres de la sensibilité, toutes les fois qu'il y a dyspepsie simple ou compliquée de dilatation stomacale.

Je citerai un dernier fait typique, parce qu'il résume tous les phénomènes que peut entraîner l'affection de l'estomac.

Observation III. Il s'agit d'une femme de trente-sept ans, marchande ambulante, dyspeptique depuis de longues années.

Elle a longtemps souffert de misère, de privations de tous genres. Elle ne s'est nourrie pendant quinze ans que de soupe, de fromage et de pain de seigle. Exceptionnellement elle mangeait de la viande.

Elle n'éprouvait au début que des céphalalgies, vertiges, douleurs stomachales, régurgitations de liquide.

Depuis trois ans elle vomit ses repas.

Arrivée au dernier degré d'amaigrissement, elle quitte Trèves, où elle était traitée depuis un an, pour venir se faire soigner à l'hôpital Rothschild.

Quand nous la vîmes pour la première fois, elle vomissait liquides et solides quelques secondes après les avoir pris, l'œsophage étant tellement irrité qu'il ne permettait pas le passage des substances alimentaires.

L'œsophagisme est assez fréquent dans les dyspepsies de vieille date; elle a des nausées continuelles.

Elle a de l'appétit, mais hoquets continuels, soif intense, brûlure à l'estomac : celui-ci est légèrement dilaté.

Cette malade n'a jamais eu de crises nerveuses.

J'arrive à la description des phénomènes nerveux.

Tout le crâne est sensible à la pression, bourdonnements dans les oreilles.

Les membres supérieurs et inférieurs douloureux au toucher, la pression de leurs muscles est douloureuse, toute la colonne cervicale, dorsale, lombaire, sacrée, est hyperesthésiée, mais manifestement plus à gauche qu'à droite.

Le cou en avant, le thorax en avant, est très-sensible, plus à gauche qu'à droite.

On ne peut toucher la peau du ventre sans faire crier la malade.

Elle ne peut quitter son lit, tant les articulations sont sensibles; elle ne peut faire de mouvements dans son lit.

Elle vomissait en vingt-quatre heures de 12 à 1500 grammes par jour de liquide mêlé à une certaine quantité de lait qui pouvait arriver à l'estomac.

La situation de la malade était grave.

Au début, je prescris soupes, deux litres de lait, vésicatoire sur la région de l'estomac et deux lavements avec trois grammes de bromure.

Les vomissements diminuent quelque peu et baissent de 1500 à 1000 grammes.

Je commence après quatre jours le sondage et le lavage de l'estomac avec de l'eau ne contenant que du bicarbonate de soude.

Après quatre ou cinq séances, les vomissements ne sont plus que de 500 grammes et le spasme de l'œsophage a cédé.

Les hoquets, les régurgitations ont diminué.

L'hyperesthésie diminuait à mesure que les vomissements se calmaient, que les aliments étaient mieux tolérés.

Au bout de trois semaines les vomissements n'étaient plus que de 400 grammes; la dermalgie du ventre, du dos, du cou, de la tête, avait presque disparu.

Il restait les points douloureux dans les derniers espaces intervertébraux dorsaux à gauche.

Pour calmer la malade on avait fait des injections sous-cutanées d'éther, l'enveloppement dans un drap mouillé.

L'état s'était tellement amélioré que les injections et l'enveloppement avaient été suspendus.

Les sondages seulement furent continués et la femme mangeait viande, poisson, œufs et lait.

Les vomissements n'étaient plus que de 200 grammes et la malade avait engraissé de quinze livres en deux mois.

Je n'ai pas à rappeler ici les symptômes de la dyspepsie qui accompagnent toujours et provoquent la gastralgie. Ils sont décrits au chapitre GASTRITE.

ÉTIOLOGIE.   Elle se confond avec celle de la dyspepsie.

Tous les dyspeptiques ont une douleur stomacale, soit sur la ligne médiane, soit sur les côtés de l'organe.

La douleur peut prendre la forme de véritables crises, si le traitement et l'hygiène sont mauvais.

Il faut dire cependant qu'il y a une prédisposition à la gastralgie proprement dite. On voit quelquefois survenir les crises chez de jeunes filles, chez des femmes qui n'ont qu'une dyspepsie très-légère.

C'est l'impressionnabilité nerveuse, le tempérament nerveux, qui facilitent la genèse des accidents gastralgiques.

Ces accidents paraissent, en général, dans la jeunesse, à la période de formation des règles; ils diminuent avec l'âge, à mesure que le système nerveux se calme, et la dyspepsie survit, à moins que la maladie n'ait été convenablement traitée. On a dit que les crises de l'estomac se transforment maintes fois en crises convulsives, en attaques d'hystérie.

J'ai déjà indiqué ce qu'il fallait penser de cela; la douleur stomacale ne se complique d'un accès convulsif que si l'individu est un hystérique; l'hystérie ne naît jamais de la dyspepsie.

DIAGNOSTIC. Une crise douloureuse de l'abdomen, durant quelques minutes ou quelques heures, s'est produite.

Il s'agit de déterminer d'abord si elle est due à l'estomac ou à un autre organe. C'est avec une colique du foie que l'on confond le plus facilement un accès de gastralgie. Les symptômes dans les deux cas peuvent être identiques. Douleurs dans la moitié droite de l'estomac ou sur le milieu de l'organe; nausées, vomissements, dyspnée; le malade s'agite continuellement et ne trouve pas un moment de repos.

S'agit-il d'une crise stomacale ou d'un calcul hépatique? C'est ce qu'il est impossible de discerner durant la crise quand elle ne se manifeste qu'avec ces signes. Dans un grand nombre de cas, la gastralgie se prononce par des douleurs du côté gauche et s'irradie en arrière, à gauche. La colique du foie, au contraire, est localisée à droite et la douleur monte vers le sein droit, vers l'épaule droite. Ces signes sont encore insuffisants pour assurer si c'est l'estomac qui est en jeu ou le foie. Dans la gastralgie, l'estomac seul est douloureux à la pression. Quand il y a colique du foie, celui-ci est souvent volumineux, déborde les fausses côtes et est douloureux à la pression. Mais la dyspepsie se complique très-fréquemment de congestion du foie, lequel éveille de la sensibilité quand on le presse. C'est alors que le diagnostic se complique. Il faut interroger les antécédents du malade, pour savoir s'il y a eu antérieurement des troubles stomacaux. La dyspepsie n'a-t-elle pas précédé la crise? Si elle ne l'a pas précédée, il convient de porter son attention uniquement sur le foie. La crise douloureuse est-elle survenue tout d'un coup, d'une façon inattendue, et s'est-elle fait sentir à droite, il est probable que l'on a affaire à une colique hépatique. On ne peut être certain que si l'on a rencontré dans les fèces de la gravelle biliaire ou un calcul. L'ictère ne se produit que si le calcul entrave le cours de la bile; dans un grand nombre de cas, il fera défaut : il peut toujours manquer, même si le calcul est assez volumineux; l'absence d'ictère ne suffira pas pour déclarer qu'il ne s'agit pas d'une colique du foie.

Il faudra avoir soin d'examiner les urines, les fèces. Les urines contiennent-elles de la bile, les fèces sont-ils décolorés? il est à présumer qu'un calcul est engagé dans les voies biliaires.

Ces derniers signes ne suffisent pas encore. Un accès de gastralgie peut produire de l'ictère, charger les urines de bile, décolorer les fèces. Il faudra voir l'état antérieur de l'estomac, rechercher si le malade n'a pas pris un aliment indigeste. Les coliques du foie sont souvent consécutives à la dyspepsie. Il sera donc nécessaire de rechercher si la crise n'est pas à la fois une crise d'estomac et de foie. Qnand ces points sont éclaircis et qu'on s'est assuré que l'on a affaire à un gastralgique, on étudiera la maladie de l'estomac qui a donné naissance à la crise. S'agit-il d'une dyspepsie simple, d'une dilatation, d'un cancer ou d'une dyspepsie avec ulcère?

Je n'ai pas à reparler des signes de la dyspepsie, de la dilatation. Mais il importe de s'arrêter quelques instants sur les symptômes du cancer. Il n'y a pas à proprement parler de signes de cancer, surtout au début de la maladie. La perte d'appétit, la douleur, le vomissement, l'hémorrhagie, existent dans toutes les affections stomacales, dyspepsie, dilatation, ulcération. L'état cachectique peut se produire dans ces maladies; j'ai vu deux individus affectés d'œdème des membres inférieurs, qui n'avaient qu'une dilatation simple. Ce n'est que la présence de la tumeur qui fournit un signe positif de diagnostic.

C'est surtout en observant comment les aliments sont tolérés par l'estomac qu'on arrive à le faire. Quand les membranes stomacales sont imprégnées de tissu cancéreux, l'organe a perdu sa contractilité.

Le contact du moindre aliment l'irrite, et il tend à s'en débarrasser par le vomissement, que le cancer siége au pylore ou dans les parois.

Ce vomissement se prépare peu à peu, s'accompagne de douleurs intenses et soulage le malade, aussitôt qu'il est effectué.

La crainte de ces douleurs, qui se reproduisent toujours, lui fait prendre tout aliment en aversion.

Ce qui est aliment solide le dégoûte ; il ne consent à prendre que des aliments liquides, œufs, potage, lait, pour ne pas trop souffrir ; et c'est avec cette nourriture qu'il prolonge son existence. Le diagnostic du cancer, dans beaucoup de cas, n'est possible que si on surveille le malade un certain nombre de jours et si on se rend compte de la façon dont l'estomac garde les aliments. La tolérance pour les aliments, viande, poisson, est presque absolue, s'il n'y a que dyspepsie ou dilatation de l'estomac.

Il convient encore de voir, quand la gastralgie est diagnostiquée, si elle est simple ou sympathique d'une affection abdominale. Est-elle due à quelque lésion du rein, à des coliques néphrétiques, à une maladie de l'utérus ou à quelque autre maladie ou diathèse? Le diagnostic ne sera complet que si ces divers points sont élucidés.

Les traités classiques ont cherché à établir un diagnostic différentiel de la gastralgie et de l'ulcère, et l'ont fondé sur les signes que donne la douleur. Ils prétendent que, quand il y a ulcère, la pression de l'estomac aggrave la douleur, et qu'au contraire celle-ci diminue, s'il ne s'agit que de gastralgie. Ils ont encore ajouté que l'ingestion des aliments calme la douleur du gastralgique et la rend plus vive, dans le cas d'ulcère. Ce que démontre la clinique, c'est qu'on ne peut rien induire du caractère de la douleur.

Du reste, l'ulcère n'étant qu'un accident de la dyspepsie, et celle-ci n'étant que le substratum de la gastralgie, on comprendra facilement que ce diagnostic différentiel est sans intérêt.

TRAITEMENT. La gastralgie présente deux indications thérapeutiques : il faut d'abord calmer la crise, puis traiter la maladie stomacale qui a déterminé la crise.

Pour calmer la crise, il convient de ne recourir tout d'abord à aucune médication interne. Le médicament, quel qu'il soit, pourrait être rendu immédiatement par le vomissement.

Il faut diminuer l'irritation de l'estomac par des révulsifs de tout genre appliqués sur la région stomacale, sinapismes, linges chauds, frictions; puis on fera prendre au malade un bain chaud prolongé.

On n'aura recours aux lavements laudanisés, aux injections sous-cutanées de morphine, que si la crise se prolonge trop longtemps.

Aussitôt que l'estomac sera devenu plus tolérant, on donnera des tisanes tièdes, une potion opiacée.

La crise suspend l'appétit, et le patient craint de prendre un aliment quelconque.

Il ne faut pas se hâter de prescrire la nourriture ; mais il ne faudra pas non plus attendre trop longtemps pour commencer à donner de la nourriture.

La diète prolongée ne convient pas à l'estomac et ne ramène pas l'appétit.

On alimentera, quelques heures après que la crise aura cessé, avec du lait, potages, œufs.

L'organe revient peu à peu au repos, se rétablit et alors, après vingt-quatre heures au moins, le médecin pourra prescrire un aliment solide (viande).

Toutes les fois que le gastralgique prendra un mets indigeste, la crise a chance de se reproduire.

La tâche du médecin n'est pas terminée après la fin de l'accès.

Quelle est la maladie stomacale qui a donné prise à la crise ? C'est ce qu'il aura à déterminer, et il traitera la maladie elle-même.

La dyspepsie, la dilatation d'estomac, peuvent avoir été provoquées par une affection d'un autre viscère, utérus, reins, par une diathèse goutteuse, rhumastismale, tuberculeuse.

L'attention du thérapeutiste se portera sur ces divers points ; mais je n'ai à parler ici ni du traitement qu'exigent la dyspepsie, la dilatation d'estomac, ni des médications qu'exige la curation des maladies viscérales ou des diathèses qui sont cause de dyspepsie.   LEVEN.

GASTRIQUE SUPÉRIEURE (ARTÈRE). C'est la coronaire stomachique (*voy*. CŒLIAQUE [*Tronc*]).   D.

GASTRIQUE INFÉRIEURE (ARTÈRE). L'artère gastrique inférieure droite et l'artère gastrique inférieure gauche sont les *gastro-épiploïques* droite et gauche (*voy*. CŒLIAQUE [*Tronc*]).   D.

GASTRIQUE (SUC). Liquide sécrété par les follicules de l'estomac et qui joue un rôle capital dans la digestion *voy*. ESTOMAC et DIGESTION).   D.

GASTRIQUES (NERFS). *Voy*. PNEUMOGASTRIQUE (*Nerf*).   D.

GASTRITE. § I. HISTORIQUE. Il n'est point de maladie qui ait passé, au point de vue de l'historique, par des phases plus singulières que la gastrite. Tour à tour niée ou admise par les médecins, on a eu le plus grand mal à fixer son véritable sens.

On la trouve mentionnée dans les écrivains du dix-septième et du dix-huitième siècle ; puis elle disparaît, niée par un des plus illustres médecins de la fin du dix-huitième siècle, par Cullen.

Celui-ci avait saisi avec une grande netteté l'enchaînement des divers symptômes qui caractérisent la dyspepsie, mais il n'en avait pas compris la véritable portée. Les erreurs qu'il avait commises sur la question de la pathogénie de la dyspepsie le portèrent à effacer de la nosologie le terme gastrite admis par un bon nombre de cliniciens. Il se laissa entraîner à de véritables exagérations, et la réaction contre les erreurs du médecin anglais ne tardera pas à paraître avec des exagérations en sens opposé.

Broussais étudie de nouveau la gastrite que Cullen avait cherché à faire oublier. C'est pour lui la maladie essentielle; c'est elle qui est le point de départ du plus grand nombre de maladies qui affectent l'organisme. Il se fait illusion sur la portée de cette affection, et il est entraîné à lui appliquer une thérapeutique funeste qui eut une déplorable influence sur la question nosologique.

La gastrite disparaîtra de nouveau, pour reparaître sous une forme nouvelle. On parlera de gastralgie, de dyspepsie, d'embarras gastrique. On n'eut plus le courage de nier absolument la gastrite; on sentait qu'il était nécessaire de conserver le mot et qu'on ne pouvait l'effacer complétement du cadre nosologique. Actuellement, la gastrite est décrite dans les auteurs classiques avec une synonymie variable, catarrhe aigu de l'estomac, fièvre gastrique. On distingue la gastrite superficielle et la gastrite profonde, groupant des espèces morbides qui n'ont aucun rapport avec la gastrite. La gastrite superficielle est encore dénommée catarrhale ou érysipélateuse; elle est caractérisée par l'inflammation de la muqueuse, sa rougeur, ou bien par les sécrétions des glandes, le catarrhe de la muqueuse. De là, les noms d'érysipélateuse et catarrhale. Il est facile de comprendre que cette double dénomination doit être rapportée à un même fait anatomique. Il ne faut pas disjoindre l'inflammation et les produits de sécrétion.

Si l'inflammation s'étend à la profondeur des membranes qui constituent l'estomac, il ne s'agit plus de la gastrite superficielle, mais de la gastrite profonde dans laquelle on a décrit une forme aiguë et une forme chronique. La forme aiguë est le phlegmon de l'estomac, le phlegmon diffus.

Existe-t-il une inflammation de l'estomac dans laquelle du pus s'épancherait entre les membranes de l'estomac? On a cité bon nombre d'observations de maladies infectieuses, variole, scarlatine, pyohémie, compliquées de suppuration interstitielle des membranes de l'estomac. Mais il ne s'agissait que d'infection purulente généralisée et non de gastrite. De même que du pus se rencontre dans les articulations, dans les divers viscères, il n'est pas surprenant qu'il en paraisse entre les membranes de l'estomac. Ce n'est pas là une suppuration de cause locale, consécutive à une phlegmasie de l'estomac. Il ne serait pas possible de citer un seul fait de gastrite se terminant par un phlegmon. Il convient donc d'éliminer de la gastrite profonde la phlegmoneuse. Il ne reste que la gastrite chronique profonde, ce que Brinton a dénommé cirrhose gastrique, et dont j'ai cité deux cas vérifiés par l'autopsie dans mon *Traité des maladies de l'estomac.*

Rapprochons de ces premières divisions la gastrite dite toxique, due à l'ingestion d'un poison, elle se distingue par l'étiologie et la symptomatologie, la nature des lésions d'ordinaire bien plus grave. On a essayé de faire des divisions en se fondant sur la durée de la maladie : dure-t-elle depuis quelques jours seulement ou quelques semaines, il s'agit d'une gastrite aiguë. La maladie dure-t-elle depuis plusieurs mois ou années, on a affaire à la gastrite chronique. Mais il faut se demander à quoi correspondent ces divisions, quelle est leur valeur au point de vue clinique? Se rapportent-elles à un fait pathologique précis? On serait bien embarrassé pour répondre à la question, ce sont des divisions empruntées à la pathologie générale et sans aucune portée.

La nature des lésions ne peut pas plus servir que la durée de la maladie pour établir des divisions positives. La gastrite catarrhale, la gastrite diphthéritique, la gastrite ulcéreuse, ce sont là quelques types d'espèces de gastrite que les auteurs ont décrites.

Si, sous l'influence de la diphthérie, des fausses membranes se sont produites jusque sur la muqueuse de l'estomac; si, par l'ancienneté de l'inflammation, la muqueuse stomacale s'est ulcérée, on s'est cru autorisé à créer des espèces particulières. La clinique ne nous montre rien de spécial du côté de l'estomac, que la diphthérie eût envahi l'organe ou que des hémorrhagies stomacales aient compliqué la situation; la fausse membrane ou l'hématémèse, ce ne sont là que des épiphénomènes.

Enfin, l'étiologie ne peut pas servir non plus à la fixation d'espèces diverses. Que la maladie soit due à des excès d'alcool, qu'elle soit consécutive à une pyrexie, à la scarlatine, à la variole, à la fièvre typhoïde, ou qu'elle soit née par une cause diathésique, les caractères cliniques généraux ne changent pas, elle peut être de durée plus ou moins longue, mais l'unité morbide n'est pas modifiée; on ne peut la subdiviser.

La gastrite est une dans son essence; il n'y en a pas plusieurs espèces.

§ II. Définition. Il importe d'abord d'expliquer ce qu'on doit entendre par le terme gastrite, de la définir. La gastrite est une maladie caractérisée par la congestion de la muqueuse stomacale, par son inflammation qui peut s'étendre de la muqueuse aux membranes sous-jacentes. La congestion, qui n'est que le premier degré de l'inflammation, peut durer quelques heures, quelques jours, et disparaître, mais elle peut s'établir définitivement. A ce fait anatomique correspondent les formes aiguë et chronique. Elle reste superficielle, limitée à la muqueuse, ou elle s'étend aux parties profondes. Si la maladie est chronique, les glandes de la muqueuse deviennent graisseuses; les vaisseaux se sclérosent, le tissu cellulaire sous-muqueux s'hypergénèse, souvent la muqueuse s'ulcère, les membranes s'épaississent ou s'amincissent. Jamais du pus ne se produit dans les membranes de l'estomac. Les lésions caractérisant la gastrite sont uniformes, quelle que soit la cause qui l'ait engendrée, celle-ci n'agit que sur le degré de la lésion.

§ III. Étiologie. Les causes doivent être divisées en deux groupes, causes externes ou internes.

Externes. Les principales sont : les aliments, boissons, médicaments, poisons. Parmi les aliments, il faut distinguer ceux qui ne sont pas nuisibles et ceux qui irritent l'estomac.

Dans ce dernier groupe rentrent tous ceux qui contiennent une grande quantité de graisse, d'huile.

L'abus des aliments gras, des aliments huileux, engendre la gastrite; on pourrait citer le porc, le foie gras. On en peut dire autant des poissons; ceux qui contiennent une grande quantité d'huile, le saumon, le maquereau, le thon, doivent être classés à côté du porc, du foie gras. Le mode de préparation de la viande, du poisson, peut produire une congestion de l'organe, alors que la viande, le poisson, ne sont pas nuisibles par eux-mêmes.

C'est ainsi qu'il faut comprendre que les ragoûts, les sauces épicées avec lesquelles on relève le goût du poisson, peuvent être cause de gastrite.

Il en est des légumes, des fruits, comme des viandes et du poisson. Il faut distinguer ceux qui sont irritants, les choux, les truffes, les champignons, les fruits à tissu dur, les fruits verts qui n'ont pas atteint un degré de maturité suffisante, etc.

Les mêmes divisions peuvent être établies pour les boissons que pour les aliments. C'est en général l'alcool qui entre dans leur composition qui détermine leur degré de nocuité pour l'estomac. On pourrait les classer suivant la quantité d'alcool dont elles sont chargées. La plus saine est l'eau pure; une boisson véritablement toxique pour l'estomac est l'alcool pur. Il n'est pas capable de résister longtemps au contact de l'alcool même étendu d'eau; il s'enflamme très-rapidement et ses éléments anatomiques entrent en dégénérescence.

Du reste, la *qualité* des aliments ou des boissons n'est pas la seule cause de gastrite; la trop grande quantité d'aliments, le trop grand nombre de repas, peuvent déterminer la maladie. Il n'est pas nécessaire d'insister davantage sur les causes externes, et de passer en revue les détails qui se rapportent à ce sujet.

Les poisons peuvent être divisés en deux groupes : ceux qui intoxiquent tout l'organisme sans avoir d'action sur l'estomac, et ceux qui désorganisent les membranes de l'estomac (phosphore) et empoisonnent l'économie consécutivement. Nous n'avons pas à nous occuper spécialement des poisons.

L'abus des médicaments (arsenic, fer, digitale, mercure) est une cause très-fréquente de gastrite. On en peut dire autant des substances purgatives. Les purgatifs salins sont les moins dangereux, l'abus des purgatifs drastiques est surtout à craindre.

J'ai vu bon nombre de gastrites dues à l'emploi exagéré de purgatifs.

Causes internes. Les fièvres, variole, scarlatine, érysipèle, fièvre typhoïde, choléra, laissent souvent à leur suite la gastrite. Il en est de même des affections du poumon : bronchite, pneumonie, pleurésie, etc. Chez la femme, les troubles de la fonction menstruelle, la grossesse, toutes les affections de l'utérus, sont causes de gastrite. Les diathèses, l'arthritis, l'herpétisme, la diathèse tuberculeuse, sont causes prédisposantes, le moindre écart de régime suffira pour la développer. Si l'homme affecté de goutte est souvent atteint de la maladie, c'est qu'il y était prédisposé, et il en a facilité la production par un mauvais régime alimentaire.

J'ai présenté à la Société de biologie l'observation d'un goutteux dont les pieds et les mains sont complétement déformés par des tophus et qui n'a jamais présenté aucun trouble stomacal.

C'est que ce malade, qui a vécu dans la misère, a toujours été tenu à une grande frugalité. On ne peut dire la même chose de toutes les diathèses. La tuberculeuse peut à elle seule, sans écart de régime, créer la maladie.

La gastrite est fréquente chez les phthisiques. Louis a décrit la maladie et a rapporté un certain nombre de cas avec autopsie dans son *Traité de la phthisie.* L'urémie, la fièvre urineuse, ont été citées à tort au nombre des causes de gastrite.

L'intoxication urémique et l'intoxication urineuse ont été classées par certains médecins dans le groupe étiologique. Quand le sang est empoisonné par les principes constituants de l'urine, l'estomac et l'intestin tendent à le débarrasser des éléments qui l'intoxiquent; de l'urée s'excrète par la muqueuse stomacale, des vomissements se produisent ou bien la diarrhée se manifeste, entraînant l'urée, la créatine, etc.

Qu'y a-t-il de commun entre ces phénomènes cliniques et la gastrite ou la dysenterie? C'est en se fondant sur de simples apparences qu'on pourrait dire qu'il s'agit de gastrite ou de dysenterie. Il en est de même quand vous voyez dans la fièvre urineuse paraître la sécheresse de la langue, les vomissements. Il ne s'agit que d'une infection de l'économie et d'un effort de la nature pour se débarrasser d'éléments toxiques.

Ages. Tous les âges sont disposés à la gastrite. Commune chez les tout jeunes enfants qui tettent encore, elle ne l'est pas moins que l'entérite. Elle précède l'entérite et échappe d'ordinaire à l'attention du médecin. C'est surtout chez l'adulte qu'on la rencontre, et souvent elle continue d'évoluer jusque dans l'âge le plus avancé. L'hérédité a la plus grande influence sur la production de la maladie. Si on la constate chez des enfants de trois ou quatre ans, on peut être à peu près sûr qu'ils en ont hérité. Le père ou la mère l'ont léguée à leur enfant.

§ IV. ANATOMIE PATHOLOGIQUE. Les caractères anatomiques de la gastrite sont les suivants : la muqueuse stomacale est hyperémiée; l'hyperémie occupe le plus souvent la partie médiane de la muqueuse; elle peut être localisée vers la grosse tubérosité ou dans la portion droite; on voit de distance en distance des plaques rouges d'une étendue variable, accompagnées d'ecchymoses ou de petits foyers sanguins; quand la maladie est ancienne, les plaques rouges ont fait place à des plaques grises; les plaques ecchymotiques sont devenues noirâtres. L'épithélium de la muqueuse s'est détaché par place; la muqueuse est épaissie ou amincie. Lorsque l'exfoliation de la muqueuse a atteint un certain degré, on trouve souvent de véritables pertes de substance, des ulcérations. Ces ulcérations se dessinent nettement à l'œil, ou bien elles sont masquées par un mucus plus ou moins épais, par de véritables plaques fibrineuses diphthéritiques. Cette diphthérie a été observée par Niemeyer chez les nouveau-nés; on l'a vue chez les adultes, et ce fait anatomique a suffi pour créer une espèce nouvelle, la gastrite diphthéritique. Peu importe qu'il s'agisse d'un mucus plus ou moins filant, concret, ou qu'il y ait de vraies membranes étalées à la surface de la muqueuse, la gastrite n'est-elle pas toujours la même? change-t-elle de caractère?

Ce n'est pas seulement la muqueuse qui est modifiée : les divers éléments qui la constituent sont altérés, ses vaisseaux sont dilatés; leurs parois sont épaissies, sclérosées. Les glandes sont altérées, atrophiées par place, ou bien leur stroma est épaissi, les cellules qui entrent dans la composition des glandes n'ont plus une structure normale. Le noyau a disparu et a fait place à des globules graisseux. Le tissu cellulaire sous-muqueux est enflammé.

Au milieu du stroma primitif se produisent des éléments de nouvelle formation; ces éléments nouveaux, ces cellules nouvelles envahissent le champ des glandes gastriques, des vaisseaux capillaires, les compriment, les atrophient. Il en résulte que la muqueuse est insuffisamment nourrie; ce sont ces désordres anatomiques qui provoquent les ulcérations de la muqueuse plus ou moins étendues, plus ou moins profondes.

Les ulcérations appellent les hémorrhagies, dont la gravité dépend du calibre des vaisseaux ulcérés. Il se peut que sans ulcération il se fasse, sous l'influence de la gêne circulatoire, un suintement sanguin, une exosmose de pigment sanguin. J'ai présenté un fait de ce genre à la Société de biologie en 1877.

Dilatation de l'estomac. Quand la gastrite est de vieille date, on rencontre souvent l'estomac dilaté, c'est-à-dire que son volume est accru. Il occupe un plus grand espace dans l'abdomen, le volume double, triple. Il peut dépasser l'ombilic de plusieurs centimètres. Dans des cas exceptionnels, il peut arriver à s'étendre jusqu'au pubis, Andral en a cité une observation; j'en ai rapporté un fait observé à l'hôpital Rothschild. Lorsque l'estomac est dilaté, les diverses membranes présentent toutes les lésions que j'ai décrites comme se rapportant à la gastrite. A la dilatation correspondent une symptomatologie, un pronostic et un traitement qui diffèrent entièrement de la gastrite sans complication. La gastrite se complique souvent de cancer; celui-ci peut s'établir d'emblée, quand il est héréditaire; il est aussi une lésion terminale de la gastrite; il se passe dans les tissus de l'estomac ce qu'on a observé dans beaucoup d'autres tissus de l'économie; une inflammation qui dure peut déterminer la production de l'élément cancéreux.

§ V. SYMPTOMATOLOGIE. Les auteurs classiques décrivent la symptomatologie des diverses espèces de gastrite, la gastrite proprement dite, la gastrite alcoolique, urémique, de la gastrite des goutteux, des herpétiques, des tuberculeux, comme si les causes multiples et diverses qui l'engendrent lui imprimaient des caractères spéciaux.

La gastrite est une, bien que les causes soient nombreuses. Ses symptômes se rapportent à une seule espèce.

Il arrive rarement que la langue conserve sa coloration normale; plus ou moins rouge, elle se couvre d'un enduit saburral occupant tout l'organe, ou sa base seulement ou les bords; enduit blanchâtre d'ordinaire, rarement jaune, dont l'épaisseur varie; ses glandes sont souvent saillantes, hypertrophiées. Le sens du goût peut être intact, mais d'ordinaire il est perverti, le malade a un goût amer, sucré, salé, les aliments répugnent. L'appétit est dérangé, amoindri ou aboli. Il se manifeste de diverses manières; il est exagéré, caractérisé par des fringales qui paraissent avant, pendant ou après le repas. Il est plus vif à la fin des repas qu'au commencement, se réveille à chaque heure de la journée ou de la nuit. Le patient se croit obligé de le satisfaire et alors il ne fait qu'exagérer la maladie. L'appétit reste aussi aboli durant des mois ou le plus souvent il est notablement diminué. D'ordinaire, la soif est augmentée, et l'augmentation est proportionnée à l'intensité du mal. La boisson la calme à peine.

La région de l'estomac est douloureuse au toucher et à la pression. La douleur est ressentie sur la ligne médiane, sous la fourchette du sternum ou à quelques centimètres de l'appendice xyphoïde. La douleur occupe la région gauche ou droite de l'organe. Elle manque rarement dans un de ces points, alors que l'estomac n'est pas dilaté. Elle disparaît, si l'organe est dilaté. Il est quelquefois tellement sensible qu'il ne supporte pas le contact des vêtements.

Elle peut se calmer immédiatement pendant le repas, pour reparaître un certain temps après, au moment du maximum du travail digestif, quelques instants après le repas ou trois ou quatre heures après. La présence des aliments dans l'organe en détermine maintes fois le gonflement avec sensation de malaise, de dyspnée.

La douleur ne reste pas bornée à l'estomac, peut s'étendre à tout l'abdomen, et les coliques sont ressenties dans l'estomac et les intestins. Ces désordres sont accompagnés de régurgitation de gaz, de liquide brûlant, acide ou neutre, de régurgitation de parcelles d'aliments, de vomissements de liquide ou d'aliments. Le liquide vomi est grisâtre, plus ou moins opaque, devient transparent, si on le filtre. Il rougit souvent le papier bleu de tournesol. Il peut être noirci par le pigment sanguin ou être mêlé avec une certaine quantité de sang.

Ces différents faits cliniques qui sont liés à la gastrite ont été décrits comme indiquant des espèces morbides différentes, le pyrosis, la gastrorrhée, l'hématémèse.

Ce ne sont que les accidents vulgaires de la gastrite.

La maladie inflammatoire reste limitée à l'estomac ou bien elle retentit sur l'intestin grêle ou le gros intestin.

L'abondante production de gaz caractérise l'extension du mal à l'intestin grêle. Lorsque le gros intestin est atteint, ce qui est fréquent, les matières fécales sont sèches, déterminent une irritation locale, sont expulsées avec des glaires, des fausses membranes plus ou moins épaisses. Il y a alors une constipation intense qui est un symptôme de la gastrite.

La constipation, en durant, appelle la diarrhée qui alterne fréquemment avec elle ; les malades finissent par avoir 10, 12 selles par jour, qui les jettent dans une véritable prostration. La santé s'altère alors rapidement parce qu'ils ont peur de s'alimenter.

Si la gastrite a duré, elle se complique souvent de dilatation de l'estomac, et les symptômes prennent, ainsi que je l'ai dit plus haut, une physionomie spéciale. Ce qui caractérise la dilatation cliniquement, c'est une excrétion d'eau qui se produit chaque jour à la suite de chacun des repas, s'accumule dans l'organe et provoque des malaises, des douleurs se renouvelant continuellement. Au début, le liquide ne se rencontre qu'après le troisième repas, pris l'après-midi, et enfin l'estomac en est chargé dès le matin à jeun.

La surcharge de liquide ne se fait pas sentir au commencement chaque jour, mais tous les huit jours ou tous les quinze jours.

La présence du liquide en excès s'accompagne de nausées, de régurgitations, puis de vomissements de 1 ou plusieurs litres de liquide, qui finissent par se reproduire journellement. Les aliments ne sont pas rendus. Ces vomissements soulagent le malade et laissent à leur suite une soif intense, le brisement des forces, puis l'appétit reparaît ; le malade recommence à manger jusqu'à ce que le liquide se soit reproduit ; et alors les mêmes phénomènes que je viens de décrire reparaissent.

La production de liquide dans l'estomac entraîne d'ordinaire une diminution dans la sécrétion urinaire qui se refait s'il a tendance à disparaître sous l'influence du traitement. La dilatation cause souvent une inappétence complète.

§ VI. Les symptômes de la gastrite ne restent pas limités au tube digestif. La maladie réagit sur la fonction cardiaque, respiratoire. Des palpitations plus ou moins vives, des irrégularités cardiaques (bruits de souffle cardiaques), de la toux dite toux gastrique, sont provoquées par elle, de l'aphonie paraît même de temps à autre. Tout le système nerveux peut être irrité, des névralgies disséminées, des fourmillements, des crampes dans les membres, des douleurs articulaires, musculaires, une fatigue générale des contractures des muscles de la main ou du mollet, s'observent dans cette affection. Quelques malades ont des tremblements, une véritable parésie. Les organes des sens, la vue, l'ouïe, l'odorat, le goût, sont troublés. Des nuages, des mouches volantes, des feux, gênent la vision, ou bien la lumière vive empêche de voir clair ; les désordres visuels sont précédés de vertige d'une intensité variable, quelquefois si fort, que le malade tombe à terre, même avec perte de connaissance.

L'ouïe est obscurcie par des bourdonnements occupant une oreille ou les deux. Le malade s'attriste, ne peut vaquer à ses travaux habituels qu'avec la plus grande difficulté; il a du mal à fixer son attention, la mémoire s'affaiblit; les facultés intellectuelles ne s'altèrent pas, mais il est toujours inquiet de l'avenir. L'état nerveux s'irrite de plus en plus; ce que les auteurs ont décrit sous le nom d'hypochondrie, de névropathie cérébro-cardiaque, n'est que l'ensemble des phénomènes nerveux éveillés par la maladie de l'estomac.

Il n'est pas rare que la fièvre vienne compliquer la situation, fièvre qui est intermittente, se renouvelant chaque jour, tous les deux ou trois jours à la même heure.

Elle peut en imposer pour une fièvre paludéenne; elle présente les trois stades de la fièvre, ou bien le premier seulement, ou celui de chaleur et de transpiration, le premier manquant.

Quand elle paraît la nuit et est compliquée de toux gastrique, on peut croire qu'il s'agit d'une fièvre liée au début de la tuberculisation.

Le foie est congestionné fréquemment, augmenté de volume, douloureux à la pression.

§ VII. DIAGNOSTIC. Le diagnostic se fait par les symptômes locaux et sympathiques. Les symptômes locaux sont la douleur sur la ligne médiane de l'estomac, s'augmentant par la pression, douleur de la partie droite ou gauche de l'organe, plus vive après le repas, durant le travail de la digestion; sensation de brûlure dans la cavité stomacale. Rejet de liquide ou de gaz, vomissements alimentaires et constipation.

Ces symptômes coïncident avec les désordres du côté du système nerveux, musculaire, etc., que j'ai décrits plus haut. Un état nerveux prononcé, l'hypochondrie, l'hystéricisme, se rattachent d'ordinaire à l'affection stomacale, et doivent dans le plus grand nombre des cas faire penser à la gastrite. Le nervosisme héréditaire détermine souvent la maladie stomacale, et, quand celle-ci est installée, elle ne sert qu'à l'entretenir et à l'aggraver.

Quand le vomissement amène une certaine quantité de sang, on peut être certain que la gastrite se complique d'une ulcération, de l'ulcère stomacal.

La dilatation doit être diagnostiquée par la percussion, qui indiquera les dimensions de l'organe, la présence d'une plus ou moins grande quantité de liquide dans l'estomac; cette complication de la gastrite caractérisant sa forme chronique doit être étudiée avec la plus grande attention, elle modifie le pronostic et le traitement. Si la dilatation est ancienne, si l'organe s'étend au delà de l'ombilic de 2 ou 3 centimètres, en général l'excrétion de liquide est considérable; il est rendu tous les jours ou tous les deux jours; l'appétit se perd; le malade a le dégoût des aliments, les forces s'épuisent.

La maladie n'étant point traitée, elle prend la physionomie du véritable cancer et elle peut prêter à la confusion. Le médecin se fondera sur la marche croissante des symptômes. Quand le cancer existe, l'alimentation étant bien réglée, l'appétit ne revient pas. Dans le cas de dilatation, si vous nourrissez le malade selon les exigences de sa situation, il a rapidement de l'appétence pour la nourriture. Le cancer occupe-t-il la région pylorique, tous les aliments solides sont d'ordinaire vomis après cinq ou six ou même vingt-quatre heures. La dilatation entraîne surtout le rejet de liquide et non d'aliments. Que le cancer siége dans une des parois de l'organe, celui-ci peut ne pas tolérer le contact de la moindre substance solide et la rejette absolument comme si le pylore était bouché. En outre, on peut quelquefois] sentir la tumeur par la palpation dans la région stomacale, souvent aussi elle échappe à l'examen direct.

On ne peut établir le diagnostic qu'en observant la marche des faits, en étudiant comment le viscère stomacal se conduit par rapport aux aliments ; il faut recourir à la palpation, à la percussion, tenir compte des vomissements, de leur nature, de leur composition, de l'état général du malade, qui s'affaisse brusquement, s'il y a cancer, et avec une bien plus grande lenteur quand on n'a affaire qu'à une dilatation simple.

La déchéance organique est alors proportionnée à l'ancienneté de l'affection, à l'insuffisance d'alimentation, dont a souffert l'individu qui cesse de se nourrir pour éviter les souffrances.

En l'absence de tumeur, il n'y a pas un seul signe positif de cancer ; ni les hémorrhagies, ni la nature des vomissements, etc., ne peuvent donner une indication positive. Bien souvent, si l'expérience clinique fait défaut, le cancer de l'estomac sera confondu avec la dilatation.

§ VIII. TRAITEMENT. La gastrite, qui peut naître sous l'influence de causes si nombreuses et si diverses, par le mauvais régime alimentaire, par l'excès de boissons et par le fait d'un grand nombre de maladies aiguës, de diathèses, etc., est une et ne doit pas être subdivisée en espèces.

Toutefois, il faudrait séparer celle qui est produite par intoxication, par l'ingestion d'un poison, d'ordre traumatique, s'il est permis d'employer cette expression. Si l'empoisonnement est produit par un acide énergique, l'organe peut être atteint plus ou moins profondément, il ne tolère la présence d'aucun aliment ni d'aucune boisson, il se décharge de tout ce qui est ingéré.

Il convient de laisser l'organe au repos, calmer les douleurs par des applications locales de sangsues, des vésicatoires, combattre les vomissements en donnant de la glace pilée.

La fièvre produite par la gastrite toxique diminuera peu à peu, à moins que les lésions stomacales ne soient trop profondes, alors elle augmente sans cesse, se compliquant de délire, et l'empoisonnement entraîne rapidement la mort.

Aussitôt que la tolérance des boissons existe, il ne faut donner au début que des aliments liquides, lait, potages, œufs, etc.

Lorsqu'il s'agit de la gastrite ordinaire, indépendante de toute cause toxique, les indications thérapeutiques sont de deux ordres. Il convient d'abord de fixer le régime alimentaire, c'est lui qui doit préoccuper avant tout le médecin. Ce régime variera selon l'intensité de la maladie, il serait trop long de rappeler les règles de la diététique, les principes qui guideront dans la fixation du régime. J'ai longuement insisté ailleurs *sur cette question*, dans mon *Traité des maladies de l'estomac que le médecin consultera.*

Le nombre des moyens à employer dans la gastrite n'est pas considérable. Diminuer la congestion stomacale par des dérivatifs, des applications répétées de vésicatoires, de glace, sur la région de l'estomac, par des badigeonnages de cette même région avec la teinture d'iode. On a mis en usage des médicaments nombreux pour modifier directement l'état de la muqueuse stomacale. Il est certain que le bismuth à faible dose, 25, 50 centigrammes pris avant le repas, a le meilleur effet sur l'organe; il en est de même de la craie, du phosphate de chaux. J'emploie à la dose de 25, 50 centigrammes, les sels suivants : phosphate de chaux, sulfate de soude, bromure de potassium, chlorure de sodium, iodure de potassium, et ces diverses substances ont le plus heureux effet sur la gastrite. Elles me paraissent diminuer l'excrétion d'eau que déversent les vaisseaux dilatés de la muqueuse et la modifient promptement, pourvu que le régime alimentaire soit bien fixé avant tout, elles paraissent diminuer l'inflammation. La plupart des eaux alcalines, Vichy, Evian, Vals, etc., ont une action bienfaisante sur l'organe quand on les prescrit immédiatement avant le repas.

Toutes les eaux minérales alcalines prises durant le repas nuisent à l'estomac plus qu'elles ne servent.

Niemeyer, Trousseau, ont employé le nitrate d'argent comme modificateur de la muqueuse. Je l'ai employé chez un certain nombre de malades et je n'ai pas obtenu un heureux effet avec cette substance.

Lorsque l'estomac est dilaté et qu'il se remplit facilement d'eau, Kussmaul a conseillé de le vider avec la pompe, de le laver avec une eau alcaline. Il rapporte un grand nombre d'observations et il prétend, dans tous les cas, que l'usage de la pompe a été favorable. J'ai répété cette médication chez un assez grand nombre de malades, et voici ce que j'ai observé :

Les gens très-nerveux supportent péniblement ce lavage de l'estomac. S'il n'est pas rapidement suivi d'une sensible amélioration et s'il fatigue à l'excès, il faut se hâter de l'abandonner.

L'excrétion d'eau est souvent accompagnée de violentes douleurs, de véritables crampes; la présence de l'eau dans l'estomac produit des nausées telles que le patient enfonce continuellement le doigt dans l'arrière-gorge pour se débarrasser du liquide qui le fait tant souffrir; il vomit avec la plus grande peine.

Quand le vomissement est si lent à se faire, il y a alors avantage à débarrasser le malade avec la pompe pour diminuer la durée des crises.

Il ne faut pas abuser de l'emploi de la pompe, car en sondant trop fréquemment l'estomac on peut être exposé à faciliter l'excrétion du liquide.

Il convient d'user de ce moyen avec ménagement, s'en servir rationnellement et ne pas l'abandonner à la discrétion du malade, qui ne peut en faire qu'un mauvais emploi.

L'évacuation du liquide faite, on lavera la muqueuse avec de l'eau de Vichy légèrement tiédie, qu'on laissera séjourner trois ou quatre minutes dans l'estomac avant de l'extraire.

Il faut qu'après deux ou trois séances de lavage de l'estomac le malade ressente une diminution de ses malaises, une amélioration dans son état général, que l'appétit revienne; s'il n'éprouve aucun bien-être sous l'influence de l'opération, il est fort probable que l'emploi de la pompe ne sera d'aucune utilité; il faudra le suspendre.

J'ai constaté plusieurs fois que l'usage de la sonde, trop longtemps et trop souvent répété, peut déterminer des accidents graves, des convulsions et la mort en quarante-huit heures.   Leven.

GASTROCÈLE. Hernie de l'estomac à travers la ligne blanche. *Voy.* Estomac.

D.

GASTROCHÆNIDES. Famille de Mollusques-Lamellibranches, du groupe des Siphoniens, dont les représentants ont le corps très-incomplétement entouré par une petite coquille mince, dépourvue de dents à la charnière et généralement enchâssée dans la paroi épaisse d'un tube calcaire de forme et de longueur variables, produit par une sécrétion du manteau. Celui-ci, soudé sur les bords, présente antérieurement une petite ouverture pour le passage du pied qui est rudimentaire ; il se prolonge en arrière en deux siphons contractiles, réunis dans toute leur longueur et pourvus chacun d'un orifice terminal.

Cette famille renferme les trois genres : *Gastrochæna* Spengl., *Clavagella* Lamk et *Aspergillum* Lamk.

Les *Gastrochènes* ont le tube calcaire fermé en avant, ouvert en arrière, et divisé intérieurement par une cloison longitudinale ; ils comprennent un certain nombre d'espèces, les unes vivantes, les autres fossiles des terrains jurassiques, crétacés et tertiaires. Les premières se trouvent dans presque toutes les mers, mais particulièrement à l'île Maurice, aux Antilles et sur les côtes de France ; elles perforent les pierres, les rochers, les masses madréporiques, et se logent dans les trous qu'elles creusent, en laissant saillir au dehors l'extrémité postérieure de leurs tubes. Comme espèces principales nous citerons : *G. modiolina* Lamk, *G. dubia* Penn., qu'on rencontre sur tout notre littoral, et *G. Polii* Phil., qui paraît spécial à la Méditerranée.

Les *Clavagelles*, dont on ne connaît guère que deux espèces des mers actuelles, existaient aux époques crétacée et tertiaire. Elles établissent en quelque sorte le passage entre les *Gastrochènes* et les *Aspergilles*. La coquille, inéquivalve, a sa valve de droite libre, tandis que celle de gauche est fixée à la paroi du tube calcaire. Ce dernier, qui présente en arrière une large ouverture pour le passage des deux siphons de l'animal, s'élargit, à sa partie antérieure fermée, en une sorte de disque irrégulier entouré de petits appendices cylindriques spiniformes et offrant à son centre une fissure plus ou moins large, bifurquée postérieurement.

Dans les *Aspergilles*, au contraire, la coquille, très-petite, équivalve et toujours béante, est complétement enchâssée dans la paroi du tube calcaire plus ou moins allongé, lequel est rétréci à sa partie postérieure ouverte et siphonale. Il s'élargit antérieurement en un large disque percé d'un grand nombre de petits trous comme la pomme d'un arrosoir et garni sur ses bords d'une série de tubes plus longs, spiniformes, formant collerette ; c'est par là que l'animal s'enfonce dans le sable. Des deux espèces principales de ce genre, l'une (*A. Javanum* Lamk) habite le grand Océan indien, l'autre (*A. vaginiferum* Lamk) se rencontre sur les bords de la mer Rouge. Cette dernière est connue sous le nom vulgaire d'*Arrosoir de mer*. Son tube calcaire, long de 20 à 30 centimètres, d'un blanc jaunâtre, souvent couvert de grains de sable et de petits fragments de coquilles agglutinés, a son extrémité postérieure terminée par deux ou trois rangs d'appendices foliacés auxquels on donne le nom de *manchettes*.   Ed. Lefèvre.

GASTROCNÉMIENS (Muscles). *Voy.* Jumeaux.

GASTRO-COLIQUE (Veine). Les veines gastro-épiploïques et la veine droite du côlon se réunissent en un tronc commun qui porte le nom de veine gastro-colique et qui se jette dans la mésentérique supérieure.   D.

GASTRO-ÉPIPLOÏQUES (Artères et Veines). Les *artères* gastro-épiploïques ont été décrites avec le tronc cœliaque (*voy.* Cœliaque [Artère]). Les *veines* gastro-épiploïques se jettent dans la mésentérique supérieure par le canal de la gastro-colique, ou l'une d'elles dans la mésentérique et l'autre dans la splénique.

D.

GASTRO-ÉPIPLOÏQUES (Nerfs). Nerfs appartenant aux plexus hépatique et splénique (*voy.* Sympathique [*grand*]).

D.

GASTRO-HÉPATIQUE, ou Coronaire sthomachique *Voy.* Cœliaque (*Artère*).

GASTROMANCIE (de γαστήρ, ventre, et μαντεία, divination). Divination qui se pratiquait à l'aide d'un vase plein d'eau, dont la partie centrale portait le nom de ventre. On donne quelquefois au mot Gastromancie cette définition : *Divination par le ventre.* Nous inclinons à penser que c'est une erreur provenant d'une analogie de mots.

D.

GASTROMÉLIENS (de γαστήρ, ventre, et μέλος, membre). Monstres appartenant au groupe général des *polyméliens* ou *hyperméliens* (*voy.* ce mot), et caractérisés par la présence d'un ou de deux membres surnuméraires, insérés sur l'abdomen, entre les membres supérieurs et les membres inférieurs. O. L.

GASTROPLAX. Nom donné par de Blainville à un genre remarquable de Mollusques-Gastéropodes-Opisthobranches que, bien avant lui, Lamarck avait décrit sous le nom d'*Ombrelle* (*voy.* ce mot). Ed. Lefèvre.

GASTROPTÈRE (*Gastropteron* Meck.). Genre de Mollusques-Gastéropodes, du groupe des Opisthobranches et de la famille des Acères. L'unique espèce qu'il renferme (*G. Meckelii* de Blainv.) atteint à peine 2 ou 3 centimètres de longueur. Son corps glanduleux, nu, pourvu intérieurement d'une très-petite coquille plate et cornée, porte extérieurement deux grandes expansions membraneuses latérales qui sont des dépendances du pied et à l'aide desquelles l'animal nage en se tenant constamment sur le dos. Ce mollusque se rencontre dans la Méditerranée, principalement sur les côtes de la Sicile. Ed. Lefèvre.

GASTRORRHAGIE. *Voy.* Hématémèse, Melæna.

GASTRORRHÉE. La gastrorrhée consiste dans l'expulsion par la bouche d'un liquide qui provient de l'estomac malade. Ce liquide peut être vomi, souvent il est rendu par régurgitation.

Les caractères physiques de ce liquide sont les suivants : il est grisâtre, aqueux ; quand on le filtre, il devient clair, transparent comme de l'eau ; une certaine quantité de mucus est parfois mélangée avec lui, et alors il devient visqueux. Enfin il est soit insipide, soit acide, ou bien il a un goût salé.

La gastrorrhée est décrite dans les traités classiques comme maladie qui serait tantôt idiopathique, se manifestant sans aucune lésion de l'estomac, tantôt symptomatique et liée à une lésion, à une altération de cet organe.

La clinique démontre qu'elle n'est jamais idiopathique, qu'elle ne se produit pas sans une lésion de l'estomac, lésion de peu de gravité, passagère, congestion de la muqueuse ou bien lésion grave incurable (cancer).

Elle ne doit donc pas être considérée comme une maladie, mais comme un symptôme des diverses maladies qui peuvent affecter l'estomac ; elle paraît avec les maladies et disparaît avec elles ; elle ne constitue pas une entité morbide.

PHYSIOLOGIE PATHOLOGIQUE.   Quelle est l'origine de ces liquides acides, âcres, qui, s'excrétant dans l'estomac, remontent dans la bouche le long de l'œsophage, produisent sur leur trajet cette sensation de brûlure si pénible au malade, quand elle se renouvelle souvent et dure un certain temps?

A ce liquide clair, aqueux, s'ajoute souvent une matière visqueuse, filante, un véritable liquide muqueux.

D'où vient ce liquide muqueux?

La solution de ces questions a été donnée depuis longtemps, mais elle n'a été empruntée qu'à de pures hypothèses.

Rapprochant la gastrorrhée de la sialorrhée, certains médecins ont cru que le suc gastrique se sécrétait en excès, et était rendu par la bouche comme la salive se sécrète en excès sous l'influence d'une stomatite, par exemple.

L'acidité du suc gastrique expliquait l'acidité du liquide qui remplit la bouche; et c'est ainsi qu'on a voulu se rendre compte du symptôme gastrorrhée.

Seulement il n'y a aucune analogie à établir entre la sécrétion de la salive et celle du suc gastrique.

Si une irritation peut déterminer la première, il n'en est pas de même pour la deuxième.

L'expérimentation physiologique démontre que l'irritation de la muqueuse stomacale ne peut que contribuer à enrayer la sécrétion du suc gastrique et non à l'augmenter. Du reste, le liquide acide paraît chez les gens dyspeptiques, qui digèrent mal ; on ne pouvait comprendre *à priori* que ce liquide fût du suc gastrique.

Celui-ci ne se produit que sous l'influence des aliments, et il n'est pas rare d'observer une gastrorrhée abondante chez des gens à la diète depuis plusieurs jours.

L'expérimentation directe des digestions artificielles, faite avec ce liquide, démontre péremptoirement qu'il ne peut servir à faire une digestion.

L'assimilation du liquide acide au suc gastrique ne put résister à de pareils arguments.

Les médecins, ne trouvant pas une explication satisfaisante dans cette première hypothèse de la sécrétion glandulaire peptique exagérée, admirent que les glandes muqueuses donnaient en excès leur produit normal.

Mais il est bien rare de rencontrer des corpuscules muqueux, et la substance protéique, la mucine, qui donne la viscosité, dans ce liquide rendu par les malades.

Ce n'est pas dans les éléments histologiques glandulaires de la muqueuse qu'on peut découvrir l'origine de la gastrorrhée.

Le liquide contient souvent de l'acide lactique, de l'acide butyrique, des composés de sulfo-cyanures et un champignon spécial, le *sarcina ventriculi*, cellule qui a un diamètre variant de 0,008 à 0,010 millimètre.

La présence des acides a été observée chez les individus qui ont fait un repas avec des aliments féculents, ou chez ceux qui ont fait usage de boissons qui fermentent, bière et vin; on les trouve plus rarement lorsque les repas ont été composés avec des aliments empruntés au règne animal, avec de la viande.

Beaumont avait constaté la fermentation des aliments amylacés et sucrés dans l'estomac.

La fermentation des aliments fut donc considérée comme la source réelle des acides; même on avait placé à côté de chaque aliment l'acide qui en provient.

La matière visqueuse et filante présentant des analogies avec la gomme venait, selon Frerichs, des mutations des hydrates de carbone.

Si les liquides vomis renferment des composés de sulfo-cyanures, comme cela s'observe dans la pituite rejetée par les ivrognes, c'est qu'ils contiennent de la salive, a dit le même auteur.

Il n'est point douteux que les aliments donnent naissance à de l'acide lactique, à de l'acide butyrique.

Ces acides se retrouveront naturellement dans les matières vomies.

Mais on ne peut en induire que les acides rendus en grande quantité, dissous dans un ou plusieurs litres de liquides, viennent des aliments, alors qu'ils sont rendus par des malades à jeun depuis plusieurs jours.

L'estomac ne recevant pas d'aliment, ce n'est pas l'aliment qui donne l'acide.

En résumé, la gastrorrhée ne peut s'expliquer ni par l'excitation des glandes de la muqueuse, ni par la fermentation alimentaire.

Quelle est donc l'origine réelle de l'acide et du liquide?

L'expérimentation physiologique ne nous avait fourni jusqu'à présent aucune donnée pouvant nous éclairer sur ce sujet. Elle avait laissé aux médecins leurs anciens errements, à savoir que l'estomac n'est pas susceptible de lésion.

Mes recherches (*Traité des maladies de l'estomac*) ont démontré que la muqueuse stomacale a les plus grandes analogies avec la muqueuse de l'œil, des bronches, et des muqueuses en général.

L'œil ne supporte pas le contact de corps irritants sans s'enflammer; la muqueuse des bronches ne peut être en rapport avec certains gaz sans se phlogoser.

L'inflammation de chacune des muqueuses se traduit par des produits spéciaux.

L'estomac, qui reçoit toute espèce d'aliments, toute espèce de boissons, ne les tolère pas tous de la même manière. Certains aliments, certaines boissons, conviennent à la nature de sa muqueuse; il en est qui la congestionnent outre mesure.

L'irritation de la muqueuse stomacale ne donne pas lieu à de la suppuration comme celle de l'œil ou des bronches.

A quelque degré qu'elle arrive, elle a toujours les mêmes caractères. Elle détermine une dilatation excessive de ses vaisseaux capillaires, dilatation passagère ou durable, si la cause persiste.

Quand cette dilatation est excessive, la sécrétion des glandes peptiques diminue parallèlement.

Le calibre des vaisseaux étant pathologiquement accru, ceux-ci laissent transsuder certains éléments du sang, l'eau, du chlorure de sodium et un acide.

L'acide peut faire défaut. Il serait difficile actuellement d'indiquer l'origine de cet acide. Serait-il dû à une décomposition de quelque sel charrié par le sang des capillaires? Cela est possible, on ne peut rien affirmer sur ce point.

Le liquide de la gastrorrhée est absolument distinct du suc gastrique; il ne peut jamais servir à faire une digestion vraie, il ne peut servir qu'à dissoudre les matières albuminoïdes comme le peut faire l'eau acidulée; ses propriétés physiologiques ne vont pas au delà.

Il ne contient jamais d'albumine ni de globules blancs comme celui que laisse excréter l'intestin; il n'entraine que des éléments peu importants du sang, et point d'éléments figurés.

L'expérimentation m'a clairement fait reconnaître que, toutes les fois qu'il apparaît dans l'estomac chez les animaux, les capillaires sont dilatés.

Il n'est pas douteux, tenant compte de la composition chimique du liquide et de l'état des vaisseaux, qu'il ne peut venir que du système circulatoire de l'estomac troublé; la quantité excrétée chez certains malades suffirait à le démontrer.

La muqueuse de l'estomac exprime d'une manière spéciale son état irritatif.

La dilatation vasculaire peut être passagère, ne durer que quelques heures; elle peut aussi se prolonger et ne plus disparaître; c'est ce que j'ai vu dans maintes autopsies que j'ai eu l'occasion de faire.

Toutes les fois que du liquide est rendu par la bouche, liquide brûlant ou insipide, on peut être assuré que la structure de l'organe n'est pas normale, que la circulation est dérangée : quelque passagère que soit la dilatation des vaisseaux, elle n'en constitue pas moins une lésion.

Il est difficile de comprendre pourquoi on a voulu élever la gastrorrhée à la hauteur d'une maladie, et pour quelle raison on a pu penser qu'elle pouvait paraître sans lésion.

Il suffira même d'un examen superficiel pour s'apercevoir que la gastrorrhée n'apparaît pas isolément, mais que les individus qui en sont affectés sont toujours atteints de dyspepsie, qui peut être très-légère, mais qui n'en existe pas moins.

L'expulsion de liquide par la bouche est causée tantôt par la dyspepsie simple, par la dyspepsie avec dilatation, tantôt par le cancer.

Quand l'estomac est dilaté, que ses fibres musculaires sont distendues, d'ordinaire les vaisseaux de la muqueuse restent également distendus; je n'ai pas à parler des autres lésions de l'estomac développées simultanément.

A cette dilatation des vaisseaux correspond une excrétion plus ou moins considérable de liquide qui peut atteindre le chiffre de plusieurs litres; l'estomac en est baigné à toute heure de la journée, et s'en débarrasse tous les jours, quelquefois plusieurs fois par jour ou à des intervalles plus ou moins longs; j'aurai à revenir sur cette question à propos de la symptomatologie.

Le cancer stomacal détermine fréquemment la gastrorrhée. La présence du tissu cancéreux dans les membranes stomacales, cause permanente d'irritation, entraîne une dilatation des vaisseaux, dilatation qui résiste aux agents thérapeutiques et ne disparaît pas comme dans la dilatation rationnellement traitée; la gastrorrhée est un symptôme de cancer aussi bien qu'elle peut être un symptôme de dilatation.

SYMPTOMATOLOGIE. La gastrorrhée se modifie selon la maladie de l'estomac; elle est un symptôme fréquent, qui s'adapte à la maladie originelle, et est d'un très-grand intérêt à connaître.

Il faut l'étudier dans la dyspepsie simple, dans la dilatation, et dans le cancer stomacal.

Au début, dans la dyspepsie, le malade lui prête peu d'attention, le liquide s'excrète trois ou quatre heures après le repas, détermine la sensation de brûlure, sensation qui ne dure pas; peu à peu le symptôme s'aggrave, le liquide se produit en plus grande abondance, excite l'estomac, qui se contracte douloureusement et le chasse le long de l'œsophage jusque dans la bouche.

La crampe et la brûlure agacent le malade, et alors pour la première fois il se décide à consulter le médecin.

Il se peut qu'il ne se soit pas manifesté d'autre symptôme que la régurgitation ; quelques gaz se sont échappés en même temps ; dans ces cas on a été porté à dire que la gastrorrhée est idiopathique. Que le médecin palpe la région de l'estomac, et le plus ordinairement il découvrira que l'organe, sur la ligne médiane, vers l'appendice xiphoïde ou plus bas, ou sur les côtés, à droite ou à gauche, est douloureux à la pression.

Il n'est pas besoin d'autre signe ; il s'est fait une congestion pathologique de la muqueuse, la dyspepsie existe.

Le liquide n'est régurgité que vers quatre heures de l'après-midi et le soir vers dix heures, après le travail physiologique de la digestion.

Aussitôt que le liquide s'excrète en plus grande abondance, à ces régurgitations après le repas s'ajoute celle du matin qui commence à être plus abondante; ce sont d'abord quelques crachats acides rejetés le matin au réveil avec ou sans quelques quintes de toux, puis la régurgitation est remplacée par le vomissement. Le malade en se réveillant le matin est peu reposé du sommeil de la nuit, qui a été traversé par des cauchemars ; il est courbaturé, il a eu souvent un mouvement de fièvre et des transpirations qui sont fréquentes dans la dyspepsie, et il vomit un bol de liquide acide ou non acide.

Ce vomissement atteint déjà 100 ou 150 grammes; dès qu'il est terminé il se sent débarrassé, soulagé, mais il n'a point d'appétit; si la maladie n'est pas enrayée par un traitement approprié et si elle est livrée à son cours naturel, elle ira en s'aggravant rapidement. Les douleurs stomacales, les crampes reviendront plus souvent et la quantité de liquide augmentera.

Souvent aussi quelques précautions suffiront pour faire disparaître les phénomènes de la dyspepsie et les régurgitations de liquide. Quelques jours ou quelques semaines se passent dans le repos le plus complet, puis la maladie reparaîtra.

C'est ainsi que la dyspepsie peut durer des mois, des années, sans se compliquer de dilatation; celle-ci ne paraît souvent jamais ; aux régurgitations s'ajoute, quand elles durent, une abondante émission de gaz ; la dyspepsie devient flatulente, pour employer la vieille expression.

En général la dilatation se fait au bout d'un certain nombre de mois de maladie ; je l'ai observée une fois six semaines après le commencement de la dyspepsie.

Dans la dilatation de l'estomac, la gastrorrhée a des caractères tout différents de ceux que je viens de décrire.

L'estomac est dilaté, rempli de liquide; il peut ne se faire encore que de simples régurgitations, mais ce sont les cas les plus rares. D'ordinaire le vomissement ne se compose plus d'une centaine de grammes, il est rendu un demi-litre, un litre à la fois, le vomissement reparaît tous les mois, tous les quinze jours, tous les huit jours, se composant de un ou deux litres de liquide à la fois. Dès qu'il est d'un demi-litre ou un litre, on peut être assuré que le volume de l'organe est accru ; du reste, l'examen de la région stomacale vous confirmera dans la prévision.

La gastrorrhée augmente progressivement; l'expulsion du liquide deviendra de plus en plus fréquente, aura lieu tous les deux ou trois jours, puis chaque jour.

La quantité de matières vomies est proportionnée au degré d'expansion de l'estomac.

La percussion permettra de déterminer les dimensions exactes; il s'étend jusqu'à l'ombilic, puis il arrivera à dépasser l'ombilic de 2 ou 3 centimètres.

Alors l'estomac contient à la fois plusieurs litres de liquide et il en est rendu autant.

Ce liquide ne s'excrète pas sans malaise, sans crampes; la malade est en proie à des nausées continuelles; il ressent souvent dans la région gauche de l'estomac, dans le dos, du côté gauche, des crises de douleurs qui l'empêchent de prendre du repos; la figure est grippée, le facies est altéré et l'appétit complétement supprimé; cet état de souffrance correspond à la période d'excrétion du liquide dans l'estomac, puis le dyspeptique se débarrasse tout d'un coup, sans effort, et il rend trois ou quatre litres à la fois.

Cette grande déperdition de liquide est suivie d'un état de dépression très-marquée, d'un état de fatigue qui l'oblige au sommeil durant quelques heures, et il se réveille soulagé, annonçant même qu'il a de l'appétit.

Il recommence à manger; chaque repas fait du liquide, et la scène que je viens de décrire se reproduira aussitôt que l'organe sera de nouveau surchargé.

Si le vomissement se fait chaque jour, le dyspeptique n'a plus de repos, il est occupé, tourmenté continuellement par les douleurs que détermine l'excrétion du liquide; l'appétit ne peut plus revenir, il prend la physionomie grisâtre, terreuse, cachectique, qui en impose si souvent au médecin et le porte à diagnostiquer un cancer de l'estomac.

Le rejet quotidien de plusieurs litres de liquide, quelquefois de 10 à 12 litres par jour, détermine un amaigrissement, un affaiblissement tel que le malade ne peut plus quitter le lit ni même s'asseoir sur son séant.

Le liquide stomacal peut filtrer dans l'estomac spontanément à travers les vaisseaux, sans l'intervention de l'aliment, ou bien il s'y déverse sous l'influence de l'excitation des aliments.

Que le malade soit à la diète, au régime lacté, ou nourri d'aliments azotés, la gastrorrhée n'en continue pas moins son évolution.

Il vomit l'eau sans les aliments, ou il vomit l'eau mêlé aux aliments, mais le plus ordinairement les aliments ont déjà passé dans l'intestin alors que le vomissement aqueux se fait.

Ce n'est pas seulement par le vomissement que l'estomac peut se débarrasser.

Le liquide peut se résorber; la résorption se produit lorsque la dilatation n'est pas considérable, et j'ai constaté que l'épanchement consécutif au repas peut disparaître de lui-même après quelques heures.

Enfin, ce qui est bien plus rare, l'intestin débarrasse l'estomac; des selles liquides qui ne fatiguent pas emportent l'eau contenue dans le viscère stomacal, et on pourra facilement reconnaître le liquide stomacal dans les garderobes.

La gastrorrhée atteignant cette intensité réagit souvent sur la fonction urinaire, diminue la quantité d'urine sécrétée et altère la composition de l'urine. J'ai rapporté un cas où l'urine n'était plus rendue en vingt-quatre heures qu'à la dose de 550 grammes, alors qu'il était vomi trois litres d'eau en vingt-quatre heures. Un autre malade qui vomissait un litre ne donnait que 600 grammes d'urine en vingt-quatre heures.

Chez le premier, on ne trouvait que 4^{gr},7 d'urée par litre d'urine, la quantité de chlorure de sodium était abaissée à 1,35 gramme par litre.

Le cancer peut déterminer une gastrorrhée aussi abondante que celle que produit la dilatation simple; dans le cancer de l'estomac, du liquide peut être expulsé seul sans aliments, mais généralement le liquide est accompagné d'aliments plus ou moins élaborés.

Diagnostic. La gastrorrhée est-elle un symptôme de dyspepsie, de dilatation sans cancer ou de dilatation avec cancer? C'est dans ces termes que se pose la question du diagnostic toutes les fois que du liquide est rendu.

La principale indication pour arriver au diagnostic est fournie par la quantité de liquide.

Sil ne s'agit que de quelques régurgitations paraissant immédiatement après le repas ou quelques heures après; s'il ne s'agit que d'une petite quantité de liquide vomie le matin, au réveil, 50 ou 60 grammes, il est certain que l'on a affaire à une dyspepsie simple.

Le vomissement donne-t-il cent ou plusieurs centaines de grammes, il faut rechercher si l'organe n'a pas déjà subi un commencement de dilatation.

Par la percussion on pourra reconnaître les dimensions exactes de l'organe; si en palpant fortement l'estomac, à une heure éloignée du repas, on arrive à trouver déjà une certaine quantité d'eau épanchée dans sa cavité, il ne restera pas de doute sur l'existence d'une dilatation. Celle-ci se développe rapidement; la quantité vomie augmente, elle sera bientôt de un litre et plus; les vomissements deviennent de moins en moins rares; ils ne se produisaient d'abord que tous les quinze jours ou à un intervalle encore plus éloigné; ils recommencent tous les huit jours, puis ils se rapprochent encore pour revenir tous les deux ou trois jours : c'est alors que l'appétit baisse, le malade s'affaiblit, son teint devient terreux.

Dans la dilatation simple et dans la dilatation avec cancer vous observerez les mêmes faits. Le clinicien est fort embarrassé pour savoir à quelle maladie il a affaire.

Il se rappellera tous les signes décrits par les traités classiques; mais, en l'absence d'une tumeur qui échappe le plus souvent au toucher, aucun d'eux ne pourra l'éclairer, car ils sont communs aux deux maladies; ils n'appartiennent pas plus à l'une des deux maladies qu'à l'autre.

L'embarras ne fera que croître, si, outre le liquide, les aliments sont expulsés en même temps, le malade dépérira bien plus vite encore que si l'eau seule est rendue. Vous rencontrerez des cas de dilatation simple où les aliments sont rejetés avec l'eau absolument comme dans la dilatation avec cancer.

La dilatation simple est essentiellement curable, la dilatation avec cancer se termine toujours par la mort.

On comprend combien il importe d'être fixé sur le diagnostic. Celui-ci sera facile, si le médecin découvre une tumeur; mais le plus souvent il ne peut arriver à en constater la présence.

Comment alors s'y prendra-t-il pour résoudre le problème? Il ne pourra avoir la solution par voie directe, il ne pourra s'assurer que l'estomac n'est pas entaché de cancer qu'en appliquant ce principe de thérapeutique stomacale, à savoir les vomissements ne peuvent être combattus, ne peuvent être arrêtés qu'en donnant au malade une fois en vingt-quatre heures des aliments solides; c'est à cette seule condition que l'estomac arrive à tolérer les aliments, à les garder; aucun médicament, aucun agent thérapeutique de quelque nature qu'il soit ne peut produire le même effet que l'hygiène alimentaire ainsi comprise.

En permettant au malade de se nourrir comme il l'entend, en l'abandonnant à son instinct, à sa propre inspiration, le médecin l'aidera à aggraver sa situation, à hâter son dépérissement.

J'ai observé depuis plusieurs années dans un très-grand nombre de cas que les vomissements dus à la dilatation simple peuvent être enrayés par l'application de ce principe de thérapeutique stomacale, et qu'ils ne le sont pas quand il y a cancer. Le plus ordinairement, chez la grande majorité des malades, la tolérance des aliments s'établit.

Cependant il faut ajouter que quelquefois on n'arrive à l'obtenir que par le sondage de l'estomac, en modifiant la muqueuse avec des liquides alcalins, et que le régime alimentaire est alors insuffisant pour calmer la trop grande irritabilité de l'organe.

Une observation clinique que j'ai recueillie à l'hôpital Rothschild fera bien comprendre au lecteur comment on peut arriver à poser le diagnostic différentiel de la dilatation simple et de la dilatation avec cancer, lorsqu'on ne peut trouver une tumeur de l'estomac.

Une femme de soixante-deux ans entre à l'hôpital en avril 1880. Depuis six mois, elle vomit de l'eau et les aliments à plusieurs reprises dans la journée, à quatre heures de l'après-midi, à huit heures et dix heures du soir.

Le médecin lui avait fait prendre, pour conjurer la gastrorrhée et arrêter les vomissements, en trois mois une quinzaine de purgatifs, tous les médicaments que l'on est habitué à prescrire dans les vomissements incoercibles.

Les vomissements ne firent qu'augmenter.

En entrant dans mon service, cette femme avait le teint cachectique, grisâtre; elle était profondément amaigrie et présentait l'ensemble des phénomènes apparents qui se rattachent au cancer.

J'ai constaté une dilatation considérable de l'estomac qui dépassait de deux travers de doigt l'ombilic, et l'organe était chargé d'eau.

S'agissait-il d'une dilatation simple ou d'une dilatation avec cancer? dans l'une et l'autre maladie vous trouvez la perte d'appétit, la douleur stomacale, les difficultés de la digestion, la gastrorrhée, l'amaigrissement, et le teint cachectique; dans les deux maladies, il peut y avoir absence de vomissements noirs, de tumeur au moins appréciable au palper. Dans ce cas ces deux derniers symptômes faisaient défaut, il ne nous restait qu'une ressource pour établir le diagnostic différentiel, qu'un moyen pour nous éclairer : c'était d'appliquer le principe de thérapeutique stomacale que j'ai cité plus haut.

Le régime médicamenteux et alimentaire prescrit fut le suivant : phosphate de chaux, 2 grammes le matin à jeun, viande hachée 50 grammes au repas de midi, quatre œufs et un demi-litre de lait en vingt-quatre heures. Les vomissements continuèrent malgré le régime nouveau durant sept jours, à quatre heures de l'après-midi, à huit heures et à dix heures du soir.

Observant que les phénomènes de gastrorrhée et de vomissements alimentaires persistaient sans subir aucune modification, je commençai à craindre une complication de cancer; il ne restait qu'une objection, c'est qu'un estomac habitué à se débarrasser depuis six mois des aliments ne pouvait perdre son irritabilité excessive en moins de quelques jours et revenir à l'état de calme.

Les prévisions se réalisèrent ; le huitième jour les vomissements étaient arrêtés, les aliments furent gardés et la malade se rétablit en moins de quelques semaines, récupéra ses forces et quitta l'hôpital guérie.

Il est clair que, si on eût voulu tenter de traiter cette femme selon les habitudes thérapeutiques actuelles, les vomissements eussent persisté ; j'avais omis de dire que durant six semaines elle avait été mise au régime lacté sans qu'elle en ressentît aucune amélioration. Avec la persistance des vomissements, l'affaiblissement eût été croissant et la ressemblance de la dilatation avec le cancer eût été bien plus marquée.

Durée. Terminaison. La durée de la gastrorrhée, dans la dyspepsie simple, est très-courte, si le régime et les médicaments sont prescrits convenablement. Il n'en est pas ainsi de la gastrorrhée dans la dilatation ; elle tend à durer et à croître sans cesse, si le médecin n'intervient pas ; si on ne cherche pas à l'enrayer, je l'ai vue déterminer les accidents les plus graves, un dépérissement progressif, la mort par inanition. Lorsque le liquide rendu atteignait de très-grandes proportions (six à huit litres en un jour), j'ai observé des crises de mouvements convulsifs généralisés ; ces crises cessaient pour revenir à diverses reprises, quelquefois elles déterminaient un état comateux qui durait quarante-huit heures et se terminait par la mort.

La gastrorrhée, même dans les cas de dilatation, peut être enrayée assez promptement par le régime alimentaire, par la médication ou par le sondage et le lavage de l'estomac. Ce qui se prolonge durant des semaines et des mois, après que le vomissement de liquide a cessé, c'est l'excrétion d'eau dans l'estomac ; on la retrouvera aux diverses heures de la journée et elle manifeste sa présence assez souvent par des régurgitations soit à la suite du repas, soit le matin à jeun.

La gastrorrhée due au cancer ne guérit pas en général ; on peut arriver à la diminuer quelque peu, mais elle résiste à la thérapeutique parce qu'elle est produite par une cause permanente d'irritation.

Traitement. Le traitement de la gastrorrhée, dans la dilatation de l'estomac, en viendra facilement à bout, si la quantité de liquide rendue n'atteint pas ou ne dépasse pas un litre en vingt-quatre heures. Les mêmes médicaments, le phosphate de chaux, donnés le matin à jeun à la dose croissante de 1 à 6 grammes, le régime alimentaire, qui ne devra être composé que d'un seul repas avec des aliments solides (viande, poisson) et d'aliments liquides aux autres repas (lait, œufs, potages), suffiront pour l'arrêter.

Si la quantité de liquide rendue s'élève à plusieurs litres en vingt-quatre heures, les moyens que je viens d'indiquer seront en général impuissants.

Il faudra recourir au sondage et au lavage de l'estomac. Ce moyen thérapeutique a une grande efficacité qui se fait sentir très-rapidement ; il arrive à modifier l'état d'irritabilité de la muqueuse stomacale, à diminuer sa tendance à l'exosmose aqueuse ; dès les deux premières séances on pourra constater la diminution de liquide vomi.

Les séances de sondage seront renouvelées chaque jour le matin à jeun ; après huit ou dix jours, aussitôt qu'une amélioration notable s'est produite, on mettra un intervalle de un ou deux jours entre les séances, puis on ne fera plus qu'une séance par semaine.

Le traitement devra être de six semaines à deux mois.

Le médecin introduira dans l'estomac une sonde en caoutchouc mou et versera dans l'estomac quatre ou cinq verres d'eau de Vichy légèrement chauffée qu'il y laissera séjourner une ou deux minutes; il débarrassera l'estomac, non au moyen d'une pompe, mais en faisant avec la sonde un siphon amorcé; le liquide s'écoulera facilement; s'il emporte une certaine quantité d'aliments, s'il ne revient pas clair, mais chargé de bile ou autres produits, le lavage sera recommencé une deuxième fois pour bien nettoyer l'organe. Chez un malade que j'ai eu à traiter avec mon savant confrère le docteur Ozanam, nous avons électrisé l'intérieur de l'estomac au moyen de courants induits. Un des pôles était promené le long de la colonne vertébrale, le deuxième était introduit dans l'estomac par la sonde. Chaque séance d'électrisation était de quatre ou cinq minutes environ. Dix séances d'électrisation paraissent avoir rapidement amélioré l'état du malade et la guérison fut obtenue en moins de deux mois. Les vomissements persistaient depuis plus de neuf mois.

Il ne faudra pas oublier que le régime alimentaire devra être sévèrement réglementé, pendant la période des sondages et quelques mois après, sans quoi la maladie récidiverait facilement.

La méthode de sondage pourra également être appliquée dans la gastrorrhée par cancer: elle donnera du soulagement au malade, le débarrassera des régurgitations incessantes, des nausées, des vomituritions qui le privent de tout repos. Chaque sondage sera suivi de plusieurs heures de bien-être et réveillera même l'appétit; mais la gastrorrhée ne sera pas enrayée par le lavage; elle sera moins pénible, moins douloureuse.

Le sondage, le lavage de l'estomac, ne servent qu'à soulager le malade, prolongeront son existence, lui feront passer la dernière période de la vie avec moins de malaise, avec moins de douleurs.

Ils sont un moyen palliatif que le médecin, dans l'intérêt du malade, ne devra pas dédaigner, d'autant plus qu'il n'a aucune autre ressource thérapeutique à sa disposition.   M. Leven.

GASTRO-SPLÉNIQUE (Vaisseaux, Vaisseaux courts). *Voy.* Cœliaque (*Artère*).

GASTRO-STOMIE. La *Gastro-stomie* (de γαστήρ, estomac, et στόμα, bouche, ou bien στομόω, j'ouvre, je débouche) consiste à ouvrir l'estomac, après une *gastrotomie* préalable, et à le fixer d'une manière définitive à la paroi abdominale pour y introduire directement des aliments (*voy.* Estomac).   D.

GASTROTOMIE. § I. Définition. Historique. Ce mot, formé de γαστήρ, estomac, ventre, et τομή, section, a été pris indifféremment pendant longtemps dans les deux sens de section de l'estomac et de section de l'abdomen, et appliqué sans distinction à toutes les opérations pratiquées sur un organe quelconque de la cavité abdominale. Depuis longtemps déjà, au moins depuis 1811, on a donné le dernier sens de gastrotomie à la *laparotomie*, bien que ce mot doive être appliqué par sa signification même (λαπάρα ou λάπαρον, flanc) à l'opération de la hernie lombaire, ou de l'anus artificiel pratiqué dans la région lombaire.

Afin d'éviter la confusion des termes, on a créé, depuis, un certain nombre de mots dérivés du grec et composés de deux racines, la première désignant l'organe opéré, et la seconde le genre d'opération : de sorte que ces mots composés se terminent par *tomie* lorsqu'il s'agit d'une incision (entérotomie, colotomie, hystérotomie, cystotomie) et par *ectomie* lorsqu'il s'agit de l'ablation de l'organe en totalité ou en partie (gastrectomie, entérectomie, hystérectomie, ovariectomie, néphrectomie, splénectomie, embryectomie). En outre, on a réservé le mot de *gastrotomie* pour désigner d'une manière générique les opérations pratiquées dans la cavité abdominale, *laparotomie* pour les opérations pratiquées pour obstruction intestinale, et *taille stomacale* pour l'incision de l'estomac destinée à l'extraction des corps étrangers de ce viscère. Enfin, pour désigner les opérations ayant pour but de créer une bouche artificielle sur l'estomac et la première portion de l'intestin grêle, dans les cas d'obstruction de l'œsophage ou du pylore, on a créé les mots de *gastro-stomie* et d'*entéro-stomie* (de στόμα, bouche).

Il en résulte qu'actuellement la gastrotomie doit être définie : *une opération préliminaire*, l'incision de la paroi abdominale, *destinée à permettre d'atteindre un organe quelconque ou une tumeur de l'abdomen, pour en faire* l'incision (avec ou sans suture à la plaie extérieure) ou l'ablation *partielle ou totale*.

Cet article a donc trait à la *gastrotomie en général*. Pour les opérations intra-abdominales en particulier, nous renvoyons aux articles consacrés aux divers organes de l'abdomen.

Historique. Il serait difficile de trouver la première observation d'incision chirurgicale de la paroi de l'abdomen, car son histoire paraît se perdre dans la nuit des temps, suivant l'expression consacrée. Deux opérations toutefois semblent se disputer la priorité : l'ovariotomie normale, et l'opération césarienne.

L'ovariotomie normale paraît avoir été pratiquée dès la plus haute antiquité par ordre des monarques dissolus de l'Orient, les rois de Lydie en particulier, pour prolonger la jeunesse de leurs femmes ou pour faire de celles-ci des eunuques.

On répète, sans une certitude bien grande, que l'opération césarienne a été, jusque vers le milieu du seizième siècle environ, réservée aux femmes mortes à terme, l'enfant étant vivant ; mais on ne sait pas davantage le nom du premier chirurgien qui la pratiqua sur la mère encore en vie : « Les descriptions nettes et précises de l'hystérotomotocie, dit M. Turner, ont fait regarder Fr. Rousset comme l'inventeur de l'opération césarienne chez les femmes vivantes. Mais il n'en est rien, elle avait déjà été pratiquée autour de lui en Beauce, en Suisse et ailleurs, quand parut son ouvrage (1581), et l'on ne peut savoir à quelle antiquité cette pratique peut remonter. »

Rousset rapporte plusieurs faits où la gastro-hystérotomie césarienne faite chez la femme vivante, avec succès, ne peut être mise en doute. Il s'agit bien peut-être, dans quelques-uns, de grossesse extra-utérine comme certains auteurs l'ont prétendu, mais dans d'autres cette hypothèse n'est pas admissible, et en tout cas il n'en est pas moins vrai que la gastrotomie, c'est-à-dire l'incision de la paroi abdominale, suivie de l'extraction d'un enfant vivant ou mort, avait été exécutée à cette époque avec conservation de la femme. La description de l'opération elle-même ne laisse pas grand'chose à désirer : on trouve dans le livre de Rousset les indications relatives au siége de l'incision, à ses dimensions, à l'hémorrhagie provenant de l'incision des muscles, à l'incision du péritoine et à sa longueur, à l'issue des intestins par la plaie, à l'incision de l'utérus, à l'hémorrhagie utérine, à la suture abdominale, etc. ; Rousset compare aussi l'incision de la matrice à celle de la vessie des calculeux et s'attache à démontrer que l'une n'est pas plus dangereuse que l'autre. Son livre, surtout l'édition latine qu'il en donna en 1590, est certainement un des meilleurs ouvrages qui aient été écrits sur l'hystérotomie césarienne jusqu'à la fin du dix-huitième siècle.

Mais malgré les succès annoncés par Rousset, malgré la grande estime que lui accordait Paré (François Rousset, médecin bien estimé entre les gens doctes, comme il l'appelait), malgré l'appui que Bauhin prêta à l'auteur et à son livre, qu'il traduisit en latin en 1586, l'opération ne put résister aux insuccès obtenus par les autres chirurgiens. Guillemeau l'a vu faire sur cinq femmes dont aucune, dit-il, n'a réchappé. « Je sais que l'on peut mettre en avant qu'il y en a qui ont été sauvées; mais quand cela serait arrivé, il le faut plutôt admirer que pratiquer ou imiter.... Après que M. Paré nous l'eut fait expérimenter, et voyant que le succès en était malheureux, il s'est désisté et rétracté de cette question, ensemble tout notre collége de chirurgiens jurés de Paris et la plus saine partie des docteurs régents en la Faculté de médecine de Paris » (Les Œuvres de Chirurgie. Rouen, 1649, p. 342).

Paré, vers la fin de sa carrière, était donc l'adversaire de la gastrotomie césarienne. Je ne connais d'ailleurs dans son livre qu'un passage où il fasse mention d'une incision chirurgicale de la paroi abdominale. C'est à propos de la hernie des intestins à la suite d'une plaie accidentelle de cette paroi.

« Or, dit-il, quand la plaie faite au ventre est si étroite qu'on ne puisse réduire les boyaux au dedans, il faut accroître la plaie avec une bistorie, ayant un bouton au bout, et qu'elle ne tranche que d'un côté, de peur qu'en faisant l'incision pour agrandir la plaie, on ne blesse les boyaux. Et s'il y avait si grande quantité de vents qu'ils ne puissent être réduits, il les faut percer avec une aiguille pour faire sortir les vents. Ce que j'ai fait aux intestins avec heureuse issue ». Ensuite il recommande de faire la gastroraphie (Les Œuvres d'Ambroise Paré, 4e édit., Paris, 1585, p. 408. Cure des plaies du ventre inférieur).

Soulignons en passant cette pratique de Paré, la ponction de l'intestin pour en faciliter la réduction, pratique qui, comme on le voit, n'est pas d'invention moderne.

Fr. Rousset raconte encore l'histoire de l'archer de Meudon sur lequel on fit une opération intra-abdominale pour chercher et voir le lieu où siégeait la pierre dont on le supposait atteint. On ne sait au juste de quelle opération il s'agit, mais le ventre fut ouvert, la pierre cherchée, les intestins réunis, la plaie recousue et la santé recouvrée. Rousset pense que la pierre était dans le rein, et donne de bonnes raisons à l'appui de sa manière de voir. La néphrotomie remonterait donc au quinzième siècle. Mais les auteurs de ce temps ou plutôt des deux siècles suivants sont loin d'être d'accord à ce sujet. D'après Paré, l'ouverture du ventre aurait été faite pour voir « les lieux où sont concréées lesdites maladies dans le corps humain »; Collot est de l'avis de Rousset; Méri, au contraire, pense qu'on fit une sorte de taille sus-pubienne pour extraire une pierre de la vessie. Tolet prétend que l'opération a été pratiquée pour un volvulus (Traité de la lithotomie, 5e édition, 1708, p. 140). On ignore d'ailleurs si le fait s'est passé sous Charles VIII ou sous Louis XI, ce qui toutefois a moins d'importance.

L'extirpation de la rate paraît avoir été exécutée avec succès au seizième siècle (1549) par un chirurgien italien, Zacarelli, chez une femme atteinte d'hypertrophie de cet organe; mais divers auteurs ont contesté l'authenticité de ce fait, rapporté par Fioravanti (Del tesoro della vita umana, Venise, 1570, lib. II,

cap. viii, p. 25). Ferreri, en 1711, aurait aussi extirpé la rate avec succès chez
une femme, d'après Fantona (*Opuscula med. et phys.*, Genevæ, 1738, p. 196).

Même indécision au sujet de la gastrotomie pour obstruction intestinale.
Leclerc, dans son *Histoire de la médecine*, a fait remonter à Praxagoras l'idée
d'ouvrir l'abdomen et même l'intestin, pour remédier à l'iléus. Hévin, reprenant
l'historique de la question, a consulté à son tour le passage de Cœlius Aurelianus
où se trouve l'exposé de la pratique de Praxagoras, et démontré que le vague
des expressions dont s'est servi l'auteur latin ne permet pas de décider s'il a voulu
parler de la gastrotomie pour iléus, ou de la kélotomie pour remettre en place
une hernie externe. D'après lui, Fr. Hoffmann et Barchusen disent comme
Cœlius que Praxagore ouvrait l'abdomen auprès du pubis, qu'il incisait ensuite
l'intestin *rectum*, et qu'après en avoir évacué les matières stercorales il y faisait
une suture.

Clifton est d'avis que Praxagore, après avoir ouvert le ventre, remettait les
intestins dans leur situation naturelle (*État de la méd. anc. et moderne*, trad.
franç., p. 27, 1742). Haller prétend que Praxagore n'a eu en vue que la hernie
étranglée (*Comm. in meth. disc. med. Boerhaav.*, t. II, p. 808). Mercurialis et
d'autres prétendent qu'il s'agissait du volvulus.

Leonides (d'Alexandrie) est également cité par les auteurs comme ayant
pratiqué la même opération.

Le temps nous a manqué pour faire des recherches suffisantes à ce sujet;
nous le regrettons d'autant plus qu'il nous paraît assez probable que les chirurgiens de l'antiquité ne craignaient pas d'ouvrir l'abdomen pour remédier à
quelques-unes de ses affections. Cœlius Aurelianus nous apprend, par exemple,
qu'Érasistrate, dans les affections du foie (*in fecerosis*), incisait la peau et les
autres téguments qui recouvrent cette partie, et qu'ayant ainsi ouvert le ventre
il appliquait des médicaments sur le foie même (*De diuturnis*, lib. III, cap. iv,
Lugduni, 1566, p. 454 et 455).

Au dix-septième siècle, Paul Barbette proposa explicitement, en cas d'intussusception, d'ouvrir les muscles et le péritoine pour dégager l'intestin. Toutefois il ne faudrait pas croire que ce chirurgien, cité par tous les auteurs qui
se sont occupés de la question, se soit étendu longuement sur ce sujet. Il dit
simplement : « An non præstaret, factâ dissectione musculorum et peritonæi,
« digitis susceptum intestinum extrahere, quam certe morti ægrum committere? »
L'importance accordée à l'opinion de Barbette par Hévin et les écrivains qui
l'ont suivi est basée tout uniquement sur ce passage (*Oper. omnia chir. et
anat.* Genevæ, 1688, 2ᵉ part., p. 512).

Plusieurs médecins recommandables, Fréd. Hoffmann et Félix Plater entre
autres, croyaient cette opération très-praticable; mais l'incertitude de la cause
des accidents, la difficulté du diagnostic, ont pendant longtemps encore empêché
d'y recourir. Bonet a rapporté un fait qui prouverait que l'opération proposée
par Barbette a été pratiquée avec succès; mais Hévin, d'après le jugement de
l'Académie sur ce fait, le considère comme apocryphe (*Sepulcret. anat.*, t. II,
lib. III, sect. XIV, p. 228, obs. de la baronne de Lanti).

Saviard, en 1696, pensait que le déroulement du volvulus n'était guère possible, parce que le repli avait une grande tendance à se reformer dès qu'on
l'abandonnait à lui-même. Pour lui, les succès que l'on attribue à la gastrotomie pour étranglement interne doivent être rapportés aux hernies ventrales ou
ombilicales (*Recueil d'obs. chir.*, édit. de 1784, p. 141).

Le premier fait bien avéré de gastrotomie dans l'intussusception se trouve rapporté par Velse et a été exécuté sur le conseil et en présence de Nück avec plein succès (*Disp. de mutuo intest. ingressu*, Lugd. Bat., 1742).

C'est au dix-septième siècle également, une vingtaine d'années après la publication du livre de Rousset, qu'on songea à ouvrir l'estomac pour en extraire des corps étrangers. Les plaies de cet organe avaient de tout temps passé pour fort graves, probablement à cause de l'aphorisme d'Hippocrate qui les considère comme mortelles : « Les plaies de la vessie, ou de l'encéphale, ou du cœur, ou du diaphragme, ou de quelqu'un des intestins grêles, ou de l'estomac, ou du foie, sont funestes » (*OEuvres complètes*, trad. de Littré, t. IV, 6ᵉ sect., p. 567, aphor. 18). Par bonheur, la première opération de taille stomacale, faite en 1602 par Florian Mathis, fut suivie de succès, comme du reste la plupart de celles qui ont été pratiquées depuis dans le même but.

Peu de temps après, Pigray proposait, pour réduire les hernies inguinales ou crurales ayant résisté au taxis, d'ouvrir le ventre et de tirer par là l'intestin pour le faire rentrer dans la cavité abdominale. Ce passage est assez intéressant pour que nous puissions le rappeler ici :

« S'il advient que le boyau soit tourné, la matière étant enfermée dans lui-même, lors ni la main, ni les médicaments, ni la situation, ne peuvent plus servir, tellement qu'il faut venir à l'extrême remède, qui est l'incision du péritoine. Et la manière de bien faire cette opération, c'est premièrement qu'il faut situer le malade à la renverse, puis faire l'incision environ un doigt au plus au-dessus du lieu qui est serré, parce que dessus le lieu on ne le peut faire sans blesser l'intestin; l'ouverture étant faite jusques au péritoine, on fera tourner le malade sur la partie opposite, afin de reculer les intestins du lieu où l'ouverture doit être faite, puis couper le péritoine et mettre un doigt dans la plaie, retirant doucement et peu à peu l'intestin qui est tombé, en le retournant en sens naturel, ayant la main un peu frottée, ou de beurre frais, ou d'huile d'amandes douces ; et s'il y en avait telle quantité de tombé qu'on fût contraint de faire plus grande ouverture, il la faudrait continuer jusques au lieu serré, mais en y mettant le doigt, et la faire dessus ou sur un specille proprement fait, pour la conservation de l'intestin ; lequel, s'il était plein de vent, et que cela empêchât l'opération, on le pourrait percer avec une aiguille pour les faire sortir sans aucun péril ; l'intestin étant remis, il faudra coudre la plaie... » (*Epitome des préceptes de médecine et chirurgie*, par P. Pigray. Lyon, 1619, p. 288-289).

Freind émit plus tard la même idée pour la hernie inguinale (*Hist. de la méd.*, t. I, p. 265, édit. in-12, 1727), et Hoin pour la hernie dans le vagin (Leblanc, *Précis d'opérations de chirurgie*, t. II, p. 273, 1775). Mais vers la fin du dix-septième siècle, Blancard l'avait mise à exécution dans un cas (*Opera medica*, t. II, p. 50, 1701), et Cheselden a essayé plus tard de la vulgariser en prêchant d'exemple (1721). Son malade, malgré un érysipèle survenu au troisième jour, guérit (*A Treatise on the High Operation for the Stone*. London, 1723, p. 178). Louis, en rapportant ce fait (*Mém. de l'Acad. de chir.*, t. IV, p. 313), dit qu'il n'y a pas d'apparence que ce succès fasse règle. Heister approuve au contraire la conduite de Cheselden (*Inst. de chir.*, trad. par Paul, 1770, t. I, p. 211).

Le programme des différentes opérations que les candidats étaient tenus de faire pour obtenir la maîtrise en chirurgie montre bien toute l'importance qu'on attachait alors à la question. En effet, après le trépan et la paracentèse de la poitrine et du ventre, on trouve l'herniotomie dans les cas d'étranglement des intestins, ou pour un volvulus dans le ventre (Hévin, *Journ. des conn. méd. chir.*, 1836, p. 92).

C'est donc à partir du dix-septième siècle qu'on commença à aborder sans trop de crainte les opérations intra-abdominales. Mais la question n'avançait qu'à pas lents.

Les deux mémoires de Hévin sur la gastrotomie pour l'extraction des corps étrangers de l'estomac et pour remédier à l'intussusception firent progresser un peu la question, mais au point de vue scientifique seulement. Bien que les faits qu'il rapporte soient de puissants arguments en faveur de l'intervention chirurgicale dans ces affections, l'opération ne fut pas acceptée par les membres de l'Académie de chirurgie. Il faut dire aussi que Hévin, à propos de l'obstruction intestinale, signalait des faits défavorables à la gastrotomie, et qu'il s'attachait en quelque sorte à montrer tout ce que cette opération offrait d'incertitudes et de dangers. Hévin admettait cependant la gastrotomie dans les cas où l'étranglement serait causé par une bride, et il dit formellement que, « en pareil cas, il n'y a que la section de la bride qui pouvait sauver la vie du malade, ou la création d'un anus contre nature. » A propos d'un fait de rétrécissement de l'intestin, il va même jusqu'à conseiller d'enlever la partie rétrécie « et procurer dans cet endroit l'anus artificiel, à moins qu'on n'eût préféré, après l'incision, réunir les deux bouts de l'intestin par une suture qui eût adossé les deux séreuses. » Ces opinions plus favorables à la gastrotomie sont surtout plus explicitement exprimées dans son mémoire publié par Dezeimeris, et qui resta probablement inconnu de ses contemporains. Il est d'ailleurs fort curieux de remarquer que Hévin, après avoir rassemblé un grand nombre de documents sur la gastrotomie, et plaidé le pour et le contre, conclut *contre* dans son premier mémoire, et *pour* dans le second, tout en s'appuyant sur les mêmes autorités.

Le fils de J.-L. Petit ne craignait pas d'ouvrir le péritoine. Dans son *Essai sur les épanchements*, etc., il rapporte un cas de Vacher et un autre qui lui est personnel, dans lesquels ces deux chirurgiens ouvrirent l'abdomen pour donner issue à du sang épanché en grande quantité. Le malade de Vacher guérit, mais celui de Petit mourut vingt-quatre heures après par gangrène des intestins (*Mém. de l'Acad. de chir.*, t. I, p. 237). Garengeot recommande aussi d'agir de même en pareil cas (*Ibid.*, t. II, p. 115, 1753). Il est bon de rappeler qu'antérieurement, en 1590, Cabrol avait pratiqué déjà cette opération avec succès (*Alphabet Anatomic*, Tournon, 1594, p. 97).

On trouvera d'ailleurs dans les *Mémoires de l'Académie de chirurgie*, et en particulier dans les travaux de Hévin, une foule de documents précieux pour l'étude de la question.

Au commencement du dix-huitième siècle, en 1710, une nouvelle opération était proposée par Littre, la création d'un anus artificiel en cas d'imperforation du rectum. Louis, qui pourtant comptait parmi les adversaires de la gastrotomie, avait, en 1757, indiqué de son côté, à l'occasion d'une obstruction causée par un rétrécissement de l'intestin consécutif à une hernie gangrenée, « de faire une incision pour procurer la sortie des matières, et à entretenir un égout par cette plaie qui dorénavant servirait d'anus » (*Mém. de l'Acad. de chir.*, 1757, t. III, p. 75). Renault, en 1772 (*Journ. de Vandermonde*, t. LXXI, p. 54), pratiqua avec succès cette opération pour ce motif, et Pillore, en 1776, l'opération de Littre pour un cancer du rectum.

Enfin, en 1800, Callisen propose d'atteindre et d'ouvrir le côlon par la région lombaire sans intéresser le péritoine dans l'opération.

L'ovariotomie pour tumeurs de l'ovaire faisait également son apparition vers cette époque. En 1701, Houstoun, médecin des environs de Glasgow, enlevait une tumeur composée d'éléments complexes (stéatome, athérome, kyste hydatique). Ce fait, publié seulement en 1721, a été longtemps oublié (*An Account of a Dropsy of the Left Ovary of a Woman aged 58, cured by a Large Incision* (5 pouces) *made in the Side of the Abdomen*, by doctor Robert Houstoun, in *Philos. Trans.*, 1726, t. XXXIII, p. 8). M. Boinet en a donné la traduction dans son livre sur les *Maladies des ovaires*, 1867, p. 289.

Dans la première moitié du dix-huitième siècle, on ne parla guère de cette opération que pour dire qu'il ne fallait pas la pratiquer En 1761, De Haen, comme Hévin pour la gastrotomie intestinale, s'attachait à démontrer que l'extirpation des tumeurs ovariques était remplie de difficultés, de dangers et d'incertitudes (*Ratio medendi*, t. II, p. 75), et, malgré l'appui que Morand avait prêté à la proposition de Delaporte (1753), l'ovariotomie fut considérée par la majorité des chirurgiens de l'époque comme une opération impraticable. Il faut rappeler cependant que Theden (*Nova acta nat. curios.*, t. V, p. 289) avait décrit un procédé opératoire, et que van Swieten (*Comment. in Boerhaave aphor.* Lugd. Bat., 1764, t. IV, p. 147, § 1223) avait conseillé de recourir à l'opération, si la maladie n'était pas ancienne et si la tumeur n'avait pas contracté d'adhérences. Ce fut seulement en 1781 que l'ovariotomie fut pratiquée en France, et comme par hasard, par Laumonier de Rouen.

L'hystérotomie césarienne, restée presque stationnaire pendant le dix-septième siècle, sous Mauriceau et Peu, ne se releva de la condamnation portée contre elle par Guillemeau que vers la seconde moitié du dix-huitième. Grâce aux efforts de Simon et surtout de Levret en France et de Smellie en Angleterre, pour poser des indications rationnelles, quoique vagues encore, de l'opération, puis à ceux de Stein l'aîné en Allemagne et de Baudelocque en France pour vulgariser ces notions, l'opération césarienne fut acceptée alors comme ne tuant pas fatalement, et pratiquée par la plupart des chirurgiens accoucheurs.

Levret avait même été jusqu'à conseiller la gastrotomie en cas de grossesse extra-utérine arrivée à terme.

La gastrotomie avait été faite également plusieurs fois avec succès pour remédier à la rupture de l'utérus pendant l'accouchement, en retirant le fœtus de la cavité abdominale (Gardien, art. GASTROTOMIE du *Dict. en 60 vol.*, t. XVII, p. 455).

Ainsi, à la fin du dix-huitième siècle, la gastrotomie n'avait été pratiquée que dans des cas tout à fait exceptionnels et très-rarement, à de longs intervalles, par des chirurgiens poussés plutôt par leur hardiesse personnelle que par le raisonnement et par la logique des faits. Ceux qui la repoussaient avaient au moins de meilleurs arguments : ils s'appuyaient sur l'incertitude du diagnostic, sur les mauvais résultats obtenus, sur la mortalité plus grande après l'intervention chirurgicale que sans cette intervention, mais sans reconnaître toutefois que celle-ci n'avait eu lieu que dans des cas désespérés. La question était donc alors à peine posée, malgré le nombre considérable d'ouvrages écrits à son sujet;

à plus forte raison était-elle loin d'être résolue, puisqu'on n'en connaissait encore ni les indications ni les contre-indications.

Les soixante premières années du présent siècle ne furent pas plus favorables à la gastrotomie, du moins en France.

Le dix-huitième siècle s'était terminé sur la lutte des accoucheurs au sujet de la symphyséotomie et de la gastrotomie césarienne. Le dix-neuvième vit paraître deux autres opérations rivales de cette dernière, l'accouchement prématuré et l'avortement provoqué d'une part, et la céphalotripsie d'autre part. Ce qui fit le succès des nouvelles venues, ce fut surtout l'insuccès de l'hystérotomie, car toutes les femmes opérées à Paris moururent. Joerg, en 1806, paraît avoir conseillé la gastro-élytrotomie, ou incision de la ligne blanche, du vagin ou du col de l'utérus, pour extraire le fœtus et éviter ainsi les deux plus grands dangers de l'opération césarienne, la péritonite et l'hémorrhagie. Ritgen, en 1821, imagina un procédé opératoire et le mit le premier à exécution; Physick, en 1822, et Baudelocque neveu, en 1825, conseillèrent de nouveau la gastro-élytrotomie, à laquelle ce dernier donna le nom qu'elle porte.

En 1807, Heim proposait et pratiquait la gastrotomie pour extraire le fœtus en cas de grossesse extra-utérine. Keller en a rassemblé un assez grand nombre de cas publiés depuis. On trouvera d'ailleurs dans le travail de cet auteur des renseignements très-précieux sur l'histoire de cette opération.

De son côté, le traitement des obstructions intestinales, malgré les nombreux travaux dont il était l'objet, subissait un temps d'arrêt.

Fusch, ou Fuschius, avait fait connaître un succès complet de la gastrotomie, pratiquée sur le conseil de Richter dans un cas d'invagination (Hufeland's, *Journ. der pract. Arzneyk.*, 1825, t. II, p. 42).

Maunoury, dans sa thèse de 1819 (n° 13) sur l'étranglement interne du canal intestinal; Breschet, dans l'article GASTROTOMIE du *Dict. des sciences méd. en 60 vol.* (t. XVII, p. 451); Murat, dans l'article GASTROTOMIE du *Dict. en 21 vol.* (t. X, p. 71, 1824); Durand, dans sa thèse de 1835 (n° 152) sur l'étranglement intestinal interne; Ducros (*Arch. gén. de méd.*, 1838, 3e série, t. II, p. 465), etc., se prononcent en faveur de l'ouverture de l'abdomen dans l'obstruction intestinale, le volvulus en particulier.

Citons encore un fait intéressant de Billard, dans lequel ce chirurgien fit avec succès la gastrotomie pour réduire une luxation traumatique de l'appendice xyphoïde déterminant des vomissements incoercibles (*Journ. gén. de méd.*, 1805, t. XXII, p. 263).

Mais d'autre part la gastrotomie avait donné des insuccès retentissants aux deux chirurgiens les plus en renom de l'époque, Dupuytren et Roux. En 1817, Dupuytren, à la prière de Récamier, ouvrit le ventre pour reconnaître la cause d'un étranglement interne et y remédier, mais il existait déjà de la péritonite; l'étranglement ne fut pas trouvé; il siégeait à droite et l'incision fut faite à gauche. Dupuytren abandonna l'opération. Roux, en 1828, pratique la gastrotomie pour remédier à un anus accidentel ouvert dans le vagin. Il se proposait de détacher les deux bouts de l'intestin de leurs adhérences vaginales et de les suturer bout à bout; mais après avoir libéré le bout supérieur il prend le côlon descendant par le bout inférieur, le coupe en travers, et abouche l'orifice stomacal de l'iléon avec le bout stomacal du côlon, de sorte que le bout inférieur de l'anse herniée et le bout inférieur du côlon descendant restèrent librement ouverts dans l'abdomen. La mort survint rapidement.

Aussi bon nombre de chirurgiens, arrêtés non par la difficulté de l'opération, mais par l'incertitude de ses indications et ses mauvais résultats, hésitaient-ils à la pratiquer.

Boyer, tout en rejetant la gastrotomie, dit à propos d'une observation de rétrécissement de l'intestin, rapportée par Braillet, qu'il y avait indication à couper l'anse de l'intestin ou à pratiquer un anus contre nature au-dessus du rétrécissement, et il trace les règles de l'opération, qu'il propose également en cas d'étranglement de l'intestin par une bride; mais dans le même article il condamne absolument et l'opération de Barbette et l'établissement d'un anus artificiel dans le cas de volvulus ou d'intussusception (*Traité des mal. chir.*, t. VII, p. 488 et suiv., 1821).

En 1839, Velpeau, rappelant les faits de Bonet, Nuck, Fuchs, etc., se prononce avec toutes sortes de réticences. « S'il arrivait, dit-il, qu'on eût une certitude presque complète de l'existence soit d'une invagination récente, soit d'un étranglement, et que le lieu de la maladie fût bien déterminé, il faudrait, je crois, se hasarder à pratiquer la gastrotomie ». (*Méd. oper.*, 2e édit., t. IV, p. 123).

Bientôt cependant le traitement des obstructions de l'intestin reçut une nouvelle impulsion par l'étude approfondie qu'Amussat faisait de l'opération de Callisen (1839) et par celle que Maisonneuve consacrait à l'entérotomie sur l'intestin grêle (1844). Mais l'opération d'Amussat fut abandonnée presque aussitôt et entièrement en France lorsque Nélaton eut perfectionné l'entérotomie sur l'intestin grêle et donné des règles qui permettaient de la faire avec une véritable sécurité. En Angleterre, au contraire, la côlotomie lombaire était accueillie avec la plus grande faveur.

Pendant ce temps la gastrotomie exploratrice, en cas d'obstruction intestinale, subissait le même sort, et, rejetée presque par tous les chirurgiens français, passait en Angleterre où elle était puissamment défendue. On jugera de sa défaveur parmi nous par le silence de l'Académie de médecine en 1851, à propos d'une observation de Bouvier et d'un rapport de Malgaigne sur une observation de Parise (*Bull. de l'Acad. de méd.*, t. XVI, p. 185, et t. XVII, p. 28). A la Société de chirurgie toutefois, Gosselin, dans son rapport sur le même fait de Bouvier, posa la question de la gastrotomie, dont se montrèrent partisans Denonvilliers, Nélaton, Maisonneuve et Chassaignac; mais Michon, Lenoir et Morel-Lavallée la combattirent. Ce dernier même renouvela son opposition quelques mois plus tard, à propos d'un rapport de Demarquay sur un travail de Bitot (*Bull. Soc. de chir.*, 1851, t. II, p. 202 et 247).

Vers la même époque, Alquié publiait sur la gastrotomie une note dont il suffit de lire le titre pour connaître la pensée de l'auteur à ce sujet : *De certaines folies opératoires de notre époque, ou de la ligature de l'aorte et de la gastrotomie* (*Ann. clin. de Montpellier*, 1854-1855, t. II, p. 197). Il est facile de voir, par le rapprochement des dates, que le travail d'Alquié a été provoqué par celui de Fano.

Le traitement des anévrysmes abdominaux par la ligature ou l'ouverture du sac, après gastrotomie préalable, date en effet de ce siècle.

En 1774, Sue, le jeune, avait lu à l'Académie de chirurgie un mémoire sur la possibilité d'opérer les anévrysmes cruraux par la ligature de l'iliaque externe (*Journ. de Vandermonde*, 1776, t. XLVI, p. 44 et 160); mais c'est Abernethy qui, le premier, en 1796, lia ce vaisseau (*Surgical Works*, 1825, 8e édit.,

p. 284). Gibson, en 1812, lia l'iliaque primitive pour une plaie par arme à feu, et en 1827, Valentine Mott, pour un anévrysme. Astley Cooper (1817), James (1829), Murray (1834), Monteiro (1842), South (1856), lièrent même l'aorte. Mais malgré la modification apportée au procédé opératoire par Fano (1854), malgré des travaux plus récents de Stokes (1869) et Deroin (1870), et la publication de faits assez nombreux déjà d'oblitération spontanée de l'aorte, la ligature préméditée de ce vaisseau doit encore être considérée comme une *folie opératoire*. On a également appliqué la ligature par la méthode ancienne aux anévrysmes iliaques, et Syme, en 1862, ouvrit l'abdomen, ôta les caillots d'un sac anévrysmal, lia les orifices artériels et guérit son malade (*Edinb. med. Journ.*, juillet 1862, p. 65).

Cependant les opérations sur l'estomac faisaient des progrès ; la taille stomacale s'enrichit de plusieurs observations intéressantes. En 1810, Merrem propose la gastrotomie pour résection de la paroi stomacale atteinte de cancer, exécutée en 1877 seulement par Gussenbauer, et en 1878 par Péan, sans succès dans les deux cas. Ch. A. Egeberg, en 1837, propose la gastrotomie pour créer aux aliments une voie directe vers l'estomac dans les cas de rétrécissement de l'œsophage ; Pétel (1843), Watson (1844), Monneret et Fleury (1845), Sédillot (1846), répètent cette proposition, que Sédillot mit à exécution le premier en 1849, en lui donnant le nom de gastro-stomie, qu'elle a conservé.

En 1809, l'ovariotomie était exécutée pour la première fois intentionnellement par un chirurgien américain, Mac Dowell, qui en fit une opération réglée. De 1809 à 1830 il la pratiqua treize fois avec huit succès (Gross, *Vie des chirurgiens et des médecins éminents de l'Amérique*, p. 212).

En 1815, un chirurgien italien de Faenza, Gaetano Emiliani, extirpait avec succès un ovaire cancéreux (*Bull. scienze med.*, Bologne, 1843, t. IV, p. 322).

Acceptée et pratiquée par plusieurs chirurgiens américains, l'ovariotomie passa en Angleterre où Lizars, d'Édimbourg, la fit le premier en 1825. Depuis, King, Morgan, Benjamin Philipps, Clay, Baker-Brown, Spencer Wells, Keith, l'ont exécutée sur une large échelle, surtout ces deux derniers, qui ont actuellement des séries de 50, 60, 70 opérations sans un seul insuccès.

En France, ce ne fut pas sans peine que l'ovariotomie obtint ses lettres de naturalisation. Sabatier, Richerand et Boyer la considéraient presque comme une tentative indigne d'un chirurgien sérieux.

« On a proposé, dit Boyer, d'extirper cet organe (l'ovaire) avec le kyste hydropique. Mais la moindre réflexion suffit pour montrer les dangers et l'impossibilité de cette opération, qui n'a jamais été pratiquée et qui ne le sera vraisemblablement jamais » (*Traité des maladies chir.*, édit. Ph. Boyer, t. VI, p. 189). Boyer ne connaissait donc pas les faits antérieurs lorsqu'il écrivait ces lignes. Ph. Boyer modifia cette opinion d'après les nouveaux résultats obtenus entre les deux éditions ; mais il n'acceptait encore la possibilité de l'ovariotomie que sous toutes réserves (*id.*, p. 493).

Il ne fallut rien moins que des succès annoncés par des chirurgiens de province pour qu'on se décidât à la pratiquer à Paris. La première opération suivie de succès fut exécutée en 1844 par Woyeikowsky, de Quingey (Doubs), la seconde par Rigaud, de Strasbourg, la même année, sans succès ; la troisième par Vaullegeard en 1847, avec succès, etc. Jusqu'en 1860, l'ovariotomie fut encore faite par divers chirurgiens, mais avec une sorte de répugnance et comme à titre d'essai. En 1856-1857, dans la discussion qui eut lieu à l'Académie de médecine sur les kystes de l'ovaire, Velpeau, qui cependant s'était autrefois déclaré partisan de la gastrotomie en cas de grossesse extra-utérine, déclarait l'ovariotomie « une opération affreuse qui doit être proscrite, quand même les guérisons annoncées seraient réelles. » Et Moreau allait jusqu'à dire que cette opération devait être rangée « parmi les attributions des exécuteurs des hautes œuvres » (*Bull. de l'Acad. de méd.*, t. XXII, p. 200 et 266).

Cazeaux seul osa se prononcer alors en faveur de l'extirpation des ovaires, mais ce ne fut qu'après l'article de Worms en 1860, dans la *Gazette hebdomadaire*, et le voyage de Nélaton à Londres en 1861, qu'on s'occupa un peu plus de l'ovariotomie. Péan à Paris, et Kœberlé à Strasbourg, furent d'abord seuls à la pratiquer couramment ; mais depuis dix ans cette opération, comme toutes les gastrotomies, a fait des progrès tels qu'on peut dire que la chirurgie opératoire en est complétement révolutionnée, grâce surtout à l'emploi de la méthode antiseptique et des soins minutieux apportés aux pansements. Les jeunes chirurgiens des hôpitaux l'ont abordée franchement, et les beaux succès obtenus par Périer, Terrier, Nicaise, Tillaux, Duplay, Lucas-Championnière, etc., permettent d'espérer que les statistiques françaises pourront bientôt entrer en comparaison, sans trop de désavantage, avec celles des chirurgiens étrangers.

L'histoire de l'hystérectomie n'est pas moins intéressante.

L'ablation de l'utérus par la voie abdominale avait été proposée dès 1787 par Wrisberg, et en 1814 par Gutberlet dans le cas de dégénérescence de cet organe.

Langenbeck, en 1825, enleva un utérus cancéreux (*Journ. f. Geburtsh...*, *von Siebold*, Bd. V, p. 737), et Ch. Clay, de Manchester, en 1843, une tumeur fibreuse de la matrice. Tous ces cas furent malheureux.

D'autres chirurgiens, après avoir ouvert le ventre par erreur de diagnostic, comme Clay d'ailleurs, croyant avoir affaire à un kyste de l'ovaire, l'ont refermé sans oser enlever l'utérus. Tels sont : Lizars (1825), Dieffenbach (1826), Atlee (1849-1851), Baker-Brown, etc. Le premier succès est attribué à Burnham, chirurgien américain, qui avait commencé l'opération pour enlever l'ovaire gauche qu'il croyait le siége de l'affection.

En 1855 seulement, Kimball, de Boston, enleva l'utérus de propos délibéré, et à la suite d'un diagnostic exact. Puis Kœberlé (1863), Störer, Péan (1869), pratiquèrent l'hystérectomie pour des tumeurs fibreuses de l'utérus. Mais avant d'entrer dans la pratique courante où elle est maintenant, elle avait encore une dernière épreuve à subir.

Comme l'hystérotomie césarienne à la fin du seizième siècle, comme la gastrotomie pour remédier aux obstructions intestinales au dix-huitième et au dix-neuvième siècle (1851), comme l'ovariotomie en 1857, l'ablation de l'utérus malade devait éprouver les rigueurs du premier corps médical français. Alors qu'en Angleterre, en Amérique, en Allemagne, en Russie et même en Espagne et en Italie, les chirurgiens pratiquaient l'hystérotomie et y apportaient chaque jour de nouveaux perfectionnements, nos maîtres gardaient la plus grande réserve à son égard. « Lorsqu'en 1872, dit M. Letousey, une discussion s'éleva à l'Académie de médecine sur ce sujet, à propos d'une observation de Kœberlé et d'un mémoire de Boinet dont les conclusions étaient opposées à celles des chirurgiens de Strasbourg, le rapporteur et l'Académie se rangèrent dans le parti de l'abstention en face des tumeurs fibreuses et fibro-cystiques de l'utérus, se réservant pourtant de revenir plus tard sur cette question. Plus récemment encore, M. le professeur Le Fort, dans sa dernière édition du *Manuel de médecine opératoire de Malgaigne*, semble révoquer en doute les cas heureux d'hystérotomie. »

Aujourd'hui ces cas heureux ne se comptent plus.

L'extirpation de la rate n'avait pas été pratiquée depuis Ferreri, lorsqu'en 1836 Quittenbaum en publia un nouveau cas, suivi de mort (*Commentatio de splenis hypertrophia et historia extirpationis splenis hypertrophici*, Rostock, 1856).

Depuis, cette opération a été faite, d'après Péan, par Kuchler, Spencer Wells, Bryant, Péan, Kœberlé, etc., soit 24 fois en tout; dans 19 cas elle a été rapidement suivie de mort. L'altération du sang qui accompagne en général l'hypertrophie splénique, la leucémie, explique suffisamment ces résultats, et devrait arrêter la main des chirurgiens qui seront encore tentés de pratiquer cette opération.

Les succès ont été plus nombreux à la suite de l'extirpation du rein. Faite d'une manière authentique dès le dix-septième siècle et peut-être avant, sur les animaux, la néphrectomie ne fut exécutée sur l'homme qu'en 1861, par un chirurgien américain, Ch. L. Stoddard, de Wisconsin, qui, voulant extirper un kyste du foie, enleva un rein et perdit son malade. Un fait analogue, portant la même date, et provenant également d'Amérique, est attribué par plusieurs auteurs à Wolcott; mais les deux versions se rapportent au même cas.

Depuis, l'ablation du rein fut exécutée en 1867 par Spiegelgerg pour un kyste de l'abdomen (opération inachevée, mort); en 1868, par Peaslee pour une tumeur solide (mort); en 1869, par Simon, pour une hydronéphrose (mort); avant 1870, par Spencer Wells; le rein, normal, adhérait avec une tumeur et fut enlevé avec elle; le malade guérit. La même opération fut pratiquée en 1874 par Campbell avec succès, et en 1879, sans succès, par Billroth. En 1870, Gilmore, ouvrant un abcès lombaire chez une femme enceinte, trouve un rein atrophié et l'enlève : la malade guérit.

En 1871, la néphrectomie est pratiquée par von Bruns pour une fistule urinaire incurable (mort); par Meadows, pour un kyste du rein (mort); par Simon, pour une néphrite calculeuse (guérison); en 1872, par Durham, pour une néphrite traumatique chirurgicale (mort); par Peters, pour une néphrite suppurée (mort); en 1875, par Brand, pour une hernie traumatique (guérison); en 1875, par Langenbuch pour un rein induré (guérison); en 1876, par Kocher et par Hüter, pour un sarcome (mort); en 1877, par Kocher, pour cancer (mort); par Jessop, pour cancer (guérison); par Dumreicher pour pyélo-néphrite (mort); en 1878, par Müller, pour un rein calculeux (guérison); deux fois par Martin, pour tumeur (guérison); en 1879, par Czerny, pour cancer (il fallut lier l'aorte; mort) et pour fistule (guérison); par Lossen, pour kyste et pour sarcome (guérison; dans ce dernier cas la femme était enceinte); par Zweifel, pour fistule (guérison); par Czerny, pour hydronéphrose (guérison); par Barker, pour cancer (mort); en 1880, par Clément Lucas, pour une affection scrofuleuse (guérison); par Lange, pour une dégénérescence kystique (mort); par Day et par Savage, pour hydronéphrose (guérison); par Czerny, pour hydronéphrose (mort), pour rein calculeux (guérison), et pour fistule uréthro-vaginale (guérison); par Le Fort, pour fistule consécutive à une néphrite traumatique (mort). Il convient d'ajouter à cette énumération un fait cité par Hamilton Cartwright au cours d'une discussion à la Société médico-chirurgicale de Londres, en mars 1880, de hernie traumatique du rein, suivie d'extirpation heureuse de l'organe, et trois faits de Martin, signalés par M. Le Fort dans sa communication récente à l'Académie de médecine; Martin fit dans ces trois cas, avec succès, la néphrectomie pour fistule urinaire.

Nous avons ainsi 43 cas de néphrectomie, dont 25 succès et 18 insuccès. Elle a été faite 19 fois par la voie lombaire, avec 12 succès et 7 insuccès, et 24 fois par la voie péritonéale, avec 9 succès et 12 morts. Dans les trois cas de Martin, pour fistule, il est probable que le rein a été enlevé par la voie lombaire, mais nous manquons de renseignements à cet égard. La différence des résultats à la suite de la néphrectomie par les deux procédés nous paraît tenir à ce que dans le premier on n'a opéré que pour une affection non maligne du rein ou pour une fistule de l'uretère, tandis que dans l'autre on a opéré le plus souvent pour une tumeur intra-abdominale, partant du rein ou ayant envahi cet organe[1].

Le diagnostic et le traitement de la pérityphlite ont de leur côté reçu une grande lumière des recherches de Parker, Gurdon Buck, Fordyce Barker, et Leonard Weber, de New-York. L'incision directe à travers la paroi abdominale, exécutée pour la première fois par Hancock, de Londres, en 1848, et proposée de nouveau par Parker, en 1867, fait maintenant partie de la pratique habituelle des chirurgiens américains dans le traitement de cette affection. (Gross, *Amer. Journ. of med. sc.*, 1876, vol. 71, p. 469).

Labbé a fait de la taille stomacale une opération si bien réglée que tous les chirurgiens de profession pourront facilement la pratiquer. Il en est de même de la gastro-stomie, qui depuis le succès de Verneuil a pris une extension telle que le nombre des opérations a presque doublé en quatre années; il dépasse 60, dont 15 au moins peuvent être considérés comme des cas de guérison. Il suffit de rappeler que les 30 premiers cas comprenaient seulement un succès, pour juger des progrès accomplis. La gastrectomie a été moins heureuse, car sur trois opérations pratiquées, chez des cancéreux, il est vrai, on compte trois cas de mort.

Cette fois l'impulsion est franchement donnée; les ovariotomistes ayant démontré sans conteste qu'on pouvait inciser, couper, réséquer, brûler impunément le péritoine, de nouveaux horizons s'ouvrirent, et plusieurs opérations nouvelles furent pratiquées dans ces dernières années.

C'est d'abord l'*entéro-stomie*. L'idée de cette opération paraît due à Richardson qui, en 1873, déclara que, si une opération était nécessaire dans le traitement des rétrécissements de l'œsophage, il aimerait mieux établir une communication avec l'intestin grêle qu'avec l'estomac. En 1876, Maunder la pratiqua inconsciemment. En 1878, M. Surmay en fit l'étude méthodique et la pratiqua, sans succès malheureusement, dans un cas de cancer du pylore.

Nous citerons ensuite la *gastro-stomie préalable*, pour dilater un rétrécissement œsophagien (Egeberg, Schönborn, Trendelenburg) ou un rétrécissement du pylore. Kussmaul, en 1869, avait pensé qu'on pourrait dilater ces derniers après s'être ouvert une voie par la gastro-stomie. Möller, en 1872, pratiqua cette opération dans ce but, mais la malade mourut vingt-cinq heures après. En 1876, Schede fit également deux tentatives infructueuses dans des cas de ce genre.

Puis vient l'*amputation utéro-ovarique*, pratiquée en 1868 par Stohrer, de Boston, par nécessité, dans une opération césarienne avec hémorrhagie abon-

---

[1] Nous avons donné un peu plus de détails sur cette partie de notre travail pour compléter l'article NÉPHROTOMIE de ce Dictionnaire à l'aide des documents publiés depuis sa rédaction.

dante, et après mûre réflexion, en 1876, par Porro, dont elle a pris le nom. Cette opération, destinée à remplacer l'opération césarienne simple dans les cas de rétrécissement extrême du bassin, a donné de tels succès, qu'elle est entrée d'emblée dans la pratique. Depuis 1876 elle a été exécutée 55 fois, d'après Maygrier, avec 32 morts et 23 succès.

Enfin, l'ovariotomie normale, laissée presque dans l'oubli pendant des siècles, a reparu sur la scène chirurgicale depuis quelques années (1876), et Battey a donné son nom à une opération qui a pour but l'ablation des ovaires plus ou moins chroniquement enflammés, et supposés être la cause d'accidents nerveux de nature spasmodique.

Les autres opérations sur l'utérus malade, son ablation totale ou partielle, l'extirpation des tumeurs solides de l'ovaire, des tumeurs solides ou liquides de la rate, de l'épiploon, des reins altérés ou flottants, l'extraction des calculs biliaires, proposée déjà par J.-L. Petit (*Mém. de l'Acad. de chir.*, t. I, p. 185, 1743), l'incision et le drainage des abcès du foie, de l'hydropisie de la vésicule biliaire, de l'hydronéphrose, etc., sont pratiquées journellement avec les mêmes succès.

Pendant que les uns, avec Simon, explorent l'abdomen en introduisant la main par l'anus et le rectum dans le côlon descendant, au risque de déchirer les tuniques intestinales, les autres, avec Pridgin Teale, confiants dans la puissance de la méthode antiseptique, préfèrent inciser largement la paroi abdominale pour examiner de plus près les altérations qu'elle renferme, afin d'y remédier sur-le-champ, s'il est possible. Il faut avouer que, si les deux méthodes sont audacieuses, la seconde s'est montrée moins dangereuse que la première.

Actuellement, la gastrotomie antiseptique est une des branches les plus cultivées de la chirurgie. Ses adversaires ont perdu leurs plus puissants arguments : le danger de l'hospitalisme et la crainte de la péritonite. Le premier a presque disparu devant la méthode antiseptique; la seconde a considérablement diminué depuis l'adoption de cette méthode et les perfectionnements de la technique des diverses gastrotomies.

Mais, si les résultats obtenus justifient la hardiesse de bon nombre de chirurgiens actuels, les revers, qui sont encore trop fréquents, justifient également la réserve dans laquelle se tiennent les chirurgiens plus prudents qui s'efforcent de modérer l'esprit parfois aventureux de leurs collègues.

A la fin de 1879, M. Verneuil, tout en reconnaissant que l'hystérectomie est une bonne opération dans certains cas, faisait remarquer cependant, avec M. Duplay, qu'elle donnait encore 55 pour 100 de mortalité; et il ajoutait : « Il suffit de lire nos journaux, pour remarquer que depuis quelques années la chirurgie marche dans une voie singulièrement audacieuse. À l'indifférence ou au découragement en matière d'affections chroniques a succédé un violent accès de *prurigo secandi*, une sorte de *délire opératoire* porté si loin, qu'on est sûr de voir un jour ou l'autre appliquer au vivant, qui n'en peut mais, toute opération qui est praticable sur le cadavre. C'est ainsi qu'on extirpe le larynx, la rate, le rein, non-seulement quand il est malade, mais encore quand il est simplement déplacé. C'est ainsi qu'on châtre les femmes, quand des ovaires, sains d'ailleurs, partent certains troubles nerveux ; pendant que ceux-ci résèquent un tronçon de l'œsophage, un morceau de l'estomac, un fragment d'intestin, ceux-là font un grand carnage de malheureuses auxquelles ils arrachent l'utérus infiltré de cancer..... Je me refuse absolument à voir dans cette débauche sanglante les caractères du véritable progrès thérapeutique » (*Bull. Acad. de méd.*, 1879, t. VIII, p. 1100).

Un an plus tard, M. Le Fort exprimait la même pensée devant l'Académie : « Depuis quelques années, dit-il, les opérations hardies, et l'on pourrait dire plutôt téméraires, se sont multipliées : l'on extirpe à la fois le larynx, l'œsophage et la langue ; l'on extirpe la rate, l'utérus, le rein ; l'on a même pratiqué l'extirpation partielle de la vessie et celle de l'estomac. En général, c'est de l'étranger que nous sont venues ces opérations, et, si pour quelques-unes d'entre elles ces audaces ont constitué un progrès, nous n'avons pas à regretter que l'initiative ne nous appartienne pas, car beaucoup de ces extirpations d'organe ont eu pour premier point de départ des erreurs de diagnostic ; et d'ailleurs, ce qui a surtout retenu, ce qui retient encore la chirurgie française, c'est qu'elle est prudente, profondément respectueuse de la vie humaine, et qu'elle repousse ces opérations dans lesquelles il semble que le chirurgien n'a en vue que d'acquérir, avec la notoriété, un certain renom d'habileté et de hardiesse » (*Bull. de l'Acad. de méd.*, 9 nov. 1880, p. 1186).

Un point à signaler dans l'appréciation de M. Le Fort, c'est que la plupart des extirpations d'organe ont été pratiquées pour des erreurs de diagnostic. Ceci est malheureusement vrai pour l'ovaire, les reins, la rate, l'utérus. Que d'erreurs encore dans le diagnostic des affections de l'intestin ! C'est le dernier des arguments employés pour combattre la gastrotomie qui soit resté. Mais, grâce à l'emploi de la méthode antiseptique, cet argument lui-même a déjà bien perdu de son importance ; la gastrotomie exploratrice, en cas de tumeur de nature douteuse, d'obstruction intestinale aiguë, se fait actuellement sans scrupule ; et ni la péritonite concomitante, ni le sphacèle de l'intestin, ni les adhérences plus ou moins étendues, n'ont pu empêcher la guérison de survenir dans un certain nombre de cas. La chirurgie de l'étranglement interne en est arrivée à ce point que bientôt peut-être, suivant l'expression de M. Trélat, on pourra traiter cet étranglement comme tout étranglement herniaire, c'est-à-dire pratiquer la gastrotomie pour remédier à toute obstruction intestinale qui n'aura pas cédé aux premières réquisitions de nature médicale.

On peut dire en résumé qu'aujourd'hui, grâce à l'emploi de la méthode antiseptique, de certaines précautions pour éviter une trop grande perte de sang, d'une toilette minutieuse du péritoine, du pansement de Lister avec ou sans drainage abdominal, il n'y a pas d'affection de l'abdomen qui ne puisse être traitée par la gastrotomie et qui n'ait des chances de guérison.

Toutefois, il est bon de rappeler que les affections cancéreuses sortent un peu de cette proposition ; qu'il n'y a pas d'exemple de guérison à la suite de l'ablation d'un cancer de l'estomac, qu'on n'en connaît qu'un à la suite d'une résection de l'intestin pour affection organique, et que, dans les autres opérations, la mortalité, toutes choses égales d'ailleurs, est infiniment supérieure chez les cancéreux.

L.-H. PETIT.

BIBLIOGRAPHIE. — Voir dans ce Dictionnaire les articles : *Abdomen, Anus artificiel, Cystotomie, Estomac, Intestin, Néphrotomie, Ovaire, Splénotomie, Utérus,* etc.

ROUSSET (François). *Traité nouveau de l'hystérotomotokie ou enfantement césarien,* etc. Paris, 1581, in 8°. — HÉVIN. *Sur les corps étrangers arrêtés dans l œsophage.* In *Mém. Acad. de chir.,* 1743, t. I, p. 590. — DU MÊME. *Recherches historiques et critiques sur la néphrotomie, ou taille du rein,* in eod. op., 1757, t. III p. 238 et 325. — DU MÊME. *Recherches historiques sur la gastrotomie, ou l'ouverture du bas-ventre dans le cas de volvulus,* etc., in eod. op., 1768, t. IV, p. 201. Deuxième mémoire posthume sur le même sujet, publié par De-

zeimeris. In *Journ. des connaiss. méd-chir.*, 1836, 4ᵉ année, p. 89, 188. — Besserus (C.-A.).
De gastrotomia. Lipsiæ, 1805.— Fiedler (F.-A.). *De laparotomia novissimoque ejus exemplo.*
Vitebergæ, 1811. — Stachelhausen (G.). *De laparotomia et operationibus quibus antecedere*
solet. Bonnæ, 1837. — Amussat. *Mémoire sur la possibilité d'établir un anus artificiel dans*
la région lombaire. Paris, 1839. — Vasson. *De l'étranglement interne et des opérations qui*
lui sont applicables. Thèse de Paris, 1852.— Kœberlé, *De l'ovariotomie.* In *Mém. de l'Acad.*
de méd., 1863, t. XXVI, p. 321 à 472. — Du même. Art. *Ovaires* (Pathologie) du *Nouv. Dict.*
de méd. et de chirurg. prat., 1878, p. 497. — Boinet. *Traité pratique des maladies des*
ovaires et de leur traitement. Paris, 1867 ; 2ᵉ édit., 1877. — Du même. *De la gastrotomie*
dans les lésions de l'estomac et des intestins. In *Gaz. méd. de Paris*, 1874, p. 213, 264,
531, 557, 582. — Stephanesco. *Sur le péritoine au point de vue chirurgical.* Thèse de
Strasbourg, 1870, nᵒ 202. — Keller. *Des grossesses extra-utérines, et de leur traitement*
par la gastrotomie. Thèse de doct. Paris, 1872. — Stoltz. Art. Grossesse extra-utérine du
Nouveau Dictionnaire de méd. et de chirurgie prat., t. XVII, p. 119. — C. Schröder. *Die*
Laparotomie in der Schwangerschaft. In *Zeitschr. f. Geburtsh. und Gynäk.* Bd. V, p. 383.
— Delaporte. *De la gastrotomie dans les étranglements internes.* Thèse de Paris, 1872.
— Ashurst. *On Laparotomy as a Remedy for Intussusception.* In *Amer. Journ. of Med. Sc.*,
1874. Vol. 68, p. 48, 284. — Bulteau. *De l'occlusion intestinale au point de vue du dia-*
gnostic et du traitement. Thèse de Paris, 1878. — Battey. *Extirpation of the functionnally*
Active Ovaries for the Remedy of otherwise Incurable Diseases. In *Trans. of the Amer. Gyn.*
Society, 1876. — Mariotti. *Della ovariotomia normale ovvero operazione di Battey.* In lo
Sperimentale, oct. 1880, p. 302. — Gosselin. *Rapport sur un travail de Fano : Nouvelle mé-*
thode pour pratiquer la ligature de l'aorte abdominale, in *Bull. Soc. de chir*, 1854, t. V,
p. 37-43. — Deroin. *Du rétablissement de la circulation après la ligature de l'aorte abdo-*
minale. Thèse de Paris, 1870. — Colin (Ch.). *De la taille stomacale.* Th. de doct. Paris, 1877.
— Petit (L.-Henri). *Traité de la gastro-stomie.* Paris, 1879. — Du même. *De la gastrotomie.*
In *Revue des sciences médicales*, octobre 1880, t. XVI, p. 742, et janvier 1881, t. XVII, p. 311.
— Sands. *Notes on Perityphlitis.* In *Ann. of the Anat. and Surg. Soc.*, 1880, t. II, n. 7.
— Gutberlet. *Ueber die Methode die krebshafte Gebärmutter auszurotten.* In *Journ. f.*
Geburtsh.... von Siebold, 1813, Bd I, p. 228. — Letousey. *De l'hystérectomie sus-vaginale.*
Thèse de doct., Paris, 1879. — Pinard. *De l'opération césarienne suivie de l'amputation*
utéro-ovarique ou opération de Porro. In *Ann. de Gynécologie*, 1879, t. XII, p. 321, 411.
— Turner (E.). *Bibliographie de François Rousset.* In *Ann. de Gyn.*, 1880, t. XIV, p. 1.
— Eustache. *De la lésion des organes génito-urinaires pendant l'opération de l'ovario-*
tomie. In *Journ. des sciences méd. de Lille*, 1880. — Maygrier. *Étude sur l'opération de*
Porro, etc. Thèse de doctorat. Paris, août 1880. — Feyrot. *De l'intervention chirurgicale*
dans l'obstruction intestinale. Thèse d'agrég. en chir. Paris, 1880. — Péan. *Diagnostic et*
traitement des tumeurs de l'abdomen. Paris, 1880. — Peters. *Extirpation of the Kidney.*
In *Amer. Journ. of Med. Science*, 1873, t. LXV, p. 277. — Nepveu. *De l'extirpation du rein.*
In *Arch. gén. de méd.*, 1875, 6ᵉ sér., t. XXV, p. 191. — Kocher. *Eine Nephrotomie wegen*
Nieren-Sarkom. In *Deutsche Zeitschr. f. Chir.*, 1878, t. IX, p. 312. — Lossen. *Extirpation*
der entarteten rechten Niere. In *Cent. f. Chir.*, 1879, t. VI, p. 715. — Voir Du même. *Deutsche*
Zeitschr. f. Chir., Bd. XIII, p. 199. — Billroth, rapporté par Baron Buschmann. In *Wiener*
Med. Woch., 1880, nᵒ 28, col. 800. — Czerny. *Ueber Nieren extirpation.* In *Centr. für Chir.*,
1879, t. VI, p. 737. — Du même. *Zur Extirpation retroperitonealer Geschwulste.* In *Arch.*
für klin. Chir., 1880, Bd. XXV, 4ᵉ Heft, p. 859. — Zweifel. *Ein Fall von Ureteren-Uterus-*
Fistel, etc. In *Arch. für Gynäkologie*, 1880, t. XV, p. 1. — Clement Lucas. In *Lancet*, 1880,
t. I, p. 344. — *Discussion à la Société médico-chir. de Londres*, 9 mars 1880. In *Lancet*,
t. I, p. 402, *à propos d'une communication de* Barker. — Savage. In *Lancet*, 1880, t. I,
p. 601. — Day. In *Lancet*, 1880, t. I, p. 870. — Lange. In *New-York Med. Record*, 1880,
t. XVIII, nᵒ 6, p. 144. — Index-Catalogue *of the Library of the Surgeon General's Office*
U. S. Army, t. I, 1880, Art. Abdominal Section, p. 31, et Aorta (*Abdominal ligature and obs-*
truction of), ibid., p. 471.   L.-H. Petit.

§ II. Opportunité de la gastrotomie. On a cru pendant longtemps, et beaucoup de chirurgiens partagent encore cette opinion, que le contact de l'air sur le
péritoine, que toutes les lésions traumatiques de cette membrane, les plaies, les
incisions, les piqûres, etc., étaient des circonstances tellement graves et redoutables qu'on devait s'abstenir de toute opération sur cette séreuse, à moins d'y
être absolument forcé. Les nombreuses gastrotomies pratiquées avec succès depuis quelques années sont venues donner le démenti le plus formel à cette

manière de voir et démontrer que la cause de l'inflammation du péritoine était ailleurs que dans sa division et son exposition au contact de l'air; nous pensons que les accidents de la gastrotomie ne sont nullement dus à la lésion du péritoine, qu'il soit incisé, déchiré ou même brûlé, mais aux épanchements qui peuvent en être la suite.

En effet, un épanchement dans la cavité péritonéale, même minime et consécutif à une plaie du péritoine, subit presque toujours une altération putride, qui amène les accidents de la péritonite ou de l'infection purulente. Il est bien démontré aujourd'hui que, si à la suite d'une blessure du péritoine il n'y a aucun épanchement dans l'abdomen, ou bien si, cet épanchement ayant eu lieu, ou a pu le faire disparaître sur-le-champ, il n'en résultera rien de fâcheux. L'air et les liquides épanchés dans la cavité abdominale, et même dans toutes les plaies, n'y deviennent dangereux que lorsqu'ils restent renfermés et qu'ils y séjournent : ainsi dans les gastrotomies le moindre caillot sanguin, la moindre quantité de liquide d'un kyste, laissés ou oubliés dans le ventre, donnent naissance à une péritonite mortelle, qu'on ne conjurerait pas toujours même en faisant usage des précautions antiseptiques. C'est donc avec raison que, dans ces opérations, nous recommandons de faire avec un soin minutieux ce qu'on appelle *la toilette du péritoine*, afin de se mettre en garde contre le moindre suintement de sang, avant de clore l'ouverture faite à l'abdomen.

Comme conséquence pratique lorsque des épanchements d'une nature quelconque se produisent après la fermeture du ventre, on doit toujours, dans les plaies abdominales où le péritoine est intéressé, s'empresser de les élargir, ou même de pratiquer largement la gastrotomie, dans le but d'arrêter l'épanchement, s'il continue, de le tarir et de le faire disparaître complétement, s'il y a lieu, en même temps qu'on nettoie, qu'on lave, s'il en est besoin, la cavité abdominale.

Étant donc établi par des faits nombreux que les lésions du péritoine sont beaucoup moins à craindre qu'on ne le croyait autrefois, ne devrait-on pas dans le cas de hernie ombilicale étranglée, d'iléus, d'invagination intestinale, d'étranglement interne, quelle qu'en soit la cause, d'une obstruction quelconque au passage des matières fécales, alors même que le siége de la maladie ne peut être déterminé d'une manière positive, ouvrir largement le ventre, comme dans l'ovariotomie, pour aller facilement à la recherche de la cause qui produit l'arrêt des matières alimentaires? Peut-être aurait-on ainsi la chance de sauver des malades alors qu'ils sont fatalement voués à la mort. Cette pratique, ainsi qu'on l'a vu dans les pages précédentes, consacrées à l'histoire de la gastrotomie, est déjà acceptée et a été pratiquée par un assez grand nombre de chirurgiens, et les bons résultats qu'elle a déjà donnés nous portent à croire qu'elle ne fera que s'étendre davantage.

Ceux qui ne veulent pas admettre que le péritoine puisse supporter sans accident des lésions traumatiques prétendent que cette membrane ne s'enflamme pas après l'ablation des tumeurs, de l'ovariotomie en particulier, parce que, problablement, elle est dans des conditions physiologiques nouvelles, qui lui permettent de supporter sans accident des opérations qu'elle ne pourrait pas supporter dans son état normal. Quelles sont ces conditions nouvelles? personne ne les connaît; une distension plus considérable, une habitude d'être depuis un certain temps en contact avec une tumeur, voilà les raisons qu'on invoque pour expliquer la tolérance du péritoine dans ces opérations. Si la présence d'un kyste de l'ovaire, d'un fibrome utérin, leur long contact avec le péritoine, leur développement lent et insensible, étaient la cause de cette nouvelle propriété du péritoine, de ne pas s'enflammer à la suite de leur ablation, on devrait avoir plus d'accidents lorsqu'on opère des tumeurs récentes et de petit volume, et c'est le contraire qui arrive. D'abord, avant d'admettre cette opinion, qui ne repose que sur une hypothèse, il faudrait démontrer que le péritoine des malades affectés de tumeurs abdominales n'est plus dans les mêmes conditions anatomiques et physiologiques que le péritoine de ceux qui n'ont pas de tumeur dans le ventre. Personne, que je sache, n'a encore fait cette démonstration, et, s'il en était ainsi, ne pourrait-on pas se demander pourquoi, dans l'opération césarienne, la gastrotomie faite sur un péritoine qui se trouve dans les mêmes conditions physiologiques ou pathologiques qu'un péritoine en contact avec un kyste de l'ovaire ne réussit pas à Paris, tandis qu'elle réussit assez bien en province. Est-ce que la distension subie par le péritoine dans ce cas, est-ce que les modifications nouvelles qu'il a pu éprouver, pendant le développement de la tumeur utérine, ne sont plus les mêmes à Paris qu'en province, aussi bien pour les kystes de l'ovaire que pour la grossesse?...

Il est donc de toute évidence qu'il faut chercher ailleurs la cause des accidents graves qui se manifestent à la suite des opérations intra-abdominales, et cette cause, nous pensons qu'elle trouve sa source dans les épanchements péritonéaux, quelle que soit leur cause.

Le point capital, dans toute opération de gastrotomie, est donc d'éviter tout épanchement sanguin dans la cavité abdominale; dans ce but, il faudra pendant le cours de l'opération, et dès l'incision de la peau, lier immédiatement tout vaisseau sanguin ouvert, supprimer tout écoulement ou suintement, de quelque endroit qu'il provienne; il faudra ne laisser aucun corps étranger dans la cavité péritonéale, et établir le drainage péritonéo-abdominal, si on n'a pu parvenir à étancher et à faire disparaître l'épanchement avant la fermeture du ventre. En procédant ainsi on a pu obtenir par la gastrotomie des succès autrefois inconnus.

Trois fois déjà, en opérant des kystes de l'ovaire, nous avons obtenu la guérison radicale de hernies ombilicales considérables, en retirant de l'anneau ombilical les parties herniées et en les attirant dans le ventre avec les doigts; nous avons conclu de ces faits qu'on pourrait, en cas de hernie ombilicale étranglée, faire sur la ligne blanche, à quelques centimètres au-dessous de l'ombilic, une incision assez large pour permettre l'introduction d'un ou deux doigts, et aller retirer les intestins et l'épiploon engagés dans l'anneau ombilical et étranglés par lui. Ceci nous paraît préférable à l'incision directe sur cet anneau et sur des parties irritées, plus ou moins enflammées, et au milieu desquelles on a souvent de la peine à se guider. On serait d'autant plus autorisé à essayer ce procédé de gastrotomie, que les résultats, par les procédés qu'on emploie ordinairement, sont généralement mauvais; d'autre part, s'il existait des adhérences, on pourrait ainsi les détruire plus facilement et remédier immédiatement à tout épanchement qui pourrait se produire, et enfin, en cas de gangrène, de perforation de l'intestin, en fixer plus sûrement les bouts ou l'ouverture, car on pourrait agrandir l'incision du ventre autant qu'on le jugerait convenable.

Les différentes affections qui ont pu faire songer les chirurgiens à pratiquer la gastrotomie sont pour la plupart des affections contre lesquelles tous les autres secours sont devenus impuissants; alors il a été bien permis dans ces cas désespérés de recourir à un moyen incertain, malgré toute la crainte qu'il peut inspirer, s'il laisse encore quelque espérance, et lorsque, faute de ce secours unique, la mort est inévitable.

A ce point de vue, le seul reproche sérieux qu'on pourrait adresser aux chirurgiens, c'est d'être intervenus trop tard, surtout dans les obstructions du tube digestif, et de n'avoir opéré que lorsque les sujets étaient arrivés à un tel degré d'épuisement, que leurs forces ne pouvaient se relever après l'opération. Les succès obtenus dans ces derniers temps, lorsqu'on est intervenu de bonne heure, encourageront probablement les chirurgiens à suivre l'exemple de ceux qui les ont précédés dans cette voie.

A titre d'exemples de gastrotomie pratiquée avec succès dans les circonstances les plus graves, nous rappellerons deux faits relatifs, l'un à un cas de corps étranger intestinal, l'autre à une plaie de l'abdomen avec issue de l'intestin.

Le premier est intéressant, non-seulement pour le résultat obtenu, mais aussi par les antécédents, si la malade a dit la vérité.

Le 18 décembre 1848, on conduisit à l'hôpital d'Orvieto un paysan réduit à la faiblesse la plus grande. Neuf jours auparavant, conduit par cette idée ingénieuse que, s'il fermait la sortie aux aliments, il réaliserait une économie sur la quantité à ingérer, il s'était introduit un morceau de pieu dans le rectum, et depuis lors tous ses efforts n'avaient servi qu'à l'enfoncer davantage. Le doigt ne pouvait toucher que le bout du corps étranger, solidement fixé de manière à ne céder à aucune des tractions que le peu de prise qu'il prêtait permettait d'exercer sur lui.

Après l'échec de toutes les tentatives d'extraction, le corps étranger oblitérant complétement la cavité intestinale, et le patient étant menacé de périr dans d'atroces souffrances, M. Reali se décida à une opération. Après avoir incisé la paroi abdominale par le côté gauche, il put sentir distinctement le pieu dans le côlon descendant; il voulut le faire descendre jusqu'à l'anus, mais il n'y réussit pas, et il fallut en venir à inciser l'intestin; ce ne fut qu'alors qu'on put retirer ce fragment, long de 16 centimètres, et offrant un diamètre de plus de 3 centimètres à sa base; la pointe était arrondie et assez mousse. Il n'y avait pas de matières fécales retenues au-dessus de cet obturateur; seulement la muqueuse était noirâtre, la tunique péritonéale fortement injectée, et l'épaisseur de la paroi intestinale notablement augmentée.

La plaie intestinale fut réunie à l'aide de la suture pratiquée selon le procédé de Jobert. Quant à l'incision de l'abdomen, on en rapprocha les lèvres au moyen de la suture entrecoupée; des applications froides d'abord, puis glacées, furent maintenues sur la région opérée. On donna à deux reprises de l'huile de ricin; un écoulement purulent s'établit par l'anus. Les premiers jours la tuméfaction des parois intestinales, s'opposant au cours des matières, produisit du météorisme et des vomissements. Trois saignées, deux applications de sangsues, quelques doses d'huile de croton, mirent fin à ces accidents qui étaient devenus inquiétants; les évacuations recommencèrent le cinquième jour; vers le quarantième les plaies étaient cicatrisées. On garda le malade encore deux mois à l'hôpital, pour éviter qu'il ne compromît sa guérison par quelqu'un de ces écarts de régime si familiers aux gens de sa classe et de son caractère. Aujourd'hui, deux ans et neuf mois se sont écoulés; il mange autant et les mêmes aliments que tout le monde et sa santé est parfaite, mais sa voracité, à laquelle il n'a plus cherché de remède, continue depuis lors (*Bullettino delle scienze mediche*, 1851; *Gazette médicale de Paris*, p. 425, 1852).

Voici la seconde observation, rapportée dans l'*Union médicale* du 30 décembre 1869, par M. de Closmadeuc, chirurgien en chef de l'hôpital de Vannes. Ce fait prouve qu'une large ouverture du ventre, même très-compliquée, peut guérir promptement. Il s'agit d'une large plaie transversale de l'abdomen (12 centimètres) avec issue de la masse intestinale, perforation de l'épiploon, du mesentère et du mésocôlon transverse et ligature d'artérioles mésentériques.

Un chiffonnier de cinquante ans, de constitution robuste, atteint d'aliénation mentale, se fait, à l'aide d'un couteau fraîchement aiguisé, deux larges plaies, l'une à la gorge et l'autre au-dessous de l'ombilic.... la mort ne venant pas assez vite, il se précipite d'un premier étage la tête la première dans la rue... des voisins le relèvent et le portent tout ensanglanté dans sa chambre; une masse énorme d'intestins pend sur le ventre et les cuisses. M. de Closmadeuc arriva sept heures après l'accident; une hémorrhagie abondante avait eu lieu et continuait par les deux blessures; le malade était presque sans mouvement et glacé, respirant bruyamment par la plaie de la trachée, d'une faiblesse extrême, mais n'ayant pas perdu connaissance; à côté de lui gisait une grande partie de l'intestin grêle, l'épiploon, l'arc du côlon, le tout souillé de sang et de boue, et recouvert de mauvaises guenilles.

La plaie de l'abdomen était transversale et située à deux travers de doigt au-dessous de l'ombilic, elle avait 12 centimètres de longueur. Toutes les parties étant lavées, nettoyées à l'aide d'éponges et d'eau tiède, le chirurgien dévida lentement avec soin toute la masse intestinale herniée et même ce qui restait dans l'abdomen, et reconnut que le couteau, en pénétrant dans la cavité abdominale, avait perforé le grand épiploon en deux endroits, troué le mésocôlon et le mésentère, et divisé du même coup deux branches de l'artère mésentérique.

Malgré l'état désespéré du blessé, M. de Closmadeuc remplit toutes les indications opératoires fournies par ces horribles blessures : nettoiement de la masse intestinale, inspection minutieuse de l'épiploon et de l'intestin dans toute sa longueur, ligature des artères mésentériques avec un fil très-fin, coupé au ras du nœud, débridement de la plaie abdominale en haut, pour faciliter la réduction des viscères, fermeture de cette vaste brèche à l'aide de seize points de suture entortillée.

En quittant l'appartement, le chirurgien était convaincu, comme il le dit, d'avoir fait une opération d'amphithéâtre et que le blessé serait mort le lendemain, tandis que vingt-huit jours après il était complétement guéri et n'avait éprouvé aucun accident pendant la cicatrisation de ses plaies. Aujourd'hui, il s'est écoulé neuf mois depuis cette gastrotomie accidentelle, et cet hypochondriaque va bien; la cicatrice abdominale est ferme, sans éventration. Quant à la blessure de la trachée, elle a eu pour conséquence de rendre la voix sourde et voilée.

§ III. Opération de la gastrotomie. Le siége de l'incision dépend évidemment de l'opération que l'on se propose de pratiquer. La description des variétés de gastrotomie connues sous les noms de Littre et de Callisen, a été faite à l'article Anus contre nature. Nous nous bornons à les mentionner seulement, pour rappeler que ces opérations, que l'on accepte souvent de préférence à une véritable gastrotomie, sont très-incertaines dans leurs résultats, que l'opérateur agit au hasard, qu'il néglige la cause et le siége de l'étranglement interne, qu'il en résulte parfois des épanchements mortels de sang et de matières fécales dans l'abdomen, et qu'enfin la guérison, quand elle a lieu, n'est qu'une infirmité dégoûtante.

De tous les procédés qui ont été proposés pour remédier aux obstructions intestinales, quel est le meilleur? Le plus ancien serait une incision oblique et latérale sur les côtés du ventre, et un autre consisterait à inciser le ventre sur un de ses côtés dans une direction transversale et dans une étendue de 15 à 16 centimètres.

Suivant les anciens auteurs, Hévin en particulier, le lieu d'élection de la gastrotomie était déterminé par la tumeur qu'on pouvait sentir à travers les parois abdominales, ou par le siége d'une douleur fixe dans un point du ventre, et on incisait en travers les muscles de l'abdomen.

En tenant compte de la direction dans laquelle les parties ont été coupées, il est facile de comprendre tous les inconvénients qui sont attachés à l'incision oblique et latérale de l'abdomen. L'incision est faite à droite ou à gauche, mais de préférence sur le côté du ventre où l'on trouve ou croit trouver le siége de la lésion; les trois muscles abdominaux et les aponévroses sont coupés en travers, d'où il résulte nécessairement un écartement plus considérable des lèvres de la plaie, et par suite une disposition à la formation de hernies ventrales. Les fibres divisées, dont la direction est différente, tiennent en se rétractant la plaie béante; de plus, il peut survenir une hémorrhagie grave, si on divise quelques branches de l'artère épigastrique dont la section est difficile à éviter dans ce procédé; avec l'incision dans la direction de la ligne blanche, on a moins de parties à couper, et l'on peut plus facilement découvrir tout ce que renferme l'abdomen, et l'*éventration* que redoutaient les anciens a rarement lieu.

La section transversale a les mêmes inconvénients que la section oblique et latérale, et ne met les parties à découvert que dans un côté du ventre; d'ailleurs son étroitesse serait un obstacle aux recherches et aux opérations qu'on est quelquefois obligé de faire dans le ventre, soit pour reconnaître la nature de la lésion, soit pour lier les vaisseaux, soit pour nettoyer la cavité abdominale, sans compter qu'elle expose fatalement à l'ouverture des vaisseaux sanguins qui rampent dans les parois du ventre. Outre que les incisions en travers exposent, comme nous venons de le dire, à la lésion des branches de l'artère épigastrique, elles ne peuvent être que très-limitées, et l'ouverture du ventre peut être faite loin du siége de l'étranglement, à droite, par exemple, quand l'étranglement est à gauche; non-seulement il devient difficile par une ouverture trop étroite de découvrir la cause de l'étranglement ou la plaie à laquelle on cherche à remédier, mais on ne peut pas facilement développer les intestins, les examiner avec soin, et appliquer convenablement des ligatures ou d'autres moyens hémostatiques, s'il y avait un écoulement de sang, ou faire des sutures, si le cas l'exigeait.

L'incision sur la ligne blanche nous paraît de beaucoup préférable, parce que, la région étant peu riche en vaisseaux, la perte de sang sera moins grande; il faut la faire assez étendue pour qu'on puisse voir, s'il en est besoin, dans toute la cavité abdominale. En procédant ainsi, on peut faire mieux et avec plus de promptitude une perquisition suffisante, pour découvrir soit la cause du mal, soit son siége, et se donner plus de facilité pour lever l'étranglement, s'il en existe, ou extraire un corps étranger, et l'on peut mieux parer à toutes les suites fâcheuses qui peuvent se présenter; si la gastrotomie a été pratiquée pour une plaie intestinale, il n'est pas douteux que cette plaie soumise à la vue sera mieux traitée, et mieux reconnue, si elle est profonde. L'extraction des intestins, leur plissement, leur replacement, deviennent très-faciles, et, disons-le, n'exposent pas aux inconvénients et aux dangers qu'on craignait autrefois. C'est donc l'incision large, sur la ligne médiane, qu'on doit préférer.

Lorsqu'on est décidé à pratiquer la gastrotomie, plusieurs précautions très-importantes doivent être prises, soit avant, soit pendant, soit après l'opération. Quelle que soit la maladie qui engage à y recourir, le manuel opératoire est à peu près le même que pour l'extirpation des kystes de l'ovaire. Les précautions à prendre avant l'opération sont les suivantes :

La première, c'est de choisir soigneusement le lieu où l'on doit opérer, car dans les hôpitaux, surtout ceux de Paris, où se trouvent toutes les influences fâcheuses de l'encombrement, l'opération serait mortelle, comme on l'a observé à Paris, avant l'emploi de la méthode antiseptique, pour l'hystérotomie césarienne et l'ovariotomie, à moins qu'on n'opère dans des salles placées au milieu des jardins, dans des chalets, par exemple. Il faut donc choisir un lieu où les conditions hygiéniques seront excellentes, et où les malades trouveront le repos, l'isolement, et des soins minutieux et attentifs.

La pièce où l'on doit opérer doit être assez vaste, bien éclairée, chauffée à une température de 18 à 20 degrés pour que les malades ne puissent se refroidir, non plus que le péritoine, les intestins et tous les organes abdominaux, ce qui pourrait être fâcheux pour les suites de l'opération en provoquant des complications soit du côté de l'abdomen, soit du côté du thorax.

Un ou deux jours avant l'opération, si celle-ci n'est pas pratiquée d'urgence, on ne doit pas omettre de purger le malade, si c'est possible, afin d'éviter des garde-robes et par conséquent des mouvements, pendant les premiers jours qui suivront l'opération ; on pourra aussi faire prendre un bain la veille ou l'avant-veille, pour favoriser les fonctions de la peau. Il ne faut pas oublier, avant de commencer l'opération, de faire uriner le malade ou de vider la vessie avec une sonde.

De son côté, le chirurgien doit avoir préparé ou fait préparer sous ses yeux tout ce qui suit :

Un lit étroit, solide, ou une table de hauteur convenable pour que l'opérateur ne soit gêné en rien ; les soins de propreté les plus minutieux devront être pris pour ce qui concerne la chambre du malade, et tout ce qui doit lui servir, soit pendant, soit après l'opération, comme l'eau, les ustensiles, les pièces du pansement, les compresses, les éponges, etc. ; il indiquera d'avance à ses aides ce qu'ils auront à faire, afin que tout se fasse régulièrement, une fois que l'opération sera commencée. Un drap plié en alèze sera placé en travers sur le lit, afin de pouvoir soulever le malade au besoin ; on préparera un ou plusieurs oreillers pour soulever la tête, deux chemises de flanelle fendues devant, comme une robe de chambre, pour envelopper l'opéré, l'une pendant l'opération, l'autre après, au moment de changer de lit ; de grands morceaux de flanelle chaude pour couvrir le ventre, les intestins et les membres inférieurs. Le lit où l'on doit coucher le malade après l'opération doit être préparé d'avance, être bien chaud et garni, comme l'autre, d'une alèze, afin de pouvoir soulever le malade à volonté.

L'opérateur doit avoir sous la main tous les instruments nécessaires dans les cas de difficultés imprévues, savoir : plusieurs bistouris droits ou scalpels à manche fixe, des pinces à disséquer, à griffes, à mors plats, des pinces hémostatiques, des pinces à pansements, une pince plate, pour tordre les fils d'argent, des trocarts ordinaires et explorateurs, des ciseaux droits et courbes sur le plat, des sondes cannelées, un tenaculum, des fils de soie cirés et d'argent, pour les ligatures et les sutures, des épingles, des aiguilles, etc. ; de la charpie, des compresses, des bandelettes de diachylon, du collodion riciné ; un bandage de corps en flanelle, une sonde pour vider la vessie ; des éponges très-fines et très-propres, au nombre de douze ou quinze, de la grosseur d'un marron à un œuf de poule, et montées sur des tiges ou des pinces à pression continue, pour qu'on ne puisse les oublier dans l'abdomen ; de l'eau froide et chaude, des bouillottes d'eau chaude, de la glace et des vessies pour la contenir, des pièces de ouate non gommée, cinq ou six cuvettes, des serviettes, et enfin un réchaud allumé et des cautères chauffés à blanc pour arrêter les hémorrhagies qu'on ne pourrait maîtriser autrement, ou pour sectionner certaines parties ; du perchlorure de fer à 30°, une potion calmante et du chloroforme. L'opération ne doit commencer que lorsque le patient est complétement chloroformé, et celui-ci doit rester sous l'influence du chloroforme jusqu'à ce qu'elle soit complétement terminée.

Les partisans de la méthode antiseptique recommandent en outre de ne se servir que d'éponges et d'instruments ayant séjourné vingt-quatre ou quarante-huit heures dans une solution phéniquée à 2 ou 5 pour 100. Les mains et les avant-bras du chirurgien et de ses aides doivent être lavés avant l'opération

dans de l'eau phéniquée à 2 pour 100. Pendant l'opération un ou plusieurs pulvérisateurs lancent de la vapeur phéniquée sur le champ opératoire, et les
éponges sont lavées dans une solution phéniquée au fur et à mesure qu'on les
salit.

Tout étant bien préparé, le chirurgien doit placer comme il convient son malade et ses aides. Le malade doit être couché sur un lit de hauteur convenable,
dans le décubitus dorsal, la tête légèrement relevée par des coussins, et les
bras et les jambes maintenus par des aides. Le chirurgien se place à droite ou
à gauche ou entre les jambes du malade, et opère debout et de telle façon que
le meilleur jour possible vienne éclairer le point où doit être pratiquée l'opération.

L'incision de l'abdomen doit être pratiquée, comme nous l'avons dit plus
haut, sur la ligne médiane, entre le pubis et l'ombilic. Si l'incision première
n'est pas jugée suffisante, on peut l'agrandir par en haut, en passant directement par l'ombilic, ou à gauche, sans craindre que sa longueur puisse compromettre le résultat de l'opération.

L'incision doit être faite couche par couche, jusqu'au péritoine, afin de ne pas
entrer d'emblée dans le ventre, ce qui exposerait à blesser l'épiploon et les intestins. On coupe d'abord la peau, le tissu graisseux sous-dermique (tissu connectif),
qui quelquefois a une épaisseur considérable, puis les tissus fibreux de la ligne
blanche, et alors on arrive sur le péritoine. Il faut avoir soin de lier les
vaisseaux ou de les saisir avec des pinces à pression continue au fur et à mesure qu'on les ouvre, afin que la plaie soit absolument sèche avant qu'on incise
le péritoine.

Cette membrane ayant été saisie ou soulevée avec une pince à dents de souris
ou à griffes, on y fait une petite ouverture avec un bistouri ou des ciseaux,
puis on l'incise dans toute l'étendue de la plaie sur une sonde cannelée ou sur
le doigt. Le ventre une fois ouvert, on se met immédiatement en mesure de rechercher la lésion pour laquelle on a eu recours à la gastrotomie, et, celle-ci
une fois reconnue, on y porte remède. Les soins particuliers, les manœuvres
et les précautions variées et différentes qu'exige chaque lésion en particulier,
suivant sa nature, seront indiqués avec détail aux articles consacrés à chacune
des affections qui peuvent réclamer la gastrotomie.

Un point capital dans cette opération et duquel dépend souvent son succès,
c'est de ne fermer le ventre que lorsqu'on est bien sûr qu'il n'existe pas le
moindre suintement sanguin et que la cavité abdominale est débarrassée de
tout liquide ou corps étranger. Il faut donc, quand l'opération ou les opérations
qu'on a dû pratiquer dans l'intérieur du ventre sont terminées, examiner avec
le plus grand soin toutes les parties les unes après les autres, et s'assurer si on
ne laisse pas dans la cavité abdominale un vaisseau saignant, des portions altérées
ou déchirées de l'épiploon, des liquides épanchés, des ligatures ou tout autre
corps étranger; il faut, en un mot, faire minutieusement et à plusieurs reprises la toilette du péritoine, éponger complétement tous les points mouillés ou
salis par le sang ou les liquides et dessécher le péritoine et les intestins en passant
légèrement sur ces parties des éponges très-fines et très-douces. Si des ligatures
ont été faites, il faut les placer entre les lèvres de la plaie, les fixer au dehors,
plutôt que de les laisser dans la cavité abdominale en les coupant ras; toutes les
fois qu'il sera possible d'arrêter sûrement le sang, à l'aide de l'acupressure,
de la mâchure, de l'écrasement du bout du vaisseau avec des pinces hémosta-

tiques, de la torsion ou de la cautérisation, il sera préférable de recourir à ces moyens plutôt qu'aux ligatures. Dans les cas d'écoulement de sang en nappe, la cautérisation avec le fer rouge ou le perchlorure de fer au 30e ou 40e a souvent donné de bons résultats, et, si on ne pouvait parvenir à arrêter complétement le sang, il faudrait avoir recours au drainage péritonéo-abdominal. Si une anse d'intestin avait été ouverte, soit par blessure, gangrène ou volontairement, il faudrait la fixer au dehors pour éviter tout épanchement dans l'abdomen et se conduire dans cette circonstance absolument comme il a été dit à l'anus contre nature. Quelques opérateurs, craignant que le pus de la plaie extérieure fuse le long des fils dans la cavité abdominale, n'hésitent pas à laisser dans le ventre des ligatures, soit en fil d'argent, soit en fil de soie, qu'ils coupent ras ; cet abandon des ligatures dans la cavité de l'abdomen ne nous paraît pas sans inconvénient ; nous craindrions que des fils d'argent perdus dans le ventre devinssent la cause d'accidents graves, d'abcès consécutifs, de péritonite, etc. Cependant, si on ne pouvait faire mieux, il faudrait bien en courir les risques, puisque la guérison n'en a pas moins lieu, dans certains cas. D'ailleurs, les ligatures de catgut, de soie phéniquée, de crin de Florence, seraient préférables.

Quelquefois, pendant l'opération, les intestins et l'épiploon peuvent s'échapper de la cavité abdominale ; il ne faut pas trop s'en alarmer, mais les remettre en place doucement et sans les froisser ; en attendant, on les recouvre d'une flanelle imbibée d'eau chaude, de linges phéniqués chauds. On pourrait croire, *à priori*, que l'introduction de l'air dans la cavité péritonéale, que la hernie de l'intestin et de l'épiploon, sont des complications redoutables ; les faits ont démontré que le plus souvent il n'en résulte rien de fâcheux, et que l'air dans la cavité abdominale n'y devient dangereux que lorsqu'il y séjourne avec des liquides épanchés, sang ou sérosité, dont il favorise la décomposition.

La toilette du péritoine terminée, on place en dehors de la cavité abdominale, si on a été obligé de faire la suture intestinale ou d'établir un anus contre nature, les fils qui ont servi à suturer l'intestin ou à le réunir aux bords de l'incision abdominale, avec la précaution d'éviter de les soumettre à la moindre traction. On ne cherchera ensuite à les enlever que lorsqu'on supposera que des adhérences solides sont établies entre l'intestin et la paroi abdominale, dans le cas d'anus contre nature, ou bien que la plaie intestinale est parfaitement fermée, dans le cas de suture intestinale, ce qui est indiqué par l'accomplissement régulier des fonctions digestives.

Après l'ablation de certaines tumeurs de l'ovaire, de l'utérus, de l'épiploon, on fixe à l'angle inférieur de la plaie le pédicule de la tumeur à l'aide de fortes épingles qui le traversent ou d'un *clamp*, reposant sur la paroi abdominale. Un certain nombre de chirurgiens, craignant l'écoulement du pus à l'intérieur, ont renoncé à cette pratique et préfèrent lier le pédicule en plusieurs fragments et l'abandonner dans le ventre ; il est certain que l'emploi de la méthode antiseptique rend à peu près innocente cette manière de procéder.

Reste à fermer la plaie abdominale. Cette occlusion se fait au moyen d'une double suture, une première profonde, et une seconde superficielle. La crainte de léser le péritoine en trop de points a empêché et empêche encore bien des chirurgiens de comprendre cette membrane dans la suture profonde ; cette crainte est assurément très-exagérée, et Spencer Wells, qui a pratiqué plus de mille ovariotomies, a toujours compris le péritoine dans la suture et n'a jamais vu le moindre accident résulter de cette pratique. De notre côté, dans les nombreuses sutures abdominales que nous avons faites, nous y avons toujours compris le péritoine, et nos succès n'ont pas été inférieurs à ceux des opérateurs qui ne veulent pas que cette membrane soit comprise dans la suture. Wells, se basant sur plusieurs expériences qu'il a faites sur les animaux, et sur l'état du péritoine chez des malades ayant subi plusieurs fois la gastrotomie, recommande de comprendre le péritoine dans la suture et d'adosser les surfaces opposées de la séreuse qui borde la lèvre profonde de la solution de continuité, parce qu'il a remarqué que, lorsque les bords du péritoine ne se réunissent pas, ils contractent avec les organes abdominaux des adhérences qui, devenues plus fortes et plus solides, peuvent former des brides capables d'étrangler les intestins ; de plus, si les bords du péritoine restaient désunis, ne pourrait-il pas en résulter des éventrations, comme on en a vu des exemples? Quelques chirurgiens prétendent qu'en évitant de suturer le péritoine on se met à l'abri des éventrations ; qu'en agissant ainsi, on affronte muscle contre muscle, tissu cellulaire contre tissu cellulaire, tissu musculaire contre tissu musculaire, peau contre peau, et que cet affrontement ne peut avoir lieu, si on comprend le péritoine dans la suture, et si on affronte la séreuse à la séreuse.

Il est aisé de comprendre que la réunion des bords du péritoine entre eux ne peut nuire en aucune façon à l'affrontement des muscles, etc. Chez une femme de quarante-sept ans, à laquelle nous avons pratiqué deux fois la gastrotomie, en comprenant le péritoine dans la suture, nous avons constaté que non-seulement la réunion des bords du péritoine était parfaite, mais encore que les muscles étaient réunis ensemble, ainsi que le tissu cellulaire et la peau. Selon nous, la cause des éventrations se trouve dans le trop d'écartement des fils de la suture profonde, d'où il résulte que les bords de l'incision ne se correspondent pas exactement, comme on le remarque dans la suture superficielle, lorsqu'on place les épingles à une distance trop grande les unes des autres.

Pour que la suture profonde soit convenablement faite, il faut enfoncer les aiguilles, armées d'un fil d'argent, à un centimètre des bords de l'incision, les pousser obliquement, de manière à les faire ressortir du côté du péritoine, à un demi-centimètre environ du bord de l'incision, et suivre la même marche en sens inverse pour les faire ressortir à travers la paroi abdominale du côté opposé ; il faut avoir grand soin que les points de suture se correspondent exactement et les placer assez près les uns des autres, pour que la réunion soit exacte; les fils passés, on les tord avec une pince plate, ou on les noue tout simplement par un double nœud, comme un fil de soie ordinaire.

Pour pratiquer ces points de suture profonde, ce qui offre quelquefois d'assez grandes difficultés, lorsque les parois abdominales sont très-épaisses ou lorsqu'elles sont œdématiées, on a imaginé diverses aiguilles. Les aiguilles courbes ordinaires, enfoncées à l'aide d'un porte-aiguille ou d'une pince, et dont on faisait usage autrefois pour la plupart des sutures, sont à peu près abandonnées à cause des difficultés qu'on éprouvait parfois, soit à traverser convenablement et sûrement les parois abdominales, surtout lorsqu'elles étaient épaisses, soit à pouvoir établir une correspondance exacte entre les points de suture ; de plus, l'emploi de ces aiguilles, qui étaient trop courtes et difficiles à manœuvrer, demandait un certain temps. Convaincu de leur usage défectueux, on a cherché à les remplacer par des aiguilles tubulées, qui renfermaient le fil métallique. Ces aiguilles étaient assurément un progrès et rendaient la suture plus prompte, plus facile et plus sûre qu'avec les anciennes aiguilles à suture, mais elles ont

encore plusieurs inconvénients : le premier, c'est qu'elles sont assez difficiles à
enfiler, et lorsque le fil d'argent est très-mince et très-flexible, il se plie, se tor-
tille dans leur intérieur ou à l'entrée du tube; le second, c'est que le bout du
fil d'argent ne doit pas dépasser l'ouverture du tube, du côté de la pointe de
l'aiguille qui doit pénétrer dans les tissus, parce que, s'il dépasse cette ouverture,
il se replie sur lui-même, et devient un obstacle à la pénétration de l'aiguille ;
alors on est obligé de retirer le premier fil et d'en introduire un nouveau, ou
même quelquefois de retirer l'aiguille elle-même, pour la remplacer par une
autre disposée de la même manière. Un dernier inconvénient, c'est que ces
aiguilles tubulées sont presque droites, trop flexibles, et n'offrent pas toujours
assez de résistance lorsqu'on leur imprime un mouvement de bascule, pour
traverser la paroi du côté opposé; alors elles plient ou cassent, et il faut recourir
à une nouvelle aiguille qui peut offrir les mêmes ennuis, surtout lorsque les
parois abdominales ont une certaine épaisseur. Peut-être pourrait-on éviter une
partie de ces inconvénients, en n'introduisant le fil d'argent dans l'aiguille que
lorsque celle-ci a traversé les parois abdominales, mais on aura toujours les difficultés de l'introduction dans la tubulure de l'aiguille.

Pour obvier à tous les inconvénients que nous venons de signaler, nous avons
fait construire par M. Charrière des aiguilles beaucoup plus simples et d'un
emploi beaucoup plus commode ; une seule aiguille, armée d'un seul fil métallique, peut servir à suturer toute l'ouverture du ventre, et cela dans un espace
de temps beaucoup moins long qu'avec les aiguilles tubulées. Ces aiguilles, qui
sont très-résistantes, traversent promptement et avec une grande facilité les
parois abdominales, quelle que soit leur épaisseur; elles ressemblent à des aiguilles
d'emballeur ou à une alène de cordonnier, dépourvue de son manche ; leur talon
est percé d'un chas large et facile à enfiler. A partir du chas, le talon est creusé
en dessus et en dessous, et à son extrémité, d'une gouttière ou cannelure dans
laquelle se loge le fil d'argent, de telle sorte qu'il n'apporte aucun obstacle au
passage de l'aiguille au moment où elle traverse les tissus ; on peut diriger la
pointe de cette aiguille comme on le veut, et la faire pénétrer exactement dans
le point qu'elle doit traverser, pour que les points de suture se correspondent,
de manière à rendre la réunion parfaite. Une aiguille, une fois armée de son fil,
peut servir à sept ou huit sutures, sans qu'on soit obligé de l'enfiler de nouveau.
Avec ces aiguilles, le passage des fils métalliques se fait avec une promptitude et
une sûreté remarquables ; elles sont faciles à nettoyer et à entretenir, avantage
que n'ont pas les aiguilles tubulées. L'utilité de ces aiguilles sera surtout appréciée lorsqu'on aura à suturer des parois abdominales très-épaisses.

Les fils d'argent une fois passés, un aide rapproche avec soin les bords de la
plaie, de manière à mettre exactement en rapport les surfaces de l'incision, et
alors les fils sont noués ou tordus ; il faut avoir la précaution de ne pas trop
les serrer, mais cependant assez pour qu'il n'existe aucun intervalle entre les
surfaces de la plaie soit profondément, soit extérieurement. Ces fils peuvent
être enlevés du troisième au quatrième jour, si on reconnaît que la réunion
est parfaite, mais on peut sans inconvénient les laisser en place huit ou dix jours
et même plus ; en général, le mieux est de les enlever le plus tôt possible,
dans le but de ne laisser aucune cause d'irritation ou d'inflammation dans l'intérieur du ventre. Nous avons l'habitude de les enlever en deux fois, à deux ou
trois jours d'intervalle, et dans l'ordre suivant : le premier, le troisième, le cinquième, etc., pour la première moitié, et ceux qui restent, quelques jours plus

tard, dans le but de se mettre à l'abri d'un écartement des bords de la plaie qui pourrait se reproduire, si la suture n'était pas assez résistante, accident qui ne peut avoir lieu, avec la précaution que nous recommandons. Il est prudent, lorsqu'on enlève les sutures, d'appliquer des bandelettes de linge, recouvertes de collodion, pour soutenir les bords de la plaie et empêcher leur écartement.

La suture profonde une fois terminée, il faut procéder immédiatement à la suture superficielle, qui n'est autre chose qu'une suture entortillée, faite comme celle du bec-de-lièvre avec des épingles longues qu'on place entre les fils de la suture profonde, en ne comprenant qu'une partie de l'épaisseur des parois abdominales, et de manière que les bords de la peau se touchent exactement. La suture superficielle achevée, on coupe avec une pince-sécateur les pointes des épingles et celles-ci sont garnies d'une bandelette de diachylon, pour empêcher leur contact avec la peau; puis toute la suture est recouverte de plusieurs couches de collodion riciné, afin de fermer aussi hermétiquement que possible la plaie de l'abdomen et la préserver du contact de l'air, ou bien on applique les pièces extérieures du pansement de Lister. La réunion de la plaie superficielle est aussi d'une grande importance parce que, si on laissait entre les points de suture des points où la réunion de la peau serait inexacte ou incomplète, il pourrait en résulter de petits abcès ou des suppurations qui retardent la réunion par première intention et favorisent l'éventration. Lorsqu'on est obligé d'établir un anus contre nature et de réunir les bords de l'ouverture intestinale aux bords de l'incision de la paroi abdominale, on peut se servir avec beaucoup d'avantage, pour passer les fils, de l'instrument dont on fait usage dans les fistules vésico-vaginales.

Il ne reste plus qu'à nettoyer promptement le malade avec des éponges imbibées d'eau chaude, à l'essuyer avec soin, à le changer de linge et de flanelle et à le mettre dans un lit bien chaud, après avoir appliqué autour du ventre un bandage de corps en flanelle au-dessous duquel sont placées, pour faire une légère compression, des pièces de ouate non gommée et des compresses de linge. Les jambes doivent être enveloppées de flanelles chaudes; des bouteilles pleines d'eau chaude doivent être placées aux pieds et le long des membres du malade qui est couché sur le dos, la tête un peu élevée. La chambre doit être maintenue pendant les premiers jours à une température de 18 à 20 degrés. On peut donner à l'opéré, immédiatement après l'opération, quelques cuillerées de vin de Xérès ou de Malaga, quelques cuillerées de bouillon froid ou chaud dans la journée, une boisson agréable et à son goût, et toutes les heures une pilule d'extrait thébaïque d'un centigramme ou une cuillerée à bouche d'une potion calmante. On doit lui recommander, surtout pendant les deux ou trois premiers jours, de garder la même position et de rester dans une tranquillité absolue de corps et d'esprit. Le cathétérisme devra être pratiqué toutes les quatre ou cinq heures, si le malade, qui ne doit pas bouger, ne peut uriner volontairement; on ne doit insister sur les stimulants, le vin de Champagne coupé avec de l'eau de Seltz, les injections sous-cutanées d'éther, etc., que si la faiblesse du pouls, l'abaissement de la température, ou d'autres signes de prostration, les indiquent. Pour les ligatures, il ne faut jamais chercher à les arracher de vive force, il faut qu'elles tombent d'elles-mêmes pour ainsi dire; seulement, si elles viennent à suppurer, il faut les panser avec soin, chercher en pressant doucement sur les parois du ventre à faire écouler le pus et les nettoyer de toutes les sanies qui peuvent les entourer.

Dans les cas simples et exempts de tout accident, la guérison suit la même marche que pour toutes les autres opérations et demande les mêmes soins ; éviter les émotions aux malades, les laisser dans un calme absolu, les tenir chaudement et soutenir leurs forces par des boissons et des aliments convenables, s'il en est besoin, et surtout s'ils les désirent. S'il survient des vomissements, qui quelquefois sont dus au chloroforme, d'autres fois à la température trop élevée de la pièce, il faut administrer de la glace et des boissons glacées par gorgées, et aussi cesser l'extrait thébaïque, qui quelquefois provoque ces vomissements. Il faut nourrir son malade aussitôt que possible, et dès le premier jour lui permettre du bouillon et des potages légers, s'il en désire.

Les accidents et les complications qui peuvent se développer après la gastrotomie sont assez nombreux. On a à craindre dans les premières vingt-quatre heures l'ébranlement nerveux, ce que les Anglais appellent le *choc*. Vers le troisième ou le quatrième jour, ce sont les accidents inflammatoires, comme la péritonite, la pyohémie, les abcès du bassin, l'érysipèle, la tympanite, le tétanos, etc. Il faut combattre tous ces accidents par les moyens appropriés; si, par exemple, on soupçonnait un épanchement interne de sang, de sérosité purulente ou de pus, ou de matières fécales, il ne faudrait pas hésiter à rouvrir la plaie, tant pour fermer les vaisseaux qui produisent du sang que pour enlever celui qui se serait épanché. Dans ces cas, on pourrait placer dans l'angle inférieur de la plaie des tubes ou drains, afin de faciliter l'écoulement des liquides amassés dans le petit bassin, et pratiquer des injections détersives ou désinfectantes soit par l'ouverture d'où s'écoule la sérosité, soit par les drains, sondes ou tubes qu'on laisserait à demeure jusqu'à la cessation d'un écoulement quelconque. Ces injections ou lavages faits avec de l'eau phéniquée, de l'eau iodée, ou une solution de sulfite de soude, auraient pour but de favoriser l'écoulement des liquides et d'empêcher leur putréfaction.

Une des complications fréquentes après l'opération, mais dont il ne faut pas trop s'effrayer, si elle n'apparaît pas trop rapidement et trop brusquement, c'est la tympanite, qui est souvent le premier signe de la péritonite; non-seulement cet accident gêne les malades, qui éprouvent de la difficulté à respirer, de l'oppression, des vomissements quelquefois, mais, en distendant considérablement le ventre, il peut s'opposer à la réunion et à la cicatrisation de la plaie. Cette tympanite intestinale a souvent pour cause l'impression de l'air et du froid, que les intestins ont subie pendant l'opération, et qui produit une sorte d'atonie qui les paralyse momentanément et les empêche de remplir leurs fonctions.

Si les garde-robes ne se rétablissaient pas naturellement au bout de quatre ou cinq jours, on aurait recours soit à un léger purgatif, soit à quelques lavements émollients ou laxatifs au besoin ; si la pneumatose intestinale persistait après avoir essayé d'introduire des sondes par l'anus, donné de gros lavements, fait des aspirations avec une grosse canule introduite aussi avant que possible par l'anus, pour solliciter la sortie des gaz, il faudrait recourir à la ponction intestinale avec un trocart explorateur, comme nous l'avons fait plusieurs fois et entre autres avec notre excellent ami le docteur Dechambre.

Quant aux autres accidents plus graves, péritonite, phlegmon, abcès, érysipèle, tétanos, leur traitement sera indiqué dans les articles qui leur sont consacrés.

On ne doit jamais permettre aux malades de se lever que plusieurs jours après la chute de toute ligature ; en prenant toutes les précautions que nous venons d'indiquer on arrive ordinairement, du vingtième au trentième jour dans les cas simples, à une guérison complète et radicale ; dans les cas où il survient des accidents ou des complications capables d'entraver la guérison, il faut nécessairement attendre plus longtemps. BOINET.

GATAKER (THOMAS). Chirurgien du roi d'Angleterre et de la princesse de Galles, chirurgien de l'hôpital Saint-Georges de Londres, mourut en 1769. Ce fut un praticien habile, et on a de lui des ouvrages remarquables pour le temps où ils ont été écrits. Dans ses écrits sur les affections vénériennes, il cherche à réfuter l'opinion qui attribue l'écoulement blennorrhagique à l'existence dans le canal de l'urèthre d'un ou de plusieurs ulcères ; il combat l'usage des balsamiques et préconise les injections astringentes ; il s'attache en outre à prouver que les rétrécissements uréthraux ne sont point dus à des caroncules. Contre la syphilis, il recommande surtout les frictions mercurielles combinées à la salsepareille, mais proscrit le sublimé. Dans son ouvrage sur la structure de l'œil et quelques-unes de ses maladies, la partie anatomique est traitée fort légèrement ; entre autres remarques chirurgicales, souvent fort justes, signalons sa critique sur la méthode ordinaire d'opérer la cataracte par extraction ; il lui préfère de beaucoup le procédé par abaissement.

Voici le titre des publications de Gataker :

I. *Observ. on Venereal Complaints and on the Methods recommended for their Cure.* London, 1754-55, in-8°. — II. *Observ. on Internal Use of the Solanum or Nightshade*, 2ᵈ Edit., London, 1757, in-8°; a Supplem. Ibid., 1757, in-8°. — III. *An Account of the Structure of the Eye ; with Occasionnal Remarks on Disorders of that Organ.* London, 1761, in-8°. — IV. *Essays on Medical Subjects*, etc. London, 1764, in-8°. L. Hn.

GATEAUX MERCURIELS. Bru, chirurgien de la marine, a imaginé en 1788 d'administrer le sublimé sous forme de petits gâteaux, dont les *biscuits Ollivier* ne sont qu'une imitation peu scrupuleuse.

$$\mathrm{2\!\!\!/\; Sublimé.. \;.\; 1\; gramme.}$$
$$\mathrm{Eau\; distillée\; .\;.\;.\;.\;.\;.\;.\;.\;.\;.\;.\;.\;.\;.\;.\;.\;.\; 20\; \text{---}}$$

Faites dissoudre à une douce chaleur et, au moyen de cette solution, préparez une pâte avec de la farine de froment, des œufs, du sucre ou du miel ; divisez en 100 parties, que vous cuirez au feu. Le docteur Bru avait été autorisé par le gouvernement à fabriquer ces biscuits pour l'usage de la marine. D.

GATENHOF. *Voy.* GATTENHOF.

GATEUX. En médecine mentale, on donne le nom de gâteux aux aliénés qui sont atteints d'incontinence d'urine, et quelquefois d'incontinence stercorale. On emploie souvent aussi le terme de *gâtisme* pour indiquer cet état qui — est-il besoin de le faire remarquer ? — ne constitue pas une affection spéciale, mais un symptôme d'affections mentales diverses, dont l'énumération fera l'objet de la partie clinique de cet article.

Le nombre d'aliénés atteints de gâtisme est considérable ; nous en donnerons pour preuve les chiffres suivants, que nous empruntons au *Dictionnaire de médecine* de MM. Littré et Robin (12ᵉ édit., Paris, 1865, art. GATEUX). « A Bicêtre, sur une population de 850 aliénés hommes, on compte 80 gâteux ; à la Salpêtrière, sur 1074 femmes, on trouve 212 gâteuses ; à l'asile de Saint-Yon, à Rouen, sur 753 aliénés des deux sexes, on compte 98 gâteux ; dans l'asile de Pontorson (Manche), sur 265 aliénés des deux sexes, le chiffre des gâteux s'élève à 40 ; à l'asile de Maréville (Meurthe), on a compté jusqu'à 70 gâteux sur une population de 717 aliénés des deux sexes ; à la maison de Charenton, sur 230 hommes, le chiffre des gâteux est de 34, dont 14 atteints de démence simple, 15 de démence compliquée de paralysie générale, 2 d'épilepsie avec démence et 3 d'imbécillité ».

Si nous nous adressons à des documents plus récents, nous trouvons des chiffres à peu près analogues. Ainsi, M. le docteur Henry Bonnet, directeur-médecin de l'asile d'aliénés de la Roche-Gandon (Mayenne), nous apprend, en son Rapport pour l'exercice 1878, que le 1er janvier, sur 232 hommes, il y avait 23 gâteux, dont 7 de jour et 16 de nuit ; sur 267 femmes, 27 gâteuses, dont 6 de jour et 21 de nuit. Ces chiffres ne varient guère généralement : ainsi, le même asile compte, au 1er juillet de la même année, 255 hommes, et sur ce chiffre il y a 17 gâteux, dont 3 de jour et 14 de nuit ; les femmes, qui sont au nombre de 271, fournissent 20 gâteuses, 5 de jour et 15 de nuit.

A la Maison nationale de Charenton, le 1er janvier 1880, sur 278 hommes, il y avait 24 gâteux, et 17 gâteuses pour 285 femmes ; le 1er juillet de la même année, on trouve 26 gâteux sur 279 hommes et 16 gâteuses sur 297 femmes.

Mais ce qu'il importe plus de connaître que ces chiffres statistiques, ce sont les circonstances pathologiques dans lesquelles se produit le gâtisme, quelles sont les maladies mentales qui fournissent surtout les gâteux.

Si l'on étudie les gâteux, sans s'occuper de la forme d'aliénation mentale dont ils sont atteints, on arrive à reconnaître qu'ils forment deux groupes distincts : 1° les gâteux volontaires ; 2° les gâteux involontaires. Les premiers ne gâtent généralement que de loin en loin ; parmi les autres, il en est qui ne deviennent gâteux que momentanément, tandis qu'un grand nombre le sont habituellement, quelques-uns enfin d'une manière continue.

Il existe, avons-nous dit, certains aliénés qui se gâtent volontairement, qui *font exprès* soit d'uriner au lit ou dans leurs vêtements, soit de faire leurs excréments partout où ils se trouvent. Quels peuvent être les mobiles qui les incitent à une telle dépravation ? Ce sont, chez les uns, des idées d'humilité, de mortification religieuse, etc. ; d'autres agissent par méchanceté, pour se venger, pour jouer un tour aux gens de service, etc. ; il existe enfin une certaine catégorie de malades qui gâtent volontairement afin de pouvoir se barbouiller de leurs excréments, ou bien — ce qui n'est pas rare — pour s'en nourrir (coprophagie, skatophagie). Les gâteux de cette classe sont des aliénés atteints de mélancolie religieuse, ou de folie hystérique, ou d'imbécillité, etc.

Quant aux aliénés que nous avons appelés gâteux involontaires et qui sont les plus nombreux, nous en formons deux catégories : dans l'une rentrent ceux qui ne présentent de l'incontinence d'urine ou des matières stercorales que momentanément (ce sont, pour ainsi dire, de véritables gâteux aigus) ; l'autre comprend ceux chez lesquels cette incontinence a passé à l'état d'infirmité, ou elle est devenue pour ainsi dire habituelle et chez quelques-uns continue (ce sont les gâteux chroniques).

Pour l'intelligence de ce qui va suivre, il est utile d'entrer dans quelques détails de physiologie.

A l'état normal, la miction et la défécation sont précédées chacune par une sensation particulière, qui a reçu, dans le premier cas, le nom de besoin ou envie d'uriner (*voy.* art. MICTION), et, dans le second, besoin de déféquer (*voy.* art. DÉFÉCATION). Ces deux sensations, qui ont pour point de départ, la première la muqueuse de la portion prostatique du canal de l'urèthre, et la seconde la muqueuse du rectum, arrivent à conscience, c'est-à-dire qu'elles sont perçues par la partie supérieure de l'appareil encéphalique; celle-ci, ainsi mise au courant de la réplétion de la vessie ou de la présence de matières stercorales dans le rectum, peut hâter ou retarder, selon l'occurrence, l'expulsion soit de l'urine, soit des fèces. L'opération présente donc trois temps, comme un acte réflexe : le transport de l'impression au centre cérébral (mouvement centripète), le travail cérébral proprement dit pour satisfaire ou arrêter le besoin, enfin le transport par l'intermédiaire des nerfs centrifuges du résultat de ce travail cérébral. De ces trois temps, le moins important n'est pas le travail cérébral : c'est lui, en effet, c'est la volonté, qui permet, sinon de soumettre l'expulsion à une régularité complète, du moins de ne la provoquer que lorsque le lieu et la bienséance le permettent.

Supprimez cette volonté, cet acte cérébral, résultat de l'éducation, et les phénomènes de la miction et de la défécation, devenus purement involontaires, se réduisent à de simples actes réflexes, dont le dernier terme (mouvement) se produit dès que le premier (sensibilité) s'est manifesté par la présence des matières à expulser. En un mot, tout individu dont le cerveau, pour une cause ou une autre, ne dirige plus ces fonctions, devient gâteux.

Il reste à rechercher les causes qui peuvent, soit momentanément, soit d'une façon habituelle ou continue, enlever au cerveau la direction de fonctions aussi élémentaires que la miction et la défécation.

Toutes les formes de maladie mentale peuvent amener le gâtisme. Ainsi on conçoit facilement que les maniaques et les mélancoliques, lorsqu'ils sont absorbés par leurs idées délirantes, souillent leur lit ou leurs habits, surtout durant le temps de paroxysme de leurs accès. Ce sont des gâteux momentanés, chez lesquels l'incitation partie soit de la muqueuse uréthrale, soit de la muqueuse rectale, « n'arrive pas au cerveau avec son énergie accoutumée, ou, si elle y arrive, elle n'est pas comprise » (J. Christian). Il peut arriver aussi que ces deux muqueuses soient anesthésiées d'une façon plus ou moins complète, comme on l'observe dans les cas de mélancolie avec stupeur : alors c'est à l'impression qui s'y produit par la présence des matières à expulser, trop faible pour arriver jusqu'au cerveau, et sans doute aussi à un relâchement musculaire momentané, ainsi que l'admettent certains auteurs, qu'il faut attribuer l'incontinence de l'urine et des matières stercorales.

Après les maniaques et les mélancoliques, une autre classe de malades chez lesquels on observe le gâtisme d'une façon intermittente, ce sont les épileptiques. On sait que l'incontinence d'urine est un phénomène fréquent dans l'attaque d'épilepsie; mais il ne s'agit pas ici de ce qui se passe durant cette attaque, mais des accès de folie qui la précèdent ou la suivent. Les troubles intellectuels sont, dans ces cas, parfois si considérables, que certains malades deviennent complétement gâteux.

Il est enfin une dernière classe de gâteux intermittents, ce sont les paralytiques généraux. Ceux-ci, en effet, ne sont pas fatalement frappés d'incontinence continue d'urine et des matières fécales pendant tout le cours de leur maladie. Pendant longtemps cette incontinence n'a lieu que d'une façon intermittente.

« En général, dit mon collègue J. Christian, voici ce qu'on observe : pendant les périodes d'excitation, le paralytique se gâte. Quand le calme revient, l'incontinence disparaît, et pendant de longs mois la fonction s'exécute d'une manière normale. Ou bien, s'il y a incontinence, elle est capricieuse, ne survient que la nuit, ou de deux jours l'un, ou une fois par semaine... Ce n'est qu'à une phase avancée de la maladie, quand la démence est complète, que l'aliéné paralytique se gâte d'une manière habituelle » (J. Christian, *Nouvelles recherches sur la nature de la paralysie générale*, in *Ann. méd. psych.*, n° de mai 1879).

Les paralytiques ne rentrent donc dans la classe des gâteux habituels que lorsqu'ils sont arrivés à une période déjà avancée de leur affection, lorsque la démence est devenue complète. Dans cette classe rentrent encore tous les aliénés tombés en démence à la suite d'une forme quelconque de folie. Ces malades arrivent au dernier degré de la malpropreté ; en quelque lieu qu'ils soient, dans leur lit, assis, debout ou à la promenade, ils se souillent quand le moment de l'évacuation est venu. On peut en dire autant des idiots ; mais la cause de l'incontinence habituelle est ici autre que pour les malades précédents. Si ces derniers ont perdu, par suite de leur triste déchéance intellectuelle, l'habitude de la propreté ; les idiots, au contraire, s'ils restent gâteux toute leur vie, c'est « parce que chez eux toute éducation a été impossible, qu'ils n'ont jamais pu apprendre à se tenir propres ». Par tout ce qui vient d'être dit, il est facile de conclure que, chez les aliénés en général, le gâtisme n'est pas le résultat d'une paralysie des sphincters, « le cerveau seul est responsable, parce qu'il manque à sa fonction de modérateur, de régulateur » (J. Christian). Les déments pèchent donc par oubli, les idiots par ignorance.

Enfin il existe une dernière catégorie de gâteux involontaires : ce sont ceux dont l'incontinence est continue et permanente. Ce sont tous les aliénés qui sont atteints de paralysie des sphincters, de paralysie de la vessie, etc., soit par suite d'une affection de la moelle épinière ou d'une maladie organique du cerveau (déments apoplectiques), soit encore à la suite de certaines maladies de la vessie, etc. C'est surtout chez les malades de cette catégorie qu'on voit apparaître, souvent très-rapidement, ces lésions locales, si fréquentes chez les gâteux en général, c'est-à-dire les excoriations, les eschares au sacrum, les plaies gangreneuses, etc. Pour éviter ces complications, il existe un grand nombre de moyens prophylactiques et hygiéniques dont il sera parlé plus loin.

Avant de passer à l'étude du traitement, il nous reste à dire quelques mots sur la valeur pronostique du symptôme gâtisme. Est-il vrai, ainsi qu'on est porté à le croire dans le public ignorant des choses de la médecine en général et de la médecine mentale en particulier, est-il vrai que tout gâteux est un être dégradé et par cela même incurable ? L'analyse clinique à laquelle nous nous sommes livré plus haut permet de répondre négativement à cette assertion ; elle montre une fois de plus que dans les maladies mentales, de même que dans les autres maladies de l'organisme, pour arriver à un pronostic sûr, il ne faut pas considérer un seul symptôme, mais l'ensemble de l'affection. Et de fait, que d'erreurs on commettrait, si l'on voulait établir la curabilité ou l'incurabilité des aliénés en n'envisageant que le symptôme gâtisme ! On risquerait fort de classer parmi les incurables un nombre assez considérable de malades qui, atteints d'affections mentales passagères et très-curables, ne sont gâteux que momentanément. Pour éviter de telles erreurs, il ne faut jamais oublier que le gâtisme n'est pas nécessairement un signe d'incurabilité, de démence, de paralysie, et qu'il peut se rencontrer, ainsi que nous l'avons montré plus haut, dans les formes de folie les plus diverses et les plus curables, telles que la manie et les différentes espèces de mélancolie, etc.

TRAITEMENT. On comprend que pour combattre un tel symptôme on ait eu recours aux moyens les plus divers ; et, de fait, agents médicamenteux, procédés hygiéniques, action morale même, rien n'est épargné pour diminuer, dans les asiles, le nombre des aliénés gâteux qui en forment sans contredit la partie de la population la plus incommode. Examinons ici ces différents moyens.

Agents thérapeutiques. Les médicaments qu'on a préconisés sont : le sulfate de strychnine, la noix vomique et la belladone.

C'est M. Girard de Cailleux, alors médecin de l'asile d'Auxerre, qui, le premier, soumit les aliénés atteints d'incontinence d'urine et des matières fécales à l'influence du sulfate de strychnine. Il administre le médicament à la dose de 2 centigrammes sur 30 grammes de sirop de sucre. Il donne d'abord 5 à 10 grammes de ce sirop, puis, dans les cas rebelles, il l'élève progressivement à 20, 30 et même à 40 grammes. Il a consigné les succès obtenus dans un travail intitulé : *Des gâteux dans les asiles d'aliénés (Ann. méd.-psych.,* 1853, p. 594), et les observations qu'il y a insérées semblent concluantes. Mais de nouvelles expériences, faites par d'autres observateurs, ont donné des résultats inverses. Nous citerons entre autres celles tentées par Guislain. « J'ai voulu apprécier le mode d'agir de ces médicaments, dit l'éminent aliéniste belge. Quarante-trois sujets, tous atteints d'incontinence urinaire et la plupart d'incontinence fécale, ont été soumis à l'action de ce médicament.

« J'ai eu soin de négliger toutes les influences auxquelles on aurait pu attribuer l'action du remède, telles que les lotions d'eau froide et la régularisation des évacuations.

« Pour ces 43 malades, la durée du traitement a été de quarante-cinq jours.

« Chez les hommes, 536 pilules, d'un sixième de grain de sulfate de strychnine chacune, ont été données à 16 malades; 520 pilules ont été administrées à 27 femmes.

« 5 patients, hommes et femmes, ont ingéré 3 pilules par jour, soit un demi-grain ; 58 ont pris 4 pilules par jour, soit deux tiers de grain.

« Dans ce nombre, 2 sujets ont éprouvé des secousses convulsives dans les membres ; chez 3 autres on a dû cesser l'usage du remède, à cause de troubles de la digestion, de vomissements et de mouvements convulsifs.

« Cet ensemble de malades se composait de déments, d'idiots, de paralysés, d'épileptiques. Un seul sujet, une petite fille, âgée de quatorze ans, atteinte d'imbécillité, qui depuis six mois seulement laissait couler pendant la nuit ses urines, a vu son infirmité disparaître au bout de huit jours.

« Ainsi, sur 43 aliénés gâteux, soumis exclusivement à l'action du sulfate de strychnine, 1 seul a éprouvé un effet salutaire de l'administration de ce médicament.

« Ces expériences me portent donc à croire que dans le cas où l'on fait intervenir dans le traitement d'autres modificateurs, c'est moins à l'action de la noix vomique qu'à celle d'autres agents employés simultanément qu'il faut le plus souvent attribuer le succès qu'on rapporte » (*Leçons orales sur les phrénopathies,* Gand, 1852, t. III, p. 520).

Le sulfate de strychnine est donc loin d'être, comme on le voit, un spécifique contre le gâtisme; mais il reste cependant à expliquer les quelques succès obtenus. On connaît l'action des préparations de la noix vomique et de ses alcaloïdes sur le système nerveux et en particulier sur la moelle épinière. C'est sans aucun doute à la propriété excitatrice du pouvoir réflexe, que possède la strychnine, que doit être attribuée la cessation de l'incontinence, et encore celle-ci devait-elle, dans ces cas, tenir à une affection de la moelle.

Ce que nous venons de dire de la strychnine se rapporte naturellement à la noix vomique, que M. Dagonet administre aux gâteux sous forme d'extrait alcoolique dans une solution gommeuse simplement édulcorée. Il porte successivement la dose de 25 milligrammes à 10 centigrammes, qu'il ne dépasse jamais.

Le même aliéniste prescrit aussi quelquefois la belladone en poudre ou en extrait, à la dose de 25 milligrammes à 10 centigrammes. Ce médicament produirait des résultats favorables dans certains cas, d'ailleurs assez rares, qu'il spécifie ainsi qu'il suit : « Chez quelques malades atteints de délire maniaque aigu, de mélancolie, d'hypochondrie, l'incontinence est souvent due à une sorte d'hyperesthésie. Les sphincters se dilatent sous l'influence de l'excitation organique la plus légère; l'incontinence est alors plutôt nocturne; pendant le jour, les malades peuvent satisfaire le besoin d'excrétion dès qu'il se fait sentir ».

De l'influence de la belladone dans ces cas, M. Dagonet cite l'exemple suivant : « Un de nos malades, dit-il, atteint de la variété de lypémanie qu'on a désignée sous le nom de panophobie, est obligé, le jour, d'uriner à chaque instant; ce besoin fréquent le tient éveillé la nuit; s'il s'endort, il manque rarement de mouiller son lit, ce qui le contrarie vivement. La belladone a pu remédier chez lui aux accidents que nous venons de signaler » (*Nouveau traité élémentaire et pratique des maladies mentales*. Paris, 1876, p. 618).

Mais un procédé de traitement préférable à tous les agents médicamenteux, c'est le traitement hydrothérapique : lotions froides, douches d'eau froide sur la colonne vertébrale et le bassin, bains de siége froids, parfois transpiration dans des couvertures mouillées. Morel préconise beaucoup l'emploi des affusions d'eau froide dirigées le long de la colonne vertébrale et sur la région abdominale. Pour arriver à soumettre dans l'espace d'une heure 50 à 60 malades à ce traitement, voici la manière dont il procédait : « Je fais placer 6 malades de front, raconte-t-il; on les prépare aux affusions que l'on va diriger sur eux en les frictionnant fortement avec une éponge à demi mouillée; un baquet rempli d'eau est placé devant eux, et ils se lavent eux-mêmes, et se frictionnent la partie antérieure du corps. Les irrigations se font au moyen d'une pompe à incendie moyenne[1], dont le tuyau est surmonté d'un tube présentant une ouverture de 2 à 3 millimètres de largeur et pouvant lancer, à 8 ou 10 mètres de distance, un jet d'eau divergent avec une intensité assez forte pour enlever à cette opération tout ce qu'elle aurait de désagréable. Les affusions sont dirigées, comme je le disais, également dans la région dorsale et abdominale; les mouvements que se donne le malade en se frictionnant lui-même avec ses mains la poitrine et le ventre aident le rétablissement de la chaleur et accélèrent la circulation générale; au bout d'une minute, le malade est essuyé avec vivacité par l'infirmier avec du linge sec, une grande chaleur se développe à toute la périphérie, et les

---

[1] Ceci est écrit en 1850. Aujourd'hui il n'est pas un asile en France qui ne possède ces deux appareils élémentaires de l'hydrothérapie, la douche en pluie et la douche à colonne, et la pompe à incendie ne serait plus nécessaire.

malades ressentent un bien-être tel, que c'est avec le plus grand plaisir qu'ils se soumettent à un pareil traitement; l'innocuité, du reste, en est telle, que l'on peut sans danger l'appliquer en toutes saisons » (Morel, *Des gâteux dans un asile d'aliénés,* in *Ann. méd.-psych.,* 1850, p. 98).

Le bon effet qu'on retire pour le traitement des gâteux des douches dirigées le long de la colonne vertébrale et sur la région abdominale est aujourd'hui presque universellement reconnu ; leur emploi est devenu d'un usage commun dans un grand nombre de services d'aliénés, et il n'est pas un médecin qui n'ait à s'en louer.

Si le traitement hydrothérapique arrive à diminuer le nombre des gâteux d'un asile, il existe un autre moyen qui donne des résultats non moins importants et qui consiste à régulariser les fonctions, à accoutumer les malades à satisfaire leurs besoins à des heures réglées. C'est une sorte d'éducation à faire ; à certains gâteux tels que les idiots, il s'agit d'apprendre ce qu'ils n'ont jamais su ; à d'autres tels que les déments, les paralytiques, les maniaques, etc., il faut arriver à leur faire reprendre une habitude momentanément perdue. Régulariser les fonctions, tel doit donc être le but à atteindre. Pour cela, il faut pouvoir compter sur le zèle et l'intelligence du personnel de service ; car de lui dépend le succès. Il faudra que deux fois par jour, matin et soir, les infirmiers et les infirmières conduisent les malades à la garde-robe. Mais cela ne suffit pas ; plusieurs fois par jour, et deux ou trois fois pendant la nuit, on devra provoquer chez les gâteux l'émission de l'urine en leur présentant le vase. M. Girard de Cailleux va plus loin ; il propose de suspendre des horloges dans chaque section de gâteux, pour donner aux surveillants la possibilité de faire passer régulièrement les malades sur le siége, et d'éviter ainsi les souillures des parquets, des vêtements, et les odeurs infectes qui en sont le résultat. C'est là certes une idée pratique et qui tendrait à donner à la régularisation des fonctions une exactitude pour ainsi dire mathématique. Mais n'a-t-on pas, à ce propos, le droit de se demander, ainsi que le fait M. Baillarger, s'il n'y a pas là une exagération fâcheuse, si le remède ne pourrait pas devenir pire que le mal ? « C'est ce qui arriverait, s'il fallait, en hiver, par exemple, laisser les malades plusieurs heures sur le siége, les réveiller plusieurs heures pendant la nuit, etc... » [1].

Quoi qu'il en soit de ces exagérations, le procédé que nous venons de décrire,

[1] Qui se serait douté qu'une méthode si simple, puisqu'elle s'applique journellement aux enfants qu'on habitue à régulariser les fonctions en les asseyant sur le vase plusieurs fois par jour et même parfois la nuit, qui se serait douté que cette méthode susciterait d'assez vives revendications de priorité, comme s'il s'agissait de la découverte d'une loi scientifique importante ? Et cependant cela est. Et la preuve, c'est que, lorsque Archambault, médecin de Charenton, présenta, le 24 juin 1841, à l'Académie de médecine, sa *Note sur la suppression des gâteux dans les asiles d'aliénés,* dans laquelle il expose le système décrit plus haut, des lettres de priorité vinrent des quatre coins de la France. Renaudin, Morel, Girard de Cailleux, etc., réclamèrent vivement et contestèrent à Archambault l'honneur de la découverte. Londe, le rapporteur de l'Académie, discuta gravement toutes ces réclamations et conclut qu'en définitive c'est à Archambault qu'appartient l'honneur du progrès accompli. Cependant, si l'on en croit Parchappe et M. Baillarger, ce n'est ni à Archambault, ni à Renaudin, ni à Morel, ni même à M. Girard de Cailleux, qu'est due l'application aux aliénés du moyen de régulariser les fonctions, usité par toutes les mères de famille, mais à un simple infirmier de l'hospice de Rouen, nommé Nicou. « Cet homme, dit M. Baillarger, faisait depuis plus de vingt ans, pour les malades gâteux qui lui étaient confiés, ce qu'on a fait depuis à Auxerre et à Charenton ; il se levait la nuit et présentait l'urinoir aux malades ; en outre, il les mettait plusieurs fois chaque jour sur le siége pour éviter que les vêtements ne fussent salis » (*Ann. méd.-psych.,* 1853, p. 701).

employé avec suite et dévouement, a pour résultat de diminuer d'une façon
notable le nombre des gâteux dans les asiles. On arrive ainsi à débarrasser ces
pauvres aliénés de ces espèces de blouses, seul vêtement dont on les recouvrait,
qui étaient continuellement souillées d'excréments et répandaient au loin une
odeur infecte et nauséabonde. Les gâteux ne se distinguent plus aujourd'hui des
autres malades ; ils sont habillés comme les autres et, grâce à la surveillance
constante dont ils sont l'objet, leurs habitudes de malpropreté diminuent considérablement. Mais, pour que ce but soit complétement atteint, il existe encore une
source d'indications à remplir empruntées à l'hygiène et qu'il nous reste à faire
connaitre.

Moyens hygiéniques. En tête de ces moyens doit se placer le régime alimentaire. Celui-ci devra être pour les gâteux substantiel et de facile digestion. Une
légère quantité de vin, ce précieux médicament, comme dit Morel, devra leur
être donné à chaque repas. Le repas du soir surtout devra être très-nourrissant
et comprendre principalement de la viande et le moins possible de légumes.
En résumé, nourriture substantielle et de facile digestion, une petite quantité de
vin et fort peu de boissons aqueuses.

Après l'alimentation vient l'habitation. Une ordonnance ministérielle de 1839
prescrit d'établir, dans chaque asile, un quartier spécial dit *quartier des gâteux*.
Cette prescription a généralement été suivie ; voici, en effet, ce que nous apprend
sur ce sujet le *Rapport général sur le service des aliénés*, publié en 1878 par
MM. les inspecteurs généraux Constans, Lunier et Dumesnil : « Presque partout
les malpropres sont séparés des autres malades et placés dans un quartier
distinct. Quelques établissements (Auxerre, Dôle) ont réservé l'une des salles du
quartier de l'infirmerie pour les malpropres atteints de maladies incidentes. Il
est préférable de leur affecter un dortoir spécial dans le quartier même qui leur
est destiné. Plusieurs asiles n'ont pas de quartiers de malpropres (Toulouse,
Auch) ; ailleurs enfin ils sont placés dans le quartier des agités (Albi, Saint-
Alban, Saint-Dizier), ce qui nous paraît inacceptable à tous égards » (p. 94).

Le local destiné aux malades gâteux devra être élevé, spacieux, aéré ; le plancher sera ciré ; en hiver, les salles seront convenablement chauffées et ne
devront pas contenir un nombre trop considérable d'individus ; les malades
seront, en effet, d'autant mieux soignés et d'autant moins malpropres qu'ils
seront plus disséminés.

Il est néanmoins une classe de gâteux, ceux que nous avons appelés *continus*,
dont l'incontinence n'est nullement modifiée par les procédés précédemment
décrits. Afin de leur éviter les excoriations, les eschares, les gangrènes, etc., il
est important d'employer certains moyens artificiels qui empêchent le contact
des matières avec la peau. Voici d'abord pour ce qui concerne l'incontinence de
l'urine. Pour les malades dont nous venons de parler, ainsi que pour ceux
qu'on est obligé de maintenir exeptionnellement attachés sur leur lit, on se
trouve bien de placer entre leurs cuisses, en l'enveloppant dans des linges, un
urinal en faïence, en métal, ou mieux encore en caoutchouc vulcanisé ou en
gutta-percha. Cet urinal peut d'ailleurs être disposé de façon à se vider directement dans un vase placé au-dessous ou à côté du lit. Chez les femmes, on
remplace l'urinal par une éponge ou par des linges formant pelote. Quand ces
malades sont sur pied, on peut leur appliquer des urinoirs portatifs, dont les
modèles sont connus et dans la description desquels nous n'avons pas à
entrer ici.

Pour l'incontinence des matières stercorales, il est indispensable, pendant le jour, de placer ces malades sur les fauteuils à siége percé; mais ces fauteuils, dont on a si souvent abusé, ne devront être utilisés que dans les cas exceptionnels que nous venons d'indiquer. Pendant la nuit, on couchera ces malades dans un lit de gâteux.

Malgré les soins les plus attentifs et les plus dévoués, on ne peut pas avoir la prétention de supprimer radicalement le gâtisme nocturne des aliénés : aussi depuis la création des asiles s'est-on beaucoup préoccupé du meilleur mode de couchage pour ce genre de malades. Bien des systèmes ont été imaginés, les uns simples, les autres compliqués. Il nous semble utile d'indiquer ici les principaux, car les énumérer tous serait ou impossible ou fastidieux.

Le moyen le plus simple est celui que j'appellerai volontiers le moyen officiel, puisqu'il a été recommandé par un arrêté ministériel en date du 20 mars 1857. Il consiste dans des lits « à fond garni de zinc, formé de quatre plans inclinés vers un orifice central ouvrant sur un tiroir à cuvette, et ayant pour fournitures ou des matelas de balles d'avoine coupés en trois segments, ou de la zostère, ou de la paille ». Le matin, on enlève la zostère ou la paille souillée et on la remplace; si le lit est composé de matelas, c'est celui du milieu, celui qui est au niveau du siége, qui est mouillé et qu'on n'aura qu'à enlever pour le faire sécher. M. Dagonet indique pour ce dernier système une modification heureuse : le segment médian du matelas ou le matelas du milieu présente à son centre une fente qui facilite l'écoulement des urines. C'est ce système qui a été adopté dans la plupart des asiles français.

Dans d'autres, on lui a substitué la couchette en fer, garnie à l'intérieur de panneaux de bois, remplie à la tête et aux pieds d'une paillasse et d'un matelas, et ne contenant de la zostère ou de la paille qu'à la partie moyenne. De ce système se rapproche celui adopté dans quelques asiles et qui consiste en « lits en fer ordinaires, garnis, à la tête et aux pieds, de paillasses et de matelas, et, au milieu, d'un coussin rempli de balle d'avoine, de paille ou de zostère, et reposant sur un double fond suspendu formé de sangles (Auxerre) ou de minces lamelles de fer entre-croisées (Blois). Un large bassin en zinc, placé sur les traverses du lit, au-dessous du double fond, est destiné à recevoir les urines » (*Rapport général sur le service des aliénés*. Paris, 1878, p. 99).

M. Dumesnil a apporté une innovation heureuse à ce genre de couchage. Le lit de gâteux, dont il est l'inventeur et qu'il a introduit à l'asile de Quatre-Mares, mérite ici une description spéciale. Les lits sont en fer; le fond est plein et le tiers moyen de ce fond est disposé en plans inclinés, garnis de zinc, convergeant vers de petites perforations centrales au-dessous desquelles est placée une cuvette en zinc qui glisse aisément dans les rainures qui la supportent. L'intérieur du lit est garni des deux côtés, ainsi qu'à la tête et aux pieds, de cloisons en planches s'ajustant librement dans des rainures et pouvant, par conséquent, être montées et démontées à la minute. Voilà pour le contenant; voici maintenant pour le contenu. Un sommier Tucker est posé au fond de cette sorte de boîte; il porte carrément sur ce fond et reste par conséquent parfaitement assujetti. Sur ce sommier sont posés deux petits matelas en zostère, capitonnés, l'un à la tête, l'autre aux pieds, ayant toute la largeur de la boîte; mais, comme ils n'ont chacun que le tiers de la longueur de la couche, il en résulte un vide de 60 centimètres au milieu du lit. Ces deux matelas sont recouverts de deux autres matelas en laine et en crin ayant la même longueur et la même largeur que les matelas en zostère et également capitonnés. Le vide laissé au-dessus du sommier, entre les quatre matelas, mesure environ 40 centimètres cubes; on le comble avec de la paille contuse, ou des feuilles de maïs, ou de la zostère. Enfin le lit se termine comme un lit ordinaire : drap de dessous, avec alèze au centre, si on le juge à propos, drap de dessus, couvertures, traversin, oreiller. Pour préserver la partie moyenne du sommier de l'altération rapide que lui ferait subir le contact des liquides avant de glisser dans le fond de l'auge, et de là dans la cuvette, et éloigner ainsi une cause d'insalubrité, M. Dumesnil fait recouvrir entièrement avec de petites bandes de papier bitumé chaque lame de bois du sommier, dans son tiers moyen. On obtient le même résultat en remplaçant, ainsi que le conseille M. Lunier, la partie moyenne des trois ou quatre lames médianes du sommier, sur une longueur de 30 à 40 centimètres, par du fil de fer galvanisé.

Les avantages hygiéniques que présente ce lit de gâteux sont nombreux. M. Dumesnil les a résumés de la manière suivante : « Toutes les pièces en sont légères et mobiles, ne demandent qu'un instant pour être enlevées, secouées, battues et nettoyées de fond en comble. L'air n'est pas confiné entre les plans superposés des appareils, il circule amplement entre le fond et le sommier; et dans ce vide de 20 centimètres de hauteur qui répond à toute l'aire du lit, on peut placer, au besoin, des chlorures, des substances désinfectantes, des poudres insectifuges, des plantes aromatiques, etc. L'élasticité ne laisse rien à désirer; le malade est porté mollement, et les matelas parfaitement maintenus en place, mais indépendants les uns des autres, se prêtent à tous les mouvements du corps » (Dumesnil, *Un lit de gâteux*, in *Annales médico-psychologiques*, 1870, t. III, p. 87).

Une autre amélioration dans le couchage des gâteux a été proposée, en 1864, par M. Dagonet, et a été adoptée dans un certain nombre d'asiles. Voici en quoi elle consiste. On emploie une toile caoutchoutée sur les deux surfaces et munie d'une manche étroite et suffisamment longue pour traverser le matelas et la paillasse, percés d'un trou dans leur milieu. Cette sorte d'alèze en caoutchouc, longue et large de 80 centimètres, est simplement attachée aux deux bords du matelas; sa manche vient tomber au-dessus d'un vase en tôle peinte, parfaitement vernissée, qui reçoit les matières liquides et qui ne conserve aucune espèce d'odeur. Le malade est couché comme d'habitude sur un drap qui recouvre le matelas et l'alèze.

Ce lit présente cet avantage que les gâteux, quels qu'ils soient, couchent sur de bons matelas, absolument comme les autres malades; en outre pas de tiroirs et d'appareils spéciaux. Au lieu de l'incommode changement de la paille et des paillasses qu'il s'agit de faire chaque matin pour les systèmes précédents, il suffit, pour entretenir la propreté du lit que nous venons de décrire, de remplacer le drap de dessous et d'essuyer simplement, avec une éponge imbibée d'eau fraîche, l'alèze caoutchoutée.

Après la description des diverses modifications qu'on a fait subir au système primitif du lit de gâteux, nous devrions faire peut-être une étude comparative pour faire ressortir les avantages et les inconvénients de ces différents modes de couchage. Mais cela nous paraît superflu. Contentons-nous de dire en terminant que, quel que soit le système qu'on emploie, il est indispensable que le médecin exerce une surveillance incessante pour que infirmiers et infirmières ne négligent aucun des soins de propreté qu'exige un pareil service.   ANT. RITTI.

BIBLIOGRAPHIE. — MAX. PARCHAPPE. *Des principes à suivre dans la fondation et la construction des asiles d'aliénés.* 1853. — RENAUDIN. *Commentaires médico-administratifs sur le service des aliénés.* 1863. — J. GUISLAIN. *Leçons orales sur les phrénopathies,* 1852, t. III.— H. DAGONET. *Traité élémentaire et pratique des maladies mentales.* Paris, 1862; 2ᵉ édition. Paris, 1876. — MARCÉ. *Traité pratique des maladies mentales,* 1862. — MOREL. *Des gâteux dans un asile d'aliénés. Considérations physiologiques et psychologiques sur les gâteux et sur la possibilité d'améliorer leur position et d'en diminuer le nombre.* In *Annales médico-psychologiques,* 1850, p. 72. — GIRARD DE CAILLEUX. *Note sur l'amélioration des gâteux à Auxerre.* In *Annales médico-psychologiques,* 1851, p. 528.—ARCHAMBAULT. *Sur la suppression des quartiers de gâteux dans les asiles d'aliénés.* Séance de l'Académie de médecine du 24 juin 1851, et *Annales médico-psychologiques,* 1851, p. 503. — RENAUDIN, MOREL. *Lettres de réclamation de priorité.* In *Annales médico-psychologiques,* 1851, p. 504. — LONDE. *Rapport sur la note sur la suppression du quartier des gâteux dans les asiles d'aliénés,* de M. Archambault. Séance de l'Académie de médecine du 23 août 1853. In *Bulletin de l'Académie,* t. XVIII, p. 1113, et in *Annales médico-psychologiques,* 1853, p. 694. — BAILLARGER. *Réponse au rapport de M. Londe.* In *Annales médico-psychologiques,* 1853. p. 700. — H. GIRARD DE CAILLEUX. *Des gâteux dans les asiles d'aliénés.* In *Annales médico-psychologiques,* 1853, p. 592. — DAGONET. *Note sur une amélioration introduite dans le service des aliénés gâteux de l'asile de Stephansfeld.* In *Annales médico-pshychologiques,* 1864, t. IV, p. 92. — DUMESNIL. *Un lit de gâteux.* In *Annales médico-psychologiques,* 1870, t. III, p. 92. — CONSTANS, LUNIER et DUMESNIL. *Rapport général à M. le ministre de l'intérieur sur le service des aliénés en 1874.* Paris, 1878. — J. CHRISTIAN. *Nouvelles recherches sur la nature de la paralysie générale des aliénés.* In *Annales médico-psychologiques,* 1879, t. I, p. 402. A. R.

GATTENHOF OU **GATENHOF** (GEORG-MATTHIAS). Médecin allemand, né à Männerstadt, en Franconie, en 1722, étudia les sciences et la médecine successivement à Gottingue et à Wurtzbourg, puis fut reçu maître ès arts à l'Université de cette ville, et docteur en 1748. Il remplit immédiatement les fonctions de médecin officiel à Bruchsal et l'année suivante à Gernsheim. En 1750, il obtint la chaire d'anatomie à l'Université de Heidelberg, puis occupa successivement celles de physiologie, de pathologie, de médecine pratique, de matière médicale et de botanique. Gatenhof joignait à ces fonctions les titres de vice-chancelier, de comte palatin et d'archiatre du prince-évêque de Spire. Il termina sa carrière le 15 janvier 1788, laissant un grand nombre d'opuscules académiques, programmes, dissertations, etc., tous d'une latinité correcte et élégante, et témoignant de connaissances sérieuses et d'une profonde érudition. Nous en empruntons l'énumération à Dezeimeris :

I. *Diss. de calculo renum et vesicæ.* Virceburgi, 1748, in-4°. — II. *Diss. de paraphrenitide.* Heidelbergæ, 1751, in-4°. — III. *Diss. de ventriculi et intestinorum ratione habenda in ordine ad æstimandas medicamentorum vires.* Heidelbergæ, 1756, in-4°. — IV. *Diss. de curis infantum physico-medico.* Heidelberg, 1766, in-4°. — V. *Diss. de crusta sanguinea sic dicta inflammatoria.* Heidelbergæ, 1766, in-4°. — VI. *Diss. de hypochondria.* Heidelbergæ, 1768, in-4°. — VII. *Diss. Venæ sectionis veræ indicationes.* Heidelbergæ, 1771, in-4°. — VIII. *Diss. Symptomatum quorumdam febrilium momenta.* Heidelbergæ, 1771, in-4°. — X. *Diss. quæ inflammationis rationem exhibet.* Heidelbergæ, 1775, in-4°.— X. *Diss. de inflammationis caussis et eventibus. Præmisso Programmate de viribus vitalibus.* Heidelbergæ, 1775, in-4°. — XI. *Progr. de abdominis crassi et obesi fatis.* Heidelberg, 1775, in-4°. — XII. *Prog. de vesicæ urinariæ in graviditate et post partum adfectionibus.* Heidelb., 1775, in-4°. — XIII. *Prog. de atrophia infantili.* Heidelberg, 1775, in-4°. — XIV. *Progr. de naturæ circa longevitatem regulis.* Heidelb., 1775, in-4°. — XV. *Diss. frigoris febrilis examen.* Heidelbergæ, 1776, in-4°. — XVI. *Diss. Caloris febrilis examen.* Heidelb., 1778, in-4°. — XVII. *Diss. Plethoræ.* Heidelb., 1779, in-4°. — XVIII. *Progr. annum medicum Heidelbergensem 1778 exhibens.* Heidelb., 1779, in-4°. — XIX. *Progr. exhibens anni medici Heidelbergensis,* 1779, *quadrimestre primum.* Heidelb., 1779, in-4°. — XX. *Diss. inflammationis therapia.* Heidelb., 1781, in-4°. — XXI. *Diss. debilitas febrilis.* Heidelbergæ, 1781, in-4°. — XXII. *Diss. Stirpes agri et horti Heidelbergensis, ordine Ludwigii, cum characteribus Linneanis, Hallerianis aliorumque, in usu accademicorum.* Heidelb., 1782, in-8°. —— XXIII. *Progr. Halleriaimaginatio prima et altera Boerhaavii.* Heidelbergæ, 1783, in-4°. — XXIV. *Diss. an febrium biliosarum præsertim epidemicarum caussa in bile.* Heidelbergæ, 1786, in-4°. — XXV. *Diss.*

inflammatorium fallaciæ. Heidelbergæ, 1786, in-4°. — XXVI. *Diss. Peripneumoniæ et pleuritidis spuriæ momenta*. Heidelbergæ, 1786, in-4°.— XXVII. *Diss. de rachitide brevia momenta*. Heidelbergæ, 1786, in-8°. — XXVIII. *Collect. Diss. et programm. quas in usus academ. elaboravere incl. Acad. Heidelb. Professores, præfatus est H. Tabor, vol. I, continens Gattenhofi diss. medic*. Heidelbergæ, 1791, in-4°. — XXIX. *Sämmtl. akademische Schriften; herausgegeben von J. A. C. Varrenhagen*. Dusseldorf, 1794, in-8°.

L. Hn.

GATTI (Angelo). Médecin italien de mérite, auquel Dezcimeris consacre la notice suivante : De Mugello, en Toscane, voyagea dans le Levant et dans la Barbarie. Il fut professeur extraordinaire de médecine théorique à l'Université de Pise, au milieu du dernier siècle. Venu à Paris en 1761, partisan de l'inoculation, qu'on pratiquait avec de grands succès à Florence, il fut prié par un ami d'inoculer ses enfants ; cet ami était le baron d'Holbach. Le succès encouragea quelques personnes à lui demander le même service ; celles-ci en déterminèrent d'autres et bientôt il fut l'inoculateur à la mode. Quand la Faculté de médecine discutait encore sur la question de savoir s'il ne fallait pas repousser l'inoculation comme on avait autrefois repoussé l'antimoine, Gatti obtenait une autorisation spéciale d'inoculer les élèves de l'École militaire, et de répandre de plus en plus un moyen que l'expérience avait déjà montré propre à diminuer les ravages de la variole. Gatti y contribua plus que personne en France, soit par les inoculations qu'il pratiqua lui-même, soit par les ouvrages qu'il publia ; ouvrages écrits dans un excellent esprit, et dont l'intérêt a survécu jusqu'à un certain point aux circonstances qui les firent naître. Pour écrire ces ouvrages, dont le style ne manque pas d'élégance, Gatti dit avoir emprunté la plume d'un ami, et cet ami est l'abbé Morellet.

1. *Lettres de M. Gatti, médecin consultant du roi et professeur de médecine en l'Université de Pise, à M. Roux, docteur régent de la Faculté de médecine de Paris*, etc. Paris, 1763, in-12. — II. *Éclaircissement sur l'inoculation de la petite vérole*. Bruges et Paris, 1764, in-12. — III. *Réflexions sur les préjugés qui s'opposent aux progrès et à la perfection de l'inoculation*. Bruxelles, 1764, in-12. — IV. *Nouvelles réflexions sur la pratique de l'inoculation*. Bruxelles et Paris, 1767, in-12. — V. *Réponse à une des principales objections qu'on oppose maintenant aux partisans de l'inoculation de la petite vérole*. In-12.

L. Hn.

GATTILLIER. *Vitex* L. Genre de plantes Dicotylédones appartenant à la famille des Verbénacées. Les espèces de ce groupe naturel sont des arbrisseaux, qui croissent dans les régions chaudes ; les feuilles sont opposées, composées, trifoliolées, digitées ou pinnées ; les fleurs sont disposées en cymes axillaires ou terminales simulant souvent une panicule. Elles ont un calice court, à 5 dents ; une corolle hypogyne, bilabiée, portant 4 étamines didynames. Le fruit est une petite drupe, à noyau quadriloculaire, contenant dans chaque loge une seule graine sans albumen.

L'espèce la plus anciennement connue est le *Gattillier*, *Castine*, *Agnus Castus*, *Vitex Agnus Castus* L. C'est un arbrisseau de la région méditéranéenne, que l'on cultive dans les jardins. Il pousse de longues branches, droites et flexibles, qui portent des feuilles élégantes à 5 folioles digitées, lancéolées, dentées. Les fleurs en belles grappes sont d'un bleu violet ; les fruits sont ronds et gros comme le poivre, d'un brun noirâtre à la partie supérieure, revêtus inférieurement par le calice d'un gris cendré. Leur saveur est chaude, piquante : aussi les a-t-on employés en guise de poivre, d'où les noms de *poivre sauvage, petit poivre, poivre de moine*.

Le *Gattillier* est désigné chez les auteurs grecs, Hippocrate et Dioscoride, sous le nom de Ἀγνὸς, qui signifie chaste, et on y a ajouté plutôt le nom latin *Castus*, pour faire le mot composé *Agnus Castus*. La plante passait en effet pour calmer les désirs, et on rapporte que, aux fêtes de Cérès, les femmes grecques couchaient sur des sacs remplis de feuilles d'*Agnos* pour chasser les idées impures. Plus tard, on a cultivé la plante dans les monastères, comme un antiaphrodisiaque ; on la trouve en effet sous le nom de *Vitex* dans la *Physica* de Hildegarde, abbesse de Bingen, morte en 1180. Cependant la saveur chaude et piquante des fruits du Vitex doivent le faire considérer bien plutôt comme une plante stimulante que comme un réfrigérant. La plante est de nos jours tombée en désuétude.

Quelques espèces des Indes orientales ou de l'extrême Orient méritent aussi d'être signalées. Telles sont :

2º Le *Vitex trifolia* L., qui vient aux Indes, à Sumatra, aux Philippines, où il porte le nom de *Lagondi*. On l'appelle aussi *Cara-nosi* sur les côtes du Malabar ; Fleming l'appelle *Nisinda lagondium*. C'est une espèce dont les feuilles sont à 3 folioles, d'une odeur forte et aromatique, et dont les fruits rappellent ceux du poivre. On l'emploie dans les Indes à de nombreux usages : comme fébrifuge, dans les fièvres rémittentes ; comme emménagogue et stimulante dans les maladies de la peau. On applique les pousses fraîches comme résolutives sur les foulures, les contusions et enfin dans les cas de douleurs rhumatismales. Rheede rapporte que la décoction de la plante est employée contre la goutte ;

3º Le *Vitex Negundo* L. croît également dans l'Inde : c'est le vrai *lagondium* des Malais. Son fruit, noir, d'une saveur piquante, d'une amertume agréable, sert à assaisonner les viandes ; on le prescrit dans les fièvres intermittentes ; les feuilles sont vulnéraires et les racines vermifuges et fondantes.   PL.

BIBLIOGRAPHIE. — HIPPOCRATE. *Passim*. — DIOSCORIDE. *Mat. medica*, I, 135. — SPRENGEL. *Historia Rei herbariæ*, I, 226. — LINNÉ. *Genera*, 790. — RUMPHIUS. *Herbarium amboinense*, IV, C. 22. — RHEEDE. *Hortus malabaricus*, II, t. XI. — FLEMING. *Catalogue des plantes médicinales de l'Inde*. — AINSLIE. *Materia indica*, II, 258 et 257. — ENDLICHER. *Genera*, nº 3700.— DE CANDOLLE. *Flore française*, III, 502.   PL.

GATTINARA ou **GATTINARIA** (MARCO). Médecin italien de Vercelli, florissait dans la seconde moitié du quinzième siècle. Il professait la médecine à l'Université de Pavie, où il mourut non en 1506, comme l'écrit Malacarne, mais bien le 14 février 1496, selon l'historien Ranza et Bonino. Ce dernier reproche vivement à Éloy et aux auteurs de la *Biographie médicale*, qui trop souvent ont copié Éloy sans le rectifier, d'avoir présenté Gattinara comme un partisan aveugle de la médecine arabe et comme un grossier empirique. On serait fort en peine, disait Dezeimeris, de trouver au quinzième siècle un médecin qui n'eût point mérité plus ou moins un semblable reproche. Mais voici quelques fragments de Gattinara qui prouvent qu'il ne fut pas plus empirique qu'un autre, qu'il raisonnait après avoir observé, et même qu'il raisonnait assez bien. Dans le traitement de l'épilepsie, il veut qu'on tâche de remonter à la connaissance de la cause du mal, et de s'assurer si son action ne serait point encore persistante. Qu'on voie, dit-il, si la maladie ne dépendrait point « *ab aliqua materia retenta in aliquo membro saniosa, et virulenta, puta in membris exterioribus, ut coxis, brachio, pede vel digito ; cas dans lequel, ajoutait-il, debet fieri talis excoriatio, et apertio, ut materia exeat, ut mihi contigit de quodam cui sæpe adventabat paroxismum epileptiæ, quem interrogavi an aliquod sibi accidisset,* *ut puta casus, vel percussio. Qui respondit quod non. Feci eum exuere, et inveni coxam unam tumidam, sed nullum perceperat dolorem. Interrogavi quod illorum prius evenit an tumor, an epilepsia. Ille nescivit respondere. Unde, videns nullum regimen praecessisse in sex rebus non naturalibus quod esset melancoliae generativum, arbitratus sum et merito causam epileptiae esse tumorem illum : feci aperire locum cum cauterio, et inventa est in loco humiditas multa putrefacte in tantum quod usque ad os erat putrefactum : et ita dimisso loco aperto processi exsiccando humiditatem illam malam, et continuo paroxismi tardaverunt et in tantum processi donec extractum est de osse putrefacto, et ex certo non rediit paroxismus epilepsiae* », fol. 20, 21.

Ailleurs, Gattinara, en parlant des opérations employées dans le traitement des varices, rapporte l'histoire d'un jeune Allemand très-robuste, qui succomba à la suite d'une opération de ce genre, pratiquée par un empirique, qui, dit-il : « *extraxit sanguinem et clausit venas, et quia corpus non erat mundificatum, passus est illinc ad paucos dies febrem quartanam pestilentialem et mortuus est. Et hoc fuit quod natura erat consueta per illos locos transmittere superfluitates, quibus retentis et putrefactis sequutus est effectus supradictus* », fol. 102.

Sylvius et Heurnius disent beaucoup de bien du *Traité de médecine pratique* de Gattinara ; Cornarius en fait l'éloge dans l'épître dédicatoire de sa traduction latine de Paul d'Égine. Cet ouvrage a pour titre : *De curis aegritudinum particularium, sive expositio in nonum Almansoris.* Lugduni, 1504, 1506, in-4° ; Papiae, 1509 ; Bononiae, 1517, in-8° ; Venetiis, 1521, in-12 ; Lugduni, 1525, in-8° ; Bononiae, 1527, in-8° ; Venetiis, 1532, in-8° ; Lugduni, 1532, in-12 ; Basileae, 1537, in-8° ; Lugduni, 1538, in-8° ; Parisiis, 1540, in-8° ; Tridini, 1542, in-8° ; Parisiis, 1549, in-8° ; Venetiis, 1556, in-8° ; 1559, in-12 ; Francof., 1575, in-12 ; 1604, in-8° ; Lugduni, 1639, in-8°, etc.

On cite encore de Gattinara : *Annotatio una et altera de taraxaco, cichoreo, jua, esula et soldanella.* In t. II de l'*Herbarium Ottonis Brunsfelsii,* in-fol. De Gregori a retrouvé ce mémoire à la bibliothèque du Collége Romain, imprimé avec un autre ouvrage intitulé *De vera herbarum cognitione.*

Enfin, Sylvius a mis le principal ouvrage de Gattinara à contribution pour la rédaction de son *Ratio medendi morbis internis prope omnibus, medicinae candidatis non exiguae commoditati futura, e Galeni scriptis et* MARCI GATTINARIAE *pratica, per Joh. Sylvium accurate selecta,* etc. Genovae, 1620, in-16.

L. Hn.

GAUBERT (Les deux).

Gaubert (PIERRE-MARCEL). Né à Blandainville (Calvados), le 2 novembre 1796, reçu docteur à Paris, le 10 avril 1824, ce médecin s'est surtout fait connaître par l'enthousiasme avec lequel il embrassa les doctrines révolutionnaires de Broussais. Il les propagea avec zèle et avec talent dans les *Annales de la médecine physiologique* dont il eut la direction. Il eut même l honneur de voir son nom accolé à celui du grand réformateur, en rédigeant le cours que ce dernier fit à la Faculté de médecine de Paris, sur la pathologie et la thérapeutique générales. P.-M. Gaubert est mort le 21 mai 1839, laissant les écrits suivants, dont nous séparons tous les articles de bibliographie qu'il a publiés dans les *Annales de la médecine physiologique :*

I. *Sur la fièvre intermittente.* Thèses de Paris, doctorat, 10 avril 1824, in-4°, 27 p. — II.

Réponse à une lettre intitulée : Louis-Jacques Bégin à Fr.-Jos.-Vict. Broussais. Paris, 1825, in-8°, 64 p. — III. *Cours de pathologie et de thérapeutique générales, professé à la Faculté de médecine de Paris;* sténographié par M. Tasset; rédigé par M. P. M. Gaubert. Paris, 1834-1835, 3 vol. in-8°.   A. C.

Gaubert (PAUL-MARIE-LÉON). Né à Ermenonville (Eure-et-Loir), le 13 mars 1805, il fut reçu docteur à Paris, le 1er août 1828. Médecin du ministère de l'intérieur et de la prison de Sainte-Pélagie, il s'est particulièrement consacré à des travaux sur l'hygiène. Nous connaissons de lui les publications suivantes :

I. *Considérations sur les dartres.* Thèses de Paris, doctorat, 1er août, in-4°, 24 p. — II. *La Médecine des accidents. Manuel populaire.* Paris, 1838, in-8° (en collaboration avec Barrier). — III. *Analyse des Lettres écrites du Val-de-Grâce,* par M. le professeur Desruelles. Paris, 1842, in-8°, 8 p. — IV. *Hygiène de la digestion,* suivie d'un *Nouveau Dictionnaire des aliments.* Paris, 1844, in-8°. Portrait.   A. C.

GAUBIUS (JÉRÔME-DAVID). Son vrai nom était GAUB. C'est une de nos illustrations médicales. Il naquit à Heidelberg, le 24 février 1705, et commença dans cette ville ses études pour aller les continuer, d'abord à Harderwick, puis à Leyde, c'est-à-dire à l'école de Boerhaave, la plus célèbre de l'Europe. Reçu docteur en 1725, il voyagea, suivant ainsi l'excellente habitude de cette époque. Il visita la France, séjourna un an à Paris, et se rendit ensuite à Strasbourg, pour rentrer à Heidelberg. Quelques années après, il était à Deventer, où le gouvernement hollandais lui avait ménagé une place de médecin pensionné. Appelé à Amsterdam, pour y combattre une épidémie meurtrière, il y montra le plus grand zèle et une grande habileté pratique. Il se fixa d'abord dans cette ville ; mais, ayant eu le grand honneur d'être choisi pour remplacer à Leyde Boerhaave dans la chaire de chimie, il vint succéder à ce grand médecin. Pendant quarante ans Gaubius sut grouper autour de lui une foule d'élèves accourus de toutes parts pour entendre la voix du maître. L'âge seul le contraignit à se reposer (1774). Il mourut, six ans après, le 29 sept. 1780. Gaubius a mérité la réputation que ses contemporains lui ont faite, et que la postérité a ratifiée. « Trois ouvrages, fait justement remarquer Dezeimeris, ont établi sa réputation. Le premier est un traité dans lequel il a donné des préceptes très-sages et très-savants sur l'art de prescrire les formules des médicaments. Son but principal a été de porter la réforme dans cette partie de l'art et de simplifier les formules monstrueuses employées jusqu'alors. Le second ouvrage que nous avons en vue, et le plus important de Gaubius, est sa Pathologie. Après avoir commenté pendant vingt ans les institutions de Boerhaave, il sentit enfin la nécessité de leur substituer un livre plus en harmonie avec les opinions de son temps. Et cet ouvrage doit être considéré, quelque opinion qu'on ait sur les principes qui y sont développés, comme un des livres les mieux faits que l'on possède sur la pathologie générale. Le troisième ouvrage, dans lequel Gaubius a montré les connaissances les plus étendues, est le recueil qu'il publia sous le titre d'*Adversaria.* Tous les ouvrages de Gaubius sont écrits avec précision et pureté et ne sont pas dépourvus d'élégance. » Les ouvrages de Gaubius portent ces titres :

I. *Dissertatio inauguralis in qua idea generalis solidorum corporis humani partium exhibetur.* Lugduni Batav., 1724, in-4°. — II. *Oratio panegyrica in auspicium seculi tertii Academiæ Batavæ,* 1725, in-fol.— III. *Libellus de methodo concinnandi formulas medicamentorum.* Lugduni Batav., 1739, in-8°; 1752, in-8°; Francof., 1756, in-8°, etc.; traduit sous ce titre : *L'Art de dresser les formules de médecine.* Paris, 1749, in-8°; trad. en anglais : A

Complete Extemporaneous Dispensatory, or the Method of Prescribing, Compounding and Exhibiting Extemporaneous Medicines. London, 1741, in-8°. — IV. *Dissertatio de modo quo ossa se vicinis accommodant partibus.* Lugduni Batav., 1743, in-4°. — V. *De regimine mentis quod medicorum est habitus.* Lugduni Batav., 1747, 1764, in-8°. — VI. *Institutiones pathologiæ medicinalis.* Leidæ Batav., 1775, in-8°; traduit en français, par P. Süe, sous le titre de *Pathologie.* Paris, in-8°. — VII. *Adversariorum varii argumenti.* Leidæ, 1738, in-8° (1re édit.). — VIII. *Commentarii in institutiones pathologiæ medicinalis.* Viennæ, 1792-1793, 3 vol. in-8°. Ces commentaires sont de F. Dejean. — IX. *Opuscula academica omnia.* Leidæ, 1787, in-8°. — X. *Oratio de chemia, artibus academicis rite inferenda, sub auspiciis numeris professoris publice recitanda.* Leyde, 1732, in-4°.

On doit de plus à Gaubius la traduction latine de la *Biblia naturæ* de Swammerdam, publiée par Boerhaave. Il a soigné l'édition donnée par le même, *De præsagianda vita et morte,* et mis une préface à la troisième édition du Traité de Parenti *sur les doses des médicaments* (Leyde, 1761, in-8° ; Vienne, 1764, in-8°). A. C.

GAUDE. Nom donné à une espèce de Réséda employé dans la teinture en jaune, d'où le nom de *Lutéon* qu'on lui a donné quelquefois. C'est le *Reseda luteola* L.(*voy.* Réséda). Pl.

GAUDEFROY (Louis). Médecin français du dix-septième siècle, né à Orléans, reçu agrégé au Collège de médecine de cette ville en 1657, y exerça l'art de guérir jusqu'en 1725. « Les écrits que Gaudefroy a produits sont restés manuscrits. Cet homme, laborieux et profondément savant, faisait de la science pour lui, et pourtant le cadre si complet de ses études sur la nature et sur l'homme physique et moral, la clarté et la simplicité de son style, la richesse de son érudition, le bon jugement de sa médecine pratique, montrent que dans son temps il eût rendu des services pour l'enseignement. Le silence dont Gaudefroy enveloppa ses travaux peut expliquer celui que les biographes ont gardé sur lui-même, et sans le don que sa famille fit de ses manuscrits à la bibliothèque des Bénédictins (en 1725), le temps les eût sans doute détruits. » Ainsi s'exprime le docteur Charpignon dans son *Étude sur Louis Gaudefroy, médecin à Orléans en 1657 (Mém. de la Soc. d'agricult., sc., belles-lettres et arts d'Orléans,* 1874). Les manuscrits laissés par Gaudefroy ont pour titre :

I. *Œuvres de M. Gaudefroy,* en 4 vol., traitant d'histoire naturelle, de géographie, d'histoire. — II. *Ætrusca disciplina* (Doctrine secrète des Étrusques), où l'auteur s'occupe de philosophie et de médecine occultes, d'astrologie, de cabale, de divination. — III. *Medicina speculativa et pratica.* Vol. in-fol. de 1020 pages s'occupant d'histoire de la médecine, d'anthropologie, de pathologie, de thérapeutique, etc., avec dessins à la plume d'une grande finesse, souvent superposés et mobiles. L. Hn.

GAUDET (M.-A.-M.). Médecin français, né à Laigues, en 1800, mort dans cette ville le 6 octobre 1865. Il étudia la médecine à Paris, et déjà comme élève sut mériter l'amitié de Corvisart; Lherminier l'appelait son disciple préféré; Guéneau de Mussy, Guersant, Chomel, avaient contracté avec lui des relations que la mort seule devait briser. Reçu docteur en 1825, il fut nommé en 1834 médecin inspecteur de Dieppe et devint pour cette station maritime, peu fréquentée jusqu'alors, la cause d'une prospérité qui n'a fait que s'accroître pendant les vingt-deux ans qu'il a conservé ces fonctions. Il se retira ensuite à Laigues, et quand, en 1859, les médecins de l'arrondissement de Châtillon-sur-Seine fondèrent leur Société de prévoyance, ils le nommèrent leur président.

Outre divers mémoires présentés à l'*Académie de médecine* et des articles dans
la *Gazette médicale*, Gaudet a publié :

I. *Thèse sur l'endurcissement de l'encéphale.* Paris, 1825, in-4°. — II. *Recherches sur
l'usage et les effets des bains de mer, comprenant l'histoire abrégée des faits principaux
qui ont été observés à Dieppe pendant l'année* 1834. Paris, 1835, in-8°; 2° édit. sous le titre :
Nouvelles recherches... pendant les années 1834 *et* 1835. Paris, 1836, in-8°.   L. Hₙ.

GAUDICHAUD-BEAUPRÉ (Charles). Botaniste et pharmacien, né à
Angoulême, le 4 septembre 1789, mort le 16 janvier 1854. Après avoir fait son
stage dans l'officine d'un de ses beaux-frères, pharmacien à Cognac, il vint à
Paris suivre les leçons de chimie de Robiquet, celles de botanique de Desfontaines, de L.-C. Richard et de L. de Jussieu. En avril 1810, il entra dans la marine
militaire en qualité de pharmacien auxiliaire ; licencié par une mesure générale,
il reprit du service en 1811, au port d'Anvers, où il fut fait entretenu et resta
jusqu'en 1814. Vers cette époque, il fut grièvement blessé dans un duel et après
une longue convalescence fut dirigé sur Rochefort. En 1816, il obtint l'autorisation de faire partie, en qualité de pharmacien botaniste, de l'expédition
circompolaire commandée par L.-C. Desaulses de Freycinet, et quitta la rade de
Toulon, sur la corvette l'*Uranie*, le 17 septembre 1817. Il avait pour collaborateur Gaimard, aussi passionné que lui pour l'histoire naturelle ; Quoy était
chirurgien-major du navire. L'expédition toucha à Ténériffe, à Rio-Janeiro, au
Cap, à la Réunion, visita les îles de la Sonde, les Carolines, les Mariannes, etc.,
toucha à Port-Jackson, en Australie, doubla le cap Horn, mais fit naufrage aux
Malouines : une partie des collections recueillies par Gaudichaud fut perdue ;
il revint en France sur la *Physicienne*, en 1820. En 1824, il fut nommé
membre correspondant de l'Académie de médecine, puis de l'Académie des
sciences ; il devint chevalier de la Légion d'honneur en 1826, sur les instances
de M. de Humboldt.

En 1830, Gaudichaud s'embarqua sur l'*Herminie*, commandée par H. de
Villeneuve-Bargemont, et visita le Chili, le Pérou et le Brésil, où il séjourna
jusqu'en 1833. En 1836, nouveau voyage de circumnavigation sur la *Bonite*.

Gaudichaud obtint en 1835 le grand prix de physiologie expérimentale décerné
par l'Institut, et en 1836 il remplaça Antoine-Laurent de Jussieu à la section
de botanique de l'illustre compagnie. Sa santé, affaiblie par ses nombreux
voyages, ne l'empêcha pas de se livrer à ses travaux d'organogénie et de défendre
avec ardeur contre de Mirbel et d'autres célèbres botanistes sa théorie des
phytons, ainsi résumée par A. Coutance : « Pour Gaudichaud, l'individu végétal
n'était pas le bourgeon, formation complexe, mais la feuille ou phyton. Chaque
phyton, comme la feuille cotylédonaire, offrait trois parties ou mérithales,
tigelle, pétiole et limbe. La superposition des phytons et l'élongation de bas en
haut de leur tigelle accroissaient l'arbre en hauteur, tandis que les filets ou
vaisseaux radiculaires, qui de chaque phyton descendaient vers le sol, l'accroissaient en diamètre concurremment avec l'expansion des rayons médullaires ».
En somme, Gaudichaud a rendu d'immenses services à la physiologie botanique ;
pour l'appréciation de ses théories, nous renvoyons à l'intéressant mémoire de
A. Coutance, intitulé : *La vie et les travaux de Charles Gaudichaud*, in
Archives de méd. navale, t. XIII, p. 31, 1870. Nous citerons seulement
de lui :

I. *Botanique du voyage autour du monde, fait par ordre du roi sur les corvettes l'*Uranie *et la* Physicienne, *pendant les années* 1817-1820. Paris, 1826, in-4°, atlas. 1826, in-fol. — II. *Botanique du voyage autour du monde, exécuté pendant les années* 1836-37 *sur la corvette* la Bonite. Paris, 1839-1846, in-8°, avec atlas in-fol. — III. *Recherches générales sur l'organographie, la physiologie et l'organogénie des végétaux.* Paris, 1841, in-8°, 18 pl., et dans les *Mém. de l'Acad. des sc.*, t. VIII (Sav. étr.). Mém. couronné. — IV. *Recherches générales sur la physiologie et l'organogénie des végétaux.* Paris, 1842-47, in-4°. — V. Un grand nombre de mémoires sur l'organogénie et la physiologie végétales et sur divers autres sujets relatifs à la botanique.

L. Hn.

GAUGER (Nicolas).   Physicien français, né à Pithiviers, vers 1680, avocat au Parlement de Paris et censeur royal, mourut en 1730. Il mérite d'être cité dans ce Dictionnaire pour ses intéressants travaux sur les thermomètres et le tirage des cheminées.

I. *Résolut. du problème prop. dans le Journal de Trévoux pour la construction de nouveaux thermomètres.* Paris, 1710, in-8°. Réimprimé sous le titre de *Théorie des nouveaux thermomètres et baromètres de toutes sortes de grandeurs.* Paris, 1720, in-12. — II. *Mécanique du feu*, etc. 1re partie, contenant le *Traité des nouvelles cheminées, qui échauffent plus que les cheminées ordinaires et qui ne sont pas sujettes à fumer.* Paris, 1713, 1749, in-12. — III. *Lettres sur des sujets de physique* dans *Mém. de littérature* du père Desmolets.

L. Hn.

GAUKES (Yvo).   Médecin d'Emden, dans l'Ost-Frise, florissait au dix-septième et au dix-huitième siècle. Il fut reçu docteur à Francker, le 12 avril 1695, mais depuis plus de quinze ans il exerçait l'art de guérir et particulièrement la chirurgie. On ne sait au juste à quelle université il fit ses études : d'après Banga, c'est probablement à Groningue, et d'après son ouvrage *Introductio in praxim...*, il fut même professeur académique dans cette ville où il vivait encore en 1738.

Bon praticien, il ne semble pas avoir été très-fort en théorie. Sprengel le place à tort dans l'École des médecins newtoniens ; Dezeimeris, à l'exemple de Haller, le range plutôt parmi les disciples de Descartes, à cause de son goût pour la méthode *à priori* et de son assurance à donner les hypothèses les plus fausses pour des vérités incontestables. Ajoutons qu'il fut surtout partisan des doctrines humorales et qu'il fit des efforts sérieux pour le rétablissement de l'école hippocratique.

Gaukes est l'auteur des ouvrages suivants :

I. *Diss. inaug. de epilepsia.* Franckeræ, 1695 (cité par Banga). — II. *Praxis medico-chirurgica rationalis*, etc. Groningae, 1700, in-8° ; Amstelod., 1708, in-8° ; Neap., 1727, in-8°. Trad. allem. Dresde, 1709, in-8°. — III. *Genees- en heelkonstige redenvoering van de scheurbock.* Utrecht, 1701, in-8°. — IV. *Redenvoering over de buytengewoone zoogenaamde slappsiekte te Stolwik voorgevallen.* Embden, 1707, in-8°. — V. *Diss de medicina ad certitudinem mathematicam evehenda quomodo ex principiis artis omnia mechanice et mechanico modo demonstrari possunt.* Amstelod., 1712, in-8°. — VI. *Introductio in praxin medicinæ et chirurgiæ universalem.* Groningae, 1821, in-8°.

L. Hn.

GAULOIS.   *Voy.* Celtes, Gaëls, France.

GAULTHERIA. L.   Genre de plantes Dicotylédones appartenant à la famille des Éricacées et à la tribu des Éricinées. Les plantes de ce groupe sont de petits arbrisseaux, à feuilles alternes, à fleurs axillaires ou terminales. Le calice est monosépale, à 4 ou 5 divisions ; la corolle monopétale hypogyne, également à 4 ou 5 pièces ; les étamines en nombre double. L'ovaire est libre entouré de 10 squamules hypogynes. Le fruit est une capsule globuleuse déprimée, embrassé par le calice persistant et devenu charnu. Il contient cinq loges multio-vulées. Le fruit est une capsule déprimée, globuleuse à 5 sillons, embrassée par le calice accru et devenu bacciforme. La capsule s'ouvre en 5 valves et laisse échapper des semences nombreuses petites, à testa réticulé.

L'espèce intéressante de ce groupe est le *Gaultheria procumbens* L. ou *Gaul-therie couchée*, qui croît abondamment au Canada et dans les États-Unis jusque dans la Virginie. Elle est connue dans ces régions sous les noms de *Box-berry*, *Partridge-berry*, *Mountain Tea*. Dans l'intérieur du pays, on l'appelle aussi *Checkerberry* et *Wintergreen*. C'est un tout petit arbrisseau, dont les tiges cou-chées à terre ont de 17 à 20 centimètres de longueur et donnent des rameaux courts nombreux, légèrement pubescents, garnis de feuilles presque sessiles, alternes, ovales, mucronées, dentées en scie, longues de 30 à 35 millimètres, vertes, souvent teintes en pourpre à la base. Les fleurs sont pourpres, pédon-culées, axillaires et pendantes.

Les feuilles sèches de Gaulthérie ont une odeur agréable ; elles sont fréquem-ment employées en infusions théiformes, de là le nom de *Thé de Montagne*, *Thé du Canada*. On a dit cette infusion utile dans les cas d'asthme.

On retire par distillation de ces feuilles une huile essentielle intéressante, l'*Essence de Winterg-reen*.   Pl.

BIBLIOGRAPHIE. — LINNÉ. *Genera*, 551. — ENDLICHER. *Genera plantarum*. 4323. — MICHAUX. *Flora borealis americana*, t. XXIII. — DE CANDOLLE. *Prodromus*. — ASA GRAY. *Manual of the Botany of the Northau United States*, 2ᵉ édit., 25. — GUIBOURT. *Drogues simples,* 7ᵉ édit., t. III, p. 4.   Pl.

GAULTHÉRILÈNE. Essence incolore, d'une odeur assez agréable, bouil-lant à 160°, d'un poids spécifique égal à 4,92, répondant à la formule $C^{16}H^{16}$ et composant, avec l'acide *gaulthérique* ou *méthylsalicylique*, l'*huile de gaul-thérie*, improprement appelée *essence de Winterg-reen*.

L'huile de Gaulthérie s'extrait du *Gaultheria procumbens* par distillation aqueuse ; c'est un liquide plus pesant que l'eau, bouillant à 224°, employé dans la parfumerie et dans les pharmacies américaines pour aromatiser les sirops. L'écorce du *Betula lenta*, arbre de l'Amérique du Nord, fournit par la distilla-tion avec l'eau une huile identique à la précédente.   L. HN.

GAULTIER DE CLAUBRY (Les trois).

Gaultier de Claubry (CHARLES-DANIEL). Il était du diocèse de Blois, où il naquit en 1757. Venu à Paris, vers l'âge de vingt ans, où il se livra presque exclusivement à l'étude de la chirurgie, il fut reçu maître en chirurgie, le 17 juin 1782, sous la présidence de Pierre Sue, fut attaché en qualité de chi-rurgien par quartier au comte d'Arras, et mourut le 23 octobre 1821, à l'âge de quatre-vingt-quatre ans. Outre sa thèse *De maxillæ inferioris luxatione*. Paris, 1782, in-4°, nous connaissons de lui plusieurs articles insérés dans le *Journal général de médecine* :

I. *Observations sur l'usage des alcalis contre les accidents causés par le tonnerre*, t. VIII, an VIII, p. 36. — II. *Observations sur la gonorrhée causée par l'humeur arthritique*, t. X, an IX, p. 376. — III. *Observations sur l'utilité de la saignée dans certains cas d'indiges-tion*, t. XIII, an IX, p. 162. — IV. *Observations sur les effets de l'éther phosphoré dans la paralysie et l'atonie de la fibre*, t. XVI, an X, p. 6. — V. *Observation sur une maladie de la colonne vertébrale*, t. XXXII, 1808, p. 129. — VI. *Observation sur un os engagé dans*

l'œsophage pendant l'espace de quatorze ans, et rendu ensuite par le vomissement, t. XXXIV,
1809, p. 13. — VII. *Observation sur une tumeur squirrheuse dans le tissu caverneux de la
matrice,* t. XXXIX, 1810, p. 274.
A. C.

Gaultier de Claubry (CHARLES-EMMANUEL-SIMON). Fils aîné du précédent. Né
à Paris, le 25 décembre 1785, il fut successivement : chirurgien sous-aide au
30⁰ régiment de dragons, aide-major au 115⁰ régiment de ligne, aide-major au
5⁰ régiment de tirailleurs grenadiers de la garde, et chirurgien de l'École polytechnique. Le 30 août 1813, après la bataille de Dresde, il reçut de l'empereur
Napoléon la décoration de la Légion d'honneur, que lui avait méritée sa belle conduite dans les diverses campagnes auxquelles il avait pris part, depuis 1808, en
Italie, en Espagne, en Allemagne. Après avoir fait aussi la campagne de 1814, il
quitta la carrière militaire et se fit recevoir docteur à Paris le 26 mai 1814.
Depuis cette époque, Gaultier de Claubry n'a pas cessé, pour ainsi dire, de travailler pour les revues médicales, et fut chargé, en 1828 et 1829, de la chirurgie
médicale de l'Hôtel-Dieu et d'un service à l'hôpital temporaire de Saint-Sulpice. L'Académie de médecine lui ouvrit ses portes, dans la section de pathologie chirurgicale, le 2 novembre 1839, en remplacement de Laurent. La mort
le surprit le 22 décembre 1855. Gaultier de Claubry était d'une taille élevée,
rehaussée encore par une mise correcte, le chapeau à larges bords et la cravate
blanche; ses confrères l'estimaient pour son savoir, son indépendance et la
dignité de son caractère. Ses écrits sont fort nombreux. Nous nous contenterons
de signaler les suivants :

I. *Observations sur la notice de la galerie du muséum Napoléon.* Paris, an XI (1803), in-12.
Publié sous le nom de : *Un Amateur.* — II. *Propositions de chirurgie et de médecine.*
Thèses de Paris, 21 mai 1814, in-4⁰. — III. *Dissertation sur les généralités, le plan et la
méthode du cours de clinique.* Thèse de concours. Paris, 1831, in-4⁰. — IV. *Mémoire en
réponse à cette question : Faire connaître les analogies et les différences qui existent entre
le typhus et la fièvre typhoïde dans l'état actuel de la science.* Paris, 1838, in-4⁰, et *Mém.
de l'Acad. de méd.,* t. VII, 1838. — V. *De l'altération du virus vaccin et de l'opportunité
des revaccinations.* Paris, 1838, in-8⁰. — VI. *De l'identité du typhus et de la fièvre typhoïde.*
Paris, 1844, in-8⁰. — VII. *Rapports faits à l'Académie de médecine sur les épidémies qui
ont régné en France, et publiés dans les Mémoires de l'Académie :* 1841-1846, t. XIV, p. 1,
1847, t. XV, p. 1; 1848, t, XVI, p. 1; 1849, t. XVII, p. 21; 1851, t. XVII, p. cix; 1852,
t. XVIII, p. lxvi; 1853, t. XIX, p. xli. — Dans le *Journal général de médecine : Observation sur un abcès formé dans le médiastin antérieur...,* t. XLIV, 1812, p. 278.—IX. *Observation d'une tumeur de nature inconnue située au-dessus de l'arcade crurale,* t. XLVII,
1813, p. 38.—X. *Essai sur le stoïcisme avec lequel certains malades supportent la douleur
des opérations chirurgicales,* t. XLVII, 1813, p. 233. — XI. *Relation d'un empoisonnement
de cent quatre-vingts personnes, produit par les baies de l'atropa belladonna,* t. XLVIII,
1813, p. 355. — XII. *Observation d'une luxation de l'humérus produite, à trois fois différentes, sur le même individu, par une violente rétraction du bras,* t. XLIX, 1814, p. 188. —
XIII. *Observation d'hématémèse,* t. XLIX, 1814, p. 340. — XIV. *Note sur une espèce rare
d'hypospadias...,* t. LI, 1814, p. 170 et 452. — XV. *Observation d'une suppression totale de
la sécrétion de l'urine dans les reins,* t. LII, 1815, p. 376. — XVI. *De la préférence à
accorder, dans quelques cas, à l'amputation des membres, sur leur conservation reconnue
possible,* t. LVII, 1816, p. 17.—XVII. *Observation d'une fièvre intermittente tierce...,* t. LXI,
1817, p. 338. — Dans les *Archives générales de médecine :* XVIII. *Observations de médecine
pratique, relatives à des maladies du système nerveux cérébro-spinal,* 1ʳᵉ série, t. XIV,
1827, p. 53. — IX. *Observation de rage communiquée,* 1ʳᵉ série, t. XIX, 1829, p. 530. — XX.
Présomption de vol accompagné de voies de fait, 1ʳᵉ série, t. XX, 1829, p. 128. — XXI.
Observation d'un typhus suraigu, 1ʳᵉ série, t. XXIV, 1830, p. 232. — XXII. *Les faits
observés dans l'épidémie de choléra-morbus de Paris, en 1832, tendent-ils à faire croire
que l'extension de la maladie ait eu lieu par contagion ?* 2ᵉ série, I, 1833, p. 532. —
XXIII. *Quelques réflexions sur la question de la contagion de la fièvre typhoïde,* 3ᵉ série,
t. VI, 1839, p. 266.
A. C.

Gaultier de Claubry (HENRI-FRANÇOIS). Frère puîné du précédent, né à Paris, en 1792, fut chirurgien de la garde impériale, et s'adonna ensuite complétement aux sciences chimiques et physiques ; il s'y distingua assez pour être nommé professeur de chimie à l'École polytechnique, professeur de toxicologie à l'École de pharmacie, et membre du Conseil de salubrité. Il mourut vers l'année 1868, laissant, outre plusieurs articles de critique et d'analyse dans le *Journal général de médecine* et dans d'autres recueils, les ouvrages suivants :

1. *Éléments de chimie expérimentale.* Traduction de l'anglais (1812) de H. William, in-8°. — II. *Lettre à M. Virey... sur son article d'un miracle de Moïse, pour adoucir les eaux saumâtres, confirmé par diverses expériences.* Paris, 1815, in-8°. — III. *Cours de chimie de M. Gay-Lussac, recueilli par Gaultier de Claubry.* Paris, 1828, in-8°. — IV. *Répertoire de chimie scientifique et industrielle...* Paris, 1837, 5 vol. in-8°. — V. *Rapport sur la préparation des poudres fulminantes.* Paris, 1838, in-8°. — VI. *Rapport sur la panification par le pétrissage à bras et par les machines.* Paris, 1838, in-8°.   A. C.

GAULTIER DE SALERNE. GUALTIERI SALERNITANO. Haller, qui cite ce Salernitain parmi les auteurs *incertioris ætatis* du quatorzième siècle et mentionne de lui deux manuscrits d'un ouvrage *de dosibus*, s'est certainement trompé sur les dates, mais encore il ne connaissait pas le plus important de l'ouvrage de Gaultier. Arnaud de Villeneuve et François de Piémont, écrivains du treizième et du quatorzième siècle, citent cet auteur ; enfin, témoignage plus précis encore, Pierre d'Espagne, qui composa son *Thesaurus pauperum* avant son exaltation au Pontificat, c'est-à-dire vers 1275 au plus tard, parle également de lui. Il est donc très-probable que ce Gaultier vivait dans la première moitié du treizième siècle. Un très-curieux manuscrit de lui, intitulé *Practica medicinalis Gualtieri Salernitani*, a été vu et examiné par Renzi dans les archives du Mont Cassin. C'est un traité de médecine en 170 chapitres ; il est écrit dans l'esprit du plus pur arabisme, tant sous le rapport des doctrines que sous celui de la thérapeutique pharmacologique ; à chaque instant, il cite les Arabes, c'est d'eux seuls qu'il s'inspire. Ce travail jure donc entièrement avec ceux des autres Salernitains de ce temps qui, même depuis l'introduction des traductions de Constantin et surtout de Gérard de Crémone, étaient restés en grande partie fidèles à la tradition gréco-latine (Renzi, *Collect. Salernit.*, t. I).   BGD. et L. HN.

GAURÉES. *Voy.* ONAGRARIÉES.

GAURICO (LUCA), de son nom latinisé GAURICUS, né à Giffoni, dans le royaume de Naples, le 12 mars 1476, mort à Rome, le 6 mars 1558. Il enseigna les mathématiques successivement à Bologne, à Ferrare, à Venise et à Rome, puis de 1545 à 1549 fut évêque de Cività-Ducale, dans la Capitanate, et revint à Rome pour ne plus quitter cette capitale. Gaurico fut, paraît-il, astrologue de plusieurs papes, entre autres de Paul III. Ses prédictions lui occasionnèrent plusieurs mésaventures.

Notre Gaurico a été cité dans certaines biographies médicales ; Portal, dans son Histoire de l'anatomie, le faisait passer pour un médecin de Naples et lui attribuait, ainsi que Manget, l'ouvrage suivant : *De conceptu natorum et septimestri partu.* Venetiis, 1553, in-4°. Portal reconnaît dans son second supplément qu'il s'est trompé sur la qualité de Gaurico.

Nous n'en dirons pas davantage ici sur ce personnage, sur lequel on trouvera tous les détails désirables dans Nicéron, dans la biographie Didot, etc.

                                                            L. HN.

GAUSSAIL (Adrien-Joseph). Médecin français distingué, né à Verdun-sur-Garonne, en 1808, se rendit à Paris après de bonnes études classiques. Il étudia la médecine avec succès et obtint en 1832 une médaille d'or, pour le courage et le dévouement qu'il déploya, comme interne à l'hôpital de la Pitié, pendant l'épidémie de choléra. Reçu docteur la même année, il alla se fixer dans sa ville natale, puis en 1840 à Toulouse, où sa réputation l'avait précédé. Il avait obtenu, en effet, en 1838, la première médaille d'or, offerte par la Société de médecine de Toulouse, sur le sujet suivant : *De la fièvre typhoïde, de sa nature et de son traitement.* On peut dire que l'un des premiers en France il s'efforça de faire envisager cette maladie comme une affection générale, frappant l'ensemble de l'organisme. En 1839, il avait remporté la médaille d'or avec le titre de membre correspondant de l'Académie des sciences, inscriptions et belles-lettres de Toulouse, pour un mémoire sur les *Progrès de l'anatomie pathologique*, etc. La même année, il obtenait le prix Civrieux à l'Académie de médecine de Paris, et en 1843 il fut nommé par elle membre correspondant. La Société de médecine de Toulouse le nomma membre résidant la même année ; en 1844 il obtint le même titre à l'Académie des sciences de Toulouse, dont il fut le directeur en 1853, le président en 1854. Enfin, en 1852, Gaussail fut nommé professeur de pathologie interne à l'École de médecine de Toulouse, en remplacement de Dupré, appelé à une chaire de la Faculté de Montpellier. Ce savant distingué a été enlevé à la science en 1876.

Gaussail n'a point publié d'ouvrage de longue haleine, mais un grand nombre de mémoires d'une grande valeur et se rapportant aux sujets les plus variés, histoire de la médecine, hygiène générale, maladies et fonctions de l'encéphale, déontologie médicale, etc. Les affections nerveuses et mentales, les lésions des centres nerveux, les questions d'hérédité, préoccupèrent particulièrement notre savant médecin. Nous citerons de lui :

I. *Propositions de médecine et de chirurgie pratiques.* Thèse de Paris, 1832, in-4°. — II. *De l'orchite blennorrhagique* (Mém. cour.). In *Compt. rend. de la Soc. méd. de Toulouse*, 1831, p. 22, et *Arch. gén. de méd.*, t. XXVII, p. 188, 1831. Tirage à part. Paris, 1831, in-8°. — III. *Accouchement laborieux.* In *Compt. rend. de la Soc. méd. de Toulouse*, 1836, p. 49. — IV. *Sur la pneumonie.* Ibid., 1836, p. 48. — V. *Mém. sur quarante cas de phlegmasie aiguë de l'organe pulmonaire*, couronné par la Soc. médic. Toulouse. Ibid., 1837, p. 82. — VI. *De la fièvre typhoïde, de sa nature et de son traitement.* Ibid., 1838, p. 142. — VII. *Des progrès de l'anatomie pathologique dans leurs rapports avec le diagnostic, le pronostic et le traitement des maladies nerveuses.* Mém. cour. par l'Acad. de Toulouse. 1839, in-8°. — VIII. *De l'influence de l'hérédité sur la production de la surexcitation nerveuse, sur les maladies qui en résultent et les moyens de les guérir.* Ouvr. qui a remp. le prix Civrieux à l'Acad. de méd. de Paris, 1839, in-8°. — IX. *Résumé d'obs. clin., propres à démontrer l'efficacité du tartre stibié à dose vomitive dans la période d'invasion du croup.* In *Compt. rend. de la Soc. de méd. de Toulouse*, 1845, p. 20. — X. *Névralgie dorso-intercostale.* Ibid., 1846, p. 21. — XI. *Fœtus humain monstrueux.* In *Mém. Acad. d. sc. Toulouse*, 1846, p. 144. — XII. *Hémiplégie et cécité hystériques guéries spontanément.* Ibid., 1847, p. 309. — XIII. *Fragm. d'étud. sur l'hérédité pathologique.* Ibid., 1847, p. 1. — XIV. *Études sur l'aliénation mentale.* Ibid., 1848, p. 280 ; 1850, p. 92 ; 1851, p. 138. — XV. *Emploi thérap. de l'éther.* Ibid., 1849, p. 109. — XVI. *Cas intéressant de catalepsie.* Ibid., 1850, p. 251. — XVII. *Quelques observ. sur les névroses.* Ibid., 1852, p. 416. — XVIII. *Obs. de hoquet opiniâtre.* Ibid., 1853, p. 431. — XIX. *Disc. sur la nécessité de vulgariser les préceptes de l'hygiène.* Ibid., 1854, p. 227. — XX. *Notice sur François du Port, médecin poète latin.* Ibid., 1854, p. 200. — XXI. *Études sur François Bayle.* Ibid., 1857, p. 452 ; 1859, p. 481 ; 1861, p. 460 ; 1865, p. 392, 510. — XXII. *Obs. de somnambulisme naturel.* Ibid., 1855, p. 400. — XXIII. *Obs. sur le cowpox.* Ibid., 1860, p. 556. — XXIV. *De l'alalie, ou perte de parole.* Ibid., 1865, p. 510. — XXV. *Éclampsie essentielle des enfants.* In *Soc. de méd. Toul.*, 1849, p. 17. — XXVI. *Érysipèle chez l'enfant nouveau-né.* Ibid., 1852, p. 31. — XXVII. *Traitem. des fissures à l'anus.* Ibid., 1858, p. 98. — XXVIII. *Disc. et fragm. d'étud.*

sur *Fr. Bayle.* Ibid., 1860, p. 3. — XXIX. Articles dans le *Journal de méd. de Toulouse*, dont Goussail fut le rédacteur-gérant de 1842 à 1866. — XXX. Articles publiés dans les *Arch. gén. de méd.*, la *Gaz. hebd.*, etc.   L. Hn.

GAUTERON (Antoine). Médecin français distingué, né à Montpellier, le 2 octobre 1660, était le fils d'un ancien directeur de la Monnaie d'Aix. De religion protestante, il fit ses humanités sous la direction d'un ministre appartenant à ce culte, homme fort savant et habile dans les langues. A dix-sept ans, il avait fait sa philosophie. Gauteron suivit ensuite à Montpellier les leçons de Sylvain Régis, le célèbre disciple de Descartes, étudia la médecine et peu après fut reçu bachelier. Après avoir, sur le conseil de son maître, pratiqué la médecine pendant quelque temps à Nîmes, il revint prendre le diplôme de docteur à Montpellier, à l'âge de vingt et un ans. Il institua peu après des cours particuliers d'anatomie et d'institutions de médecine, et dans un laboratoire spécial qu'il avait fait construire répétait les principales expériences chimiques et en faisait de nouvelles. En même temps, il pratiquait la médecine, en évitant autant que possible la polypharmacie alors de mode.

En 1697, une chaire de professeur à la Faculté de médecine de Montpellier étant vacante, Gauteron se mit sur les rangs et la disputa avec beaucoup de distinction ; malheureusement il tomba malade avant la terminaison du concours. et l'un des concurrents, profitant de cette circonstance, obtint la chaire qui devait revenir à notre savant médecin, selon de Plantade.

En 1706, Louis XIV assigna à Gauteron la place de chimiste à la Société royale des sciences de Montpellier et le nomma en même temps secrétaire perpétuel de cette savante compagnie. Il s'est acquitté avec honneur de son rôle d'historiographe et a prononcé les éloges d'un grand nombre de ses collègues.

Gauteron mourut à Montpellier, le 12 juillet 1737, d'une colique néphrétique très-violente. Il avait eu la faiblesse de se faire catholique, et c'est probablement à cette conversion qu'était due la faveur dont il jouit à la cour du grand roi. De Plantade, mathématicien estimé et secrétaire perpétuel de la Société royale de Montpellier après lui, a prononcé son éloge, qu'on trouve dans les *Éloges des académiciens de Montpellier* (Paris, 1811, in-8°).

On a de Gauteron :

I. *Quæstiones medico-chymico-practicæ duodecim.* Monspelii, 1697, in-4°. Ce sont les thèses soutenues par Gauteron au concours pour la chaire de 1697. — II. *Éloges historiques de Ricome, d'Icher, de Pierre Magnol, de l'abbé de Lacan, de Gondange, de Legoux, de la Berchère, de Lamoignon de Basville, des deux Nissole, du marquis de Castries, de Chirac, de Rivière.* In *Mémoires de la Soc. des sc. de Montpellier.* Rec. par Desgenettes dans les *Éloges d. Acad. de Montp.* Paris, 1811, in-8°. — III. *Observations et Expériences faites par lui sur l'évaporation de la glace,* et insérées dans les *Mémoires de l'Acad. des sc.* de Paris, pour 1709. — IV. *Problème d'optique, où l'on examine si la sensation de la vue se fait sur la rétine ou sur la choroïde,* etc. In *Mémoires de la Soc. des sciences de Montpellier,* t. I.
                                                                                              L. Hn.

GAUTHIER (Hugues). Né aux Riceys, près de Langres, fit ses études médicales à Montpellier où il fut reçu docteur en médecine. Il se rendit ensuite à Paris, et fut reçu par la Faculté de cette ville en 1765. Il fit des cours privés de botanique médicale, aurait été conseiller-médecin du roi et mourut vers 1778. On cite de lui :

I. *Introduction à la connaissance des plantes, ou catalogue des plantes nouvelles de France.* Avignon et Paris, 1709, in-12 ; autre édit., 1785, in-8°. — II. *Manuel des bandages de chirurgie.* Paris, 1760, in-12. — III. *Éléments de chirurgie pratique* (faisant partie des œuvres de M. Ferrein, rédigé et mis en ordre sur les propres manuscrits de l'auteur), t. I. Paris, 1771, in-12 (seul publié). — IV. *Lettre à M. de Sartine, contenant les épreuves faites de la méthode du sieur Maget pour la guérison radicale des hernies.* In *Journal de médecine,* t. XI., 1775. — V. *Dissertation sur l'usage des caustiques pour la guérison radicale et absolue des hernies ou descentes, de façon à n'avoir plus besoin de bandages pour le reste de la vie.* Paris, 1774, in-12. — VI. *Lettre à l'auteur du journal, contenant quelques réflexions sur la méthode de guérir les hernies par les caustiques et le procès-verbal de deux cures opérées par cette méthode.* In *Journ. de méd.*, t. XLIII, 1775.   A. D.

Gauthier (LOUIS-PHILIBERT-AUGUSTE). Né à Saint-Amour (Jura) le 24 mai 1792. Commença ses études médicales à Lyon, les termina à Paris, où il fut reçu docteur en 1819, et revint exercer la médecine à Lyon, où il fut médecin de l'hôpital de l'Antiquaille et mourut le 22 novembre 1850. Il est l'auteur de :

I. *Dissertation sur les fièvres intermittentes.* Paris, 1819, in-4°. — II. *Médecine pratique,* traduite du *Ratio medendi de Hildenbrand.* Paris, 1824, 2 vol. in-8°. — III. *Rapport sur le choléra morbus.* Lyon, 1831, in-8°. — IV. *Histoire de la médecine vétérinaire dans l'antiquité.* Traduit de l'allemand de Hecker. Paris, 1835, in-8°. — V. *Influence que la médecine a exercée sur la civilisation et les progrès des sciences.* Lyon, 1835, in-8°. — VI. *Recherches historiques sur l'origine de la médecine et sur les guérisons des maladies opérées par les prêtres d'Esculape dans les temples de ce dieu.* In *Mémoires de l'Académie des sciences, arts et belles-lettres de Dijon,* année 1836, p. 53 à 65. — VII. *Recherches nouvelles sur l'histoire de la syphilis.* Lyon, 1842, in-8°. — VIII. *Examen historique et critique des nouvelles doctrines médicales sur le traitement de la syphilis.* Lyon, 1843, in-8°. — IX. *Observations pratiques sur le traitement des maladies syphilitiques par l'iodure de potassium.* Lyon, 1845, in-8°. — X. *Recherches historiques sur l'exercice de la médecine dans les temples chez les peuples de l'antiquité.* Lyon, 1844, in-18.   A. D.

GAUTHIER D'AGOTY (JACQUES). Né à Marseille au commencement du dix-huitième siècle, peintre et graveur, se trouve cité dans tous les dictionnaires de médecine, en raison de ses publications consacrées à l'anatomie. Il donna le premier les planches imprimées en quatre couleurs, mais on croit qu'il n'aurait fait que reproduire le procédé de Leblond, procédé inventé vers 1697, tout en ajoutant une couleur dans l'exécution. Quoi qu'il en soit, la teinte sombre de ses planches et l'empâtement des hachures empêchent ses productions de rivaliser non pas avec les figures coloriées de notre époque, ce qui ne peut surprendre personne, mais même avec les bonnes gravures du temps. Gauthier, qui s'occupait aussi de physique et de physiologie, a combattu les idées de Newton sur les couleurs, et conteste sa division du prisme en sept, n'admettant que quatre couleurs primitives : le noir, le bleu, le jaune, le rouge. On lui doit un recueil d'observations sur la physique, qui a été l'origine du *Journal de physique.* Il est mort à Paris, en 1785. Nous citerons de lui surtout ses recueils de planches :

I. *Essai d'anatomie en tableaux imprimés.* Paris, 1745, in-fol. (8 planches). — II. *Suite de l'essai d'anatom.* Paris, 1745, in-fol. (douze planch.). — III. *Myologie complète, ou description de tous les muscles du corps humain,* form. vingt planches en couleur et grandeur naturelle, composé de l'essai et de la suite de l'essai d'anatomie en tableaux imprimés. Ouvrage unique, utile et nécessaire aux étudiants et aux amateurs de cette science. Paris, 1746, in-fol. (réunion des deux recueils précédents. Le texte est de Duverney, qui avait fourni les préparations anatomiques). — IV. *Anatomie de la tête et de toutes les parties du cerveau,* en tableaux imprimés qui représentent, au naturel, le cerveau sous différentes coupes, la distribution des vaisseaux dans toutes les parties de la tête, les organes des sens et une partie de la névrologie, d'après les pièces disséquées et préparées par M. Duverney, en huit planches avec tables explicatives. Paris, 1748, in-fol. — V. *Anatomie générale des viscères, angéiologie et névrologie, avec la figure d'un hermaphrodite, décrite par Mertrud* (dix-huit planches). Paris, 1752, in-fol. — VI. *Anatomie générale des viscères et de la névrologie angéiologique et ostéologique du corps humain,* en figures de couleurs et grandeurs naturelles. Paris, 1754, in-fol. — VII *La zoologie ou génération des animaux.* Paris,

1750, in-12. — VIII. *Observations sur la physique, l'histoire naturelle et la peinture.* Paris, 1752-1755, 6 vol. in-4°. — IX. *Exposition anatomique de la structure du corps humain, contenant la splanchnologie et la névrologie* en vingt planches imprimées avec leur couleur naturelle pour servir de supplément à celles qu'on a déjà données au public, avec privilége de Sa Majesté, selon le nouvel art dont M. Gauthier, pensionnaire du Roi, est inventeur, par le même auteur. Marseille, Paris, Amsterdam, 1759, in-fol. ; autres éditions. Marseille, 1759, 1763, 1770, in-fol. — X. *Exposition anatomique des maux vénériens sur les parties sexuelles de l'homme et de la femme* (quatre planches). Paris, 1773, in-fol. — XI. *Exposition anatomique des organes des sens, jointe à la névrologie entière du corps humain* (sept planches). Paris, 1775, in-fol. — XII. *Anatomie des parties de la génération de l'homme et de la femme, avec ce qui concerne la grossesse, l'accouchement et l'angéiologie du fœtus.* Paris, 1778, in-fol.; 2ᵉ édition, augmentée de la *Coupe de la symphyse du pubis* et de la *description des parties susceptibles d'être intéressées dans cette opération* (huit planches). Paris, 1785, in-fol. — XIII. *Hermaphrodite. Dissertation au sujet de la fameuse hermaphrodite qui a paru aux yeux du public, depuis environ trois siècles,* faite par le sieur Mertrud, chirurgien ordinaire du Roi, juré à Saint-Côme, de son Académie, et démonstrateur en anatomie et chirurgie, au jardin du Roi, laquelle a été peinte et gravée par le sieur Gauthier, graveur pensionné du Roi. Paris, in-fol. — XIV. *Opération de la symphyse dans les accouchements impossibles, avec l'anatomie des parties exposées dans cette opération, et qu'il est essentiel de ménager.* Paris, petit in-fol. Ces deux derniers articles sont sans doute des nouvelles éditions ou tirages à part, extraits des précédents.   A. D.

Gauthier d'Agoty (ARNAUD-ÉLOY). Naturaliste français, fils du précédent, succéda à son père dans ses procédés et ses entreprises. D'après la biographie Didot, il serait mort en 1771, bien avant son père.

On cite de lui :

I. *Observations périodiques sur l'histoire naturelle, la physique et les arts,* avec des planches en *couleurs naturelles.* Paris, 1771, in-4, continué après la mort de l'auteur par l'abbé Rozier. Les planches ont été publiées séparément, Paris, 1775, in-4. — II. *Cours complet d'anatomie,* expliqué par Jadelot. Nancy, 1773, in-fol., avec 15 planches en couleurs.   L. Hn.

GAUTIER (HENRI). Né à Nîmes le 21 août 1660, mort à Paris le 27 septembre 1737, étudia d'abord la médecine, qu'il abandonna ensuite pour les mathématiques, et devint successivement ingénieur de la marine et inspecteur général des ponts et chaussées à Paris. Né protestant, il se convertit en 1689 au catholicisme. On connaît de lui :

I. *Dissert. sur les eaux minérales de Bourbonne-les-Bains. où il est démontré, par une expérience, que la chaleur de ces eaux ne provient que d'un ferment.* Troyes, 1716, in-8°. — II. *Nouv. conject. physiques concernant la disposition de tous les corps animés.* Meaux, 1721, in-8°. — III. *Nouv. conject. sur l'origine de la peste,* etc. Meaux, 1721, in-8°. — IV. *Bibliothèque des philosophes et des savants.* Paris, 1723-1734, 3 vol. in-8°.   A. D.

GAUTIERI (GIUSEPPE). Médecin et naturaliste italien distingué, né à Novare (Piémont), le 5 juillet 1769, mort dans cette ville, le 23 février 1833. Après avoir fait ses premières études à Monza, il étudia la médecine au collége Caccia, à Pavie, durant six années. En 1791, il fut reçu docteur en philosophie et en médecine par l'Université de Pavie, et le grade lui fut confirmé deux mois après par l'Université de Turin. Élève de Pierre Franck, il suivit le conseil que lui avait donné son maître d'entreprendre un voyage en Allemagne pour compléter son instruction. En 1792, il parcourut le Tyrol, la Carinthie et la Styrie, y étudia le goître et le crétinisme et détermina une méthode de traitement de ces maladies; il publia ses recherches sur ce sujet l'année suivante à Vienne. Après un séjour assez long dans cette capitale, il alla visiter la Hongrie et se distingua en 1795, pendant une épidémie contagieuse qui avait éclaté dans l'Esclavonie. Il parcourut la Transylvanie, la Gallicie et la Bohême, puis passa à Freyberg, en Saxe, pour suivre les leçons de Werner.

Ayant pris goût aux sciences naturelles durant ses voyages, Gautieri commença la formation d'une collection minéralogique, qui devint fort belle par la suite. En 1799, il visita la Saxe, la Prusse, la Westphalie, l'Alsace et la Suisse, puis en 1800 revint en Italie. Peu après, il fut nommé médecin délégué pour le département de l'Agogne et membre de la Commission de santé publique; il fit de grands efforts pour la propagation de la vaccine et publia successivement divers mémoires et ouvrages d'un intérêt public. En 1805, lors de la transformation de la république italienne en royaume d'Italie, Gautieri fut nommé membre du Corps législatif et alla habiter Milan. Peu après, il fut appelé à faire partie de la Commission générale des forêts et des mines en Italie, et en 1808 devint inspecteur général des bois et forêts. Il conserva cette charge même sous le gouvernement autrichien, qui sut honorer son grand savoir et son intégrité. Membre de plusieurs sociétés savantes, Gautieri était commandeur de l'ordre des saints Maurice et Lazare.

Nous nous bornerons à citer de lui :

I. *Tyroliensium, Carynthiorum Styriorumque struma observata et descripta.* Vindobonæ, 1794, in-8°. — II. *Sperienze ed osservazioni sul glutine animale come rimedio nelle febbri intermittenti.* Milano, 1805, in-8°. — III. *Dell' influsso dei boschi sullo stato fisico de' paesi e sulla prosperità delle nazioni.* Mil., 1812. Aut. éd. en 1817 et 1827. — IV. *Lettera alla Soc. di Bologna, relativa alla produzione di funghi che ha luogo talvolta in alcune piaghe, ed in qualche caso di malattia,* etc. In *Giorn. della Soc. med.-chir.* di Parma, t. V, p. 150. — V. *Ricerca sull' origine dei vermi abitanti le interiora degli animali.* Iena, 1805. — VI. *Osservaz. della comparsa di piccolissimi agarici chiodifomi sui capegli di una donna morta de febbre puerperale,* 1806. — VII. *Della ruggine del frumento.* Milano, 1807. — VIII. *Prosp. di tutti li concimi Europei,* etc. Milano, 1809. — IX. *Dei vantaggi e dei danni derivanti dalle capre in confronto alle pecore.* Milano, 1816. — X. Divers ouvrages de minéralogie, d'économie domestique, etc., et divers articles médicaux dans les journaux de l'époque.

L. Hn.

GAVARD (Hyacinthe). Né à Montmélian en 1753, ce médecin, cet anatomiste fort distingué, et qui, pourtant, a tenu peu de place dans le souvenir des hommes, se recommande d'une manière toute spéciale à la postérité par son amour pour la science, pour les progrès réels qu'il lui a fait faire, et pour son zèle à propager l'instruction. Il vint de bonne heure à Paris, et fut compté parmi les disciples les plus assidus qui assistaient aux leçons de Desault. Le disciple devint maître à son tour. Les ouvrages qu'il a publiés se ressentent bien de l'exactitude dans les descriptions qui rendit si célèbre la clinique du grand chirurgien. Gavard sut, en plus, y ajouter des considérations physiologiques par lesquelles il animait l'aride description des organes. Choisi par le gouvernement pour donner les secours de l'art aux élèves de l'École de Mars, il s'acquitta de ses fonctions avec le plus grand honneur. C'est à cette école qu'il imagina un procédé d'instruction, presque un véritable enseignement mutuel, qu'il destinait surtout à l'usage des petits ramoneurs, et qui avait pour but de former un grand nombre d'élèves avec peu de professeurs. Eh bien, Gavard, malgré ses talents, malgré les services qu'il a rendus, vécut pauvre, et mourut dans la force de l'âge, en 1802, n'emportant que la stérile considération de quelques hommes instruits et amis de la vérité. Ses ouvrages portent les titres suivants :

I. *Méthode pour apprendre à écrire, à lire et à écrire sous la dictée, à l'école des écoles primaires.* Paris, an III, in-8°. — II. *Traité d'ostéologie, suivant la méthode de Desault.*

Paris, 1791, 2 vol. in-8°; Ibid., 1795, 2 vol. in-8°. — III. *Traité de myologie.* Paris, 1791, in-8°; Ibid., 1802, in-8°. — IV. *Traité de splanchnologie.* Paris, 1800, in-8°; Ibid., 1802, in-8°; Ibid., 1809, in-8°. — V. *Observations sur la fracture de la clavicule et la luxation de l'extrémité scapulaire de cet os, et description d'un bandage propre à la cure de ces maladies* (*Journ. de méd., chir. et pharm.*, 1787, t. LXXI, p. 445). — VI. *Description d'une pince à gaîne* (de Hunter), *propre à retirer les corps étrangers du canal de l'urèthre, ou d'autres cavités profondes et étroites, avec des observations relatives à ce sujet* (*Journ. de méd., chir. et pharm.*, 1787, t. LXXIII, p. 76. — VII. *Bons effets de l'emplâtre de cantharides, appliqué sur la tête, dans les commotions du cerveau* (*Journ. de chir.* de Desault, t. I, p. 177).

A. C.

GAVASSETI (Michaeli). Médecin italien du seizième siècle, disciple de Capo di Vacca, était de Novellare, petite ville située à peu de distance de Parme. Il exerça avec succès l'art de guérir à Padoue. On connaît de lui :

I. *Exercitatio methodi anatomicæ.* Patavii, 1584, in-4° (extrait de Galien).— II. *Libri duo : alter de natura cauterii et ejus accidentibus; alter de præludiis anatomicis, seu totius artis medicæ fundamentis.* Venetiis, 1584, in-4°. — *Accessit liber tertius de methodo anatomica.* Venet., 1587, in-4°. — III. *Libri duo : alter de rebus præter naturam; alter de indicationibus curativis, seu de methodo medendi.* Venetiis, 1586, in-4°.

L. Hn.

GAVET (Jacques). Né à Rumilly, dans la Savoie, vers 1674, étudia la médecine à Montpellier et se fit recevoir docteur à Avignon en 1694, sous la présidence du fameux La Forêt. Il exerça ensuite la médecine avec succès à Chambéry. On a de lui :

I. *Traité des fièvres.* Genève, 1700. C'est probablement le même ouvrage que le suivant publié en latin : *Nova febris idea, seu novæ conjoncturæ circa febris naturam.* Genevæ, 1700, in-12. — II. *Traité de la peste, ou conjectures physiques sur sa nature et ses causes.* Lyon, 1722, in-12.

L. Hn.

GAVIAL. *Voy.* Crocodile.

GAVINET (Jean-Marie). Pharmacien de Lyon, membre de l'Académie des sciences de cette ville, y est né le 1er décembre 1708, et y est mort le 17 novembre 1756, emporté par la phthisie. Élève de Geoffroy, il a laissé quelques mémoires qui ont été recueillis par le *Recueil de l'Académie des sciences de Lyon.*

A. C.

GAVIRIA Y LEON (Diego). Médecin espagnol du dix-huitième siècle, membre et vice-président de l'Académie royale de Séville, médecin de la chambre du roi, n'a laissé que deux discours inauguraux, publiés dans le premier volume des Mémoires de l'Académie de Séville :

I. *Oratio inauguralis pro solvendis studiorum feriis in regia Hispalensi societate, prælecta a D. D. Didaco Gaviria et Leon,* etc. Séville, 1736, in-4°.— II. *Oratio inaug. ad novam studiorum reparationem in regia societate Hispalensi,* etc. Séville, 1736, in-4°.

L. Hn.

GAY (Les).

Gay (Jean-Antoine). Docteur en médecine de l'ancienne Faculté de Paris, médecin à un hôpital de Montpellier, puis fixé à Paris, est connu par ses démêlés avec Portal au sujet de la saignée dans le traitement de l'apoplexie. On a de lui :

I. *Vues sur le caractère et le traitement de l'apoplexie, dans lesquelles on réfute la doctrine du Dr Portal sur cette maladie.* Paris, 1807, in-8°. — II. *Essai de médecine contre usage de la saignée*, etc. Paris, 1808, in-8°. — III. *Adresse à Son Exc. le comte de Monta-livet... ou défense du traité contre la saignée et exposé du véritable traitement de l'hémorrhagie.* Paris, 1810, in-8°. — IV. *Dissertation sur les propriétés du sucre.* Paris, 1810, n-8° (Gay y prétend que le sucre de canne est un poison). — V. *Pétition d'intérêt universel, présentée à l'autorité, afin qu'il me soit permis de constater dans un hôpital, sous les yeux des commissaires nommés par elle, l'efficacité d'une nouvelle méthode de traiter toutes les maladies, sans jamais verser le sang des malades.* Paris, 1818, in-8°.

L. Hn.

Gay (CARLO-GIUSEPPE). Médecin italien de la fin du dix-huitième siècle, est connu par un bon traité sur la fièvre épidémique qui régna pendant plusieurs années à Monta et dans d'autres localités du Piémont, et qu'il considère comme une synoque maligne bilioso-putride. Gay était médecin pensionné à Monta.

Febbre popolare del Piemonte descritta dal medico Carlo Giuseppe Gay, aggiuntavi la maniera di pensare ed operare intorno ad essa. Torino, 1787, in-8° (ouvrage dédié à Dana).

L. Hn.

Gay (JACQUES-ÉTIENNE). Célèbre botaniste, naquit à Nyon, dans le canton de Vaud, le 11 octobre 1786, et fit ses premières études dans une institution de sa ville natale, sous la direction du botaniste Gaudin, qui ne tarda pas à lui inspirer un vif goût pour la botanique. A Lausanne, où il fit de brillantes études universitaires, il continua à s'occuper avec ardeur de sa science favorite; dans l'intervalle, il explora avec Gaudin les deux versants des Alpes, de la frontière de la Savoie à celle du Tyrol, et les parties les plus remarquables de la Suisse. En 1811, il se rendit à Paris et y obtint la protection de de Sémonville, alors sénateur, depuis pair de France, qui l'attacha aux bureaux du sénat et lui donna la direction de son cabinet particulier. Il étudia avec zèle dans les bibliothèques de Paris et au jardin des plantes, où il écouta les leçons d'Ant.-Laur. de Jussieu, de L.-C. Richard et de Desfontaines. Lors de la Restauration, de Sémonville le fit nommer secrétaire du comité des pétitions et en 1824 obtint pour lui la décoration de la Légion d'honneur.

Les événements de 1848 vinrent supprimer, avec la Chambre des pairs, les emplois qui en dépendaient. Gay obtint néanmoins que son vaste herbier pût rester dans les annexes du Luxembourg. En 1854, il prit part à la fondation de la Société botanique. En 1861, malgré son grand âge, il fit un voyage dans les montagnes d'Auvergne, en 1862 dans les hautes terres du pays de Galles, en 1863 dans les Landes, à la recherche de plusieurs espèces d'*Isoëtes*. Il mourut à Paris, le 16 janvier 1864.

Dans les premiers temps de son séjour à Paris, Gay avait travaillé à la *Flora helvetica* de Gaudin; plus tard il publia un grand nombre de notes et de monographies sur les principales familles de plantes phanérogames d'Europe; il ne s'est que peu occupé des cryptogames et des plantes exotiques. On trouvera les publications de Gay, au nombre de soixante-cinq, disséminées dans les *Mémoires du Muséum d'histoire naturelle*, dans les *Annales des sciences naturelles*, dans le *Bulletin de la Société botanique de France*, etc., sans compter un grand nombre d'études, de mémoires restés manuscrits.

Une longue notice sur la vie et les travaux de Gay, avec l'énumération de toutes ses publications et manuscrits, par Ramond, se trouve insérée dans le *Bullet. de la Soc. bot. de France*, t. XI, p. 541, 1864.

Gay (CLAUDE). Naturaliste français distingué, né à Draguignan, le 18 mars 1800. Il vint à Paris en 1818, suivit les cours du Muséum d'histoire naturelle, puis fit une première excursion dans la Grèce, l'Orient et l'Asie Mineure. Sur les conseils de Desfontaines et d'Adr.-Laur. de Jussieu, il se décida à aller explorer le Chili. Il se rendit dans ce pays en 1828, et, après les premiers résultats de l'exploration scientifique de la province de Santiago, le gouvernement chilien lui offrit d'acquitter tous les frais que ses travaux pouvaient nécessiter. Grâce à cette haute protection, Gay put étendre ses courses et pendant deux années il visita la province de Colchagua, les hautes Cordillères, fit l'ascension du volcan de Talcaregue et explora les îles flottantes du lac Zuguatacua, récoltant partout des plantes nouvelles. Mais il comprit qu'il était nécessaire de joindre à ses recherches botaniques des observations de météorologie et de physique générale : aussi revint-il en Europe pour faire exécuter à Paris les instruments de précision qui lui étaient indispensables, et il repartit en 1834, muni de précieuses instructions fournies par Arago et Humboldt.

De retour en Amérique, il explora le Pérou, l'île Jean Fuernandez et les autres provinces chiliennes ; les intéressants, mais pénibles voyages de Gay, étaient terminés en 1840. Il ne quitta le Chili, pour revenir dans sa patrie, que le 26 juin 1842, après avoir achevé le classement du cabinet d'histoire naturelle de Santiago, dont il était le créateur.

Revenu en France avec d'immenses matériaux, Gay commença la rédaction du vaste ouvrage qui a pour titre *Historia fisica y politica de Chili, segun documentos adquiridos en esta republica*, etc. (Paris, et au Chili, *en el Museo de historia natural de Santiago*, 24 vol. in-8, av. atlas en 2 vol. gr. in-4), qui ne fut achevé qu'après une trentaine d'années ; il parut de 1844 à 1852, et la législature chilienne vota à l'unanimité les fonds nécessaires pour sa publication. La partie botanique à elle seule comprend 8 volumes (avec un atlas), auxquels collaborèrent Clos, Decaisne, Em. Desvaux, Naudin, J. Remy et Montagne (pour la cryptogamie) ; on y trouve décrites quatre mille espèces, dont plus des trois quarts ont été recueillies par Gay lui-même. La faune comporte également 8 volumes. La partie qui concerne la géographie physique n'est pas moins intéressante ; le premier, Gay fournit des données complètes sur cette région de l'Amérique, jusqu'alors peu visitée.

Outre ce grand travail, Gay a encore publié, dans le journal chilien l'*Araucano*, plusieurs mémoires concernant l'origine de la pomme de terre, l'influence du déboisement sur la constitution du climat dans les provinces du nord du Chili, etc., etc.

En quittant le Chili en 1842, Gay obtint de la république tous les honneurs qui pouvaient être décernés à un étranger et reçut le titre de citoyen chilien. L'Académie des sciences de Paris l'appela dans son sein, en 1856, en remplacement de de Mirbel.

Depuis son retour d'Amérique, il a en outre visité le Maroc, la Tartarie, une grande partie de la Russie et de la Pologne.

Gay a, par disposition testamentaire, légué à l'Académie des sciences le capital nécessaire pour instituer un prix annuel de 2500 francs, destiné à récompenser le meilleur mémoire de géographie physique.   L. Hn.

GAYAC. *Voy.* GAÏAC.

GAYAM. Arbre, d'espèce indéterminée, qui croît sur le bord des routes aux environs de Sourabaya, ville forte située sur la côte N.-E. de l'île de Java. Ses fruits renferment une amande comestible dont on retire une huile employée aux usages domestiques et pour l'éclairage.   Ed. L.

GAYAN Y SANTOYO (Juan).   Vivait au dix-huitième siècle. Il était chirurgien des villes de Trillo, Aljecilla, Jadraque, Chillaron del Rey, Azañon, Recuenco et Valdeolivas, et membre du protomédicat royal. On a de lui :

Antorcha methodica, mapa historical y discursos analiticos de las admirables termales aquas de los baños de Sacedon, Corcoles, Trillo y Buendia, etc. Madrid, 1760, in-4°.
                                                                                      L. Hn.

GAYANT (Les Deux).

Gayant (Louis).   Chirurgien et anatomiste célèbre. De Vaux lui a consacré une notice dans son *Index funereus chirurgorum Parisiensium.* Il le dit natif de Clermont en Beauvaisis, membre de l'Académie des sciences (1666), chirurgien consultant des armées du roi, « le premier des anatomistes de son temps », démonstrateur d'anatomie, soit comme professeur particulier, soit comme professeur dans les écoles de chirurgie. Il n'aurait pas été étranger à la découverte du canal thoracique ; dans tous les cas, il embrassa avec passion les données fournies par Pecquet et il a, par son enseignement, singulièrement vulgarisé la découverte. Il mourut à Maestricht le 18 octobre 1673, après avoir enrichi les recueils de l'Académie des sciences des trois mémoires suivants :

I. *Observ. sur les valvules de la veine crurale, sur celles de la veine axillaire et sur celles du canal thoracique,* 1666, t. I, p. 24. — II. *Observ. sur la communication de la veine émulgente avec le canal thoracique,* 1666, t. I, p. 25. — III. *Observ. sur l'effet de la transfusion du sang d'un jeune chien dans un vieux,* t. II, p. 88.   A. C.

Gayant (Louis).   Fils du précédent. Il naquit à Paris en 1647, fut docteur en médecine de la Faculté de Paris (19 décembre 1670), médecin du roi, et mourut le 20 février 1719, ainsi que le constate l'acte suivant pris sur un registre de la paroisse Saint-Sulpice :

« Ledit jour (21 février 1719) a été fait le convoy et enterrement de Louis « Gayant, conseiller du roy, médecin ordinaire de Sa Majesté, docteur en méde- « cine de la Faculté de Paris, âgé d'environ soixante et douze ans, mort d'hier « en sa maison rue de Seine. Et y ont assisté Me Estienne Garnier, avocat en « parlement, conseiller du roy, expéditionnaire de la Court de Rome, beau- « frère, Me Antoine Copineau, procureur au Parlement, nepveu du défunt, qui « ont signé :   Garnier, Copineau. »

Louis Gayant fils a joui d'une grande réputation dans son temps comme praticien ; il a tenu, comme on dit, le haut du pavé. Nous ne lui connaissons que des thèses qu'il a soutenues ou fait soutenir à la Faculté de médecine de Paris :

I. *Est-ne lotum* Χύλωσεως *extrementum ?* (aff.). Présid. : Jacq. Mentel, 1669.— II. *An puerperæ febri correptæ, purgamentis defectæ, cædendæ cubitu venæ ?* (aff.). Présid., Cl. Berger, 1669. — III. *An spiritus animales in cerebri substantia procreantur ?* (aff.). Bachelier : Pierre Yon, 1671. — IV. *An arthritidis origo semper ab arteriis ?* (neg.). Bachelier : Pierre Daquin, 1673.   A. C.

GAY-LUSSAC (Louis-Joseph).   Célèbre chimiste français qui a rendu trop de services indirects à la science biologique pour ne pas avoir sa place ici. Il est né le 6 décembre 1778, à Saint-Léonard, dans le Limousin, où son père Antoine

Gay, juge au Pont-de-Noblac, possédait une propriété connue sous le nom de Lussac. Sa première éducation fut confiée à un abbé qui émigra pendant la Révolution, puis il eut pour maîtres Courty et J.-B. Albert. En novembre 1794, il se rendit à Paris et fut placé dans une pension à Nanterre, et le 27 décembre 1797, il fut reçu à l'École polytechnique, puis en 1800 à l'École des ponts et chaussées, où il gagna l'amitié de l'illustre chimiste Berthollet. Ce dernier lui associa son fils dans l'exploitation d'un établissement industriel fondé à Arcueil pour le blanchiment des toiles par un procédé nouveau, l'emploi du chlore. Mais cet établissement ayant cessé de fonctionner au bout d'un an, Gay-Lussac fut nommé le 1er janvier 1802 répétiteur à l'École polytechnique, où il suppléa plusieurs fois Fourcroy dans son cours de chimie pratique, et au mois de juillet de la même année professeur de physique à la Sorbonne. Il échangea cette chaire, en 1832, contre celle de chimie générale au Jardin des Plantes. En 1831, les électeurs de sa ville natale, se rappelant la conduite impartiale et courageuse de Gay-Lussac, sous la seconde restauration, lors de la réorganisation de l'École polytechnique jugée trop bonapartiste, l'envoyèrent à la Chambre des députés. Le 7 mars 1839, il fut nommé pair de France, poste auquel l'avait pour ainsi dire désigné Berthollet, en lui léguant une partie de son costume de pair.

Gay-Lussac avait été en outre nommé membre du comité consultatif des arts et manufactures en 1805, membre du conseil de perfectionnement des poudres et salpêtres en 1818, essayeur du bureau de garantie de la monnaie en 1829, puis chimiste de la direction des tabacs, monopoleur des alcoolomètres, etc., etc. En 1806, il avait remplacé Brisson à l'Académie des sciences, et il était en outre membre de la Société d'Arcueil et de diverses autres sociétés savantes.

Gay-Lussac mourut à Paris, le 9 mai 1850, après une carrière admirablement remplie, et laissant des travaux remarquables sur les branches les plus importantes de la physique et de la chimie. Ce ne fut pas sans regrets qu'il quitta ce monde, au moment où il pressentait les merveilles que la science allait enfanter : « C'est dommage, disait-il, de s'en aller; ça commence à devenir drôle. »

En 1804, Gay-Lussac fit deux ascensions en ballon, la première en compagnie de Biot, la seconde seul, dans le but de vérifier si la force magnétique de la terre diminue quand on s'élève dans les airs; il arriva à une hauteur de 7016 mètres et fit en outre des observations remarquables sur la loi de décroissance de la température et de l'état hygrométrique. C'est dans cette même année 1804 que Gay-Lussac, en faisant l'analyse de l'air au moyen de l'eudiomètre de Volta, remarqua pour la première fois que l'oxygène et l'hydrogène, considérés en volumes, s'unissent pour former de l'eau dans la proportion simple et fixe de 100 d'oxygène et de 200 d'hydrogène.

En 1805, Gay-Lussac entreprit en compagnie de Guillaume de Humboldt un voyage en Italie et en Allemagne, durant lequel il fit des observations très-importantes sur les volcans, sur la chaleur centrale, sur le magnétisme terrestre, etc., et se lia à Gottingue avec le célèbre naturaliste Blumenbach.

En 1807, Gay-Lussac étudia les changements de volumes des gaz et des vapeurs sous l'influence des variations de température et détermina leur coefficient de dilatation, et l'année suivante il établit la loi des combinaisons des substances gazeuses entre elles, loi qui a été le fondement de la théorie atomique; en 1815, il découvrit le *cyanogène*, mettant ainsi hors de doute la possibilité, jusqu'alors contestée, d'une combinaison entre l'azote et le carbone. Mentionnons encore les beaux travaux de Gay-Lussac sur l'iode, le chlore, le bore, qu'il découvrit avec Thénard en 1808, l'acide fluorique (fluorhydrique), la préparation des métaux alcalins, etc., son procédé d'analyse des monnaies d'argent par voie humide, son invention du baromètre à siphon, de l'alcoolomètre, du chloromètre, de l'alcalimètre, etc.

L'importance des publications de Gay-Lussac nous fait un devoir d'en mentionner ici les principales :

I. *Mémoire sur la dilatation des gaz et des vapeurs*, lu à l'Institut national le 11 pluviôse an X (31 janv. 1802). In *Annal. de chimie*, t. XLIII, p. 137, 1802. — II. *Notes sur la précipitation mutuelle des oxydes métalliques*. Ibid., t. XLIX., p. 21, 1804. — III. *Relation d'un voyage aérostatique fait par MM. Gay-Lussac et Biot*, lu à l'Institut national le 9 fructidor an XII (27 août 1804). In *Journ. de physiq.*, t. LIX, 1804. — IV. *Relation d'un voyage aérostatique fait par Gay-Lussac le 29 fructidor an XII* (sept. 1804), lu à l'Institut le 9 vendémiaire an XIII (1er octobre 1804). Ibid., t. LIX, 1804. — V. *Expériences sur les moyens eudiométriques et sur la proportion des principes constituants de l'atmosphère* (avec Alex. de Humboldt), lu à l'Institut le 1er pluviôse an XIII (21 janvier 1805). Ibid., t. LX, 1805. — VI. *Sur la présence de l'acide fluorique dans les substances animales.* In *Ann. de chim.*, t. LV, 1805. — VII. *Observ. sur l'intensité et l'inclinaison des forces magnétiques, faites en France, en Suisse, en Italie et en Allemagne* (avec le même), lues à l'Institut le 8 sept. 1806. In *Mém. de la Soc. d'Arcueil*, t. I, p. 1, 1807. — VIII. *Essai sur les variations de température qu'éprouvent les gaz en changeant de densité, suivi de considérations sur leur capacité pour le calorique*, lu à l'Institut le 15 sept. 1806. Ibid., t. I, p. 180, 1807. — IX. *Sur la vaporisation des corps*, Ibid., p. 204. — X. *Mesures des phénomènes capillaires*. In *Journ. de physiq.*, t. XLV, p. 88, 1807. — XI. *Sur la décomposition des sulfates par la chaleur.* In *Mém. de la Soc. d'Arcueil*, t. I, p. 215, 1807. — XII. *Sur le rapport de la capacité de saturation des corps avec leur pesanteur spécifique.* Ibid., p. 379. — XIII. *Nouveau procédé pour obtenir le sodium et le potassium purs* (avec Thénard), lu à l'Institut le 7 mars 1808. Ibid., t. II, 1809. — XIV. *Sur les précautions à prendre pour réussir dans la préparation des métaux alcalins* (avec le même), lu à l'Institut le 2 mai 1808. Ibid., id. — XV. *Phénomènes que présente le gaz ammoniac avec le métal de la potasse* (avec le même), lu à l'Institut le 16 mai 1808. Ibid., id. — XVI. *Décomposition de l'acide boracique par le potassium; séparation du bore*, lu à l'Institut le 20 juin 1808. Ibid., id. — XVII. *Recomposition de l'acide boracique; histoire du bore*, lu à l'Institut le 14 novembre 1808, Ibid., id. — XVIII. *Sur le rapport qui existe entre l'oxydation des métaux et leur capacité de saturation pour les acides*, lu à l'Institut le 5 décembre 1808. Ibid., id. — XIX. *Recherches sur l'acide fluorique : tentatives pour en extraire le radical* (avec Thénard), lu à l'Institut le 9 janvier 1809. Ibid., id. — XX. *Action du potassium sur les sels terreux et alcalins et sur les sels et oxydes métalliques* (avec le même), lu à l'Institut le 23 janvier 1809, Ibid., id. — XXI. *Propriétés comparatives du gaz acide muriatique oxygéné et de l'acide muriatique* (avec le même), lu à l'Institut le 27 février 1809. Ibid., id. — XXII. *Sur la vapeur nitreuse et sur le gaz nitreux considéré comme moyen eudiométrique*, lu à l'institut le 13 mars 1809. Ibid., id. — XXIII. *Rech. sur la production d'un almalgame par l'ammoniaque et les sels ammoniacaux au moyen de la pile voltaïque* (avec Thénard), lues à l'Institut en sept. 1809. In *Recherches physico-chimiq.*, t. I, p. 52, et *Ann. de chimie*, t. LXXIII, 1809. — XXIV. *Réponse aux recherches analytiques de M. Davy sur la nature du soufre et du phosphore* (avec Thénard), lue à l'Institut le 18 sept. 1809. In *Rech ph.-chim.*, t. I, p. 187, et *Ann. de chim.*, t. LXXIII. — XXV. *Méthode pour déterminer les proportions des principes qui constituent les subst. végét. et animales*, etc. (avec le même), lu à l'Institut le 15 janvier 1810. In *Annales de chimie*, t. LXXIV, 1810. — XXVI. *Sur l'acétate d'alumine*. Ibid., p. 195. — XXVII. *Observ. sur trois mém. de M. Dary* (avec Thénard). Ibid., t. LXXV, p. 290, 1810. — XXVIII. *Sur la fermentation*, lu à l'Institut le 3 déc. 1810. Ibid., t. LXXVI, p. 245, 1810.— XXIX. *Note sur l'acide prussique*. Ibid., t. LXXVII, 1811. — XXX. *Sur l'action mutuelle des oxydes métalliques et des hydrosulfures alcalins*. Ibid., t. LXXVIII, p. 86, 1811. — XXXI. *Sur la précipitation de l'argent par le cuivre*. Ibid., p 91. — XXXII. *Sur les oxydes de fer.* Ibid., t. LXXX, p. 185, 1811. — XXXIII. *Sur la précipitation des métaux par l'hydrogène sulfuré.* Ibid., p. 205. — XXXIV. *Sur la densité des vapeurs de l'eau, de l'alcool, de l'éther sulfurique, et sur un appareil très-simple employé pour déterminer cette densité*, lu à l'Institut le 25 novembre 1811. Ibid., p. 218. — XXXV. *Sur la capacité des gaz pour le calorique*, lu à l'Institut le 20 janvier 1812. Ibid., t. LXXXI, p. 98, 1812. — XXXVI. *Sur la déliquescence des corps.* Ibid., t. LXXXII, p. 171, 1812. — XXXVII. *Sur la capacité des fluides élastiques pour le calorique.* Ibid., t. LXXXIII, p. 106, 1812. — XXXVIII. *Sur les changements de couleur que produit la chaleur dans les corps colorés.* Ibid., t. LXXXIII, p. 171, 1813.— XXXIX. *Sur les sulfites sulfurés, les muriates de mercure et les phosphures alcalins.* Ibid., t. LXXXV, p. 199, 1813. — XL. *Sur l'existence de l'alcool dans le vin,* lu à l'Institut le 1er mars 1813. Ibid., t. LXXXVI. 1813, et in *Mém. de la Soc. d'Arcueil,* t. III, p. 94. — XLI. *De l'influence de la pression de l'air sur la cristallisation des sels.* Ibid., t. LXXXVII, p. 225, 1813, et *Mém. d'Arcueil,* t. III, p. 180. — XLII. *Sur un nouvel acide formé avec la substance découverte par M. Courtois,* lu à l'Institut le 6 décembre 1813. Ibid., t. LXXXIII, p. 311, 1813. — XLIII. *Sur la combinaison de l'iode avec l'oxygène,* lu à l'Institut le 20 déc. 1813. Ibid., p. 319. — XLIV. *Sur l'iode,* lu à l'Institut le 1er avril 1814. Ibid., t. XCI, p. 5, 1814. — XLV. *Sur l'acide prussique,* lu à l'Institut le 18 sept. 1815. Ibid., t. XCV, p. 156, 1815. — XLVI. *Lettre à M. Clément sur l'analyse de l'alcool et de l'éther sulfurique.* Ibid., p. 311. — XLVII. *Sur l'acide urique.* Ibid., t. XCVI, p. 53, 1815. — XLVIII. *Réclamation... sur la découverte de l'acide chlorique.* Ibid., p. 99. — XLIX. *Sur l'oxydation de quelques métaux.* In *Annal. de chim. et de phys.,* t. I, p. 157, 1816. — L. *Description d'un nouveau baromètre portatif.* Ibid., p. 113. — LI. *Sur les combinaisons formées par l'iode et le chlore.* Ibid. — LII. *Sur les combinaisons de l'azote avec l'oxygène.* Ibid., p. 394. — LIII. *Sur la dilatation des liquides.* Ibid., t. II, p. 130, 1816. — LIV. *Descript. d'un thermomètre propre à indiquer des maxima et des minima de température.* Ibid., t. III, p. 90, 1816. — LV. *Descript. d'un eudiomètre de Volta.* Ibid., t. IV, p. 188, 1817. — LVI. *Notice sur Hipp.-Vict. Collet-Descotils.* Ibid., p. 213. — LVII. *Perfectionn. de la lampe à gaz inflammable.* Ibid., t. V, p. 501, 1817. — LVIII. *Sur les combinaisons du soufre avec les alcalis,* lu à l'Acad. des sc. le 15 déc. 1817. Ibid., t. VI, p. 321, 1817. — LIX. *Sur la salure de l'océan Atlantique.* Ibid., t. VI, p. 426, et t. VII, p. 79, 1818. — LX. *Sur la fixité du degré d'ébullition des liquides.* Ibid., t. VII, p. 307, 1818. — LXI. *Lettre à M. de Humboldt sur la formation des nuages orageux.* Ibid., t. VIII, p. 158, 1818. — LXII. *Sur un acide nouveau formé par le soufre et l'oxygène* (av. Welter). Ibid., t. X, p. 312, 1819. — LXIII. *Analyse de l'eau de la mer Morte,* Ibid., t. XI, p. 195, 1819. — LXIV. *Essai de l'eau du Jourdain.* Ibid., p. 197. — LXV. *Sur l'essai des soudes.* Ibid, t. XIII, p. 212, 1820. — LXVI. *Sur le calorique du vide.* Ibid., p. 304. — LXVII. *Analyse du sulfate de magnésie.* Ibid., p. 308.— LXVIII. *Sur le froid produit par l'évaporation.* Ibid., t. XXI, p. 82, 1822. — LXIX. *Analyse du fulminate d'argent,* lu à l'Acad. des sc. le 22 mars 1824. Ibid., t. XXV, p. 285, 1824. — LXX. *Sur l'essai du chlorure de chaux.* Ibid., t. XXVI, p. 62, 1824. — LXXI. *Sur les paratonnerres.* Ibid., p. 258. — LXXII. *Lettre... sur la théorie de la nitrification.* Ibid., t. XXXIV, p. 86, 1827. — LXXIII. *Sur le carbonate noir de cuivre.* Ibid., t. XXXVII, p. 335, 1828. — LXXIV. *Sur le pyrophore.* Ibid., p. 415. — LXXV. *Essai des potasses du commerce.* Ibid., t. XXXVIII. p. 337, 1828. — LXXVI. *Sur la liqueur fumante de Boyle,* Ibid., t. XL, 1829. — LXXVII. *Sur l'analyse du borax.* Ibid., p. 398. — LXXVIII. *Sur l'acide phosphorique.* Ibid., t. XLI, p. 351, 1829. — LXXIX. *Sur le kermès.* Ibid., t. XLII, p. 87, 1829. — LXXX. *Sur l'absorption de l'oxyg. par l'argent,* etc. Ibid., t. XLV, p. 241, 1830. — LXXXI. *Faits pour servir à l'histoire du bleu de Prusse.* Ibid., t. XLVI, p. 73, 1831.— LXXXII. *Sur l'acide oxalique,* lu à l'Acad. des sc. le 5 avril 1831. Ibid., p. 218. — LXXXIII. *Sur le précipité pourpre de Cassius.* Ibid., t. XLIX, p. 396, 1832. — LXXXIV. *Descript. d'un thermomètre à air.* Ibid., t. LI, p. 435, 1832. — LXXXV. *Descr. d'un appareil pour le mélange des gaz avec les vapeurs.* Ibid., p. 438. — LXXXVI. *Nouv. instruct. sur la chlorométrie.* Ibid., t. LX, p. 225, 1835. — LXXXVII. *Sur la décomp. du carbonate de chaux au moyen de la chaleur.* Ibid., t. LXIII, p. 219, 1836. — LXXXVIII. *Sur de la glace qu'on trouve au fond des rivières.* Ibid., p. 359. — LXXXIX. *Nouv. simplific. de l'eudiomètre de Volta.* Ibid., t. LXVI, p. 443, 1837. — XC. *Sur un nouveau procédé de chauffage importé d'Angleterre,* Ibid., t. LXVII, p. 220, 1838. — XCI. *Considér. sur les forces chimiques.* Ibid., t. LXX, p. 407, 1839. — XCII. *Observ. critiq. sur la théorie des phénomènes chimiq. de la respiration.* Ibid., 3e série, t. XI, p. 5, 1844. — XCIII. *Sur la solubilité des fluides élastiques.* Ibid., t. XIII, p. 507, 1845. — XCIV. *Mém. sur l'eau régale.* Ibid., t. XXIII, p. 205, 1848. — XCV. *Instruction pour l'usage de l'alcoolomètre centésimal.* Paris, 1824. — XCVI. *Instruction pour l'essai du chlorure de chaux.* Paris, 1824. — XCVII. *Instruction sur l'essai des matières d'argent par la voie humide.* Paris, 1833. — XCVIII. *Leçons de physique.* Paris, 1828, 2 vol. in-8° (publ. par le sténographe Grosselin).—XCIX. *Cours de chimie.* Paris. 1828 (publ. par le sténographe Marmet). — C. Les travaux faits en commun avec Thénard ont paru sous le titre : *Recherches physico-chimiques faites sur la pile.* Paris, 1811, 2 vol. in-8°. L. HN.

GAZ EN GÉNÉRAL. *Voy.* CORPS.

GAZ D'ÉCLAIRAGE. (Hygiène). Nous diviserons cette étude en trois parties. Dans la première, nous nous occuperons spécialement de la fabrication du gaz d'éclairage, et des conditions d'hygiène professionnelle et industrielle que cette fabrication présente.

Dans la seconde, nous étudierons l'influence de l'éclairage au gaz sur la salubrité de la voie publique.

Dans la troisième, nous présenterons toutes les considérations que comporte, au point de vue de l'hygiène de l'habitation, l'emploi du gaz comme moyen d'éclairage et de chauffage.

C'est à un Français, *Philippe Lebon d'Humbersin*, que l'on doit attribuer la découverte du gaz d'éclairage.

Lebon annonça sa découverte à l'Institut en 1798; le 28 septembre 1799, il prenait un brevet d'invention, et, en 1803, il éclairait les appartements d'un hôtel, à Paris, avec du gaz extrait de la houille.

La même année, en Angleterre, dans une fabrique de machines à vapeur située à Soho près Birmingham, et appartenant à l'illustre mécanicien James Watt, un ingénieur, *William Murdoch*, établissait aussi un appareil destiné à l'éclairage du bâtiment principal.

Bien que les écrivains anglais aient attribué la priorité de la découverte du gaz d'éclairage à leur compatriote, il est certain que William Murdoch avait eu connaissance des résultats obtenus à Paris par Philippe Lebon; mais, ce qui lui revient sans doute, c'est d'avoir substitué au bois, dont l'ingénieur français s'était servi pour la fabrication du gaz, la houille qui abonde en Angleterre.

A partir de 1804, ce nouveau mode d'éclairage prend de plus en plus de l'extension. Exclusivement employé d'abord dans les usines et dans les grands établissements industriels, ou bien comme moyen d'illumination publique, ce ne fut qu'en 1812 que l'on commença à s'en servir à Londres, pour éclairer les rues. En France, les premiers becs de gaz parurent à Paris, dans la rue de la Paix et sur la place Vendôme, au mois d'avril 1819. En Allemagne, ce n'est qu'en 1826 que l'éclairage au gaz fut établi à Berlin. Des capitales l'usage pénétra, peu à peu, dans les grandes villes et les centres manufacturiers, et se répandit dans toute l'Europe. Il ne tardera pas à envahir tout le monde civilisé.

Pour se rendre compte de l'importance que la question de l'éclairage au gaz présente au point de vue de l'hygiène publique et privée, il nous suffira de citer les quelques chiffres suivants.

La production annuelle en France s'élève à peu près à 350 millions de mètres cubes de gaz.

Le département de la Seine produit à lui seul 156 654 252 mètres cubes de gaz, près de la moitié de la consommation totale de la France; après le département de la Seine, ceux qui fabriquent le plus de gaz sont : le Nord avec 25 732 000 mètres cubes; le Rhône avec 14 799 000 mètres cubes; la Seine-Inférieure avec 11 440 000 mètres cubes et les Bouches-du-Rhône avec 10 535 000 mètres cubes.

En Angleterre, la consommation du gaz est beaucoup plus considérable; à Londres seul il a été, en 1876, consommé 404 781 600 mètres cubes de gaz produits par les dix-neuf usines qui appartiennent aux six grandes compagnies qui alimentent cette ville (*Field*).

I. LE GAZ D'ÉCLAIRAGE DANS LES FABRIQUES. A. Les matières premières qui servent à la fabrication du gaz sont : la houille, le bois, la tourbe, les matières résineuses, les graisses et huiles, le pétrole et l'eau. C'est de l'industrie du gaz de la houille que nous nous occuperons spécialement.

La fabrication du gaz d'éclairage avec la houille comprend trois opérations :

1° La distillation de la houille dans les cornues ;

2° La condensation des produits liquides dans des appareils spéciaux, ce qui constitue l'épuration physique du gaz ;

3° L'épuration chimique du gaz.

En dernier lieu s'opèrent l'emmagasinement et la distribution du gaz.

Pour bien faire comprendre les conditions de travail où se trouvent placés les ouvriers des usines à gaz, nous devons donner un résumé succinct de la conduite de ces diverses opérations.

Les appareils distillatoires ou cornues sont des cylindres en terre, recouverts à leur intérieur d'un enduit argileux. Leurs dimensions sont telles que 100 kilogrammes de houille remplissent environ les deux tiers de leur capacité. Cette quantité de houille produit de 28 à 29 mètres cubes de gaz. On ferme l'ouverture des cornues avec un couvercle ou tampon en fer qui se rive à une embouchure ou tête de fonte fortement scellée au corps du cylindre.

Les cornues sont disposées horizontalement et parallèlement dans des fours dits à gaz, de manière que le col de leur embouchure demeure libre en avant. Dans les grandes fabriques de gaz, chaque four reçoit de 5 à 7 cornues ; cependant, il y a aussi des fours de 12 à 13 cornues.

Les ouvriers qui chargent les cornues se servent d'une longue cuiller en tôle, ayant la forme d'un demi-cylindre, qu'ils introduisent remplie de charbon dans la cornue ; il suffit de la retourner pour disposer la charge. On la retire alors et on ferme l'appareil.

La distillation dure quatre heures, après lesquelles on procède au défournement du résidu contenu dans la cornue. Ce résidu, qui est du coke encore brûlant et flambant, est attiré au dehors, à l'aide d'un ringard, sorte de long crochet de fer, et recueilli dans des brouettes ou chariots en fer qui servent à le transporter dans la cour de l'usine, où on l'éteint avec de l'eau.

Dans quelques fabriques, le coke est immédiatement employé à l'état rouge pour le chauffage des cornues.

Dès qu'une cornue est ainsi vidée, l'ouvrier la recharge immédiatement, la ferme de nouveau en tournant la vis dont le tampon est muni, et l'opération recommence.

Entre le travail des cornues et le travail d'épuration proprement dit, a lieu l'épuration physique ou condensation qui se fait pour ainsi dire mécaniquement, et sans nécessiter l'intervention d'ouvriers spéciaux ; nous devons en donner un aperçu succinct. Toutefois, comme c'est à l'influence des produits de la distillation du charbon que se rapportent les accidents particuliers que l'on rencontre chez les gaziers, il est indispensable de faire connaître quels sont ces produits, *avant* et *après* l'épuration du gaz.

Les produits de la distillation de la houille sont au nombre de quatre : le coke, les résidus ammoniacaux, le goudron et le gaz d'éclairage. Chacun de ces produits peut agir sur la santé par les éléments qui le composent. Il faut donc connaître les principaux de ces éléments.

On trouve dans le coke 90 à 95 pour 100 de carbone et une petite proportion de sulfure de fer. Les résidus ammoniacaux présentent comme éléments principaux : du carbonate et du sulfure d'ammonium, et comme éléments accessoires du cyanure et du sulfocyanure d'ammonium.

Le goudron comprend des hydrocarbures liquides et solides, des acides et éthers, des bases et des éléments constituant ce qu'on appelle le brai. Nous renvoyons à l'article GOUDRON l'énumération complète de ses divers éléments et leur étude au point de vue de l'hygiène.

Les éléments qui entrent dans la composition du gaz d'éclairage sont nombreux. Wagner et Gautier les divisent :

1° En éléments *éclairants* comprenant des gaz et des vapeurs; ce sont tous des hydrocarbures.

Ces gaz sont : l'acétylène (C^2H^2), l'éthylène (C^2H^4), le propylène (C^3H^6), le butylène (C^4H^8);

Les vapeurs sont des vapeurs de benzine (C^6H^6), de styrolène (C^8H^8), de naphtaline ($C^{10}H^8$), d'acétylnaphtaline ($C^{12}H^{10}$), de fluorène ($C^{13}H^{10}$), de propyle (C^3H^7), de butyle (C^4H^2);

2° En éléments non éclairants qui sont : l'hydrogène, le gaz des marais (CH^4), l'oxyde de carbone;

3° En éléments altérant la pureté du gaz : l'acide carbonique, l'ammoniaque, le cyanogène, le sulfocyanogène, l'hydrogène sulfuré, des carbures d'hydrogène sulfurés, du sulfure de carbone et de l'azote.

Ceci posé, passons rapidement en revue le travail général d'épuration du gaz d'éclairage.

Une première condensation des produits volatils de la distillation de la houille se fait dans le *barillet*, large tube horizontal, ordinairement cylindrique, commun à une série de fours, et avec lequel communiquent les tuyaux de dégagement des cornues. L'eau, dont le barillet est rempli, est bientôt remplacée par du goudron et de l'eau goudronneuse qui s'écoulent par un tube d'écoulement dans un réservoir à goudron.

Les gaz, la vapeur d'eau contenant en dissolution des sels ammoniacaux, les vapeurs de goudron qui ne sont pas condensées dans le barillet, s'échappent par un tube abducteur et arrivent dans ce qu'on appelle le « jeu d'orgue », qui est une série de tubes réfrigérants dans lesquels s'opère la transformation en liquides des vapeurs aqueuses et goudronneuses. En même temps que le jeu d'orgue, on emploie généralement un second appareil condensateur ou *laveur à coke* qui se compose de cylindres en tôle remplis de fragments de coke maintenus humides. Ce laveur a pour but, à la fois, d'enlever au gaz une partie de l'hydrogène sulfuré et du sulfure d'ammonium, et de retenir les particules de goudron entraînées par le courant gazeux.

Du laveur, le gaz est conduit dans l'épurateur proprement dit, où il doit être dépouillé de l'hydrogène sulfuré, de l'acide carbonique, des produits ammoniacaux et des quelques bases organiques qui accompagnent l'ammoniaque dans le gaz d'éclairage non purifié.

Les épurateurs consistent généralement aujourd'hui en de grandes caisses rectangulaires en fonte ou en tôle, divisées en deux ou trois compartiments par des diaphragmes horizontaux. Dans chaque compartiment, on place une claie sur laquelle on étend les matières épurantes. Le gaz arrive le plus souvent par la partie inférieure de la caisse et sort par la partie supérieure (d'autres fois c'est le contraire); il est ainsi forcé de se tamiser à travers la masse d'épuration.

L'agent chimique le plus anciennement employé est la chaux, qui l'a été successivement sous forme humide (lait de chaux), ou sous forme sèche (hydrate de chaux sec ou simplement humecté). Mais l'expérience a démontré que la chaux seule ne suffit pas pour opérer une épuration complète; il reste des produits ammoniacaux que, dans quelques usines, on élimine en faisant passer le gaz à travers de la sciure de bois humectée avec de l'acide sulfurique étendu, et placée dans les compartiments inférieurs de l'appareil épurateur. Mais le procédé, employé aujourd'hui dans presque toutes les grandes usines, en Angleterre et en France, c'est le mélange qui a été proposé par *Laming*, quelque peu modifié suivant les fabriques, et qui consiste en un mélange de sulfate de chaux et de peroxyde de fer employé à l'état sec.

Le gaz d'éclairage, une fois purifié, se rend dans le *gazomètre* ou réservoir destiné à le contenir avant sa distribution.

Chaque usine possède au moins deux gazomètres, quelquefois jusqu'à dix ou douze, et leurs capacités réunies peuvent égaler les 8/10 environ du volume du gaz engendré journellement dans l'établissement. Tout gazomètre se compose d'une cloche et d'une cuve. La cloche remplie d'eau avant l'arrivée du gaz plonge dans un grand réservoir, en maçonnerie et ciment hydraulique, à parois bien étanches. C'est la cuve ou citerne. Elle est creusée dans le sol de façon que, lorsque la cloche est au bas de sa course, c'est-à-dire vide de gaz, la plate-forme du gazomètre est de niveau avec le sol.

L'étanchéité des parois de la cuve est aussi importante pour l'hygiène que pour l'économie de l'usine. Les fuites de gaz et les infiltrations de liquides auxquelles la perméabilité de ces parois donnerait lieu seraient, on le comprend, préjudiciables à tous égards. D'un autre côté, elle favorise le retour des gaz du sol dans le fond de la cuve : de là des accidents pendant le curage.

Quant au danger d'explosion que les gazomètres présentent, il faut reconnaître qu'il a été fort exagéré. Si l'on songe que pour être détonant, le gaz renfermé dans la cloche doit être mélangé avec au moins sept fois son volume d'air atmosphérique, on comprendra comment le jeu de l'appareil lui-même rend cette éventualité impossible. Aussi les cloches atteignent-elles aujourd'hui un volume considérable. Il y a dans les usines de la Compagnie parisienne des cloches qui ont une capacité de 25 000 mètres cubes. En général, cependant, cette capacité ne dépasse pas 12 à 15 000 mètres cubes. En Angleterre, celle des gazomètres actuellement en usage est de 15 000, 30 000 et jusqu'à 70 000 mètres cubes. L'un des plus grands gazomètres connus, construit à Liverpool, possède une capacité de 87 500 mètres cubes.

B. Voyons maintenant quelles sont les conditions spéciales d'hygiène où se trouvent placés les ouvriers des usines à gaz.

On peut diviser les ouvriers gaziers en deux catégories : 1° les ouvriers employés aux cornues; 2° les ouvriers employés aux épurateurs.

Le travail des cornues ou des fours expose les ouvriers à tous les inconvénients des poussières, à l'action d'une haute température, aux fatigues d'un dur labeur. Appelés à se remplacer à tour de rôle, dans le transport de la houille, dans le chargement et le déchargement des cornues, dans l'enlèvement et l'extinction du coke embrasé, ils bénéficient sans doute de la division successive du travail, mais ils se trouvent par cela même exposés à des transitions brusques de température, alors qu'ils sont dans un état prononcé de sueur. C'est la cause la plus générale des maladies qui les atteignent.

Ces maladies sont : des affections chroniques ou subaiguës des organes respiratoires, des affections catarrhales aiguës ou chroniques des voies digestives et des affections rhumatismales.

Suivant nous, cependant, il ne faudrait pas faire jouer aux influences atmosphériques un rôle trop prépondérant. L'action du froid vient sans doute déterminer l'explosion ou la manifestation aiguë d'une de ces affections, mais la gravité et le caractère spécial qu'elle présente dépendent avant tout des prédispositions acquises par l'organisme de l'ouvrier sous l'influence du travail professionnel.

C'est ainsi que chez ces ouvriers les poumons sont prédisposés aux affections catarrhales aiguës par l'inhalation des poussières charbonneuses; que les catarrhes intestinaux sont le résultat de troubles digestifs prolongés par suite de déperditions sudorales et d'excès de boissons; que les rhumatismes dépendent de fatigues musculaires considérables que provoque le genre de travail professionnel.

La bronchorrhée se retrouve chez cette catégorie d'ouvriers comme signe principal de la pneumonoconiose anthracosique ou maladie des houilleurs. On constate chez eux : l'otite furonculeuse et les blépharites glandulo-ciliaires des chauffeurs, provoquées par le dépôt de la poussière de charbon dans le conduit auditif et sur les rebords des paupières. Je ferai cette remarque que la houille grasse, que l'on emploie de préférence dans les usines à gaz, présente, à cet égard, une action particulièrement irritante.

Il faut noter encore les douleurs subites dues à la rupture de fibres musculaires; le lumbago et la névralgie sciatique. Le caractère de ces deux dernières affections est le même que celui que nous avons signalé chez les forgerons et les fondeurs. Il y a plus, en effet, qu'une simple manifestation rhumatismale; la somme de mouvement des lombes est presque aussi grande chez les ouvriers employés aux cornues que chez les forgerons. En outre, à côté de l'affaiblissement nerveux provoqué par des déperditions sudorales continues, il faut faire intervenir l'action fâcheuse produite par l'absorption de gaz nuisibles.

C'est ainsi que le transport du coke embrasé, son extinction, donnent lieu à un dégagement de gaz carbonés et sulfureux. Les vertiges, les céphalalgies que le voisinage de ces amas incandescents provoque parfois chez les ouvriers, sont dus à l'inhalation de l'oxyde de carbone. Il en est de même pour la fumée qui s'échappe des cornues quand on les charge et quand on les décharge. Au moment du déchargement, surtout, le gaz qui se dégage tout autour du tampon desserré, non-seulement est dangereux à respirer, mais peut donner lieu, si l'on ouvre tout de suite, à de violentes explosions. C'est pour cela qu'on l'allume, dès qu'il se dégage, et l'on évite ainsi, avec l'explosion, les chances de brûlure et de respiration de gaz délétères. Quand l'absorption accidentelle de ces gaz a lieu, il se manifeste des signes rapides d'intoxication caractérisés par un catarrhe aigu de l'estomac avec vomissements et fièvre, plongeant les ouvriers dans l'abattement le plus profond, plus rarement dans un coma subit. Mon savant collègue et ami, le professeur Arnould (de Lille), regarde ce travail des cornues comme une opération des plus dangereuses dans les usines à gaz. Tout récemment, au Congrès international d'hygiène de Turin, il a cité le cas d'un ouvrier qui était arrivé au plus haut degré d'anémie, et chez lequel Kelsch ne compta plus qu'un million et demi de globules rouges par millimètre cube.

Mais c'est principalement chez les gaziers employés aux épurateurs que se remarque cette sorte d'empoisonnement chronique dû à l'action répétée de gaz toxiques mélangés en proportion plus ou moins grande avec l'air qu'ils respirent.

Leur teint est généralement terreux. Ils présentent souvent des éruptions cutanées papulo-pustuleuses, de l'acné, entre autres. A. Manouvriez a observé chez les ouvriers des usines à gaz de Valenciennes et d'Anzin des anthrax, des panaris et de fréquentes inflammations de la peau (*De l'anémie des mineurs, dite d'Anzin. Valenciennes*, 1878). J'avais déjà signalé ce fait dans mon *Hygiène et pathologie des professions*. Cet état d'anémie, que je regarde aujourd'hui comme dû spécialement à l'absorption du gaz oxyde de carbone, a été rapproché par M. Manouvriez de l'anémie des houilleurs d'Anzin, qu'il regarde comme une intoxication spéciale due aux hydrocarbures provenant de la houille ; ce qui lui fait établir la plus grande analogie entre les affections professionnelles des gaziers, des ramoneurs de suie de houille, des distillateurs de goudron, des ouvriers des fabriques de brai, etc. (*voy.* art. Goudron). Mes propres observations me font attribuer à l'action des vapeurs hydrocarburées les manifestations éruptives, seules, que présentent les ouvriers gaziers.

Cependant, on ne saurait dire que les ouvriers des usines à gaz aient un bilan pathologique plus prononcé qu'ailleurs et l'on doit faire entrer en ligne de compte les mauvaises habitudes d'hygiène privée, les excès de boissons et autres, dans la somme de morbidité relevée chez eux. C'est ainsi que Pétersen dans son *Étude sur la santé des ouvriers des usines à gaz de Copenhague* insiste sur leur alimentation défectueuse, et sur l'entraînement qu'ils éprouvent à faire usage, comme stimulant, de liqueurs alcooliques. « Le gazier, dit-il, tombe ainsi peu à peu dans l'alcoolisme avant de s'en douter. Des catarrhes gastriques chroniques et incurables se développent, la nutrition est altérée, les accidents pulmonaires prennent un développement beaucoup plus considérable, et ce concours de circonstances produit cet état d'épuisement profond dans lequel tombent souvent les ouvriers qui travaillent depuis longtemps dans les usines à gaz » (*De la santé des ouvriers des usines à gaz de Copenhague*, in *Hygieniske medelelser og. Botratyninger*, vol. VII, part. II, 1872. Copenhague, extrait par Du Mesnil, in *Ann. d'hyg. publ.*, avril 1874).

Quelques observateurs, M. Bouteiller, de Rouen, entre autres, ont de la tendance à considérer l'influence de la fabrication du gaz d'éclairage sur les ouvriers qui y sont employés comme salutaire (*De l'influence de la fabrication du gaz d'éclairage sur les ouvriers qui y sont employés*, Anvers, 1876). Mes propres observations me font craindre que, à cet égard, on n'ait voulu trop prouver. Presque tous ces observateurs invoquent l'influence bienfaisante des émanations des résidus d'épuration sur la coqueluche et sur les affections respiratoires. A ce sujet, la question est jugée aujourd'hui, et je renvoie à l'article Coqueluche de ce Dictionnaire, où elle a été traitée complétement.

M. Bouteiller insiste beaucoup sur les propriétés désinfectantes qu'auraient ces résidus. Selon lui : être employé dans une usine à gaz, c'est se trouver dans la meilleure situation pour être préservé des maladies. Il a cité un certain nombre de renseignements qui semblent démontrer que les gaziers sont à l'abri du choléra et que la fièvre typhoïde les épargne également. Ce n'est pas l'opinion de M. Manouvriez, de Valenciennes, qui signale la prédisposition aux maladies infectieuses et ce caractère torpide, grave, insolite, qu'elles peuvent revêtir par défaut d'énergie réactionnelle, chez tous les ouvriers exposés à l'influence des dérivés de la houille. « Les gaziers de Valenciennes et d'Anzin, dit-il, sont plus sujets que les autres artisans au choléra qui, en temps d'épidémie, les atteint assez souvent les premiers ; chez eux, les rechutes sont fréquentes. »

Avant d'aborder l'étude des documents relatifs à la salubrité de l'industrie du gaz d'éclairage, il nous reste à dire un mot des accidents qui peuvent arriver pendant le nettoyage des cuves des gazomètres.

La mauvaise construction des cuves des gazomètres et les infiltrations qui en sont les conséquences, dit Max. Vernois (*Traité pratique d'hygiène industrielle et administrative*, t. II, p. 47), ont souvent donné lieu à des accidents graves, et quelquefois mortels, pour les ouvriers chargés de les réparer, pendant leur séjour au fond de ces cuves. La cause en était peut-être due à de l'acide carbonique dégagé du sol et à son mélange avec quelque hydrocarbure volatil. Ce n'est pas assurément de l'hydrogène carboné, car le gaz ne saurait séjourner au fond de la cuve. Serait-ce de l'acide sulfhydrique? Quoi qu'il en soit, les cas de mort ont été déterminés par une asphyxie comparable à celle qui se produit dans les *cuves à vin*. »

Ces accidents, qui rappellent en effet ceux produits par le méphitisme des fosses et de certaines caves et puisards, n'arrivent point quand les parois de la cuve des gazomètres sont parfaitement imperméables. C'est sans doute au retour, dans la cuve vide, des gaz comprimés dans les couches voisines du sol, alors que la cuve est pleine, qu'ils doivent être attribués.

C. Un des plus grands inconvénients qui se soient opposés longtemps au développement de l'industrie du gaz d'éclairage provenait des résidus fournis par les produits de condensation et d'épuration. Dans l'ignorance où l'on était alors de leur utilisation industrielle et devant la difficulté de s'en débarrasser d'une façon pratique, on se trouvait en présence de masses excessivement encombrantes et devenant une cause sérieuse d'insalubrité pour le voisinage. Aujourd'hui encore, les usines où l'on emploie la chaux produisent une quantité considérable de résidus exhalant une odeur infecte et fort incommode pour les ouvriers et le voisinage au moment où l'on ouvre les caisses et pendant les manipulations qu'exigent leur enlèvement. A cet égard, de Freycinet recommande la pratique suivie par quelques usines en Belgique. La chaux impure est immédiatement mélangée avec les cendres des foyers qui absorbent les odeurs, et le compost ainsi obtenu est entreposé dans une sorte de couloir clos de toutes parts et ventilé de bas en haut. Il est vendu aux agriculteurs comme engrais.

Cependant on est arrivé à ne laisser perdre aucun des produits secondaires de la fabrication du gaz, et leur traitement ainsi que leur vente viennent puissamment en aide à l'exploitation de l'industrie première. C'est ainsi que les cokes de gaz sont très-recherchés pour le chauffage des appartements; que les eaux de condensation servent à l'extraction du sulfate d'ammonium; que le goudron de houille, qui était autrefois une si grande source d'incommodités pour les fabriques et les habitations voisines, est devenu le point de départ d'une nouvelle et puissante industrie : l'industrie du goudron; que la chaux épuisée peut être employée dans le tannage des peaux, pour le pelainage de celles-ci; que les détritus du mélange de Laming eux-mêmes produisent du soufre qui est utilisé, dans beaucoup d'endroits, pour la préparation de l'acide sulfurique.

On peut voir, par là, combien les échanges mutuels que se font et sont appelées à se faire les industries modernes, en utilisant les résidus des fabriques, contribuent puissamment à leur assainissement et aux progrès de l'hygiène. Aussi la législation qui régissait certaines de ces industries a-t-elle pu subir des modifications avantageuses au libre essor de ces dernières, sans pour cela compromettre les intérêts de la salubrité publique. C'est ce qui est arrivé pour la fabrication du gaz d'éclairage, au sujet de laquelle les craintes manifestées par l'administration et le public ont singulièrement perdu de leur exagération première.

Régie successivement par l'ordonnance royale du 20 août 1824 et celle du 25 mars 1838, cette fabrication a été soumise au décret du 27 janvier 1846 jusqu'en 1866, époque où les établissements et les usines à gaz furent classés dans la deuxième et troisième classe des établissements insalubres, incommodes ou dangereux. Ils sont aujourd'hui réglementés par un décret spécial en date du 9 février 1867. La simple reproduction de ce décret et des instructions ministérielles concernant son exécution nous paraît suffisante pour faire connaître toutes les considérations d'hygiène industrielle que la fabrication du gaz soulève.

INSTRUCTIONS POUR L'EXÉCUTION DU DÉCRET DU 9 FÉVRIER 1867.

Paris, le 28 février 1867.

MONSIEUR LE PRÉFET,

La nomenclature des établissements réputés insalubres, dangereux ou incommodes, annexée au décret impérial du 31 décembre 1866, a rangé dans la deuxième classe la fabrication du gaz d'éclairage et de chauffage pour l'usage public, et dans la troisième classe la même fabrication pour l'usage particulier, ainsi que les gazomètres pour l'usage particulier non attenant aux usines de fabrication.

Ce classement est à peu près le maintien de celui qui existait antérieurement ; mais ce qui concerne le gaz est soumis, en outre, à des conditions spéciales prescrites par l'ordonnance royale du 27 janvier 1846, et il a paru convenable de réviser ce régime en tenant compte des progrès réalisés.

Tel est l'objet du décret impérial du 9 février 1867, rendu après examen du Comité consultatif des arts et manufactures, et sur l'avis du Conseil d'État, décret dont vous trouverez le texte à la suite de la présente circulaire et dont je dois vous faire connaître l'esprit et la portée.

Il convient de remarquer d'abord que l'ordonnance de 1846 s'appliquait indistinctement à la fabrication du gaz pour les usages publics et pour les usages privés, tandis que le nouveau décret, qui la remplace en l'abrogeant, n'a plus jugé nécessaire de réglementer d'une manière spéciale que les usines fabriquant pour l'usage public, les appareils destinés aux besoins privés ne devant plus, dès lors, être soumis qu'aux conditions particulières de l'acte administratif qui en aura autorisé l'établissement.

En second lieu vous reconnaîtrez, Monsieur le Préfet, qu'on s'est attaché à retrancher de la réglementation spéciale tout ce qui pouvait être une gêne trop grande pour le développement d'une industrie dont la nécessité est chaque jour plus démontrée.

Déjà l'administration, désireuse de hâter le développement de cette industrie en lui laissant toutes les facilités compatibles avec la sécurité publique, avait accueilli favorablement les réclamations qui lui avaient été adressées au sujet de la prohibition contenue dans l'article 6 de l'ordonnance de 1846, lequel interdisait l'emploi de toute substance animale pour la fabrication du gaz, et un décret en date du 17 mai 1865 a rapporté cette prohibition. Le règlement nouveau, s'inspirant du même esprit, supprime tout ce qui, dans l'ordonnance de 1846 (art. 17 et 24), était relatif à la construction, à l'emploi du gazomètre et aux épreuves que devaient subir les récipients portatifs pour le gaz. Il a été reconnu, en effet, que les dispositions dont il s'agit n'avaient plus aujourd'hui leur raison d'être et n'étaient plus en harmonie avec les progrès accomplis dans cette industrie depuis vingt ans.

Le nouveau règlement dispense en outre les usiniers de l'obligation, que leur imposait l'article 14 de l'ordonnance, d'être pourvus de deux ou plusieurs gazomètres, selon l'importance de leur fabrication ; il supprime également l'obligation qui leur était imposée de surmonter de tuyaux et cheminées toutes les ouvertures des ateliers ; enfin, il réserve à chaque fabricant, moyennant certaines conditions, la possibilité de traiter, dans son usine même, les eaux de condensation pour en extraire les sels ammoniacaux qu'elles peuvent contenir.

Ces simples indications suffisent pour faire ressortir les avantages que, dans son ensemble, la nouvelle réglementation présente aux industriels. J'y ajouterai seulement quelques explications sur les principales dispositions du décret.

Aux termes de l'article 2 : 1° Les usines à gaz devront être entourées d'un mur ou d'une clôture solide en bois, de trois mètres de hauteur au moins ; 2° les ateliers de fabrication, ainsi que les gazomètres, devront être séparés des habitations voisines par une distance d'au moins trente mètres.

Il est bien entendu que la condition d'éloignement des habitations ne concerne que les usines qui se formeraient à l'avenir. S'il en était autrement, en effet, certains établissements actuellement existants se trouveraient frappés d'une sorte de suppression qui ne saurait être dans les intentions du règlement. Vous devrez donc seulement, Monsieur le Préfet, n'autoriser désormais les usines à gaz qu'en les obligeant à satisfaire à la condition d'éloignement exigée par le décret.

Quant à la première partie de cet article et à l'ensemble des autres dispositions du décret, l'application en principe doit en être immédiate. Mais, avant de formuler des prescriptions à cet égard pour chaque établissement, vous devrez vous rendre un compte exact de la situation de l'usine, de son emplacement, de la possibilité ou de l'impossibilité qu'il y aurait de construire le mur ou la clôture exigés. Vous aurez aussi, avant d'ordonner l'exécution de ces travaux, à tenir compte de la difficulté qu'ils pourraient rencontrer soit au point de vue de la situation existante, soit au point de vue de la dépense qu'ils occasionneraient, et vous pourrez, suivant les circonstances, user momentanément de tolérance, en accordant, pour la réalisation de ces travaux, les délais que vous jugeriez convenables.

C'est l'article 9 qui, comme je l'ai déjà indiqué, laisse aux propriétaires d'usines à gaz, et sous certaines conditions, la faculté de traiter, dans leur établissement même, les eaux de condensation qu'ils peuvent recueillir pour en extraire les sels ammoniacaux. Vous devrez, Monsieur le Préfet, veiller à ce que les conditions qu'impose cet article soient convenablement observées, surtout en ce qui concerne les exhalaisons nuisibles et l'écoulement des eaux, de manière à sauvegarder les intérêts de la salubrité publique et ceux des habitations voisines.

Les articles 3, 4, 5, 6, 7, 8, 10, 11 et 12, renferment, sauf ce qui a été indiqué ci-dessus, à peu près les mêmes dispositions que les articles correspondants de l'ordonnance de 1846.

Ces diverses prescriptions ne peuvent être l'objet d'aucun embarras, d'aucune gêne sérieuse pour les propriétaires d'usines à gaz. pourvu que l'on tienne compte des recommandations qui précèdent touchant les ménagements qu'il convient d'apporter à l'application de l'article 2 du nouveau règlement.

Je compte beaucoup, du reste, Monsieur le Préfet, sur votre sollicitude éclairée pour faciliter la transition du régime ancien au régime inauguré par le nouveau décret; mais, si vous rencontriez dans l'application quelques difficultés qui vous fissent désirer d'avoir l'avis du Comité consultatif des arts et manufactures, vous pourriez m'en référer, et vous me trouverez disposé à vous faciliter la solution des questions que vous aurez à résoudre au début de ce nouveau régime pour l'industrie du gaz.

Veuillez m'accuser réception de cette circulaire, etc...

Suit le décret :

DÉCRET

NAPOLÉON,.... etc.

Vu l'ordonnance royale du 27 janvier 1846, concernant les établissements d'éclairage par le gaz hydrogène ;

Vu le décret du 31 décembre 1866 ;

Vu l'avis du Comité consultatif des arts et manufactures,

Avons décrété..... etc.:

Article premier. — Les usines et ateliers de fabrication du gaz d'éclairage et de chauffage pour l'usage public et les gazomètres qui en dépendent sont soumis aux conditions ci-après.

Art. 2. — Les usines sont fermées par un mur d'enceinte ou une clôture solide en bois, de trois mètres de hauteur au moins; les ateliers de fabrication et les gazomètres sont à la distance de trente mètres au moins des maisons d'habitation voisines.

Art. 3. — Les ateliers de distillation et tous les bâtiments y attenant seront construits et couverts en matériaux incombustibles.

Art. 4. — La ventilation desdits ateliers doit être assurée par des ouvertures suffisamment larges et nombreuses, ménagées dans les parois latérales et à la partie supérieure du toit.

Art. 5. — Les appareils de condensation sont établis en plein air, ou dans des bâtiments dont la ventilation est assurée comme celle des ateliers de distillation.

Art. 6. — Les appareils d'épuration sont placés vers le centre de l'usine, en plein air ou dans des bâtiments dont la ventilation est assurée comme celle des ateliers de distillation et de condensation.

Art. 7. — Les eaux ammoniacales et les goudrons produits par la distillation, qu'on n'endèverait pas immédiatement, seront recueillis dans des citernes exactement closes et qui devront être parfaitement étanches.

Art. 8. — L'épuration sera pratiquée et conduite avec les soins et précautions nécessaires pour qu'aucune odeur incommode ne se répande en dehors de l'enceinte de l'usine. La chaux ou les laits de chaux, s'il en est fait usage, seront enlevés chaque jour, dans des vases ou tombereaux fermant hermétiquement, et transportés dans une voirie ou dans un local désigné par l'autorité municipale.

Art. 9. — Les eaux de condensation peuvent être traitées dans l'usine elle-même pour en extraire les sels ammoniacaux qu'elles contiennent, à la condition que les ateliers soient établis vers la partie centrale de l'usine, et qu'il n'en sorte aucune exhalaison nuisible ou incommode pour les habitants du voisinage, et que l'écoulement des eaux perdues soit assuré sans inconvénient pour le voisinage.

Art. 10. — Les goudrons ne pourront être brûlés dans les cendriers et dans les fourneaux qu'autant qu'il n'en résultera à l'extérieur ni fumée, ni odeur.

Art. 11. — Les bassins dans lesquels plongent les gazomètres seront complétement étanches ; ils seront construits en pierres ou briques à bain de mortier hydraulique, en tôle ou en fonte.

Art. 12. — Les gazomètres seront établis à l'air libre ; la cloche de chacun d'eux sera maintenue entre des guides fixes solidement établis de manière que, dans son mouvement, son axe ne s'écarte pas de la verticale. La course ascendante en sera limitée de telle sorte que, lorsque la cloche atteindra cette limite, son bord inférieur soit encore à un niveau inférieur de 0^m,30 au moins au bord du bassin ou cuve.

La force élastique du gaz dans l'intérieur du gazomètre sera toujours maintenue au-dessus de la pression atmosphérique ; elle sera indiquée par un manomètre très-apparent.

Art. 13. — Les usines et appareils mentionnés ci-dessus pourront, en outre, être assujettis aux mesures de précautions et dispositions qui seraient reconnues utiles dans l'intérêt de la sûreté et de la salubrité publiques, et qui seraient déterminées par un règlement d'administration publique.

Art. 14. — Les usines et ateliers régis par le présent décret seront soumis à l'inspection de l'autorité municipale chargée de veiller à ce que les conditions prescrites soient observées.

Art. 15. — Les dispositions de l'ordonnance du 27 janvier 1846 sont et demeurent rapportées.

Art. 16. — Notre ministre, secrétaire d'État au département de l'agriculture, du commerce et des travaux publics, est chargé de l'exécution du présent décret, qui sera inséré au *Bulletin des Lois.*

Fait au palais des Tuileries, le 9 février 1867.

Signé : NAPOLÉON.

II. LE GAZ D'ÉCLAIRAGE SUR LA VOIE PUBLIQUE. Le gaz d'éclairage tenu en réserve dans le gazomètre est distribué aux consommateurs au moyen de *tuyaux de conduite.* Les conduites principales qui sont établies suivant les grandes voies des villes sont en fonte, et elles sont enfouies dans la terre, à une profondeur de 60 centimètres à 1^m,60 ; les petites conduites ou tuyaux de distribution qui amènent le gaz dans les maisons sont généralement en fer forgé fort. Les premières s'enchâssent les unes dans les autres au moyen du *manchon* ou *tête* qui se trouve à l'une de leurs extrémités dans laquelle pénètre l'extrémité non élargie de la conduite qui précède. Les tuyaux de conduite s'embranchent sur les conduites principales au moyen d'un ajutage ou petit tube avec manchon court. Malgré tout le soin que l'on porte au rejointage de ces divers tuyaux, malgré l'emploi d'un mastic approprié et la précaution de s'assurer préalablement de leur imperméabilité, il est impossible d'éviter la perte d'une certaine quantité de gaz qui se répand dans le sous-sol de la voie publique et devient ainsi une cause sérieuse d'insalubrité.

Le calcul suivant permettra de se rendre compte de l'importance qu'il faut attacher à cette question d'hygiène publique. Avec le meilleur système de canalisation il faut admettre que la perte annuelle de gaz constitue 7 pour 100 de la production annuelle. Dans certaines usines à gaz, le coulage s'élève même à 15 ou 20 pour 100.

A Paris, avec une population de 1 989 000 habitants, avec une superficie de 60 kilomètres carrés, une consommation annuelle de 150 000 000 de mètres cubes de gaz, et avec une perte annuelle évaluée en moyenne à 10 pour 100, on trouve qu'il s'y brûle 76 mètres cubes de gaz par habitant et qu'il se perd dans le sol de cette ville environ 15 000 000 de mètres cubes; ce qui fait 250 000 mètres cubes par kilomètre carré.

A Londres, avec une population de 3 255 000 habitants, avec une superficie de 217 kilomètres carrés, avec une consommation annuelle de 404 782 000 mètres cubes de gaz et une perte moyenne par an de 40 478 200 mètres cubes, il se brûle 124 mètres cubes de gaz par habitant et il se perd, par kilomètre carré de surface, 186 536 mètres cubes de gaz environ.

Si on limite cette perte considérable aux parties plus spécialement éclairées, on voit que cette infection du sol des villes par les conduites du gaz d'éclairage est un résultat inévitable dont l'administration doit se préoccuper à juste titre. Cette infection qui va croissant dans certaines grandes villes, malgré tous les moyens proposés et essayés pour la combattre, peut avoir des conséquences désastreuses sur la santé publique, soit directement par les émanations qui en résultent, soit indirectement en portant atteinte à certaines mesures générales d'assainissement.

Mais il est un côté de la question sur lequel je veux insister, avant d'aborder les considérations afférentes à cette infection du sol. Il s'agit de l'influence que les travaux seuls d'installation du gaz dans une ville ont sur le développement ou l'apparition, dans cette ville, de véritables épidémies de fièvres d'accès, d'origine tellurique. Cette action est telle, que l'on peut sans exagération accuser l'industrie du gaz d'éclairage d'avoir importé dans les villes la « grande endémie » des campagnes. La nécessité de creuser le sol, de le fouiller et de le remuer d'un bout à l'autre d'une ville, pour le placement des conduites, a presque toujours provoqué l'explosion de fièvres intermittentes ou de fièvres revêtant, suivant l'état antérieur de souillure du sous-sol, un caractère particulièrement infectieux. Nous citerons seulement les faits qui se sont passés à Marseille, à plusieurs reprises, lors de l'introduction du gaz dans cette ville, et par la suite, avec l'accroissement de sa distribution. Bertulus, qui en a fait le sujet d'un très-intéressant mémoire, accuse, dès le principe, les émanations sulfhydriques provenant de la décomposition de l'humus organique mis en présence des résidus des savonneries, qui, de tout temps, ont infecté le sol de Marseille.

Mais, en dehors de toute cause spéciale de souillure du sol d'une ville, il n'est pas douteux que le seul fait de bouleverser le terrain pour mettre en place, enlever ou réparer un réseau distributeur de gaz, provoque la manifestation de l'endémie paludéenne.

A Rochefort, dont l'assainissement progressif se constatait depuis un certain nombre d'années par la diminution du chiffre des fièvres intermittentes, on a vu celles-ci, en 1876, reparaître plus fréquentes et plus tenaces, à la suite des travaux d'installation exécutés par une nouvelle compagnie, avec laquelle la ville avait passé un marché.

A côté de ces faits qui ont bien leur importance, se placent maintenant tous ceux qui se rapportent à l'infection spéciale inhérente aux infiltrations du gaz dans le sol. Cette infection est surtout due à la filtration, à travers les conduites ou les siphons, des hydrocarbures qui s'y sont condensés.

Dès 1846, dans un *Mémoire sur plusieurs réactions chimiques qui inté-*

ressent l'hygiène des cités populeuses, Chevreul s'était occupé de cette cause d'insalubrité. « Il y aurait un très-grand avantage, dit ce savant, à placer les conduites d'eau et les conduites du gaz propre à l'éclairage dans les égouts. Dès lors le sol ne serait plus exposé à être infecté par les vapeurs liquéfiables que le gaz entraîne avec lui et, lorsqu'il y aurait des réparations de fuites de gaz à faire, l'atmosphère des rues et des maisons qui les bordent ne deviendraient plus infecte, comme cela arrive si souvent aujourd'hui ; et les réparations de ces fuites, aussi bien que celle des tuyaux qui conduisent les eaux, n'auraient plus pour consé·quences les fouilles de la chaussée des rues qui embarrassent si souvent la voie publique. Il serait facile d'établir un système de ventilation au moyen duquel on préviendrait le danger des détonations occasionné par ces fuites de gaz. »

Ainsi, dès le principe, Chevreul abordait la question par son véritable côté hygiénique : ne plus enfouir les conduites dans le sol et ne plus se trouver ainsi dans l'obligation de bouleverser la voie publique. Selon nous, en effet, le seul drainage nécessaire et vraiment salubre à opérer dans le sous-sol d'une ville, c'est le drainage d'évacuation ou *de départ* par des conduites ou des canaux d'égouts. Quand une pareille canalisation existe et qu'il est possible d'en tirer profit pour éviter les travaux toujours insalubres de l'entretien de ce qu'on peut appeler une canalisation *d'apport*, les exigences de la salubrité publique commandent que l'on s'en préoccupe sérieusement.

On a cherché à remédier en partie au mal signalé de différentes manières. On a proposé, par exemple, d'astreindre les compagnies, toutes les fois qu'elles feraient réparer ou renouveler les conduites sur la voie publique, à substituer des terres saines aux terres infectées par le gaz qui seraient extraites des tranchées. Ce moyen atteindrait certainement le but, mais il est inexécutable en pratique. On a donc conseillé de prescrire aux compagnies de substituer dans la tranchée, aux terres imprégnées de gaz, une couche superficielle de sable de 0m,80 de hauteur, mesurée à partir de la surface supérieure de la chaussée pavée. D'autre part, on a essayé la désinfection, au moyen de marnes calcaires, de gypses ou de plâtras ; mais tous ces moyens n'ont pas produit le résultat qu'on pouvait en attendre.

Ce qu'il faut, c'est un procédé plus radical qui rende les tuyaux imperméables, ou qui permette de rassembler le gaz échappé dans un conduit particulier qui limite ses infiltrations et le rejette dans l'atmosphère.

Ce n'est point, en effet, par les seules émanations qu'il dégage qu'un sol infecté de cette façon peut agir sur la santé. Les produits liquéfiés qui suintent à travers les conduites peuvent altérer les eaux potables des puits voisins. Le gaz lui-même s'infiltre à travers la maçonnerie des puits et devient une cause de danger pour les ouvriers puisatiers. Enfin, l'influence nuisible que les terres ainsi imprégnées ont sur les plantations urbaines n'est pas la moins importante des raisons qui militent en faveur d'un changement à apporter dans le mode d'installation des tuyaux distributeurs. C'est au point que dans les villes, éclairées depuis longtemps au gaz et où l'on ne trouve presque plus un endroit du sol qui ne soit souillé, les arbres ne résistent qu'avec une grande difficulté ; et à mesure qu'il s'agit de les remplacer on éprouve plus de peine à sauver les jeunes plants.

On a fait un certain nombre d'expériences pour se rendre compte de cette influence du gaz sur la végétation. Celles de Maecker, Schumann et Wagner, ont porté particulièrement sur l'action des sulfocyanures que contient ordinairement le sulfate d'ammoniaque des usines à gaz. Il a été ainsi constaté que les effets de ces sulfocyanures sont on ne peut plus nuisibles à la végétation; l'orge s'en ressent plus vivement que le froment. On les voit dépérir, se rapetisser, alors que les sulfocyanures ou les cyanures ne se trouvent que dans la proportion de un quarante millième dans le sol.

Des expériences ont été faites pareillement au jardin botanique de Berlin : on a conduit au pied d'un érable et de deux tilleuls des tuyaux en fer munis d'une toile métallique à leur extrémité ouverte et communiquant avec un gazomètre. Au bout de cinquante jours, l'érable devint malade, et l'un des tilleuls ne tarda pas également à dépérir; au bout de deux mois, on constata que toutes les fines radicelles étaient mortes. L'expérience fut interrompue après quatre mois et demi d'action du gaz : l'érable était mort, les deux tilleuls se folièrent encore, mais ils étaient dans un état complet de dépérissement. Böhm insiste tout particulièrement sur l'action spéciale que le gaz d'éclairage a sur les extrémités radiculaires des arbres (*Chim. Centralblatt*, 1873).

Des expériences faites sous la direction de la municipalité d'Erlangen (Bavière) ont prouvé que vingt-cinq pieds cubes de gaz d'éclairage, répandu chaque jour dans 576 pieds cubes de terrain, tuent les radicelles des arbres; que plus le sol est compacte, plus rapidement les fâcheuses conséquences de l'infiltration du gaz se montrent; que l'acacia et le bois divin sont beaucoup plus sensibles à son action que le hêtre et l'érable; enfin que cette influence est beaucoup moins funeste pendant la période de végétation que pendant l'hiver (*Eulenberg*, in *Gewerbe-Hygieine*, p. 600). En hiver, en effet, la surface du sol est compacte, durcie par le froid; autour des racines des arbres, la température est plus élevée, et il se fait vers elle une sorte d'aspiration du gaz infiltré dans les couches voisines du sol.

Déjà en 1862, M. Girardin avait analysé, à Lille, deux échantillons de terre pris, l'un au pied d'un peuplier d'Italie qui dépérissait, l'autre au pied d'un arbre voisin de même espèce qui paraissait en pleine vigueur. La première terre était imprégnée d'huiles empyreumatiques, de sulfures alcalins, de sels ammoniacaux; l'autre ne contenait rien de semblable. Les conduites de gaz étaient en poterie goudronnée et paraissaient intactes; on les remplaça par des tuyaux en fonte (Figuier, *Année scientifique*, 1862).

Mais ces derniers ne sont pas beaucoup moins sujets aux fuites; et l'on a signalé ce fait qu'à Hambourg, où les tuyaux étaient en fonte, un grand nombre d'ormes et de tilleuls qui décoraient les places publiques ont été tués par le gaz d'éclairage.

Un système de tuyaux dont l'emploi s'est considérablement propagé est celui de M. Chameroy. Ces tuyaux sont en tôle étamée ou plombée à l'intérieur et recouverts extérieurement d'une couche de mastic bitumineux incrusté de sable; ils sont réunis au moyen de vis et d'écrous en alliage coulés sur les tuyaux eux-mêmes. Ces tuyaux coûtent moins cher que ceux de fonte et paraissent moins sujets aux fuites.

En Allemagne, on a surtout cherché à rendre imperméables les conduites. Un des systèmes le plus généralement employé consiste à envelopper la conduite d'une couche d'argile, de quelques centimètres d'épaisseur, bien tassée contre les tuyaux. Mais il est rare que des fissures ne se forment pas et que le gaz ne se fraye pas un passage sur un point ou sur un autre.

En somme, le meilleur procédé pour mettre le sol à l'abri de toute infection consiste à renfermer les conduites dans un canal étanche en maçonnerie, de telle sorte que les fuites de gaz restent emprisonnées entre les parois de ce canal et celles de la conduite.

Cet espace annulaire est mis en communication avec les réverbères ou candélabres des rues à l'aide d'un petit conduit qui vient déboucher au niveau de leur socle et par où le gaz s'échappe.

On peut ainsi s'apercevoir d'une fuite et se remettre à sa recherche pour la réparer. On a adopté cette disposition en plusieurs endroits. C'est grâce à elle que les arbres de la promenade du Prado, à Marseille, qui dépérissaient autrefois, sont devenus magnifiques. A Lyon, sous les nouvelles plantations du Parc, les tuyaux sont renfermés dans une conduite en poterie, munie de tubes d'évent. M. Charles de Freycinet, à qui nous empruntons la plupart de ces détails, dit qu'à l'étranger on trouve un certain nombre d'exemples d'enveloppement des conduites par des canaux en maçonnerie bien étanches. Il cite entre autres la place verte d'Anvers, les plantations du quai d'Avray à Liége, certaines parties du Bois à La Haye, etc. Partout, ajoute-t-il, le moyen a parfaitement réussi, et aucun doute ne s'est élevé sur les bons services qu'on peut en attendre; mais il a l'inconvénient d'être fort coûteux à établir et d'entraîner de doubles réparations, car il faut chaque fois démolir la maçonnerie pour arriver à la conduite. Aussi y a-t-on renoncé dans beaucoup de circonstances où l'on reconnaissait cependant l'utilité de remédier à l'infection.

A Paris, à défaut d'enveloppes étanches, on s'en tient aux dispositions prescrites par un arrêté préfectoral de 1856. C'est encore là le moyen palliatif le plus pratique. Voici cet arrêté :

ARRÊTÉ PRÉFECTORAL EN DATE DU 8 AVRIL 1856, SUR LES INFILTRATIONS DE GAZ SOUS LE SOL DES VOIES PUBLIQUES.

Vu le traité conclu le 23 juillet 1855 pour la concession, à partir du 1ᵉʳ juillet 1856, de l'éclairage et du chauffage par le gaz dans Paris, et spécialement l'article 12 portant, § 4 :

« L'administration pourra également prescrire aux compagnies le mode de canalisation qu'elle jugera le plus propre à garantir des effets du gaz les arbres des promenades publiques; »

Vu les arrêtés réglementaires des 25 avril 1847 et 25 janvier 1851, sur la pose des conduites de gaz dans Paris ;

Vu.... etc.,

Article premier. — A l'avenir, les conduites de distribution du gaz d'éclairage et de chauffage placées sous le sol des promenades et de toutes les voies publiques plantées de Paris, et les branchements transversaux du service public ou privé, seront renfermés dans des drains ou dans des pierrées ayant une inclinaison ascendante de 0ᵐ,05 au moins par mètre et mis en communication avec l'atmosphère au moyen d'ouvertures ménagées dans le socle des candélabres ou dans les soubassements des édifices desservis, à une hauteur suffisante pour éviter toute inondation et tout ensablement des drains ou pierrées.

Art. 2. — La section intérieure des drains sera double au moins de la section extérieure qu'ils renferment.

Art. 3. — Les pierres auront une épaisseur de 30 centimètres au moins de chaque côté de la paroi extérieure des conduites.

Elles seront formées de pierres qui ne puissent passer dans aucun sens à travers un anneau de 10 centimètres, et revêtues d'une enveloppe qui puisse faire obstacle à l'infiltration des sables et des terres dans l'interstice des pierres. Nota: Généralement cette enveloppe est en papier goudronné.

Art. 4. — Les conduites d'un diamètre supérieur à 10 centimètres seront posées sur des fondations de béton ou en maçonnerie de ciment ayant une profondeur de 30 centimètres et une largeur proportionnée à ce diamètre, avant d'être garnies latéralement et recouvertes de pierres cassées.

Art. 5. — La compagnie concessionnaire pourra proposer à l'approbation du préfet de la Seine, et employer, après cette approbation, tout système autre que celui dont la description est faite aux articles précédents, pour rejeter dans l'atmosphère le gaz provenant des fuites des conduites et branchements, comme aussi apporter, sous les mêmes conditions, toutes modifications à ce système qui seraient jugées propres à le rendre plus efficace ou d'une exécution plus facile.

De son côté l'administration conservera le droit de rendre obligatoires les perfectionnements dont l'expérience aura fait connaître la nécessité ou l'avantage.

Art. 6. — Les prescriptions contenues dans les articles 1, 2, 3 et 4, ci-dessus, seront appliquées, dans un délai de dix ans au plus, aux conduits et branchements transversaux qui existent actuellement sous le sol des promenades et des voies publiques plantées dans Paris.

Elles seront immédiatement appliquées :

1° En cas de remaniement ou de remplacement des anciennes conduites, pour quelque cause que ce soit ;

2° En cas d'établissement de plantations nouvelles ou de renouvellement total ou partiel de celles qui existent.

Quoi que l'on fasse cependant, tant qu'on maintiendra les conduites enfouies dans le sol, les moyens employés pour empêcher les fuites de gaz de l'infecter seront insuffisants, tout en laissant subsister cette cause première d'insalubrité : le remuement trop fréquent des terrains. Aussi pensons-nous devoir insister, au nom de la salubrité publique, sur l'avantage qu'il y aura toujours, dans une grande ville douée d'un large système de canalisation d'égouts, à faire servir cette canalisation à la distribution du gaz comme à celle de l'eau. C'est le seul procédé radical qui puisse prévenir la formation de ces couches de terrain, immédiatement sous-jacentes au pavé, humides, noires et chargées de produits empyreumatiques et destinées à former tôt ou tard comme une vaste nappe d'infection souterraine sous la voie publique des villes populeuses. C'est l'importance qu'il faut attacher à cette question qui m'engage à lui donner tout le développement qu'elle mérite.

L'idée de placer les conduites de gaz dans les égouts a pour partisans un assez grand nombre d'hommes compétents.

Malgré les objections sérieuses qu'elle comporte, on n'en reste pas moins convaincu que la multiplicité des réseaux canalisateurs qui se trouvent sous le sol d'une grande ville est une source d'inconvénients graves pour la salubrité. A Paris, rien que pour le gaz, la longueur totale de la canalisation du sous-sol dépasse 4000 kilomètres. Voyons donc s'il n'y a réellement pas de moyen pratique et efficace d'y remédier. Nous emprunterons toutes les pièces du débat à un homme éminent, dont le suffrage paraît acquis à l'admission du gaz dans les égouts, à M. Charles de Freycinet, l'ex-ministre des travaux publics.

Les arguments que l'on fait valoir contre cette admission sont de plusieurs sortes.

C'est d'abord la difficulté de veiller à un bon entretien des tuyaux et d'assurer leur réparation avec des ouvriers de différents services, peu soigneux de ce qui ne les regarde pas spécialement, et entre lesquels peuvent surgir des rivalités et des conflits.

C'est le risque d'être soulevées et de subir des efforts préjudiciables à leur stabilité que courraient les conduites à gaz, dans des galeries sujettes à s'engorger en temps de grosses pluies.

C'est surtout le danger des explosions que pourraient engendrer les fuites de gaz ; la difficulté de constater l'endroit où se fait l'échappement, quand une galerie se sera remplie de ses émanations, et qu'il y aura danger d'asphyxie ou de détonation; c'est l'impossibilité de remplacer un tuyau, de poser un manchon, sans déterminer un écoulement de gaz qu'il est déjà difficile aux ouvriers de supporter en plein air et qui les asphyxiera dans un égout; ce sont les difficultés qui accompagneraient la pose des branchements : outre le percement du tuyau qu'ils nécessitent, ils entraîneraient le percement de la voûte de l'égout pour la traversée du plomb destiné à porter le gaz chez l'abonné. Enfin, c'est le danger que courraient les habitations dans lesquelles le gaz des égouts pourrait à chaque instant se faire jour.

Il est incontestable que, dans les essais qui ont été faits jusqu'ici, on a eu à constater plusieurs accidents par explosion à la suite de fuites de gaz dans les galeries d'égouts.

Le fait le plus grave est l'explosion survenue au pont d'Austerlitz en janvier 1865. La voûte en brique et mortier de ciment de la galerie, où se trouvait placée la conduite de gaz, fut complétement détruite et bouleversée sur 160 mètres de longueur.

La conduite de gaz en tôle et bitume, de 50 centimètres, que la Compagnie faisait poser, a été détruite presque entièrement. Celle de 50 centimètres, en fonte, de refoulement des machines d'Austerlitz, n'a été brisée que sur un point, et un jet d'eau énorme a traversé toute la chaussée et renversé un candélabre sur l'autre trottoir; l'eau a été arrêtée immédiatement.

Quatre ouvriers de la Compagnie, travaillant dans la tranchée aux deux extrémités du pont, trois sur la rive droite, un sur la rive gauche, ont été atteints. L'un d'eux a été tué, les trois autres blessés plus ou moins grièvement. Un cinquième qui se trouvait au milieu du pont a été enlevé par l'explosion au milieu des décombres; il est retombé dans la fouille, mais sans être blessé.

Des faits de même nature, quoique moins graves, se sont produits dans d'autres villes : à Toulouse, par exemple, dans l'égout du pont de pierre qui renferme des conduites de gaz.

En somme, c'est là le danger qu'il faudra surtout prévenir, en mettant obstacle à tout dégagement de gaz dans les galeries d'égout.

Pour arriver à ce résultat, il serait peut-être pratique d'entourer chaque conduite d'une enveloppe, dans l'espace annulaire de laquelle le gaz échappé serait recueilli et amené à l'extérieur par des tuyaux d'évent débouchant sur la voie publique.

D'un autre côté, il ne faut pas oublier qu'une bonne ventilation des égouts remédierait déjà en grande partie aux effets de la viciation de l'air des galeries par les fuites de gaz; qu'il serait toujours possible de pénétrer dans les endroits dangereux pour réparer les fuites, en se servant des perfectionnements connus dans les appareils d'éclairage et de respiration, et qu'enfin, en ce qui concerne la pose des branchements sur les conduites, on doit arriver, ainsi que le fait remarquer M. de Freycinet, à l'effectuer *en pression* comme pour les eaux.

A cet égard, il ne nous paraît pas inutile de mentionner le procédé de percement employé aujourd'hui sur la plus grande partie du réseau de Paris. Ce procédé a pour résultat de supprimer l'emploi du burin et du marteau et de prévenir, dès lors, la production des étincelles et souvent même la rupture des tuyaux. « Le percement de la conduite, dit Trébuchet, s'effectue au moyen d'une mèche circulaire, travaillant par bout et formée d'une bande d'acier roulée et non soudée, en sorte qu'elle forme ressort et retient ainsi le morceau de fonte à enlever au centre de la mèche.

« Cette dernière est, en outre, de forme conique, extérieurement, afin de boucher le trou immédiatement à la suite du percement, jusqu'à l'instant de la pose du branchement. Cette mèche s'attelle à une machine à percer, très-simple, disposée pour se fixer dans toutes les positions et sur tous les diamètres, au moyen d'une chaîne... Une fois la conduite percée, il ne reste plus qu'à exécuter le branchement, qui n'est, dans le nouveau système, qu'une tubulure devant être fixée sur le tuyau, comme si cette tubulure avait été fondue avec le tuyau même.

« Le branchement consiste donc à prendre l'attache de la tubulure qui le compose, à l'intérieur du tuyau, au moyen d'un tube métallique évasé à la partie supérieure de la tubulure et refoulé en forme ».

A Bruxelles, où l'infection du sol due aux conduites de gaz avait acquis une si grande intensité que l'autorité publique avait jugé nécessaire de s'en préoccuper sérieusement, une commission d'enquête avait été nommée en vue d'assujettir la distribution du gaz à des conditions nouvelles ; M. Versluys, ingénieur en chef des ponts et chaussées, et chargé de l'inspection de la voirie communale de la ville, proposa le système suivant qu'il serait peut-être bon d'expérimenter afin d'en juger le principe.

« Le problème à résoudre, dit M. Versluys, est de trouver une disposition telle que toute fuite de gaz devienne impossible, ou du moins puisse être constatée avant qu'elle ne présente de danger. C'est cette disposition que nous croyons avoir trouvée.

Nous nous sommes servi d'un procédé fertile en heureuses applications dans l'industrie : la fermeture hydraulique.

Rappelons d'abord que la pression du gaz dans les tuyaux est toujours très-faible ; à la sortie du gazomètre, elle est ordinairement de 2 à 3 centimètres, c'est-à-dire qu'elle fait équilibre à une colonne d'eau de 2 à 3 centimètres de hauteur ; elle n'augmente ensuite qu'en raison de la légèreté spécifique du gaz et de la différence de niveau des lignes des tuyaux ; mais cette augmentation est telle que dans les points les plus élevés d'une ville en pente, comme Bruxelles, elle est toujours balancée par une colonne d'eau de 12 centimètres de hauteur.

Cela posé, on comprend que, si les conduites de gaz sont placées à l'intérieur de l'égout, *dans un canal rempli d'eau*, de manière que le dessus du tuyau soit recouvert d'une hauteur d'eau un peu plus forte que la pression du gaz à l'intérieur de la conduite, il n'y a plus de fuites possibles.

Qu'une imperfection se déclare dans l'une ou l'autre des parties d'une conduite ainsi placée au fond de l'eau, il arrivera que cette eau pénétrera dans le tuyau, en donnant lieu à un certain *bouillonnement* à la surface, *bouillonnement qui sera un indice visible du mal à réparer...*

Quant à l'eau qui pourrait s'introduire par les joints défectueux à l'intérieur des conduites, elle n'est pas non plus un danger. On sait que le gaz entraîne toujours avec lui des vapeurs qui se condensent pendant le trajet, et qui coulent alors selon la pente des conduites. Pour recueillir cette eau, on doit établir, au bas des lignes, des réceptacles où elle se rassemble, et d'où on l'extrait à l'aide d'une pompe. Dès lors l'eau qui pénétrerait dans la conduite suivrait la même route ; sa présence dans les réceptacles dénoncerait l'existence d'une défectuosité dans la conduite et la nécessité d'en faire la visite et la réparation...

Pour racheter la pente de l'égout et maintenir l'eau dans le bassin où la conduite du gaz est placée, il suffit de diviser ce bassin par des cloisons distancées plus ou moins, selon que la pente à racheter est moindre ou plus rapide... Que l'on dirige un filet d'eau dans la partie supérieure de la conduite, c'est-à-dire dans la partie la plus élevée du bassin où elle plonge, cette eau, se déversant de cloison en cloison, maintiendra dans chaque partie du bassin un niveau d'eau égal à la hauteur de la cloison immédiatement inférieure : conséquemment, il n'y a plus de fuite possible, puisqu'il y a toujours excès de pression sur le gaz ».

Arrivant maintenant aux objections d'ordre purement administratif, nous dirons que notre sentiment, en ce qui concerne spécialement la canalisation souterraine d'une grande ville, est que la séparation des services municipaux est un malheur pour l'hygiène ; et nous en référons absolument à l'appréciation de M. Charles de Freycinet, dont nous croyons devoir citer le texte même :

« Quant à nous, dit l'éminent auteur des *Principes de l'assainissement des villes*, nous pensons qu'une grande partie au moins des objections tomberait, si le service du gaz et celui des égouts étaient concentrés dans les mêmes mains. Ce qui se passe sous nos yeux pour les conduites d'eau, qui sont tantôt admises et tantôt repoussées, suivant l'organisation administrative des municipalités, nous paraît fournir la preuve qu'un phénomène analogue ne tarderait pas à se produire pour le gaz. Bien des difficultés qui semblent insurmontables seraient jugées tout autrement, si le point de vue administratif venait à changer.

« Il n'est pas douteux qu'un ingénieur qui aurait à la fois, sous ses ordres, le service du gaz et celui des égouts, serait naturellement disposé à rapprocher des organes souterrains qu'il est non moins naturellement aujourd'hui disposé à tenir éloignés avec l'organisation habituelle.

« La première mesure propre à amener la solution du problème technique est donc de réformer la pratique suivie par les municipalités pour les services des égouts et des gaz ».

III. LE GAZ D'ÉCLAIRAGE DANS LES HABITATIONS. Les considérations que soulève l'emploi du gaz d'éclairage dans les habitations privées sont d'une importance incontestable, et donnent à cette dernière partie de notre étude un intérêt des plus marqués au point de vue de l'hygiène.

C'est comme agent de viciation de l'air qu'on respire que le gaz d'éclairage fait sentir, dans les habitations, son influence fâcheuse sur la santé, soit directement, en se mêlant lui-même à l'atmosphère intérieure, soit indirectement par les produits auxquels sa combustion donne naissance.

De là deux causes d'inconvénients graves et d'accidents que nous devons étudier avec soin.

A. En admettant en principe que le gaz d'éclairage qui est amené dans les habitations fût d'une entière pureté, son mélange avec l'air ambiant n'en serait pas moins préjudiciable à la santé, car, pour qu'il soit doué d'un pouvoir éclairant capable de justifier son emploi, il ne saurait être entièrement privé d'hydrocarbures, et l'inhalation de ces composés gazeux doit toujours être regardée comme dangereuse, sinon en tant qu'éléments toxiques, du moins comme éléments irrespirables.

Malheureusement, c'est là ce qui arrive avec les meilleures méthodes d'épuration. Le pouvoir éclairant du gaz se trouve diminué par la condensation de certains produits carburés entrant dans sa composition : d'où la nécessité de maintenir quelques-uns de ces produits, au moins en quantité suffisante, dans le gaz d'éclairage.

Mais, en dehors de ceux-ci, il est d'autres produits qu'une bonne épuration du gaz ne devrait jamais laisser subsister, et qui deviennent une cause plus grande de danger en cas de fuite et de mélange avec l'air des appartements.

Voyons donc quels sont les éléments divers qui peuvent se présenter dans la composition du gaz d'éclairage, et quel rôle ils sont appelés à jouer dans la viciation de l'atmosphère ambiante.

Nous connaissons déjà la composition du gaz d'éclairage, tel qu'il se dégage dans les cornues pendant la distillation de la houille; voici une analyse due à Firle de Breslau qui nous permettra de suivre, au moins pour le cas particulier dont il s'agit, le dépouillement successif du gaz de houille de quelques-uns de ses divers éléments gazeux, au fur et à mesure qu'il passe à travers les appareils d'épuration physique et chimique. Firle l'a successivement analysé à sa sortie du condensateur tubulaire (a), à sa sortie du condensateur à coke (b), à sa sortie du laveur (c), à sa sortie de l'épurateur au mélange de Laming (d) et à sa sortie de l'épurateur à chaux (e).

	a.	b.	c.	d.	e.
Hydrogène	37,07	37,97	37,97	37,07	37,07
Hydrogène protocarboné.	39,7	38,81	38,48	40,29	39,37
Oxyde de carbone	7,2	7,15	7,11	5,95	5,97
Hydrocarbures lourds	4,1	5,66	4,46	4,63	4,29
Azote	4,81	4,98	6,89	7,86	9,99
Oxygène	0,51	0,47	0,15	0,48	0,61
Acide carbonique	3,72	3,87	3,59	3,53	0,41
Hydrogène sulfuré	1,06	1,47	0,56	0,56	—
Ammoniaque	0,93	0,54	—	—	—

On peut se rendre compte par ce tableau de l'action des divers appareils employés pour l'épuration du gaz. D'après ces mêmes chiffres Wagner et Gautier ont fait voir que le volume primitif du gaz devient de plus en plus petit, de telle sorte que sur 1000 décimètres cubes de gaz brut il reste encore après la sortie :

Du condensateur à coke . . . .   994 décimètres cubes.
De la machine à laver   971   —
Du mélange de Laming.   955   —
De l'épurateur à chaux.   911   —

On voit aussi qu'à la sortie de chaque épurateur il s'ajoute au gaz sous forme d'air atmosphérique une certaine quantité d'oxygène et d'azote.

Dans 1000 décimètres cubes de gaz brut il y a, d'après l'analyse en a, 54 décimètres cubes d'azote et d'oxygène. Cette quantité s'accroît :

Dans le condensateur à coke, de . . . .   4 décimètres cubes.
Dans la machine à laver, de   20   —
Dans le mélange de Laming, de   55   —
Dans l'épurateur à chaux, de   55   —

Voici maintenant quelques analyses de gaz épuré, tel qu'il est livré à la consommation. Sur 100 parties en volume on a :

ÉLÉMENTS CONSTITUANTS DU GAZ LIVRÉ A LA CONSOMMATION.	GAZ DE HOUILLE DE HEIDELBERG.		GAZ DE BONN.	GAZ DE CHEMNITZ.		GAZ DE LONDRES.		GAZ DE PARIS.	
	I.	II.	III.	IV.	V.	VI.	VII.	VIII.	IX.
Hydrogène	44,00	44,57	59,80	51,29	50,08	46,0	27,7	50,2	45,6
Gaz des marais. . . .	38,40	38,50	43,12	36,45	55,92	59,5	50,0	32,8	34,9
Oxyde de carbone. . .	5,75	5,56	4,66	4,45	5,02	7,5	6,8	12,9	6,6
Éthylène	4,15	5,00	4,75	4,91	5,55	5,8	13,0	5,8	4,1
Propylène	5,14	4,54							2,3
Azote	4,25	5,45	4,65	1,41	1,89	0,5	0,4	—	2,7
Oxygène	—	—	—	0,51	0,54	—	—	—	—
Acide carbonique. . .	0,57	—	5,02	1,08	1,21	0,7	0,1	0,5	5,6
Vapeur d'eau.	—	—		—	—	2,0	2,0		

Ces exemples suffisent pour se faire une idée de la variété de composition que peut présenter un gaz d'éclairage dit : épuré. Mais en dehors des hydrocarbures, sur l'action nocive desquels nous aurons à revenir (*voy.* art. GOUDRON), il se rencontre encore assez souvent dans un gaz livré à la consommation une proportion variable de produits ammoniacaux et sulfurés dont l'influence fâcheuse sur la santé peut se montrer d'une façon toute spéciale, au moment de la combustion du gaz, par la formation de vapeurs d'acide azoteux et d'acide sulfureux auxquelles cette combustion donne naissance.

Quoi qu'il en soit, nous pouvons dès à présent insister sur la nature des accidents que provoque le gaz d'éclairage quand il se répand dans l'atmosphère d'un appartement et se mêle à l'air respiré.

Parmi les éléments composants du gaz, il faut citer le bicarbure d'hydrogène ou gaz oléfiant (éthylène) et l'oxyde de carbone comme ayant été particulièrement incriminés.

Suivant Devergie, auquel on doit une des premières études sur les accidents provoqués par le gaz de l'éclairage, c'est à l'hydrogène bicarboné qu'il faudrait attribuer ces accidents. Cette opinion a été adoptée par Orfila. Cependant il est facile de reconnaître dans les différentes recherches faites à cet égard que toutes les fois qu'il y a eu des accidents, par la respiration de cet hydrocarbure, c'est qu'il était mélangé en quantité plus ou moins notable avec de l'oxyde de carbone.

Tourdes a été le premier à accuser ce dernier gaz des accidents graves d'intoxication produits par le gaz d'éclairage. Cette seconde opinion a pour elle le résultat des autopsies, aujourd'hui assez nombreuses, où l'analyse spectroscopique du sang a démontré l'action caractéristique de l'oxyde de carbone sur les globules sanguins. Il est digne de remarque que dans une des premières autopsies, peut-être la première, d'un sujet intoxiqué par le gaz de l'éclairage, Ollivier (d'Angers) avait déjà constaté la coloration rutilante du sang, avec une fluidité particulière de ce liquide. C'était chez une jeune fille trouvée, le matin, morte dans sa chambre où s'était opérée une fuite de gaz. Il est bon de dire toutefois que la coloration rutilante du sang est aussi le résultat de l'action des gaz cyanurés et du gaz bioxyde d'azote, produits qui peuvent se rencontrer quelquefois dans le gaz de l'éclairage.

Les symptômes de l'asphyxie par le gaz de l'éclairage mélangé à l'air des appartements rappellent, de leur côté, ceux de l'asphyxie par le charbon.

Il y a au début : de la pesanteur de tête, de l'affaissement général, de la prostration des forces ; puis surviennent des troubles profonds de la sensibilité, de la motilité et des facultés intellectuelles. L'assoupissement, d'ordinaire, est tel que la conscience des choses du monde extérieur est voilée, à demi éteinte ou complétement anéantie. La victime n'aurait qu'un mouvement à faire pour briser des carreaux et être sauvée, mais elle est réduite à une impuissance qui lui coûte la vie.

Le degré de résistance à l'action du gaz est un phénomène purement individuel ; les uns sont promptement asphyxiés, d'autres résistent un temps très-long.

Tourdes a prétendu que les propriétés odorantes du gaz d'éclairage seraient pour la sécurité publique une garantie sérieuse. Malheureusement, en admettant ce fait, on n'est pas toujours à même d'être prévenu de cette façon, car la plupart des cas d'intoxication arrivent la nuit, pendant le sommeil des victimes. Tantôt c'est à leur propre imprudence qu'il faut s'en prendre parce qu'elles ont oublié de fermer le robinet qui alimente l'appareil brûleur du gaz ; tantôt c'est à l'imprudence d'autrui, plus particulièrement des serviteurs. Tel est le cas de cet Américain cité par Taylor, qui périt victime d'un semblable empoisonnement ; le gaz provenait d'une des chambres voisines où l'on avait oublié de fermer le compteur. On a signalé aussi, comme une cause de fuites, l'erreur qui résulte de la mauvaise disposition des robinets, qui fait qu'on les laisse ouverts alors qu'on croit les avoir fermés.

D'autres fois c'est à des fuites par des fissures dans les tuyaux ou par des soudures mal faites que sont dus les accidents. W. Taylor insiste sur leur fréquence de plus en plus grande, à Édimbourg, même dans des appartements larges, en apparence bien aérés et bien surveillés, tels que les colléges (*Edinb. med. Journ.*, juillet 1874).

On a admis aussi que le gaz transsude quelquefois, à travers les tubes de caoutchouc dans lesquels on le fait passer. A ce sujet, le docteur Stark, cité par Taylor, aurait fait cette remarque intéressante : que ces sortes d'accidents se multiplient lorsque le baromètre est à une faible pression. Dans ces conditions, en effet, le gaz s'échappe plus facilement au travers des tubes de caoutchouc vulcanisé. Il faut ajouter qu'il y a des moments où la tension du gaz augmente subitement dans le réseau distributeur ; ce qui encore peut favoriser cette transsudation. Disons tout de suite qu'on a proposé de remédier à cet inconvénient en revêtant les tubes en caoutchouc à leur paroi intérieure d'un enduit qui les rend imperméables.

Le docteur Surcking a rapporté dans le journal *the Lancet* deux observations d'asphyxie par le gaz d'éclairage dont la cause est assez curieuse pour être signalée. Les deux victimes étaient un palefrenier et un cocher. On les avait trouvés dans l'écurie, où ils couchaient, dans un état de mort apparente. En ouvrant l'écurie, on sentit une forte odeur de gaz qui paraissait s'échapper par une fissure d'un tuyau à gaz placé dans l'écurie, causée par un piaffement d'un des chevaux. Il n'est pas dit, ce qui aurait été intéressant à connaître, si les chevaux avaient éprouvé quelques effets de la part du gaz.

Enfin, on a cité des cas où des tuyaux de plomb, faisant obstacle au passage de certains rats, avaient été rongés et percés par ces derniers.

Dans quelques circonstances les symptômes d'intoxication se manifestent d'une façon d'autant plus insidieuse que le gaz ne se mêle à l'atmosphère qu'en très-faible quantité ; et cela dans des conditions de salubrité en apparence favorables. En pareil cas : des nausées, de la céphalalgie, des étourdissements, un affaiblissement progressif et profond, sont les troubles que l'on éprouve, sans qu'il vienne à l'idée que c'est à l'inhalation du gaz d'éclairage que ces troubles sont dus, parce qu'il n'y a dans l'appartement ni tuyau ni bec de gaz qui attire l'attention immédiate.

Pettenkofer a recueilli un certain nombre d'observations où l'on a attribué à des affections typhoïdes les symptômes dépendant d'une intoxication par le gaz d'éclairage. C'est qu'alors le gaz toxique provenant d'une fuite de gaz extérieure, souvent éloignée, s'est infiltrée de proche en proche, dans les couches perméables du sous-sol, et a pénétré, à travers les murs de maçonnerie, jusque dans l'habitation.

Un certain nombre de faits semblables ont été signalés qui montrent qu'une pareille cause de danger n'est pas aussi rare qu'on pourrait le croire. Tel est le fait de Rovereto, dont on doit la relation à Ruggiero Cobelli (*Revue de Hayem*, 1877). Trois personnes, une femme et ses deux filles, succombèrent à un empoisonnement par le gaz d'éclairage dans des conditions intéressantes à connaître. Il n'y avait pas de conduite à gaz dans la maison, et il fallut rechercher le chemin que le gaz avait dû parcourir pour arriver dans la chambre des victimes. On constata que, sur la conduite principale qui traversait la rue, à une profondeur de $0^m,80$, il existait une fuite, en un point distant de $4^m,77$ du domicile des victimes. Le gaz aspiré pour ainsi dire par la maison remplie d'air beaucoup plus chaud que l'air extérieur (c'était en hiver) traversa les fentes du mur ; en effet, en différents points, on put y percevoir l'odeur caractéristique du gaz d'éclairage. Il pénétra enfin dans la chambre à coucher, après avoir parcouru un espace de $18^m,44$. On se rappela que les jours précédents les victimes avaient déjà éprouvé quelques symptômes particuliers, le matin en se levant, tels que : douleur de tête et vertiges. L'autopsie et l'analyse du sang firent attribuer le rôle délétère à l'oxyde de carbone. On supposa que l'irruption du gaz dans la chambre avait été favorisée, dans la dernière nuit, par la tension qui s'éleva tout à coup dans les tuyaux par la fermeture des becs de gaz qui brûlaient dans la ville.

Un second fait, celui de l'empoisonnement de la famille Biau, à Albi (Tarn), dans la nuit du 24 au 25 décembre 1874, est d'un intérêt non moins vif, et plus curieux encore à connaître dans ses détails. Il a été l'objet d'une excellente relation due au docteur Séverin Caussé.

Le père Biau, âgé de soixante-trois ans, et sa femme, âgée de soixante-six ans, habitaient avec leur belle-fille, Jeanne Delteil, un rez-de-chaussée composé d'une chambre et d'une cuisine. Depuis le 21 décembre ils étaient malades toutes les nuits. Le premier soir, sans cause connue, ils éprouvèrent de l'insomnie. Le mardi, 22, ils se trouvent mieux dans la journée, mais, le soir, en entrant dans la chambre où ils couchaient tous les trois, ils sont de nouveau indisposés. Ils ont des envies de vomir et accusent les pommes de terre qu'ils ont mangées à leur souper. Le mercredi, 23, la belle-fille s'évanouit dans son lit, elle se plaint de ne plus y voir. La belle-mère va chercher du vinaigre dans la cuisine pour la remettre, et se trouve mal à son tour.

Biau, voyant que sa femme ne revenait pas, va voir ce qui se passe, et les fait revenir à elles avec de l'eau fraîche. Toutes deux vomissent.

Dans le nuit du mercredi au jeudi, tous les trois se trouvent très-malades et, le matin, Marguerite Biau et sa belle-fille s'évanouissent de nouveau. Le jeudi matin 24, Jeanne Delteil se purge. La nuit de Noël, Biau, ne pouvant se rendre compte de l'indisposition dont ils souffrent tous depuis plusieurs jours, l'attribue à l'odeur d'huile de schiste qu'il accuse sa belle-fille d'emporter tous les soirs de la fabrique où elle travaille.

Cette nuit qui devait leur être si fatale, le père Biau s'évanouit. Sa femme appelle Jeanne qui, à son tour, éprouve des bourdonnements dans les oreilles et n'y voit plus. Elle sent des faiblesses d'estomac et ne peut pas le dire. Cependant elle parvient à se lever, mais il lui est impossible de marcher et elle tombe sur le carreau. Depuis ce moment, elle a perdu connaissance, et ne peut donner d'autres renseignements aux médecins experts qui, plus tard, l'interrogèrent. Sa belle-mère eut, à ce qu'elle croit, la force de la porter dans son lit, mais elle tomba à son tour.

Les experts se trouvèrent le lendemain en présence d'un cadavre, celui de Biau, et des deux femmes entièrement privées de connaissance, et dans un état très-alarmant. Chez la femme Biau, la face est vultueuse, les yeux sont injectés, convulsés, et roulent dans les orbites; les narines sont fuligineuses, la respiration est stertoreuse, le pouls misérable, la peau froide; les arcades dentaires sont serrées convulsivement l'une contre l'autre, sans écume à la bouche; immobilité complète de tout le corps. Chez Jeanne Delteil, la face est très-pâle et les narines fuligineuses; les pupilles sont contractées, le pouls est petit, filiforme, la peau froide; les arcades dentaires sont serrées, sans écume à la bouche. Lorsqu'on secoue un peu cette femme, elle ouvre les yeux, qui sont atones et comme frappés de stupeur. Il y a, sur le devant du corps, quelques vomituritions. Les membres sont souples, la malade pousse de temps en temps quelques cris plaintifs.

Toutes les deux furent envoyées à l'hospice, où elles se rétablirent.

A l'autopsie de Biau, on trouva de la congestion des méninges, du cerveau et de la moelle; le sang fluide et de couleur rouge-groseille; les poumons d'un rouge vif, les bronches remplies d'écume sanguinolente et pocheuse.

C'est en recherchant la cause d'un pareil accident, dans l'exploration des coins et recoins de la chambre, qu'un des experts, qui tenait une lumière à la main, alluma le gaz qui sortait de derrière une plinthe et qui, sur certains points, produisit de véritables explosions.

Les employés de l'usine à gaz, appelés à rechercher en quel endroit des tuyaux de conduite il pouvait bien y avoir une fissure, ne trouvèrent rien. En continuant les recherches, on trouva un siphon oublié, privé d'eau, d'où s'échappait en abondance le gaz d'éclairage. Celui-ci s'était infiltré dans le sol, composé de terres transportées, tandis que la surface était durcie par la gelée, et avait ainsi pénétré à travers un mur en maçonnerie dont l'épaisseur était au moins de 50 centimètres, jusque dans la chambre occupée par les époux Biau. Le gaz, de proche en proche, avait fini par arriver à un puits qui se trouvait dans une maison voisine et à 13 mètres de distance. Il fut en effet facile à un ouvrier de l'allumer à 1 mètre environ au-dessous de la margelle et au niveau du sol (in *Ann. d'hygiène*, t. XLIV, 2e série, p. 353).

Chose curieuse, le fait de l'asphyxie de la famille Béringer, arrivée à Strasbourg, le 31 décembre 1840, et qui servit de sujet à l'excellent mémoire de Tourdes, était dû à la même cause, c'est-à-dire à un siphon vide. Ce siphon, placé à 8 mètres de la maison, était vide et laissait échapper une quantité considérable de gaz qui ne pouvant traverser directement les couches supérieures du sol congelées, s'était infiltré sur les côtés, jusque dans la cave sous-jacente au logement des Béringer. Dans un autre cas, relaté également par Tourdes, le gaz qui s'échappait aussi par un siphon vide avait traversé le sol et pénétré dans une pièce au rez-de-chaussée chauffée par un poêle.

Ces siphons, ainsi que nous l'avons vu plus haut, sont destinés à absorber l'eau que le gaz entraîne en quantité plus ou moins considérable; ils doivent toujours être remplis d'eau pour s'opposer à la fuite du gaz et sont adaptés aux points les plus déclives des conduits principaux. Or c'est par là, en effet, que peut se faire la plus grande déperdition du gaz.

La surveillance de ces siphons importe donc beaucoup pour la sécurité publique, et, comme le dit fort bien le docteur Séverin Caussé dans son excellent rapport, il serait à désirer que dans toutes les villes éclairées au gaz les Compagnies fissent dresser un plan de la canalisation, en signalant d'une manière toute particulière les endroits où sont les siphons, dont on devrait surveiller fréquemment le fonctionnement.

Voici enfin un dernier exemple d'asphyxie par le gaz de l'éclairage, arrivé à Lyon, dans la nuit du 20 au 21 décembre 1879, dans une maison située rue de Vendôme. Les locataires de cette maison, le père, la mère et un enfant de douze ans, furent trouvés ne donnant presque plus de signe de vie; les deux premiers ont succombé. La cause de cet accident a été attribuée à une fuite de gaz produite au milieu de la chaussée. Le terrain durci par le froid n'a pas permis au gaz de s'échapper par la surface du sol; il a couru d'une façon souterraine et dans les caves des maisons de presque toute la rue. Dans plusieurs caves de la rue Duquesne, voisine de la rue Vendôme, on a aussi constaté l'invasion du gaz d'éclairage.

On a pu remarquer, au sujet de ce mode de pénétration du gaz d'éclairage dans les habitations, que la chose se présente surtout en hiver. Il y a à cela plusieurs raisons. D'abord, en hiver, la tension du gaz dans le réseau distributeur est toujours plus élevée à cause de la consommation plus grande, ce qui favorise singulièrement les fuites dans le sol; en second lieu, la porosité moins grande de ce sol à sa surface, par suite du froid et des gelées, ne permet pas au gaz de s'échapper immédiatement et directement de bas en haut vers l'atmosphère, de là des infiltrations au loin; enfin l'air intérieur des appartements, étant toujours plus chaud dans cette saison, opère une aspiration du dehors au dedans qui favorise singulièrement, surtout pour les rez-de-chaussées et les magasins, l'arrivée du gaz perdu dans les couches voisines du sol extérieur.

En présence de ces faits qui sont plus nombreux qu'on ne le croit, on comprend toute l'importance qu'il y avait, au point de vue de l'hygiène publique et privée, à rechercher quel était l'élément essentiel du gaz d'éclairage, auquel les accidents devaient être particulièrement attribués, et à démontrer ensuite la nécessité de sa suppression définitive par des procédés d'épuration efficaces. C'est ce que je me suis proposé de faire, en entreprenant des recherches spéciales à ce sujet.

Voici une série d'expériences faites à la Faculté de médecine de Bordeaux, de concert avec mon savant collègue, M. le professeur Jolyet. Les résultats en sont trop importants pour que je ne les transcrive pas ici dans leur intégrité.

Expérience I. Un sac en caoutchouc, de 200 litres de capacité, fut rempli avec un mélange de parties égales de gaz d'éclairage et d'air. — Le gaz d'éclairage consommé à Bordeaux nous a donné, à l'analyse, 8 pour 100, en volume, d'oxyde de carbone. — Nous fîmes respirer le mélange à un chien, au moyen d'un appareil respirateur à double soupape adapté à une muselière d'expérience.

Au bout d'un quart d'heure les signes asphyxiques de l'anesthésie commencèrent à se montrer. Il y eut des convulsions à vingt-cinq minutes ; la mort arriva à trente-cinq minutes.

Le sang retiré, au bout de vingt-cinq minutes, était *rouge* (au lieu d'être noir comme dans la simple asphyxie). Examiné au spectroscope : les deux raies qui, pour le sang normal, correspondaient aux divisions 76 et 80, se trouvaient reculées vers la droite à 90 et 95. De plus, ces deux raies étaient irréductibles par le sulfhydrate d'ammoniaque. Ces caractères sont incontestablement ceux de l'hémoglobine oxycarbonée.

Après ce premier examen, on fait l'analyse des gaz du sang intoxiqué, au moyen de la pompe à mercure.

On trouve que 100 parties de ce sang, en volume, ne contiennent plus que 6,66 d'oxygène, au lieu de 20 pour 100 qu'il contenait à l'état normal.

Ensuite, par le procédé de Grehant, qui consiste à traiter le sang oxycarboné par de l'acide acétique et du sel marin, l'hémoglobine transformée en hématine laisse dégager l'oxyde de carbone, lequel est recueilli, dans une éprouvette graduée, sur la pompe à mercure.

On introduit dans cette éprouvette de la solution de sous-chlorure de cuivre, avec laquelle on absorbe tout l'oxyde de carbone recueilli.

On reconnaît ainsi que, sur 100 centimètres cubes de sang intoxiqué, il y a 14cc,33 d'oxyde de carbone qui, en se combinant avec les globules rouges, ont pris la place de l'oxygène.

Donc le gaz d'éclairage *tue* par l'oxyde de carbone qu'il contient.

Mais l'oxyde de carbone n'est-il que le principal agent toxique, ou est-il le seul élément toxique du gaz d'éclairage ?

Pour résoudre ce point si intéressant d'hygiène expérimentale, il y avait deux sortes d'expériences à faire :

Une première consistait à dépouiller complétement une assez grande quantité de gaz d'éclairage de son oxyde de carbone et à rechercher l'action de ce gaz, ainsi dépouillé, sur l'économie. Cette expérience a été tentée, mais elle n'a pu être menée à bonne fin, faute d'avoir à notre disposition une quantité suffisante de solution épuratrice au sous-chlorure de cuivre.

Un second ordre d'expériences devait avoir pour but de rechercher l'action spéciale sur l'économie de chacun des autres éléments qui entrent dans la composition du gaz d'éclairage.

C'est, bien entendu, le gaz d'éclairage livré à la consommation comme gaz épuré que nous avons en vue.

Nous avons vu qu'un tel gaz offre généralement dans sa composition : de l'*hydrogène*, dans la proportion environ de 30 à 50 pour 100 en volume ; *du gaz des marais*, dans la proportion de 35 à 45 pour 100 environ ; des hydrocarbures éclairants (*éthylène* et *propylène*), dans la proportion de 4 à 10 en moyenne pour 100, ainsi que de très-faibles quantités d'azote et d'acide carbonique.

L'hydrogène, cela n'est pas douteux aujourd'hui, surtout depuis les recherches de Grehant sur la détermination de la capacité pulmonaire, n'est pas un gaz toxique.

Parmi les hydrocarbures éclairants, l'éthylène ou bicarbure d'hydrogène est celui qui a été le plus incriminé par un certain nombre d'observateurs. J'ai dit plus haut que c'est ce gaz que Devergie regardait comme dangereux, et que cette opinion avait été adoptée par Orfila.

Les expériences suivantes résolvent définitivement la question de non-toxicité de ce gaz.

Expérience II.   On fait respirer un chien par la trachée, et au moyen des doubles soupapes, dans un sac contenant le mélange suivant :

Hydrogène bicarboné, 27 litres ; oxygène, 10 litres ; air, 50 litres.

L'animal reste parfaitement tranquille, pendant tout le temps qu'il respire le mélange, sans gêne de la respiration. La pression artérielle mesurée dans la carotide, avant et pendant la respiration dans le mélange, n'éprouve pas de changement notable et reste aussi élevée ; légère augmentation du nombre des pulsations ; sang artériel parfaitement rouge. L'animal met trente-cinq minutes à respirer les 87 litres du mélange gazeux.

Alors, on fait le mélange suivant : gaz de l'éclairage, 27 litres ; oxygène, 10 litres ; air, 50 litres, et on fait respirer le même chien dans le sac contenant ce mélange.

Très-rapidement : gêne de la respiration, agitation ; la pression artérielle s'abaisse bientôt considérablement comme dans une saignée abondante, et les pulsations du cœur, accélérées d'abord, se ralentissent, puis s'arrêtent ; la mort de l'animal a lieu en quinze minutes.

Expérience III.   On place dans une cloche, de $17^l,700$, dix petites souris. Au fond de la cloche se trouve de la potasse caustique pour absorber l'acide carbonique. La cloche lutée, on fait dépression et on laisse rentrer $3^l,5$ d'oxygène : nouvelle dépression et entrée dans la cloche de $3^l, 50$ de bicarbure d'hydrogène.

Pendant une heure et demie que les animaux respirent le mélange, aucun signe manifeste de gêne ne se montre.

Les animaux, après ce temps, sont sortis de la cloche, et celle-ci est ventilée. On recommence alors l'expérience ci-dessus en remplaçant le bicarbure par le gaz de l'éclairage. En très-peu de temps : gêne respiratoire considérable, cyanose et mort imminente. On sort les souris qui se remettent assez rapidement.

Expérience IV.   L'expérience ci-dessus est répétée avec les souris, mais en employant le protocarbure d'hydrogène ou gaz des marais. Les animaux restent deux heures dans la cloche de 17 litres contenant $3^l,50$ de protocarbure, et pendant tout ce temps, se comportent comme s'ils respiraient dans l'air.

Ainsi donc l'hydrogène d'une part, le protocarbure et le bicarbure de l'autre, les premiers : éléments essentiellement comburants, le dernier : élément éclairant du gaz de l'éclairage, *ne sont pas toxiques*, mais simplement irrespirables.

Si l'on en excepte le propylène, qui n'a pas été essayé, et qui se trouve en petite quantité dans le gaz d'éclairage, on est en droit d'avancer que l'*oxyde de carbone est le seul élément toxique.*

En résumant les faits qui précèdent et en les signalant dans une récente communication faite à la Société de médecine publique (séance du 28 janvier 1880), je me suis demandé si, en présence d'une proportion toujours assez élevée d'oxyde de carbone dans les gaz d'éclairage les mieux épurés et des accidents plus fréquents qu'on ne le pense qui en sont la conséquence, il n'appartenait pas à l'hygiène de formuler le désir, pour ne pas dire plus, de voir l'oxyde de carbone disparaître de la composition de tout gaz d'éclairage.

« Je ne viens pas, ajoutai-je, faire de procès au gaz d'éclairage extrait de la houille. Bien au contraire ; le point de vue auquel je me place lui est absolument favorable, puisque, si on compare sa composition à celle des divers autres gaz dont on a cherché plus ou moins à généraliser l'emploi, on voit que c'est encore ce gaz qui contient le moins d'oxyde de carbone (*voy.* plus loin l'analyse chimique des gaz au bois, gaz de tourbe, etc.).

« Mais cet oxyde de carbone sert-il du moins à donner au gaz d'éclairage quelque propriété essentielle? Je ne le crois pas, par la simple raison que le pouvoir éclairant d'un gaz dépend absolument des hydrocarbures qui le composent, et que les gaz qui sont les plus éclairants, tels que ceux que l'on extrait des corps gras, des huiles végétales ou de certaines huiles minérales, ne contiennent pas la moindre trace d'oxyde de carbone, tandis que le *gaz à l'eau*, qui est presque entièrement composé d'oxyde de carbone et d'hydrogène, n'est nullement éclairant et nécessite, pour être employé, le secours de quelque procédé particulier destiné à lui procurer des propriétés éclairantes. A cet égard donc l'oxyde de carbone serait encore plutôt nuisible qu'utile.

« Je crois bien que l'unique raison qui fait qu'un gaz d'éclairage livré à la consommation contient de l'oxyde de carbone en quantité assez notable pour constituer un véritable danger, c'est qu'il n'y a pas de procédé, assez économique pour l'industrie, qui permette de faire disparaître ce produit toxique, comme on a fait disparaître l'acide carbonique, les composés ammoniacaux et les composés sulfurés.

« Voyons cependant s'il n'y a rien à faire.

« Aucun des agents de dissolution ou de réaction employés actuellement pour la purification du gaz d'éclairage n'absorbe l'oxyde de carbone ; mais il est une substance que l'on trouve indiquée dans les traités de chimie comme étant la seule qui soit capable d'absorber l'oxyde de carbone en très-grande quantité : c'est le *protochlorure de cuivre* (ou en général un protosel de cuivre) dissous dans de l'acide chlorhydrique. Ce fait étant acquis, je demande s'il n'y aurait pas lieu, pour atteindre le but proposé, de faire barboter le gaz d'éclairage, à sa sortie des épurateurs, dans des appareils spéciaux renfermant une pareille dissolution.

« Je sais bien qu'au point de vue industriel on peut reprocher à ce procédé de n'être pas économique ; de tels procédés chimiques coûtent cher. Mais n'est-ce pas là l'objection traditionnelle toutes les fois qu'il s'agit de prescrire, au nom de l'hygiène, un perfectionnement industriel qui, une fois accepté et appliqué, ne tarde pas à être reconnu comme fort avantageux pour la salubrité publique et la production industrielle? Du reste, on n'aurait qu'à faire ici ce qu'on a fait avec certains des mélanges épurateurs employés actuellement : on pourrait, après qu'il aurait servi pendant un certain temps, régénérer le protochlorure de cuivre afin de le faire servir de nouveau. »

L'hygiène en tirera cette conclusion que : cet élément étant à la fois inutile, puisqu'il ne communique aucune propriété éclairante au gaz, et dangereux, il est nécessaire de trouver un moyen pratique d'épuration qui le fasse disparaître de la composition de tout gaz d'éclairage.

B. Les symptômes d'une intoxication lente et l'asphyxie ne sont point les seuls accidents à signaler comme conséquence d'une fuite de gaz dans les appartements privés. Le mélange de l'air avec le gaz d'éclairage peut, dans certaines proportions, donner lieu à de violentes explosions, alors que l'on entre, dans la pièce où s'est fait ce mélange détonant, avec une lumière.

Il résulte des recherches faites par Devergie que, mêlé à 7 ou 10 fois son volume d'air, le gaz d'éclairage s'enflamme et détone avec force par l'approche d'un corps en combustion ; la détonation est faible quand la proportion d'air s'élève à onze fois le volume de gaz. D'autre part, l'observation démontre que ces proportions sont plus que suffisantes pour amener l'asphyxie ; de telle sorte qu'une atmosphère peut ne pas contenir assez de gaz pour détoner, et cependant en renfermer assez pour empoisonner. Souvent l'explosion est provoquée par la recherche d'une fuite de gaz à l'aide d'une lumière. Combien de catastrophes doivent être attribuées, en pareil cas, à l'ignorance ou à l'imprudence des intéressés ou de l'*appareilleur* lui-même !

Les règlements de police, ainsi qu'on le verra, recommandent formellement l'emploi d'appareils spéciaux pour rechercher les fuites sans employer le flambage.

La nature et le mode de distribution des tuyaux qui amènent le gaz dans les maisons ne sont pas sans influence sur les chances d'explosion à courir. Ces tuyaux sont en fer forgé ou plus fréquemment en plomb. Les tubes de plomb ont le grand avantage d'être extrêmement commodes à manier, mais ils ont aussi l'inconvénient d'être facilement fusibles. Les tuyaux de laiton et de cuivre présentent de grands inconvénients ; les tuyaux de laiton crèvent très-facilement dans la soudure lorsqu'on les courbe ; les tubes de cuivre sont fortement attaqués par le gaz, surtout lorsque celui-ci n'a pas été dépouillé de l'ammoniaque avec tout le soin désirable, ce qui tient sans doute à ce qu'il se forme de l'acide azoteux aux dépens de cet alcali. Enfin le gaz d'éclairage, quand il est ammoniacal, contient de faibles proportions d'acétylène, et les tubes en cuivre peuvent donner naissance à la longue à des petites quantités d'acétylure cuivreux, lequel, ainsi que l'a démontré Crova, est un composé détonant par le choc. On a signalé, en effet, des accidents par suite d'explosions survenues en voulant dégorger ou nettoyer, avec un mandrin métallique, des tuyaux en cuivre ayant servi au passage du gaz de la houille.

A ce propos, il n'est pas sans intérêt de citer les inconvénients que peut avoir, pour les ouvriers chargés d'opérer ce nettoyage, la mauvaise habitude de souffler dans les tuyaux pour les dégorger. Sédillot a relaté dans la *Gazette médicale de Strasbourg* (n° du 5 mars 1842) deux cas d'asphyxie subite produite par le gaz de l'éclairage, à la suite de manœuvres d'aspiration faites par les ouvriers dans le but de débarrasser le tuyau de distribution et de faire arriver le gaz. Voici les faits :

Observation 1. Le nommé B..., monté sur une échelle, se mit à souffler dans le conduit pour voir s'il était bouché, et s'assura qu'il n'y avait aucune oblitération. Il aspira alors fortement le gaz pour le faire monter et en remplir le tuyau. Cet ouvrier vait déjà fait plusieurs fois cette manœuvre sans en éprouver d'autre incommodité qu'un léger vertige promptement dissipé. Mais à peine eut-il aspiré le gaz qu'il se sentit défaillir et tomba lourdement sans connaissance, la tête la première, sur le sol.

Observation 2. Le nommé Z. était en train d'examiner un bec de gaz qu'il n'avait pu allumer la veille. Il reconnut en y soufflant que le tube était bouché, descendit de l'échelle, perfora le conduit à une petite distance au-dessus du sol, y versa de l'alcool pour dissoudre les matières déposées qui formaient obstacle, puis remonta sur l'échelle pour s'assurer, en aspirant le gaz, que le tuyau de conduite était redevenu libre. Jamais encore il n'avait fait cette opération. Une première aspiration fut sans résultat; il en fit une seconde, et à l'instant même tomba d'une hauteur de 4 mètres sur le pavé, comme véritablement foudroyé.

On a évité depuis lors, et on évitera de pareils accidents, en se gardant de porter la bouche aux orifices des tuyaux, et en se servant d'appareils aspirateurs.

Des accidents d'une autre nature ont été observés chez les ouvriers employés à l'appareillage des tuyaux de gaz. Ce sont des symptômes d'intoxication saturnine dus à l'inhalation de poussières plombiques provenant de la couche de céruse dont ces tuyaux sont parfois revêtus à l'intérieur; absorption qui se fait au moment où les ouvriers aspirent l'air des conduites.

C. Nous devons maintenant faire connaître les documents administratifs se rapportant spécialement à l'emploi du gaz dans l'intérieur des habitations.

Un premier avis relatif à cet emploi avait été annexé à l'ordonnance du 31 mai 1842. Il a été repris et complété dans une ordonnance spéciale du 27 octobre 1855. C'est à cette dernière qu'il faut s'en référer aujourd'hui. Elle contient, en substance, toutes les précautions hygiéniques que la question soulève et nécessite.

Ordonnance concernant les conduites et appareils d'éclairage par le gaz, dans l'intérieur des habitations (27 octobre 1855).

Nous, conseiller d'État, préfet de police, considérant que la mauvaise disposition des conduites et des appareils de cuivre placés dans les localités éclairées par le gaz, et la négligence apportée dans les précautions que nécessite ce mode d'éclairage, occasionnent des accidents graves et compromettent la sûreté et la salubrité;

Considérant, en outre, que la recherche des fuites par le *flambage* est une cause fréquente de graves accidents, et qu'il est d'autant plus important de l'interdire, du moins dans la plupart des cas où il est employé, qu'il existe, pour la recherche des fuites, des moyens dont l'expérience a démontré les avantages au double point de vue de la salubrité et de la sûreté publiques;

Vu: 1° les rapports du Conseil d'hygiène publique et de salubrité du département de la Seine et notamment ceux du 26 mai 1854 sur le nouveau mode de rechercher les fuites par la compression de l'air, et du 12 octobre 1855; 2° les rapports de l'inspecteur général de la salubrité et de l'architecte-commissaire de la petite voirie; 3° la loi des 16-24 août 1790; les arrêtés du gouvernement des 12 messidor an VIII et 3 brumaire an IX, et la loi du 10 juin 1853; 5° l'ordonnance de police du 31 mai 1842, ordonnons ce qui suit:

Article premier. — Aucune localité ne pourra être éclairée par le gaz sans notre autorisation.

A cet effet, toute personne qui voudra placer chez elle des tuyaux de conduites et autres appareils pour l'éclairage au gaz devra préalablement nous en faire la déclaration.

Cette déclaration devra indiquer le nom de l'entrepreneur chargé des travaux.

Art. 2. — L'autorisation d'éclairer ne sera donnée qu'après une visite qui fera connaître si les tuyaux de conduites et autres appareils sont établis conformément aux prescriptions de la présente ordonnance, et *s'ils ne présentent pas de fuites*, après les expériences faites conformément aux prescriptions de l'article 13 ci-après.

Art. 3. — Les compagnies ne pourront délivrer le gaz que sur la présentation qui leur sera faite de l'autorisation prescrite par l'article premier.

Art. 4. — Aucun robinet de branchement ne pourra être établi sous la voie publique sans une autorisation spéciale; les robinets devront toujours être placés dans les soubassements des maisons ou boutiques, ou dans l'épaisseur des murs.

Les robinets existant sous la voie publique seront supprimés aux frais de qui de droit, au fur et à mesure de la réfection des trottoirs ou du pavé.

Art. 5. — Le robinet extérieur sera renfermé dans un coffre disposé de manière que le gaz qui s'y introduirait ne pût se répandre dans les lieux éclairés ou dans les vides des devantures, et dût, au contraire, s'échapper forcément au dehors.

Ce coffre sera fermé par une porte en métal dont la compagnie seule aura la clef.

Il est expressément défendu de toucher à la porte du coffre et à l'appareil qui y est renfermé, ces pièces devant être manœuvrées exclusivement par les agents de la compagnie qui fournit le gaz.

Art. 6. — Dans le cas où l'éclairage d'une localité serait suspendu, la porte du coffre sera recouverte d'une plaque en métal fixée avec vis, afin que l'agent de la compagnie ne puisse plus l'ouvrir.

Art. 7. — Le robinet extérieur sera pourvu d'un appendice disposé de telle sorte ou construit de manière que le consommateur ne puisse point ouvrir ce robinet pour se donner le gaz sans l'action préalable de la compagnie.

Un agent de la compagnie rendra ledit robinet libre à l'heure où l'éclairage doit commencer, et le fermera de nouveau à l'heure où l'éclairage doit cesser.

Art. 8. — Des doubles clefs du robinet et de la porte seront déposées chez les commissaires de police.

Art. 9. — Les tuyaux de conduite et autres appareils devront rester apparents dans tout leur développement.

Toutefois, si une conduite traverse, en quelque sens que ce soit, un mur, un pan de bois, une cloison, un placard, un plancher ou un vide quelconque, elle sera placée, dans toute la longueur de ce parcours, dans un tuyau ouvert à ses deux extrémités, ou au moins à l'extrémité la plus élevée.

Ce tuyau sera en métal, et au besoin parfaitement soudé; il dépassera au moins d'un centimètre le parement des murs, cloisons ou planchers dans lesquels il sera encastré. Son diamètre intérieur aura au moins un centimètre de plus que le diamètre extérieur de la conduite qui y sera renfermée.

Art. 10. — Les clefs de tous les robinets devront être disposées de manière à ne pouvoir être enlevées de leurs boriseaux, même par un violent effort.

Art. 11. — Les tuyaux de conduite et les fourneaux pour l'éclairage devront être en fer étiré ou forgé, en fonte, étain, plomb ou cuivre, et parfaitement ajustés.

Art. 12. — Les *montres* (c'est-à-dire les espaces fermés destinés à l'étalage des marchandises) dans lesquelles seront placés des appareils d'éclairage devront toujours être bien ventilées.

Art. 13. — Il est défendu de rechercher les fuites par le *flambage*, excepté dans les lieux en plein air ou parfaitement ventilés.

Chaque entrepreneur d'éclairage par le gaz et chaque fabricant d'appareils devront avoir à leur disposition les appareils nécessaires pour rechercher les fuites sans employer le flambage.

Ces instruments devront être préalablement approuvés par nous et être constamment en bon état.

Les appareils d'éclairage actuellement existants et ceux qui seront placés à l'avenir devront en outre être munis des ajutages et raccords nécessaires pour que l'administration puisse, à tout instant et sans aucun retard, s'assurer que les appareils ne présentent pas de fuites.

Art. 14. — La compagnie qui aura reçu avis d'un accident sera tenue d'envoyer immédiatement un agent sur les lieux.

Art. 15. — Les dispositions de la présente ordonnance sont applicables aux déplacements, réparations, changements, additions ou modifications dont les conduits ou appareils seraient l'objet.

Art. 16. — La présente ordonnance et l'instruction y annoncée seront imprimées sur les polices d'abonnement d'éclairage au gaz délivrées par les compagnies.

Art. 17. — Les consommateurs sont personnellement responsables, sauf leur recours contre qui il appartiendra, de l'exécution des dispositions de la présente ordonnance concernant les appareils intérieurs.

Art. 18. — L'ordonnance de police du 31 mai 1842 est rapportée.

Art. 19. — Les contraventions aux dispositions de la présente ordonnance seront déférées aux tribunaux compétents, sans préjudice des mesures administratives auxquelles elles pourront donner lieu, notamment la suppression des branchements particuliers, lesquels, dans ce cas, ne pourront être rétablis que sur notre autorisation.

Art. 20. — Les sous-préfets des arrondissements de Sceaux et de Saint-Denis, les maires et les commissaires de police des communes rurales, les commissaires de police de la ville de Paris, le chef de police municipale, les officiers de paix, l'inspecteur général de la salubrité et de l'éclairage, l'architecte-commissaire de la petite voirie et les autres préposés de la préfecture de police, sont chargés, chacun en ce qui le concerne, de l'exécution de la présente ordonnance, qui sera imprimée et affichée dans l'étendue du ressort de notre préfecture.

A l'ordonnance précédente était annexé un *Avis relatif à l'éclairage par le gaz et aux précautions à prendre dans son emploi.* Nous le reproduisons ici.

Pour que l'emploi du gaz n'offre dans l'éclairage aucun inconvénient, il importe que les *becs* n'en laissent échapper aucune partie sans être brûlée.

Les lieux éclairés doivent être ventilés avec soin, même pendant l'interruption de l'éclairage, c'est-à-dire qu'il doit être pratiqué dans la partie supérieure quelques ouvertures par lesquelles le gaz puisse s'échapper au dehors, en cas de fuite ou de non combustion. Sans cette précaution, le gaz non brûlé s'accumule dans la pièce et peut occasionner des asphyxies, des explosions et des incendies.

Les robinets doivent être graissés de temps à autre intérieurement, afin d'en faciliter le service.

Pour l'*allumage*, il est essentiel d'ouvrir d'abord le robinet extérieur dont la clef est entre les mains du consommateur, puis de présenter successivement la flamme à l'orifice de chaque bec au moment même où l'on ouvre le robinet particulier de ce bec, afin qu'aucune portion de gaz non brûlé ne puisse s'écouler.

Lors de l'*extinction*, il importe de commencer par fermer le robinet extérieur, dans le cas où il n'aurait pas été déjà fermé par l'agent de la compagnie, et de fermer ensuite avec soin le robinet qui est adapté à chacun des becs d'éclairage. Si l'on négligeait de prendre cette dernière précaution, on s'exposerait à des accidents graves, dont il existe malheureusement de nombreux exemples.

Dès qu'une odeur de gaz donne lieu de penser qu'il existe une fuite, il convient d'ouvrir les portes ou croisées pour établir un courant d'air, et de fermer le robinet général d'admission du gaz.

Il est nécessaire d'en donner avis simultanément au constructeur de l'appareil et à la compagnie qui fournit le gaz, afin que la fuite soit réparée immédiatement.

Le consommateur doit bien se garder de rechercher lui-même les fuites par le *flambage*, c'est-à-dire en approchant une flamme du lieu présumé de la fuite. Les fabricants d'appareils ne doivent eux-mêmes rechercher les fuites par le flambage que dans les cas spécifiés à l'article 15 de l'ordonnance de police.

Dans le cas où, soit par imprudence, soit accidentellement, une fuite de gaz aurait été enflammée, il conviendra pour l'éteindre de poser dessus un linge imbibé d'eau.

Lorsqu'on exécute dans les rues des travaux d'égout, de pavage, de trottoirs ou de pose de conduites d'eau, les consommateurs au devant desquels ces travaux s'exécutent feront bien de s'assurer que les branchements qui leur fournissent le gaz ne sont point endommagés ni déplacés par ces travaux, et, dans le cas contraire, d'en donner connaissance à la compagnie d'éclairage et à l'administration.

D. Nous devons maintenant rechercher, en dehors de toute fuite de gaz par les tuyaux de conduite qui pénètrent dans les habitations, ce qui est le cas accidentel, quelles sont les conditions de viciation auxquelles la combustion de ce gaz, employé pour l'éclairage et le chauffage, soumet l'air intérieur des pièces d'appartement où on en fait usage, ce qui est le cas ordinaire.

A cet égard, il est incontestable qu'il faut tenir compte de l'état plus ou moins parfait de pureté du gaz livré à la consommation. Or, nous savons à quoi nous en tenir sur la variation de composition qu'un tel gaz présente.

Il est, par exemple, certains combustibles que l'on peut être forcé d'employer dans un pays et qui, par leur nature, donnent naissance pendant la distillation à des produits sulfurés volatils autres que l'acide sulfhydrique, pour lesquels on ne connaît point encore de moyens efficaces d'épuration. Nous citerons l'Angleterre, où le gaz, fourni par un combustible imprégné de pyrites, est plus exposé à être chargé de soufre, et où les traités des villes avec les Compagnies ont fixé la quantité minimum de soufre tolérable dans un volume donné de gaz, *quel que soit l'état de ce soufre*. Le dosage de cet élément est, le plus souvent, effectué dans les produits provenant de la combustion d'un volume de gaz, que l'on mesure d'abord au compteur avant d'être brûlé, et c'est sous forme d'*acide sulfureux* qu'on le constate.

La présence de gaz sulfureux dans l'air des pièces ainsi éclairées ne saurait être sans influence fâcheuse sur la santé. Cette influence a été constatée plus d'une fois en Angleterre.

MM. Letheby et Verigo ont signalé, chacun de leur côté, les effets corrosifs de ce produit de la combustion du gaz d'éclairage sur certains objets environnants, comme étoffes, livres reliés, métaux, etc. C'est dans le gaz d'éclairage d'Odessa, tel qu'il est livré après purification à la consommation, que M. Verigo a constaté, dans les produits de la combustion, des proportions parfois assez grandes d'acide sulfureux pour que l'on en puisse sentir l'odeur caractéristique. Il résulte de ses expériences que, dans certaines circonstances favorables d'humidité, cet acide sulfureux peut s'oxyder facilement et se fixer à l'état d'acide sulfurique sur les pièces d'ameublement. C'est à la formation de ce dernier acide qu'il faut rapporter les effets corrosifs que l'on a constatés à diverses reprises, et M. Verigo cite en particulier ce fait que, dans un magasin largement éclairé par le gaz, la partie métallique d'une lampe avait été fortement corrodée de cette façon.

La présence de l'hydrogène sulfuré dans le gaz pourrait aussi donner lieu par la combustion à la formation d'acide sulfureux. Mais on sait que tout gaz purifié doit être exempt d'acide sulfhydrique ou de sulfhydrate d'ammonium, ce qu'il est d'ailleurs facile de vérifier en soumettant le gaz fourni par les Compagnies à l'épreuve de l'acétate de plomb. Pour cela, on fait arriver le gaz dans une cloche en verre, et une bande de papier d'acétate de plomb, suspendue à une pince dans l'atmosphère de la cloche, doit rester entièrement blanche pendant un quart d'heure du passage du gaz.

Nous savons aussi que la présence de l'ammoniaque dans le gaz engendre, par la combustion, du gaz nitreux, dont les propriétés nuisibles ne tardent pas à se faire sentir.

Mais ce ne sont pas les seuls produits gazeux qui peuvent résulter de la combustion du gaz d'éclairage. Dans un mémoire sur l'éclairage et le chauffage par le gaz, au point de vue de l'hygiène, M. Kuhlmann a donné l'énumération suivante de tous ceux qu'il a été appelé à constater.

C'est ainsi qu'il a trouvé à diverses reprises : de petites quantités d'hydrogène arsénié ; l'arsenic comme le soufre de la houille provient des pyrites qui imprègnent les dépôts de ce combustible — de l'acide cyanhydrique provenant comme le gaz nitreux de l'ammoniaque contenu dans le gaz incomplétement purifié — de l'acide carbonique et de l'oxyde de carbone (*De l'éclairage et du chauffage par le gaz, au point de vue de l'hygiène*, par Fr. Kuhlmann, in *Association française pour l'avancement des sciences*, congrès de Lille, 1874).

Pour ce qui concerne ces deux derniers gaz, il faut distinguer la part qui leur revient, soit comme éléments de composition du gaz d'éclairage, soit comme produits de la combustion de ce gaz. C'est là un point sur lequel nous devons insister. La présence de l'acide carbonique et surtout de l'oxyde de carbone dans l'air d'une pièce éclairée ou chauffée au gaz peut dépendre de l'imparfaite combustion du gaz qui, selon la disposition du brûleur, laisse écouler une partie de ces produits sans être consumés. Un bon brûleur est donc une chose importante, au point de vue de l'hygiène.

Disons aussi que l'acide carbonique que le gaz amène avec lui diminue son pouvoir éclairant dans une forte proportion. Mais, en principe, ainsi qu'on a pu le voir dans les analyses que nous avons citées, un gaz bien épuré n'en doit contenir que de très-faibles quantités. Il n'en est pas de même de l'oxyde de carbone ; et il s'agit de savoir si ce dernier produit que nous avons reconnu être la cause essentielle de l'empoisonnement par le gaz lui-même joue un rôle non moins considérable après la combustion de ce gaz. C'est, on le comprend, une question d'hygiène fort importante.

Le malaise que l'on éprouve dans les appartements où l'on se sert du gaz d'éclairage doit être attribué à deux causes : 1° à la viciation de l'air par le dégagement des produits de combustion, dégagement considérable, puisqu'un seul bec brûle environ 160 litres de gaz par heure; 2° à l'énorme quantité de chaleur développée pendant la combustion. D'après Péclet et Hudelo, 1 kilogramme de gaz d'éclairage fournit en brûlant, lorsque la vapeur d'eau n'est pas condensée, une quantité de chaleur égale à 10 269 calories. D'après M. A. Wazon la puissance calorifique du kilogramme de gaz parisien, sans condensation de la vapeur, serait de 9734 calories. Un mètre cube de gaz pesant $0^{kil},520$ pourrait, en brûlant, élever de 17 degrés la température de 1000 mètres cubes d'air.

La viciation de l'air a lieu surtout par la grande consommation d'oxygène que le gaz fait, en brûlant, pour former de l'acide carbonique et de la vapeur d'eau. Un bec consomme en effet, d'après Dumas, 234 litres d'oxygène par heure, et donne 128 litres et demi d'acide carbonique, avec 169 gr.,660 d'eau. Dans la dernière édition du traité de la chaleur de Péclet, M. Hudelo admet que la combustion de 1 kilogramme de gaz donne $2^{kil},057$ d'acide carbonique, et $2^{kil},045$ de vapeur d'eau. Selon le même auteur, le gaz d'éclairage produit par la combustion 5 volumes de vapeur d'eau pour 2 volumes d'acide carbonique.

La quantité de charbon fourni par les hydrocarbures du gaz est aussi très-grande; elle se dépose sur les objets environnants et elle noircit rapidement les surfaces blanches. Comparé enfin comme éclairage à une lampe Carcel donnant une lumière égale, un bec de gaz pour donner cette même somme de lumière produit, dans le même temps, plus d'une fois et demie autant d'acide carbonique.

On comprend donc combien dans les appartements, où ne s'opère pas un renouvellement d'air suffisant pour subvenir à la dépense d'oxygène et écouler rapidement le gaz acide carbonique, il peut se produire, à la longue, des troubles de l'hématose chez les personnes qui y séjournent habituellement.

Ceux qui sont obligés de résider dans des lieux largement éclairés au gaz, a dit Briquet, se plaignent de dyspnée, d'étouffement, de chaleur âcre à la gorge, d'une irritation du larynx et des bronches due à l'inhalation des particules charbonneuses.

Dans la respiration continue ou du moins très-fréquente d'une atmosphère appauvrie en oxygène se trouve une des causes les plus sérieuses de l'anémie que présentent la plupart des personnes qui travaillent le soir dans les ateliers et les magasins. Mais ces inconvénients se montrent d'autant plus que la ventilation des locaux est moins parfaite. Pourtant, il ne faudrait point en exagérer les effets, d'autant plus que la combustion du gaz peut servir à assurer la ventilation nécessaire.

Ce n'est point ici le lieu de passer en revue les circonstances particulières, inhérentes aux édifices publics dans lesquels de vastes salles, destinées à une nombreuse assistance, sont éclairées au gaz. Là, plus que partout ailleurs, il est urgent d'assurer à l'acide carbonique un écoulement convenable, car sans cela il s'accumule dans les parties reculées et élevées de la salle, entraîné, malgré sa pesanteur spécifique, par le courant d'air qui se dirige vers les lustres et qui de là se répand en nappes surplombantes. Dans les théâtres, c'est souvent dans l'air des hautes galeries que se rencontre le plus d'acide carbonique.

Que le gaz engendre en brûlant des produits analogues à ceux que fournit tout autre combustible employé aux mêmes usages, qu'il en donne bien davantage, il n'y a rien là qui doive le faire condamner par l'hygiène, puisque, je le répète, il s'agit seulement d'assurer une ventilation compensatrice. Mais ce serait autre chose, si, à des qualités délétères qu'il a déjà comme gaz, qualités que des moyens plus parfaits d'épuration doivent faire disparaître un jour, il ajoutait par le seul fait de sa combustion, c'est-à-dire par le seul fait de l'usage exclusif auquel on le destine, la propriété de vicier l'air ambiant par le dégagement d'un produit éminemment dangereux : l'oxyde de carbone. C'est là, en vérité, toute la question; et c'est ce dont il a été accusé.

Des expériences récentes de M. Gréhant sont venues élucider ce point important de l'hygiène publique et privée. Ce savant physiologiste a fait disposer un appareil permettant de brûler le gaz dans un manchon cylindrique de verre, mis en communication par un réfrigérant métallique avec un ballon de caoutchouc aspirateur; le gaz avant d'arriver au brûleur employé (bec d'Argant) passait par un compteur spécial mesurant le débit avec beaucoup d'exactitude. 20 litres de gaz ont brûlé en dix-huit minutes et ont rempli avec l'air entraîné le ballon aspirateur, dont le volume est égal à 200 litres environ.

Chez un chien du poids de 7^{kil},7, M. Gréhant prend du sang dans l'artère carotide, ce sang donne à l'analyse 17 centimètres cubes d'oxygène pour 100 centimètres cubes de sang; il fait ensuite respirer les produits de combustion du gaz mêlés à l'air dans le ballon aspirateur à l'aide d'une muselière de caoutchouc et d'un tube à deux soupapes permettant l'inspiration dans le ballon et l'expiration dans l'air; au bout de trente minutes, le ballon est vidé, un second échantillon de sang est pris dans l'artère, et analysé de la même façon que le premier; on trouve 16^{cc},5 d'oxygène pour 100 centimètres cubes de sang; la différence de proportion d'oxygène qui se mesure par 0^{cc},5 indique l'action d'une quantité d'oxyde de carbone très-faible et telle que la proportion de ce gaz dans les produits de combustion est inférieure à 1/4000. M. Gréhant recueille ensuite avec le même appareil les produits de la combustion d'un petit bec de Bunsen : 32^{lit},6 de gaz ont été brûlés en une heure. Un chien du poids de 7^{kil},3 a mis trente-huit minutes pour faire circuler à travers les poumons ces produits gazeux additionnés d'oxygène; on fait l'analyse comparative : 100 centimètres cubes de sang normal de la carotide ont absorbé 27^{cc},9 d'oxygène; 100 centimètres cubes de sang pris ensuite ont absorbé 26^{cc},9 d'oxygène; la différence indique 1 centimètre cube d'oxyde de carbone fixé, quantité également très-petite.

Ainsi, dans la flamme du gaz de l'éclairage, la combustion paraît être complète et la petite quantité d'oxyde de carbone, qui se trouve dans les produits de la combustion, peut à peine être démontrée chez l'animal vivant, astreint à respirer ces produits gazeux.

Ces résultats obtenus, M. Gréhant a reconnu encore que, si l'on fait passer autour d'un bec d'Argant, dans son appareil, un mélange d'air et d'oxyde de carbone contenant 1/100 de ce gaz, mélange très-toxique, l'oxyde de carbone mélangé à l'air brûle complétement et se transforme en acide carbonique; de sorte que l'air très-toxique peut être respiré, après avoir alimenté la combus-

tion, par un animal, sans qu'on puisse constater dans son sang la présence de
l'oxyde de carbone. La combustion du gaz de l'éclairage, ajoute M. Gréhant,
pourrait donc servir à débarrasser l'air, employé à la combustion, du gaz oxyde
de carbone qu'il pourrait contenir (*Compte rendu de la Société de biologie*,
21 décembre 1878, etc. *Annales d'hygiène et de médecine légale*, t. I,
5ᵉ série, 1879).

Il résulte selon nous de ces recherches intéressantes que l'oxyde de carbone
qui entre dans la composition du gaz d'éclairage peut arriver à être complètement brûlé, mais qu'il ne l'est pas toujours ; et cela dépend absolument, ainsi
que nous l'avons déjà dit, de la disposition du brûleur ou bec qui doit mettre
le gaz à brûler et l'air nécessaire à sa combustion dans des conditions convenables pour que le gaz, en s'écoulant trop vite, ne soit point soustrait en partie
à l'action de l'air ; ce qui arrive infailliblement, si le tirage n'est pas suffisamment régularisé. D'une autre part, si l'oxyde de carbone mélangé à l'air destiné
à la combustion a été, au contraire, entièrement brûlé, c'est que cette combustion s'est forcément opérée dans l'enveloppe extérieure de la flamme où l'oxygène
produit tout son effet, ainsi que l'ont démontré les expériences de M. Kersten.

En somme, en se servant d'un bec d'Argand, avec lequel l'afflux de l'air est
très-prononcé, l'oxyde de carbone du gaz doit être entièrement consommé ou à
très-peu de chose près. Il en sera de même avec les becs du même système, c'est-
à-dire à double courant d'air, tels que les becs Bengel et Monnier ; et ce sont
ceux-là dont il faut spécialement se servir dans l'intérieur des habitations. La
chaleur qu'ils développent est un garant de la combustion parfaite des éléments
du gaz. Il n'en est pas de même avec les becs à flamme plate, entre autres :
celui dit *bec de ville* employé pour l'éclairage de la voie publique et le bec à
queue de poisson ou *bec de Manchester*, si généralement employé dans les cafés
et les magasins. Si ces becs ont l'avantage de pouvoir brûler sous des pressions
assez faibles et de présenter, pour une même quantité de gaz, une surface éclairante bien plus large, la combustion n'est peut-être pas aussi complète ; et par
suite, une quantité plus ou moins notable d'oxyde de carbone qui entre dans
la composition du gaz échappe à cette combustion et se dégage dans l'atmosphère. Sur la voie publique cela n'a pas d'inconvénient ; mais pour les ateliers,
les cafés et les magasins, etc., il n'en saurait être de même.

Les considérations qui précèdent prennent une importance très-grande, lorsqu'il s'agit d'apprécier les procédés de chauffage avec le gaz d'éclairage. Il est
évident qu'un tel mode de chauffage ne peut être salubre qu'à la condition que
le renouvellement d'air soit suffisant. Les quantités d'acide carbonique et de
vapeur d'eau rejetées dans l'atmosphère de l'appartement sont considérables.

M. Hudelo, appelé à visiter un appartement chauffé au gaz et dont le loca-
taire se plaignait d'accidents nerveux et de malaises qui présentaient ce caractère particulier de disparaître aussitôt qu'il quittait l'appartement, s'est livré à
une série d'expériences très-intéressantes pour s'assurer des variations d'acide
carbonique et de vapeur d'eau résultant du chauffage.

Il a constaté que la quantité d'acide carbonique dans l'air avait augmenté
dans la proportion de 2 à 3 millièmes, et celle de la tension de la vapeur d'eau
dans la proportion de 0ᵐ,005 (*Des altérations déterminées dans l'atmosphère des appartements par l'usage des appareils de chauffage au gaz*, par
Hudelo, in *Annales d'hygiène*, t. XLVI, p. 528, 1876). Cette augmentation de
l'humidité est très-notable ; et il n'est pas douteux qu'en hiver, lorsque l'air

extérieur est froid et humide, l'air d'un appartement chauffé au gaz n'arrive assez vite à la saturation.

Si, à cela, nous ajoutons que tous les appareils de chauffage sont loin d'opérer une combustion complète du gaz, et que par suite il faut compter avec un certain dégagement d'oxyde de carbone dans l'air de l'appartement, on voit combien cet usage que l'on tend à adopter de chauffer, au moyen d'appareils à gaz, des pièces sans cheminées, en rejetant les produits de la combustion dans la pièce elle-même, sous prétexte que ces produits sont invisibles et sans odeur lorsque la combustion est complète, on voit, disons-nous, combien cet usage doit être proscrit comme dangereux.

Évidemment, c'est là un moyen très-commode d'opérer un chauffage intermittent, et, dans le cas où on ne recherche pas l'économie, il est assez agréable d'allumer son feu au moment seulement où le besoin s'en fait sentir, et de l'éteindre aussi rapidement. Dans les cabinets de toilette, dans les salles à manger, dans les antichambres, le chauffage au gaz est assez employé. Passe encore pour toutes les pièces où l'on ne fait qu'un séjour momentané, mais encore faut-il que l'on ménage aux produits de la combustion une issue large et facile, que les dimensions de la cheminée permettent une ventilation suffisante, et assurent ainsi, le plus possible, la combustion complète du gaz. En somme, nous repoussons formellement l'emploi de ce chauffage pour les cabinets de travail, les chambres à coucher, toute pièce où l'on se tient d'habitude.

Et si maintenant, à côté de toutes les bonnes raisons que nous venons de donner pour, sinon proscrire, du moins restreindre l'emploi du gaz comme moyen de chauffage, nous ajoutons qu'au point de vue économique il revient à 20 fois le prix de la houille, pour produire un rayonnement égal de chaleur, dans un foyer comme celui de nos cheminées ordinaires, qui sont les plus favorables au dégagement des produits nuisibles, on comprendra que ce soit encore là un argument des plus sérieux à invoquer dans le procès que nous lui intentons, au nom des intérêts de l'hygiène.

Pour terminer, nous devons dire un mot des divers appareils en usage pour le chauffage au gaz. Nous en empruntons la description à l'ouvrage de Péclet et Hudelo.

Les plus employés sont les foyers à réflecteurs du modèle Jacquet. Dans ces appareils, le foyer est formé d'un coffre à ouverture rectangulaire, se plaçant dans la cheminée ; le fond du coffre est formé par une plaque en laiton ou en cuivre poli, ayant une forme paraboloïde ondulée; les côtés de la caisse sont aussi en laiton poli ; à la partie supérieure et derrière le bord de l'ouverture se trouve une rampe à gaz non visible de l'extérieur ; le gaz brûle blanc; la réflexion des rayons se fait sur les parois en cuivre poli qui les renvoient dans toutes les directions. Ces foyers ont un aspect triste et ils répandent toujours une légère odeur âcre et désagréable. Bien entendu, il est indispensable que les produits de la combustion soient évacués au moyen d'une cheminée spéciale.

Malgré cela, c'est principalement avec ces sortes d'appareils que des accidents d'asphyxie et d'explosion s'observent. On a cherché à parer au danger en plaçant, dans les salles où se trouvent des appareils de chauffage au gaz, des ventilateurs qui ne sont que de faibles ouvertures, garnies d'une hélice et placées près du plafond de la pièce; mais ce moyen est généralement insuffisant et les sinistres observés prouvent qu'il est malheureusement inefficace.

Les poêles à gaz sont des enveloppes métalliques ou céramiques dans l'intérieur desquelles on fait brûler le gaz au moyen de champignons, de rampes ou de becs isolés ; l'enveloppe est échauffée et rayonne dans la pièce. Ces poêles présentent cet inconvénient particulier de ne pouvoir fournir aucune ventilation de la pièce échauffée.

Les calorifères à gaz se composent de deux compartiments. Dans l'un on brûle du gaz, dans l'autre circule l'air de la ventilation.

Le premier est muni de deux ouvertures ; l'une prend l'air de la pièce nécessaire à la combustion et l'autre sert à l'évacuation des produits de la combustion dans une cheminée. Le compartiment de circulation de l'air est muni d'une ouverture qui amène l'air extérieur, et d'une ou plusieurs bouches de chaleur par lesquelles l'air échauffé s'introduit dans la chambre.

Les calorifères présentent sur les foyers ouverts l'avantage que les produits de la combustion ne peuvent guère rentrer dans l'intérieur de la pièce, et ils assurent la ventilation de cette pièce, à la condition toutefois que l'ouverture d'accès de l'air froid soit suffisante et qu'on ait ménagé des ouvertures suffisantes aussi pour la sortie de l'air vicié.

E. Dans cette étude du gaz de l'éclairage, au point de vue de l'hygiène publique et privée, nous avons dû laisser de côté tout ce qui se rattache au pouvoir éclairant de cette lumière artificielle et à son action sur la vue. Les considérations d'hygiène spéciale que ce côté de la question comporte trouveront naturellement leur place à l'article ÉCLAIRAGE de ce Dictionnaire. Nous y renvoyons donc le lecteur.

D'autre part, nous nous sommes exclusivement occupé du gaz de la houille. Mais, sans entrer dans les détails de la fabrication du gaz d'éclairage provenant de divers autres combustibles, tels que le gaz au bois, le gaz de tourbe, etc., nous croyons devoir donner ici, pour ne rien négliger de notre sujet, en ce qui concerne les conditions de viciation des atmosphères par les gaz employés pour l'éclairage, la composition de chacun de ces gaz à l'état brut et à l'état d'épuration. Quelques mots suffiront pour faire apprécier la valeur hygiénique qui leur est propre.

1° *Gaz au bois.* L'usage du gaz au bois pour l'éclairage public ou privé est assez répandu en Allemagne et en Suisse.

Voici, d'après une analyse de Pettenkofer, la composition d'un gaz non épuré provenant de la distillation du bois de sapin dépouillé autant que possible de sa résine :

Hydrocarbures lourds	6,01
Gaz des marais	11,06
Hydrogène	15,07
Acide carbonique	25,72
Oxyde de carbone	40,59

Ainsi qu'on le voit, ce gaz à l'état brut contient de grandes quantités d'acide carbonique et surtout d'oxyde de carbone ; mais il a cet avantage d'être complétement exempt d'ammoniaque et de combinaisons sulfureuses, de sorte que lorsqu'il brûle il ne peut jamais donner naissance à de l'acide sulfureux et à des gaz nitreux.

Le gaz au bois épuré a, dans les recherches de Reissig, la composition suivante :

	1ᵉʳ ÉCHANTILLON.	II°.	III°.	IV°.
Hydrocarbures lourds	7,24	7,86	9,00	7,44
Hydrogène	31,84	48,67	29,76	29,60
Gaz des marais	35,50	21,17	20,96	24,02
Oxyde de carbone	25,62	22,30	40,28	39,04
	100,00	100,00	100,00	100,00

Ce gaz épuré contient donc d'énormes quantités d'oxyde de carbone, ce qui, au point de vue des fuites et de son mélange à l'air des habitations, le rend particulièrement dangereux, et nécessite, quant à sa combustion, des brûleurs qui la rendent aussi complète que possible.

2° *Gaz de tourbe.* Les analyses de Reissig montrent que le gaz de tourbe peut être obtenu d'excellente qualité.

Voici deux de ces analyses de gaz de tourbe épuré :

	1ᵉʳ ÉCHANTILLON.	II°.
Hydrocarbures lourds	9,52	13,6
Gaz des marais	42,65	33,00
Hydrogène	27,50	35,18
Oxyde de carbone	20,33	18,30
Hydrogène sulfuré	traces.	—
Acide carbonique		
Azote.	—	0,32
	100,00	100,00

On remarquera qu'ici encore la proportion d'oxyde de carbone est très-grande et prête à des conclusions analogues.

3° *Gaz d'huile de schiste.* L'huile de schiste, qui est fournie par le goudron provenant de la distillation du schiste à posidonies du lias de Reutlingen dans le Wurtemberg, n'est pas convenable pour brûler dans les lampes, à cause du soufre qu'elle contient, mais elle est excellente pour la fabrication du gaz d'éclairage, qui est très-bon marché, relativement à son pouvoir éclairant élevé. Aussi est-il employé dans la région, principalement à Tubingue, où depuis quelques années on s'en sert comme moyen de chauffage.

Voici une analyse de ce gaz due à M. Reissig :

Hydrocarbures lourds	25,30
Gaz des marais	64,80
Oxyde de carbone	6,65
Hydrogène	3,05
Acide carbonique	0,20
Oxygène et azote.	traces.
	100,00

4° *Gaz d'huile de paraffine.* Cette huile, qui est employée depuis quelque temps pour la préparation du gaz d'éclairage dans les fabriques, les usines, etc., s'obtient dans les fabriques de paraffine et d'huile minérale. Cinquante kilogrammes d'huile de paraffine fournissent trente mètres cubes d'excellent gaz. D'après A. Hilger (d'Erlangen) ce gaz offre la composition suivante :

Hydrocarbures lourds	28,91
Hydrocarbures légers	54,92
Hydrogène	5,65
Oxyde de carbone	8,94
Acide carbonique	0,82
	100,00

5° *Gaz de pétrole*. Actuellement on se sert beaucoup en Allemagne, en Autriche, en Russie, de l'*appareil de Hirzel* qui sert à préparer le gaz d'éclairage avec les résidus du raffinage du pétrole. Il convient particulièrement pour la préparation du gaz dans les fabriques, les casernes, les hôpitaux, les gares, etc.; il fournit un gaz qui n'a pas besoin d'être purifié, et qui surpasse tous les autres par son pouvoir éclairant.

D'après Bolley, le gaz de pétrole pur a la composition suivante :

	1er ÉCHANTILLON.	IIe.
Hydrocarbures lourds	31,6	33,4
Gaz des marais	45,7	40,0
Hydrogène	32,7	26,6
	100,0	100,0

ALEXANDRE LAYET.

BIBLIOGRAPHIE. — LEBON. *Thermolampes ou poêles qui chauffent, éclairent avec économie et offrent avec plusieurs produits précieux une force motrice applicable à toute espèce de machine.* Paris, 1821. — PÉCLET. *Traité de l'éclairage.* Paris, 1827. — DEVERGIE et PAULIN. *Asphyxie par le gaz d'éclairage survenue dans les magasins de nouveautés de la rue de Bussy.* In *Ann. d'hyg.*, 1re série, t. III, 1830. — BRIQUET. *De l'éclairage artificiel considéré sous le point de vue de l'hygiène publique et de l'hygiène privée.* Thèse de concours. Paris, 1838. — PELOUZE. *Traité de l'éclairage au gaz tiré de la houille,* etc. Paris, 1839. — TOURDES (G.). *Relation médicale des asphyxies occasionnées à Strasbourg par le gaz d'éclairage.* Paris, 1841. — TRÉBUCHET. *Recherches sur l'éclairage au gaz de Paris.* In *Ann. d'hyg.*, 1re série, t. XXX, p. 5, 241, 1843. — COMBES (H.). *De l'éclairage au gaz étudié au point de vue économique et administratif, et spécialement de son action sur le corps de l'homme.* Paris, 1844. — HUEBER. *Mittheilungen über Gasbeleuchtung in hygienischer, toxicologischer and staatsärztlicher Beziehung.* In *Zeitschr. Wien. Aerzte,* 1852. — INNHAUSER (F.). *Ueber Leuchtgas vom sanität-polizeilichen Standpunkte.* In *Zeitchr. Wien. Aerzte,* 1852. — BERTOLUS. *Mémoire sur cette question d'hygiène publique : Rechercher l'influence que peut exercer l'éclairage au gaz sur la santé des masses dans l'intérieur des villes.* Marseille, 1853. — MACCAUD. *Note sur un appareil pour reconnaître les fuites de gaz.* In *Ann. d'hygiène,* 2e sér., t. II, 1854. — RUTTER (J.-B.-N.). *De l'éclairage au gaz dans les maisons particulières.* Traduct. de J. Galtiffe et P. Pers. Paris, 1856. — TAVIGNOT. *De l'éclairage au gaz. Comment est-il nuisible à la santé publique?* Paris, 1858. — AUDOIN (P.) et BÉRARD (P.). *Etude sur les divers becs employés pour l'éclairage au gaz et recherches des conditions les meilleures pour sa combustion.* In *Ann. de chim. et phys.,* 3e sér., t. LXV, 1862. — LOCHMANN (E.-F.). *Einige hygienische Bemerkungen über Gasbeleuchtung, Ofenheizung.* In *Henke's Ztschr.,* 1863. — Robert D'ARCOURT (E.). *De l'éclairage au gaz ; développement sur la composition des gaz destinés à l'éclairage,* Paris, 1863. — ZOCH (Br.) et GORUP-BEZANEZ. *Beobachtungen über den Einfluss der künstlichen Beleuchtung auf die Luftqualität,* etc. In *Ztschr. f. Biol.,* t. III, 1867. — HEYMANN. *Ueber künstliche Beleuchtung.* In *Vtjschr. f. prakt. Heilk. in Prag,* t. C, p. 220, 1868. — Ch. DE FREYCINET. *Traité d'assainissement industriel* et *Traité d'assainissement municipal,* p. 82-349. Paris, 1870. — WURTZ (Ad.). *Dictionn. de chimie pure et appliquée.* Art. *Gaz de l'éclairage.* Paris, 1870. — HIRT (Ludw.). *Die Krankheiten der Arbeiter.* Breslau und Leipzig, 1873, 2e fasc. Analysé par Schwartz in *Ann. d'hyg. publ.,* 1874. — TARDIEU (Amb.). *Dictionnaire d'hygiène publique,* etc. Art. *Gaz de l'éclairage,* t. II, p. 334, 1862. — VERNOIS (Max.). *Hygiène industrielle et administrative,* t. II, 1860. — LAYET (Alex.). *Hygiène des professions et des industries,* p. 330, Paris, 1875. — EULENBERG (Herm.). *Handbuch der Gewerb-Hygiene auf experimentale Grundlage.* Art. *Leuchtgas,* Berlin, 1876. — PECLET. *Traité de la chaleur, considérée dans ses applications,* 4e édition, publiée par Hudelo, t. III. Paris, 1878. — WAGNER et GAUTIER. *Nouveau traité de chimie industrielle,* t. II, p. 725. Paris, 1879. — LAYET (A.). *Des accidents causés par la pénétration souterraine du gaz de l'éclairage dans les habitations.* In *Revue d'hygiène et de police sanitaire,* t. II, p. 160. 1880. — DU MÊME. *Le gaz d'éclairage devant l'hygiène.* Communication au Congrès international de Turin, sept. 1880. A. L.

GAZ HILARANT. (Protoxyde d'azote, AzO ou Az^2O^2). Anglais : *laughing gaz, nitrous oxyd gaz;* allemand : *Stickoxydul.* Depuis l'époque où a été écrit l'article AZOTE (1867), les propriétés anesthésiques du gaz hilarant et son mode d'emploi ont été l'objet de recherches trop importantes pour que nous ayons pu nous dispenser de les faire connaître au lecteur. De plus, en raison même du rôle que cet agent peut être appelé dorénavant à jouer dans la pratique, nous avons cru devoir en rappeler l'histoire avec quelque développement et entrer dans le détail de sa préparation.

Le protoxyde d'azote, plus communément désigné sous le nom de gaz hilarant, a été étudié pour la première fois par Humphry Davy qui, tout en ayant entrevu les propriétés anesthésiques de ce gaz, s'était surtout attaché à en faire ressortir les propriétés physiologiques. Ce n'est qu'en 1844 que Wells découvrit et mit en pratique l'anesthésie chirurgicale par le protoxyde d'azote. L'éther et le chloroforme ayant été découverts peu de temps après, le protoxyde d'azote ne tarda pas à tomber dans un oubli à peu près complet. Il fut de nouveau employé à partir de 1866 aux États-Unis par Colton. D'abord limité à la pratique de la chirurgie dentaire, son emploi se généralisa peu à peu en Amérique et en Angleterre. Mais ce n'est que pendant ces dernières années que, grâce aux travaux de M. Paul Bert, le protoxyde d'azote fut appliqué en France aux opérations de la grande chirurgie.

Nous allons successivement étudier dans cet article : 1° l'*histoire* du protoxyde d'azote, qui se rattache intimement à celle de la découverte de l'anesthésie chirurgicale ; 2° les *caractères chimiques* et la préparation de ce gaz ; 3° ses *propriétés physiologiques* ; 4° les *appareils* nécessaires à l'anesthésie proto-azotée : 5° l'anesthésie par le protoxyde d'azote et l'éther ; 6° enfin la méthode anesthésique de M. Paul Bert par le protoxyde d'azote associé à l'oxygène et employé sous tension.

A. Historique des propriétés physiologiques du protoxyde d'azote. C'est Humphry qui le premier appela l'attention sur les propriétés physiologiques du protoxyde d'azote. C'est cet éminent chimiste qui le premier inhala ce gaz et éprouva une sensation de bien-être et de gaieté, et lui donna le nom de gaz hilarant (*laughing gaz*) qui lui est resté.

Les travaux du chimiste anglais datent de 1799. On sait que Davy avait été attaché à l'Institut pneumatique de Beddoès, où il s'occupait spécialement de préparer les gaz et d'étudier leur action sur l'organisme. C'est à la suite de ces diverses études qui furent faites sur lui-même soit avec le protoxyde d'azote mélangé à l'air, soit avec le gaz pur, qu'il publia son Mémoire, sorte de journal dans lequel on trouve des aperçus très-ingénieux sur l'action physiologique du protoxyde d'azote.

Voici comment Davy décrivait à cette époque (1799) les effets du gaz hilarant : « Dès la première inspiration, j'ai vidé la vessie. Une saveur sucrée a, dans l'instant, rempli ma bouche et ma poitrine tout entière, qui se dilatait de bien-être. J'ai vidé mes poumons et les ai remplis encore ; mais, à la troisième reprise, les oreilles m'ont tinté et j'ai abandonné la vessie. Alors, sans perdre précisément connaissance, je suis demeuré un instant promenant les yeux dans une espèce d'étourdissement sourd ; puis je me suis pris, sans y penser, d'éclats de rire tels que je n'en ai jamais fait de ma vie. Après quelques secondes, ce besoin de rire a cessé tout à coup et je n'ai plus éprouvé le moindre symptôme. Ayant réitéré l'épreuve dans la même séance, je n'ai plus éprouvé le besoin de rire. Je n'aurais fait que tomber en syncope, si j'eusse poussé l'expérience plus loin ».

D'une seconde expérience il dit : « La première impression consista dans une

pesanteur de tête avec perte du mouvement volontaire. Mais une demi-minute
après, ayant continué les inspirations, ces symptômes diminuèrent peu à peu et
firent place à la sensation d'une faible pression sur tous les muscles ; j'éprouvais
en même temps dans tout le corps une sorte de chatouillement agréable qui se
faisait particulièrement sentir à la poitrine et aux extrémités. Les objets situés
autour de moi me paraissaient éblouissants de lumière, et le sens de l'ouïe avait
acquis un surcroît de finesse. Dans les dernières inspirations, ce chatouillement
augmenta, je ressentis une exaltation toute particulière dans le pouvoir musculaire, et j'éprouvai un besoin irrésistible d'agir. Je ne me souviens que très-
confusément de ce qui suivit : je sais seulement que mes gestes étaient violents
et désordonnés. Tous ces effets disparurent lorsque j'eus suspendu l'inspiration
du gaz ; dix minutes après, j'avais recouvré l'état naturel de mes esprits ; la
sensation du chatouillement dans les membres se maintint seule pendant quelque
temps. »

Dans toutes ces expériences, Davy avait employé du gaz mélangé d'air.
S'étant procuré du gaz absolument pur, il a observé les phénomènes suivants :

« Je ressentis immédiatement une sensation s'étendant de la poitrine aux
extrémités ; j'éprouvais dans tous les membres comme une sorte d'exagération
du sens du tact. Les impressions perçues par le sens de la vue étaient plus vives,
j'entendais distinctement tous les bruits de la chambre, et j'avais très-bien
conscience de tout ce qui m'environnait. Le plaisir augmentant par degrés, je
perdis tout rapport avec le monde extérieur. Une suite de fraîches et rapides
images passaient devant mes yeux ; elles se liaient à des mots inconnus et
formaient des perceptions toutes nouvelles pour moi. J'existais dans un monde à
part. J'étais en train de faire des théories et des découvertes quand je fus éveillé
par le docteur Kinglake, qui m'ôta le sac de la bouche. A la vue des personnes
qui m'entouraient, j'éprouvai d'abord un sentiment d'orgueil, mes impressions
étaient sublimes et pendant quelques minutes je me promenai dans l'appartement, indifférent à ce qui se disait autour de moi. Enfin je m'écriai, avec la foi
la plus vive et l'accent le plus pénétré : Rien n'existe que la pensée ; l'univers
n'est composé que d'idées, d'impressions, de plaisirs et de souffrance.

« Il ne s'était écoulé que trois minutes et demie durant cette expérience,
quoique le temps m'eût paru bien plus long en le mesurant au nombre et à la
vivacité de mes idées ; je n'avais pas consommé la moitié de la mesure du gaz,
je respirai le reste avant que les premiers effets eussent disparu. Je ressentis
des sensations pareilles aux précédentes ; je fus promptement plongé dans
l'extase du plaisir, et j'y restai plus longtemps que la première fois. Je fus en
proie, pendant deux heures, à l'exhilaration. J'éprouvai encore plus longtemps
l'espèce de joie déréglée décrite plus haut qui s'accompagnait d'un peu de
faiblesse. Cependant elle ne persista pas ; je dînai avec appétit, et je me trouvai
ensuite plus dispos et plus gai. »

Davy insiste encore sur les sensations agréables que lui procurait le gaz. On
en jugera par le passage suivant :

« Lorsque je respirai le gaz après quelques excitations morales, j'ai ressenti
des impressions de plaisir vraiment sublimes.

« Le 5 mai, la nuit, je m'étais promené pendant une heure au milieu des
prairies de l'Avon ; un brillant clair de lune rendait ce moment délicieux, et
mon esprit était livré aux émotions les plus douces. Je respirai alors le gaz. L'effet
seulement fut rapidement produit. Autour de moi les objets étaient parfaitement

distincts, la lumière de la lampe n'avait pas sa vivacité ordinaire. La sensation de plaisir fut d'abord locale ; je la perçus sur les lèvres et autour de la bouche. Peu à peu, elle se répandit dans tout le corps, et au milieu de l'expérience elle atteignit à un moment un tel degré d'exaltation qu'elle absorba mon existence. Je perdis alors tout sentiment. Il revint cependant assez vite, et j'essayai de communiquer à un autre assistant, par mes rires et mes gestes animés, tout le bonheur que je ressentais. Deux heures après, au moment de m'endormir et placé dans cet état intermédiaire entre le sommeil et la veille, j'éprouvai encore comme un souvenir confus de ces impressions délicieuses. Toute la nuit, j'eus des rêves pleins de vivacité et de charme, et je m'éveillai le matin en proie à une énergie inquiète que j'avais déjà éprouvée quelquefois dans le cours de semblables expériences. »

Les expériences de Davy firent alors beaucoup de bruit et furent répétées par un grand nombre de chimistes. Berzelius, Vauquelin, Thénard, Orfila et plusieurs autres les contrôlèrent et éprouvèrent des effets identiques. Les sociétés savantes s'occupaient également de la question. Le naturaliste Pictet nous rend compte de la façon suivante des expériences auxquelles il assista dans une société où il fut présenté par Rumford : « Nous étions cinq ou six disposés à faire l'essai, et ma qualité d'étranger me valut le privilége de commencer. A la troisième ou quatrième inspiration j'entrai dans une série rapide de sensations nouvelles pour moi et difficiles à décrire. L'effet principal était dans la tête ; j'entendais un bourdonnement ; les objets s'agrandissaient autour de moi ; il me semblait que ma tête grossissait rapidement. Je ne voyais plus qu'au travers d'un brouillard ; je croyais quitter ce monde et m'élever dans l'Empyrée ; j'étais pourtant bien aise, par une arrière-pensée que je me rappelle distinctement, de sentir autour de moi des amis et le comte de Rumford en particulier, qui observait, ainsi que nous en étions convenus, la marche de mon pouls, lequel devint de l'irrégularité la plus extrême, et telle qu'il était impossible de le compter. Je cessai alors de respirer le gaz, et j'entrai dans un état de calme approchant de la langueur, mais extrêmement agréable. Loin de rechercher l'action musculaire, je répugnais à tout mouvement ; j'éprouvais d'une manière exaltée le simple sentiment de l'existence, et ne voulais rien de plus. En peu de minutes, je revins à l'état tout à fait naturel.

« M. Blackford me succéda ; ce fut un tout autre genre : une activité extrême et qui se rapprochait tout à fait de l'état de convulsions ; ensuite une gaieté bruyante, bientôt suivie d'une jouissance plus calme, et enfin de l'état naturel.

« M. Eighe vint après. Celui-là n'était pas de la classe des langoureux ; son agitation devint si grande sur la fin des inspirations qu'on voulut lui ôter la vessie, il la retint de toutes ses forces ; puis, lorsqu'elle fut épuisée, il se mit à rire, à parler avec beaucoup de vivacité ; il disait que de sa vie il n'avait éprouvé rien de plus agréable. »

Il est à remarquer que, malgré toutes ces investigations, l'action anesthésique du protoxyde d'azote ne fut pas reconnue. Ce gaz fut un objet d'amusement et de curiosité jusqu'en 1844, époque à laquelle Wells en découvrit les propriétés anesthésiques. La découverte de Wells attira d'abord vivement l'attention aux États-Unis, mais à la suite d'une expérience malheureuse pratiquée publiquement à l'hôpital de Massachusetts, à Boston, en présence du chirurgien Waren, les propriétés anesthésiques du gaz hilarant furent vivement contestées. C'est sur ces entrefaites que l'éther, dont l'action était déjà connue de Wells, fut proposé par Jackson et Morton, qui se disputèrent pendant plusieurs années la découverte de l'anesthésie chirurgicale. Le chloroforme, qui fut introduit en 1849 dans la pratique chirurgicale par Simpson, vint encore contribuer à rejeter le protoxyde d'azote dans l'oubli.

Ce n'est qu'en 1865 ou un peu plus tard qu'un chimiste distingué, M. Colton, qui avait contribué avec Wells à la découverte des propriétés anesthésiques de ce gaz, eut l'idée de fonder à New-York une sorte d'institut anesthésique, établissement destiné à la pratique des opérations chirurgicales de courte durée pendant l'anesthésie proto-azotée. Cet établissement eut un grand succès et plus de cent mille anesthésies avaient été pratiquées en 1878 dans l'établissement de M. Colton sans qu'aucun accident soit, dit-on, survenu. C'est après ces expériences que la société du VIe arrondissement de Paris entreprit celles dont il est question à l'article AZOTE de ce Dictionnaire. Depuis cette époque, l'emploi du protoxyde d'azote s'est graduellement généralisé en Amérique et en Angleterre, où il a été préconisé par un grand nombre de chirurgiens éminents, parmi lesquels il nous suffira de citer Sims, Sayre, Clover, etc.

B. PRÉPARATION CHIMIQUE. LIQUÉFACTION DU PROTOXYDE D'AZOTE. Quoique l'on soit arrivé pendant ces dernières années à liquéfier et à condenser le gaz et à le rendre très-portatif sous un très-petit volume, il est cependant facile de le fabriquer soi-même. Le *modus operandi* présente au point de vue économique des avantages assez considérables pour que nous décrivions avec quelques détails les appareils employés pour la préparation du protoxyde d'azote pour l'usage anesthésique.

Le moyen le plus primitif pour obtenir le protoxyde d'azote est celui qui a été employé par Wells et par les premiers médecins qui l'ont mis en usage. Il suffit pour cela de se procurer une simple cornue munie d'un tube de dégagement, et une barrique, qu'on emplit d'eau. Le nitrate d'ammoniaque est placé dans la cornue et chauffé au moyen d'une lampe à esprit-de-vin. L'azotate d'ammoniaque se décompose par la chaleur et le gaz se rend dans la barrique d'où il chasse l'eau qui y était contenue. L'eau s'écoule dans un récipient et le gaz peut être recueilli par un tube et placé dans un gazomètre.

Cet appareil, comme on le voit, est fort primitif. Il a pour lui le mérite de la simplicité et peut être préparé pour ainsi dire instantanément. Mais le gaz ainsi obtenu n'a pas le degré de pureté nécessaire pour l'usage anesthésique. On peut s'en servir pour d'autres usages et pour pratiquer des expériences chimiques où la pureté du gaz n'est pas absolument nécessaire. Le docteur Colton s'en est servi dans la première expérience anesthésique, pratiquée sur Wells le 10 décembre 1844, date de la découverte de l'anesthésie.

Le gaz nécessaire pour la pratique chirurgicale doit subir une petite préparation, qui consiste à le purifier des corps étrangers qu'il peut contenir. On emploie à cet effet des vases à deux tubulures, dont la forme varie, qui sont à moitié remplis d'eau et réunis entre eux par des tubes en caoutchouc très-solides. Ils doivent être bien bouchés.

L'appareil complet se compose donc : 1° d'une cornue avec tube de dégagement ; 2° d'un fourneau à gaz qu'on fait communiquer avec les conduits du gaz d'éclairage, mais qu'on peut remplacer par un fourneau au charbon ou une lampe à esprit-de-vin ; 3° d'un certain nombre de vases destinés à purifier le gaz ; 4° d'un gazomètre dont le fonctionnement est très-simple ; la partie inférieure contient l'eau, la partie supérieure le gaz ; 5° enfin, d'un appareil inhalateur (sorte de masque), destiné à administrer le gaz aux patients (*voy.* GAZOGÈNE, p. 183).

Rien n'est plus simple que la fabrication du gaz avec cet appareil. On place le nitrate d'ammoniaque dans la cornue ; le nitrate se décompose sous l'influence de la chaleur et le gaz s'échappe par le tube de dégagement ; il traverse les gaz purificateurs et se rend dans le gazomètre.

La seule précaution à prendre consiste à surveiller l'action de la chaleur sous la cornue. Il arrive en effet, lorsque celle-ci est trop considérable, que le gaz se dégage avec trop de force et passe en bouillonnant à travers les vases sans avoir subi la purification nécessaire. Le processus de fabrication doit être lent et régulier : il importe donc de le surveiller. M. Sprague a imaginé un petit appareil très-ingénieux destiné à régulariser l'action de la chaleur pendant la fabrication du gaz. Grâce à ce petit perfectionnement, l'obtention du protoxyde d'azote est, pour ainsi dire, automatique. Il suffit de remplir la cornue d'azotate d'ammoniaque et d'allumer le fourneau à gaz.

Nous avons déjà dit que, sous une pression de cinquante atmosphères, le protoxyde d'azote pouvait être liquéfié. Cette propriété a été utilisée pour la pratique de l'anesthésie chirurgicale par plusieurs fabricants anglais et américains parmi lesquels nous citerons MM. Barth et Coxeter, de Londres.

Les appareils employés pour la liquéfaction du gaz sont trop compliqués pour être décrits ici ; ils ressemblent, du reste, à ceux qui ont été mis en usage récemment pour la liquéfaction des gaz qui, jusqu'à ce jour, avaient été considérés comme permanents.

Une fois liquéfié, le gaz est conservé dans des récipients métalliques d'une grande solidité. Chaque bouteille métallique contient habituellement de 200 à 400 litres de gaz. On peut en recueillir une plus grande quantité, mais le récipient deviendrait alors trop lourd et trop volumineux.

On comprend facilement tous les avantages qui résultent de ce mode de condensation du protoxyde d'azote. Préparé avec les appareils que nous venons de décrire, le gaz était recueilli par un gazomètre, et, comme il occupe un certain volume, il devait être consommé sur place. Il était du moins très-désagréable, pour le chirurgien qui avait une anesthésie à pratiquer en ville, d'emporter avec lui un ballon contenant de 80 à 100 litres de gaz. Grâce au procédé de liquéfaction on peut avoir, sous le volume d'une bouteille ordinaire, de 200 à 400 litres de protoxyde d'azote, c'est-à-dire de quoi pratiquer plusieurs anesthésies.

Indépendamment de ces avantages, le gaz liquéfié présente encore celui d'être d'une grande pureté. On a même cru jusqu'à ce jour qu'il était absolument pur. Mais les récents travaux du professeur Zuntz et du docteur Martin Goltstein, que nous reproduisons plus loin, ont démontré que le gaz ainsi préparé contenait un quart pour 100 d'air, ce qui paraît extraordinaire à première vue, puisque l'air ne se liquéfie pas ; le docteur Rottenstein l'explique par ce fait que, une fois liquéfié, le gaz a pu absorber une certaine quantité d'air.

C. Propriétés physiologiques du protoxyde d'azote. Nous avons vu, au commencement de cet article, que les propriétés physiologiques de ce gaz avaient déjà été entrevues par Davy. Quoique n'ayant jamais eu, comme Horace Wells, l'idée d'appliquer le gaz hilarant à l'anesthésie, ce savant en avait déjà signalé les principales qualités et avait pensé les utiliser en thérapeutique.

Mais les propriétés physiologiques du protoxyde d'azote n'ont été l'objet d'études vraiment scientifiques que pendant ces quinze dernières années. En raison de l'importance de ces propriétés, nous avons cru devoir donner quelques développements à cette partie. Nous pensons en effet que le gaz a un grand avenir non-seulement pour la pratique de l'anesthésie, mais encore en thérapeutique.

Nous reproduisons une analyse des travaux les plus importants publiés sur cette question par MM. Hermann, Jolyet et Blanche, Krishaber, Zuntz et Goltstein. Les uns sont relatifs à l'action du protoxyde d'azote sur les animaux; les autres sur les plantes.

I. *Expériences de Hermann.*   Cet auteur a d'abord employé un mélange d'oxygène et de protoxyde d'azote (quatre volumes de protoxyde d'azote sur un volume d'oxygène); il a obtenu les phénomènes suivants : saveur sucrée, bourdonnements d'oreilles; troubles de la vision; augmentation de la chaleur interne; picotements, principalement aux extrémités; sensation d'allégement dans tout le corps, probablement obtenue par la perte de la sensibilité musculaire; titubation, diminution de l'activité fonctionnelle, perte graduelle du mouvement, diminution de la sensibilité, particulièrement lorsqu'une douleur est provoquée; la sensibilité tactile se conserve plus longtemps. L'intelligence est excitée, il existe dans la grande majorité des cas une tendance à la gaieté et à l'hilarité. La connaissance n'est jamais complétement perdue et l'anesthésie n'est jamais complète. Lorsqu'on interrompt l'inhalation du gaz, on revient très-rapidement à l'état normal sans se ressentir de l'action du médicament, quelquefois cependant il existe une tendance au sommeil.

Lorsque l'individu subit l'action du gaz, il existe une légère accélération du pouls. Le visage rougit légèrement. Les conjonctives s'injectent, les pupilles se dilatent.

Dans presque toutes les expériences pratiquées sur l'homme, l'inhalation n'a été continuée que très-peu de temps (une minute et demie à deux minutes). Si l'on respire dans le spiromètre, le manque d'oxygène ne tarde pas à produire de la dyspnée.

Davy avait dit que la répétition fréquente des inhalations augmente l'intensité des effets obtenus. Le contraire a été observé par Hermann et par nous-même.

Chez les animaux on n'obtient avec ce mélange que des résultats peu appréciables et qui ne permettent pas d'arriver à des conclusions utiles.

Gaz pur. D'après Hermann, le protoxyde d'azote pur et sans oxygène produit sur les hommes et les animaux l'asphyxie comme tous les autres gaz, à l'exception de l'oxygène. Humphry Davy avait signalé ce fait chez les animaux. Il n'a pas observé les mêmes faits sur l'homme, parce qu'il recueillait son gaz dans des ballons de soie où il se mélangeait avec l'air par diffusion.

Pour les animaux, il recueillait son gaz dans des cloches. Il a noté l'asphyxie chez l'homme, mais il l'a expliquée par une susceptibilité spéciale de certains individus qui ne pouvaient supporter les inhalations du gaz pur (il est probable qu'il a observé cela avec du gaz nouvellement préparé et non mélangé d'air).

Les grenouilles deviennent très-rapidement dyspnéiques dans le protoxyde d'azote pur; mais elles ne succombent que longtemps après, comme cela s'observe avec l'hydrogène.

Les animaux à sang chaud auxquels on fait inhaler du gaz pur éprouvent immédiatement un sentiment d'inquiétude, une dyspnée très-prononcée, des convulsions, et ils meurent avec tous les phénomènes de l'asphyxie. A l'autopsie on trouve le sang très-foncé.

L'homme éprouve très-rapidement les phénomènes décrits pour les animaux, respiration dyspnéique, sensation d'anéantissement qui se transforme en anes-thésie complète. Le pouls devient imperceptible, le visage prend un aspect cadavérique, les muqueuses livides; il est hors de doute que des convulsions et l'asphyxie apparaîtraient, si l'on ne donnait pas immédiatement de l'air, qui amène un prompt retour à l'état normal. Mais la sensation de l'asphyxie fait défaut.

Les phénomènes élémentaires résultant du protoxyde d'azote ne diffèrent pas, d'après Hermann, de ceux de tous les gaz indifférents. On avait d'abord cru que ce gaz décomposerait le sang à la manière de l'acide carbonique et de l'hydro-gène, en mettant l'azote en liberté comme cela a lieu pour l'hydrogène et la combustion du charbon; mais Hermann a trouvé qu'en agitant du sang artériel avec du protoxyde d'azote il devient noir comme avec l'hydrogène et que le sang veineux ne devient pas artériel. De même que Jürgensen, il a trouvé que le coefficient de l'absorption du sang par ce gaz est à peu près égal à celui de l'eau distillée. Les muscles, les nerfs, le cœur de la grenouille, meurent dans le protoxyde d'azote un peu plus vite que dans l'hydrogène.

En ce qui concerne les fonctions respiratoires, le protoxyde d'azote agit comme un gaz indifférent. Son action sur le sensorium, qui ne peut être observée que sur l'homme, résulte de l'absorption du gaz par le sang, qui arrive ensuite au cerveau, action qui jusqu'à présent n'a pas encore pu être expliquée. Les changements matériels du cerveau peuvent être très-peu prononcés, parce que la suppression des fonctions cesse aussitôt que l'air arrive.

L'élimination du gaz se fait surtout par les poumons, ce qui peut être démontré par une expérience très-simple. Si l'on respire avec le spiromètre le mélange indiqué plus haut (protoxyde d'azote et oxygène), on observe une très-grande diminution de volume du gaz, qui est évidemment due à l'absorption du gaz dans le sang; si l'on remplace ce spiromètre par un autre qui contient de l'air et qu'on continue de respirer, on voit que le volume du gaz augmente, ce qui est dû à l'élimination du gaz par le sang d'après la loi de Dalton.

II. *Expériences de Krishaber.* En 1866, à l'époque où le protoxyde d'azote, qui avait été abandonné pendant plus de vingt ans, reparut en Amérique dans la pratique chirurgicale, la Société médicale du VIe arrondissement de Paris ré-solut de remettre cette question à l'étude et nomma à cet effet une commission qui entreprit une série d'expériences qui furent en grande partie exécutées par M. Krishaber. Ce travail important n'était pas encore terminé au moment où parurent les premiers volumes de ce Dictionnaire; il fut cependant signalé par M. Magitot.

Le mémoire publié à cette époque par M. Krishaber constitue un des premiers et des plus importants travaux publiés en France sur cette importante question. Quoique d'autres travaux parus depuis en Allemagne et en Angleterre aient infirmé quelques-unes des conclusions de M. Krishaber, il nous a paru utile de reproduire une partie de ses expériences.

Notre confrère s'était proposé de rechercher à l'aide d'expériences pratiques sur des mammifères :

1° Si le protoxyde d'azote produit l'insensibilité complète;

2° Si cet agent peut produire la mort comme les autres anesthésiques, et en ce cas à quelles causes elle doit être attribuée;

3° Si ce gaz offre oui ou non un avantage sur les autres anesthésiques;

4° Dans quels cas son application pourrait avoir une indication spéciale.

Pour obtenir la solution de ces questions, les animaux ont été soumis à

l'action du protoxyde d'azote *mélangé d'air* et à l'action de cette même substance
à l'*état pur;* puis d'autres animaux de la même espèce ont été soumis à
l'action de l'anesthésique le plus fréquemment employé, qui est le chloroforme,
et en dernier lieu on a produit sur une troisième série d'animaux l'asphyxie
simple, afin de comparer les phénomènes obtenus par la privation d'air avec les
phénomènes obtenus par les anesthésiques.

Dans la première série, M. Krishaber introduisit la tête des animaux dans
une vessie de porc, dans laquelle il fit arriver un courant de protoxyde d'azote
venant d'un grand ballon en caoutchouc. La vessie, incomplétement fermée,
permit à l'air de pénétrer largement. Il simula de cette façon les conditions
ordinaires des opérations dans lesquelles on fait respirer le gaz anesthésique
avec l'air atmosphérique, dans une proportion indéterminée. La *durée* des
inhalations fut très-variable, mais chez tous les animaux on obtint une insensibilité complète après cinq à vingt-cinq minutes. 6 lapins furent successivement
soumis à cette expérience; les résultats obtenus furent, à la durée des accidents
près, sensiblement les mêmes. Huit jours après ces expériences furent répétées
sur 5 autres lapins, et les résultats furent encore semblables. Afin de ne pas nous
étendre inutilement sur les expériences, nous en décrirons une seule dans tous
ses détails, qui pourra servir de type moyen.

Voici le tableau d'ensemble d'une de ces expériences, qui dura quatorze
minutes.

L'animal fit d'abord des mouvements violents de défense, pendant lesquels les
battements du cœur s'accélérèrent au point de rendre tout contrôle impossible.
Cet état dura peu; bientôt il put compter le nombre des battements, qui était
de 145. Respiration tranquille. Quatre-vingt-quinze secondes environ s'étaient
écoulées quand survint *subitement* un ralentissement dans les battements du
cœur, suivi presque aussitôt d'un nouvel accroissement considérable (178).
Cette accélération dura à peu près vingt secondes; nouveau ralentissement de
vingt secondes, suivi d'une accélération très-courte. Insensibilité incomplète.
L'alternance dans le nombre des battements durait depuis plus de trois minutes,
pendant lesquelles la somme des battements avait plutôt augmenté que
diminué. Ce qui est donc remarquable pendant cette première période, c'est
l'*irrégularité du rhythme :* l'aiguille, au lieu de décrire cette double courbe
qui, à l'état normal, donne presque l'image d'un 8, était jetée dans tous les
sens, et ses mouvements irréguliers formaient un va-et-vient saccadé et rapide
assez semblable aux oscillations précipitées d'un pendule brisé. Le nombre
des battements du cœur diminua ensuite considérablement sans transition.
Insensibilité complète. Le cœur s'arrêta au moment où le nombre des battements
pouvait encore s'évaluer à 78 ou 80 pulsations.

La respiration était peu en harmonie avec les mouvements du cœur pendant
la première période de l'expérience; elle semblait plutôt concorder avec les
mouvements de défense de l'animal. Mais, dès que les battements du cœur furent
descendus à environ 100 pulsations, la respiration devint extrêmement lente;
de 55 par minute elle arriva immédiatement à 20 et s'arrêta ensuite tout d'un
coup.

En résumé, le protoxyde d'azote avec des quantités d'air atmosphérique non
déterminées produisit sur les lapins une irrégularité dans le rhythme du cœur
et dans le nombre des battements. Accélérées d'abord, les contractions se
ralentirent subitement et la mort survint brusquement. L'insensibilité complète

coïncidait chaque fois avec le moment qui précédait presque immédiatement l'arrêt du cœur.

Les résultats furent sensiblement les mêmes sur tous les animaux soumis au même mode d'inhalation.

Plusieurs fois sur les animaux en expérience, après avoir produit un ralentissement très-considérable des battements du cœur, M. Krishaber éloignait immédiatement la substance anesthésique et il fut frappé de la rapidité avec laquelle ils récupérèrent leurs fonctions normales. Après cet essai on put recommencer l'expérience sans que l'animal ainsi traité montrât une susceptibilité plus grande qu'au début.

Trois autres lapins subirent l'inhalation du protoxyde d'azote *pur*. Voici le procédé qu'on employa pour m'assurer que le gaz n'était pas mélangé d'air atmosphérique.

Après avoir mis à nu la trachée de l'animal, on introduisit un tube en argent dans la trachée, tube par lequel l'animal respira de l'air atmosphérique pendant quelques instants. Quand il fut un peu remis de cette opération qui, du reste, est inoffensive sur le lapin, en passa un fil au-dessus de la trachée, de manière à la lier étroitement sur le tube. L'animal ne put donc pas respirer par les voies naturelles ; le tube fut mis en communication avec le conduit du ballon contenant le protoxyde d'azote ; on put ainsi étudier les phénomènes, pour l'observation desquels on était dans les mêmes conditions que dans les expériences précédentes.

Il serait cependant plus difficile d'énumérer cette fois la succession des phénomènes par fractions de minutes ; l'action fut tellement prompte que la plus grande attention ne put suffire pour observer les symptômes dans leurs détails minutieux. Les animaux succombèrent après deux à trois minutes et demie ; ce qui appela surtout l'attention, c'est l'action tumultueuse et irrégulière des battements du cœur, bien plus prononcée que dans la première série des expériences. Cette irrégularité était suivie, presque sans ralentissement, d'arrêt subit. La respiration était considérablement augmentée d'abord ; elle cessa au moment où on comptait encore une inspiration dans l'espace de trois secondes.

Il n'y avait point eu de mouvement violent des membres comme dans la première série. L'insensibilité *partielle* survint très-vite ; l'insensibilité *complète* ne survint que fort tard au contraire (relativement à la durée totale de l'expérience), comme dans la première série, et était presque immédiatement suivie de la mort de l'animal.

Dans une troisième série, M. Krishaber étudia les phénomènes de l'asphyxie pure et simple avec élimination de tout agent toxique.

Pour cela il lia successivement la trachée sur deux lapins qu'il avait attachés et immobilisés de la même façon que les précédentes fois. Au moment de la ligature, il y avait sur le premier animal 11 battements en cinq secondes. Les premières dix secondes qui suivirent la ligature donnèrent à peu près le même résultat. Les efforts du thorax, simulant les mouvements de la respiration, ne purent pas d'abord être comptés, se confondant avec les mouvements d'effort de l'animal, qui se débattait violemment. Les battements du cœur se ralentirent après une minute et demie seulement ; le rhythme, au contraire, ne semblait guère changé et la force des contractions restait à peu près la même pendant quatre minutes. C'est alors que les contractions devinrent irrégulières ; les courbes décrites par l'aiguille se rapetissaient et le cœur s'arrêta totalement à la septième minute la première fois, et la seconde fois vers la fin de la onzième minute seulement. Dans les deux cas, pendant la durée de l'asphyxie, l'animal donna jusqu'au moment de l'arrêt du cœur des symptômes de sensibilité.

Dans les deux cas on ne put parvenir à ranimer les animaux par insufflation presque aussitôt le cœur complétement arrêté (un troisième lapin soumis au même procédé d'asphyxie revint à la vie après une compression de six minutes de durée exercée sur la trachée au moyen d'une pince, et ayant produit aussi la cessation des battements du cœur. M. Krishaber attribue ce succès à ce que la respiration a pu se rétablir immédiatement, tandis que dans les cas précédents il a fallu inciser la trachée, y introduire un tube, ce qui fit perdre plusieurs secondes).

Deux lapins furent soumis ensuite à des inhalations de vapeurs de chloroforme. Les animaux furent traités de la même manière, et la mort fut produite dans les deux cas.

Voici les chiffres obtenus dans le premier cas ; l'animal respira à distance un linge imbibé de chloroforme : avant l'expérience, nombre des battements du cœur compté cinq minutes après la fixation, 132 — respiration, 48 — l'aiguille introduite dans le cœur décrit des courbes normales. Respiration de chloroforme. Quinze secondes d'inspirations produisent une diminution sensible dans le nombre des battements, dont le relevé fait après trente secondes est de treize sur dix secondes — respiration, 7 (78 battements et 42 respirations par minute). L'animal est encore très-sensible ; dix secondes plus tard, les battements descendaient à 58 à la minute. — La respiration ne fut pas comptée, mais elle paraît peu ralentie ; l'animal est insensible et sans mouvement ; *les courbes de l'aiguille ne changent pas de forme.*

A partir de ce moment le nombre des battements du cœur et le nombre des inspirations descendent très-rapidement, *mais par degrés,* et l'aiguille ne montre pas d'irrégularité.

En éloignant le linge imbibé de chloroforme, le nombre des battements s'accélérait, pour diminuer aussitôt que je le rapprochais. On put ainsi, à volonté, produire et faire cesser l'anesthésie, *sans avoir été une seule fois surpris par des phénomènes irréguliers.* L'arrêt du cœur fut produit quatorze minutes quarante secondes après la première inspiration de vapeurs.

Frappé par la régularité des phénomènes, différant en cela de ceux obtenus par le protoxyde d'azote, M. Krishaber voulut par une seconde expérience faire la contre-épreuve de la première en me proposant *à priori* de produire des symptômes analogues aux premiers et d'amener la mort dans le délai déterminé. Je pris à cet effet un lapin de même sexe (mâle) et de même taille. Mais avant de soumettre l'animal à l'examen comparatif des symptômes, il voulut lui faire subir une expérience préalable et lui fit respirer brusquement le linge fortement imbibé de chloroforme. Les battements du cœur se ralentirent très-rapidement alors, et, au moment où il prévoyait l'arrêt complet, il cessa l'anesthésie, afin de laisser l'animal se remettre. En comparant cette expérience à celle analogue faite avec le gaz hilarant *pur,* il constata très-nettement que l'animal mit trois fois plus de temps à se remettre tout à fait des accidents causés par l'action subite du chloroforme que de ceux causés par le protoxyde d'azote *pur.* En soumettant le même animal ensuite à la contre-épreuve projetée, il constata que les effets du chloroforme furent à peu près les mêmes, et que la *succession* des phénomènes suivit sensiblement la forme que lui avait donnée l'expérience qu'il voulait imiter, selon qu'il approchait ou qu'il éloignait le linge imbibé de chloroforme. L'animal ne succomba cependant qu'une minute dix secondes plus tard. A peine quelques secondes écoulées depuis la cessation complète des battements, la respiration artificielle fut établie, mais sans aucun résultat.

Il est à noter, en effet, que dans toutes ces expériences les animaux ne purent (à l'exception d'une seule fois) être rappelés à la vie par la respiration artificielle après la *complète cessation des battements du cœur*. La ligature de la trachée donnait sous ce rapport le même résultat que la mort produite par les substances anesthésiques. Tant que les contractions existent, si faibles qu'elles soient devenues et si longues qu'ait été la durée de l'asphyxie ou de l'anesthésie, les animaux reviennent à la vie par l'insufflation; mais dans ce cas seulement M. Krishaber arrivait alors aux conclusions suivantes :

« 1° Le mode d'action des anesthésiques est différent de celui de l'asphyxie simple en ce que :

a. L'asphyxie simple ne produit pas l'insensibilité ;

b. Les effets de l'asphyxie sur le cœur et la respiration sont très-différents du mode d'action des anesthésiques;

2° Le protoxyde d'azote amène l'anesthésie et la mort au même titre que le chloroforme;

3° Le caractère essentiel du gaz hilarant est *de troubler le rhythme du cœur* et de produire l'irrégularité dans ses fonctions ; il ralentit, en outre, les battements du cœur, comme le chloroforme, mais, tandis que ce dernier agent a une action progressive et régulière, le gaz hilarant amène une succession imprévue des symptômes, son emploi est par conséquent bien plus difficile à surveiller ; l'action sur la respiration du protoxyde d'azote est également irrégulière, tandis que le chloroforme diminue progressivement le nombre des inspirations;

4° Les phénomènes d'anesthésie avec le protoxyde d'azote pur sont très-prompts à apparaître, ils se dissipent très-promptement aussi; quand le protoxyde d'azote n'entraîne pas la mort, les animaux récupèrent presque instantanément toutes leurs fonctions;

5° Si le protoxyde d'azote offre un certain avantage sous le rapport de la *fugacité des symptômes qu'il provoque*, il a le grand désavantage de devenir *promptement funeste*, tandis que l'anesthésie par le chloroforme peut être prolongée pendant longtemps avec infiniment moins de danger;

6° Autant qu'il est permis de conclure des mammifères inférieurs à l'homme, je crois que le protoxyde d'azote n'est point appelé à remplacer le chloroforme. Dans les opérations de très-courte durée, il offre l'avantage d'anesthésier très-rapidement et de laisser peu de malaise après lui. Mais le chloroforme, même dans les courtes opérations, peut être administré d'une façon que nous appellerions *par surprise ;* elle consiste à faire respirer rapidement et pendant *très-peu de temps* une atmosphère fortement chargée de vapeurs de chloroforme. L'anesthésie survient ainsi instantanément. Tout ce qui importe, c'est de ne pas prolonger le sommeil obtenu de cette manière. Le chloroforme donne alors le même résultat que le protoxyde d'azote et trouve son emploi dans les opérations de très-courte durée. Il est vrai que le malaise qui suit est plus durable, mais c'est là tout l'inconvénient. Le danger me semble même, dans ce cas, moindre dans l'emploi du chloroforme, ne fût-ce que par la nécessité de faire respirer le gaz hilarant pur pour obtenir un effet prompt ; ceci ajoute à l'action du gaz toxique l'effet de la privation d'air atmosphérique, tandis que les vapeurs de chloroforme, si condensées qu'elles soient, contiennent toujours de l'air en quantité plus ou moins grande.

Dans les opérations de longue durée, ou encore dans les accouchements, le protoxyde d'azote, ne fût-ce qu'en raison de l'irrégularité de son action, ne saurait en aucune façon se substituer au chloroforme; au danger plus grand qu'il offrirait dans ce cas s'ajoute l'inconvénient pratique que le gaz hilarant exige des appareils spéciaux, qu'il a un volume considérable, et que sa préparation et sa conservation à l'état de pureté offrent certaines difficultés.

Nous ne discuterons pas ici les conclusions formulées en 1866 par M. Krishaber. Les progrès accomplis depuis cette époque dans la conservation et la préparation du protoxyde d'azote annulent quelques-unes des objections formulées par notre confrère contre cet agent. Nous avons dit en effet au commencement de cet article que le protoxyde d'azote pouvait être liquéfié, ce qui le rendait très-portatif et assurait sa pureté.

Quant aux inconvénients qui résultent du peu de durée de l'anesthésie proto-azotée, il serait puéril de les nier; mais la narcose obtenue à l'aide de cet agent est cependant assez prolongée pour pratiquer des opérations de courte durée. Nous verrons plus loin que grâce à la découverte de M. Paul Bert le protoxyde d'azote peut être employé pendant plusieurs heures, à la condition de le mélanger à l'oxygène et d'opérer sous tension.

III. *Expériences de Joliet et Blanche.* Les travaux de ces deux expérimentateurs, qui présentent un grand intérêt au point de vue physiologique, n'ont qu'une importance secondaire au point de vue pratique. Ces auteurs ont surtout étudié l'action du protoxyde d'azote sur la végétation et la respiration. Ils ont ensuite recherché si le protoxyde d'azote possédait des propriétés anesthésiques; mais ils ont accordé moins d'importance à cette seconde question.

La première question a été ainsi posée par MM. Joliet et Blanche.

1° *Le protoxyde d'azote est-il un gaz respirable pour les végétaux et les animaux?*

Végétaux. Dans une première série d'expériences sur les végétaux, les auteurs ont recherché si des graines d'orge et de cresson pourraient germer dans une atmosphère de protoxyde d'azote pur, et si la germination déjà commencée continuerait à s'effectuer en présence de ce gaz. On sait, d'après les expériences de Saussure, que la germination et le développement des plantes est impossible en dehors d'un milieu contenant de l'oxygène, les graines n'ayant jamais germé dans l'azote, l'hydrogène, l'acide carbonique, etc. On pouvait donc se demander si le protoxyde d'azote, gaz instable et riche en oxygène, pourrait par cet oxygène servir à la respiration des plantes.

Dans une atmosphère de protoxyde d'azote pur, on a mis des graines de cresson et d'orge placées sur papier à filtre humide. Au bout de neuf jours dans une expérience et de quinze jours dans une autre, ces graines ne présentaient aucun commencement de germination, tandis que d'autres graines, placées dans les mêmes conditions, mais dans une atmosphère d'air ordinaire, entraient en complète germination dès le troisième jour.

Laissant alors rentrer dans l'atmosphère de protoxyde d'azote, où les graines n'avaient pas germé, quelques centièmes d'oxygène, les auteurs virent dans l'une et l'autre expérience la germination se produire du deuxième au troisième jour.

Dans d'autres expériences, ils ont mis les graines en voie de développement dans le protoxyde d'azote pur ; le développement se trouvait arrêté et reprenait lorsqu'on laissait pénétrer dans la cloche de l'air atmosphérique. Ils ont constaté de plus que, dans le protoxyde d'azote, les plantes n'exhalaient pas d'acide carbonique.

De ces diverses expériences ils ont cru pouvoir conclure que l'oxygène du protoxyde d'azote ne peut être utilisé par les plantes pour leur respiration, et que, si le contraire a été dit, c'est que le gaz expérimenté, imparfaitement pur, contenait une faible quantité d'oxygène ; et l'on sait que pour le début de la germination il suffit d'une quantité extrêmement minime de ce gaz.

Animaux. Les auteurs ont placé des grenouilles dans divers ballons, remplis chacun des gaz purs suivants : protoxyde d'azote, acide carbonique, oxyde de carbone, hydrogène, azote. Tandis que les grenouilles plongées dans l'hydrogène, l'azote et l'oxyde de carbone, ne mouraient qu'après trois et plus de séjour dans ces gaz en présentant à la fin de la stupeur et de la somnolence, comme Jean Müller l'avait déjà constaté, celles qui avaient été placées dans l'acide carbonique étaient atteintes tout d'abord et mouraient très-rapidement. Les grenouilles placées dans le protoxyde d'azote venaient après, et elles succombaient au bout de deux heures de séjour environ dans le gaz.

Ils ont placé sous une cloche, contenant 2,5 de protoxyde d'azote, un moineau dont la mort a eu lieu après trente secondes. Un moineau placé comparativement dans une cloche contenant de l'hydrogène mourait dans le même temps.

Un cobaye, inspirant par la trachée du protoxyde d'azote pur, mourait après deux minutes trente secondes.

De même chez un lapin la mort arrivait subitement au bout de deux minutes vingt-quatre secondes de respiration de protoxyde d'azote pur.

Par ces expériences et d'autres que nous ne rapportons pas, les auteurs ont été amenés à dire que le protoxyde d'azote chimiquement pur, pas plus chez les animaux que chez les végétaux, ne peut servir à la respiration. Si certains auteurs ont cru pouvoir conclure que le protoxyde d'azote est un gaz qui peut entretenir la respiration, c'est qu'ils expérimentaient avec du protoxyde d'azote impur contenant une quantité plus ou moins grande d'oxygène, suivant le temps plus ou moins long que vivaient les animaux dans des mélanges gazeux d'ailleurs peu comparables.

2°. *Le protoxyde d'azote jouit-il de propriétés particulières?* Si le gaz protoxyde d'azote pur ne peut entretenir la respiration des plantes et des animaux, est-il un gaz inerte au même titre que l'hydrogène ou l'azote, ou bien au contraire le protoxyde d'azote, gaz, comme on sait, très-soluble (l'eau en dissout les 4/5 de son volume), pénétrant dans l'organisme par voie d'absorption, se dissolvant en plus ou moins grande proportion dans le sang, étant porté par ce fluide aux centres nerveux, aura-t-il une action toxique et produira-t-il des effets particuliers : stupeur, anesthésie, etc.?

Dans ce but, Joliet et Blanche ont cherché quels sont les phénomènes qui se montrent lorsqu'on fait respirer à des animaux du protoxyde d'azote pur ou des atmosphères artificielles de protoxyde d'azote pur et d'oxygène.

Les grenouilles placées dans le protoxyde d'azote pur ont présenté les phénomènes suivants : après quatre à sept minutes, ralentissement des mouvements respiratoires hyoïdiens et des flancs plus ou moins marqué, suivi bientôt de stupeur et de somnolence, d'où la grenouille sort de temps à autre, à des intervalles plus ou moins longs. L'animal, spontanément ou à la suite d'excitation extérieure, fait quelques respirations, se replace sur le ventre, s'il était sur le dos, pour retomber bientôt dans l'état antérieur. Dans cet état, la grenouille reste très-sensible au pincement des pattes, sensibilité qu'on peut constater quarante-cinq minutes après le séjour de la grenouille dans le gaz.

On fait respirer par la trachée un cobaye dans un sac contenant huit litres de protoxyde d'azote pur ; trente-cinq secondes après, l'animal est très-sensible au pincement des pattes ; après quarante-cinq secondes, la respiration est très-gênée, la sensibilité reste intacte. On fait respirer l'animal à l'air libre, il revient en quelques secondes.

Une demi-heure après, on fait respirer à un nouveau cobaye le protoxyde d'azote pur. Après une minute quarante-cinq secondes de respiration, la sensibilité est conservée ; après deux minutes vingt secondes, elle est éteinte, et la mort arrive après deux minutes trente secondes à partir du début de l'expérience.

On fait respirer à un lapin du protoxyde d'azote pur : après une minute quarante-cinq secondes, l'animal s'agite et présente les signes de l'asphyxie, on constate que la sensibilité persiste. On arrête les respirations du protoxyde d'azote et on met le lapin à respirer à l'air libre. L'animal se remet très-vite.

Dans une autre expérience, la sensibilité existait encore après deux minutes vingt-quatre secondes chez un lapin : à ce moment, la respiration cessait brusquement, mais on parvenait à rappeler l'animal à la vie après quelques minutes de respiration artificielle.

Les expériences qui précèdent montrent que le protoxyde d'azote pur produit l'asphyxie avec tous ses signes. Ayant remarqué que l'anesthésie arrivait à un moment où l'animal a le sang artériel noir (or on sait que l'anesthésie chez les animaux soumis à l'asphyxie a lieu au moment où le sang ne contient que 2 à 3 pour 100 d'oxygène), pour ne pas attribuer au protoxyde d'azote la cause de l'anesthésie qui se montre alors et qui peut être attribuée à l'asphyxie pure et simple, on fait les expériences suivantes.

Les auteurs ont fait des mélanges de protoxyde d'azote pur et d'oxygène plus ou moins riche, de façon que le mélange gazeux contenait 18 à 21 pour 100 d'oxygène et 60 à 80 pour 100 de protoxyde d'azote. De cette manière les animaux respirant ces mélanges avaient à leur disposition une quantité d'oxygène à peu près égale à celle qui existe dans l'air atmosphérique ; cependant l'atmosphère était suffisamment riche en protoxyde d'azote pour produire des effets, si ce gaz avait réellement une action particulière.

Des grenouilles laissées vingt-quatre heures dans un mélange de 4/5 de protoxyde d'azote et 1/5 d'oxygène ne présentaient aucun phénomène appréciable : sensibilité très-nette au moindre pincement des pattes.

Deux autres grenouilles restées cinq jours, dans un ballon contenant 300 centimètres cubes d'oxygène à 60 pour 100 et 1 litre de protoxyde d'azote pur ne présentaient après ce temps ni stupéfaction ni anesthésie.

On place comparativement dans deux cloches égales, l'une remplie d'air, l'autre de protoxyde d'azote et d'oxygène, dans les proportions de l'air, deux moineaux à 5ʰ25 : — 7 heures, un peu de gêne dans la respiration égale chez l'un et l'autre oiseau. — 7ʰ50, on quitte les moineaux haletants, gonflés et assez semblables. — 9 heures, on retrouve les deux oiseaux morts. On fait l'analyse de l'air des cloches et l'on trouve pour l'air normal : acide carbonique, 11 pour 100 ; oxygène, 6 pour 100 ; dans le protoxyde d'azote : acide carbonique, 12 pour 100; oxygène 5,8 pour 100.

Dans un mélange de 4 litres de protoxyde d'azote et 600 centimètres cubes d'oxygène on met un moineau à 2ʰ40.

3ʰ30, même état, pas de changement dans l'allure de l'oiseau ; à 4 heures, il devient haletant ; on recueille de l'air de la cloche, qui donne à l'analyse 9,2 pour 100 d'acide carbonique. L'animal, mis à l'air, revient très-vite.

A 6ʰ45, on place dans une cloche de 2 litres contenant une atmosphère artificielle d'oxygène et de protoxyde d'azote, dans les proportions de 18 d'oxygène et 82 de protoxyde d'azote, un moineau. L'oiseau reste calme jusqu'à 7ʰ45 ; il commence alors à être gêné dans sa respiration. Revu à neuf heures, il est haletant, et la mort a lieu à 9ʰ15. L'analyse des gaz de la cloche a donné 12 pour 100 d'acide carbonique, 3 pour 100 d'oxygène.

On fait respirer à un petit chien un mélange de protoxyde d'azote et d'oxygène dans les proportions de l'air atmosphérique. L'animal respire au moyen d'une muselière de caoutchouc, et au travers des soupapes de Müller, le mélange contenu dans un sac, de telle manière que l'animal inspirant les gaz du sac expire au dehors, et par ce fait il n'y a point complication d'asphyxie par l'acide carbonique. On met l'animal à respirer le mélange de 12ʰ28 à 12ʰ50, c'est-à-dire pendant vingt-deux minutes ; pendant tout ce temps l'animal reste sensible à l'œil et la galvanisation de son nerf sciatique à un faible courant produit une vive douleur ; pas de stupeur ni de somnolence ; l'animal regarde quand on l'appelle.

Ces expériences montrent donc que les animaux peuvent respirer des atmosphères artificielles contenant 18 à 20 pour 100 d'oxygène et 60 à 80 pour 100 de protoxyde d'azote, pendant un temps suffisamment long, sans présenter de phénomènes manifestes et surtout sans offrir d'anesthésie.

Comme le protoxyde d'azote est très-soluble dans l'eau, qui en dissout les 4/5 de son volume, il était intéressant de rechercher la quantité de ce gaz qui se dissout dans le sang des animaux qui respirent ces atmosphères artificielles, et qui, cependant, ne présentent aucun trouble de la sensibilité, pour la comparer à celle du sang chez les animaux respirant le protoxyde d'azote pur au moment où l'asphyxie et l'anesthésie se montrent, afin de juger ainsi de la part qu'on pouvait attribuer au protoxyde d'azote dans ce phénomène. Il importait également de déterminer la quantité d'oxygène existant dans le sang au même moment.

Un chien respirant au travers des soupapes de Müller l'air ambiant, et qui avait pour 100 centimètres cubes de sang artériel,

Acide carbonique 18,8
Oxygène 21
Azote 2

est mis à respirer dans un sac un mélange gazeux renfermant pour 100 :

Protoxyde d'azote 62
Oxygène 21
Azote 17

L'animal met sept minutes trente secondes à inspirer 50 litres de ce mélange et pendant tout ce temps reste sensible à l'œil et au pincement des orteils. L'ane-

lyse des gaz du sang faite alors donne pour 100 centimètres cubes de sang
artériel bien rouge :

Acide carbonique.   16
Oxygène   17,7
Protoxyde d'azote.   27
Azote   0,3

Le même animal ayant été laissé reposer pendant une demi-heure est mis à
respirer du protoxyde d'azote pur pendant une minute quarante-cinq secondes :
l'animal étant alors gêné dans sa respiration, mais restant toujours sensible,
on fait l'analyse des gaz du sang artériel noir et l'on trouve :

Acide carbonique.   37
Oxygène.   5,2
Protoxyde d'azote.   28,1
Azote.   0,7

Un second chien, respirant par le système que nous avons déjà indiqué, dans
un sac de protoxyde d'azote, est trouvé insensible à l'œil et au pincement du
doigt après trois minutes de respiration dans le sac. L'analyse des gaz du sang,
faite alors, donne pour 100 centimètres cubes de sang artériel très-noir :

Acide carbonique.   36,6
Oxygène   5,5
Protoxyde d'azote.   34,6

Un troisième chien, inspirant dans un sac de protoxyde d'azote, étant encore
un peu sensible à la troisième minute, est trouvé complétement insensible à
l'électrisation du nerf sciatique après quatre minutes. L'analyse des gaz du sang
artériel très-noir faite alors a donné :

Acide carbonique.   34
Oxygène.   0,05
Protoxyde d'azote   37

De ces expériences MM. Joliet et Blanche tirent les conclusions suivantes :
« Puisqu'il y a dans le sang artériel des chiens qui respirent une atmosphère
artificielle de protoxyde d'azote et d'oxygène à peu près la même quantité
de protoxyde d'azote dissous qu'on en retrouve dans le sang des mêmes animaux respirant le protoxyde d'azote pur, à l'asphyxie, on ne peut attribuer
l'anesthésie qui se montre alors à la présence du gaz protoxyde d'azote dans le
sang artériel. La cause de l'anesthésie se trouve tout naturellement être le résultat de l'asphyxie par privation plus ou moins complète de l'oxygène du sang
artériel. On sait, en effet, que, lorsqu'il n'y a plus que 2 à 3 pour 100 d'oxygène
dans le sang artériel, l'anesthésie commence à se montrer » (Paul Bert).

Les opinions de ces auteurs se résument donc dans les propositions suivantes :
« Le protoxyde d'azote chimiquement pur ne peut entretenir la respiration des
animaux, non plus que celle des végétaux, la combustion, dans laquelle consiste la respiration, n'étant pas assez énergique pour décomposer le gaz protoxyde
d'azote.

Respiré pur par les animaux, le protoxyde d'azote est donc un gaz asphyxiant
qui amène la mort en produisant tous les signes généraux de l'asphyxie par
strangulation ou par respiration de gaz inertes (azote ou hydrogène), et à peu
près dans le même temps.

Respiré pur, si le protoxyde d'azote produit l'anesthésie, c'est par privation d'oxygène dans le sang ; l'insensibilité se montre lorsqu'il commence à n'y avoir plus dans le sang artériel que 2 à 3 pour 100 d'oxygène. Le sang artériel est alors très-noir et contient 30 à 40 pour 100 de protoxyde d'azote.

Les animaux peuvent vivre en respirant des atmosphères artificielles de protoxyde d'azote et d'oxygène dans la proportion des gaz de l'air, le protoxyde d'azote remplaçant l'azote, sans présenter de troubles de la sensibilité. Le sang artériel contient alors environ 30 à 35 pour 100 de protoxyde d'azote. Des oiseaux plongés dans une atmosphère confinée semblable se comportent comme ceux placés dans une cloche d'air de même capacité et meurent après avoir épuisé à peu près également l'oxygène des cloches et formé autant d'acide carbonique.

Le protoxyde d'azote étant un gaz irrespirable et ne possédant pas les propriétés anesthésiques qu'on lui a attribuées, son emploi ne peut être que dangereux et doit, à ce titre, être proscrit de la pratique médicale ».

Nous accordons aux expériences de MM. Joliet et Blanche toute l'importance qu'elles comportent et nous admettons avec ces auteurs que le protoxyde d'azote est un gaz irrespirable et doué de propriétés toxiques ; mais nous pensons que ses propriétés anesthésiques ne peuvent être mises en doute, surtout depuis les remarquables travaux de M. Paul Bert qui démontre, en employant le protoxyde d'azote sans tension, que ce gaz plonge les animaux qui le respirent dans une complète insensibilité.

IV. *Expériences de Goltstein*. Ces expériences récemment exécutées dans le laboratoire de physiologie de Pflüger à Bonn sont surtout remarquables par la précision des méthodes employées et par la variété des questions étudiées. L'auteur a commencé par rechercher si l'oxygène dégagé par la décomposition du protoxyde d'azote dans le corps peut être utilisé par l'organisme. Cette question méritait une solution, malgré la justesse de la conclusion d'Hermann qui niait la possibilité d'entretenir la respiration en remplaçant l'oxygène de l'air atmosphérique par l'oxygène provenant de la décomposition que nous venons de mentionner.

En effet, s'il est hors de doute que le protoxyde d'azote ne peut être regardé comme un gaz respirable, capable de remplacer l'air, il restait encore à prouver que des petites quantités d'oxygène formées par la décomposition du protoxyde d'azote ne peuvent être utilisées pour l'organisme.

Les difficultés expérimentales que Goltstein a rencontrées dès le premier pas dans ses recherches dirigées sur le point indiqué l'ont empêché d'arriver à des résultats tout à fait concluants. Pour donner une idée de ces difficultés il suffirait de citer une série de ces expériences. Goltstein a renfermé des grenouilles dans des tubes cylindriques dont le bouchon était muni de deux ouvertures. Deux tubes en verre traversaient ces ouvertures : bouchon et tubes plongeaient dans un bain de mercure. Pendant quelques heures il faisait traverser son verre cylindrique par un courant d'oxygène pur pour être sûr qu'il n'y restait pas la moindre trace d'azote. Après quoi il remplaçait l'oxygène par le protoxyde d'azote. Aussitôt que l'animal avait respiré ce gaz pendant quelques instants on trouvait dans le cylindre des traces d'azote.

On aurait pu conclure de cette expérience qu'une décomposition de protoxyde d'azote a eu lieu dans le corps de la grenouille ; mais Goltstein a remarqué ensuite que le protoxyde d'azote employé n'était pas absolument dépourvu d'air. Il était donc impossible de tirer de ces expériences une conclusion définitive.

Les expériences faites sur des lapins n'étaient pas plus heureuses, quant à la question principale qu'elles devaient élucider. Mais elles ont donné comme résultat la constatation d'un fait qui n'est pas sans intérêt. Les analyses faites par Goltstein pendant ses expériences lui ont démontré que non-seulement le sang, mais tous les liquides organiques du corps, absorbent le protoxyde d'azote.

Les expériences ayant pour but de déterminer si le protoxyde d'azote est capable de produire une narcose complète ont été exécutées comparativement sur des grenouilles; les unes respiraient le protoxyde pur, les autres respiraient l'hydrogène. Tandis que les premières perdaient cinq minutes après toute sensibilité et ne donnaient plus aucune réaction réflexe par l'excitation de la peau avec de l'acide, les secondes conservaient encore pendant une heure et quart l'excitabilité réflexe.

En même temps, Goltstein a pu confirmer ce fait si souvent observé avant lui, à savoir qu'au moment où l'anesthésie déterminée par le protoxyde d'azote est profonde il suffit de donner libre accès à l'air pour immédiatement rappeler la grenouille à la vie et faire revenir l'excitabilité perdue.

De ce dernier fait Goltstein conclut avec raison qu'une narcose complète ne peut être *produite et entretenue* que quand l'action du *protoxyde d'azote* est conduite avec l'*absence* de l'oxygène, c'est-à-dire avec l'asphyxie.

En effet, la quantité minime d'air qui suffit pour rétablir l'excitabilité indique clairement que ce rétablissement ne peut être dû qu'à l'interruption de l'asphyxie.

Dans toutes ses expériences, l'auteur a pu constater la différence relative qui existe entre l'asphyxie par la respiration d'un gaz indifférent et l'asphyxie produite par la respiration du protoxyde d'azote. Une grenouille conserve pendant des heures entières son excitabilité et son pouvoir réflexe quand elle ne souffre que de l'absence de l'oxygène, tandis que cette absence combinée avec l'introduction du protoxyde d'azote dans l'organisme produit déjà, après cinq à dix minutes, la perte complète de la sensibilité et des actions réflexes.

Goltstein a, en outre, exécuté de nombreuses expériences sur les lapins et les chiens pour étudier comparativement les phénomènes de l'asphyxie pure et de l'asphyxie produite par la respiration du protoxyde d'azote. Ces expériences lui ont premièrement démontré que dans l'asphyxie provoquée par le protoxyde d'azote il faut distinguer trois phases distinctes. Dans la première, la respiration devient moins fréquente et plus profonde. Cette phase correspond presque complétement à la première phase de l'asphyxie ordinaire telle qu'elle a été décrite par Högyes.

La seconde phase de l'asphyxie par le protoxyde d'azote diffère de celle produite par l'occlusion de la trachée en ce que l'aspiration active cesse bien vite. Soixante-cinq secondes après l'inhalation du protoxyde d'azote l'aspiration active a cessé, tandis qu'elle dure cent deux à cent huit secondes après le commencement de l'asphyxie ordinaire.

Tandis que dans cette dernière asphyxie l'animal garde encore sa sensibilité pendant cette seconde phase, elle est déjà complétement disparue dans la première. Ainsi, par exemple, l'excitation de la cornée reste dans cette phase sans effet chez un chien anesthésié par le protoxyde d'azote, tandis qu'elle est encore très-efficace chez un chien sur lequel on a simplement pratiqué l'occlusion de la trachée.

Cette différence est d'une très-grande importance pratique, parce qu'elle permet d'interrompre la respiration du gaz avant que la troisième phase de l'asphyxie, celle qui présente le véritable danger, soit commencée. En effet, l'anesthésie étant déjà obtenue dans cette seconde phase, il est complétement inutile pour le praticien de continuer l'inhalation.

La troisième phase de l'anesthésie par le protoxyde d'azote diffère de celle de l'asphyxie en ce qu'elle manque complétement des symptômes convulsifs. Goltstein explique cette absence de la même manière que Hermann. La narcose produite par le protoxyde empêche l'apparition des convulsions provoquée par la suffocation.

La série d'expériences exécutées par Goltstein pour étudier l'influence du protoxyde d'azote sur la pression du sang et sur le nombre des battements du cœur ne présente pas un grand intérêt pratique. Ces expériences ont été faites avec toutes les précautions méthodiques exigées par la physiologie moderne pour de pareilles recherches. Comme résultat général, les recherches de cet auteur ont prouvé que la pression du sang et la fréquence des battements du cœur changent sous l'influence du protoxyde d'azote de la même manière que sous l'influence de l'asphyxie par suffocation.

M. Goltstein a aussi essayé de déterminer exactement le moment où commence chez le lapin et le chien l'anesthésie sous l'influence du protoxyde. Il a ainsi démontré que l'anesthésie apparaît de trente à quarante secondes après le commencement de l'inhalation, tandis que l'asphyxie complète ne commence qu'une minute plus tard. Chez l'homme, Goltstein a constaté l'anesthésie après soixante à soixante-cinq secondes d'inhalation.

D. Appareils nécessaires pour l'anesthésie par le protoxyde d'azote. L'anesthésie par le protoxyde d'azote, dont les effets sont si rapides, nécessite des appareils relativement plus compliqués que celle par le chloroforme ou l'éther. Il est en effet moins facile de recueillir le protoxyde d'azote et de le manipuler que d'employer un agent liquide. Disons cependant que les procédés de liquéfaction dont nous avons parlé ont de beaucoup simplifié l'administration de cet agent anesthésique. On peut, en effet, par ces procédés, recueillir dans des appareils peu volumineux et même élégants le protoxyde d'azote liquide et le conserver indéfiniment.

Ces appareils sont en métal très-épais; ils sont munis d'une soupape qui permet de diminuer la pression contenue dans la bouteille métallique; lorsque cette pression diminue, le liquide retourne à l'état gazeux, et s'échappe en sifflant par l'orifice et en dégageant un froid très-intense.

Les appareils qu'il convient d'employer pour l'administration du protoxyde d'azote sont de deux sortes. Les uns sont destinés à être employés dans les hôpitaux, les autres sont destinés à être transportés et servent plus spécialement pour les opérations à pratiquer en ville.

Pour être très-complets, les premiers doivent être munis d'un gazomètre. De cette façon, le gaz peut être recueilli aussitôt qu'il sort de son récipient métallique, et l'opérateur n'est pas exposé à en perdre ou à le voir se mélanger à l'air, ce qui présente quelques inconvénients.

Les appareils que nous venons de décrire sont peu portatifs et ne pouvaient guère être utilisés pour la pratique de la ville. Les chirurgiens anglais et américains se sont efforcés de remédier à ces inconvénients, et ont fait construire des appareils qui permettent de conserver et de transporter, sous un petit volume, des quantités considérables de protoxyde d'azote. Ces différents appareils se composent tous d'une cornue en fer contenant le gaz liquéfié, d'un ballon en caoutchouc ou en toile gommée, destiné à recueillir une certaine quantité de gaz, et d'un inhalateur.

L'embouchure ou l'inhalateur, qui ne sont pas indispensables pour l'éther ou le chloroforme, le deviennent pour le protoxyde d'azote. Il importe, en effet, que cet agent soit administré pur, sans mélange d'air, et l'on ne peut obtenir ce résultat qu'avec des appareils qui conduisent directement le gaz dans la bouche ou les narines du malade.

Les appareils employés à cet effet sont des inhalateurs qui, pour être bien faits, doivent se mouler aussi exactement que possible sur le visage et embrasser seulement la bouche et les narines. On en emploie de différents modèles, mais nous préférons ceux dont les bords sont revêtus d'un tube de caoutchouc rempli d'air, parce qu'ils se moulent beaucoup mieux sur le visage du patient. Un des principaux vulgarisateurs de cette méthode anesthésique, le docteur Colton, propose de remplacer l'inhalateur par un simple robinet. C'est là une modification que nous avons rejetée, pour les raisons que nous allons exposer :

1° Beaucoup de malades n'aiment pas à introduire dans leur bouche un robinet qui a été déjà employé pour d'autres personnes.

2° Il faut, avec le robinet, pincer le nez avec les doigts ou avec une sorte de pince-nez.

3° Outre l'emploi du pince-nez, il faut encore, lorsqu'on emploie le robinet, appliquer les lèvres du malade contre l'instrument, afin d'empêcher la pénétration de l'air atmosphérique dans les bronches.

Telles sont les raisons qui ont fait abandonner le robinet pour l'inhalateur. Disons cependant que, lorque le robinet est bien appliqué, on perd une quantité moins considérable de gaz.

Pour les opérations dentaires, l'inhalateur exige, comme complétement indispensable, l'emploi de petits instruments destinés à maintenir l'écartement des dents pendant l'opération. Ceux-ci se font généralement en bois ou en caoutchouc durci; mais on peut, à la rigueur, les remplacer par de simples bouchons de liége qu'il est toujours facile de se procurer.

Précautions à prendre pour l'anesthésie proto-azotée. Après avoir fait connaître les effets pathologiques et physiologiques de l'anesthésie proto-azotée, il est nécessaire de dire quelques mots du *modus operandi* de cette anesthésie.

Voici es indications les plus importantes :

1° Le gaz employé doit être aussi pur que possible, et il faut toujours éviter qu'il se mélange avec l'air atmosphérique.

2° Les inhalateurs doivent s'ajuster parfaitement sur le visage du patient, et il faut toujours s'assurer du fonctionnement régulier des soupapes d'inhalation.

3° La position du malade pendant l'anesthésie a quelque peu d'importance; que celui-ci soit couché ou assis, il faut toujours avoir la précaution de soulever la tête ou de la placer en avant. Cette recommandation est toujours importante pour les opérations pratiquées dans la bouche, car elle a pour but d'empêcher le sang de couler dans l'arrière-gorge où il pourrait produire des accidents de suffocation.

4° La pièce où l'on opère doit être spacieuse et bien aérée. Il faut, autant que possible, rassurer le malade et l'engager dans une conversation plaisante au moment de commencer l'administration du gaz. Les préparatifs doivent être faits simplement, de manière à ne pas l'effrayer. Une fois que les inhalations ont commencé, il faut qu'un silence complet règne dans la pièce.

5° Si l'opérateur n'a pu atteindre rapidement le but désiré et si le malade indique par ses mouvements un retour à la sensibilité, il faut cesser l'opération et redonner une nouvelle dose de gaz.

L'emploi successif du protoxyde d'azote chez la même personne n'a aucun inconvénient; chez les enfants surtout, où les effets de l'anesthésie se dissipent très-rapidement, on peut donner le gaz un grand nombre de fois. Le docteur Rottenstein a publié un nombre considérable d'observations cliniques qui démontrent l'innocuité de cet agent lorsqu'il est employé successivement chez la même personne.

6° Il importe d'éloigner les parents et les amis du malade et de ne conserver dans la chambre d'opération que les aides indispensables. Outre les inconvénients qui résultent pour l'opérateur de la présence de témoins inutiles, ceux-ci pourraient être inutilement alarmés par les effets anesthésiants et asphyxiants du protoxyde d'azote.

E. ANESTHÉSIE PAR LE PROTOXYDE D'AZOTE ET L'ÉTHER. Les développements qui précèdent sur les propriétés physiologiques du protoxyde d'azote montrent que l'anesthésie produite par cet agent est de très-courte durée et qu'elle ne peut être appliquée qu'aux opérations dont l'exécution ne demande qu'une ou deux minutes. Aussi les recherches des physiologistes ont-elles eu surtout pour but de prolonger l'action de cet agent anesthésique en évitant les inconvénients et les dangers qui résulteraient de son emploi prolongé.

C'est pour obvier à cet inconvénient qu'un chirurgien anglais distingué, M. Clover, a proposé l'emploi d'une méthode d'anesthésie mixte qui consiste à *sidérer le malade avec le protoxyde d'azote et à continuer ensuite sans transition l'anesthésie par l'éther.*

Grâce à ce procédé très-ingénieux on peut éviter la période d'excitation de l'éther, placer en quelques secondes le malade sous l'influence de l'anesthésie et prolonger la narcose aussi longtemps que l'exige l'opération. On a donc les avantages suivants :

1° *Bien-être du malade*, qui évite la période si pénible de suffocation et d'excitation ;

2° *Avantage pour le chirurgien et ses aides*, qui ne sont pas obligés de maintenir le malade par la force ;

3° *Économie de temps*, puisque l'opération peut être commencée immédiatement.

De tels avantages ne pouvaient rester inappréciés. Aussi la méthode d'anesthésie de Clover ne tarda pas à se généraliser chez nos voisins d'outre-Manche, toujours empressés à saisir les inventions pratiques et utiles. La plus grande partie des hôpitaux de Londres, et plusieurs chirurgiens éminents, parmi lesquels il nous suffira de citer sir Henri Thompson, en font journellement usage. Dans un récent voyage que nous avons fait à Londres, nous avons eu l'occasion d'apprécier tous les avantages que présente cette méthode anesthésique.

Nous avons mis en pratique la méthode de Clover dans un assez grand nombre de cas, et les résultats que nous avons obtenus ont été assez avantageux pour en recommander l'emploi, surtout sur des malades chez lesquels on redoute la période d'excitation que déterminent l'éther et le chloroforme.

L'appareil employé par M. Clover pour l'anesthésie par le protoxyde d'azote et l'éther se compose d'une bouteille métallique contenant le gaz liquéfié et à peu près semblable à celle que nous avons décrite plus haut. Cette bouteille est surmontée d'une sorte de clef qui permet de donner issue au gaz en imprimant des mouvements de rotation avec le pied. Un récipient métallique, annexé à cette bouteille, est destiné à recevoir un peu d'eau chaude pour combattre les effets frigorifiques que détermine le passage du protoxyde d'azote de l'état liquide à l'état gazeux. Cette première partie de l'appareil diffère peu de ceux que nous avons déjà décrits pour l'anesthésie proto-azotée.

La deuxième partie se compose d'un récipient destiné à contenir l'éther et pouvant être suspendu par un crochet aux vêtements de la personne chargée de l'anesthésie. Ce récipient communique avec un masque en caoutchouc auquel le gaz arrive également. Enfin l'appareil est muni d'un robinet très-ingénieux qui permet de donner alternativement au malade soit du protoxyde d'azote, soit de l'éther, soit de l'air.

F. MÉTHODE DE M. PAUL BERT. *Anesthésie par le protoxyde d'azote sous tension.* La méthode que nous venons de décrire a pour but de supprimer les inconvénients qui résultent de la courte durée de l'anesthésie proto-azotée en s'adressant à un autre agent pour prolonger l'insensibilité. C'est pour remédier aux mêmes inconvénients que M. Paul Bert avait institué une série d'expériences dans lesquelles il employait le protoxyde d'azote mélangé à l'oxygène et à d'autres gaz inertes. On arrivait assez facilement par les mélanges à faire cesser les accidents asphyxiques, mais l'anesthésie était alors incomplète et donnait lieu à des phénomènes d'excitation qui rendaient l'opération impraticable. Il fallait donc employer le protoxyde pur, et c'est alors que le savant physiologiste eut l'idée de chercher, par la pression, à combattre les phénomènes asphyxiques.

Voici sur quel raisonnement théorique M. Paul Bert appuya ses premières expériences : « Le fait que le protoxyde d'azote doit être administré pur signifie que la tension de ce gaz doit, pour qu'il en pénètre une quantité suffisante dans l'organisme, être égale à une atmosphère. Sous la pression normale, il faut pour l'obtenir que le gaz soit à la proportion de 100 pour 100. Mais, si nous supposons le malade placé dans un appareil où la pression soit poussée à deux atmosphères, on pourra le soumettre à la tension voulue en lui faisant respirer un mélange de 50 pour 100 de protoxyde d'azote et 50 pour 100 d'air : on devra donc obtenir de la sorte l'anesthésie, tout en maintenant dans le sang la quantité normale d'oxygène, et par suite en conservant les conditions normales de la respiration. »

Cette théorie fut complétement justifiée par l'expérimentation. Les animaux auxquels on faisait respirer, sous une augmentation de pression d'un cinquième d'atmosphère, un mélange de cinq sixièmes de protoxyde d'azote et d'un sixième d'oxygène, tombaient rapidement dans une anesthésie profonde, qu'on pouvait prolonger fort longtemps sans déterminer aucun phénomène d'asphyxie. Le sang conservait sa coloration normale, le cœur battait avec la même force et la même régularité, une excitation portée sur un nerf centripète provoquait sur la respiration et la circulation tous les phénomènes d'ordre réflexe qui se produisent chez l'animal sain. En un mot, tous les phénomènes dits de la vie

végétative demeuraient intacts, tandis que ceux de la vie animale étaient absolument abolis. Lorsque, au bout d'un temps quelconque, on enlève le sac qui
contenait le mélange gazeux, on voit ces animaux, à la troisième ou à la
quatrième respiration à l'air libre, recouvrer tout à coup la sensibilité, la volonté
et l'intelligence.

Cette innocuité ressort non moins nettement du nombre infiniment petit d'accidents qui ont suivi les inhalations exécutées par les dentistes, souvent en
dehors de toute prudence et de toute compétence, et dans des conditions où
l'asphyxie vient augmenter, s'ils existent, les dangers de l'anesthésie. Il est
incontestable que, quoi que nous n'ayons pas de chiffres précis, le protoxyde
a été employé dans plus d'un million de cas. Le docteur Colton, qui recueille
avec le plus grand soin les observations à l'institut anesthésique de New-York, a
employé cet agent cent cinq mille fois sans accident. Nous n'avons pu trouver
jusqu'à ce jour que huit cas de mort par le protoxyde d'azote dont l'authenticité
est encore douteuse. Nous reviendrons, dans un chapitre spécial, sur la question
de mortalité relative des agents anesthésiques.

Le rapide retour à l'état normal, si différent de ce qu'on observe avec le
chloroforme, tient à ce que le protoxyde d'azote ne contracte pas, comme le
chloroforme, de combinaison chimique dans l'organisme, mais est simplement
dissous dans le sang. Dès qu'il n'y en a plus dans l'air inspiré, il s'échappe
rapidement par le poumon, comme l'ont montré les analyses des gaz du sang
pratiquées par M. Paul Bert.

L'innocuité d'action du protoxode d'azote s'explique du reste assez facilement
au point de vue théorique. D'une part, en effet, l'anesthésie, en frappant la
sensibilité médullaire, respecte les réflexes de la vie organique, dont la suppression facile par le chloroforme peut seule mettre la vie en danger ; d'autre part,
le retour rapide à l'état normal, lorsqu'on revient à l'air libre, fait que l'opérateur est toujours maître de la situation.

Mais la méthode d'anesthésie sous pression, appliquée par M. Bert sur des
animaux, pouvait-elle s'étendre à la pratique chirurgicale? Les expériences du
laboratoire pouvaient-elles servir de base à la clinique? Telles étaient les questions qui avaient accueilli les remarquables communications faites par le savant
physiologiste à l'Académie des sciences et à la Société de biologie, communications que nous avons reproduites dans une autre partie de cet article. Il était à
craindre, en effet, que les résultats obtenus sur des animaux avec la nouvelle
méthode ne fussent pas les mêmes chez l'homme. Les appareils compliqués
nécessités pour l'application du protoxyde d'azote sous pression étaient également de nature à inspirer quelque défiance aux chirurgiens. Aussi attendions-
nous avec une certaine inquiétude la publication des premières observations
cliniques.

Dans une première expérience pratiquée le 13 février 1879 et dont M. Paul
Bert a déjà fait connaître l'observation à la Société de biologie, M. Léon Labbé a
opéré sous une cloche à air comprimé une jeune fille atteinte d'ongle incarné.
L'anesthesie a été prolongée pendant quatre minutes, et la malade a déclaré
n'avoir rien senti ; mais, comme il ne s'agissait en somme que d'une opération
de courte durée, pour laquelle le protoxyde d'azote seul est généralement suffisant, on pouvait ne pas considérer cette première expérience comme très-concluante.

Voici un résumé de l'observation de M. Labbé. Elle présente une certaine importance, parce que c'est la première opération pratiquée en France par la nouvelle méthode anesthésique.

Il s'agissait de l'extirpation d'un ongle incarné avec ablation de la matrice de l'ongle. La malade était une jeune fille de vingt ans très-timorée et très-nerveuse. La malade, M. Labbé et ses aides entrèrent dans la grande chambre en tôle de l'établissement du docteur Daupley, où la pression d'air fut, en quelques minutes, augmentée, sous courant, de $0^m,17$ (pression totale, $0^m,92$). La malade s'étendit sur un matelas, et on lui appliqua sur la bouche et sur le nez l'embouchure à soupapes qu'on a coutume d'employer pour l'inhalation du protoxyde d'azote pur ; le sac avec lequel elle communiquait était rempli d'un mélange contenant 85 de protoxyde d'azote et 15 d'oxygène. « Je tenais, dit M. Paul Bert, l'un des bras de la malade dont le pouls était assez rapide, lorsque soudain, sans qu'aucun changement dans le pouls, dans la respiration, dans la couleur de la peau, dans l'aspect du visage, nous eût avertis, sans qu'aucune roideur, aucune agitation, aucune excitation se fût produite, lorsque, dis-je, dix à quinze secondes après la première inspiration du gaz anesthésique, je sentis le bras s'affaisser complétement. L'insensibilité et la résolution musculaire étaient obtenues ; la cornée elle-même pouvait être impunément touchée. L'opération commença aussitôt et le pansement suivit, sans un seul mouvement de la patiente, qui dormait du plus calme sommeil ; le pouls était revenu à un chiffre normal. Au bout de quatre minutes, au moment où M. Labbé terminait le pansement, survinrent de légères contractures dans un bras, puis dans une jambe. Tout était fini, on enleva l'embouchure et aussitôt la contracture cessa. Pendant trente secondes, l'enfant continua à dormir ; puis, quelqu'un lui ayant frappé sur l'épaule, elle s'éveilla, nous regarda d'un air étonné, se mit sur son séant et soudain s'écria que son pied lui faisait bien mal, assez mal pour qu'elle se mît à pleurer pendant quelques secondes. Interrogée, elle déclara se trouver fort bien, sans aucun malaise, et fort désireuse de manger, car dans sa terreur elle n'avait ni déjeuné le matin, ni dîné la veille. Elle déclara de plus n'avoir rien senti, rien rêvé, mais se rappeler qu'aux premières inhalations du gaz elle éprouva un grand bien-être, qu'il lui semblait monter au ciel et « qu'elle voyait bleu avec des étoiles ». Cela dit, elle se leva, s'en alla à pied regagner la voiture qui devait la ramener à l'hôpital et se plaignit tellement de la faim en route, qu'il fallut s'arrêter pour la faire manger. Elle n'eut du reste aucun accident consécutif.

Mais cette première observation était insuffisante pour démontrer la supériorité de la méthode, soit à cause du peu de durée de l'anesthésie, soit à cause du peu d'importance de l'opération. Les développements qui précèdent démontrent que pour les opérations de cette nature le protoxyde d'azote seul pouvait déterminer une anesthésie suffisante. Il fallait donc de nouveaux faits cliniques pour établir les avantages de la méthode de M. Paul Bert. Dans une série d'opérations remarquables pratiquées d'abord dans l'établissement de M. le docteur Fontaine, puis à l'hôpital Saint-Louis et à Lariboisière, il a été parfaitement démontré que le protoxyde d'azote mélangé d'oxygène et employé sous pression détermine une anesthésie complète, prolongée et sans phénomènes asphyxiques. Nous avons assisté à la plupart de ces opérations et nous avons pu juger par nous-même de l'innocuité et des grands avantages de cette méthode.

L'observation suivante, que nous allons brièvement rapporter et dont nous avons pu nous-même contrôler tous les détails, est certainement de nature à lever tous les doutes et elle peut être considérée comme la première grande opération faite sous pression à l'aide de cette méthode.

Il s'agissait d'une femme de quarante ans, atteinte d'un carcinome de la glande mammaire. L'opération fut pratiquée par M. Péan, dans l'une des cloches à air comprimé de l'établissement aérothérapique de M. le docteur Fontaine, et sous une pression de 17 à 19 centimètres. On avait emmagasiné dans un vaste sac de caoutchouc et dans plusieurs ballons annexés 200 litres d'un mélange de protoxyde d'azote et d'oxygène, dans la proportion de 14,8 d'oxygène pour 85,2 de protoxyde d'azote. Cette préparation des gaz avait été confiée à M. Limousin. La malade, l'opérateur et ses aides entrés sous la cloche, la compression a été commencée à midi cinquante-huit minutes. L'inhalation, confiée à nos soins, a commencé à une heure neuf minutes, la pression était alors tout près de 18 centimètres. La malade n'a donné aucun signe d'agitation, elle n'a fait aucun mouvement, elle était dans un état de calme et de relâchement musculaire complet, lorsque M. Péan a fait, à une heure dix minutes quinze secondes, la double incision elliptique circonscrivant la tumeur. La malade n'a donné à ce moment aucun signe de sensibilité. Le sein était enlevé à une heure douze minutes. L'application des pinces hémostatiques prend environ deux minutes. A une heure quatorze minutes on remplace l'un des ballons de gaz épuisé et la malade fait quelques respirations à l'air libre; à ce moment elle fait un léger mouvement des deux jambes (jusque-là elle était restée dans une immobilité complète) ; à une heure quinze minutes, léger réveil, la malade dit quelques mots, porte la main à la plaie et paraît sentir quelque douleur, mais sans se douter que l'opération est faite. On reprend l'inhalation un instant interrompue. Repos absolu pendant que l'opérateur procède à la réunion des lèvres de la plaie (de une heure quinze minutes à une heure vingt minutes). A une heure vingt minutes, on enlève le sac de protoxyde. Le pansement est fait sous l'air comprimé. Des 200 litres de gaz contenus dans les sacs il en restait 50. La malade en avait respiré par conséquent 150 litres en quatorze minutes, durée totale de l'opération.

A une heure vingt-deux minutes cinquante secondes, tout était terminé ; la malade complétement réveillée s'aide quand on la soulève pour passer le bandage du corps, à une heure vingt-cinq minutes, elle descend seule du lit d'opération, sans aide, et déclare n'avoir rien senti.

Le pouls, compté avant l'opération, était à 60 ; au moment de l'inhalation, il était monté à 104 ; quand l'anesthésie a été complète, il est redescendu à 60. Au moment du premier réveil passager, il était remonté à 92 et retombé à 68 dès que l'anesthésie a été reprise. Au réveil définitif il était à 84 ; dix minutes après la sortie de la cloche il était à 76. Ces variations du pouls sont du reste celles qu'on observe habituellement dans l'anesthésie.

En somme, dans cette observation, l'anesthésie par le protoxyde d'azote a été prolongée pendant quinze minutes sans déterminer aucun accident, aucune menace d'asphyxie ; l'insensibilité complète a été obtenue sans période d'excitation en moins d'une minute, et le retour à la sensibilité a été instantané ; la malade n'a éprouvé ni suffocation, ni douleur, ni nausée, ni aucun des phénomènes désagréables qui accompagnent l'emploi du chloroforme ou de l'éther.

Les deux premières applications chirurgicales de la nouvelle méthode ont été rapportées avec assez de détails pour qu'il soit inutile d'y revenir. Ces deux observations, très-concluantes, permettaient déjà de se prononcer d'une façon définitive sur la valeur de la méthode. Nous avons néanmoins suivi avec le plus grand intérêt les expériences qui ont continué depuis le mois de mars 1879 dans l'établissement de M. le docteur Fontaine et dans les hôpitaux. Ces opérations ont été assez importantes et assez variées pour démontrer que la méthode est applicable à toutes les branches de la chirurgie opératoire. Elles nous semblent également démontrer que le protoxyde d'azote mélangé d'oxygène et employé sous pression présente par la suppression de l'asphyxie une beaucoup plus grande innocuité que lorsqu'il est employé pur.

A partir du mois d'octobre, les opérations se sont continuées dans les hôpitaux. M. Labbé a fait à l'hôpital Lariboisière, où la cloche mobile du docteur Fontaine est installée pour le service des bains d'air comprimé, vingt opérations de toute nature. De plus, la cloche a été amenée plusieurs fois à Saint-Louis où M. Péan a fait plusieurs grandes opérations.

Parmi les opérations pratiquées, nous citerons trois ablations du sein, quatre opérations sur les os, six extirpations de tumeurs diverses, une résection du nerf sous-orbitaire et deux réductions de luxation d'épaule datant de trois à quatre jours. La durée de l'anesthésie a varié de quatre à vingt-six minutes. L'anesthésie complète a été obtenue sans traverser aucune période d'excitation et au bout d'un temps qui oscillait entre quinze secondes et deux minutes. Le retour à la sensibilité avait lieu habituellement après une demi-minute ou une minute; dans quelques cas très-rares, un certain degré d'analgésie persistait encore pendant les deux ou trois minutes qui suivaient l'inhalation.

Les expériences de M. Paul Bert ont permis de constater que le pouls et la respiration s'accélèrent au début de l'anesthésie par le protoxyde d'azote sous tension; ce phénomène, qui avait déjà été signalé par Hermann et plusieurs observateurs, n'a aucune importance pratique, car il disparaît aussitôt que l'anesthésie est complète.

Contrairement à ce qui a lieu avec le chloroforme ou l'éther, le protoxyde d'azote mélangé d'oxygène et sous tension augmentée ne donne lieu ni à des vomissements, ni à aucun malaise consécutif. Dans la grande majorité des cas, les malades sortent eux-mêmes de la cloche sans se plaindre et sans qu'il soit nécessaire de les transporter sur un brancard. Cette absence de vomissements nous paraît être l'un des grands avantages de l'anesthésie proto-azotée, car on sait que le succès d'un certain nombre d'opérations pratiquées sur l'abdomen ou sur les yeux est souvent compromis par les vomissements, parfois incoercibles, que l'on observe après l'administration du chloroforme.

On a souvent observé, pendant les premières anesthésies pratiquées selon la nouvelle méthode, l'apparition de contractures dans les membres. Cette complication, qui semblait assez grave, avait d'abord inquiété les opérateurs; mais M. Paul Bert a reconnu qu'elle tenait à ce que le protoxyde d'azote n'était pas sous une tension suffisante. Il suffit en effet, pour calmer ces contractures ou les faire disparaître, de faire monter la pression dans la chambre de 2 ou 3 centimètres, ce qui peut être obtenu avec une grande facilité.

La surpression a oscillé entre 15 et 22 centimètres. Dans quelques cas très-rares, il a fallu aller jusqu'à 26 centimètres pour obtenir l'insensibilité et la résolution. Cette facilité avec laquelle on augmente la pression, et par suite l'insensibilité, constitue un des grands avantages de la méthode.

Jusqu'à présent les expériences ont eu lieu dans des cloches fixes, et il était nécessaire de transporter les malades dans un établissement de M. le docteur

Fontaine pour y être opérés. De plus, les dimensions des cloches ne permettent pas aux chirurgiens d'avoir un grand nombre d'aides. Tous ces inconvénients ont aujourd'hui disparu, depuis que M. Fontaine a fait construire une cloche mobile et beaucoup plus spacieuse que celles qui avaient été employées jusqu'à ce jour dans un but thérapeutique.

Voici quelques détails sur la cloche mobile du docteur Fontaine, qui est employée à Lariboisière et à Saint-Louis.

Cet appareil, monté sur un camion faisant corps avec lui, est peint en blanc intérieurement. Il reçoit la lumière par dix hublots, dont quatre supérieurs éclairent directement le lit d'opération ; sa largeur est de 2 mètres, sa longueur de 5 mètres 50 et sa hauteur de 2 mètres 65. Dix ou douze personnes peuvent y tenir très à l'aise.

La cloche dans laquelle M. Péan a opéré pendant trois mois, et dans laquelle il prenait cinq ou six aides, n'avait pas le tiers de la surface utilisable de celle-ci. On peut régler la pression soit de l'intérieur, soit de l'extérieur, au choix ; dans les deux cas, un manomètre métallique sert de guide.

A côté de la cloche se trouvent sur un petit chariot : 1° une pompe à bras à double corps, avec piston liquide pouvant donner de 400 à 600 litres d'air à la minute ; 2° un réfrigérateur, placé sur le chemin de l'air comprimé par le corps de pompe, pour empêcher la température de la cloche de s'élever à plus de 1 ou 2 degrés au-dessus de celle de l'air ambiant. Pendant l'hiver, ce réfrigérateur peut être remplacé par un calorifère à eau ; serpentin plongé dans l'eau chaude ; 5° un récipient en tôle, contenant 350 litres du mélange anesthésique gazeux, comprimé à dix atmosphères (soit 5 mètres cubes 1/2 à la pression ordinaire).

Sur les parois de la cloche se trouvent deux clefs : la première manœuvre un robinet qui est raccordé avec le récipient sous pression et avec le sac placé sous le lit d'opération. Quand le sac est près d'être vidé, on le remplit en y détendant une certaine quantité du mélange gazeux du récipient ; la seconde appartient à un sifflet pour la commande de l'équipe des pompes.

Le masque employé pour l'anesthésie est en caoutchouc ; il porte à sa périphérie un bourrelet qu'on peut gonfler à volonté et qui permet de faire joint parfait ; pendant l'inspiration, la soupape d'expiration est fermée par la pression ambiante, sollicitée par le vide pulmonaire ; pendant l'expiration cette soupape s'ouvre, et celle de l'inspiration est fermée par l'excès de pression du gaz expiré sur celle du mélange gazeux.

Cette cloche permet d'opérer dans les hôpitaux, dans les maisons de santé et les maisons particulières. Il faudra toujours amener le malade dans la cour, mais on sait qu'on peut, avec un lit bien entendu et des porteurs intelligents, descendre un malade d'un ou plusieurs étages sans lui faire perdre son horizontalité.

Le nouvel anesthésique a sur le chloroforme et l'éther d'incontestables avantages, mais on objectera qu'il est encombrant. Cela est vrai et cela ne l'est pas : à la ville, il faudra l'outillage qui vient d'être décrit ; mais à l'hôpital, une cloche fixe suffira. Il faut aussi que, quelle que soit la température des cours, on puisse avoir dans ces cloches une température variant entre 12 et 15 degrés. Il faut, d'autre part, qu'on puisse faire sortir ou entrer les assistants ou les malades opérés ou à opérer sans avoir à décomprimer la cloche entière. M. Fontaine étudie actuellement une *cloche amphitre* pouvant contenir trois cents personnes. Le sol de cette cloche serait fait en ciment, et dans ce

ciment passeraient les conduites métalliques servant à l'admission de l'eau
froide et de l'eau chaude, dont on a toujours besoin dans les opérations, — les
eaux de Paris ont une pression toujours suffisante pour pénétrer dans un
milieu n'ayant qu'une atmosphère et demie de pression, celle du gaz anesthésique et enfin celle qui sert à régler la ventilation de l'appareil ; la cloche serait
faite en tôle sans hublots, elle serait munie de deux écluses se faisant face et
assez grandes pour qu'on puisse y admettre les malades à opérer couchés sur un
brancard ; la partie centrale du dôme serait faite de petits cubes de verre dépoli
pris dans du caoutchouc et enclavés dans des armatures en fer formant plafond
lumineux. Dans une cloche au grand air, l'éclairage sera parfait, comme il l'est
du reste dans la cloche du docteur Fontaine, où l'on a un aussi grand jour
que dans les salles d'opérations de Paris. Dans la cloche projetée, des gra-
dins circulaires permettraient de recevoir, comme nous l'avons dit, un grand
nombre d'étudiants. Pour maintenir dans l'appareil une température convenable
suivant les saisons, l'air, après avoir été comprimé, traverserait des frigcrifères
ou des calorifères à eau, et on pourrait régler la température aussi aisément
qu'on règle la pression, ainsi que cela se pratique dans les établissements
aérothérapiques.

Comme l'appareil serait installé dans un pavillon vitré relié à l'hôpital par
une galerie, les malades pourraient y entrer et en sortir sans danger de refroidissement.

La force motrice nécessaire à l'alimentation et à la ventilation de cette cloche
sous une pression d'un tiers d'atmosphère pour trois cents spectateurs serait de
douze chevaux environ. Or, en comptant le cheval à 15 centimes l'heure (3 à
4 kilogrammes de charbon), on voit qu'une séance opératoire de deux heures
reviendra à 3 francs 50 centimes.

Le mélange de protoxyde d'azote et d'oxygène coûte actuellement assez cher;
si les hôpitaux fabriquaient ces deux gaz, ce qui ne leur demanderait que l'installation de quelques gazomètres et de quelques cornues, le prix de revient se
réduirait considérablement et on pourrait obtenir le gaz à raison de 1 fr. 50
l'hectolitre. Comme la cloche mobile a parfaitement réalisé les promesses de
son inventeur le docteur Fontaine, il est permis de supposer que le projet de
cloche fixe dont nous venons de parler réussira aussi bien.

En résumé, toutes les prévisions qu'avaient permis d'établir les expériences
faites sur les animaux ont été vérifiées dans les observations sur l'homme. Le
protoxyde d'azote a montré sa supériorité sur l'éther, le chloroforme et les autres
combinaisons de l'hydrogène avec le chlore ou le carbone : 1° par l'absence de
cette période d'excitation initiale souvent si pénible et parfois même dangereuse;
2° par la tranquillité absolue du malade pendant toute la durée du sommeil
anesthésique; 3° par le retour quasi-instantané, même après 26 minutes d'anesthésie, à la sensibilité complète, si bien qu'on peut, si l'on veut, réveiller le
malade à un temps quelconque de l'opération, pour le rendormir aussitôt;
4° par l'absence des malaises et vomissements, si fréquents, si fatigants et
parfois si durables chez les malades soumis au chloroforme ou à l'éther.

Mais il y a des raisons plus importantes encore de préférer, partout où cela
sera possible, le protoxyde d'azote aux anesthésiques anciens. Ceux-ci, en effet, ne
sont rien moins qu'inoffensifs. Sans doute, grâce aux précautions les plus minu-
tieuses, le nombre des accidents mortels est fort restreint, mais il n'est guère
d'opération pendant laquelle le chirurgien ne se préoccupe avec quelque inquié-

tude de son malade, de ses agitations et même de son repos, lorsqu'il lui semble trop complet; à chaque instant on entend demander des nouvelles du pouls et de la respiration, questions souvent motivées par les changements de couleur du sang.

Il en est tout autrement pour le protoxyde d'azote. Et cela s'explique aisément. En effet, d'une part, l'administration de ce gaz est aussi régulière que celle des anesthésiques liquides l'est peu. Pour ceux-ci on emploie des linges ou des éponges imbibés qu'on place sous le nez du malade, qui en absorbe des quantités fort variables suivant le degré d'imprégnation du véhicule et sa distance des voies respiratoires, deux conditions les plus irrégulières du monde dans la pratique, sans compter que l'aide, trop souvent, se préoccupe au moins autant de l'opération qu'il suit de l'œil que du malade qu'il est chargé d'endormir. Rien de plus fixe, au contraire, que la quantité du protoxyde d'azote dans le sang du patient pendant toute la durée de l'opération, car il est impossible qu'elle change tant que la pression de l'air reste constante. Donc, une fois la dose anesthésique obtenue, le chirurgien n'aura plus à s'inquiéter. On a conseillé d'enlever le masque de temps à autre, mais cette précaution n'est pas indispensable.

Le chloroforme et l'éther dissolvent les matières grasses, comme chacun sait, et réciproquement se dissolvent en elles. Il en résulte qu'ils se fixent dans l'organisme, peut-être même dans le cerveau et la moelle épinière, d'où ils ne s'échappent qu'après un temps plus ou moins long; c'est ce qui explique pourquoi l'haleine des malades anesthésiés par ces substances en conserve l'odeur caractéristique pendant des heures et même des jours. De là le danger qu'elles présentent; car en vain éloigne-t-on, lorsque quelque accident survient, la compresse imbibée et fait-on respiration artificielle, on n'obtient pas l'élimination immédiate de la substance toxique. Le protoxyde d'azote, au contraire, simplement dissous dans le sang où il ne contracte aucune combinaison chimique, s'élimine presque instantanément dès les premières respirations à l'air libre, de telle sorte que, si la dose anesthésique avait été dépassée, tout danger disparaîtrait dès que le masque serait enlevé.

Du reste, ce danger ne saurait jamais menacer le patient. M. Paul Bert estime, en effet, que la dose redoutable du protoxyde d'azote correspond à au moins une atmosphère de surcompression, et, pour obtenir l'insensibilité, on n'a jamais besoin de dépasser un tiers d'atmosphère.

Cette notion lui a permis d'apporter à sa méthode un perfectionnement qui rendra les plus grands services aux dentistes. Ceux-ci agissent dans les conditions les plus défavorables, puisqu'il faut pour leurs opérations enlever l'embouchure et laisser le patient respirer l'air pur : aussi n'ont-ils, même par la méthode de M. Paul Bert, que quelques secondes à leur disposition. L'inventeur a eu l'idée d'élever la pression un peu au-dessus du degré nécessaire pour l'anesthésie et d'attendre quelques minutes, afin que le sang et les tissus du patient soient imprégnés et en quelque sorte sursaturés par le gaz. Lorsque alors arrive la respiration à l'état libre, on a du temps devant soi avant que tout l'excès du gaz soit éliminé.

L'innocuité du protoxyde d'azote peut encore être conclue de ce fait que les centaines de mille opérations faites par les dentistes n'ont amené aucune mort pouvant être attribuée à l'anesthésique. Et cependant il s'en faut que les opérateurs aient toujours eu la compétence désirable et pris les précautions nécessaires. D'autre part, il ne faut pas oublier que, dans leur procédé, l'asphyxie marche de pair avec l'anesthésie, ce qui devrait augmenter le nombre des accidents.

Ainsi aux grands avantages que nous avons plus haut signalés, relativement à l'absence d'excitation préalable et de malaises consécutifs, le protoxyde d'azote en joint un bien plus grand encore, celui d'une innocuité qu'on peut considérer comme absolue.

Une seule objection se présente : les difficultés de l'application et la complication des appareils. Il faut en effet une chambre en tôle et une pompe à compression, on a même exagéré les dépenses que nécessite la pratique du nouveau système. D'abord la question n'en est pas une pour les hôpitaux des grandes villes. Le prix de revient de la vaste cloche pour trois cents personnes projetée par le docteur Fontaine et dont nous avons parlé plus haut serait d'environ 50 000 francs ; mais on peut avoir pour une somme de beaucoup inférieure une installation complète avec moteur à gaz ou à vapeur et pompe à point hydraulique. Pour les opérations en ville la cloche mobile du docteur Fontaine nous paraît suffisante ; quoique d'assez grande dimension pour contenir le malade, le chirurgien et trois ou quatre aides, elle peut être admise sans difficultés dans toutes les cours des maisons munies de porte cochère et dans toutes les maisons de santé où opèrent les chirurgiens.

On peut donc dire aujourd'hui que, grâce à la belle découverte de M. Paul Bert, et après l'initiative chirurgicale de MM. Labbé et Péan, le protoxyde mérite d'entrer dans le domaine de la grande chirurgie. Cet agent est en effet supérieur au chloroforme et à l'éther par l'absence de toute période d'excitation au début de l'anesthésie, par le retour rapide à l'état normal et par l'absence de vomissements consécutifs.

Nous ne croyons pas cependant que le protoxyde d'azote puisse remplacer le chloroforme et l'éther dans tous les cas. Lorsque le chirurgien doit pratiquer une opération de longue durée, l'ovariotomie, par exemple, nous pensons qu'il devra recourir aux anciens agents anesthésiques, qui amènent une résolution musculaire plus parfaite. Mais pour un grand nombre d'opérations chirurgicales on pourra recourir au protoxyde d'azote, soit pur, soit mélangé à l'oxygène et employé sous tension.   A. LUTAUD.

BIBLIOGRAPHIE. — DAVY. *Chemical Researches on the Gazeous Oxid of Azote*, 1799. — WELLS. *History of Application of Nitrous Oxyde Gaz*. Hartford, 1847. — BORDIER. *Note sur les effets narcotiques du protoxyde d'azote*. In *Journal de thérapeutique*, décembre 1876. — ROTTENSTEIN. *De l'emploi du protoxyde d'azote*. In *Journal de thérapeutique*, 10 février 1877. — CLOVER. *De l'anesthésie par le protoxyde d'azote*. In *British Med. Journ.*, 20 janvier 1877. — LUTAUD. *Question de médecine légale soulevée par l'emploi des anesthésiques*. Paris, 1878. — PAUL BERT. *De l'emploi du protoxyde d'azote sous tension*. In *Comptes rendus de l'Acad. des sc.*, 1878. — ZUNTZ et GOLTSTEIN. *Étude sur le protoxyde d'azote*. In *Pflüger's Archiv*, 1878. — BERT. *Nouvelle communication sur l'anesthésie par le protoxyde d'azote*. In *Comptes rend. de l'Acad. des sciences*, 1879. — LUTAUD. *Sur les nouvelles méthodes anesthésiques*. In *Bulletin de la Soc. de méd. de Paris*, 1879. — KAPPELER. *Anesthetica*. In *Deutsche Chirurgie*, 1880. — ROTTENSTEIN. *Traité d'anesthésie chirurgicale*. Paris, 1880. — Raphaël BLANCHARD. *De l'anesthésie par le protoxyde d'azote, d'après la méthode de Paul Bert*. Paris, 1880.   A. L.

GAZAGE (HYGIÈNE INDUSTRIELLE).   Le gazage ou grillage est une opération de la filature qui a pour objet de débarrasser le fil de coton, avant de le mettre en écheveaux, des aspérités, villosités ou barbes qu'il présente à sa surface.

Cette opération se pratique en faisant passer, à travers deux ou trois flamme de gaz, le fil de coton allant d'une bobine à une autre; et cela assez rapidement pour que les barbes carbonisées et rendues friables tombent d'elles-mêmes sous forme de poussière. Mon savant collègue et collaborateur M. le professeur Arnould a publié récemment dans les *Annales d'hygiène et de médecine légale* (numéro de février 1879) une étude très-intéressante sur les conditions de salubrité des ateliers de gazage : nous la résumerons ici.

Ce sont, en général, des ouvrières qui sont chargées de surveiller l'opération du gazage, et souvent de toutes jeunes filles. Elle se pratique dans une pièce isolée, ou bien dans la salle commune à tous les travaux de la filature.

Les inconvénients du gazage proviennent de la température, des poussières et de la viciation de l'atmosphère intérieure par les produits de la combustion où les éléments constituants du gaz employé.

La température est toujours très-élevée dans un atelier de gazage, à cause du grand nombre de flammes de gaz qui sont nécessaires. Il faut 60 flammes par appareil de 50 broches; et en moyenne on peut allumer dans une filature de coton : 6, 7 ou 800 flammes. Voici comment elles sont distribuées :

Le gaz d'éclairage arrive dans l'atelier par deux tuyaux cylindriques de 3 à 4 centimètres de diamètre, longs d'un peu plus de 2 mètres, disposés par paires (ou par trois) sur un plan horizontal, à 70 ou 75 centimètres au-dessus du sol. Ces tuyaux, écartés l'un de l'autre d'un décimètre, sont percés le long de la ligne supérieure des rayons, de 7 en 7 centimètres, de trous d'un calibre variable, en moyenne capables d'admettre une aiguille à tricoter. C'est par là que passe le gaz et sur ces trous que se trouve la flamme.

Il est difficile, dans un atelier de gazage, de maintenir une ventilation active pendant la durée du travail, par la raison que le moindre courant d'air fait vaciller les flammes de gaz et entrave l'opération. Aussi l'aération ne peut-elle se faire que pendant les suspensions de travail : de là une augmentation progressive et constante de la température ambiante. M. Arnould a constaté une augmentation de 2 degrés par demi-heure, et dans une salle de 800 mètres cubes, avec 360 flammes allumées, il a trouvé, après quatre heures de travail, une température de 28 degrés, alors que, dans la rue, le thermomètre ne marquait que 5 degrés.

La poussière qui flotte dans l'atmosphère d'un atelier de gazage, et qui se dépose à la surface de tous les objets qui y séjournent, est un mélange de fragments de fibres carbonisées, racornies, cassées irrégulièrement avec des molécules de charbon informes. Ces fragments, ajoute M. Arnould, sont raides, résistants, et leurs extrémités, armées d'angles ou de pointes, en font des agents d'irritation des plus remarquables.

La viciation d'une pareille atmosphère, favorisée par l'extrême élévation de la température, est due au dégagement des produits de la combustion du gaz et de la combustion incomplète du coton. « L'atmosphère, bien que transparente, est un peu grise ou bleuâtre; on est frappé de l'odeur de bois brûlé qui y règne se mêlant à celle du gaz d'éclairage; on ne tarde pas à éprouver de la raideur et des picotements sous les paupières, de l'âcreté à la gorge. »

A l'article GAZ D'ÉCLAIRAGE nous avons montré que dans la combustion complète d'un gaz parfaitement épuré, l'altération de l'air est due à la production considérable d'acide carbonique et de vapeur d'eau. On comprend combien, dans un atelier de gazage, où il se brûle 8 mètres cubes de gaz par heure, et où la ventilation est toujours insuffisante, une pareille cause d'altéra-

tion prend de l'importance. Nous avons montré aussi que l'oxyde de carbone qui
entre dans la composition du gaz d'éclairage n'est complétement brûlé qu'à la
condition que le courant d'air qui alimente la flamme soit suffisamment régularisé. Or, dans un atelier de gazage les brûleurs présentent-ils ces conditions?
D'un autre côté, le principe comburant lui-même, l'oxygène, va en diminuant
dans l'atmosphère de la pièce, par suite de la stagnation relative des couches
d'air. On comprend donc combien une atmosphère ainsi altérée dans sa constitution peut être préjudiciable pour les ouvrières qui y respirent.

Loiset avait déjà signalé l'action nuisible d'un pareil milieu en faisant remarquer que l'opération du « grillage » du fil de coton serait plus désastreuse
encore, si au lieu d'être périodique elle devenait continuelle.

Voyons donc quels sont les inconvénients qui en résultent pour la santé de
ces jeunes ouvrières.

« Les débuts dans le métier sont pénibles, dit M. Arnould, c'est un acclimate-
ment à réaliser. L'ouvrière est tout d'abord désagréablement affectée par l'odeur
et la chaleur de l'atelier et en remporte comme une disposition nauséeuse,
entraînant le dégoût des aliments. Aux premières séances, après quelques
heures de travail, surtout dans les ateliers où l'on essaye de ventiler à l'aide de
l'appel par en haut, elle est prise d'une sensation d'âcreté à la gorge qui détermine une toux superficielle. Un peu plus tard, elle éprouve une véritable gêne
respiratoire, de l'oppression, une anhélation plus ou moins anxieuse. Puis la
participation des centres nerveux se manifeste; c'est tantôt une simple tendance
à la syncope, tantôt une céphalalgie avec sentiment de tension douloureuse dans
le crâne. Ce mal de tête poursuit l'ouvrière jusqu'au dehors, dans les intervalles du travail.

Malgré une sorte d'accoutumance qui paraît s'établir à la longue, il est rare de
voir des ouvrières ne pas chercher à abandonner le travail du gazage dès qu'elles
peuvent faire autre chose. On en rencontre peu au-dessus de 25 ans.

C'est surtout pendant les chaleurs de l'été qu'elles ont à souffrir des mauvaises conditions du milieu professionnel. On les voit chercher à combattre la
lourdeur de tête et le malaise qu'elles éprouvent en s'appliquant sur le front des
compresses d'eau froide ou d'eau sédative; quelques-unes sont forcées de sortir
fréquemment pour échapper à la syncope. »

M. Arnould fait la plus grande part, dans la production des accidents, à la température élevée des ateliers qui, pendant deux ou trois mois de l'année, ne
serait guère inférieure à 40 degrés; et il compare certains symptômes présentés
par les ouvrières, tels que : tendance aux lipothymies et à la syncope, céphalalgie, sueurs profuses, aux effets du coup de chaleur dans les chambres de
chauffe à bord des navires. Selon notre distingué collègue, la viciation de l'air
préparerait et aggraverait les manifestations plus directement sous la dépendance de la chaleur.

Nous reconnaissons volontiers le rôle important que doit jouer la chaleur dans
la manifestation des symptômes observés chez les gazières, mais nous serions
porté à accuser, avant tout, le degré de viciation de l'air respiré. Il est assez difficile de ne pas voir qu'il y a la plus grande analogie entre les accidents constatés par M. Arnould et ceux que l'on rencontre chez les repasseuses, qui, elles
aussi, subissent l'action de la chaleur des fourneaux et des fers, chaleur qui favorise sans doute, mais qui ne fait pas naître, à elle seule, ces tendances à la syncope, ces vertiges, ces étouffements, ces troubles digestifs, cette anémie consé-

cutive, qui sont la conséquence de l'absorption répétée des produits de la combustion du charbon qu'elles emploient.

D'ailleurs, M. Arnould n'hésite pas à incriminer l'acide carbonique, l'oxyde de carbone et les gaz nuisibles mal déterminés qui proviennent de la combustion du gaz d'éclairage et du coton ; seulement nous allons plus loin que lui et nous pensons que l'oxyde de carbone joue, sans aucun doute, le principal rôle, parce que, en supposant le gaz d'éclairage aussi épuré que possible, et la moyenne d'oxyde de carbone entrant dans sa composition égale alors à 4 seulement pour 100 : dans un atelier où on brûlera 100 mètres cubes de gaz d'éclairage, c'est 4 mètres cubes d'oxyde de carbone qui doivent être consommés par les brûleurs. Or, la manière dont le gaz est brûlé assure-t-elle la complète combustion de l'oxyde de carbone qui s'écoule avec lui ? nous ne le pensons pas ; et la proportion qui s'en dégage dans l'atmosphère, en échappant à cette combustion, n'a pas besoin d'être bien considérable pour produire des troubles de l'hématose qui vont être la cause primordiale de tous les accidents observés.

Le *picotement oculaire*, les *blépharo-conjonctivites*, signalés par M. Arnould, sont plus directement l'effet des poussières carbonisées, et sans doute aussi des produits gazeux irritants provenant de la combustion des fibres végétales, ou d'un gaz d'éclairage mal débarrassé de ses éléments ammoniacaux ou sulfurés.

Quant aux troubles respiratoires et à la toux, également constatés par M. Arnould chez les femmes du gazage, ils sont imputables aussi bien à l'action des poussières et des gaz irritants qu'à celle de gaz toxiques.

Les mesures d'hygiène applicables aux ateliers de gazage doivent avoir pour objet :

1° De préserver les ouvrières contre les poussières et les vapeurs nuisibles ;

2° D'établir une ventilation suffisante des ateliers ;

3° De combattre l'élévation de la température.

Nous ne saurions insister ici sur les moyens qui peuvent être mis en usage pour combattre la viciation de l'air due au gazage.

En dehors des soins de propreté individuelle et des interruptions de travail nécessaires pour permettre aux ouvrières de se soustraire à l'influence continue d'une atmosphère viciée, la prophylaxie générale portera surtout sur l'installation de l'atelier et ses voies d'aération. M. Arnould se montre partisan de la ventilation en contre-bas, ou par aspiration des poussières et des produits gazeux nuisibles à travers des orifices pratiqués dans les planches. On a aussi cherché, dans le but de faciliter le renouvellement des couches atmosphériques, sans nuire à la rectitude et à l'action des flammes, à mettre celles-ci à l'abri de toute vacillation produite par le remous de l'air, en les entourant d'un petit appareil protecteur. Ce sont là des essais qui méritent d'être continués et contrôlés. ALEXANDRE LAYET.

BIBLIOGRAPHIE. — ARNOULD (Jules). *Conditions de salubrité des ateliers de gazage dans les filatures de coton.* In *Annales d'hyg. publique et de méd. légale*, 3e série, n° 2, févr. 1879.
A. L.

GAZE. La gaze dont on fait si grand usage pour protéger le visage contre les ardeurs du soleil, la poussière et les piqûres d'insectes, est quelquefois employée aussi (celle du moins qui est faite de fil) pour recouvrir directement les plaies suppurantes après avoir été enduite de cérat. Elle laisse passer aisément les liquides, qu'absorbe ensuite un plumasseau de charpie appliqué sur la gaze. Dans la méthode de Lister, la gaze est rendue *antiseptique*. On a autrefois proposé des voiles de gaze *métallique* comme préservatif de la contusion (Barlett, in *Journ. Complém.*, VII, p. 188).

D.

GAZELLES. Les Gazelles sont, comme chacun sait, des mammifères aux formes élégantes, admirablement taillés pour la course, qui appartiennent à l'ordre des Ruminants et à la tribu des Antilopes; elles ne constituent qu'un simple genre dans ce groupe fort riche en espèces : aussi pourraient-elles être l'objet d'une courte notice, si, dans une autre partie du Dictionnaire, il était traité des Antilopes en général; mais, comme il n'en est pas ainsi, nous croyons nécessaire de ne pas nous restreindre au genre Gazelle et de passer rapidement en revue les types variés de la famille des Antilopidés (*Antilopidæ*).

Quelques représentants de ce groupe sont figurés sur les monuments égyptiens ou se trouvent mentionnés, sous les noms de *Dorcas* (Δορκάς), de *Dama*, de *Catoblepas*, par les anciens auteurs grecs ou romains; mais, d'après G. Cuvier, c'est seulement dans les écrits d'Eustathius, qui vivait du temps de Constantin, qu'on voit apparaître le nom d'Antholops ('Ανθολωψ ou 'Ανθαλωψ) d'où est certainement dérivé le nom moderne d'Antilope.

Après avoir été confondues par Linné dans le troupeau des Ruminants ou *Pecora*, les Antilopes furent rangées par Pallas dans une catégorie spéciale et demeurèrent par la suite constamment séparées des autres Ruminants à cornes creuses, tels que les Bœufs, les Chèvres et les Moutons. Toutefois, on est forcé de l'avouer, cette famille des Antilopidés, acceptée depuis plus d'un siècle par tous les naturalistes, est assez difficile à définir et ne possède pas les caractères d'un groupe parfaitement naturel. En effet, si les Gazelles se font remarquer par la légèreté de leur charpente, la finesse de leurs jambes, la grâce de leurs mouvements, d'autres Antilopes nommées Bosélaphes ont le corps trapu, les membres robustes et les allures pesantes, et, si les Tétracères ou Antilopes à quatre cornes ressemblent aux Chevreuils, les Gnous paraissent être le produit bizarre d'un Bœuf et d'un Cheval. D'un autre côté, le système dentaire des Antilopes ne diffère point, pour la formule, de celui des autres Ruminants de la même section, et dans certains cas leurs dents molaires offrent même la colonnette accessoire que l'on a souvent considérée comme l'apanage exclusif des Ruminants du groupe des Bœufs. Parmi les Antilopidés il en est un grand nombre qui ont au-dessous de l'angle interne de l'œil des fossettes ou larmiers et qui par ce caractère se rapprochent des Cerfs dont ils diffèrent d'ailleurs par la nature des appendices frontaux. Chez les Antilopes, en effet, ces appendices existent d'ordinaire dans les deux sexes; ils ne tombent pas chaque année à une époque déterminée et ils consistent, comme chez les Bœufs, les Chèvres et les Moutons, en un axe osseux revêtu d'un étui corné; mais, tandis que dans ces trois derniers groupes de Ruminants la cheville de la corne est creusée de cellules plus ou moins vastes, chez les Antilopes cette même partie est généralement pleine et rappelle par sa consistance le bois des Cervidés. Dans leur aspect extérieur, dans leur forme, dans leur direction et dans leur mode d'ornementation, les cornes des Antilopidés offrent du reste, d'un genre à l'autre, ou même d'une espèce à l'autre, des variations considérables : elles se contournent en tire-bouchon, s'allongent en épieu, se recourbent en crochet, s'évasent comme les branches d'une lyre; elles dirigent leurs pointes tantôt en avant, tantôt en arrière; elles sont presque lisses ou fortement annelées, simples ou munies d'une petite fourche, très-réduites ou de longueur démesurée ; enfin, si dans la plupart des espèces elles sont au nombre de deux seulement, chez les *Tchickaras* ou Tétra-cères elles se doublent d'une paire accessoire, anomalie qu'on ne rencontre chez aucun autre Ruminant à l'état sauvage.

Ces grandes différences dans les formes extérieures, qui ne correspondent pas à des modifications essentielles de la charpente osseuse, rendent particulièrement difficile la classification intérieure de la famille des Antilopidés : aussi les natu-ralistes sont-ils loin d'être d'accord sur les coupes génériques et spécifiques qu'il convient de pratiquer dans ce groupe important.

Dans un travail qui est forcément incomplet, puisqu'il date d'une trentaine d'années, mais qui peut néanmoins être consulté avec fruit, M. J. E. Gray divise la famille des Antilopidés en deux sections, savoir :

I. Les *Antilopes des plaines herbeuses*, caractérisées par leur nez saillant et leurs narines dénudées ;

II. Les *Antilopes des déserts sablonneux*, reconnaissables à leur nez aplati, à leurs narines velues.

Puis il partage la première section en trois sous-sections :

1° Les *Antilopes typiques*, qui ont la tête fine, les larmiers ordinairement déve-loppés, les cornes lyrées ou coniques, implantées immédiatement au-dessus des sourcils, le corps svelte, les fossettes inguinales profondes, la queue courte, garnie de longs poils à la base, les membres grêles, terminés par deux petits sabots, et le pelage de couleur claire ;

2° Les *Antilopes cervines*, qui offrent, comme leur nom l'indique, certaines ressemblances avec les Cerfs, et qui sont de forte taille, avec le corps massif, la queue allongée, touffue à l'extrémité, les membres robustes, la nuque souvent ornée d'une crinière, les cornes lyrées ou coniques, souvent recourbées et plus ou moins longues ;

3° Les *Antilopes caprines*, rappelant un peu les Chèvres par leur taille médiocre, leur corps revêtu de poils rudes et laineux, leurs membres robustes, terminés par de larges sabots, leur queue aplatie, très-courte et velue en dessus, leurs cornes coniques et recourbées.

De même la section des Antilopes des déserts se trouve subdivisée en :

1° *Antilopes chevalines*, au chanfrein très-large, au mufle spongieux, déprimé et hérissé de poils ;

2° *Antilopes bovines*, au chanfrein moins élargi, au mufle glabre, humide, de couleur noire, aux cornes lyrées, épaisses à la base et recourbées subitement vers la pointe.

Parmi les Antilopes typiques, M. Gray cite d'abord le Saïga de Sibérie et de Tartarie, dont nous n'avons pas à nous occuper ici, puisqu'il est l'objet d'une notice spéciale (*voy.* le mot Saïga, à la fin de la lettre S), puis l'Antilope chiru de Lesson, qui habite le Tibet et qui est devenue, sous le nom de *Kemas Hodg-soni*, le type d'un genre particulier, et enfin plusieurs espèces de Gazelles sur lesquelles nous insisterons particulièrement.

Chez les Gazelles la face est toujours aplatie, le nez se busque légèrement à l'extrémité, comme chez les Moutons, les oreilles sont longues et pointues, les fossettes lacrymales petites, mais distinctes, les incisives inférieures assez fortes ; la queue courte se termine par un bouquet de poils ; les jambes sont nerveuses, les canons grêles, les pinces petites, et le pelage offre des teintes claires, fauves ou jaunâtres, qui paraissent être l'apanage des mammifères et des oiseaux destinés à passer leur vie dans les déserts sablonneux ; mais tantôt ces teintes jaunâtres s'étendent uniformément sur toute la partie supérieure du corps, tantôt elles sont recoupées, le long de l'échine, par une strie longitudinale blanche. Une tache blanche occupe la région postérieure et s'avance parfois en pointe de chaque côté sur les flancs. Enfin il y a des Gazelles dont la femelle est dépourvue de cornes et d'autres dont les deux sexes ont la tête surmontée de cornes de couleur noire, légèrement annelées et disposées le plus souvent en forme de lyre. Il est nécessaire de tenir compte de tous ces caractères pour distinguer les unes des autres les différentes espèces de ce genre qui est répandu dans le sud de l'Asie et sur une grande partie, on pourrait même dire sur la totalité du continent africain.

Les Gazelles ne fréquentent ni les hauts plateaux ni les bords marécageux des rivières ; elles préfèrent les plaines sablonneuses, un peu accidentées et parsemées de buissons de mimosas. Dans les déserts de l'Arabie Pétrée et dans les steppes du Kordofan, on rencontre quelquefois des troupeaux de quarante à cinquante Gazelles effectuant des migrations et cherchant de nouveaux pâturages ; mais d'ordinaire on n'aperçoit que de petites familles composées d'un mâle, d'une femelle et de leur petit, ou des bandes de huit à dix mâles qui ont été chassés par des rivaux plus robustes. Vers l'heure de midi, quand la chaleur devient étouffante, les Gazelles se retirent à l'ombre pour ruminer, mais tout le reste du jour elles sont en mouvement. Grâce à la couleur jaunâtre de leur pelage elles se confondent si bien avec la teinte des sables environnants, que l'œil d'un chasseur européen, moins perçant, il est vrai, que celui de l'Arabe, ne parvient pas à les distinguer à plus d'un kilomètre. Du reste, tandis que le troupeau broute, une sentinelle se tient toujours sous le vent, l'œil et l'oreille au guet, et sitôt qu'elle donne l'alarme, toute la bande détale et disparaît en un instant. Toutefois les Gazelles, d'ordinaire si craintives, montrent dans certaines circonstances une humeur singulièrement belliqueuse, et à l'époque du rut les mâles se livrent de terribles combats qui finissent souvent par la mort d'un des adversaires. Le vainqueur obtient les faveurs d'une femelle à laquelle il reste longtemps attaché, s'occupant avec elle de l'éducation du petit. Celui-ci pendant les premiers mois de son existence se trouve exposé à des dangers de toute sorte que la sollicitude des parents ne parvient pas toujours à conjurer. Les Renards, les Loups, les Guépards, les Tigres et les Lions, sont en effet des ennemis redoutables pour les Gazelles et particulièrement pour les jeunes, trop faibles pour chercher leur salut dans la fuite. D'un autre côté l'homme fait depuis des siècles une guerre impitoyable à ces créatures inoffensives : les Européens les chassent au fusil, les nègres leur tendent des pièges, les cheicks arabes les chassent à courre ou lancent sur elles des Faucons admirablement dressés qui s'attachent à ces pauvres bêtes et leur crèvent les yeux à coups de bec.

Toutes les Gazelles ont à peu près les mêmes mœurs. L'espèce la plus anciennement connue est la *Gazelle* proprement dite de Buffon, dans laquelle Linné et Pallas ont cru, peut-être à tort, reconnaître le Δορκάς d'Aristote et qu'ils ont appelée, pour ce motif, *Capra dorcas* et *Antilope dorcas*. Un peu plus petite que le Chevreuil, la Gazelle dorcas a les pattes relativement plus longues et par suite le cou plus développé. Sa tête, gracieusement amincie vers le bas, se termine par un museau arrondi ; elle est animée par deux grands yeux, d'une extrême douceur, et surmontée de longues oreilles et de cornes pointues, recourbées en dedans et en avant. Ces cornes existent chez la femelle aussi bien que chez le mâle, mais sont ornées, chez ce dernier, d'anneaux plus saillants. Le pelage est assez rude, mais de teintes harmonieuses ; la tête d'un fauve pâle est marquée de plusieurs stries, les unes claires, les autres foncées, les yeux étant entourés d'une zone jaunâtre, et une raie brune descendant vers la ligne supérieure qui est blanche, de même que la lèvre inférieure; sur les flancs, d'un fauve plus ou moins nuancé de roux, courent une bande bien définie d'un brun roux et une bande claire à reflets argentés ; la poitrine et le ventre sont d'un blanc éclatant, tandis que la queue tire fortement au noir. La Gazelle dorcas habite la Syrie, l'Égypte, l'Algérie, le Sénégal et peut-être le Maroc. A la suite de cette espèce, dans son Mémoire sur le genre *Gazella*, sir Victor Brooke en reconnaît dix-huit autres, qu'il serait beaucoup trop long de passer toutes en revue. Dans ce nombre figurent la Gazelle isabelle (*G. isabella* Gray), qui vit dans le Sennaar et le Kordofan et qui se rapproche beaucoup de la Gazelle dorcas ; la Gazelle de Cuvier (*G. Cuvieri* Ogilb.), espèce de taille plus forte que l'on rencontre dans le Sahara algérien et dans le Maroc; la Gazelle corinne ou Gazelle à front roux (*G. rufifrons* Gray), qui se trouve au Sénégal ; la Gazelle d'Arabie (*G. arabica* Licht.), dont le nom seul indique l'habitat; le Nanguer ou Gazelle mohr (*G. mohr* Bennett), dont le Muséum a reçu récemment un individu capturé au Sénégal ; la Gazelle daim (*G. dama* Pall.), qui représente l'espèce précédente dans la Nubie méridionale et le Kordofan; la Gazelle de Sœmmerring (*G. Sœmmerringi* Cretsch.), qui a pour patrie les pays baignés par la mer Rouge, etc.

Le genre *Procapra* (Hodgs.), que M. Gray place immédiatement après le genre Gazelle, a pour type une Antilope de la Mongolie, de la Sibérie et du Tibet, le *Dseren* ou *Antilope gutturosa* (Pall.), dont le mâle seul est armé de cornes robustes, allongées, disposées en lyre et de couleur noire. Le genre *Antidorcas* (Sundev.), qui vient ensuite, ne comprend qu'une seule espèce, le *Spring-bock* de Sparman ou *Antilope euchore* des auteurs modernes, qui se trouve bien souvent citée dans les récits des voyageurs. Sparman, Levaillant, J. Verreaux, Delegorgue, Livingstone, le capitaine Gordon Cumming, ont en effet rencontré fréquemment des troupes innombrables de ces animaux qui émigrent vers le sud par les temps de sécheresse et dévorent, comme les Sauterelles, toute la végétation qu'elles rencontrent sur leur passage. Par leur agilité les Spring-bocks méritent bien le nom qui leur a été donné par les colons hollandais et qui signifie littéralement *Boucs-sauteurs ;* en s'enlevant des quatre pieds à la fois ils franchissent en effet, sans effort apparent, des obstacles de 2 à 3 mètres de hauteur. Leur pelage est doux et fin, d'un brun pâle ou d'un roux cannelle sur le dos, d'un blanc pur sur la gorge, la poitrine, le ventre, la base de la queue et la face interne des cuisses. Le chanfrein est marqué d'une raie médiane d'un brun pâle, de chaque côté de laquelle descend une strie foncée; sur le dos s'étend une bande longitudinale blanche dont la largeur varie légèrement suivant les mouvements de l'animal; les oreilles sont longues et pointues; les cornes en forme de lyre, ornées de vingt à trente anneaux, et les carpes dépourvus de ces touffes de poils qui existent chez un grand nombre d'Antilopes.

Dans les mêmes régions que le Spring-bock vit le *Pallah* (*Antilope melampus* Licht.), qui est devenu pour Sundevall le type d'un septième genre, le genre *Æpyceros*, caractérisé par une face aplatie, des cornes allongées et largement étalées, de couleur noire, et des touffes de poils, d'un brun noirâtre, insérées près du pâturon.

Le genre *Antilope* de Smith, qui correspond au genre *Cervicapra* de Gray, renferme des espèces aux cornes dressées, divergentes et contournées en spirale, au chanfrein aplati, aux larmiers bien développés; c'est l'Antilope à bézoard (*Antilope bezoartica* Aldrov.), qui vit dans l'Inde et qui a joui jadis d'une certaine célébrité, parce qu'on tirait de son estomac le médicament fameux connu sous le nom de *bézoard*. Un peu plus petite qu'un daim, l'Antilope à bézoard offre des formes plus sveltes et plus élégantes, et ses cornes, qui atteignent près de 40 centimètres de long, s'élèvent obliquement en décrivant une spirale dont l'axe est rectiligne. Très-voisins l'un de l'autre à l'origine, ces appendices frontaux sont écartés de 30 centimètres dans la portion terminale qui est acuminée; ils offrent des anneaux d'autant plus saillants et d'autant plus nombreux que l'animal est plus avancé en âge. Le pelage est, chez les mâles, d'un brun tirant au noir, sur le dos, la tête et le cou, d'un blanc pur sur le ventre, la poitrine, les lèvres, le chanfrein, la face interne des cuisses et le tour des yeux. Chez les femelles les teintes sont un peu plus mélangées de gris, et chez les jeunes le blanc des parties inférieures se nuance de roussâtre. Les Antilopes cervichèvres se rencontrent par petites troupes de douze à seize individus dans les plaines du Bengale, et se nourrissent d'herbes et de plantes savoureuses. Elles sont très-défiantes, et par conséquent difficiles à capturer. Dans l'Inde, les radjahs et les officiers de l'armée anglaise se donnent le plaisir de chasser à courre ces Antilopes et ils prennent souvent comme auxiliaires des Faucons ou des Guépards qu'ils lancent sur la proie lorsqu'ils sont arrivés à une faible distance. Le bézoard, que l'on retirait du quatrième estomac des Cervichèvres et que l'on employait autrefois comme contre-poison, était désigné dans le langage pharmaceutique sous le nom de *bézoard oriental*, pour le distinguer du *bézoard occidental*, extrait de l'estomac du Chamois et de la Chèvre sauvage du Pérou.

D'autres *Antilopes*, de la même subdivision, ont reçu des naturalistes le nom de Tétracères (*Tetracerus*), qui fait allusion à la présence, chez les mâles seulement, de deux paires de cornes courtes, droites et coniques. Chez le *Chouka* ou *Tchikara* (*Tetracerus quadricornis* Smith), petite Antilope de 50 à 60 centimètres de hauteur au garrot, qui se trouve dans l'Himalaya et au Tibet, les cornes de la première paire ou cornes frontales sont bien distinctes; chez le *Junglibukra* (*T. subquadricornutus* Ell.), qui est de taille encore plus faible que l'espèce précédente et qui habite les environs de Madras, ces mêmes cornes sont au contraire réduites à des tubercules.

A la même sous-section appartiennent encore les genres *Calotragus* (Sund.), *Oreotragus* (Gr. *ex* Sund.), *Nesotragus* (von Duben) et *Neotragus* (Smith), qui renferment de petites espèces de l'Afrique australe, de Zanzibar et d'Abyssinie, telles que le *Steinbock* (*Calotragus tragulus* Forst.), le *Grisbock* (*C. melanotis* Thunb.), l'*Ourebi* (*C. Ourebi* Gr. et Buff.), le *Kainsi* ou *Klippspringer* (*Oreotragus saltatrix* Bodd.), le Nésotrague musqué (*Nesotragus moschatus* von Duben), le Madoqua (*Neotragus saltianus* Blainv.), puis les genres *Cephalophus* et *Eleotragus*, qui sont beaucoup plus importants et entre lesquels vient s'intercaler le petit genre *Nanotragus*.

Les Céphalophes présentent, au lieu de larmiers, une simple ligne glandulaire de chaque côté de la face, et ont le mufle large et dénudé et le sommet de la tête orné d'un toupet de poils qui se dresse entre les cornes. Ils habitent le Sénégal, la Guinée, l'Abyssinie, Sierra-Leone ou le cap de Bonne-Espérance, et se répartissent en un certain nombre d'espèces, telles que l'*Impson* ou *Duyker* ou

Grimme (Cephalophus grimmia L.), le· *Philantomba* à face noire (*C. Campbelliæ* Gr.), le Céphalophe madroqua ou *Bush-buck* d'Abyssinie (*C. madoqua* Rüpp.), le *Bush-buck* à dos blanc (*C. sylvicultrix* Afzel.), le *Bush-goat* bai (*C. dorsalis* Gr.), le *Bush-buck* de Natal (*C. natalensis* A. Smith.), le *Coqueton* (*C. rufilatus* Gr.), le *Guevei* (*C. maxvellii* H. Smith), etc., etc. Ces Antilopes sont pour la plupart de petite taille et douées d'une agilité extraordinaire. Quand elles sont poursuivies, elles font de brusques crochets, se glissent entre les hautes herbes, se coulent au milieu des buissons et parviennent souvent à échapper aux chasseurs. Leur chair est très-estimée des colons anglais et hollandais et leur peau sert à fabriquer des lanières.

Sous le rapport des mœurs, les Éléotragues sont précisément l'opposé des Gazelles : au lieu de fréquenter les plaines arides et les plateaux parsemés de buissons rabougris, les Éléotragues recherchent le bord des rivières et des marécages : aussi les a-t-on désignés parfois sous le nom d'*Antilopes de marais*. Dans ce genre, les mâles seuls possèdent des cornes qui sont tantôt dressées, tantôt divergentes, mais toujours coniques et annelées ; en outre, les fossettes lacrymales font ordinairement défaut et les mamelles sont au nombre de quatre chez la femelle. Dans ce genre prennent place l'*Inghalla* ou *Reit-Bock* de Cafrerie (*Eleotragus arundinaceus* Shaw), au pelage brun, grivelé de jaune, avec les joues et le cou d'un roux fauve, la base des oreilles, la poitrine, le ventre, le dedans des cuisses et le dessous de la queue d'un blanc pur, et le devant des pattes noir ; le *Wonto* ou *Nagor*, qu'on nomme aussi l'Antilope rouge (*E. reduncus* Pall. ; *E. rufus* Afzel.) et qui habite la Sénégambie, le *Bohor* d'Abyssinie, qui n'est peut-être qu'une variété du précédent, etc. Tous ces Eléotragues se tiennent en petits troupeaux de quatre à six individus dans les fonds herbeux, au milieu des roseaux qui constituent le fond de leur nourriture ; parfois aussi ils viennent fourrager dans les champs et broutent le blé en herbe : aussi les Nègres et les Cafres leur font-ils une guerre acharnée.

Dans le genre *Adenota* par lequel commence, dans la classification de M. Gray, la sous-section des *Antilopes cervines*, les cornes sont annelées et légèrement recourbées, le chanfrein est velu au-dessus des narines, le mufle présente la même forme que chez les cerfs, la place des canines est indiquée par un bouquet de poils, la nuque ne porte pas de crinière, mais l'échine est garnie de poils frisés. Le *Kob* ou *Equitoon* (*Adenota Kob* Erxel.) et le *Léché* (*Ad. Leche* Oswell), qui appartiennent à ce petit genre, sont deux Antilopes de grande taille vivant : la première en Sénégambie, la seconde dans l'Afrique australe sur les bords de la rivière Zouga. Le *Photomok* ou *Waterbuck* (*Ant. ellipsiprimna* Ogilb.), qui habite à peu près les mêmes régions que le Léché, mais qui atteint des dimensions encore plus fortes et qui a les côtés de la nuque ornés d'une crinière, est placé par M. Gray dans un autre genre, le genre *Kobus*, avec le *Sing-sing* (*Ant. sing-sing* Bennett) ou Antilope onctueuse (*Ant. unctuosa* Laur.), que l'on trouve à la fois sur la côte occidentale d'Afrique, en Sénégambie et dans la région orientale, en Abyssinie. La chair de cette espèce est, dit-on, très-coriace et à peine mangeable. Aussi le Sing-sing ne serait-il pas l'objet d'une chasse très-active, si les nègres n'attachaient une certaine idée superstitieuse à la possession de ces animaux, dont un seul, pensent-ils, suffit pour assurer la santé de tout un troupeau de bœufs. Au Sénégal, les colons français connaissent le Sing-sing sous le nom de *Grande Vache brune*, tandis qu'ils appellent simplement *Vache brune* l'*Etaak* ou Antilope chevaline (*Ægocerus equina* H. Smith),

qui est devenu le type du genre *Ægocerus* ou *Ægoceros*. Les principaux caractères de ce genre *Ægocerus* sont des cornes allongées, annelées et recourbées, des
larmiers couverts chacun d'une touffe de poils, une crinière linéaire sur la nuque
et deux mamelles seulement chez la femelle. L'Antilope chevaline, au pelage d'un
gris bleuâtre, habitait autrefois les environs de la colonie du Cap, mais aujour-
d'hui elle a totalement disparu de cette région et ne se retrouve plus guère que
dans l'Afrique occidentale, du côté de la Sénégambie.

Les Algazelles, qu'une certaine similitude de nom a fait parfois confondre
avec les Gazelles, se distinguent de ces dernières par leur taille notablement
plus forte, par les nuances plus tranchées de leur pelage, par l'absence de
larmiers et par la forme et les dimensions considérables de leurs cornes. Celles-ci
atteignent, chez les vieux mâles, près de 1 mètre de long, et sont insérées sur
le prolongement de la face; elles sont annelées à la base et tantôt droites, tantôt
légèrement arquées. Les Algazelles, pour lesquelles de Blainville a établi le genre
Oryx, sont connues depuis la plus haute antiquité et leur image se trouve fréquemment reproduite sur les monuments de l'Égypte. D'ordinaire ces animaux
sont représentés captifs, la corde au cou ou les jambes prises dans des lacets;
mais d'autres fois on les voit poursuivis par des chiens ou serrés de près par les
chasseurs qui les criblent de flèches; quelquefois même l'artiste ne leur a attribué qu'une seule corne. Pour le dire en passant, certains auteurs ont même
cherché dans cette représentation défectueuse d'une Algazelle l'origine des descriptions fabuleuses et des images fantastiques de la Licorne publiées depuis
l'antiquité jusqu'au moyen âge. En tout cas, il est certain que les anciens attribuaient à une espèce du genre *Oryx*, et probablement à l'Algazelle de Nubie
(*Oryx leucoryx* Pall.), toutes sortes de vertus merveilleuses et entre autres le
pouvoir de changer de cornes et de troubler à son gré l'eau pure des fontaines.
À côté de l'*Oryx leucoryx* qui se trouve non-seulement en Nubie, mais dans le
Sennaar et au Sénégal, viennent se ranger le *Kookaam*, *Pasan* ou *Gemsboc* (*Oryx
gazella* L.) de l'Afrique australe et le *Beisa* (*Orix beisa* Rüp.) d'Abyssinie, qui
diffèrent de la première espèce par leurs cornes parfaitement droites. Ces cornes
sont, paraît-il, fort recherchées par les colons du Cap, qui les font orner d'une
pomme élégante et s'en servent en guise de canne.

Chez l'Addax (*Antilope nasomaculata* Blainv.), les appendices frontaux présentent une forme légèrement différente : ils sont un peu tordus en spirale, en
outre il n'y a pas de crinière sur la nuque, mais une petite frange de poils
allongés sur la gorge : aussi M. Gray a-t-il jugé nécessaire de placer cette Antilope dans un genre particulier, le genre *Addax*.

Les *Antilopes caprines*, dont nous avons indiqué plus haut les caractères essentiels, comprennent les genres *Capricornis* (Ogilby), *Nemorhedus* (H. Smith,
part.), *Mazama* (Raff), *Rupicapra* (H. Smith) et *Antilocapra* (Ord) ou *Dicra-
nocerus* (H. Smith), qui diffèrent les uns des autres par certaines particularités
dans la forme des cornes, courtes, robustes et recourbées chez les *Capricornis*
et les *Nemorhedus*, droites sur une grande partie de leur longueur et crochues
seulement dans leur portion terminale chez les *Rupicapra* ou Chamois, munies
d'une sorte d'andouiller chez les *Antilocapra* ou Dicranocères, etc. Parmi les
principaux représentants de ces différents genres nous citerons le *Thar* ou
Antilope bubaline du Népaul (*Capricornis bubalina* Gr. *ex* Hodgs.), le Goral
(*Nemorhedus goral* H. Smith *ex* Hardw.), le *Springbuck* ou Chamois des Montagnes Rocheuses (*Mazama americana* Gr.), le Chamois des Alpes (*Rupicapra*

tragus Gr.), auquel il faut sans doute identifier l'Isard des Pyrénées (*voy.* le mot CHAMOIS), et le Dicranocère américain ou Antilope à cornes fourchues (*Antilocapra americana* Ord).

La deuxième section de la famille des Antilopidés admise par M. Gray, celle des *Antilopes du désert*, renferme quelques types qui méritent d'attirer notre attention, tels que le Gnou, le Bubale, le Canna, le Nilgau, etc.

Les Gnous, qui portent dans les catalogues zoologiques le nom générique de *Catoblepas*, ont la tête et le cou d'un Taureau, le train de derrière d'un Cheval et les membres d'une Antilope. Cet assemblage de parties hétérogènes ne constitue pas, comme on pourrait le croire, un ensemble disgracieux, et quand l'animal est emporté par une course vertigineuse, la tête encapuchonnée, la crinière et la queue flottantes, on est forcé d'admirer la souplesse de leur échine, la force de leurs jarrets et la courbe élégante de leur encolure. Deux espèces de ce genre se rencontrent dans les plaines de la Cafrerie ; la plus anciennement connue est le Gnou de Sparrman (*Catoblepas gnu*) ; l'autre, qui porte comme la première une livrée d'un gris brunâtre, mais qui se distingue par un certain nombre de caractères et entre autres par l'absence de crinière sur la gorge, est le Gnou gorgon (*C. gorgon* H. Smith).

Les Gnous constituent parmi les Antilopes du désert la sous-section des *Antilopes chevalines* ; les Bubales (*Boselaphus* Gr.), les Damalis (*Damalis* Gr.), les Strepsicères (*Strepsiceros* H. Smith), les Cannas (*Oreas* Desm.), les Guibs ou Eurycères (*Tragelaphus* Gr.) et les Nilgaus (*Portax* Gr.), appartiennent au contraire à la sous-section des *Antilopes bovines*.

Les Bubales sont des Antilopes de grande taille, au pelage foncé, aux cornes contournées, au garrot plus ou moins élevé, au dos incliné, à la queue touffue à l'extrémité. Dans leur physionomie ils rappellent un peu les Élans : aussi quelques naturalistes les désignent sous le nom d'*Alcélaphes*. Dans le nord de l'Afrique vit le Bubale proprement dit (*Boselaphus bubalis* Gr. *ex* Pall.) ; dans l'Afrique australe, au nord du territoire du Cap, le Bubale caama ou *Haartebest* des colons hollandais (*Boselaphus caama* Gr. *ex* Cuv.). Sundevall ne séparait pas génériquement des Bubales le Sassaybi (*Damalis lunatus* H. Sm.), le *Bontebock* ou Antilope pygargue (*Ant. pygarga* Pall.), le *Blessbock* (*Ant. albifrons* Burch.) et le *Doria* ou Antilope zèbre (*Ant. zebra* Gr.), que M. Gray range dans le genre *Damalis*. Toutes ces Antilopes sont africaines : le Sassaybi se trouve dans le Sennaar, l'Antilope zèbre au Gabon, le Blessbock en Cafrerie. Il n'est pas rare de voir des individus de cette dernière espèce dans les jardins zoologiques.

Le Coudou (*Strepsiceros Kudu* Gr.), qui était jadis répandu sur une grande partie du continent africain, a totalement disparu de certaines régions, et notamment du territoire du cap de Bonne-Espérance. Il rappelle le Cerf, avec une taille plus forte et des formes plus massives, mais il se différencie nettement de cet animal, aussi bien que de toutes les autres Antilopes, par la disposition de ses appendices frontaux. Ceux-ci sont très-massifs, contournés en spirale, et atteignent près de 70 centimètres de long, chez un mâle d'âge moyen. Le pelage, assez rude, offre des teintes grises ou roussâtres recoupées transversalement sur les flancs par quelques raies blanches très-distinctes ; sa partie inférieure et les côtés de la tête et les membres sont d'un blanc plus ou moins nuancé de gris, et la queue se termine par une touffe noire.

La chair du Coudou est très-estimée, car elle a le goût de viande de Cerf ; la peau sert à fabriquer des courroies, des lanières de fouet, des couvertures de selle, des chaussures ; enfin les cornes, dépouillées de leur tissu osseux par la putréfaction, sont employées en guise de vases pour conserver le miel, le café, etc.

Les Cannas, qui habitent les mêmes régions que les Coudous et les Blessbocks, et que les colons européens désignent sous le nom d'*Élans du Cap*, peuvent atteindre 3 mètres de long sur 2 mètres de hauteur au garrot et pèsent jusqu'à 800 livres. Leur pelage est d'un brun varié de roux ferrugineux et passant au blanc sur les parties inférieures du corps. De la partie inférieure de leur cou pend un vaste fanon, et leurs cornes, particulièrement développées chez le mâle, sont droites, coniques et ornées d'une carène en spirale. Par leurs formes massives, leur queue assez longue et touffue à l'extrémité et leur fanon pendant, ces Antilopes rappellent plutôt les Bœufs que les Élans. Leur chair est succulente, et, si l'on en croit Sparrman, leur graisse vaut la graisse d'oie ou de porc. Aussi les Cannas sont-ils dans leur pays natal l'objet d'une chasse très-active.

Le Guib de Sénégambie (*Antilope scripta* Pall.), est le représentant le plus connu du genre *Tragelaphus*. La plupart des jardins zoologiques de l'Europe possèdent quelques individus de cette charmante espèce, aux formes légères, au pelage d'un bai pâle, marqué de taches arrondies et de bandes transversales blanches. Le Guib est de la taille d'un Daim, et ressemble beaucoup à cette dernière espèce par le pelage : mais il a les cornes construites sur un tout autre type, ces appendices étant plus courts que la tête, un peu recourbés et terminés en pointe.

Les Nilgaus (*Portax*), que Gray place à la suite des Guibs, sont rapprochés au contraire des Cannas par d'autres zoologistes. Ils ont en effet les formes lourdes de ces derniers et rappellent comme eux les représentants de la famille des Bovidés. Chez les Nilgaus le mâle est pourvu de cornes courtes, anguleuses, insérées sur les côtés de la crête frontale et légèrement recourbées en avant ; les larmiers sont profonds, et les membres postérieurs n'atteignent jamais la longueur des membres antérieurs, de sorte que, comme chez la Girafe, les épaules sont toujours plus élevées que le croupion. Le Nilgau adulte mesure à peu près 1^m,50 de hauteur ; il a la tête fine, les yeux vifs, les oreilles longues, les naseaux bien ouverts, la queue tombant jusqu'aux tarses et assez fournie dans sa portion terminale ; sur la nuque se dresse une sorte de crinière, et de la gorge pend une frange de poils.

Les Nilgaus (*Portax tragocamelus* Gr. *ex* Pall.), dont le nom vulgaire est une corruption du mot persan *Nylghaw*, qui signifie *Vache bleue*, se trouvent principalement dans la vallée de Cachemire et dans le pays compris entre Dehli et Lahore. Les radjahs indous leur font une chasse qui n'est pas exempte de dangers, car parfois ces grandes Antilopes, serrées de près, se jettent brusquement sur les genoux et dardent sur leurs adversaires leurs cornes acérées comme des épieux. En Europe on connaît depuis longtemps cette espèce qui se reproduit sans difficulté dans les parcs et dans les jardins publics, mais qui conserve toujours, en dépit des soins dont elle est entourée, un caractère extrêmement farouche.

Ce serait sortir du cadre qui nous est tracé que de parler ici des espèces éteintes de la famille des Antilopidés. Nous rappellerons seulement que les Antilopes ont *probablement* fait leur apparition à la surface du globe à une date relativement récente, dans les temps tertiaires, mais que déjà à cette époque elles étaient très-répandues sur certains points, certaines espèces formant de véritables troupeaux. Ce qui le prouve, c'est qu'en France, par exemple, dans un petit espace du mont Léberon, M. Gaudry a recueilli les cornes de près d'une centaine de Gazelles, et il a trouvé à Pikermi un grand nombre de *Palaeoreas*, une cinquantaine de *Tragocerus* et autant de Gazelles.

D'après sir Victor Brooke, l'aire habitée par les Antilopes tertiaires étant située immédiatement au nord de celle qu'occupent les Antilopes actuelles, il est probable que celles-ci dérivent directement de ces formes anciennes, dont elles se rapprochent du reste par plusieurs traits de leur organisation.

E. Oustalet.

Bibliographie. — Buffon. *Histoire naturelle*, 1749-1789, *Quadrupèdes*, t. XII, p. 213 et suiv., pl. 22 et suiv. — Vosmar : *Natuurlijke Historia van het guineesche Jufferkokje*. Amsterdam, 1766. — Schreber. *Die Säugethiere*, 1775 et 92, et 2ᵉ édit. considérabl. augment. par A. Goldfuss et J. A. Wagner, 1825-55. — Sparrman. *Voyages*, 1785, t. II. — Pallas. *Spicilegia zoologica*, 1767-80, fasc. I, XII, XIII. — Bruce. *Travels*, éd. franç. : *Voyage aux sources du Nil et en Abyssinie*, 1790. — De Blainville. *Bullet. Soc. philomath.*, 1816, p. 75. — F. Cuvier et E. Geoffroy Saint-Hilaire. *Histoire naturelle des Mammifères*, 1819-47, t. II. — Desmarest. *Mammalogie*, 1820-22, p. 453. — Ham. Smith. *Griffith's Anim. Kingd*, 1827, t. V. — Rüppell. *Neue Wirbelthiere zu der Fauna des Abyssinien*, 1835-40, t. I. — Du même. *Zool. Atlas*, éd. Cretschmar. — Ogilby. *Proc. Zool. Soc.*, 1840, p. 35. — J. E. Gray. *List Mamm. Brit. Mus.*, 1848. — Du même. *Knowsley's Menag.*, 1850. — Sundevall. *Meth. üb. d. wiederkäuenden Thiere, Pecora*, 1848, I. — J. E. Gray. *Synopsis of the Species of Antilopes and Strepsiceres*. In *Proc. Zool. Soc.*, 1850, p. 111 et suiv. — Wolf et Ph. L. Sclater. *Zool. Sketches*, 1852, t. I. — P. Gervais. *Hist. nat. des Mammifères*, 1854, t. II. — Radde. *Reis. Ost-Sibir.*, 1862. — Th. von Heuglin. *Ant. und Buff.*, 1863. — Du même. *Reis. Weiss. Nil*, 1869. — James Murie. *Proc. Zool. Soc.*, 1867, p. 3, pl. 2. — Blanford. *Observ. on the Geology and Zoology of Abyssinia*, 1870. — Sir V. Brooke. *On the Genus Gazella*. In *Proc. Zool. Soc.*, 1873, p. 535. — A. Gaudry. *Les Enchaînements du Règne animal, Mammifères tertiaires*, 1879. — Sclater. *List of the Vertebrated Animals now or lately living in the Gardens of the Zoological Society*, 7ᵉ édit., 1879. — Brehm. *Vie des animaux*, trad. Z. Gerbe, *Mammifères.* — Voyez aussi les notices et mémoires publiés par MM. Hodgson et Blyth dans le *Journal of the Asiatic Society*, et par MM. Gray, Sclater, Brooke, etc., dans les *Proceedings of the Zoological Society of London*.

E. O.

GAZÉOL. Nom donné par Burin-Dubuisson à un mélange ayant pour véhicule l'ammoniaque brute des usines, et dont les émanations ont été préconisées contre la coqueluche.

Voici la formule exacte du mélange en question :

Ammoniaque impure à 20 degrés	1000
Acétone	10
Benzine impure	10
Naphthaline brune impure	1
Goudron récent des barillets	100

Faites dissoudre la naphthaline dans la benzine et ajoutez l'ammoniaque avec les autres substances. Placez une dose de 10 à 20 grammes du mélange sur une assiette, dans la chambre du malade, et abandonnez à l'évaporation spontanée. Jadis on employait dans le même but l'air des salles d'épuration du gaz d'éclairage.

L. Hn.

GAZI ou **GAZIO** (Antonio), encore appelé *Gazius Padavinus*. Médecin italien, né à Crémone en 1449, résida durant de longues années à Padoue, où il mourut en 1528. Il avait acquis une grande réputation, surtout par ses ouvrages, tombés dans l'oubli aujourd'hui :

I. *Florida Corona medicinæ*, ou dans quelques 'éditions : *Ærarium sanitatis*. Venetiis,

1491 ; Lugduni, 1500, 1514, 1516, 1534; Parisiis, 1549 ; Augustæ Vind., 1586, in-8°. — II. *De somno et vigilia libellus.* Basileæ, 1539, in-fol. (avec les œuvres de Constantin l'Africain). — III. *De ratione evacuandi libellus.* Basileæ, 1541, in-fol.; 1565, in-8° (avec le *Methodus medendi* d'Albucasis et les *Regulæ universales curationis morborum* d'Arnauld de Villeneuve). — IV. *De vino et cerevisia.* Aug. Vindel., 1546, in-8°.   L. Hn.

GAZOGÈNE. De *Gaz* et du suffixe *Gène*, pris dans le sens de *qui engendre*, est en général le nom que l'on donne à un appareil avec lequel on produit un gaz, quel qu'il soit, chlore, iode, acide carbonique, oxygène, hydrogène, azote et ses composés, et quel que soit son emploi thérapeutique.

ACIDE CARBONIQUE. C'est dans le laboratoire souterrain qu'il se fabrique surtout et qu'il concourt avec les bases à la formation 1° des bicarbonates dissous dans le plus grand nombre des eaux minérales ; 2° du gaz qu'elles tiennent emprisonné, *gebunden*, comme disent les Allemands, et 3° surtout de l'acide carbonique qui y est en liberté.

C'est ce dernier qui est utilisé et qui sert absolument comme celui que produisent certaines réactions chimiques dans des instruments variés que nous allons décrire sommairement. Le sol et les eaux minérales carboniques peuvent, dans ce cas, être regardés comme le premier, le plus grand et le meilleur des gazogènes, car le gaz qu'ils engendrent et laissent dégager est plus agréable et plus pur que celui qui provient des appareils les plus perfectionnés. Pour recueillir le gaz acide carbonique, en excès dans les sources minérales et thermales, on installe au-dessus de l'eau, et presque toujours au milieu du bassin où se dégagent les bulles gazeuses de son bouillon, un récipient qui joue le rôle d'un gazomètre et sous lequel vient s'amasser l'acide carbonique libre qui s'échappe de la source. Cet acide carbonique sert à l'administration des bains et des douches ou à l'alimentation des appareils pour l'ingestion du gaz dans l'estomac ou dans les bronches. Il sert aussi dans plusieurs stations françaises à la confection de l'eau de Seltz ou de la limonade gazeuse, suivant que le gaz sature l'eau simple ou l'eau édulcorée avec les sirops de citrons ou d'oranges. On comprend de suite tous les avantages inhérents à cette manière de procéder qui permet d'obtenir un liquide plus agréable parce qu'il est chargé d'acide carbonique non artificiellement fabriqué. Aussi les usines qui sont établies à Saint-Alban, dans le département de la Loire et auprès de plusieurs sources des environs de Clermont-Ferrand, sont en pleine prospérité et fournissent à tous les pays voisins leurs eaux de Seltz, leurs limonades et leurs orangeades qui ne peuvent plus être dites *factices*, puisqu'elles sont chargées d'un gaz naturel.

Nous devrions, pour être fidèle à notre titre et à l'étymologie que nous avons donnée, nous contenter d'indiquer quels sont les acides et les sels qui sont capables d'engendrer les gaz et signaler seulement les procédés chimiques ou mécaniques au moyen desquels on arrive au même résultat. Mais, pour nous conformer à un usage aujourd'hui universellement admis qui a étendu le sens du mot gazogène et qui l'a rendu l'équivalent d'appareil destiné à la fabrication des gaz et surtout du gaz acide carbonique, nous sommes forcé d'entrer dans quelques détails sur ces appareils. Commençons par ceux qui sont le plus souvent employés pour obtenir le gaz acide carbonique.

Priestley a démontré le premier qu'il était possible, facile même, de charger l'eau commune d'une certaine quantité d'acide carbonique naturel ou chimiquement produit en faisant arriver ce gaz et en l'agitant fortement dans les vases hermétiquement bouchés qui la contiennent. C'est donc Priestley qui est l'inventeur du procédé qui permet d'utiliser l'acide carbonique pour la fabrication des boissons gazeuses. Ainsi, il faut remonter à l'année 1768, si l'on veut assister aux premiers essais de Lovo et de Priestley, qui cherchèrent à imiter l'eau carbonique et ferrugineuse de Pyrmont en faisant arriver dans de l'eau ordinaire le gaz produit par la fermentation de la bière et en y mettant un fragment d'acier. Ces deux savants fabriquèrent aussi une eau gazeuse simple, qu'ils appelèrent improprement eau de Seltz, en mettant dans une bouteille solide, bien bouchée et ficelée, du gaz acide carbonique sous une pression d'environ quatre atmosphères. Le Codex donne les formules de l'eau gazeuse simple et de l'eau de Seltz factice et a le tort, selon nous, de les faire suivre d'une note ainsi conçue : « L'eau gazeuse et saline artificielle est destinée à remplacer l'eau de Selters naturelle ; elle est plus chargée d'acide carbonique et, sous ce rapport, elle est quelquefois préférable. » Pour être exact, le Codex aurait dû ajouter que l'eau artificiellement carbonique perd en moins d'une heure la presque totalité de son gaz, en quelque quantité qu'il soit, tandis que l'eau minérale naturelle, qui ne renferme guère qu'une ou deux fois son volume de gaz, en contient encore une quantité notable après avoir été longtemps en contact avec l'air.

La fabrication des eaux gazeuses est devenue une branche si considérable du commerce des grands centres de population de tous les pays du monde, qu'on prépare ces eaux dans des usines spéciales, souvent très-importantes, au moyen d'appareils qui ont été inventés par James Watt, Bramah, en Angleterre, et en France par Planche, Soubeyran père, Savaresse, Ozouf, Berjot, Hermann-Lachapelle, Glover, Gaffard, etc. Il existe aussi un grand nombre d'appareils au moyen desquels on obtient instantanément dans les ménages de l'eau gazeuse artificielle. Venel a indiqué le premier les substances qu'il faut préférer dans ce cas. Sa formule consiste à faire dissoudre dans un litre d'eau 8 grammes de carbonate de soude et pareille quantité d'acide muriatique. Nous allons dire bientôt quels sont les procédés actuels et quels sont les instruments les plus usités quand on veut obtenir instantanément et chez soi une petite quantité d'eau gazeuse.

Dans les fabriques où l'on prépare en grand les eaux gazeuses artificielles, on a recours à deux moyens principaux : ou ces eaux sont obtenues continuellement, ou d'une manière intermittente. On se sert dans le premier cas d'une pompe aspirante et foulante qui puise dans des réservoirs distincts l'eau et le gaz pour les refouler dans des appareils hermétiquement clos, et dans le second, c'est dans l'appareil même que doit se faire la production et la dissolution dans l'eau du gaz acide carbonique qui exerce lui-même la pression nécessaire. L'acide sulfurique étendu versé sur de la craie est le moyen ordinaire que l'on emploie pour faire l'eau de Seltz artificielle d'une manière continue ou intermittente. Les appareils les plus employés pour cette fabrication sont : 1° un agitateur à palette et à main, mis en mouvement d'une façon intermittente, qui sature l'eau d'acide carbonique ; ce système est dit de Genève, de Cameron, de Cox, de Vernaut ou d'Ozouf ; 2° le système de Barruel et de Savaresse père, qui agite le vase d'une manière intermittente, mais ne touche pas à l'eau ; 3° un agitateur circulaire et mécanique qui constitue le procédé de Bramah donnant l'eau de Seltz artificielle d'une manière continue : il est plus commode et plus prompt que ceux que nous venons de décrire ; 4° Bakerwel et plus tard Gaffard ont inventé un autre appareil qui est à la fois moins cher, moins encombrant et plus pratique. Le gaz y est produit par le bicarbonate de soude et l'acide sulfurique ou chlorhydrique ; 5° enfin, Meschelink et Lionnet ont fait connaître un mode nouveau pour produire l'acide carbonique des boissons gazeuses factices. Ces chimistes se sont servis de la vapeur d'eau qu'ils ont fait arriver sur une certaine quantité de carbonate de chaux. Le gazogène consiste alors dans des cornues de terre réfractaire remplies de craie placées sur un fourneau à réverbère et communiquant avec un générateur de vapeur par des tubes munis de robinets. On chauffe les cornues jusqu'au rouge sombre et il se produit une quantité considérable de gaz acide carbonique, puisque 100 kilogrammes de marbre blanc suffisent pour donner naissance à 20 000 litres de gaz.

On peut faire des eaux gazeuses instantanément et sans appareil, ou avec des gazogènes portatifs de la manière suivante : 1° on remplit une bouteille solide des trois quarts d'eau ordinaire dans laquelle on met 5 grammes de poudre de bicarbonate de soude et ensuite pareille quantité d'acide tartrique pulvérisé. Le mélange fait, on bouche hermétiquement et on ficelle la bouteille, qui doit être agitée pour que la décomposition soit plus complète et plus prompte. Un vase de terre cuite ou de porcelaine, séparé par une cloison et ayant deux embouchures contenant dans une de ses parties une solution bicarbonatée et dans l'autre une solution tartrique, constitue encore un gazogène assez répandu et certainement ingénieux. Les aiguières versent en même temps les deux liquides qui se combinent et laissent dégager le gaz dans le verre même des buveurs. Ce procédé, très-simple et très-économique, est aujourd'hui abandonné à cause des inconvénients d'une solution qui n'est pas toujours inoffensive, surtout quand on en fait usage pendant assez longtemps, et qui n'est agréable ni au goût, ni aux yeux, quand on la mêle au vin rouge, par exemple ; 2° Bergmann avait déjà reconnu, dès le siècle dernier, les inconvénients que nous venons de signaler : aussi préparait-il dans un flacon spécial l'acide carbonique qu'il lavait plusieurs fois avant d'en charger son eau gazeuse ; 3° tous les gazogènes employés de notre temps se composent de deux vases communiquant par un tube, dont l'un contient le mélange dissous que nous venons d'indiquer, et l'autre, l'eau qui doit être employée en boisson. MM. Chaussenot aîné, Briet, Mondollot, Faivre, Bazet, etc., pour ne parler que des plus connus, ont inventé des ballons superposés et extérieurement garnis d'un treillage de canne, pour le cas d'une explosion possible, dans lesquels se dégage le gaz qui va saturer l'eau que fournit un robinet. On emploie aussi pour ces appareils des poudres dans lesquelles le bisulfate forme l'agent essentiel de la décomposition du bicarbonate et remplace l'acide tartrique ; mais on doit éviter avec grand soin que le mélange des poudres touche l'eau qui doit être ingérée.

Il convient d'appeler l'attention sur le soin que l'on doit apporter à la confection d'une bonne eau de Seltz factice, qu'elle résulte d'un appareil intermittent ou continu, portatif ou à demeure. La première qualité de l'eau qui doit alimenter les appareils est d'être parfaitement pure et fraîche. Lorsque les substances salines qui se sont dissoutes sont en faible proportion, elles ne nuisent pas sensiblement à sa bonne qualité, mais, lorsque leur proportion prédomine, il faut l'épurer ; il faut, en un mot, rejeter de la fabrication les eaux qui, mêlées à une dissolution de savon, ne produisent point, lorsqu'on les agite, une mousse abondante et durable. M. Barral, dans son rapport sur l'exposition universelle de 1867, nous a appris qu'après la France c'était l'Italie qui consomme le plus d'eaux gazeuses artificielles, et ensuite l'Espagne et l'Amérique méridionale, où elles semblent très-utiles à la santé publique. Les appareils gazogènes servent aussi à préparer le gaz acide carbonique qu'on emploie aux usages médicaux ou chirurgicaux, mais nous ne faisons que les indiquer, car ils ont été décrits à l'article Acide carbonique auquel nous renvoyons.

Oxygène. C'est aussi Priestley en Angleterre, Scheele en Suède, Bayen et Lavoisier en France, qui, en 1774, découvrirent l'oxygène, mais il faut arriver à Beddoës, professeur de chimie à l'Université d'Oxford, pour trouver les premières applications thérapeutiques de ce gaz faites en 1790 dans un établissement nommé l'Institut pneumatique, que dirigea avec lui James Watt, le célèbre physicien anglais auteur de l'application de la vapeur comme force motrice. En France, Fourcroy, Dumas (de Montpellier) et Chaptal, inventèrent presque à la même époque des gazogènes produisant ou contenant de l'oxygène, avec lesquels on essayait de guérir la phthisie pulmonaire. Ingenhousz, Mensching, Girtanner et Hufeland en Allemagne, Jurine et Odier à Genève, se livrèrent presque en même temps que les savants anglais et français à l'application thérapeutique du gaz oxygène. Ces premiers essais furent bientôt abandonnés ; ils furent repris par Coster, Smyttère, Martin Saint-Ange, Sandras, Foy, Touzet et Hatin, lors de l'invasion du premier choléra en France ; mais ils ne furent pas plus couronnés de succès que tous les autres moyens, et le gaz oxygène ne fut plus employé en médecine. Il faut arriver à l'époque actuelle et aux travaux de Trousseau, Demarquay, Laugier, Constantin Paul, et surtout à ceux de Paul Bert et de Limousin, pour se rendre un compte exact de l'emploi du gaz oxygène dans le traitement des maladies, dans la conservation de la santé et même de la vie.

Lavoisier, dans ses premières expériences, extrayait l'oxygène du bioxyde de mercure ; Chaptal n'eut pas de peine à démontrer que ce procédé est très-dangereux et produit promptement la salivation, parce qu'il permet à une certaine quantité de mercure d'être entraîné : aussi maintenant n'est-il jamais employé. On prépare l'oxygène ou par la décomposition du peroxyde de manganèse, ou par celle du chlorure de calcium, de l'oxyde de baryum, de l'acide sulfurique ou des sulfates, au moyen de la chaleur, du bichromate de potasse, par l'acide sulfurique, du chlorure de cuivre, des hypochlorites, sous l'influence d'un sel de cobalt, des manganates basiques, par la décomposition de l'eau, ou enfin par celle du chlorate de potasse, procédé qui est le plus universellement employé. M. S. Limousin a fait dernièrement construire un appareil très-ingénieux et très-portatif qui permet de préparer rapidement et facilement l'oxygène pour l'emploi thérapeutique. En effet, sans autre matériel qu'une cornue en acier, polie au tour, composée de deux calottes rapprochées hermétiquement et solidement par des vis, avec une lampe à esprit-de-vin ou un jet de gaz enflammé, on peut obtenir 25 ou 30 litres d'oxygène que l'on capte dans un ballon de caoutchouc servant de gazomètre. Lorsque la quantité d'oxygène qui doit être consommée sur place et dans une salle d'inhalation est trop considérable pour être aisément transportable contenue dans des ballons, on se sert d'une cornue beaucoup plus grande ; mais le procédé est le même que celui qui vient d'être décrit. Les inhalateurs communiquent avec le gazomètre dont l'oxygène est complétement refroidi, ainsi qu'on le fait à Vichy, à Arcachon, à Pougues, etc., etc. M. S. Limousin a inventé aussi un appareil inhalateur très-simple et qui est aujourd'hui presque exclusivement employé. « Je fais usage dans la pratique habituelle, dit M. Limousin, d'un lait aromatique préalablement filtré, composé de teinture de benjoin vanillé, de teinture de Tolu (10 grammes de chaque), de 250 grammes d'eau distillée de roses et de 1 kilogramme 730 grammes d'eau commune, qui sont versés dans une carafe dont l'intérieur est parfaitement sec. Il faut avoir soin d'y faire arriver les teintures d'abord, puis l'eau de roses et enfin l'eau ordinaire. La carafe doit être à large panse et à goulot étroit et allongé muni d'un bouchon percé de deux trous remplis par deux tubes de verre dont l'un plonge au fond du flacon et l'autre va seulement dans la partie vide de la carafe, pleine aux deux tiers seulement. Le goulot se termine par un embout comme une pipe ou mieux comme un narghileh; un raccord et un robinet spécial mettent la carafe en communication avec un ballon de caoutchouc qui contient l'oxygène que l'on veut faire respirer. Il convient, au commencement de l'opération, de ne pas ouvrir complétement le robinet pour que, par suite de la tension du caoutchouc, le gaz ne se dégage pas trop rapidement, et, à la fin de l'inhalation, il faut non-seulement tourner complétement le robinet, mais presser légèrement le ballon pour que le gaz sorte tout entier.

Pour prolonger le séjour de l'oxygène dans les poumons, le malade doit le retenir autant qu'il peut et l'expirer lentement, en ayant soin de retirer le tube de la bouche pour ne pas faire remonter l'eau dans le tube et même dans le récipient. Cet appareil a l'avantage d'enlever au gaz l'odeur désagréable que lui a donnée le caoutchouc vulcanisé, et il arrête les poussières qui pourraient irriter les voies aériennes. De plus, il rafraîchit le gaz en lui faisant subir un dernier lavage et il permet de lui communiquer tous les principes volatils qu'on voudrait utiliser, comme ceux du goudron, de l'acide phénique, du chloroforme, de la teinture d'iode, etc., suivant les nécessités du traitement. Dans ce cas, si l'on désire volatiliser plus vite, il suffit de plonger la carafe dans un bain-marie et d'élever la température du liquide. Il faut ajouter au gazogène un tube laryngien de Chaussier, si le malade est suffoqué ou a perdu connaissance, comme dans toutes les asphyxies complètes. Le tube laryngien doit être à double courant pour que le gaz puisse entrer et sortir librement. On supprime ainsi l'insufflation de bouche à bouche. Si l'on veut se rendre un compte très-exact de la quantité d'oxygène consommée dans chaque séance, il suffit d'adapter à l'instrument générateur un compteur gazométrique ayant la même construction que les compteurs à gaz d'éclairage. Enfin, en Angleterre et en Amérique, on se sert de petits gazogènes en tôle vernie, munis d'un tube qui communique avec la partie supérieure de l'instrument. Chaque mouvement d'aspiration fait baisser la cloche dans l'eau qu'elle déplace, mais ce mode de production n'est pas portatif et ne peut être employé que dans des établissements où l'on reçoit beaucoup de malades. L'oxygène est inhalé pur ou mélangé d'air atmosphérique, dans le diabète, l'asphyxie survenue après l'immersion dans l'eau, comme chez les noyés, ou après la respiration d'un gaz impropre à la vie. Enfin, dans les établissements où l'on traite par l'air comprimé, l'addition de l'oxygène dans la cloche permet de diminuer la pression quand le malade ne supporte pas ou supporte mal le séjour dans une atmosphère où l'air est fortement comprimé. On emploie ordinairement l'oxygène pur dans le diabète ou l'asphyxie et l'asthme. Le docteur Hayem en recommande l'emploi dans le traitement de la chloro-anémie.

HYDROGÈNE et HYDROGÈNE CARBONÉ. L'hydrogène pur, désigné longtemps sous le nom d'*air inflammable*, a été appliqué aussi pour la première fois par Priestley. Il sert en médecine, et nous ne nous occuperons pas de la manière de le produire et de le conserver, nous dirons seulement que les travaux de Godwin et de Beddoës nous ont appris que l'hydrogène produit sur la respiration les mêmes effets physiologiques que ceux de l'azote. Ainsi, plusieurs personnes qui ont été soumises aux inhalations d'hydrogène pur n'ont pu toutes respirer ce gaz que pendant une minute et demie au plus, temps au bout duquel se produisaient infailliblement la fréquence et la petitesse du pouls, la cyanose du visage, les vertiges et les troubles de la vision ; la cornée finissait même, chez les animaux pour lesquels on prolongeait les inhalations d'hydrogène, par se plisser en s'affaissant. Quelques sujets ont accusé un certain degré d'analgésie accompagnée de la sensation d'un grand bien-être. Beddoës avait conclu que l'air moins riche en oxygène que l'atmosphère, et mêlé d'hydrogène, pourrait agir comme narcotique. L'expérience confirma ses prévisions, et un phthisique qui, éprouvant une insomnie complète depuis plusieurs mois, était obligé de prendre tous les soirs de l'opium, put renoncer à cette médication dès qu'il fut soumis aux inhalations hydrogénées ; le domestique de ce malade, qui assistait à cette expérience, fut pris aussi d'un sommeil invincible. Beddoës appliqua aussi les inhalations d'hydrogène dans la bronchite aiguë en mêlant 1/8 d'hydrogène à 7/8 d'air ordinaire, et il réussit à calmer la toux et la fièvre. Thomas Rolph répéta la même expérience sur lui-même ; il assure avoir obtenu en quarante-huit heures un résultat plus heureux avec l'hydrogène inhalé qu'il n'en avait constaté pendant huit jours par tous les autres moyens employés par lui. Alderson et Burdin ont aussi vanté les inhalations d'hydrogène mêlé à l'air atmosphérique dans plusieurs cas de phthisie pulmonaire.

Nous avons dit en parlant de la station thermominérale de la Poretta (voy. ce mot) : « Les eaux de quelques sources de cette station italienne ont une composition gazeuse qui ne s'observe dans aucun autre établissement. Ainsi elles laissent dégager en proportion très-notable du gaz hydrogène protocarboné qui est non-seulement inhalé par les baigneurs ou ceux qui séjournent dans les salles ou près des sources, mais qui est employé à un usage économique que l'on n'est pas habitué à rencontrer autre part que dans les usines où se prépare le gaz d'éclairage. Les trois établissements des bains di Bove, Leone et Donzelle, sont éclairés, en effet, par l'hydrogène protocarboné qui provient des trois sources de ce nom préalablement recueilli sous un gazomètre et conduit aux becs de gaz sans avoir subi aucune préparation particulière, et tel qu'il se dégage de l'eau ». L'hydrogène carboné des épurateurs des usines à gaz, où il est obtenu par la distillation de la houille, est employé dans le traitement de la coqueluche ; nous avons dû signaler ce gazogène sans vouloir nous y arrêter plus longtemps. Nous devons rappeler aussi les essais qui ont été tentés avec l'hydrogène sulfuré aux établissements alimentés par des eaux sulfureuses. La première application se fit dans les salles d'inhalation que fit organiser M. Niepce, le médecin inspecteur de la station d'Allevard, où les malades purent respirer, dès l'année 1851, l'hydrogène sulfuré qui se dégage de cette eau minérale. Le gazogène d'Allevard est un bassin de 8m,50 de longueur, de 6 mètres de largeur et 18 centimètres de profondeur. Une partie de l'hydrogène sulfuré de ce vaste réservoir, dont l'eau se renouvelle sans cesse, se mêle à l'air de la salle d'inhalation dont l'atmosphère a une odeur sulfureuse prononcée. L'appareil consiste dans un piédestal central et creux qui sert à activer le dégagement du gaz en élevant l'eau au-dessus de sa partie supérieure. Il se compose de cinq cuvettes superposées, de grandeur différente, d'autant plus larges qu'elles se rapprochent davantage de la base. L'eau sulfureuse arrivée dans la vasque supérieure retombe goutte à goutte dans celle qui est placée au-dessous et successivement dans les autres jusqu'à la dernière, d'où elle s'écoule dans le réservoir inférieur. La paroi intérieure de chaque cuvette est garnie de disques circulaires écartés, en saillie et à feuilles d'artichaut.

Azote et ses composés. Wintrop Saltonstall a le premier publié, en 1796, une monographie sur l'emploi médico-chirurgical du gaz azote, mais les idées qui y sont exprimées sont complètement oubliées aujourd'hui, quoiqu'elles fussent acceptées de son temps, et qu'il les eût reçues de son maître Mitchill. Le second travail sur l'azote est dû à l'Américain Dagoumer, qui s'inspira des idées émises par Nysten et Bichat au sujet de l'action des gaz sur les tissus animaux vivants. Mérat et de Lens citèrent ensuite les résultats heureux obtenus par Marc, dans la phthisie pulmonaire, par les inhalations d'azote mêlé à l'oxygène. Il faut arriver aux études de Demarquay et de Leconte pour être suffisamment renseigné sur l'action physiologique et thérapeutique du gaz azote tant en médecine qu'en chirurgie. Demarquay a démontré de plus que le gaz azote facilite la cicatrisation des plaies, empêche la douleur consécutive aux opérations, et favorise la réunion par première intention.

Tout ce que nous venons de dire s'applique au gaz azote artificiellement produit et qu'il est si difficile de bien préparer et surtout d'obtenir pur. Signalons le sol comme gazogène par excellence, puisque l'azote naturel est spontanément dégagé de certaines sources thermominérales.

On a installé à cet effet, en 1860, à Panticosa, en Espagne (voy. ce mot), une salle d'inhalation où six malades viennent à la fois respirer l'atmosphère azotée fournie par l'eau de la source du foie, dont le griffon n'est pas à plus de dix mètres. Une sphère de marbre blanc s'élevant à 12 centimètres au-dessus du niveau de l'eau et contenant à son centre un tube de cuivre terminé à son extrémité libre par une petite pomme d'arrosoir, qui amène l'eau minérale à une hauteur de 75 centimètres, constitue l'appareil gazogène de la salle d'inhalation de Panticosa. L'azote pur fourni par la fuente de Hígado n'étant pas respirable, on est forcé de tenir ouvertes les fenêtres du salon pendant les intervalles qui s'écoulent entre la sortie et l'entrée des séries d'inhalation qui durent une demi-heure. La phthisie pulmonaire, l'asthme, le catarrhe pulmonaire, la bronchite, la pleurésie et la pneumonie chroniques, la laryngite et la pharyngolaryngite, sont les états pathologiques ordinairement traités avec le plus de succès par les inhalations de l'azote natif des sources de Panticosa. Nous renvoyons aux détails que nous avons donnés à ce sujet dans le troisième volume des *Principales eaux minérales de l'Europe*, page 155 et suivantes, ceux qui voudront être plus complétement renseignés sur cette question.

Protoxyde d'azote. La préparation du protoxyde d'azote ou *gaz hilarant* est décrite dans l'article consacré à l'emploi chirurgical de ce gaz (voy. Gaz hilarant). Nous entrerons cependant ici dans quelques détails techniques, particulièrement sur ce qui concerne le degré de température à observer, l'épuration du gaz, sa conservation et le moyen de le rendre transportable.

La décomposition de l'azotate d'ammoniaque par la chaleur est l'opération qui donne le protoxyde d'azote de la façon la plus économique, mais ce sel doit être pur, blanc, desséché par une fusion antérieure. On évite de cette façon la formation de vapeur d'eau qui, en se vaporisant et en se condensant tour à tour, rend difficile et inégale la préparation de ce protoxyde d'azote. La température à laquelle se fait le mieux la décomposition de l'azotate d'ammoniaque est de 200 à 250 degrés ; il est prudent de ne pas l'élever au-dessus de 250 pour ne pas s'exposer à faire éclater l'appareil, et il convient de ne pas pousser la décomposition du sel à sa limite extrême pour qu'une chaleur trop grande n'en flamme pas le gaz et le liquide qui deviennent ainsi un mélange détonant.

Après avoir traversé la série des laveurs, le protoxyde d'azote est dépouillé d'eau, de bioxyde d'azote, de vapeurs hypoazotiques et des autres gaz résultant de l'impureté du nitrate ammoniacal. Un kilogramme de ce sel devrait donner 250 à 280 litres de protoxyde d'azote, mais il faut se rappeler que l'eau a un pouvoir dissolvant considérable sur ce gaz et qu'il en reste une très-petite quantité dans la cloche après la première opération. L'eau de la cuve une fois saturée, les manipulations suivantes donnent une quantité de protoxyde variant de 250 à 280 litres. Il convient d'attendre, avant de l'employer, que le protoxyde d'azote

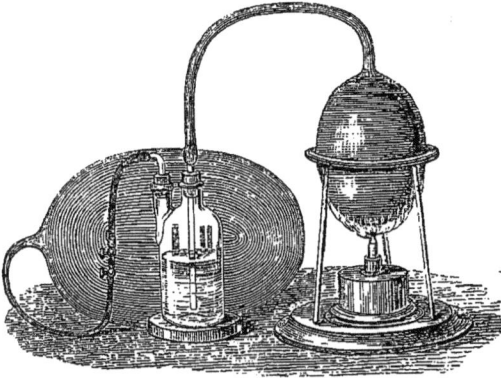

Appareil.

ait été préparé depuis un certain temps, pour que son contact avec l'eau l'ait complétement dépouillé des substances étrangères qu'il contenait. Les ballons au moyen desquels on le transporte sont ordinairement en caoutchouc ou en toile caoutchoutée; il vaudrait mieux qu'ils fussent en verre : ils ne pourraient alors communiquer au gaz l'odeur et la saveur désagréables que lui donnent les premiers. L'appareil de M. Limousin, dont il vient d'être question, est à peu près le seul employé ; celui de M. Jeannel consistant en une cornue ou un ballon de fonte est trop dangereux et a déterminé des accidents qui l'ont fait abandonner.

Le protoxyde d'azote, découvert à la même époque et par le même chimiste que l'oxygène, fut employé en Angleterre, en 1800, par Davy, et, en France, par Vauquelin et Thénard. Faraday le soumit à la liquéfaction en le comprimant à trente atmosphères, et on crut alors que l'administration et le transport de ce gaz deviendraient faciles. Les premiers essais faits en 1868 par MM. Limousin et Bianchi ne furent pas couronnés de succès. Certains industriels anglais compriment à l'état liquide le protoxyde d'azote dans des bouteilles de fer dont la partie supérieure est fermée par un écrou-robinet muni d'une clef. Il paraît que ce moyen, d'abord un peu délaissé à cause du danger qui peut résulter de l'emploi de l'appareil, s'est aujourd'hui généralisé.

Nous laissons d'ailleurs à l'auteur de l'article GAZ HILARANT le soin de s'occuper de tout ce qui concerne l'emploi du gaz en inhalations, et nous dirons seulement quelques mots de l'usage médical de la solution du protoxyde d'azote. M. Limousin avait été frappé, dès l'année 1866, en préparant ce gaz, de sa grande solubilité dans l'eau. Il remarqua qu'un flacon à moitié rempli d'eau commune à 4 ou 5° centigrade, et à moitié de protoxyde d'azote gazeux, indi-

quait, après agitation, que ce gaz était très-soluble dans l'eau, à volume égal
à peu près, comme l'acide carbonique. La solution de protoxyde d'azote est sucrée, douceâtre, un peu fade et cependant agréable au goût. Les expériences
faites par MM. Limousin et Demarquay, qui ont essayé sur eux-mêmes la solution de protoxyde d'azote, permettent de penser qu'elle prendra place un jour
dans les ouvrages de matière médicale et de thérapeutique.

CHLORE. Le chlore, découvert en 1774 par Scheele, n'a été reconnu corps
simple qu'en 1809, par Gay-Lussac et Thénard. Il résulte de la décomposition de
l'acide chlorhydrique et du peroxyde de manganèse. Un ballon de verre, un tube
en S qui y est adapté, un autre tube deux fois recourbé à angle droit, aboutissant
à un petit flacon de Woolf qui renferme une petite quantité d'eau pour retenir
l'acide, et un troisième tube rempli de fragments de chlorure de calcium fondu,
terminé lui-même par un tube de dégagement recourbé plongeant au fond d'un
flacon rempli d'air complétement sec, constitue le gazogène (*voy.* la figure à
l'article CHLORE, t. XVI, p. 615).

Pour faire fonctionner cet appareil, il suffit de verser de l'acide chlorhydrique
dans le ballon par l'entonnoir qui est au-dessus du tube en S, la décomposition a
lieu avec effervescence, et le dégagement du gaz se fait aussitôt. Le chlore se
rend dans le flacon contenant de l'eau qui le lave, il se dessèche dans celui qui
contient du chlorure de calcium et il arrive dans le flacon d'air sec qu'il déplace
en raison de sa plus grande densité. Les usages médicaux du chlore sont les suivants : il détruit les miasmes putrides dans les maisons encombrées de malades,
partout même où se trouvent des agglomérations d'individus, comme dans les
hôpitaux et hospices, les prisons, les casernes, les vaisseaux. William Wallace
a conseillé les bains de chlore gazeux mêlé d'air chaud ou de vapeur d'eau à 43°
centigrade dans les affections du foie où il voulait fortement irriter la peau, y
déterminer une éruption artificielle, augmenter la sécrétion biliaire, urinaire ou
salivaire ; Hallé, Christison, Nysten, Bonnet de Montpellier, Westler, Montazeau,
Gannal père, Cottereau et Bourgeois, et plusieurs autres observateurs, ont tour à
tour administré le chlore gazeux mêlé à l'air ou dissous dans l'eau contre la
phthisie pulmonaire, les catarrhes bronchiques et toutes les maladies chroniques
des voies aériennes. Divers appareils furent inventés, et cette médication semble
avoir eu quelques succès lors des premiers essais, mais les gazogènes nombreux
qui produisaient le chlore furent bientôt abandonnés par ceux mêmes qui en
avaient le plus vanté l'usage. Ce furent surtout les faits négatifs que recueillirent
Laennec, Andral, Chomel et surtout Toulmouche, qui portèrent les derniers coups
à l'administration du chlore dans la phthisie pulmonaire. On ne se sert même
plus que rarement aujourd'hui des inhalations chlorées dans les bronchites et les
catarrhes chroniques avec expectoration fétide, dans les vomiques pulmonaires,
quoique ce traitement ait donné des résultats favorables à des médecins expéri-
mentés, tels que Delioux de Savignac, Jolly, etc. Nous n'indiquons que pour
mémoire les gargarismes chlorés dans l'empoisonnement par les acides sulfhydrique ou cyanhydrique, les gaz provenant des fosses d'aisance, des égouts, etc.,
et enfin contre la pourriture d'hôpital.

IODE et IODIQUES. L'iode, découvert en 1811 par Courtois, étudié en 1815
par Gay-Lussac, est un corps simple rangé parmi les métalloïdes, solide, d'un
gris foncé, d'une saveur et d'une odeur désagréables ; sa densité est de 4,95,
et sa volatilité est très-grande à 50° centigrade. Ses vapeurs sont violettes,
ce qui lui a fait donner son nom ; il n'est besoin d'aucun appareil spécial pour

accélérer leur développement. Un gazogène n'est nécessaire que pour en régler la production et les mêler à l'air chaud ou froid dans des proportions déterminées. C'est l'unique motif qui nous engage à consacrer quelques lignes à l'emploi thérapeutique de l'iode et des iodiques. Ces préparations, soit pures, soit unies aux fumigations de plantes aromatiques, au camphre ou au chloroforme, ont été vantées dans le traitement de la phthisie pulmonaire et particulièrement de la phthisie torpide ou scrofuleuse. Brera, Gairdner, Baudelocque, Murray, Scudamore, Dixon, Piorry, Chartroule, Barrère, Langlebert, Titon et Danger, ont publié des observations qui démontrent que les inspirations iodées ou iodiques soulagent et peuvent quelquefois guérir les phthisiques, à quelque degré que soit arrivée leur affection. Sous l'influence de cette médication, l'expectoration change de nature et se fait mieux, l'appétit est plus vif, et les digestions sont plus faciles. Les premiers résultats encouragèrent les expérimentateurs, qui s'aperçurent bientôt que les poitrinaires n'éprouvent qu'une amélioration momentanée, et que le mal ne fait que s'aggraver, leur toux devenant plus fréquente, leurs crachements sanguins plus abondants, la sécheresse de leur gorge plus marquée; il survenait même quelquefois des complications redoutables qui forcèrent les médecins à abandonner les préparations iodées et iodiques, à l'exception de ceux qui firent de leur administration une affaire plus commerciale que scientifique.

A. ROTUREAU.

BIBLIOGRAPHIE. — Gaz acide carbonique. — PRIESTLEY. *Expériences sur les diverses espèces d'air.* Traduction française de Gibelin. Berlin et Paris, 1775. — JASSEY (J.). *Tentamina cum aere fixo in œgrotis instituta.* Gœttingen, 1778.— EMMET (J.-A.). *De aere fixo seu aere acido.* Edimbourg, 1784. — DOBSON. *Traité sur les propriétés médicales de l'air fixe* (en anglais). Londres, 1785. — INGENHOUSZ. *Sur l'emploi du gaz carbonique sur les plaies, les ulcères.* In *Miscellanea physico-medica,* 1794-1795, p. 8. — WATT (James) et BEDDOËS (Thomas). *Considérations sur l'usage méd. et les préparations des gaz,* in-8°. Bristol, 1795. — BACHE (J.). *Dissertat. sur la découverte des effets médicinaux du gaz acide carbonique,* etc. (en angl.), in-8°. Philadelphie, 1796. — JOHNSON (J.). *Recherches expérimentales sur les propriétés du gaz acide carbonique* (en anglais), in-8°. Philadelphie, 1797. — DE GRAEFE (Carl-Ferdinand). *Die Gasquellen (Sur les eaux gazeuses de l'Italie méridionale et de l'Allemagne),* in-8°. Berlin, 1842. — NEPPLE. *Sur les eaux de Saint-Alban.* In *Journal de médecine de Lyon,* t. II, p. 291, 1842. — MIALHE. *Du rôle chimique de l'acide carbonique dans l'économie animale.* In *Bull. de l'Acad. de médecine,* août 1856. — HERPIN (J.-Ch.), de Metz. *Etudes sur les eaux minérales,* in-12. Paris, 1855. — DU MÊME. *Sur les bains et douches de gaz carbonique.* Ibid., p. 28 et suiv. — DU MÊME. *Sur les eaux carbono-gazeuses.* Ibid., p. 298. — DU MÊME. *Des bains et douches de gaz,* brochure in-8°. Paris, 1855. — DU MÊME. *Du gaz acide carbonique considéré comme agent anesthésique.* In *Revue médic.,* avril 1858. — DU MÊME. *Description des divers appareils pour la fabrication des eaux gazeuses.* In *Bull. pour l'encouragement de l'industrie nationale;* appareil de BRAMAH, vol. XXI, p. 216; de CHASSENOT, vol. XXXVI, p. 149-152; de SELINGUE, vol. XXXVI, p. 383; de VERNAUT, vol. XXXVIII, p. 22; de BRIET, vol. XLV, p. 270; réclamation de SAVARESSE, vol. XLV, p. 674; appareil de BERJOT, vol. XLVI, p. 243; de ROUSSEAU, vol. XLVI, p. 171; d'OZOUF, vol. XLIX, p. 25, 137, 207; de POLGE-MONTALBERT, vol. L, p. 429; de SAINTE-PREUVE, vol. LIV, p. 487; de BOULARD, vol. LVI, p. 291; de BAZET, vol. LVI, p. 706; de GREFFIER, vol. LVIII, p. 763; de WARKER, vol. LX, p. 396; d'ALBIGEAT DE BURAU, vol. LX, p. 448; nouveaux appareils de BERJOT, vol. LXI, p. 120; de BAZET, vol. LXI, p. 382, 590. Paris, 1864, p. 443 et suiv. — MESCHELINE et LIONNET. *Nouveau mode de production industrielle du gaz acide carbonique.* In *Compt. rend. de l'Acad. des sciences,* 1860, t. LI, p. 170. — HERMAN-LACHAPELLE et GLOWER (Charles). *Des boissons gazeuses,* in-8°. Paris, 1861. — SAVARESSE (Philippe). *Notice sur la fabrication des eaux minérales gazeuses.* Paris, 1862. — ROUGET DE L'ISLE. *Manuel sur les eaux et boissons gazeuses,* in-8°. Paris, libr. Roret, 1863. — DEMARQUAY (J.-N.). *Essai de pneumatologie médicale, recherches physiologiques, cliniques et thérapeutiques sur les gaz.* Paris, 1866, p. 396-560.

Oxygène. — PRIESTLEY. *Expériences sur les diverses espèces de gaz.* Trad. française de Gibelin. Berlin et Paris, 1775. — SCHEELE. *Traité de l'air et du feu.* Upsala, 1777. — SOLL. *Emploi de l'oxygène dans l'asthme.* Leipzig, 1784. — JURINE. *Mémoire sur le gaz oxygène,* couronné par la Soc. royale de médecine, 1785 et 1789. — MENSCHING. *Dissertatio physico-medica de aeris dephlogisticati in medicinæ usu.* In *Journ. de Vandermonde*, t. LXXIV. Gœttingen, 1787. — CHAPTAL. *Lettre à Berthollet sur l'emploi de l'oxygène dans la phthisie.* In *Ann. de chimie*, t. IV, p. 21, et *Eléments de chimie*, t. I, p. 122 et suiv. Paris, 1789. — Du MÊME. *Sur la préparation de l'oxygène par les oxydes mercuriels.* In *Ann. de chimie*, t. IV, p. 23, 1789. — REID (Thomas). *Notes ajoutées à la traduction de l'essai sur la nature et le traitement de la phthisie pulmonaire.* Lyon, 1792. — GIRTANNER. *Eléments de chimie antiphlogistique.* Berlin, 1792. — Du MÊME. *Machine à faciliter la respiration des gaz.* Gœttingen, 1793. — INGENHOUSZ. *Production de l'oxygène par les plantes*, 1777. In *Mém. de la Soc. expérimentale de Batavia*, vol. VI, 1784. — Du MÊME. *Sur l'air dephlogistiqué.* In *Journal de médecine*, t. LXI, p. 188, 1794-1795. — WATT (James) et BEDDOES (Thomas). *Considérations sur l'usage médical de l'oxygène et la préparation des gaz*, in-8°. Bristol et Londres, 1796. — ODIER. *Sur l'emploi thérapeutique de l'eau oxygénée.* In *Bibliothèque britann.*, t. IV. Genève, 1797. — ROLLO. *Observations de deux cas de diabète sucré* (*An account of two Cases of the Diabetes Mellitus*). London, 1797. — HILL. *Practical Observ. on the Use of Oxygen or Vital Air in the Cure of Disease.* London, 1800. — SANDRAS. *Sur l'emploi de l'oxygène dans le cholera-morbus.* Paris, 1831. — FOY. *Communication sur l'emploi de l'oxygène dans le choléra en Pologne.* Paris, 1831. — JACKSON. *Emploi de l'oxygène pour combattre les accidents produits par l'inhalation de l'éther.* In *Compt. rend. de l'Acad. des sciences*, 1847. — DE SMYTTÈRE. *Emploi de l'oxygène dans le choléra.* In *Compt. rend. de l'Acad. des sciences*, oct. 1848. — HOSSARD D'ANGERS. *Du choléra morbus asiatique.* In *Compt. rend. de l'Acad. des sciences*, nov. 1848. — FAIVRE et GIANETTI. *Oxygène dans l'asphyxie par le chloroforme, l'acide carbonique et la strangulation.* In *Compt. rend. de l'Acad. des sciences*, 1854. — BINCK. *On Oxygen.* London, 1857. — OZANAM. *Emploi de l'oxygène contre l'asphyxie par l'oxyde de carbone, l'acide prussique, le chloroforme.* In *Compt. rend. de l'Acad. des sciences*, 1856, 1858, 1860. — DEROUGES. *Application de l'oxygène à la gangrène.* In *Bull. de thérapeutique*, 1863. — DEMARQUAY (J.-N.) et LECONTE. *De l'action de l'oxygène sur les animaux.* In *Compt. rend. de l'Acad. des sc.*, fév. et mars 1864. — GAUDIN (M.-A.). *Sur la respiration du gaz oxygène comme préservatif et curatif du choléra et de plusieurs autres maladies.* Paris, 1864. — KOLLMANN et ECKART. *Action de l'oxygène sur la quantité d'acide urique produit dans l'urine.* In *Schmitt's Jahrb.*, t. I, p. 28. Munich, 1865. — FLEITMANN. *Production de l'oxygène par le chlorure de chaux en présence d'un oxyde de cobalt.* In *Ann. der Chemie und Pharmacie*, t. CXXXIV, S. 64, 1865. — FOUCRAS. *Applic. de l'oxygène à la gangrène.* In *Bull. de thérapeutique*, 1866. — DE LAVAYSSE. *Etude physiologique et thérapeutique de l'oxygène.* Thèse inaug. Paris, 1867. — PAUL (Constantin). *Emploi de l'oxygène en thérap.* In *Bull. gén. de thérapeutique*, 15 août 1868. — TOPINARD. *Emploi de l'oxygène pour combattre l'asphyxie chez les enfants.* In *Bull. et Mém. de la Soc. de thérapeutique*, p. 158. Paris, 1869. — SURKING. *Emploi de l'oxygène chez deux malades asphyxiés par le gaz d'éclairage à l'hôpital Sainte-Marie à Londres.* In the *Lancet*, 1869. — CRÉQUY. *Deux observations d'asphyxie traitées par l'oxygène.* In *Bull. et mém. de la Soc. de thérapeutique*, p. 158, 1869. — LANCEREAUX. *Empoisonnement par les gaz des fosses d'aisances, disparition rapide des accidents aigus à la suite de l'emploi des inhalations d'oxygène.* In *Bull. et mém. de la Soc. de thérapeutique*, p. 156, 1869. — BERNARD (Claude). *Asphyxie par le charbon.* In *Revue des cours scientifiques et Journ. de pharm.*, p. 125, 1870. — BAUDRIMONT. *Rapport sur la prép. pharmac. de l'oxygène.* In *Journ. de pharm.*, juillet 1871. — SÉGUIN (E.-C.), de New-York. *Observat. d'* leucocythémie splénique traitée par les inhalations d'oxygène. In *Bordeaux médical*, 40, 7 décembre 1873. — DUCHESNE (Léon). *Oxygène.* In *Journal de chimie*, 1873. — CROTHERS (d'Albani). *L'oxygène et ses propriétés thérapeutiques.* In *Journ. de méd. de Bruxelles*, 1873. — BERT (Paul). *Rech. expér. sur l'influence que les changements dans la press. barom. exercent sur les phénom. de la vie.* In *Compt. rend. de l'Acad. des sciences de 1872 à 1876.* — Du MÊME. *De la quantité d'oxygène que peut absorber le sang aux diverses pressions barom.*, mars 1875. — EULENBURG-LENZ. *Sauerstoff und Ozon.* Berlin, 1876. — TAMAIN-DESPALLES. *Oxythérapie et azothérapie.* Bruxelles, 1877. — LIMOUSIN (S.). *Contributions à la pharm. et à la thérap.* Paris, 1878-1879. — HAYEM. *Société de Biologie*, 1880. *Action du fer et de l'oxygène dans la chloro-anémie.*

Hydrogène. — PRIESTLEY. *Expériences sur les diverses espèces de gaz.* Trad. franç. de Gibelin. Berlin et Paris, 1775. — FONTANA (l'abbé). *Recherches sur la nature de l'air déphlogistiqué.* Florence, 1776. — SCHEELE. *Traité de l'air et du feu.* Upsala, 1777. — GOODWIN. *The Connexion of life with respiration.* Edimbourg, 1787. — WATT (James) et BEDDOES (Thomas). *Consid. sur l'usage méd. et les prépar. des gaz*, in-8°. Bristol, 1795. — BURDIN. *Création d'un établissement pneumatique à Paris.* In *Journ. de Sédillot*, t. X, p. 144, 1798. — NYSTEN et CHAUSSIER. *Dict. des sc. méd.*, art. GAZ. — REGNAULT et REIZET. In *Ann. de chimie et de phys.*, 3e série, t. XXVI, p. 502, 1849. — LONGET. *Physiologie*, 2e édit., t. I, p. 462. — DEMARQUAY (J.-N.) et LECONTE. *De l'action de l'hydrogène sur les animaux.* In *Compt. rend. de l'Acad. des sc.*, 1864. — Demarquay (J.-N.). *Essai de pneumatologie méd., recherches physiologiques, chimiques et thérapeutiques sur les gaz*, p. 852-861. Paris, 1866.

Azote et ses composés. — Azote. — Mitchill. *Remarks on the gazeous Oxyde of Azote*, in-12. New-York, 1795. — Wintrop Salstonstall. *An inaugural Dissert. on Chim. and Med. History of Septon* (azote), in-8°. New-York, 1796. — Dagoumer. *Essai sur le gaz azote atmosphérique considéré dans ses rapports avec l'existence des animaux*, etc. Paris, 1816. — Mérat et de Lens. *Dictionnaire de thérapeutique*. Paris, 1829. — Nysten. *Dict. des sc. méd.*, art. Gaz. — Demarquay et Leconte. *Etude chimique et physiol. des gaz injectés dans les tissus vivants et mis en contact avec les plaies.* In *Arch. gén. de méd.*, Paris, 1859.

Protoxyde d'azote. — Priestley. *Expériences sur les diverses espèces de gaz.* Trad. franç. de Gibelin. Berlin et Paris, 1775. — Humphry Davy. *Researches Chimical and Philosophical of Azote*, etc., in-8°. London, 1800. — Wells (Horace). *Protoxyde d'azote dans la chirurg. dentaire.* Hardford, 1844. — Riadore. *On the Remedial Influence of Oxigen, Nitrous Oxide*, etc. London, 1853. — Colton, Barker et Preterre (d'Amérique). *Protoxyde d'azote dans les opérations dentaires.* New-York, 1864. — Demarquay (J.-N.). *Essai de pneumatologie médicale*, etc. Paris, 1866. — Preterre (de Paris). *Protoxyde d'azote dans les opérat. dentaires.* Paris, 1867. — Moreau-Marmont. *De l'emploi du protoxyde d'azote dans les opérations de courte durée.* Paris, 1868. — Bert (Paul). *Expériences sur l'emploi des gaz oxygène et protoxyde d'azote, mélangés dans une cloche d'air comprimé pour les grandes opérations chirurgicales.* In *Compt. rend. de l'Acad. des sciences*, avril 1877. — Limousin (S.). *Contributions à la pharm. et à la thérap.*, p. 217, 239 et 312-319. Paris, 1878-1879.

Chlore. — Wallace (W.). *Des propriétés méd. du chlore et d'une nouvelle manière de faire usage de ce remède* (en anglais). London, 1823. — Welter. *Sur l'utilité du gaz muriatique oxygéné comme moyen de désinfecter l'air et comme remède* (en allemand). Augsbourg, 1825. — Strating. *De l'emploi du chlore dans ses rapports chimiques, techniques et médico-économiques* (en hollandais), 1827. — Persoz et Nonat. *Sur le chlore comme antidote de l'acide hydrocyanique.* In *Ann. de phys. et de chim.* et in *Ann. d'hygiène publ.*, t. V, 1830. — Marc. *Proposition d'un mode d'expérimenter l'efficacité du chlore contre la rage.* In *Ann. d'hyg. publ.*, t. III, 1830. — Jolly. *De l'emploi thér. du chlore et de ses composés.* In *Bull. de l'Acad. de méd.*, octobre 1838. — Gannal (J.-N.). *Du chlore employé comme remède contre la phthisie*, Paris, 1852. — Cottereau. *Emploi du chlore dans la phthisie.* In *Arch. gén. de méd.*, t. XXIV.—Bourgeois. *Emploi du chlore dans la phthisie.* In *Transactions méd.*, t. XI. — Toulmouche. *Mémoire sur l'emploi du chlore dans la phthisie pulmonaire.* In *Archives gén. de méd.*, avril 1834. — Du même. *Du chlore dans la bronchite aiguë et chronique et dans la bronchorrhée.* In *Bull. de l'Acad. de méd.*, 1837-1838. — Delioux de Savignac. *De l'utilité du chlore contre les engelures.* In *Bull. gén. de thérap.*, t. LXIV, 1865.

Iode et iodiques. — Courtois. *Découverte de l'iode.* In *Bull. de pharmacie*, t. V, 1815. — Gendrin (A.). *Traitement de la goutte par les préparations d'iode.* In *Journ. gén. de méd.*, t. CIII, CIV, CV, 1828. — Chartroule. *Iode en vapeur contre la phthisie.* In *Bull. de l'Acad. de méd.* Paris, 1850-1851. t. XVI, p. 81. — Dorvault. *Iodognosie ou monographie méd. et pharm. des iodiques.* Paris, 1850. — Delioux de Savignac. *De l'absorption de l'iode par la peau et du traitement de la pleurésie et de l'endocardite par les frictions iodées*, etc. In *Bull. de thérapeut.*, t. LXI, 1861. — Mège (de Toulon). *Inhalations de teinture d'iode réitérées dans le traitement du coryza.* In *Union méd.*, 1865. — Luc. *Emploi des inhalations d'iode dans le coryza.* In *Recueil des mém. de méd., de chirurgie et de pharm. milit.*, 1865. — Bouchardat. *Action différentielle des principaux composés iodiques, choix et doses.* In *Bull. de thérap.*, t. LXXVII, 1869.

A. R.

GAZO-INJECTEURS (Appareils). Appareils destinés à injecter, dans un but thérapeutique, des gaz dans certaines cavités du corps [*voy.* Carbonique (Acide) et Gazogènes (*Appareils*)].

D.

GAZOLA (Giuseppe). Médecin italien, naquit à Vérone en 1661. Reçu docteur à Padoue, il vint en 1683 pratiquer son art dans sa ville natale, où il établit l'académie *degli Aletofili*, destinée à favoriser les progrès de la physique et des mathématiques. Il accompagna ensuite l'ambassadeur de la république de Venise, Jean de Pesaro, en Espagne, et resta trois ans à Madrid. Là, il gagna les bonnes grâces de la reine régente et dut à sa protection d'être nommé en 1692 l'un des médecins de l'empereur Léopold.

En quittant l'Espagne, il visita la France, Paris, puis passa en Italie, où il visita Gênes, la Toscane, les États de l'Église; en 1696, il se rendit à Naples, où il se lia d'amitié avec Leonardo de Capoue. Enfin, le 28 mars 1697, il revint à Vérone reprendre l'exercice de la médecine et mourut d'apoplexie le 14 février 1715.

Gazola était un médecin fort instruit: il reconnaissait l'état d'infériorité de l'art de guérir à son époque et tous les dangers du galénisme à outrance; dans un ouvrage écrit contre le charlatanisme des faux médecins, il cherche en effet à démontrer que l'on meurt aussi souvent des remèdes que des maladies :

I. *Entusiasmos medicos, politicos y astronomicos.* Madrid, 1689, in-4°. — II. *Origine preservativo e rimedio del corrente contagio pestilenziale del bue.* Verona, 1713, in-4°. — III. *Il mondo ingannato da falsi medici.* Pérouse, 1716, in-8°. Trad. en franç. Leyde, 1735, in-8°. Trad. en espagn. par Grég. Majansio. Valence, 1720, in-8° (ouvr. publié par J.-B. Gazola, frère de l'auteur).

L. Hn.

GAZOLÈNE. Liquide clair, incolore, très-léger, bouillant à 65°, qu'on retire des pétroles par distillation. La *gazoline*, peu différente de ce liquide, s'obtient dans les mêmes conditions. La composition de ces substances est inconnue.

L. Hn.

GAZOST (Eaux minérales de), *athermales, sulfurées sodiques, bromo-iodurées, azotées,* dans le département des Hautes-Pyrénées, dans l'arrondissement d'Argelès, à 16 kilomètres de Lourdes, d'où l'on s'y rend en voiture. Gazost est un village de 460 habitants à l'entrée de la vallée d'Argelès, dite de Devantaigne, et dans les petites vallées latérales de Biès et de Fontède, au pied du pic de Bigala qui les domine à leur extrémité supérieure. Un hôtel et des maisons convenables sont à la disposition des hôtes accidentels de Gazost. Une chapelle catholique est une des dépendances de l'établissement, et permet aux baigneurs de suivre les exercices religieux sans être exposés aux transitions de la température extérieure. Des excursions intéressantes et variées occupent agréablement les heures laissées libres par le traitement minéral. De magnifiques forêts entourent la station de Gazost et les promenades qu'on y fait sont très-appréciées pendant les heures les plus chaudes de la journée. La saison commence le 15 mai et finit le 1er octobre. Trois sources émergent à Gazost; deux sont sulfurées dans la vallée de la Biès, celle de la vallée de Fontède est ferrugineuse ; elles se nomment : *source Burgade, source du Pré,* et enfin *source ferrugineuse.* Les caractères physiques, chimiques, la température et la densité des premières sources, ou sources sulfurées sodiques, diffèrent à peine. Leur chaleur varie en effet d'un degré et demi, de 12°5 à 14° centigrade. Ces eaux sont claires, limpides et transparentes, leur odeur et leur saveur sont franchement sulfurées, elles sont traversées par des bulles très-fines de gaz éteignant les corps en combustion, et que l'analyse a trouvé être de l'azote à peu près pur. M. Ossian Henry a fait l'analyse chimique des sources de Gazost et a constaté qu'un litre des deux sources sulfurées renferme les principes suivants :

	SOURCE BURGADE.
Sulfure de sodium	0,0320
— calcium	0,0006
— magnésium	traces sensibles.
Chlorure de sodium	0,4000
A reporter.	0,4326

Report.	0,4326
Iodure et bromure alcalins	0,0101
Carbonates de soude et de potasse. . . . . }	0,0180
Silicates de soude et de potasse	
Carbonates de chaux et de magnésie . . . . }	0,0100
Sulfate de soude	
Alumine avec silice.	
Phosphate terreux	
Sel ammoniacal sensible	
Oxyde de fer.	0,0540
Matière organique azotée	
— sulfurée	
Glairine rudimentaire	
TOTAL DES MATIÈRES FIXES.	0,5247
Gaz azote.	quantité indéterminée.

EMPLOI THÉRAPEUTIQUE. L'eau sulfurée ferrugineuse de Gazost était naguère encore utilisée par les habitants des pays voisins ; mais maintenant qu'on y trouve un établissement avec baignoires et ajutages de douches, quelques malades étrangers viennent y suivre une cure plus complète et moins primitive. Dans le principe, en effet, on se contentait de boire les eaux sulfurées sodiques de Gazost dans les affections cutanées et de laver les plaies avec ces mêmes eaux, qui avaient une grande réputation, et une réputation méritée, comme détersives et cicatrisantes dans les ulcères invétérés dont la suppuration était intarissable. C'étaient les vraies eaux d'arquebusade de Bordeu l'ancien. Aujourd'hui que les malades ont à leur disposition une buvette, des cabinets de bains et de douches alimentés par l'eau des deux sources sulfurées, ils viennent s'y soigner de dyspepsies stomacales et intestinales accompagnant une diathèse herpétique ou coïncidant avec elle, de troubles des voies aériennes et uro-poiétiques dont la manifestation extérieure est une sécrétion plus ou moins abondante de mucus ou de pus mêlés aux crachats ou aux urines. La présence de l'iode et du brome dans les eaux sulfurées de Gazost explique pourquoi ces eaux sont toniques et fondantes plus que les eaux de la même classe, et pourquoi elles sont employées avec succès dans les états pathologiques des sujets lymphatiques et scrofuleux. Les eaux sulfurées de Gazost ont une action curative analogue à celle des eaux de *Challes* (*voy.* ce mot), et nous pourrions répéter ce que nous avons dit en traitant de cette station de la Savoie. Nous préférons renvoyer à cet article en signalant seulement que les eaux de Gazost sont sulfurées et que celles de Challes sont sulfureuses (*voy.* EAUX MINÉRALES en général). Les eaux sulfurées de Gazost conviennent donc, en boisson surtout, pour le traitement des laryngites et des bronchites chroniques simples occasionnant une toux opiniâtre et une expuition abondante et quelquefois difficile. Sous leur influence, l'inflammation de la muqueuse qui tapisse l'arbre aérien devient souvent assez aiguë pour qu'on soit forcé d'en interrompre l'usage pendant quelques jours après lesquels la médication minérale peut être reprise en très-petite quantité d'abord, quelques cuillerées à soupe, par exemple, et être progressivement augmentée jusqu'à deux verres que l'on fait boire en quatre ou cinq fois à un quart ou à une demi-heure d'intervalle. La toux diminue alors et les crachats se suppriment progressivement et deviennent clairs, aérés et purement muqueux, après avoir été consistants, jaunes, opaques et très-difficiles à expectorer. C'est en boisson aussi, mais surtout en gargarisme, qu'il convient d'employer l'eau sulfurée de Gazost dans les amygdalites et les pharyngites chroniques avec production de muco-pus adhérent aux parois de l'arrière-bouche, ce qui est si désagréable aux malades. Une division de l'établissement de Gazost doit être consacrée à l'inhalation et à la pulvérisation de ces eaux minérales qui pourront donner tous les résultats heureux qu'on a le droit d'en attendre dans les affections herpétiques ou scrofuleuses de la membrane muqueuse du commencement des tubes digestif ou aérien. L'eau sulfurée de Gazost n'a aucune prétention curative contre les tubercules laryngiens ou pulmonaires; certains essais même ont semblé prouver qu'il y a contre-indication à l'emploi de ces eaux chez les poitrinaires qui ne sont pas en même temps lymphatiques ou scrofuleux. C'est l'eau en boisson d'une manière à peu près exclusive et à doses peu considérables et fractionnées qui doit être employée, tandis que ce sont les bains et les douches que l'on applique dans toutes les manifestations cutanées dont on combat cependant la diathèse par les eaux sulfurées de Gazost prises à l'intérieur et en quantité relativement considérable.

Les bains généraux et locaux, les douches partielles et les lotions simples constituent la médication des plaies anciennes et des ulcères indolents et invétérés. Les bergers qui ont appris dès leur enfance les vertus cicatrisantes des eaux sulfurées de Gazost les mettent souvent à profit sur leurs troupeaux dont ils viennent laver à la source Burgade les plaies récentes et surtout les vieux ulcères.

Les eaux de la source ferrugineuse de Gazost s'administrent en boisson seulement; elles ne sont employées que par les habitants de la contrée, qui les ingèrent dans les maladies ayant pour cause un état du sang où les globules rouges sont moins nombreux et où les globules blancs prédominent, comme dans l'anémie et la chlorose. La dose est de trois à quatre verres le matin à jeun, et il est nécessaire quelquefois de conseiller aussi cette eau coupée de vin aux repas. L'expérience a démontré que les bains frais et peu prolongés ou les douches avec l'eau des sources sulfurées sont un très-utile adjuvant de la cure interne par l'eau ferrugineuse naturelle de Gazost. Les chloro-anémiques bénéficient d'une sorte de médication hydrothérapique sulfurée, d'ailleurs indiquée dans les affections dont une faiblesse générale est la conséquence habituelle.

La *durée de la cure* varie de vingt-cinq jours à un mois.

La composition chimique des eaux sulfurées de Gazost faisait prévoir qu'elles supporteraient bien le transport. La pratique a confirmé les prévisions de la théorie, et cette eau est conservée pendant plusieurs années sans que ses qualités physiques et chimiques aient été sensiblement altérées. On ne peut donc manquer, dans un avenir prochain, de voir l'exportation de l'eau de Gazost prendre un grand développement et combler une lacune dont les médecins reconnaissent l'existence toutes les fois qu'ils ont à faire suivre un traitement sulfuré à distance. Les eaux sulfurées, en effet, sont presque toujours thermales à leur point d'origine : elles sont, par conséquent, beaucoup plus aisément altérées par le transport que l'eau des deux premières sources de Gazost, qui est froide au moment de son émergence. Espérons que les chemins qui conduisent de Lourdes à Gazost seront rendus plus praticables et que les propriétaires, abandonnant l'idée peu pratique, selon nous, qu'ils ont d'amener à Lourdes l'eau de la source Burgade, créeront au village un établissement en rapport avec la valeur thérapeutique des sources, et une installation qui permettra la mise en bouteilles et l'exportation sur une grande échelle des eaux fixes sulfurées sodiques, bromo-iodurées, de Gazost.

A. ROTUREAU.

BIBLIOGRAPHIE. — FILHOL. *Eaux minérales des Pyrénées.* Paris, 1855. — HENRY (OSSIAN). *De l'eau minérale sulfureuse de Gazost, son analyse.* In *Journal de pharmacie et de chimie,* 5e série, t. XXXII. septembre 1857. — VERDO. *Eaux minérales des Pyrénées.* Paris, 1858. — DUPLAN. *Rapport du Conseil départemental d'hygiène et de salubrité au préfet des Hautes-Pyrénées, sur l'efficacité des eaux sulfureuses et en particulier de celles de Gazost dans la pellagre.* Tarbes, 1858.   A. R.

GEACH (FRANCIS). Médecin anglais de mérite, né en 1724, mort en 1798, fut successivement membre de la Société royale, puis chirurgien et enfin médecin en chef de l'hôpital royal de Plymouth. On a de lui :

I. *Medical and Chirurgical Observations on Inflammations of the Eyes, on the Venereal Disease, on Ulcers and Gunshot Wounds.* London, 1766, 1768, in-8°. — II. *Some Observations on Dr. Baker's Essay on the Endemial Colic of Devonshire...* London, 1767, in-8°. — III. *Reply to Dr. Saunders Pamphlet Relative to the Dispute concerning the Devonshire Eyder.* London, 1769, in-8°. — IV. *Some Observations on the Present Epidemic Dysentery.* London, 1781, in-8°. — V. *Case of a Man who had Six Stones taken out of the Gall-Bladder.* In *Philos. Transact.*, 1765, p. 251. — VI. *Case of a Man wounded in the Left Eye with a Small Sword.* Ibid., 1765, p. 254.   L. HN.

GEAI. Le Geai (*Garrulus glandarius* V. ex L.) est un oiseau de taille moyenne que l'on rencontre fréquemment dans les forêts, principalement dans les forêts de chênes, et qui se nourrit presque exclusivement de graines et de fruits. A l'âge adulte et dans la saison des amours il porte une livrée fort élégante : son front et le dessus de sa tête sont d'un blanc grisâtre ou bleuâtre rayé de noir; son cou, son dos et les parties inférieures de son corps d'un roux vineux, ses ailes noirâtres, recouvertes à la base par des plumes ornées de raies transversales d'un bleu vif, ses tectrices caudales d'un blanc pur, les pennes de sa queue d'un gris cendré à la base, d'un noir mat à l'extrémité, ses yeux d'un gris bleuâtre, ses pattes d'un brun livide, ses mandibules d'un noir terne. Le mâle et la femelle parvenus à leur complet développement ne diffèrent pas sensiblement l'un de l'autre sous le rapport du plumage, et les jeunes avant la mue portent déjà une livrée analogue à celles des adultes, mais un peu moins brillante. On constate du reste dans cette espèce, comme chez tous les Corvidés, certaines variations de teintes, et parfois même un albinisme complet.

Répandu sur la plus grande partie de l'Europe, le Geai se trouve en toutes saisons dans notre pays : au printemps il établit sur les arbres et quelquefois même sur les buissons un nid hémisphérique, formé de brindilles et de racines grossièrement entrelacées. La femelle y dépose de quatre à sept œufs, tantôt d'un brun roussâtre presque uniforme, tantôt d'un gris olivâtre maculé de roux. Quand les petits ont quitté le nid, les Geais gagnent ordinairement la lisière des bois, ou les vergers environnants, qui leur fournissent des graines et des fruits en abondance. On les voit alors sautant de branche en branche, et se disputant à grands cris les glands et les baies sauvages. Ces oiseaux sont doués d'une voix très-désagréable, aiguë et discordante : ils imitent tour à tour le grincement d'une poulie mal graissée, le chant du coq, le miaulement du chat, le hennissement du poulain.

Le Geai jouit d'une mauvaise réputation qui paraît du reste assez méritée : il pille les nids des petits passereaux et brise leurs œufs, il achève à coups de bec les oiseaux blessés et il joue aux chasseurs le mauvais tour de donner par ses cris l'éveil au gibier à plume. En captivité il se montre d'un caractère irascible et fait très-mauvais ménage avec les oiseaux qu'on lui donne pour compagnons

Par une singularité assez difficile à justifier, les naturalistes modernes ont transporté le nom de *Graculus* par lequel les anciens désignaient le Geai vulgaire à un tout autre oiseau, au Cormoran, et ils ont donné au Geai d'Europe et aux espèces voisines le nom générique de *Garrulus*, qui fait allusion aux habitudes bruyantes de ces volatiles. Le genre *Garrulus*, qui a pour type le *Garrulus glandarius* de Vieillot ou *Corvus glandarius* de Linné, est encore représenté dans l'Europe méridionale et orientale par une autre espèce, le Geai de Krynick (*Garrulus Krynicki* Kaln.). Ce dernier se trouve dans le Caucase et en Crimée : il diffère principalement de notre Geai par sa tête fortement nuancée de noir et par les deux grandes moustaches noires qui ornent les côtés de sa gorge. D'autres espèces, au nombre de 10 ou 12, qui habitent le sud de l'Asie, l'île de Formose, la Chine et le Japon, se distinguent les unes des autres par la coloration de leurs ailes et de leurs plumes frontales et par les proportions des diverses parties de leur corps. Tous ces Geais offrent cependant une certaine somme de caractères communs : leur bec est toujours assez épais, courbé brusquement et légèrement denté à la pointe et tranchant sur les bords ; leurs narines sont ovales, abritées sous des plumes effilées, sétiformes ; leurs ailes sont de longueur médiocre et de forme arrondie ; leur queue est coupée presque carrément à l'extrémité, leurs tarses sont robustes, à peu près égaux en longueur au doigt médian, leurs ongles faiblement recourbés, et les plumes de leur front et de leur vertex s'allongent en une sorte de huppe qui peut se redresser sous l'empire de la passion. Cette disposition particulière des plumes frontales, jointe à la forme du bec et à la coloration du plumage, permet de différencier le genre Geai ou *Garrulus* du genre Corbeau (*Corvus*).

Pour MM. Degland et Gerbe les Geais constituent avec les Mésangeais (*Perisoreus* Bp.) et les Pies (*Pica* Briss.) la sous-famille des *Garruliens* (*Garrulinæ*) dans la famille des Corvidés (*Corvidæ*), qui appartient elle-même au groupe des Passereaux déodactyles cultrirostres (*voy.* les mots OISEAUX et PASSEREAUX). Les Mésangeais, qui sont représentés en Europe par une espèce (*Perisoreus infaustus* L.), et les Pies, qui ont pour type la Pie vulgaire (*Pica caudata* L.), ont en effet le plumage moins uniforme, moins sombre que les Corbeaux, et se rapprochent un peu des Geais par leur bec plus court que la tête et leur régime presque exclusivement granivore et frugivore. Cette sous-famille ou tribu des Garruliens correspond à une partie de la sous-famille des *Corvinæ* de M. R. B. Sharpe, groupe qui dépend de la famille des *Corvidæ*, de la section des *Coliomorphæ* et de l'ordre des *Passeriformes* (*voy.* le mot OISEAUX) et qui ne comprend pas moins de 39 genres. Parmi ceux-ci figure le genre *Cyanogarrulus* (Bp.) ou *Cyanocitta* (Strickl.), établi en faveur de certains Geais de l'Amérique du Nord qui ont à peu près les mêmes mœurs que les nôtres, mais qui portent une livrée toute différente. Le bleu est en effet la couleur dominante de leur plumage : aussi désigne-t-on ordinairement sous le nom de *Geai bleu* l'espèce (*Corvus cristatus* L., *Cyanocitta* ou *Cyanogarrulus cristatus* Bp.) qui est répandue sur une grande partie du Canada et des États-Unis et qui se trouve figurée dans les ouvrages de Buffon, de Levaillant, de Wilson et d'Audubon.   E. OUSTALET.

BIBLIOGRAPHIE. — LINNÉ. *Systema naturæ*, 1735 et 1766, t. I, p. 156. — BRISSON. *Ornithologie*, 1760, t. II, p. 46. — BUFFON. *Pl. Enl.*, 421 et 529. — LEVAILLANT. *Oiseaux de Paradis*, n° 41. — VIEILLOT. *Nouv. dict. d'hist. nat.*, 1817, t. XII, p. 471. — AUDUBON. *Ornith. biogr.*, t. II, p. 11, et *B. Amer.*, pl. 611. — GOULD. *B. Eur.*, pl. 214. — DEGLAND et GERBE. *Ornith. europ.*, 1867, 2e édit., t. I, p. 214. — DRESSER. *B. Eur.*, part. XVI. — SHARPE. *Cat. B. Brit. Mus.*, 1877, t. III, p. 6 et suiv.   E. O.

GÉANT. GÉANTISME. Un géant (en grec, Γίγας; en latin, *Gigas;* en italien et en espagnol, *Gigante;* en anglais, *Giant;* en allemand, *Riese;* en langue néerlandaise, *Reus*) est un être qui, exempt d'ailleurs de toute défectuosité dans les caractères essentiels de l'organisation, dépasse notablement par la taille les autres êtres de la même espèce, parvenus à l'âge adulte. Le géant, ainsi défini, et dont on peut dire qu'il est peut-être un peu imaginaire, doit se montrer tel que l'harmonie de structure de ses divers organes soit manifestement normale malgré le développement excessif de la taille. La vigueur physique et la résistance aux causes de destruction doivent aussi être proportionnées à ce développement inusité, la puissance génératrice étant, du reste, au moins égale à celle des adultes de la même espèce.

Les êtres auxquels un développement précoce a donné, dès le jeune âge, des proportions d'adulte, mais qui, d'ailleurs, ne les ont jamais dépassées, constituent seulement des exemples de géantisme[1] passager.

Quant à ceux, comme certains végétaux qui, servis par des circonstances exceptionnellement favorables, ont survécu un grand nombre d'années à leurs contemporains et ont eu ainsi le temps d'acquérir des proportions supérieures à celles de l'âge réputé adulte, ce ne sont pas, à vrai dire, des géants, mais seulement des êtres très-vieux ou des *pseudo géants par excès d'âge.*   O. L.

Bibliographie. — Geoffroy Saint-Hilaire (Is.). *Traité de tératologie,* t. I, p. 166; Paris, 1832. — A. Moquin-Tandon. *Éléments de tératologie végétale,* p. 87 et suiv.; Paris, 1841.
O. L.

GÉASTRE. Établi par Micheli sous le nom de *Geaster* et appelé ensuite *Geastrum* par Persoon, ce genre de Champignons-Gastéromycètes appartient à la famille des Lycoperdacées et à la tribu des Géastrées. Le principal caractère des espèces qui le composent réside dans le *péridium,* qui est formé de deux enveloppes concentriques, l'une extérieure, épaisse et coriace, se divisant du sommet à la base en plusieurs lanières rayonnantes et étalées, l'autre intérieure, entourant la masse sporifère (*gleba*) et s'ouvrant à la maturité par une fente irrégulière.

Le G. *hygrometricus* Pers., qui en constitue le type, est d'abord assez profondément enfoncé en terre, mais les six ou huit lanières de son *péridium* externe, en s'enroulant sur elles-mêmes de dedans en dehors pendant les temps secs, le soulèvent peu à peu jusqu'à ce qu'il soit arrivé au niveau du sol; c'est alors que le *péridium* interne se déchire irrégulièrement à son sommet pour laisser échapper les spores sous forme d'une poussière brune très-inflammable. Cette espèce se rencontre en automne, sur la terre, dans les bois sablonneux; c'est le *Lycoperdon stellatum* de Bulliard (*Champ.,* tab. 258, fig. A-D.) et la *Vesse de loup étoilée* ou *Étoile de terre* de Paulet (*Champ.,* II, p. 447, pl. 202, fig. 1).   Ed. Lefèvre.

GEBAUER (Les deux).

Gebauer (Christian-Samuel). Médecin allemand, né à Goldberg, en Silésie, le 1er novembre 1716, était fils d'un médecin. Il étudia l'art de guérir à Halle, sous Schulz, Hofmann et Juncker, et obtint le grade de docteur en 1739, sous la présidence de Michel Alberti. De retour dans sa patrie, il fut nommé médecin

---

[1] *Macrosomie* (Malacarne); *Macrosomatie* (Breschet); *Gigantisme,* de quelques auteurs.

pensionné à Liegnitz, puis en 1743 alla occuper une chaire à l'Université d'Erlangen. En 1745, le margrave lui conféra le titre de conseiller, et en 1746 la Faculté de philosophie lui accorda le diplôme de maître ès arts. Il passa en 1749 à Bayreuth, où il remplit les fonctions de médecin particulier du prince, et mourut dans cette ville le 18 septembre 1764, laissant :

I. *Diss. de puerperio multorum morborum sæpius initio opportuno.* Halæ, 1759, in-4°. — II. *Progr. œdil. stilo lapidari exaratum.* Erlangæ, 1744, in-fol. — III. *Progr. de curatione nonnullorum morborum per causas.* Erlangæ, 1744, in-4°. — IV. *Diss. de paroxysmo febrili.* Erlangæ, 1745, in-4°. — V. *Diss. de salubritate hæmorrhagiæ uteri.* Erlangæ, 1746, in-4°. — VI. *Diss. de spasmo fixo Paracelsi.* Erlangae, 1746, in-4°. — VII. *Kurzer Unterricht von dem nützlichen und rechten Gebrauch seiner balsamischen Pillen, nebst einer besonderen und nöthigen Abhandlung von den Frauenzimmer-Krankheiten.* Frankfurt u. Leipzig, 1748, in-8°. — VIII. *Diss. chymico-medica de aceto.* Erlangæ, 1748, in-4°. — IX. Divers articles dans *Gelehrte Anzeigen* d'Erlangen.   L. Hn.

Gebauer (Johann-Christian-Ehrenfried). Autre médecin allemand, né à Probsthayn, le 11 avril 1742, membre du collége médical et sanitaire de Glogau, médecin pensionné de la principauté de Liegnitz, a publié les opuscules suivants :

I. *Diss. de dosibus refractis medicamentorum.* Erlangæ, 1765, in-4°. — II. *Diss. de eo quod conjugium confert ad sanitatem hominis tam conservandam quam restituendam.* Liegnitz, 1766, in-4°. — III. *Von dem grossen Einfluss der Religion in der Arzneigelahrheit.* Liegnitz, 1772, in-4°. — IV. *Von der nöthigen Sorge der Obrigkeiten für die Gesundheit der Unterthanen.* Liegnitz, 1773, in-4°. — V. *Von dem Einflusse einiger Leidenschaften auf das Vergnügen und Glück des ehelichen Lebens.* Liegnitz, 1790, in-8°.   L. Hn.

GEBEL (Joseph-Bernhard-August). Médecin allemand, né le 19 mars 1772, à Reichenbach, en Silésie, fit ses études à Francfort-sur-l'Oder et y obtint le diplôme de docteur en 1794. Dès 1793, il exerça son art dans le cercle de Jauer, devint en 1797 médecin pensionné, en 1803, conseiller médical, puis, après avoir occupé diverses charges dans l'administration prussienne, devint directeur gouvernemental à Erlangen en 1816 et obtint sa retraite en 1826. Il se retira ensuite dans sa propriété de Peterwitz, près de Jauer. Gebel était membre de plusieurs sociétés savantes et chevalier de la Croix de fer. Nous connaissons de lui :

I. *Philosophiam criticam arti medicæ non esse inimicam. Diss. inaug.* Francof. ad Viadr., 1794, in-8°. — II. *Actenstücke, die Möglichkeit der gänzlichen Blattern-Ausrottung in den Preussischen Staaten betreffend.* Breslau, 1802, gr. in-8°. — III. *Bruchstücke über ansteckende Krankheiten und das gelbe Fieber.* Berlin, 1804, pet. in-8°. — IV. *Aphorismen über die Brechruhr.* Liegnitz, 1831, gr. in-8°. — V. *Ueber Theorie und Praxis. Eine Vorlesung.* Breslau, 1834, gr. in-8°. — VI. *Der Sieg der Wahrheit und des Rechts oder wie es mir wegen der Homöopathie ergangen.* Leipzig, 1837, gr. in-8°. — VII. Nombreux articles dans *Hufeland's Journal, Loder's Journal, Horn's Archiv,* etc.   L. Hn.

GÉBER. Abou-Moussa (ou Abdallah) Djaber ben haïan, surnommé el Tarsoussy, el Thousy, el Koufy, pour être né à Tarse ou à Thous et avoir habité Koufa, généralement connu sous le nom de *Géber,* est le plus grand nom de l'alchimie; s'il ne la créa pas, il la cultiva avec une telle supériorité qu'il en est resté le représentant et l'oracle.

On s'est mépris sur les origines de l'alchimie et sur les prédécesseurs de Géber, pour avoir négligé de consulter les sources arabes.

L'Égypte nous paraît avoir été le berceau de l'alchimie. C'est là que l'on connut le plus anciennement le travail des métaux, c'est là que convergent toutes les traditions, et, si chacune d'elles en particulier paraît manquer d'autorité, leur ensemble, du moins, commande l'attention ; si quelques noms rappellent Byzance, il nous est difficile de les admettre sans attaches avec l'école d'Alexandrie, qui fut jusqu'au septième siècle de notre ère le grand centre de la culture intellectuelle. C'est en Égypte que nous voyons l'alchimie prendre décidément corps dans la personne de Khaled ben Iézid, vers la fin du septième siècle.

Il y a lieu de s'étonner que tous les historiens de l'alchimie, depuis Salmon et Lenglet-Dufresnoi jusqu'à MM. Chevreul, Hœfer et Figuier, se soient mépris à l'endroit de Khaled ou *Calid*. Dans les noms altérés des traductions latines, rien de plus facile cependant que de reconnaître Khaled ben Iézid ben Moawiah ben Abi Sofian, l'auteur du *Liber secretorum* et du *Liber trium verborum*. Sa généalogie suffisait pour en faire le précurseur et non pas l'un des successeurs de Géber. Au nom de Khaled vient s'ajouter celui de son maître *Morien*.

L'auteur du *Fihrist*, le plus ancien écrivain qui nous parle de Khaled, et qui vécut deux siècles seulement après lui, nous apprend qu'il fut le premier pour qui l'on traduisit des ouvrages de médecine, d'astronomie et d'alchimie, et que ces traductions, faites sur le grec, furent l'œuvre d'Étienne l'ancien (*Kitâb al Fihrist*, édité par Fluegel, Leipzig, p. 244 et 354, 1871 ; et *Hadji-Khalfa*, édité par le même, n° 4582). Ce furent, disent ces auteurs, les premières traductions qui se firent dans l'Islam. Khaled mourut en 704.

L'histoire de Khaled jette un nouveau jour sur la personne de Géber. Les traductions commandées par Khaled expliquent les vastes connaissances et les travaux encyclopédiques de Géber, travaux qui ne nous sont révélés que par les Arabes, travaux que l'on soupçonnait seulement sur le terrain de l'alchimie, où il nous déclare avoir consulté ses devanciers. La science grecque avait déjà livré une partie de ses richesses aux Arabes, avant de les livrer tout entières sous l'impulsion des Abbassides.

Géber naquit probablement au commencement du huitième siècle de notre ère, et non dans le neuvième, comme le dit M. Chevreul, sa mort étant fixée par Hadji Khalfa à l'année 776. Il naquit soit à Tharse, soit à Tous, et vécut à Coufa, s'il faut s'en rapporter tant à ses surnoms qu'aux dires du *Fihrist*, d'après lequel Géber semblerait être né à Coufa. Nous lui connaissons un maître dans la personne de l'Imam Djafar essadik, dont il parle souvent dans ses écrits (ceux du moins qui nous sont restés en langue arabe), et qui, à côté de ses rêveries superstitieuses, cultivait aussi l'alchimie. On a voulu voir à tort dans ce Djafar un des Barmécides, rangé aussi parmi les adeptes, et auquel Géber a dédié quelques-uns de ses ouvrages.

L'alchimie ne fut pas la seule occupation de Géber. Ses écrits embrassent tout ce qui était alors compris sous le nom de philosophie. Le nombre en est très-grand. Le *Fihrist* a laissé les noms de plusieurs centaines d'entre eux, et il parle de cinq cents autres. Il est vrai qu'un bon nombre de ces écrits durent être de courts opuscules, ou même de simples chapitres réunis sous un titre commun. Deux faits nous autorisent à le penser. Dans le manuscrit n° 7156 du fonds latin de la Bibliothèque nationale, qui est un recueil d'ouvrages hermétiques, nous trouvons au folio 66 un ouvrage sous ce titre : *Liber de septuaginta libris de lapide animali*, traduit par Gérard de Crémone ; les 70 livres sont tellement courts que le dernier finit au folio 83. Autre exemple : le n° 1080 du supplément arabe de la même bibliothèque contient en 165 feuilles une vingtaine d'ouvrages de Géber, chacun ayant son titre spécial.

Géber écrivit cependant quelques ouvrages de longue haleine. Le plus important de tous, où il a renfermé les principes de sa doctrine et qui le présente sous un jour avantageux, est la « Somme de perfection, *Summa perfectionis magisterii*. » La Somme, dit M. Chevreul, que l'on a toujours considérée comme le meilleur ouvrage de Géber, est de tous les écrits alchimiques le plus sobre d'idées vagues et le plus riche de faits. » Et ailleurs : « Géber composa quatre ouvrages remarquables par le grand nombre de faits qu'ils contiennent; la manière dont il envisage la transmutation des métaux n'avait rien d'invraisemblable à une époque où la méthode expérimentale n'existait pas » (*Journal des savants*, septembre, 1849).

D'autre part, nous lisons dans M. Figuier : « Dès le huitième siècle, Géber mettait en pratique les règles de l'école expérimentale. Les ouvrages de Géber, la *Somme de perfection*, le *Traité des fourneaux*, renferment la description de procédés et d'opérations en tout conformes aux moyens dont nous faisons usage aujourd'hui pour les recherches chimiques » (*L'Alchimie et les alchimistes*).

La vérité nous paraît exister entre ces deux extrêmes. Certainement Géber fut un observateur et un expérimentateur, mais les travaux auxquels il consacra toute son existence n'aboutirent pas à le faire rompre avec les théories de ses devanciers, déjà nettement formulées dans les écrits de son précurseur Khaled ben Iézid, fait méconnu par M. Figuier. Comme ses devanciers, Géber rêva la découverte de la pierre philosophale, cet élixir, cette poudre de projection, ce ferment dont le mélange avec les métaux inférieurs devait les faire passer à un état supérieur, à l'état d'or[1].

Après la Somme il faut citer encore la Recherche du Magistère, *Liber investigationis Magisterii*, et le Livre des fourneaux, *Liber fornacum*.

Les manuscrits arabes de Géber sont assez rares. Paris et Oxford en ont deux ou trois, Leyde en a quatre.

Les traductions latines sont plus communes. Dans le fonds latin des manuscrits de Paris nous citerons les n°s 6154, 6679, 7156, 7158, 7160, 7178, recueils qui renferment tous des écrits de Géber.

Géber fut imprimé de bonne heure. Brunet cite une édition de 1473. Nous citerons ensuite celles de Rome, vers 1515, de Strasbourg, 1529, de Nuremberg, 1541, Dantzig, 1682. Signalons la jolie édition publiée par G. Horn, à Leyde, petit in-12.

Géber figure de droit dans le *Theatrum chemicum* de Zetzner, dans la *Bibliotheca chemica* de Manget, et dans la *Bibliothèque des philosophes chimiques* de Salmon. C'est dans ce dernier ouvrage que l'on peut le plus facilement étudier Géber, non-seulement parce qu'il est en français, mais parce que Salmon a eu la bonne idée de donner un résumé substantiel et méthodique de la *Somme*.

Nota. Presque tous les écrivains qui se sont occupés de Géber l'ont confondu avec un homonyme espagnol du douzième siècle, Djaber ben Aflah, dont les ouvrages de mathématiques et d'astronomie ont été traduits en latin. On a

---

[1] Nous croyons devoir relever ici un passage de la traduction des *Prolégomènes* d'Ebn Khaldoun, Notices et extraits des manuscrits, tome XXI : « Cette science (l'alchimie) a pour objet la substance qui s'emploie dans un procédé artificiel pour amener à la perfection l'or et l'argent. » Il fallait traduire : « C'est une science qui a pour objet la substance au moyen de laquelle et par un procédé artificiel on fait arriver (un corps) à l'état d'or et d'argent.» Telle est à peu près la définition de M. Chevreul. « La nature, dit Salmon, en produisant les métaux, n'a pas pour but de produire du plomb, du fer, etc., mais de faire de l'or: elle veut toujours donner le dernier degré de perfection à ses ouvrages. »

imprimé celui-ci : *Gebri filii Affla hispalensis de astronomia* libri IX, *in quibus Ptolemeum emendavit*. Norimbergae, 1533. Delambre, dans son *Astronomie du moyen âge*, en donne l'analyse détaillée. Ouvrages à consulter :

Le *Fihrist*, édité par Fluegel. — *Hadji Khalfa*, texte et traduction latine, par le même. — *Ebn Khollican*, texte et traduction anglaise, par M. De Slane. — *Casiri*, ou mieux le *Manuscrit du Kitab elhokama.*— Salmon, *Bibliothèque des philosophes chimiques.* — Manget, *Bibliotheca chemica.* — Langlet-Dufresnoi, *Philosophie hermétique.* — Hœfer, *Histoire de la chimie.* — Chevreul, *Journal des savants*, 1849, 1867 et 1868. — Figuier, *l'Alchimie et les Alchimistes.* — L. Leclerc, *Histoire de la médecine arabe.*
    L. L.

GEBHARD (Les deux).

Gebhard (Jacob-Ludwig). Médecin allemand, né à Marienborn, dans la Vettéravie, le 22 août 1752, étudia la chirurgie à Herrnhut, à Zurich et à Dresde, puis en 1779 prit la direction d'une officine pharmaceutique à Ebersdorf, dans le Voigtland. Reçu docteur en médecine et en chirurgie à Iéna, en 1781, il revint à Ebersdorf et y pratiqua l'art de guérir jusqu'à sa mort arrivée le 17 décembre 1795. On a de lui :

I. *Diss. inaug. sist. historiam osteosteatomatis maxillæ feliciter curati.* Jenæ, 1781, in-4°. — II. *Allgemeine Gesundheitsregeln, eine Wochenschrift auf das Jahr* 1790. Lobenstein u. Leipzig, 1790, in-8° (sorte de journal d'hygiène populaire). Callisen, contrairement à Meusel, attribue ce journal à Gebhard (Johann-Christoph), reçu docteur à Marbourg en 1786 et exerçant son art à Lobenstein. — III. *Von dem Gebrauche der Spanischen Fliegen oder Blasenpflaster.* Leipzig, 1795, in-8°. — IV. Quelques articles dans la *feuille d'annonces* de Lobenstein.
    L. Hn.

Gebhard ou **Gebhart** (Franz). D'abord médecin à Vienne, puis professeur d'anatomie et d'accouchements à Fribourg, dans la seconde moitié du dix-huitième siècle, passé sous silence, dit Dezeimeris, par tous les biographes, mérite cependant d'être mentionné comme l'auteur d'un opuscule intéressant sur les exostoses syphilitiques. Ni Girtanner, ni Lefébure de Saint-Ildefont, ne l'ont connu.

I. *Adversaria medica.* Cum tabula ænea. Basileæ, 1777, in-8°. (Outre le mémoire sur l'*exostose syphilitique*, ce recueil contient un cas de hernie formée par un appendice de l'intestin et un cas de rein unique observé sur une petite fille d'un an.) — Une traduction : Voulonne : *Ueber die handelnde und die beobachtende Arzneiwissenschaft.* Aus dem Franz. Wien, 1798, in-8°.
    L. Hn.

GÉCARCIN (*Gecarcinus* Leach). Genre de Crustacés Décapodes, du groupe

des Brachyures, qui faisaient autrefois partie du grand genre *Cancer* de Linné.
Les Gécarcins sont remarquables par leur carapace ovalaire, arrondie sur les bords et fortement bombée de chaque côté en avant par suite du grand développement que présentent les cavités branchiales. Les antennes externes, très-rudimentaires, sont entièrement recouvertes par le front; les pattes-mâchoires externes, très-larges et très-écartées l'une de l'autre à la base, ont leurs deuxième et troisième articles subégaux, comprimés et comme foliacés. Enfin, les pattes ambulatoires, très-robustes, sont terminées par des tarses bien développés, et pourvues de crêtes fortement dentelées.
Ces Crustacés, que l'on désigne plus spécialement sous le nom de *Crabes terrestres*, habitent les régions tropicales de l'Amérique ; ils sont nocturnes et se rencontrent surtout dans les terrains bas et marécageux qui avoisinent la mer. Vers le mois de mai, au moment de la saison des pluies, ils se rendent en troupes nombreuses vers la mer pour y déposer leurs œufs. Malgré la capacité

de leurs cavités respiratoires, les branchies n'occupent qu'une place très-restreinte ; toute la portion supérieure de ces cavités reste vide et il existe à leur partie inférieure un sillon large et profond, sorte d'auge, qui longe la base des pyramides branchiales. L'existence de cette espèce d'auge a fait croire pendant longtemps que les Gécarcins y conservaient l'eau nécessaire pour maintenir les branchies dans un état d'humidité constante. Mais il résulte d'observations récentes faites par M. Jobert que les cavités branchiales sont toujours dépourvues d'eau et que l'air qui y est renfermé est continuellement et régulièrement renouvelé par de véritables mouvements d'inspiration et d'expiration. L'appareil branchial joue ainsi le rôle d'un véritable poumon et le liquide sanguin retourne au cœur sans passer par les branchies par suite de l'existence, dans les parois des chambres respiratoires, d'un double système de vaisseaux communiquant entre eux par l'intermédiaire d'un réseau très-riche de vaisseaux capillaires.

L'espèce principale, *G. ruricola* Latr., qui se rencontre surtout aux Antilles où on l'appelle vulgairement *Tourlourou*, *Crabe violet*, *Crabe peint*, est figurée dans le *Règne animal* de Cuvier (*Atlas*, pl. 24) et dans les *Annales des sciences naturelles*, 3ᵉ série, t. XX (1853), pl. 8, fig. 1. C'est le *Black or mountain Crab* de Brown (*Hist. of Jamaïca*) et le *Cancer ruricola* de Linné (*Syst. nat.*, éd. XII [1767], t. I, p. 2040). Sa carapace d'un rouge de sang plus ou moins vif, parfois tachetée de jaune, présente sur le dos une impression en forme de H très-marquée.

La chair des Gécarcins est très-estimée et constitue, à certaines époques de l'année, une grande partie de la nourriture des indigènes ; cependant plusieurs voyageurs assurent qu'elle a occasioné parfois des accidents graves.

Ed. Lefèvre.

GECKO. Parmi les Sauriens (*voy.* ce mot), il en est qui s'ébattent en pleine lumière et se chauffent voluptueusement aux rayons du soleil ; il en est d'autres, au contraire, qui attendent le soir pour sortir de leurs retraites et qui poursuivent leur proie dans les ténèbres. Dans la première catégorie se rangent les Lézards, les Scinques et les Iguanes (*voy.* ces mots), dans la seconde, les Geckos ou *Tarentes*, dont nous allons dire quelques mots.

Les anciens ne connaissaient sans doute que les Geckos qui vivent dans les contrées baignées par la Méditerranée ; mais depuis le moyen âge, grâce aux explorations entreprises dans les pays lointains, beaucoup de formes nouvelles ont été découvertes, et l'on voit aujourd'hui que les Geckos sont répandus sur une grande partie de la surface du globe, et qu'ils constituent dans l'ordre des Sauriens une famille bien distincte à laquelle MM. Duméril et Bibron ont proposé d'appliquer le nom de *Geckotiens*, ou celui d'*Ascalabotes*. Le même groupe avait été précédemment appelé *Gekkones* par Gmelin, *Stelliones* par Schneider, *Geckoïdes* par Oppel, *Ascalabotes* par Menem, *Ascalabotoïdes* par Fitzinger, *Geckotides* par Gray, *Geckotiens* par Cuvier, *Ascalabotées* par Schreiber. Il est assez difficile de faire un choix entre ces différentes appellations : toutefois, celle de Geckotiens nous semble devoir être définitivement rejetée, car elle ne possède pas la désinence généralement employée en zoologie pour les noms de famille, et celle de Stellioniens (*Stelliones*) offre l'inconvénient grave de prêter à la confusion, car Daudin a malheureusement transporté à une espèce d'Iguane le nom de *Stellio* qui, dans les écrits de Pline, désigne probablement le Gecko vulgaire (*voy.* le mot *Stellion*). Reste donc soit le nom de Geckotidés auquel on reprochera peut-être de n'être dérivé ni du latin ni du grec, mais simplement du mot *Gecko*, moderne onomatopée, soit le nom d'Ascalabotidés, ayant pour étymologie Ascalabotes (ἀσκάλαβος, ἀσκαλαβώτης), qui se trouve dans l'*Histoire des animaux* d'Aristote, et qui s'applique certainement au Gecko des murailles.

Les Geckotidés ou Ascalabotidés sont tous de petite taille; ils ont la tête plate et aplatie comme celle d'un Triton ou d'une Salamandre, le corps déprimé et élargi dans sa portion médiane, le dos dépourvu de crête, la queue conique ou aplatie, presque aussi longue que le reste du corps, les pattes courtes, robustes et terminées par des doigts qui sont tous à peu près de même longueur et qui ne se trouvent jamais répartis en deux faisceaux. Ces doigts ne servent que peu ou point au toucher, mais sont admirablement conformés pour la progression le long d'une surface lisse; leur extrémité, en effet, qui ne porte ordinairement qu'un ongle rudimentaire à peine visible, s'élargit et s'aplatit en un disque analogue à celui qui existe au bout du doigt de la Rainette. En outre, la portion dilatée de leur face inférieure est garnie de lamelles en nombre variable qui se recouvrent comme les tuiles d'un toit et qui permettent à l'animal d'adhérer fortement aux branches, aux rochers, aux murailles, ou même au plafond d'un appartement. Quelquefois aussi les doigts sont rattachés les uns aux autres, dans le voisinage de leur origine, par de petites membranes palmaires. Les narines ne s'ouvrent pas, comme chez les Crocodiliens, sur le dessus, mais un peu sur les côtés du museau, et les oreilles apparaissent sous forme de fentes ou de boutonnières. Les yeux sont énormes et semblent d'autant plus saillants que les paupières sont rudimentaires; cependant il y aurait, suivant Duméril et Bibron, quelques vestiges d'une membrane nyctitante. La pupille est étroite et verticale, comme celle des Chats et des Oiseaux de nuit. La bouche, largement fendue, peut rester longtemps entr'ouverte; elle est armée de dents nombreuses, mais toutes semblables entre elles sous le rapport de la forme et des dimensions et rangées sur une seule ligne. Ces dents sont tellement serrées qu'elles se distinguent à peine les unes des autres et semblent constituer une lame dentelée continue; quoique tranchantes, elles ne peuvent entamer que des substances peu résistantes et ne sauraient produire de dangereuses morsures. La langue n'est pas, comme celle des Crocodiliens, fixée au plancher de la bouche; elle ne se divise pas à l'extrémité comme celle des Varans et ne s'allonge pas en un filament vermiforme terminé par un renflement comme celle des Caméléons; elle est libre dans sa portion terminale qui est arrondie ou très-faiblement, et peut s'appliquer sur sa portion basilaire contre la concavité postérieure du palais, de manière à clore complétement l'entrée de l'œsophage.

La coloration des téguments est assez variable, et toujours plus vive après le changement d'épiderme: mais d'ordinaire le gris, le rougeâtre et le jaune sont les teintes dominantes. Sur la face supérieure comme sur la face inférieure du corps on distingue un grand nombre de très-petites écailles généralement aplaties, entre lesquelles se dessinent des rangées de corpuscules ou d'écailles épineuses, et sur la tête on observe des plaques polygonales irrégulières, parfois aussi le dessous de la queue présente une série de larges plaques. Souvent il existe sur les cuisses, au moins chez les mâles, des pores d'où découle une humeur visqueuse.

Dans la charpente osseuse il y aurait également diverses particularités à signaler, par exemple, la forme biconcave du corps des vertébrés, l'aplatissement des coracoïdiens, l'état incomplet du cadre orbitaire, l'absence du plancher de l'orbite, la position très-reculée de l'articulation de la mâchoire inférieure, etc.

Pendant la journée les Geckos se tiennent tapis dans des trous d'arbres, dans des crevasses de rochers, ou même dans les recoins les plus obscurs des habitations, mais le soir venu ils se mettent en campagne et poursuivent les petits coléoptères, les mouches, les chenilles et les araignées. Grâce à la flexibilité de leur corps ils peuvent s'insinuer dans les fissures les plus étroites pour y découvrir leur proie, qu'ils avalent d'ordinaire sans la mâcher. Essaye-t-on de les saisir, ils échappent à la main avec une prestesse incroyable et filent comme l'éclair le long d'une paroi verticale. Cette agilité surprenante accroît encore l'impression désagréable que produirait déjà par son seul aspect cet animal à la tête écrasée, au corps déprimé, à la peau flasque et verruqueuse. Aussi ne faut-il pas s'étonner, si dans tous les temps et dans tous les pays les Geckos ont été pour le vulgaire des objets d'aversion. Les Hébreux qui désignaient ces animaux sous le nom d'*Araka* les considéraient comme impurs, et d'autres peuples leur attribuaient des propriétés malfaisantes, par exemple, celle de donner la lèpre par leur seul contact.

Quelques voyageurs anciens se sont faits, sous ce rapport, l'écho des superstitions populaires. Ainsi, Bontius rapporte que la morsure des Geckos est toujours mortelle, Hasselquist raconte qu'il a vu au Caire trois femmes en grave danger de mort pour avoir mangé d'un fromage sur lequel un Gecko avait marché, et d'autres ne craignent pas d'affirmer que les Javanais se servent de la salive de ces reptiles pour empoisonner leurs flèches.

Cuvier, après avoir établi pour les Geckos une famille particulière, celle des *Geckotiens*, avait réparti ces Sauriens en huit groupes qu'il avait appelés *Platydactyles, Hémidactyles, Thécadactyles, Ptyodactyles, Sphœriodactyles, Sténodactyles, Gymnodactyles* et *Phyllures;* ces divisions, dont les noms étaient destinés à rappeler soit la conformation des doigts, soit la structure de la queue, furent adoptées primitivement par M. Duméril; mais plus tard, dans le grand ouvrage qu'il publia en collaboration avec M. Bibron, le savant professeur du Muséum modifia quelque peu la distribution intérieure de la famille des Geckotiens ou Ascalabotes, et ne reconnût plus que sept genres, savoir: 1. *Platydactylus,* 2. *Hemidactylus,* 3. *Ptyodactylus,* 4. *Phyllodactylus,* 5. *Sphœriodactylus,* 6. *Gymnodactylus,* 7. *Stenodactylus.* Parmi ces genres, qui sont admis par la plupart des naturalistes modernes, il y en a trois, *Ptyodactylus, Sphœriodactylus* et *Stenodactylus,* qui sont complètement étrangers à la faune européenne. Nos contrées sont du reste beaucoup plus pauvres en Geckos que le sud de l'Asie, l'Afrique ou l'Amérique tropicale, et en France on n'a signalé jusqu'à présent que trois espèces appartenant aux trois genres Platydactyle, Hémydactyle et Phyllodactyle. Le Platydactyle vulgaire (*Platydactylus muralis* Dum. et Bibr., *Lacerta mauritanica* L.), qui habite le pourtour du bassin méditerranéen, est probablement le *Stellio* des auteurs anciens, et certainement le *Lacertus facetanus* d'Aldrovande, le *Lacerta tarentula* de Jonston, le *Gecko muricatus* de Laurenti et le Gecko des murailles de G. Cuvier et de Bory de Saint-Vincent. Dans cette espèce qui mesure de 12 à 16 centimètres de long, la tête déprimée, mais encore assez épaisse en arrière et séparée du tronc par un rétrécissement bien distinct, présente sur le vertex de petites plaques convexes disposées en pavés; le corps est protégé en dessus par des tubercules ovales fortement carénés et entourés de tubercules plus petits et de fines écailles granuleuses ; la queue est garnie, sur la face supérieure, d'épines qui forment des demi-anneaux, les pattes sont terminées par des doigts aplatis fortement à l'extrémité, les deux médians étant seuls pourvus d'un ongle, et les téguments offrent des teintes grises, brunâtres ou verdâtres, passant au blanchâtre sur les parties inférieures du corps et recoupées par des bandes grisâtres plus ou moins distinctes sur la région dorsale et sur la queue. Les anciens considéraient cet animal inoffensif comme un reptile venimeux, mais supposaient que sa morsure était plus ou moins dangereuse suivant les localités ; mortelle en Grèce, elle était, disait-on, presque inoffensive en Sicile. Le venin du Gecko était employé comme antidote du venin du Scorpion, et sa peau incinérée ou macérée dans du vinaigre constituait, suivant Pline, un remède souverain contre le lumbago.

L'Hémidactyle verruqueux (*Hemidactylus verruculatus* Cuv., *Lacerta turcica* L.) habite à peu près les mêmes régions que l'espèce précédente. Il a la tête courte, le museau obtus, le dessus de la tête légèrement convexe, le corps revêtu sur la face supérieure de tubercules comprimés, très-rapprochés les uns des autres, la queue garnie d'une rangée d'écailles, les doigts tous onguiculés et munis en dessous d'une double série de disques lentiformes. La coloration générale de l'Hémidactyle varie du roussâtre maculé de brun au brun foncé presque uniforme ; toutefois les parties inférieures du corps sont constamment un peu plus claires que les parties supérieures et la tête est marquée de chaque côté, en avant de l'œil, d'une bande noire.

Une troisième espèce de Gecko, le Phyllodactyle européen (*Phyllodactylus europœus*), signalée d'abord en Sardaigne par Géné, a été retrouvée récemment par M. Lataste dans l'île des Pendus, près de Marseille.

E. OUSTALET.

BIBLIOGRAPHIE. — U. ALDROVANDE. *Quadrup. digit. ovip.*, 1630-1663, t. I, p. 654. — JONSTON. *Hist. nat. Quadrup.*, 1657, t. I, p. 1657. — LINNÉ. *Syst. nat.*, 1766, t. I, p. 361. — LAURENTI. *Synops. Rept.*, 1768, p. 44 et 58. — J. HERMANN. *Tabulæ aff. animal.* Strasbourg, 1783. — LACÉPÈDE. *Hist. nat. des Quadrup. ovipares*, 1788, t. I, pl. 29 et 30. — J. G. SCHNEIDER. *Amphibiorum physiol. specim.*, 1797, t. I et II. — ISID. GEOFFROY SAINT-HILAIRE. *Descript. des reptiles figurés dans le grand ouvrage sur l'Égypte*, 1828. — G. CUVIER. *Le règne animal.* 1re édit., 1817, et 2e édit., 1829, t. I. — CH. L. BONAPARTE. *Iconografia della Fauna italica.* Rome, 1832-41. — DUMÉRIL et BIBRON. *Erpét. génér.*, 1837, t. III, p. 237 et suiv. — FITZINGER. *Syst. Rept.*, 1843, t. I, p. 93 et suiv. — EGID SCHREIBER. *Herpetologia europœa*, 1875, p. 477 et suiv.
E. O.

GEDDINGS (ELY-S.). Médecin américain de mérite, d'abord chargé du cours d'anatomie et de chirurgie à Charleston, puis professeur d'anatomie et de physiologie à l'Université de Maryland, à Baltimore, fonda en octobre 1833 le *Baltimore Medical and Surgical Journal*, recueil qui ne vécut que peu de mois, malgré le concours de savants médecins tels que T. R. Beek, N. Potter, N. R. Smith, etc., puis à partir du mois d'octobre 1834 rédigea le *North American Archives of Medicine and Surgery*. Il publia un grand nombre d'articles estimés dans ces journaux et dans *Chapman's Philad. Journal of Med. a. Phys. Sciences, American Cyclopædia of Pract. Med. a. Surgery, Americ. Journ. of Med. Science*, etc.

L. HN.

GEDDINGS (GARGARISME DE). Préparé avec 10 grammes d'essence de térébenthine et 250 grammes de mucilage de gomme adragante. A été employé principalement contre la salivation mercurielle.

D.

GEER (CHARLES DE). Célèbre naturaliste suédois, né à Finspang en 1720, mort à Stockholm le 8 mars 1778. Il passa une partie de sa jeunesse en Hollande, d'où sa famille était originaire. On raconte que, dès son enfance, il prit goût à l'entomologie en observant le travail de quelques vers à soie que ses parents lui avaient donnés pour l'amuser. Ces dispositions furent encore fortifiées par ses entretiens avec le savant Muschenbroek. De Geer commença ses études universitaires à Utrecht, puis, arrivé à l'âge de dix-huit ans, revint à Upsal, université que Celsius et Linné rendaient alors l'une des plus célèbres de l'Europe. « Possesseur d'une très-grande fortune, il en fit le plus noble usage, en la consacrant en partie, dans un but d'intérêt public, à la réparation des mines de Danmora, qui avaient été inondées et laissaient sans travail un nombre considérable d'ouvriers ». Membre de l'Académie des sciences de Stockholm, il fournit à cette savante compagnie plusieurs mémoires intéressants sur divers points plus ou moins obscurs d'histoire naturelle, qui établirent sa réputation. Le roi de Suède, en récompense de ses services, l'éleva à la dignité de maréchal de la cour et le nomma commandeur de l'ordre de Wasa.

De Geer avait formé un beau cabinet d'histoire naturelle qu'il légua en mourant à l'Académie des sciences de Stockholm. Notre savant naturaliste s'était occupé principalement d'entomologie; ses travaux sur cette science lui ont valu le nom de *Réaumur suédois;* il a publié des détails extrêmement curieux sur les fourmis, sur diverses chenilles, sur un grand nombre de coléoptères que Réaumur avait presque entièrement négligés, sur les insectes qui déterminent la formation des galles, sur les ichneumons, etc.; mentionnons particulièrement ses idées sur les phénomènes relatifs à la *génération des pucerons* découverts avant lui par Bonnet et connus aujourd'hui sous le nom de *parthénogénèse* et d'*hypermétamorphose*. Son principal ouvrage a pour titre: *Mémoires pour servir à l'histoire des Insectes* (Stockholm, 1752-1778, 7 parties en 8 vol. in-4. Trad. allem. par J.-A.-E. Goetze. Leipzig, 1776-1782, in-4). « Ces mémoires renferment, dit son biographe, la description de plus de 1500 espèces, et sont accompagnés d'excellentes figures. Le dernier volume n'a paru qu'après la mort de l'auteur; il renferme la méthode de classification adoptée par de Geer, fondée sur la nature des ailes pour les insectes ailés, et pour les aptères sur la nature des métamorphoses. L'ouvrage de A.-J. Retzius (*Genera et species insectorum.* Lipsiæ, 1783) peut être regardé comme un supplément à celui de de Geer » (Biogr. Didot). De Geer a en outre publié un éloge de Bergmann en suédois (Stockholm, 1779, in-4).　　　　　　　　　　　　　　　L. Hn.

GEHEMA ou **GEHMA** (JOHANN-ABRAHAM VON). Médecin polonais, fils de Jacob von Gehema, chambellan du roi de Pologne, naquit en 1645. Il embrassa tout d'abord la carrière militaire et servit avec son régiment en Hollande. Pendant son séjour à Utrecht et à Leyde, il prit du goût pour les études scientifiques. Il se démit de ses fonctions de capitaine et se livra à la philosophie sous Henry Duroy, à la médecine sous Cornelius Bontekoe. Reçu docteur en médecine à Leyde en 1677, il prit du service dans l'armée danoise et résida durant plusieurs années dans le Holstein. En 1683, il se fixa à Hambourg et y pratiqua l'art de guérir jusqu'en 1688, où le duc Gustave-Adolphe de Mecklembourg l'appela à sa cour. En 1695, à la mort de ce prince, Gehema continua à résider à Gustrow. En 1712, il fut appelé à Neubrandenburg par la noblesse du district. Dans l'intervalle il avait rempli des fonctions officielles à plusieurs cours. D'une lettre de lui datée du 4 juin 1701 il ressort qu'il fut médecin de cinq cours princières, entre autres de celles de l'électeur de Brandebourg et du roi de Pologne. On ne connaît pas l'année de sa mort.

Gehema a publié un grand nombre d'ouvrages, où il se montre souvent le défenseur ardent des doctrines de Descartes et de Bontekoe. Nous citerons parmi les plus intéressants :

I. *Observationum chirurgicarum decas I et II.* Hamburgi, 1682, in-12. Ibid., 1686, in-12. Trad. all. Frankf., 1698, in-12. — II. *Diatribe de febribus, in qua complures auctor recentiorum detigit errores.* Hagæ, 1685, in-8°. — III. *De morbo vulgo dicto plica polonica litterulæ.* Hamburgi, 1683, in-12. Hagæ, 1683, in-8°. Trad. holl., Dordrecht, 1683, in-8°. — IV. *Eroberte Gicht durch die Chinesischen Waffen der Moxa.* Hamburg, 1682, in-12; ibid., 1683, in-12. — V. *Weltstreit des chinesischen Thees mit dem warmen Wasser.* Berlin, 1686, in-8°. — VI. *Wohlversehener Feldmedicus begreifend die Missbräuche*, etc. Hamburg, 1684, in-12; Basel, 1691, in-12. — VII. *Decas observationum medicarum.* Bremæ, 1686, in-12; Cassel, 1688, in-12. — VIII. *De arcanis antipodagricis oder Geheimn. wider das Podagra.* Bremen, 1686, in-4°. — IX. *Edler Theetrank oder Hülfsmittel zum gesunden und langen Leben.* Bremen, 1686, in-8°. — X. *Wohl eingerichtete Feldapotheke.* Bremen, 1688, in-12. — XI. *Diætetica rationalis auf festen Principiis wohlgegründete Lebensordnung.* Bremen, 1688, in-12; Leipzig, 1690, in-12; ibid., 1696, in-8°; trad. holland. La Haye. 1690, in-8°. — XII. *Grausame medicin. Mordmittel : Aderlassen, Purgiren, Schrepfen...* Bremen, 1688, in-8°; 1689, in-8°; Leipzig, 1704, in-12; trad. holland. La Haye. 1691, in-8°. — XIII. *Schreiben an H. von Dankelmann, dass das Theegetränke die Wassersucht nicht verursache, sondern vertreibe.* Berlin, 1688, in-8°. — XIV. *Gefährliche und gestrafte Obstlust.* Stettin, 1689, in-12. — XV. *Sorgfältige und gewissenhafte Säugamme.* Bremen, 1689, in-8°. — XVI. *Diætetica nova ad sanitatem et vitam.* Stettin, 1690, in-12. — XVII. *Qualificirter Leibmedicus.* Stettin, 1690, in-12. — XVIII. *Der kranke Soldat...* Stettin, 1699, in-8°. — XIX. *Dreyssig Aphorismi oder Gesundheitsregeln...* Frankfurt, 1696, in-8°. — XX. *Zwey und zwanzigjährige Fiebercur...* Berlin, 1712, in-4°.

L. Hn.

GEHLEN (ADOLPH-FERDINAND). Célèbre chimiste allemand, naquit le 5 septembre 1775 dans la petite ville de Bütow, en Poméranie, où son père était pharmacien. Après avoir terminé ses humanités dans sa ville natale, il se rendit à l'Université de Königsberg, où il suivit avec zèle les cours académiques et s'appliqua à la pratique de la pharmacie sous la direction de l'apothicaire K. G. Hagen. Il étudia en même temps la linguistique, l'histoire naturelle et la médecine, et se fit recevoir docteur en cette dernière vers 1800. Gehlen passa ensuite à Berlin et étudia la chimie sous Klaproth et Val Rose ; plus tard il professa lui-même cette science à l'Institut Reil de Halle (1806) et en 1807 fut appelé à Munich en qualité de professeur et nommé membre de l'Académie des sciences de cette ville. Il devint également membre de la Société d'économie rurale bavaroise à laquelle ses connaissances scientifiques furent de la plus haute utilité.

Gehlen mourut à Munich, le 15 juillet 1815, victime de ses expériences sur le gaz hydrogène arsénié, qu'il préparait en faisant chauffer de l'arsenic dans une lessive alcaline.

Gehlen fit paraître de concert avec Hermbstädt, Klaproth, J. B. Richter, A. N. Scherer et Trommsdorf, le *Neues allgemeines Journal der Chemie* (Berlin, 1803-1806, 5 vol. in-8), qu'il publia de 1806 à 1810 sous le titre de *Journal für Chemie, Physik und Mineralogie*, avec la collaboration de G. F. Bucholz, Crell, Hermbstädt, Klaproth, J. B. Richter et Trommsdorf. De 1805 à 1808, il publia avec Val. Rose le *Neues Berliner Jahrbuch der Pharmacie* (Berlin), puis fonda en 1815, l'année même de sa mort, le *Repertorium der Pharmacie* (Nuremberg), qui fut continué par Buchner. Nous mentionnerons encore de lui :

I. *Anfangsgründe der Färbekunst*, trad. du français de Berthollet... Berlin, 1806, 2 vol. in-8°. — II. *Fassliche Anweisung zur Erzeugung und Gewinnung des Salpeters.* Nürnberg, 1812. — III. *Ueber die Aetherarten...* In *Neues allg. Journal d. Chem.*, Bd. II, 1804. — IV. *Ueber die Farbenveränder. der in Aether gelösten salzsauren Metallsalze im Sonnenlicht.* Ibid , Bd. III, 1804. — V. *Pneumat. Apparat zur Verhütung der Absorption.* Ibid., Bd. V, 1805. — VI. *Ueber den sogenannten Kampher aus Terpentinöl.* Ibid., Bd. VI, 1806. — VII. *Ueber angeblichen Schwefelstickgas im Aachner Mineralwasser.* In *Schweigger's Journ.*, Bd. I, 1811. — VIII. *Verfahren zur Bestimmung des spec. Gewichts.* Ibid., Bd. III. 1811. — IX. *Ueber die Eigenthümlichkeit der Ameisensäure.* Ibid , Bd. IV, 1812. — X. *Ueber Stärkezucker.* Ibid., Bd. V, 1812. — XI. *Ueber die Veränderung des Milchzuckers durch Schwefelsäure.* Ibid., Bd. VI, 1812. — XII. *Ueber die Verfahr. bei Pflanzenanalysen.* Ibid., Bd. VII, 1813. — XIII. *Ueber das elektro-chem. System.* Ibid., Bd. XIII, 1814. — XIV. *Neue Bereitungsart des Arsenwasserstoffgases.* Ibid., Bd. XV, 1815. — XV. *Ueber die Reduction der Metalle durch einander...* Ibid., Bd. XX, 1817. — XVI. Autres articles dans ces journaux et dans divers autres recueils.   L. Hn.

GEHLER (Les deux).

Gehler (Johann-Karl). Accoucheur allemand distingué, né à Görlitz, le 17 mai 1752, mort à Leipzig le 6 mai 1796. « Dès sa plus tendre jeunesse, il montra beaucoup de goût pour l'histoire naturelle et la mécanique, ce qui décida dans la suite sa vocation pour la médecine et pour celle des branches de l'art de guérir à laquelle il se consacra d'une manière spéciale. A peine sorti du gymnase de sa ville natale, il alla, en 1751, à Leipzig, où les recommandations de son père le firent accueillir amicalement par C. G. Ludwig, doyen de la Faculté de médecine, que de rares talents et de brillantes qualités personnelles rendaient digne de l'estime générale dont il jouissait, et qui le surveilla dans ses études avec une tendresse vraiment paternelle. Gehler suivit avec assiduité les leçons de Platz, Bose, Boehmer, Hebenstreit, Rudiger, Janke, Kaestner et Winkler, prit le titre de maître ès arts en 1756 et obtint deux ans plus tard celui de docteur en médecine. Peu de temps après il fit un voyage minéralogique à Freyberg, parcourut la Suisse ainsi qu'une partie de l'Allemagne et suivit un cours d'accouchements à Strasbourg. A son retour à Leipzig, il ouvrit un cours particulier de minéralogie, le premier qu'on eût encore fait dans cette université. Ce cours ne tarda pas à le faire connaître avantageusement, de sorte qu'il fut nommé, en 1759, accoucheur de la ville; en 1762, professeur extraordinaire de botanique ; en 1773, professeur ordinaire de physiologie ; en 1780, professeur d'anatomie et de chirurgie ; enfin, en 1789, professeur de thérapeutique, doyen perpétuel de la Faculté et médecin pensionné de la ville » (Biogr. Panckouck).

Gehler a laissé un assez grand nombre d'opuscules, parmi lesquels nous signalerons surtout ceux qui ont rapport aux accouchements :

I. *Diss. de characteribus fossilium externis.* Lipsiæ, 1757, in-4°. — II. *Diss. de horrore ut signo.* Lipsiæ, 1758, in-4°. — III. *Diss. de sanguine in partu profluente.* Lipsiæ, 1760, in-4°. — IV. *Diss. de partu difficili ex hydrope fœtus.* Lipsiæ, 1762, in-4°. — V. *Programma de usu macerationis seminum in plantarum vegetatione.* Lipsiæ, 1763, in-4°. — VI. *Diss. duæ de utero secundinas expellente.* Lipsiæ, 1765-1767, in-4°. — VII. *Diss. duæ de partus naturalis adminiculis.* Lipsiæ, 1772, in-4°. — VIII. *Progr. de prima fœtus respiratione.* Lipsiæ, 1773, in-4°. — IX. *Diss. de plumbo, ejusque in corpus humanum vi medicamentosa.* Lipsiæ, 1776, in-4°. — X. *Diss. duæ de eclampsia parturientium, morbo gravi quidem, neque adeo funesto.* Lipsiæ, 1776-1777, in-4°. — XI. *Progr. de insigni magnesiæ officinalis differentia.* Lipsiæ, 1779, in-4°. — XII. *Progr. de magnesiæ genuinæ usu medico.* Lipsiæ, 1780, in-4°. — XIII. *Progr. de ruptura perinæi in partu cavenda.* Lipsiæ, 1781, in-4°. — XIV. *Progr. quatenus aër in pulmonis haustus vitam alat.* Lipsiæ, 1781, in-4°. — XV. *Progr. de variis aërem corruptum emendandi mediis.* Lipsiæ, 1781, in-4°. — XVI. *Progr. de dubia vini adulterati per liquorem probatorium docimasiâ.* Lipsiæ, 1782, in-4°. — XVII.

Progr. de vini ferro adulterati docimasia. Lipsiæ, 1783, in-4°. — XVIII. *Progr. de utero in partu rupto.* Lipsiæ, 1783, in-4°. — XIX. *Progr. de uteri in partu rupturam minilantis therapia.* Lipsiæ, 1783, in-4°. — XX. *Progr. de deligatione funiculi umbilicalis.* Lipsiæ, 1784, in-4°. — XXI. *Progr. de modo funiculum umbilicalem deligandi.* Lipsiæ, 1784, in-4°. — XXII. *Progr. de justo deligandi funiculum umbilicalem tempore.* Lipsiæ, 1784, in-4°. — XXIII. *Progr. de puerperis caule fasciis involvendis.* Lipsiæ, 1784, in-4°. — XXIV. *Progr. de fasciarum in puerperio noxa.* Lipsiæ, 1785, in-4°. — XXV. *Progr. de fossilium physiognomiis.* Lipsiæ, 1786, in-4°. — XXVI. *Observationes de dentitione tertia.* Lipsiæ, 1786, in-4°. — XXVII. *Progr. de caussis suffocationis fœtus in partu artificiali.* Lipsiæ, 1787, in-4°. — XXVIII. *Progr. de tincturæ cinnamomi ad compescendas uteri hæmorrhagias virtute dubia et suspecta.* Lipsiæ, 1787, in-4°. — XXIX. *Progr. de usu cinnamomi in partu valde dubio.* Lipsiæ, 1787, in-4°. — XXX. *Progr. de vitæ fœtus in partu artificiali periclitantis præsidiis.* Lipsiæ, 1788, in-4°. — XXXI. *Progr. de parturientis situ ad partum apto.* Lipsiæ, 1789, in-4°. — XXXII. *Progr. vitam Ern. Bosii continens.* Lipsiæ, 1789, in-4°. — XXXIII. *Progr. de vectis obstetricalis usu dubio.* Lipsiæ, 1789, in-4°. — XXXIV. *Progr. de meconii in partu effluxu indubio fœtus mortui signo.* Lipsiæ, 1790, in-4°. — XXXV. *Progr. de forcipis Johnsonianæ præ Levretiana et Smelliana præstantia.* Lipsiæ, 1790, in-4°. — XXXVI. *Progr. de nimio sanitatis studio sæpe vel optimam sanitatem frangente,* P. i-iv. Lipsiæ, 1790-1791, in-4°. — XXXVII. *Progr. de effluente meconio neogeniti vitam non probante.* Lipsiæ, 1790, in-4°. — XXXVIII. *Progr. de connubio lactis cum acido-dulcibus sanitati neutiquam infenso.* Lipsiæ, 1790, in-4°. — XXXIX. *Progr. de situ fœtus in utero.* Lipsiæ, 1791, in-4°. — XL. *Progr. de capitis fœtus in partu oblique situ apta solutione.* P. i, ii, iii, iv. Lipsiæ, 1792-1793, in-4°. — XLI. *Progr. de noxa è nimis præcipitato medicinæ studio oriundo.* Lipsiæ, 1793, in-4°. — XLII. *Progr. de quibusdam rarioribus agri Lipsiensis petrificatis.* Lipsiæ, 1793, in-4°. — XLIII. *Momenta quædam quæ ad vitam hominum submersorum restituendam multum facere videntur.* Lipsiæ, 1793, in-4°. — XLIV. *Progr. de recta potus in sanis hominibus administratione.* Lipsiæ, 1793, in-4°. — XLV. *Progr. de salubritate habitantium è placitis recentiorum physicorum dijudicata.* Lipsiæ, 1794, in-4°. — XLVI. *Progr. de medicamentorum compositorum scrutinio chemico dubio persæpe ac fallaci.* P. i, ii. Lipsiæ, 1794-1796, in-4°. — XLVII. *Progr. de criteriis vitæ et mortis physico-medicis.* Lipsiæ, 1798. 2 vol. in-8°. — XLVIII. *Kleine Schriften die Entbindungskunst betreffend.* Leipzig, 1798, 2 vol. in-8°. (C'est la collection de ses dissertations sur les accouchements.) — XLIX. Gehler a en outre rédigé le *Leipziger gelehrte Zeitung* de 1782 à 1784 et traduit en allemand le *Traité de physique expérimentale* de Baumé. (Leipzig, 1775-1776, 3 vol. in-8°.)

L. Hn.

Gehler (Johann-Samuel-Traugott). Frère du précédent, né à Görlitz le 1er novembre 1751, mort à Leipzig le 16 octobre 1795, docteur en droit, *privat-docent* de mathématiques depuis 1776 à l'Université de Leipzig, puis conseiller (1783) et assesseur de la haute cour de justice de Leipzig (1786), mérite d'être mentionné pour le zèle avec lequel il cultiva l'histoire naturelle, la physique et la chimie. Outre la traduction des divers ouvrages français de Deluc, de Faujas de Saint-Fond, de Grégory, d'Adam, de Fourcroy, etc., Gehler a publié :

I. *Physikalisches Wörterbuch,* etc. Leipzig, 1787-1795, 4 vol. in-8°, et 1 vol. suppl. Table, 1801. Nouv. édit. par Brandes, Gmelin, Littrow, etc. Ibid., 1825-1845, 11 vol. in-8°. — II. *Sammlung zur Physik und Naturgeschichte.* Leipzig, 1778-1792, 4 vol. in-8°.

L. Hn.

GEHUF ou **GEHUPH**. Thevet indique sous ce nom un arbre de Sumatra, dont le fruit contient une noix amère, oléagineuse ; l'huile qu'on en retire est employée dans les maladies du foie et de la rate. On emploie aussi le suc huileux qui découle de ce végétal.

Pl.

Bibliographie. — Thevet. *La Cosmographie universelle* f. 419, b. — Mérat et de Lens. *Dictionnaire de matière médicale,* III, 342.

Pl.

GEIER (Les deux).

Geier ou **Geyer** (Johann-Danel). Médecin allemand, né à Ratisbonne le

10 novembre 1660, mort en 1735. Il fut médecin pensionné successivement à Alzey et à Mannheim, puis médecin de l'armée et enfin médecin de la cour de Saxe-Électorale. Geier était membre de l'Académie des Curieux de la nature. Il a laissé :

I. *De montibus conchiferis et glossopteris Alzeyensibus.* Francof., 1678. — II. *De aqua petrificante in tractu Eppelsheimensi prope Alzei et musco petrefacto.* In *Miscell. Acad. Nat. Cur.*, 1686. — III. *De variis ossibus lapidefactis animantium ac gigantum.* Ibid., 1687.

Geier (Georg-Franz). Né à Friesenhausen, en Franconie, le 9 février 1773, reçu docteur à l'Université de Wurtzbourg en 1798, servit d'abord dans l'armée en qualité de médecin-major, puis se fixa à Wurtzbourg, où il fut nommé conseiller du gouvernement et professeur de technologie et d'économie politique. Il était en outre possesseur d'une pharmacie à Wurtzbourg. L'époque de sa mort nous est inconnue. Ses seules publications se rapportant à la médecine sont :

I. *Diss. inaug. philos.-med. de natura medicatrice philosophiæ et physices generalis legibus æstimanda.* Wirceburgi, 1798, in-4°. — II. *Analytik des Begriffs der Heilkunde.* In *Röschlaub's Magaz. der Heilk.* Bd. I, St. 2, p. 257, 1799.   L. Hn.

GEIGER (Les deux).

Geiger (Malachie). Médecin allemand, vivait dans la seconde moitié du dix-septième siècle. Nous connaissons de lui :

I. *Kelegraphia seu descriptio herniarum.* Monach., 1631, in-8°. En allem. Stuttgart, 1661, in-12. — II. *Margaritologia, sive dissertatilo de margaritis.* Monach., 1637, in-8°. — III. *Microcosmus hypochondriacus.* Monach., 1651, in-4°.   L. Hn.

Geiger (Philipp-Lorenz). Né à Freinsheim, près de Frankenthal, dans la Bavière Rhénane, le 30 août 1785, mort à Heidelberg le 19 janvier 1836. Il étudia la pharmacie successivement à Adelsheim, près d'Armbrecht, et à Heidelberg (1800), puis quatre ans après alla faire un court séjour à Rastadt et à Lindau, sur le lac de Constance. En 1808, il se fixa à Carlsruhe, puis en 1814 passa à Heidelberg et devint en 1815 pharmacien de l'Université, en 1816 *privat-docent*, en 1824 professeur extraordinaire de pharmacie.

Geiger fut reçu docteur en philosophie à Heidelberg en 1818 et docteur en médecine *honoris causa* par la Faculté de Marbourg vers la même époque. Il est l'auteur d'une foule de mémoires sur la pharmacie et la chimie publiés dans divers recueils, tels que *Buchholz's Taschenbuch für Scheidekünstler, Trommsdorff's Taschenbuch, Buchner's Repertorium f. Pharmacie, Liebig's Annalen, Schweigger's Journal*, etc. A la mort de Hänle, il fut le rédacteur en chef du *Magazin der Pharmacie* (Heidelberg, Bd. VII-XXXVI, 1825-1831), puis passa à la rédaction du *Liebig's Annalen der Pharmacie*, dont il fit partie jusqu'à sa mort. Nous nous bornerons à citer de lui :

I. *Beschreibung der Realschen Auflösungspresse...* Heidelberg, 1817, in-4°, 1 pl. — II. *Diss. pharm.-chem. de calendula officinali L.* Heidelbergæ, 1818, gr. in-8°. — III. *Ideen über eine Apotheker-Taxe.* Heidelberg, 1819, in-8°. — IV. *Handbuch der Pharmacie.* Heidelberg, 1824 (1823)-1830, gr. in-8°. 4te Auflage, ibid., 1853 ; 5te Aufl. posth. von Liebig; ibid., 1843, gr. in-8°. — V. *Das Schwefelbad zu Langenbrücken.* Carlsruhe, 1827, gr. in-8°. — VI. *Die Stahlquellen zu Weinheim.* Carlsruhe, 1827, in-8°. — VII. *Pharmacopœa universalis.* Heidelbergæ, 1835, gr. in-8°. — VIII. *Ueber einige neue giftige Alkaloide.* In *Liebig's Annalen*, Bd. VII, 1834. — IX. *Ueber Rhabarberin.* Ibid., Bd. IX, 1834. — X. Avec Hesse : *Ueber Atropin.* Ibid., Bd. V. u. VI, 1833.   L. Hn.

GEILNAU (Eau minérale de), *athermale, bicarbonatée sodique moyenne, ferrugineuse faible, carbonique forte.* En Allemagne, dans le duché de Nassau, dans la vallée de la Lahn, sur la rive droite de la rivière de ce nom, en face de *Fachingen* (voy. ce mot), dans la seigneurie de Schauenburg, à 10 kilomètres d'Ems, est un petit village peuplé de 120 habitants, à 98 mètres au-dessus du niveau de la mer et qui n'a qu'un hôtel, l'hôtel Anker, où les touristes peuvent se loger, car Geilnau n'est pas, à proprement parler, une station minérale, puisque ses eaux ne se consomment guère sur place et qu'elles servent principalement à l'exportation. Les environs de Geilnau sont très-intéressants à visiter et un grand nombre de promenades et d'excursions peuvent y être entreprises. Une seule source y émerge, son débit n'est pas constant, puisque Fresenius a constaté qu'il était de 50 hectolitres en 24 heures au mois d'avril 1857, et de 66 hectolitres au mois de juin de la même année. La source de Geilnau sort, au-dessous du niveau de la Lahn, des schistes de transition qui alternent avec la grauwacke. Cette eau est limpide, lorsqu'elle n'a pas séjourné longtemps en contact avec l'air; dans ce cas elle se trouble, devient opaline, puis jaunâtre, et elle laisse déposer un enduit ocracé. Son goût est agréable, frais, très-piquant et sensiblement ferrugineux; elle n'a pas d'odeur en général, mais plusieurs observateurs ont constaté qu'elle pouvait devenir hépatique pendant certains orages. Elle est traversée par des bulles gazeuses d'un assez gros volume, dont les unes viennent s'épanouir avec bruit, surtout au milieu de son bassin. Sa température est de 10° centigrade, celle de l'air étant de 15° 5 centigrade; sa densité est de 1 002 047. Fresenius a fait son analyse en 1857 et a trouvé dans 1000 grammes les principes suivants :

Bicarbonate de soude		1,060190
—	chaux	0,490452
—	magnésie	0,363055
—	baryte	0,000193
—	oxyde de fer	0,058505
—	— manganèse	0,024741
Sulfate de potasse		0,017625
— soude		0,008552
Phosphate de soude		0,000572
Chlorure de sodium		0,036154
Acide silicique		0,024741
	Total des matières fixes	2,064355
Gaz	Acide carbonique libre	2,786551
	Azote	0,015525
	Total des gaz	2,802076

Aucun moyen balnéaire n'existe à Geilnau, dont on ne boit pas même les eaux sur place. Tous les auteurs allemands signalent les analogies de composition chimique et d'emploi thérapeutique de l'eau de Geilnau avec ceux des eaux de Selters, de Fachingen, sa voisine, de Giesshübel en Bohème, de Saint-Galmier et de beaucoup d'autres eaux françaises employées comme eaux de table. Il suffit cependant de jeter un coup d'œil sur les analyses de ces diverses sources pour constater combien les eaux bicarbonatées sodiques moyennes, ferrugineuses faibles, carboniques fortes, de Geilnau, ressemblent peu aux eaux chlorurées bicarbonatées de Selters, aux bicarbonatées sodiques presque fortes de Fachingen, qui renferment plus de 2 grammes de bicarbonate de soude par litre, aux eaux bicarbonatées calciques de Saint-Galmier, etc., etc.

Emploi thérapeutique. Les eaux de la source de Geilnau transportées se boivent aux repas, le plus souvent coupées de vin. Elles stimulent l'appétit et elles favorisent les digestions ; elles peuvent être regardées comme des eaux d'agrément par les gourmands qui ne leur demandent que de manger davantage et de digérer sans accidents ; mais elles sont médicinales pour les personnes qu'un embarras gastrique momentané ou une dyspepsie habituelle empêchent de prendre une nourriture suffisamment réparatrice.

On *exporte* chaque année plus de 200 000 cruchons de l'eau de la source de Geilnau. A. ROTUREAU.

BIBLIOGRAPHIE. — AMBURGER. *Versuch und Beobachtungen mit dem Geilnauer Sauerbrunnen.* Offenbach, 1796-1809. — MARSCHALL. *Untersuchung und Beschreibung des Geilnauer Mineralwassers.* Offenbach, 1815-1816-1820. — LANGBEIN. *Lied von der Nymphe zu Geilnau.* — GRALEE (G. F.). *Heilkunde zu Geilnau.* In *Hufeland's Journal der praktisch. Heilk.*, Bd. XXXII, St. 25, III, 120. — WETZLER. *Beschreibung von Wipfeld, Geilnau und Kissingen.* — OSANN (E.). *Physikalisch-medicinische Darstellung der bekannten Heilquellen der vorzüglichsten Länder Europa's.* Berlin, 1832. — LIEBIG (J.). *Mineralwasser zu Geilnau.* In *Annalen der Chemie und Pharmacie*, t. XLII. — FRESENIUS. *Chemische Untersuchung der Mineralquelle zu Geilnau.* In *Balneologische Zeitung*, VI, 1857. — HELFT. *Handbuch der Balneotherapie.* Berlin, 1857, p. 55. — SEEGEN (Josef). *Compendium der allgemeinen und speciellen Heilquellenlehre.* Wien, 1857, p. 11. — BRAUN (Julius). *Systematisches Lehrbuch der Balneotherapie mit Berücksichtigung der climatischen Therapie der Lungenphthise.* Berlin, 1868, p. 352-464. — JOANNE et LE PILEUR (A.). *Les bains d'Europe, Geilnau*, p. 55 Paris, 1800-1880. A. R.

GÉINE (de γῆ, terre). Nom sous lequel Berzelius désignait l'*humus* ou mieux quelques-uns des produits extraits de l'humus (*matières ulmiques*) et résultant de la putréfaction des matières végétales dans les couches superficielles du sol au contact de l'air et de l'humidité. D'après Braconnot, la géine ou *acide géique* ne diffère guère de l'*ulmine* (*voy.* ce mot).

Le nom de *géine* a été donné encore par Buchner à une substance amère, plus ou moins bien connue, extraite de la racine de benoite (*Geum urbanum* L.).

L. HN.

GÉINIQUE (Acide). $C^{40}H^{24}O^{14}$. L'humus renferme quelquefois, à côté de l'acide humique et de l'acide ulmique et comme eux à l'état de sel ammoniacal, un acide particulier auquel on a donné le nom d'acide géinique. D'après Mulder c'est un produit d'oxydation de l'acide humique.

Pour le préparer, il suffit de traiter l'humate d'ammoniaque par un acide ; on redissout dans l'eau le précipité obtenu et on fait évaporer. Réciproquement, quand on fait digérer longtemps le sel ammoniacal de l'acide géinique avec de l'acide chlorhydrique étendu, on obtient de l'acide formique et de l'humate d'ammoniaque.

L. HN.

GEISELER (EDOUARD-FERDINAND). Né à Stettin le 20 septembre 1781, reçu docteur à Halle en 1807, il subit avec succès les épreuves du *Staats-Examen* à Berlin et se fixa à Dantzig. Il mourut le 6 avril 1837. Nous aurions passé sous silence le nom de ce médecin qui se livra plus ou moins à l'homœopathie, s'il n'avait pas fait partie, en 1831, d'une Commission sanitaire contre le choléra. Nous connaissons de lui :

I. *Crotonis Monographia...* Halæ, 1807, in-8°. — II. *Vergiftung durch Salpeter.* In *Hufeland's Journal*, Bd. LVII, p. 124, 1823. — III. *Vergiftung durch Schinken.* In *Rust's Magaz. der Heilk.*, Bd. XVI, p. 114, 1824. — IX. Articles anonymes (signés G.) dans divers recueils médicaux. L. HN.

GEISSEL (Richard). Chirurgien allemand distingué, né à Witten en 1841, commença ses études médicales à l'Université de Berlin à l'âge de dix-huit ans, puis suivit celle de Wurtzbourg, revint à Berlin en 1862 et y prit ses grades en 1863. Il passa ensuite à Halle et y devint *assistent* de la clinique obstétricale dirigée par Olshausen. En 1865, il se fixa à Essen et ne tarda pas à acquérir une grande réputation comme opérateur. Il se distingua dans la campagne de 1866 et lors de la guerre contre la France dirigea pendant plusieurs mois une ambulance à Ars-sur-Moselle. Deux ans après son retour à Essen, il devint médecin en chef de l'hôpital protestant et y pratiqua nombre d'ovariotomies et de résections du genou et même une extirpation de la rate. En 1878, il fut atteint de pleurésie double, mais il passa malheureusement à suivre les cliniques de Heidelberg et de Fribourg le temps qu'il devait consacrer à soigner sa santé, et en 1879 vinrent s'ajouter à son mal une péricardite, une dégénérescence graisseuse du cœur et une albuminurie. Il mourut le 31 août 1880, âgé seulement de trente-neuf ans. Il a laissé plusieurs excellents mémoires :

I. *Zur chirurgischen Casuistik (trachéotomies, amputations fémorales).* In Deut. *Zeitschr. f. Chirurgie,* Bd. I, II. 5, 1872. — II. *Kriegschirurgische Reminiscenzen von 1870 bis 1871.* Ibid., Bd. V, p. 25, 1874. — III. *Operative Casuistik (Ovariotomie,* etc.). In *Deut. med. Wochenschr.,* N° 40-45, 1877. — IV. *Chirurg. Krankheiten der männlichen Harnröhre.* Ibid., N° 51-52, 1877. — V. *Schussverletzung der Zunge, Tracheotomie, Ligatur der Carotis communis, Tod.* In *Verh. d. deut. Gesellsch. f. Chir.,* 6. Congress. Bd. I, p. 116, 1877.

L. Hn.

GEISSOSPERMUM (Allem., *Diss.* [1845], c. icon.). § I. **Botanique**. Genre d'Apocynacées, série des Pluumériées, dont les fleurs, hermaphrodites et régulières, ont un calice 5-partite, accompagné en dedans de sa base d'un anneau de poils ; ses divisions sont étroites, aiguës ou acuminées. La corolle est hypocratérimorphe, à tube dilaté vers le point qu'occupent les étamines, et garni supérieurement de plis qui obturent en majeure partie sa gorge dépourvue d'écailles. Le limbe est partagé en cinq lobes tordus. Les cinq étamines s'insèrent au-dessus du milieu du tube de la corolle ; elles ont des anthères libres, aiguës, lancéolées, à loges obtuses, non appendiculées. Le gynécée, non accompagné d'un disque, est formé de deux carpelles libres, très-velus, multiovulés, unis plus haut en un style filiforme, dont le sommet stigmatifère est renflé en une masse ovoïde, sans anneau, surmontée d'un apicule bilobé. Les ovules sont rangés, dans chaque carpelle, sur deux séries verticales. Le fruit est formé de deux carpelles, ou d'un seul, bacciformes, divariqués, ovoïdes, acuminés, chargés d'abord de poils soyeux cendrés, puis glabres à la complète maturité. Les graines sont peltées, entourées d'une pulpe molle, ovales ou arrondies et sans aigrette, dit-on. Leur albumen est peu abondant, et leur embryon, à radicule supère, a des cotylédons foliacés. Ce sont des arbres de l'Amérique tropicale méridionale, à rameaux et feuilles pubescents. Leurs feuilles sont alternes, acuminées, penninerves. Leurs fleurs sont groupées en cymes pédonculées, oppositifoliées ou latérales, de petite taille ordinairement, souvent chargées d'un duvet soyeux et blanchâtres. On connaît jusqu'ici deux *Geissospermum*. L'un d'eux est de la Guyane : c'est le *Thyrsanthus sericeus* Sag. L'autre, plus anciennement connu, est une plante des environs de Rio-Janeiro, que le P. Vellozo a figurée dans l'Atlas du *Flora fluminensis* (III, t. 18), sous le nom de *Tabernæmontana lœvis*. Aussi lui avons-nous donné le nom de *Geissospermum lœve*. F. Allemão le nomme *G. Vellosii*. Son écorce est depuis assez longtemps célèbre au Brésil et vantée comme astringente et fébrifuge, sous le nom de *Pao-Pereira*. Guibourt l'avait décrite sous le nom de *Vallesia inedita* (voy. *Drog. simpl.*, éd. 7, II, 576). Les caractères de l'écorce sont, d'après lui, les suivants : « En morceaux longs de 65 centimètres, souvent très-larges et presque plats. La couche subéreuse est marquée de profondes crevasses longitudinales et couverte d'un épiderme gris jaunâtre. La substance en est fauve, spongieuse, presque insipide. Le liber est formé de lames plates, appliquées les unes sur les autres, faciles à séparer, mais difficiles à rompre, d'un jaune foncé et d'une forte amertume. » Les feuilles de l'arbre sont aussi d'une amertume assez prononcée. Le bois sert aux constructions.

Le *G. lœve* a été trouvé dans les forêts vierges de la Serra de Garacino, près de Rio-Janeiro. C'est un grand arbre, à écorce amère, de couleur ocracée. Les rameaux sont tortueux et étalés, 2, 3-chotomes. Dans leur jeunesse, ils sont couverts d'un fin duvet cendré, qu'ils perdent ensuite. Les feuilles sont oblongues-elliptiques, acuminées aux deux extrémités, avec un pétiole de longueur médiocre. Elles possèdent aussi ce fin duvet qu'elles perdent plus tard. Elles atteignent jusqu'à près d'un décimètre de longueur. Les fleurs ont un centimètre et demi de long. Leur calice est quinconcial, et, dans leur corolle, c'est le bord droit qui recouvre le gauche des lobes, dans la préfloraison. Le filet très-court des anthères est presque basifixe. Par tous ses caractères, cette plante se rapproche beaucoup des *Malouetia*, des *Aspidosperma* et même de certains *Tabernæmontana*.

H. Bn.

Bibliographie. — DC., *Prodr.*, VIII, 575. — M. arg., in *Mart. Fl. bras.*, VI, p. I; 90, t. 28. — Benth. et Hook., *Gen. plant.*, II, 707, n. 48. — Rosenth., *Synops. pl. diaphor.*, 371.

§ II. **Action physiologique.** L'emploi médical du pao-pareira au Brésil remonte à l'époque où le professeur Joaquim Silva en a fait connaître les propriétés antipyrétiques et antipériodiques. MM. Bochefontaine et de Freitas ont cru intéressant d'étudier l'action physiologique de cette plante et du principe actif qu'elle contient. Dès 1838, Ezequiel Santos, aujourd'hui professeur de pharmacologie à la Faculté de médecine de Rio-Janeiro, avait extrait de l'écorce du pao-pareira un alcaloïde auquel il donna le nom de *péreirine* et qui est d'un usage habituel dans la capitale du Brésil. Cet alcaloïde, que MM. Bochefontaine et de Freitas proposent de désigner sous le nom de *geissospermine* ou de *geissine* par abréviation, se présente sous la forme d'une poudre jaune foncé, amorphe, peu soluble dans l'eau, très-soluble dans l'alcool et le chloroforme ; elle est douée d'une saveur dont l'amertume paraît dépasser celle de la quinine. Du reste, l'écorce des tiges et les feuilles sèches présentent une saveur également amère, rappelant celle du *quassia amara*. Toutes ces parties renferment l'alcaloïde en question, comme l'ont vérifié les auteurs que nous venons de citer. La macération des feuilles dans l'alcool à 36 degrés Cartier, traitée par les réactifs de Bouchardat et de Walser, a laissé déposer le précipité caractéristique de la présence d'un alcaloïde. Mais la macération alcoolique étant fortement colorée en vert par la chlorophylle, on a traité par les mêmes réactifs la macération aqueuse d'une forte pincée de feuilles concassées. Cette macération, filtrée, présente la coloration brune limpide d'une solution faible de geissospermine ou de l'extrait aqueux ou alcoolique de l'écorce des tiges. Le réactif de Walser y détermine un précipité assez abondant, celui de Bouchardat un précipité brun rapidement redissous. Les feuilles renferment donc une certaine quantité de geissospermine, qui y est beaucoup moins abondante, il est vrai, que dans l'écorce des tiges, comme l'ont prouvé les phénomènes d'intoxication sur les grenouilles.

Les expériences de MM. Bochefontaine et de Freitas ont été pratiquées dans le laboratoire de pathologie expérimentale de M. Vulpian et ont porté sur l'extrait hydro-alcoolique de geissospermine dissous dans l'eau ou dans l'alcool, ainsi que sur les extraits alcoolique et aqueux, la teinture alcoolique et la macération aqueuse de l'écorce; les résultats obtenus ont été les mêmes dans tous les cas.

Les animaux sur lesquels a été étudiée l'action de ces préparations sont des batraciens (grenouilles) et des mammifères (cobayes et chiens); on avait recours généralement à des injections hypodermiques; sur les chiens on a pratiqué en outre des injections intra-veineuses et on a pris les tracés hémodynamométriques.

Nous donnerons ici la relation des expériences les plus importantes publiées par MM. Bochefontaine et de Freitas dans les *Mémoires de la Société de biologie*, 6e série, t. IV, p. iii, 1877 (*Recherches sur l'action physiologique du pao-pereira*).

1° « Grenouille verte de moyenne taille. A deux heures trente minutes, on injecte sous la peau de la patte gauche, vers le pied, une solution contenant 2 milligrammes de geissospermine (deux divisions de la seringue de Pravaz, contenant 1,3 centimètres cubes et divisée en quarante parties).

« Deux heures quarante minutes. Faiblesse très-grande dans les mouvements; placée sur le dos, la grenouille ne peut pas revenir à sa position normale. Ses mouvements respiratoires hyoïdiens sont normaux. Le pincement des orteils de la patte postérieure droite produit des mouvements réflexes; celui des orteils du côté gauche a besoin d'être très-fort pour produire ces mouvements, qui sont moins énergiques que du côté droit.

« Deux heures quarante-six minutes. La grenouille est complétement inerte; conservation des mouvements respiratoires. Les mouvements réflexes sont très-affaiblis. Les cœurs lymphatiques continuent de battre normalement. Le nerf sciatique droit est mis à nu et soulevé sur une baguette de verre; on l'électrise avec la pince de Pulvermacher, et on voit se produire des mouvements de la patte correspondante. Les muscles, électrisés à travers la peau, se contractent énergiquement.

« Deux heures cinquante-trois minutes. Arrêt des mouvements hyoïdiens. L'excitation mécanique des membres postérieurs ne produit plus de mouvements réflexes; on peut encore en obtenir par la même excitation des membres antérieurs. Les battements des cœurs lymphatiques sont moins fréquents.

« Trois heures. Les mouvements réflexes, qui survenaient encore sous l'influence des excitations des diverses parties du corps avec l'acide acétique ou la pince de Pulvermacher, ne donnent lieu à aucun mouvement réflexe. L'examen du nerf sciatique à l'aide de la pince de Pulvermacher donne les mêmes résultats qu'à deux heures quarante-six minutes. La contractilité musculaire est intacte. Les battements des cœurs lymphatiques sont très-faibles et très-lents.

« Trois heures vingt minutes. Les cœurs lymphatiques sont arrêtés. Le cœur sanguin bat encore, mais lentement. L'électrisation du nerf sciatique avec la pince de Pulvermacher ne produit plus de mouvements des orteils de la patte correspondante. Les muscles répondent encore à l'électrisation.

« Le lendemain la grenouille est trouvée morte. »

Donc action locale nulle, abolition des mouvements volontaires d'abord, des mouvements réflexes ensuite, avec conservation de la contractilité musculaire.

Cette expérience prouve en même temps que l'action paralysante ne porte pas sur les nerfs moteurs, puisque l'excitation du nerf sciatique provoque encore des mouvements du membre correspondant alors que les mouvements spontanés ont cessé aussi bien que les mouvements réflexes provoqués par les excitations mécaniques, chimiques et physiques.

2° « Grenouille verte (*Rana esculenta*) de petite taille.

« On lie, par la région lombaire, l'artère iliaque primitive droite. Immédiatement après, à quatre heures douze minutes, on injecte sous la peau du bras droit une solution contenant 2 milligrammes de geissine.

« Quatre heures seize minutes. Faiblesse très-grande des mouvements; la grenouille ne peut pas revenir à son attitude primitive quand on la place sur le dos. L'excitation de chacune des pattes postérieures produit des mouvements réflexes normaux dans ces membres.

« Quatre heures vingt-trois minutes. Inertie complète. Les mouvements réflexes sont affaiblis; que l'on excite l'une ou l'autre des extrémités postérieures, le résultat est le même. Les mouvements respiratoires hyoïdiens sont moins fréquents qu'avant l'expérience.

« Quatre heures vingt-sept minutes. Arrêt des mouvements respiratoires. Les mouvements réflexes sont encore plus faibles qu'à quatre heures vingt-trois minutes.

« Quatre heures trente-cinq minutes. Le nerf sciatique gauche est mis à nu. Son excitation avec la pince galvanique de Pulvermacher produit des mouvements dans la partie correspondante et les yeux s'enfoncent dans l'orbite. Les muscles se contractent très-bien sous l'influence de l'électricité. L'excitation mécanique ou électrique des diverses parties du corps ne produit des mouvements réflexes que dans les globes oculaires.

« Quatre heures quarante-huit minutes. Les mouvements réflexes sont abolis. On peut exciter mécaniquement, avec l'acide acétique ou avec la pince de Pulvermacher, les différentes parties du corps, et l'on n'obtient rien; les yeux de la grenouille sont enfoncés dans les orbites et recouverts par les paupières inférieures.

« Cinq heures. L'excitation galvanique du nerf sciatique gauche ne produit plus de mouvements des orteils de la patte correspondante. On met le sciatique droit à nu, et on l'examine avec le même excitant : pas de mouvements des orteils; il y a des contractions du muscle crural. Les muscles des différentes parties du corps réagissent sous l'influence de l'électrisation.

« Le lendemain matin, la grenouille est trouvée morte. »

Même série de phénomènes que dans l'expérience précédente; mouvements volontaires abolis en premier lieu, mouvements réflexes (mouvements d'enfoncement du globe oculaire dans l'orbite) abolis ensuite, c'est-à-dire abolition successive des fonctions du cerveau et de la moelle. Action sur le système nerveux périphérique nulle. Les nerfs sensibles restent intacts, car leur excitation du côté intoxiqué et du côté non intoxiqué provoque des phénomènes réflexes absolument identiques.

3° « On a enlevé chez une grenouille les deux hémisphères cérébraux, et sur une autre on a extirpé complètement l'encéphale, en avant du bulbe rachidien.

« Lorsque la stupeur produite par l'opération a été dissipée, ces grenouilles ont repris leur attitude habituelle. L'excitation des orteils produisait des mouvements réflexes exagérés ; placées sur le dos, elles revenaient brusquement à leur attitude normale. Mises dans un vase plein d'eau, elles nageaient tout d'abord, puis s'arrêtaient au bout de peu de temps, et restaient immobiles jusqu'à ce qu'une nouvelle excitation vînt les faire sortir de leur immobilité. Si, lorsque la grenouille est sur le ventre, dans la station normale, on met dans l'extension l'un ou l'autre membre postérieur, la grenouille ramène aussitôt ce membre près du tronc dans la flexion.

« Après avoir constaté ces faits, on a injecté sous la peau de la jambe de chaque grenouille une solution contenant 2 milligrammes de geissospermine (deux divisions de la seringue de Pravaz divisée en quarante parties).

« Les mêmes phénomènes qui sont mentionnés dans les deux premières expériences se sont manifestés dans le même ordre : d'abord l'impossibilité de conserver l'attitude normale, puis inertie absolue, avec arrêt des mouvements respiratoires hyoïdiens et affaiblissement considérable des mouvements réflexes, qui ont fini par être abolis au bout d'un certain temps.

« L'excito-motricité du nerf sciatique et la contractilité musculaire, examinées avec la pince de Pulvermacher, alors que la paralysie était complète, étaient conservées. »

Il résulte de cette double expérience que la geissospermine agit directement sur la substance grise de la moelle épinière et du bulbe pour en diminuer ou en abolir les propriétés physiologiques. L'action sur l'encéphale est suffisamment démontrée par la disparition des mouvements volontaires au début de l'intoxication.

Les expériences sur les mammifères ont donné des résultats analogues.

Pour présenter les faits dans leur ensemble, nous ne pouvons mieux faire que de donner un aperçu des conclusions de la note publiée par ces habiles expérimentateurs dans les *Comptes rendus de l'Académie des sciences*, t. LXXXV, p. 412, 1877 (*Note sur l'action physiologique du pao-pareira*, geissospermum læve *Baillon*).

I. La geissospermine ne paraît pas posséder d'action locale irritante, ou tout au moins cette action est très-faible, circonstance importante qui permet d'espérer que l'usage de cet alcaloïde par la méthode hypodermique pourra être introduit dans la thérapeutique, surtout quand on l'aura obtenu à l'état de pureté.

II. La geissospermine est une substance toxique douée d'une grande activité. 14 centigrammes de cet alcaloïde, en injection hypodermique, suffisent pour paralyser les mouvements volontaires d'un chien de petite taille ; à la dose de 1 centigramme il a tué un cobaye adulte du poids de 668 grammes ; enfin 2 milligrammes de cette substance ont déterminé la mort chez les grenouilles, et il a suffi de 1/2 milligramme pour paralyser ces animaux.

III. Dans plusieurs expériences la geissospermine a déterminé un *ralentissement des battements du cœur*, fait qui a été observé cliniquement par José Silva et Gonçalvez Ramos. La pression artérielle intra-carotidienne a été notablement diminuée.

IV. La fréquence des mouvements respiratoires est diminuée.

V. Les mouvements volontaires cessent les premiers, mais les mouvements réflexes persistent. La geissospermine paraît donc d'abord agir sur le cerveau.

VI. Les mouvements réflexes sont ensuite abolis progressivement. La geissospermine agit donc certainement sur la moelle épinière et le bulbe rachidien.

VII. Les nerfs sensibles paraissent conserver leurs fonctions aussi longtemps que les nerfs moteurs, comme il résulte de la deuxième expérience.

VIII. L'excito-motricité s'éteint alors seulement que l'animal est depuis un certain temps déjà engourdi, inerte.

IX. La contractilité musculaire n'est pas atteinte par la geissospermine, car elle persiste après la mort de l'animal empoisonné par cette substance.

En résumé, d'après les expériences de MM. Bochefontaine et de Freitas, l'alcaloïde retiré du *geissospermum læve* est un poison paralysant, qui paraît agir spécialement sur la surface grise de l'encéphale et surtout sur l'axe gris bulbo-médullaire, dont il abolit progressivement les propriétés physiologiques, tandis qu'il n'influence en rien les muscles et le système nerveux périphérique.

Ajoutons pour terminer que l'influence de la geissospermine sur la circulation et la calorification n'a pas encore été suffisamment étudiée, et que toute déduction relative aux propriétés fébrifuges ou autres de ce corps serait prématurée.

L. Hahn.

GEITNER (Ernst-August). Médecin et chimiste allemand, né à Gera, le 12 juin 1783, mort à Schneeberg, le 24 octobre 1852. Il étudia la médecine à Leipzig, fut reçu docteur en 1810, puis exerça d'abord l'art de guérir à Lössnitz, dans le pays de Schönburg. Il fonda et exploita peu après une fabrique de produits chimiques dans cette même localité et plus tard transporta son industrie à Schneeberg. Geitner est l'auteur de la découverte de l'*argentan* et, selon Poggendorff, il découvrit en même temps que Lassaigne (1820) les procédés de teinture des étoffes de matière animale et végétale au moyen des combinaisons chromiques. C'est aussi Geitner qui, en 1837, créa les belles serres de Planitz près de Zwickau, sur un terrain recélant des combustions souterraines de charbon. On a de lui :

I. *Diss. de dysenteria* (præs. Platner). Lipsiæ, 1810, in-4°. — II. *Die Familie West, oder Unterhaltung über Chemie und Technologie*. Leipzig, 1805-1806, 2 vol. — III. *Briefe über Chemie*. Leipzig, 1808, 2 vol. — IV. *Versuche über das Blaufärben wollener Zeuge ohne Indigo*. 1809. — V. *Fabriksmässige Bereitung des Syrups und Zuckers aus Kartoffelmehl*. Leipzig, 1811. — VI. *Apparat. zur Bereitung d. brenz. kohlensaur. Ammoniaks aus Thierstoffen*. In *Schweigger's Journal*, Bd. V, 1812. — VII. Articles dans *Journal für Fabrikwesen*, 1808-1811.
L. Hn.

GÉLASIME (*Gelasimus* Latr.). Genre de Crustacés Décapodes, du groupe des Brachyures et de la famille des Ocypodidés, dont les représentants sont caractérisés ainsi qu'il suit : Carapace en forme de trapèze avec les angles antérieurs un peu arrondis ; pédoncules oculaires grêles, cylindriques, très-allongés, reçus à leur base dans une fossette linéaire ; cornée petite, située à l'extrémité du pédoncule oculaire ; pattes-mâchoires externes rapprochées l'une de l'autre, à quatrième article implanté sur l'angle externe du troisième ; antennes distinctes, les externes rudimentaires, les internes couchées en long ; pattes ambulatoires diminuant graduellement de grandeur à partir de la deuxième paire, celles de la première paire terminées chacune par une pince dont l'une reste ordinairement très-petite, tandis que l'autre prend un développement énorme.

Les *Gelasimus* sont terrestres et habitent exclusivement les régions tropicales du globe, particulièrement en Amérique et aux Indes orientales. Ils se tiennent non loin de la mer, dans les terrains humides où ils creusent des trous cylindriques, obliques, parfois très-profonds, dans lesquels ils se réfugient par couples ; le mâle, de sa grosse pince, ferme l'entrée du domicile commun. L'habitude qu'ils ont de tenir constamment leur pince en avant de leur corps leur a fait donner le nom vulgaire de *Crabes appelants*. On en connaît une vingtaine d'espèces dont les principales sont : *G. maracoani* Latr., de la Guyane et du Brésil ; *G. vocans* Rumph, de Java et de la côte du Malabar ; *S. tetragonon* Rupp., des bords de la mer Rouge ; *S. palustris* M. Edw. (*Cancer palustris* Sloane, *Gelasimus vocans* Desm.), des Antilles, ou *Crabe appelant* de De Geer (*Mém. pour servir à l'hist. des Ins.*, t. VII, p. 27, fig. 12), figuré dans l'atlas du *Règne animal* de Cuvier, Crust., pl. 18, fig. 1 ; enfin *G. pugilator* Desm., de la Caroline du Sud. Cette dernière espèce se rencontre en quantité considérable sur le bord des rivières dans lesquelles le flux se fait sentir ; sa carapace est lisse, de couleur grise avec une tache violette en avant et des lignes noires parallèles en arrière ; sa chair est très-recherchée comme aliment.

Près des *Gelasimus* se place le genre *Ocypoda* Latr., dont les espèces, au nombre d'une dizaine, ont la cornée très-grande, s'étendant au-dessous jusqu'à la base du pédoncule oculaire ; celui-ci est très-gros et se prolonge en général au delà des yeux sous forme de stylet ou de tubercule.

L' *O. cursor* Dehaan, qui en est le type, est remarquable par le grand pinceau de poils roides qui termine ses stylets podophthalmaires. Il se rencontre assez communément sur les côtes du nord de l'Afrique, depuis la Syrie jusqu'au cap Vert. C'est le *Cancer cursor* de Linné (*Syst. nat.*, XII, p. 1039) et l'*Ocypode ippeus* d'Olivier (*Voy. dans l'Empire ottoman*, t. II, p. 234, pl. 50, fig. 1).

Ed. Lefèvre.

GÉLATINE. **§ I. Chimie.** La gélatine est un produit de transformation moléculaire de certains tissus de l'organisme animal, notamment du tissu organique des os, ou osséine, et du tissu conjonctif. Ces tissus sont insolubles dans l'eau, mais sous l'influence prolongée de l'eau bouillante et principalement de l'eau sous pression, à une température de 120 degrés, ils entrent en dissolution, par suite de leur conversion en gélatine. Cette transformation, pour l'osséine, par exemple, a lieu sans changement de composition.

Les tissus cartilagineux se comportent comme les précédents, mais le produit formé, qui a une certaine analogie avec la gélatine, est cependant différent : c'est la *chondrine*.

La gélatine forme la membrane interne de la vessie natatoire de plusieurs espèces d'esturgeons très-communes dans le Volga et autres fleuves de Russie. Cette gélatine, qui est la plus estimée, porte le nom de *colle de poisson* ou *ichthyocolle*.

On n'a signalé la gélatine dans l'économie que dans le sang et la rate des leucocythémiques (Scherer) ; encore cette assertion a-t-elle été révoquée en doute par M. Gorup-Besanez.

Propriétés. La gélatine, mise en contact avec l'eau froide, se gonfle beaucoup, en absorbant jusqu'à 40 pour 100 de son poids d'eau, mais sans se dissoudre sensiblement. Si l'on chauffe alors, elle se dissout et la solution se prend par le refroidissement en une gelée transparente, plus ou moins compacte suivant la quantité de gélatine (il en faut au moins 2 à 3 pour 100) et suivant sa qualité. Les acides et les alcalis augmentent la solubilité de la gélatine et leur présence diminue la consistance de la gelée.

Une ébullition prolongée avec l'eau fait perdre à la gélatine la faculté de se prendre en gelée par le refroidissement. Il en est de même, si l'on chauffe cette solution sous pression à 140 degrés ; la gélatine subit alors une transformation complète.

Lorsqu'on dessèche à l'air la gelée produite par la gélatine, celle-ci reste sous la forme d'une masse dure et cassante, translucide, incolore ou plus ou moins colorée, suivant le degré de pureté, sans odeur et sans saveur.

Sèche, la gélatine est inaltérable à l'air, mais, en gelée, elle s'altère promptement, en devenant acide.

La gélatine est insoluble dans l'alcool et dans l'éther et sa solution aqueuse est entièrement précipitée par l'alcool.

Chauffée seule, la gélatine se ramollit et fond vers 100 degrés ; à une température plus élevée, elle se décompose en répandant une odeur particulière, puis elle brunit et se boursoufle en exhalant des fumées ayant l'odeur de la corne brûlée ; elle laisse finalement un charbon volumineux, difficile à brûler complètement ; les cendres, très-peu abondantes, sont formées principalement de phosphate calcique.

Voici maintenant quels sont les caractères de la solution de gélatine. Elle est, comme on l'a vu, précipitée par l'alcool. Lorsqu'on ajoute de l'alcool à la gélatine en gelée, celle-ci se contracte considérablement.

La solution de gélatine n'est troublée ni par les acides, ni par les alcalis. L'alun, le ferrocyanure de potassium additionné d'acide acétique, l'acétate et le sous-acétate de plomb, le sulfate de cuivre, ne la précipitent pas non plus.

Le chlorure stanneux y produit un précipité blanc. Le chlorure mercurique donne un précipité blanc, soluble dans un excès de chlorure. Le chlorure platinique la précipite également.

D'après M. Carey Lea, la gélatine est colorée en rouge par le nitrate mercurique et en jaune par le nitrate mercureux.

Le chlore gazeux produit dans la solution de gélatine un précipité floconneux blanc, nacré.

Lorsqu'on ajoute un excès de potasse à la solution de gélatine additionnée de sulfate de cuivre, la liqueur se colore en bleu ; par une ébullition prolongée, la couleur passe au rouge clair, sans qu'il se dépose d'oxydule de cuivre.

La réaction caractéristique de la gélatine est d'être précipitée par le tannin, quelle que soit sa provenance. Le précipité produit est insoluble et imputrescible. Ce précipité forme des flocons caillebotés qui se réunissent rapidement en une masse collante, élastique, plus ou moins foncée, qui devient dure et cassante par la dessiccation. Il suffit de $\frac{1}{5000}$ de gélatine dans l'eau pour observer cette réaction.

Le chromate de potassium agit à la lumière sur la gélatine, en produisant un composé insoluble. Ce caractère est utilisé par la photographie.

L'ozone transforme la gélatine en une substance qui ne fait plus gelée, ne précipite plus par le bichlorure de mercure ni par le tannin, mais par l'alun et le sulfate de cuivre (Gorup-Besanez).

La solution bouillie de gélatine dévie fortement à gauche le plan de la lumière polarisée. Le pouvoir rotatoire de la gélatine, dissoute dans l'eau pure ou dans l'eau renfermant une très-petite quantité d'alcalis, est de — 130 degrés à la température de 25 degrés ; il s'abaisse avec une augmentation de température et n'est que de — 123 à 40 degrés. La présence d'une certaine quantité d'alcali ou d'acide acétique l'abaisse à — 112 ou — 114 degrés; l'ammoniaque est sans influence (De Bary).

La gélatine appartient aux substances colloïdes; elle ne se dialyse pas à travers le parchemin végétal. La gélatine est rapidement digérée dans l'estomac. Sa digestion par la pepsine lui fait perdre la propriété de gélatiniser; en même temps, son pouvoir rotatoire diminue.

La gélatine se dissout dans les lessives alcalines, en s'y ramollissant d'abord. L'acide acétique la dissout complétement après qu'elle a été gonflée par l'eau.

Composition. Voici d'après Mulder quelle est la composition de la gélatine :

	Colle de poisson.	Gélatine des os.	Osséine.
Carbone.	50,76	50,40	50,15
Hydrogène.	6,64	6,64	7,07
Azote.	18,52	18,31	18,45
Oxygène.	24,69	24,64	24,33

On a signalé en outre la présence dans la gélatine de 0,14 pour 100 de soufre. Dans l'osséine, cette proportion s'élève à 0,216 d'après Bibra; 0,7 d'après Verdeil.

On voit que cette composition est la même que celle de l'osséine que nous avons fait figurer pour la comparaison. Elle diffère de celle des matières albuminoïdes par une plus faible teneur en carbone et une proportion plus forte d'azote. Les chiffres ci-dessus correspondent très-sensiblement à la formule $C^6H^{10}Az^2O^2$ proposée par Hunt, qui envisage la gélatine comme un nitrile dérivé de la cellulose. L'étude des dédoublements de la gélatine a conduit M. Schutzenberger à représenter ce corps par la formule $C^{76}H^{124}Az^{24}O^{29}$.

Réactions et dédoublements. L'acide azotique attaque la gélatine et la convertit en acide oxalique.

L'oxydation par l'acide chromique donne naissance à la série des acides gras, depuis l'acide formique jusqu'à l'acide caprylique, en même temps qu'à de l'acide cyanhydrique, aux cyanures de méthyle, d'éthyle, de butyle, d'amyle (acétonitrile et homologues), et à l'aldéhyde benzoïque (Fraude).

Soumise à l'ébullition avec l'acide sulfurique étendu, la gélatine fournit du sulfate d'ammoniaque, du glycocolle et de la leucine. D'après Gerhardt, la colle de poisson fournirait ainsi un sucre fermentescible. Les alcalis bouillants donnent de même naissance, entre autres produits, au glycocolle et à la leucine.

Lorsqu'on chauffe vers 150 ou 200 degrés la gélatine avec de l'hydrate de baryte, on obtient les mêmes produits que ceux que fournit l'albumine dans les mêmes conditions, savoir : 1° de l'ammoniaque, de l'acide carbonique, de l'acide oxalique, dans les proportions qui répondent à l'hydratation de l'urée et de l'oxamide; 2° de l'acide acétique; 3° un mélange d'acides amidés dans lesquels le rapport du carbone à l'hydrogène est sensiblement 1 à 2 et celui de l'azote à l'oxygène également 1 à 2. Ces acides sont constitués en parties à peu près égales d'acides $C^nH^{2n+1}AzO^2$ et $C^nH^{2n-1}AzO^2$ (P. Schutzenberger).

En abandonnant la gélatine à la putréfaction avec du pancréas de bœuf, à la température de 40 degrés, M. Nencki a observé après vingt-quatre heures la formation des produits suivants : peptone de gélatine, glycocolle, leucine, acides gras volatils, ammoniaque, acide carbonique. Enfin, il se forme une base volatile ayant une composition voisine de celle de la triméthylamine et que M. Nencki considère comme un isomère de la collidine $C^8H^{11}Az$.

FABRICATION DE LA GÉLATINE ET SES USAGES. La gélatine porte dans le commerce différents noms, suivant sa provenance. La plus estimée est la *colle de poisson* ou *ichthyocolle*. La *colle de Flandre* est de la gélatine obtenue en faisant bouillir avec l'eau les rognures de peau, de parchemin, de cuir blanc, les peaux d'anguilles, de chevaux, de chats, de lapins, débarrassées de leurs poils. La *colle forte* ordinaire est obtenue avec la peau, les tendons, les pieds de bœuf, déchets de tanneries, etc. Enfin, la *colle d'os* qu'on prépare à l'aide des os.

Nous allons passer en revue les procédés employés pour la fabrication de ces diverses variétés, ainsi que leurs caractères spéciaux et leurs usages.

Colle de poisson ou ichthyocolle. — Elle constitue la membrane interne de la vessie natatoire de certains esturgeons. On plonge la vessie dans l'eau froide pour la ramollir et détacher ainsi la membrane externe. La membrane interne est alors roulée en tortillons auxquels on donne, lorsqu'ils sont à peu près secs, la forme d'une lyre ou d'un cœur, ou bien on la plie en feuilles. La matière encore humide est blanchie par l'acide sulfureux, puis séchée.

L'ichthyocolle se dissout aisément dans l'eau tiède, ainsi que dans l'eau froide additionnée de 1 à 2 millièmes d'acide chlorhydrique.

On distingue dans le commerce plusieurs colles de poisson. La colle de Russie est la première qualité. La colle en *livres* ou en *tablettes* préparée en Hollande ou en Angleterre avec les intestins de la morue. La colle en *rubans* est préparée avec la vessie natatoire de la morue.

La colle de poisson est employée pour le collage de la bière, des vins et des liqueurs. Elle sert comme apprêt pour les étoffes de soie, les gazes, les rubans, et comme épaississant dans l'impression des toiles peintes. Elle sert à préparer le taffetas d'Angleterre; à la fabrication des perles artificielles et au montage des pierreries. Enfin, on l'emploie pour la préparation des gelées alimentaires.

Pour dissoudre la colle de poisson, on la divise avec un marteau ou un pilon, on l'arrose d'eau froide où elle se gonfle peu à peu. Après vingt-quatre heures, on la malaxe, on l'étend d'eau et on la filtre à travers un linge.

Colle de Flandre ou colle de peau. — Les matières premières ou *colle-matière* généralement employées pour la fabrication de cette colle sont les suivantes, dont l'énumération est accompagnée du rendement en colle :

	Pour 100.
Rognures des parchemineries..	62
Rognures des cuirs de l'Amérique du Sud	56 à 60
Surons d'indigo	50 à 53
Peaux de têtes de veau	44 à 48
Brochettes ou déchets de la mégisserie.	44 à 45
Rognures de tanneries	38 à 42
Patins ou tendons de bœuf, avec portions de muscles. .	35
Nerfs ou tendons des jambes et des parties charnues des chevaux.	15 à 18

La colle-matière est d'abord soumise à un chaulage, qui a pour but d'éviter son altération et de la priver en outre des matières grasses, du sang, des poils, etc. Pour cela, la matière est mise en macération pendant deux à trois semaines dans un lait de chaux. On la soumet ensuite à un lavage complet pour la débarrasser de la chaux, puis on l'abandonne à l'air pour permettre au restant de la chaux de se carbonater. On la laisse enfin séjourner quelques heures dans l'eau froide, puis on la soumet à la *cuite*.

Comme la gélatine s'altère par une ébullition prolongée avec l'eau, cette cuite ne doit pas être poussée jusqu'à dissolution complète de la colle-matière, et l'on procède par fractionnements. La chaudière où elle s'effectue est munie d'un double fond percé de trous afin que la matière ne s'attache pas au fond, qui est chauffé à feu nu. Entre les deux fonds se trouve le robinet de soutirage. Chaque cuite dure quatre à cinq heures et on procède au soutirage quand une prise d'essai a montré que le liquide se prend en gelée par le refroidissement. Le soutirage se fait dans un réservoir conique, placé en contre-bas de la chaudière et dans lequel commencent par se déposer les impuretés en suspension ; ce réservoir peut être chauffé pour amener le liquide à la concentration voulue ; on fait alors écouler le liquide dans des moules de bois de sapin où il se refroidit. En même temps on procède à une seconde cuite de la même colle-matière, puis, après quelques heures, à une troisième et dernière.

Quand la matière est entièrement prise en gelée, on la détache du moule et on la partage en tranches minces, à l'aide d'un fil de laiton, et l'on fait sécher ces plaques sur des treillages en corde ou en fils métalliques, dans un endroit tiède et aéré, dans des séchoirs en bois à feuillets mobiles. Cette dessiccation ne peut guère se faire par les chaleurs de l'été, ni par les temps froids ; dans le premier cas, la gélatine se liquéfie ; dans le second, elle se déforme et se fendille.

La gélatine ainsi obtenue se présente en feuilles ou en tablettes minces, demi-transparentes, plus ou moins colorées, auxquelles on donne du lustre en les plongeant dans l'eau tiède, les frottant avec une brosse mouillée et les séchant dans un courant d'air chaud. Ces feuilles gardent l'empreinte des fils sur lesquels elles ont séché.

La première cuite donne la plus belle colle de Flandre ; elle est presque incolore et est utilisée pour les gelées alimentaires. La colle la plus estimée est désignée sous le nom de *grenétine* et est fabriquée dans l'usine Grenet, à Rouen ; elle peut être substituée à la colle de poisson dans tous ses emplois. On n'utilise pour sa préparation que des matières fraîches, des peaux de jeunes animaux.

La colle de Flandre est employée pour la préparation du taffetas d'Angleterre, de la colle à bouche, des capsules pharmaceutiques, etc. La *colle de Cologne*, qui se distingue par sa blancheur, est préparée avec des colles-matières auxquelles on a fait subir un traitement par le chlorure de chaux.

La *gélatine alimentaire de Nelson* est obtenue en lavant les déchets de peau à l'eau, les faisant macérer pendant dix jours dans de la soude caustique étendue, les lavant de nouveau à l'eau, et les décolorant par l'acide sulfureux. La cuite a lieu dans des vases de terre chauffés à la vapeur, et la dessiccation est effectuée à 40 degrés.

Parmi les usages de la gélatine incolore, nous citerons encore la préparation du *papier glacé* ou *papier-gélatine*, qui sert à confectionner les fleurs artificielles, les pains à cacheter, les enveloppes pour les confiseurs et surtout les images de sainteté. Pour obtenir ce papier, on coule la gélatine incolore, ou colorée par des décoctions de bois, sur des glaces enduites de fiel de bœuf, pour empêcher l'adhérence ; on obtient ainsi des lames minces, élastiques, transparentes comme le verre. C'est encore avec la belle colle de Flandre qu'on obtient les préparations anatomiques transparentes.

Colle forte. Cette variété plus commune de gélatine est la colle de menuisier. Elle s'obtient comme la colle de Flandre, mais avec des colles-matières plus communes. Elle est d'une couleur rousse ou d'un brun noirâtre.

Colle d'os. Il nous reste à parler de l'extraction de la gélatine des os, extraction qui ne peut pas se faire à la température de l'eau bouillante. Plusieurs procédés sont en usage pour cette extraction. Le plus ancien, celui de Papin, consiste à chauffer à 120-130 degrés dans la marmite dite de Papin, c'est-à-dire sous pression, les os avec de l'eau. Ce procédé, qui donne une gélatine ammoniacale, c'est-à-dire altérée, par suite d'une température trop élevée, a été avantageusement remplacé par d'Arcet, qui a employé la vapeur d'eau surchauffée, à 106 degrés. Un troisième procédé, enfin, consiste à isoler l'osséine, en traitant les os par un acide, pour dissoudre la matière minérale, puis à convertir cette osséine en gélatine.

Les matières premières sont choisies de manière à offrir une grande surface à l'action de l'eau ou des acides. Ce sont : les os des têtes de bœuf, de cheval, de mouton, les os minces de l'humérus du mouton, les cornillons ou os qui garnissent l'intérieur des cornes de bœuf; les déchets de boutons provenant des os plats des côtes de bœuf, etc.

Procédé de Papin. Il est à peu près abandonné à cause de l'altération que subit la gélatine sous l'influence de la température employée (120 à 135 degrés).

Procédé de d'Arcet. D'Arcet a imaginé d'enfermer les os dans des paniers à mailles grillées, introduits ensuite dans un cylindre en fonte mis en communication avec un générateur, et de faire agir sur eux de la vapeur d'eau sous une pression telle que la température atteigne 106 degrés. Cette vapeur, en se condensant sur les os, commence par en expulser la graisse, puis elle agit sur le tissu cellulaire pour le transformer en gélatine, qui se dissout dans l'eau condensée. On retire ainsi 15 pour 100 environ de gélatine; le résidu, devenu friable, est très-propre à fournir un excellent noir animal.

La solution de gélatine ainsi obtenue, qui dans l'origine devait servir comme aliment, fournit de la colle forte par le procédé qui a été indiqué pour la colle de peau.

Procédé par les acides. Les os concassés, préalablement dégraissés par une ébullition avec l'eau, sont mis en digestion avec de l'acide chlorhydrique faible, marquant 6 degrés Baumé, dans des auges en grès ou en bois doublé de plomb. L'opération doit être faite dans un endroit frais et dure dix à douze jours. Le phosphate et le carbonate calciques se dissolvent, tandis qu'il reste 25 à 27 pour 100 d'osséine. On lave cette osséine à l'eau pour lui enlever l'excès d'acide, mais elle retient toujours un peu de phosphate calcique acide qui communique ultérieurement à la colle un certain degré d'hygroscopie qui la fait rechercher pour quelques usages, notamment pour le *parement* des chaînes des tissus. Cette hygrométricité peut être évitée en lavant l'osséine à l'eau de chaux : on convertit ainsi le phosphate acide en phosphate basique insoluble.

Il n'y a plus qu'à faire bouillir l'osséine avec de l'eau et à traiter la solution de gélatine comme celle de la colle de peau pour en retirer la colle forte.

Quelques fabricants blanchissent l'osséine avant de la convertir en gélatine, soit en l'exposant sur le pré au soleil, soit par un traitement à l'acide sulfureux.

Les eaux acides sont employées pour une opération subséquente, jusqu'à complète neutralisation. Elles servent ensuite à la fabrication des phosphates agricoles ou du phosphore.   Ed. Willm.

§ II. **Bromatologie.** La question de l'alibilité de la gélatine, après avoir été l'objet de discussions animées de la part de toute une génération de savants, a perdu aujourd'hui, le procès étant jugé, la plus grande partie de son intérêt. Il est bon cependant de se rappeler que les résultats obtenus ont été la conséquence de travaux considérables dont la trace mérite d'être conservée. Ces travaux, dont la date est déjà lointaine, n'ont peut-être pas encore porté tous leurs fruits ; et aujourd'hui, malgré les progrès effectués, on peut en tirer d'utiles enseignements ; nous allons en tracer un résumé succinct, en mettant en saillie les points les plus importants.

C'est en Angleterre, vers 1681, qu'il est question pour la première fois de l'extraction de la gélatine des os et de son emploi comme aliment. Un Français réfugié dans ce pays, Papin[1], imagina l'appareil dans lequel les os, soumis au contact de l'eau à une température supérieure à celle de l'ébullition, abandonnaient leur gélatine. Deux villes françaises, Rouen et Clermont-Ferrand, tirèrent dès cette époque parti de cette découverte pour fabriquer un aliment destiné aux pauvres ; toutefois cet exemple ne fut pas suivi.

L'extraction de la gélatine par la marmite de Papin paraissant altérer, à cause de la température nécessaire à l'opération, la partie alimentaire des os, on chercha un autre procédé. En 1758, Hérissant prouva (et Charles Hatchett, chimiste anglais, confirma le fait en 1806) que les acides dilués avaient la propriété de dissoudre les sels calcaires des os, en laissant la matière organique intacte. Cette matière conserve la forme de l'os ; c'est là une expérience que tous les médecins ont vu faire dans les amphithéâtres d'anatomie. Il suffit de laver à grande eau pour enlever l'excès d'acide. La substance ainsi obtenue diffère de la gélatine de Papin en ce qu'elle n'a pas subi l'action de la chaleur. Ses propriétés n'ayant pas paru semblables à celles de la gélatine proprement dite, on lui a donné le nom d'osséine. L'osséine au contact de l'eau bouillante se change en gélatine.

Pendant la Révolution française, alors que par un contraste bizarre les idées philanthropiques étaient fort en honneur, la question de la gélatine préoccupa de nouveau. Proust, d'Arcet père, Pelletier, etc., se mirent à l'étude avec d'autant plus d'ardeur qu'à cette époque la gelée de viande passait pour être l'aliment par excellence : or les os produisaient beaucoup plus de gelée que la viande elle-même. L'enthousiasme pour les bouillons économiques était d'autant plus accentué qu'on savait par des expériences récentes et cruelles ce que c'était que la disette. Le gouvernement, sous l'inspiration de Cadet de Vaux, fit publier une instruction destinée à répandre parmi le peuple l'usage de la gélatine. On y lisait les assertions suivantes :

Un os est une tablette de bouillon formée par la nature. Une livre d'os donne autant de bouillon que six livres de viande. Le bouillon d'os, sous le rapport diététique, est préférable au bouillon de viande.

Un étui, un manche de couteau, une douzaine de boutons d'os, sont autant de bouillons volés à l'indigence.

Le mémoire de Cadet de Vaux fut examiné par Guyton-Morveau et Deyeux. Le résultat de cet examen ne fut pas concluant. Les commissaires, sans adopter d'une manière absolue les opinions émises sur la valeur du nouvel aliment, engagèrent l'auteur à continuer ses recherches « *de manière à détruire les préjugés qui peut-être, jusqu'ici, ont été la cause qu'on a fait si peu de cas de la gélatine des os, malgré les preuves sans nombre qu'avaient données Proust et d'Arcet de son utilité.* »

---

[1] *La manière d'amollir les os et de cuire toutes sortes de viandes, etc., etc., nouvellement inventée par M. Papin, docteur en médecine.* Paris, 1682.

Le peu de mots qui précèdent suffisent pour mettre le lecteur à même de juger l'état de la question en l'an X de la République. Les savants admettaient sans preuve aucune que la gelée (telle que la préparent encore de nos jours les charcutiers) était la partie alimentaire par excellence de la viande. Les os en fournissant une proportion considérable, ils en avaient conclu qu'ils étaient nourrissants. La première Classe de l'Institut approuvait ces conclusions ; d'autre part le gouvernement, dans le but louable de favoriser les idées philanthropiques de ceux qui cherchent à soulager la misère, protégeait les novateurs. Le public seul ne se montra pas chaud partisan des nouvelles soupes, et bien que, lorsqu'il s'agit d'un aliment, l'avis de celui qui en fait usage soit bon à prendre en considération, le mot *préjugé*, cité plus haut, indique nettement la tendance des esprits à cette époque. Ce préjugé du reste pouvait exister en partie, d'une part parce que la gélatine des os n'a pas l'odeur et la saveur agréables de la gelée de viande ; de l'autre, parce que l'aliment était *économique*, et que le consommateur se méfie instinctivement de toute économie réalisée sur sa ration.

C'est à cette époque qu'un homme dont la vie entière a été consacrée à être utile à ses semblables, d'Arcet, se mit à continuer les travaux de son père sur ce sujet. Il croyait fermement qu'en utilisant les os on pourrait, ainsi qu'il le disait lui-même, de quatre bœufs en créer un cinquième. Du reste, l'idée d'établir d'abord d'une manière nette que la gélatine est alimentaire et nourrissante ne se présenta pas à son esprit. Cette idée commençait cependant à germer, car la société philanthropique de Paris, avant de mêler de la gélatine aux soupes qu'elle délivrait aux pauvres, soumit à la Faculté de médecine les deux questions suivantes :

1° *La gélatine de M. d'Arcet est-elle nutritive, et à quel degré ?*

2° *Son usage comme aliment est-il salubre, et ne peut-il entraîner aucun inconvénient ?*

Certes, voilà un programme logique et bien fait pour faire avancer la question ; mais il n'en fut rien.

« Il n'est personne, [répondit la Faculté, qui, connaissant la nature de la viande, ne soit convaincu que la propriété nutritive qu'elle communique au bouillon ne soit due pour la plus grande partie, pour ne pas dire la totalité, à la gélatine. »

Pour résoudre la seconde question, elle donna du bouillon à la gélatine à 40 malades de la Charité, et constata son innocuité. La conclusion fut que « nonseulement la gélatine est nourrissante, facile à digérer, mais encore qu'elle est salubre et ne peut, employée comme le propose M. d'Arcet, produire par son usage aucun mauvais effet sur l'économie animale ».

Ceci se passait à la fin de 1814. Ce rapport, écrit d'Arcet, me décida à consacrer, s'il le fallait, ma vie entière à faire admettre la gélatine dans la composition des aliments trop peu azotés que l'on distribue aux pauvres. La société philanthropique n'avait pas, il est vrai, adopté les soupes à la gélatine, mais plusieurs grands établissements, tels que la Charité, le Val-de-Grâce, l'Hôtel des Monnaies, l'hôpital Saint-Louis, l'Hôtel-Dieu, etc., firent établir des appareils pour extraire la gélatine par la vapeur.

Ces appareils ne donnèrent pas des résultats très-satisfaisants. Tous les consommateurs étaient unanimes à déclarer leur répugnance. A l'Hôtel-Dieu, la fabrication fut abandonnée sur le rapport longuement motivé des chirurgiens, médecins et pharmaciens de l'hôpital. On trouve dans ce rapport la description exacte du procédé suivi pour l'extraction de la gélatine; en voici le résumé :

Les os subissent d'abord deux décoctions : la première le matin pour faire le bouillon ordinaire, et la deuxième le soir pour faire le bouillon maigre. Ils sont ensuite dépouillés de leurs cartilages, brisés et placés dans des cylindres en fonte où ils sont exposés *pendant quatre jours* à l'action de la vapeur dont la température est de 104 à 105 degrés centigrades. Un filet d'eau arrose incessamment les os, puis s'écoule au dehors dans des vases en fer-blanc de 50 litres où s'opère le refroidissement. Le jour même, cette solution de gélatine est versée dans la marmite et employée à faire le bouillon, avec une proportion de viande plus ou moins réduite.

Les conclusions de ce rapport sont les suivantes :

« 1° Le bouillon emprunte à la gélatine toutes les mauvaises qualités.

« 2° Il est plus putrescible que le bouillon préparé par l'ancien procédé.

« 3° Il est d'une saveur désagréable, qui va même jusqu'à inspirer un véritable dégoût.

« 4° Il est moins digestible que le bouillon ordinaire, et il peut même déranger les fonctions des organes de la digestion.

« 5° Il contient une moins grande quantité de matière nutritive que le bouillon préparé par l'ancien procédé.

« 6° Cette matière nutritive est d'une qualité inférieure à celle que contient le bouillon ordinaire. »

On trouve dans le même rapport une étude sur les prix de revient; l'économie journalière pour ce grand hôpital ne se serait élevée qu'à 7 fr. 15. — (Paris, 8 novembre 1831).

A la même époque, M. Donné, d'abord partisan de la gélatine, en étudia sur lui-même et sur des animaux les propriétés nutritives, et arriva à un résultat négatif. M. Gannal, fabricant de colle forte, frappé de ce fait que les rats, dont on connaît l'avidité, ne touchaient jamais à la gélatine, entreprit sur lui-même et sur sa famille des expériences qui lui démontrèrent que son alibilité était nulle et qu'elle provoquait à haute dose des troubles digestifs. Le dégoût causé par l'emploi de cet aliment est excessif après quelques jours; tous les auteurs ont du reste remarqué que les chiens soumis aux expériences finissent par se laisser mourir de faim sans toucher à leur ration de gélatine.

A la même époque, Edwards aîné et Balzac reconnaissent que la gélatine seule n'est point alimentaire, *mais qu'associée à d'autres aliments elle produit un effet utile.* Nous verrons plus loin cette question traitée par l'Institut de Hollande.

Dès 1812, d'Arcet avait eu l'idée d'extraire la gélatine à froid par les acides : il avait organisé une fabrique de ce genre à l'île des Cygnes près Paris, mais il abandonna bientôt ce procédé pour revenir à l'emploi de l'autoclave.

C'est en 1831 que l'Académie des Sciences, désireuse de résoudre cette importante question, nomma une commission dite de la gélatine. Cette commission, au moment du dépôt de son rapport le 2 août 1841, était composée de MM. Thénard, d'Arcet, Dumas, Flourens, Breschet, Serres et Magendie, rapporteur. Disons de suite que d'Arcet, par un sentiment de délicatesse qui ne surprendra personne, s'est abstenu de prendre une part directe à ses travaux, mais s'est empressé, avec une complaisance inépuisable, de lui procurer tous les documents qui pouvaient éclairer ses recherches.

Cette commission s'est livrée pendant dix ans à toutes les expériences qu'elle a jugées utiles. Le mémoire qui a été le résultat de ces beaux travaux est une œuvre magistrale et qui honore ses auteurs. Je lui ai emprunté un grand nombre des détails qui précèdent. Il est malheureusement impossible de rapporter dans cet article toutes les expériences qui ont été faites. Il faut se rappeler, pour juger la difficulté du problème à résoudre, qu'il faut bien se garder, pour apprécier l'alibilité d'un aliment, de le donner seul à l'animal mis en expérience. L'alimentation monotone tue : il faut donc distinguer l'effet produit par la gélatine, au milieu de la résultante complexe des aliments variés qui forment la ration. Voici les résultats fournis par les expériences les plus remarquables :

1° Les chiens refusent la gélatine des os lorsqu'elle est pure.

2° Un chien nourri avec de la gelée de charcutiers (c'est la gelée qu'ils ajoutent au jambon, à la galantine, etc.; elle est préparée par décoction de diverses parties du porc, abatis de volaille, etc.; son goût est très-agréable) accepta pendant les premiers jours sa ration, puis la refusa jusqu'au vingtième jour où il mourut de faim. Cette expérience a été répétée plusieurs fois; tous les animaux moururent au vingtième jour au plus tard : or, en soumettant des chiens de même taille et de même âge à une abstinence complète (avec ou sans eau), la mort arrive vers la même époque. Elle est plus tardive quand les animaux peuvent étancher leur soif.

3° On donne à un chien successivement : 1° un mélange de pain et de colle de Flandre, de chaque 250 grammes. Après quarante jours, l'animal est très-maigri. Le quarante-cinquième jour, on donne pain 120 grammes et colle 370; l'animal laisse bientôt la soupe avec dégoût. On reprend la soupe à parties égales de colle et de pain, en ajoutant un demi-litre de bouillon gras; l'animal reprend sa soupe avec avidité et son état s'améliore, mais le mieux ne se maintient pas; la diarrhée la plus abondante n'a pas cessé depuis le commencement de l'expérience qui dure depuis soixante-trois jours. Au moment où la mort paraissait prochaine, on lui donne de la viande pendant quatre jours; les forces reviennent et la diarrhée cesse. Au soixante-seizième jour, le chien étant remis, on lui donne de la soupe de pain, colle et bouillon; il meurt le quatre-vingt-troisième jour.

4° On donne successivement, à une chienne qui allaite, une ration complexe dans laquelle on remplace alternativement la viande par la gélatine. A chaque changement, on voit les mamelles se remplir de lait ou se flétrir.

5° L'un des membres de la Commission, pour juger la valeur comparative du bouillon fabriqué à l'hôpital Saint-Louis par le procédé d'Arcet (bouillon de viande mélangé à la solution de gélatine) et le bouillon de la Compagnie hollandaise[1], a analysé ces deux liquides comparativement pendant trois mois, mais, ainsi qu'on pouvait s'y attendre, l'analyse chimique ne vise pas directement la question de l'alibilité, et les résultats qui s'en dégagent ne sont pas décisifs.

6° Pour comparer le pouvoir nutritif des deux liquides précédents, on a pris deux chiens semblables, auxquels on a donné une quantité égale de pain additionné pour l'un, le n° 1, de bouillon à la gélatine, pour l'autre, de bouillon de la Compagnie hollandaise.

Après cinquante-six jours de ce régime, on observe les résultats suivants :

Le chien n° 1 (bouillon gélatine) a perdu en poids $1^{kil},255$, sur un poids initial de $8^{kil},250$.

---

[1] Cette compagnie vendait beaucoup de bouillon de viande à Paris et le fabriquait avec grand soin et intelligence.

Le chien n° 2 (bouillon hollandais) a gagné 15 grammes (poids initial 6ᵏⁱˡ,500).

A ce moment, on intervertit les rôles en donnant au n° 1 la ration du n° 2 et réciproquement. La balance accuse après cinquante-cinq jours ce changement de régime, toujours à l'avantage du bouillon ordinaire. Ces expériences ont été variées de diverses manières et ont toujours fourni le même résultat.

7° Des chiens sont nourris avec de l'osséine (extraite des os à l'aide de l'acide chlorhydrique faible, dans l'usine de l'île des Cygnes). Ici, un fait inattendu se produit : après cinq ou six jours, les chiens à qui on a donné de l'osséine provenant des os de têtes de bœufs ou de moutons refusent leur ration. Ceux, au contraire, qui reçoivent de l'osséine de pieds de moutons ne s'en dégoûtent qu'après en avoir fait usage pendant un mois, et après s'être bien portés pendant tout ce temps. L'analyse chimique de ces deux sortes d'os a donné les résultats suivants :

SUBSTANCES TROUVÉES.	OS DE PIEDS DE MOUTONS.	OS DE TÊTES DE BŒUFS OU DE MOUTONS.
Eau.	47,22	22,87
Graisse	5,55	11,54
Matière qui se transforme en gélatine	17,30	27,99
Phosphates terreux et autres sels.	12,42	32,77
Matière animale insoluble.	17,51	4,83
	100,00	100,00

8° Des chiens qui s'étaient bien trouvés pendant un mois de la ration d'osséine de pieds de moutons furent alimentés avec la même osséine *transformée en gélatine par son contact avec de l'eau non bouillante*, mais assez chaude pour donner une gelée compacte. Ces animaux périrent dans le marasme. L'un d'eux après dix jours avait perdu 500 grammes de son poids; il meurt de diarrhée le treizième jour; d'autres chiens résistent jusqu'au vingtième jour.

9° On donne parallèlement à deux séries de chiens : 1° une ration d'os crus, dépouillés de viande, et 2° une ration semblable d'os cuits.

Après trois mois, les premiers animaux (os crus) sont dans un état de santé parfaite, sans perte de poids, tandis que leurs compagnons (os cuits) sont tous morts après deux mois, avec tous les signes de l'inanition.

Voici les conclusions relatives à la gélatine que la Commission a cru pouvoir tirer de ses expériences :

« 1° On ne peut, par aucun procédé connu, extraire des os un aliment qui, seul ou mêlé à d'autres substances, puisse tenir lieu de la viande elle-même.

« 2° La gélatine, l'albumine, la fibrine, prises isolément, n'alimentent les animaux que pour un temps très-limité. En général, ces substances excitent bientôt un dégoût insurmontable, au point que les animaux préfèrent se laisser mourir plutôt que d'y toucher.

« 3° Ces mêmes principes immédiats, artificiellement réunis, et rendus d'une sapidité agréable par l'assaisonnement, sont acceptés avec plus de résignation et plus longtemps que lorsqu'ils sont isolés; mais en définitive ils n'ont pas une meilleure influence sur la nutrition, car les animaux qui en mangent, même à des doses considérables, finissent par mourir avec tous les signes d'une inanition complète.

« 4° La chair musculaire, dans laquelle la gélatine, l'albumine et la fibrine sont réunies selon les lois de la nature organique et où elles sont associées à d'autres substances comme la graisse, les sels, etc., suffit, même en très-petite quantité à une nutrition complète et prolongée.

« 5° Les os crus ont le même avantage, mais la dose consommée en vingt-quatre heures doit être beaucoup plus forte que s'il s'agissait de la viande.

« 6° Toute espèce de préparation, telles que la décoction dans l'eau, l'action de l'acide chlorhydrique, et surtout la transformation en gélatine, diminue les qualités nutritives des os et semble même dans certains cas les faire presque entièrement disparaître.

« 7° Cependant la Commission n'a pas voulu se prononcer pour le moment sur l'emploi de la gélatine associée à d'autres aliments dans la nourriture de l'homme. Elle a compris que les expériences directes pouvaient seules l'éclairer à ce sujet d'une manière définitive. Elle s'en occupe activement, et les résultats seront exposés dans la seconde et dernière partie de ce Rapport.

« 8° Le gluten, tel qu'on l'extrait de la farine de froment ou de maïs, satisfait à lui seul à une nutrition complète et prolongée.

« 9° Les corps gras, pris pour unique aliment, soutiennent la vie pendant quelque temps, mais ils donnent lieu à une nutrition imparfaite et désordonnée, où la graisse s'accumule dans tous les tissus, tantôt à l'état d'oléine et de stéarine, tantôt à l'état de stéarine presque pure. »

Quelque temps après le dépôt de ce rapport, le Ministre de l'intérieur des Pays-Bas demanda à la date du 28 juin 1842 à l'Institut Néerlandais de résoudre la question suivante :

« La gélatine peut-elle être considérée comme un aliment utile et agréable pour l'homme? ».

Une commission fut nommée et présenta le 22 avril 1843 au ministre un rapport dans lequel j'ai noté les faits suivants :

La Commission en question pense que les savants français ont parfaitement démontré que *seule* la gélatine ne nourrit pas; mais elle croit que cette substance pourrait peut-être, *lorsqu'elle est ajoutée à une ration alimentaire d'une autre nature*, augmenter la valeur nutritive de cette dernière ration. Cette Commission se propose de résoudre ce problème.

La gélatine employée dans ces expériences a été extraite des os par le procédé de Papin, indiqué par d'Arcet.

1° On donne à des chiens un même poids de pain (125 grammes par jour); quelques-uns de ces animaux reçoivent en outre de 187 à 250 grammes de gélatine. La perte en poids subie par chacun d'eux après huit jours de ce régime est sensiblement la même pour tous. Cette expérience fournit les mêmes résultats quand on la fait durer un temps plus long. Du reste, tous les animaux soumis à ce régime subissaient visiblement l'influence d'une alimentation insuffisante, car, lorsqu'on leur rendait pendant huit jours la pitance des chiens du Jardin Zoologique (pain de cretons, son et pelures de pommes de terre cuites), ils gagnaient 1 kilogramme en poids.

2° L'expérience du n° 1, répétée en élevant la dose de gélatine à 375 et 500 grammes, a donné un résultat semblable; les chiens ont perdu 1 kilogramme en une semaine.

3º Lorsqu'on donne à un chien une ration insuffisante de pain, l'addition à son régime d'une quantité même considérable de gélatine n'apporte aucune modification sensible à la marche de l'inanition lente qu'il subit. La plus faible quantité de viande produit de suite un mieux appréciable.

4º L'addition de la gélatine à une ration alimentaire qui contient de la graisse ne fournit pas de meilleurs résultats.

5º Deux chiens (de 15 et 17 kilogrammes) reçoivent par jour un kilogramme de la pitance aux pains de cretons décrite plus haut. Leur poids reste le même pendant huit jours : cette ration est donc suffisante pour leur entretien. On la réduit de moitié, chaque chien ne recevant plus que 500 grammes par jour. En quinze jours, ils perdent 1 et 2 kilogrammes. On continue pendant dix-sept jours le régime de la demi-pitance, mais pour l'un des animaux (celui qui avait perdu un kilogramme quand il était à la demi-pitance seule) on y ajoute par jour un kilogramme de gélatine. Après ce temps, la perte en poids était de 2 kilogrammes pour chacun des chiens, celui qui mangeait de la gélatine ayant perdu autant que l'autre : en rendant à ces chiens la pitance ordinaire, ils regagnèrent rapidement leur poids normal.

Les membres de la Commission pensent que l'effet de la gélatine dans les potages dits *économiques* doit être d'autant plus négligeable, que non-seulement sa force nutritive est presque imperceptible, mais qu'en outre sa proportion est minime. De 100 kilogrammes d'os on extrait l'eau gélatineuse nécessaire à la préparation de 4,800 portions de potage de un litre et un quart (soit 6,000 litres de bouillon). Or, la quantité de gélatine sèche qu'on peut extraire des os est environ un sixième. Les 100 kilogrammes d'os indiqués plus haut peuvent donc fournir 16 à 17 kilogrammes de gélatine sèche qui, répartie dans 6,000 litres de bouillon, fait ressortir la proportion de celui-ci en gélatine à 2 ou 3 grammes par litre. A Harlem, la proportion est la même. Les potages ne sont utiles qu'à cause du riz, des pois, des légumes et pommes de terre qu'ils contiennent, et c'est en vain qu'on augmenterait la proportion de gélatine. Faut-il continuer à se servir de cette substance pour les soupes des pauvres? A coup sûr son emploi n'entraîne aucun danger pour la santé: mais pourquoi continuer à l'extraire d'une manière dispendieuse à l'aide d'appareils compliqués et de combustible qui est onéreux? ne ferait-on pas mieux d'appliquer les sommes dépensées à l'achat d'aliments ayant fait leurs preuves? Dans l'hôpital des Israélites allemands d'Amsterdam on a abandonné la gélatine ; on se sert de viande pour préparer les potages, et on trouve dans cet emploi l'avantage de donner un mets plus nourrissant pour les malades et moins coûteux pour l'hospice.

Voici un autre document important sur la même question:

A propos du projet d'emploi de la gélatine dans les hôpitaux de Toulouse, le Ministre de l'Instruction publique, à la date du 3 janvier 1850, demande à l'Académie de médecine de lui faire connaître son opinion *au sujet de l'emploi de la gélatine comme aliment.*

Le 22 janvier 1850, la Commission nommée par l'Académie et composée de MM. Chevallier, Gilbert et Bérard, rapporteur, déposa son rapport dont voici la substance :

La Commission se pose les questions suivantes :

« La gélatine préparée aux dépens des os, par l'un des procédés usités aujourd'hui dans les arts, peut-elle être employée avec quelque avantage dans l'alimentation de l'homme ?

« Une certaine dose de gélatine peut-elle remplacer dans le bouillon les principes solubles qu'une quantité déterminée de viande aurait abandonnés à ce liquide? »

Ainsi qu'on peut le voir, le problème commence à se définir nettement dans l'esprit des savants, et s'il est vrai qu'une question bien posée est à demi résolue, on voit qu'un grand pas a été fait depuis l'époque où Cadet de Vaux formulait des aphorismes au lieu de faire des expériences.

Pour résoudre ces deux questions, les commissaires ont cru ne pas devoir entrer de nouveau dans la voie expérimentale. Ils ont pensé que les travaux de leurs devanciers suffisaient, et se sont bornés à en tirer les conclusions qui leur semblaient légitimes. Voici ces conclusions :

« 1° Les propriétés réparatrices du bouillon ne sont pas proportionnées à la quantité de gélatine qu'il contient ;

« 2° Ces propriétés sont dues, en grande partie, à d'autres principes que la viande abandonne à l'eau dans laquelle on la fait bouillir ;

« 3° La dissolution de gélatine dite *alimentaire* ne contient pas ces principes ;

« 4° L'introduction de la gélatine dans le régime ne permet pas de diminuer sensiblement la quantité d'aliments dont on fait usage ; à ce titre, elle n'offre aucun avantage économique ;

« 5° L'addition de cette substance aux aliments dérange les fonctions digestives chez un grand nombre d'individus ; à ce titre, son emploi offrirait quelques inconvénients au point de vue de l'hygiène et de la diététique.

« 6° Il n'y a pas lieu d'encourager la construction d'appareils pour la préparation de cette substance dans les établissements destinés à l'assistance publique ».

Le lecteur peut, d'après ces faits, se former une opinion : il lui semblera probablement que des propriétés alimentaires si difficiles à démontrer nettement sont bien douteuses ; je lui demande la permission d'appeler seulement son attention sur deux points :

Le premier est relatif à la composition des substances qui sont incontestablement des aliments ; pendant longtemps on a cru que les corps organiques azotés étaient forcément des aliments capables de régénérer nos tissus, et de produire en s'oxydant la force ou la chaleur dont l'animal a besoin. On mesure même encore aujourd'hui la valeur d'un aliment azoté à sa teneur en azote ; c'est là sans doute une méthode dont l'expérience a montré l'exactitude, mais cependant il ne faudrait pas trop se fier à ce principe. Un corps peut être azoté et susceptible de dégager peu ou beaucoup de chaleur par suite de son oxydation, ou du travail intérieur qui résulte du nouvel arrangement de ses molécules pour revêtir une forme plus stable. Enfin, cette condition capitale de la force disponible que renferme tout véritable aliment ne suffit pas. L'économie est sans aucun doute un appareil d'oxydation qui brûle en définitive les aliments, comme le ferait un fourneau, mais c'est un fourneau auquel il faut un genre de combustible très-spécial. Il faut que l'aliment puisse être absorbé et porté dans le sang, il faut qu'il puisse s'y comburer (et c'est probablement là que gît la difficulté du problème) à une température de 37 degrés centigrades. Or, on sait que l'albumine d'œuf, le sucre de canne, la gélatine, injectés dans les veines, se retrouvent intégralement dans l'urine. Ces substances peuvent sans doute produire de la chaleur, mais elles échappent à l'oxydation à basse température, et sont rejetées.

La digestion a pour but, non-seulement de rendre les aliments solubles autant que possible, mais encore de leur faire revêtir (toujours quand cela est possible) une forme qui permette l'oxydation à froid. Pour le sucre de canne, il est transformé en glucose qui se brûle facilement, mais pour la gélatine une transformation analogue ne s'opère pas.

Le second point dont je veux dire un mot vise une expérience remarquable de la commission de la gélatine. Des os crus alimentent très-bien; si on les cuit, ils deviennent inertes. Voilà, je crois, une expérience saisissante et féconde en enseignements. Il n'est pas douteux que par la cuisson les parties tendineuses de la viande soient transformées en gélatine, et que par suite ses propriétés nutritives soient amoindries. Cette remarque s'applique surtout à la cuisson à outrance de la viande à bouillon dont on dénature sans doute les propriétés alibiles[1]. C'est probablement cette expérience mémorable qui fait penser encore en ce moment à des savants illustres que l'osséine préparée à froid est réellement nutritive[2]. Pendant l'année 1870 de néfaste mémoire, trois usines installées à Paris en ont préparé de grandes quantités pour nourrir nos malheureux soldats. Sans aucun doute, des os râpés en poudre assez fine, et ajoutés à notre ration sans subir la cuisson, augmenteraient sa force alimentaire. Enfin, peut-être la science trouvera-t-elle le moyen d'imprimer à la gélatine une modification inverse de celle que la cuisson fait subir à l'osséine, soit en la dénaturant, soit en lui adjoignant une substance qui permette à l'économie de l'utiliser. C'était là probablement la pensée qui guidait Edwards et Balzac dans leurs travaux, et certainement il n'y a rien là qui paraisse illogique. Pour le moment, il faut autant que possible ne pas transformer les parties tendineuses de la viande par une cuisson excessive.

Je ne saurais terminer cette notice sans rendre hommage à la mémoire de d'Arcet. « En préconisant l'usage de la gélatine alimentaire avec un zèle digne d'une meilleure cause, il a (dit Bérard) donné du moins l'exemple de ce qu'il y a de plus respectable au monde, le culte de la mémoire d'un père, et le désir ardent d'être utile à l'humanité ». Il ne lui a pas été donné de réussir dans le bien qu'il voulait faire; cette noble récompense de longs travaux lui a échappé, mais sa place n'en est pas moins marquée parmi les savants qui honorent leur pays.

La gélatine a été employée en médecine dans diverses préparations; voici les principales :

Gelées animales médicamenteuses. La gélatine dissoute à chaud dans l'eau donne par le refroidissement une gelée plus ou moins consistante et semblable d'aspect aux gelées végétales dues à l'acide pectique. Ces gelées peuvent être données aux malades dont on veut tromper la faim. On peut également y introduire des médicaments, mais ce mode de préparation est justement abandonné. La gélatine dissoute dans la glycérine donne une gelée inaltérable et qui peut être très-résistante. Elle est employée dans les arts. J'ai vu une lentille bi-convexe de cette substance; son foyer changeait par la compression de son contour à l'aide d'une bague. Elle servait à démontrer l'accommodation du cristallin (*voy.* GELÉES).

---

[1] *Voy.* les articles ALIMENTS, BOUILLON.
[2] « Si la cuisson des os a été faite à une chaleur trop grande, la gelée étant moins forte est aussi moins nourrissante. » Papin, *loc. cit.*

Taffetas dit d'Angleterre. Son usage est tellement connu, qu'il suffit de le citer. On prépare de la baudruche à la gélatine, dont l'emploi est fort commode ; elle se moule mieux sur les parties à protéger.

Bains gélatineux. À la dose de 500 grammes par bain, qui agit comme émollient.

Capsules medicamenteuses. On les prépare en plongeant une olive en fer tenue par un manche, dans un bain de gélatine, gomme, sucre et miel. Quand la gélatine a fait prise, on la détache de l'olive qui lui a servi de moule, et on l'emplit du médicament convenable. On ferme l'ouverture avec une goutte du même mélange, et on dessèche au bain-marie.

On trouve dans les pharmacies des capsules vides qui ont la forme d'un étui très-court. Le malade peut lui-même introduire dans cet étui le médicament qu'il désire prendre, et, après avoir remis le couvercle, l'avaler sans sentir aucun goût désagréable.

Tisane gélatineuse. On a préparé des lavements émollients à la gélatine ; il paraît qu'en Amérique on l'utilise en solution comme tisane adoucissante. Les bouillons de veau, de poulet, de grenouilles, qu'on prescrit aux convalescents, sont en grande partie une véritable tisane à la gélatine, très-convenable pour rétablir progressivement les fonctions digestives.

Clarification à la gélatine. Cette opération repose sur la formation du précipité insoluble que forme la gélatine avec le tannin. Toutes les fois qu'une liqueur contient ce dernier corps, l'addition d'une solution de gélatine forme ce précipité, qui englobe tous les corps tenus en suspension, absolument comme la fibrine dans la saignée englobe les corpuscules sanguins. Le collage des vins n'est pas autre chose. C'est là un procédé qui ne présente aucun danger, et qu'on emploie en pharmacie dans quelques circonstances.

Gélatine et bichromate de potasse. Lorsqu'un pareil mélange est exposé à la lumière, la gélatine devient complètement insoluble dans l'eau qui ne la gonfle plus. C'est sur cette propriété que sont basés un grand nombre de procédés héliographiques. Cette action du bichromate pourrait être utilisée pour préparer des tissus susceptibles d'être employés en chirurgie. Voici comme exemple d'une application de ce genre la formule d'un *liant pour feutre artificiel :*

Gélatine dissoute.	100
Glycérine	25 à 50
Huile de lin cuite ou autre..	tant que le mélange a lieu.

On ajoute encore après cette incorporation de la gélatine et environ 1 à 5 pour 100 de bichromate de potasse ou d'ammoniaque.

Cette formule est loin d'être scientifique à certains points de vue ; on y remarquera cependant : 1° l'addition de l'huile et surtout de la glycérine qui conservera à l'enduit toute sa souplesse, et 2° celle du bichromate de potasse qui le rendra insoluble même à chaud, et le privera de la propriété de se gonfler à froid et de perdre ainsi toute solidité.   COULIER.

BIBLIOGRAPHIE. — PAPIN (Denis). *La manière d'amollir les os.* Paris, 1682. — HÉRISSANT. *Recherches sur les os.* In *Mémoires de l'Académie royale des sciences*, 1758. — CHANGEUX. *Observations sur l'extraction de la gélatine.* In *Observations sur la physique*, etc., de l'abbé Rozier, t. VI. — PROUST. *Recherches sur le moyen d'améliorer la subsistance des soldats.* Ségovie, 1791. — D'ARCET fils. *Mémoires et documents divers relatifs à l'emploi alimentaire de la gélatine des os.* In *Recueil industriel, manufacturier, agricole et commercial de la salubrité publique*, Paris, 1829 et 1830, et tirage à part, 1 vol. in-18 de 221 p. — LEROUX.

Journal de médecine, chirurgie et pharmacie, 1814, t. XXI. Rapport adressé à la Faculté de médecine de Paris sur le procédé de d'Arcet. — GIRARDIN. *Rapport sur l'emploi de la gélatine des os dans le régime alimentaire.* Rouen, 1831, in-8°. — EDWARDS (Williams) et BALZAC. *Recherches expérimentales sur l'emploi de la gélatine comme substance alimentaire.* In *Archives générales de médecine*, 1833, 2ᵉ série, t. I. — *Mémoire sur les propriétés alimentaires de la gélatine*, 2ᵉ série, t. VII. — ARAGO. *Visite à l'hospice Saint-Nicolas à Metz.* In *Comptes rend. de l'Académie des sciences*, t. VII. — DONNÉ (Al.). *Expériences sur les propriétés de la gélatine.* In *Comptes rendus de l'Acad. des sciences*, 1841, t. XIII. — GANNAL. *Expériences sur les propriétés de la gélatine.* In *Comptes rendus*, 1841, t. XIII. — *Rapport des médecins, chirurgiens et pharmaciens de l'Hôtel-Dieu sur la gélatine extraite des os par la vapeur.* In *Comptes rendus*, 1841, t. XIII. — SOUBEYRAN (E.). *Note sur la solution gélatineuse fournie par l'appareil de l'Hôtel-Dieu.* In *Comptes rendus*, t. XIII. — LECŒUR. *Expériences sur les effets de la solution gélatineuse de l'Hôtel-Dieu.* In *Comptes rendus*, t. XIII. — MAGENDIE. *Rapport fait à l'Académie des sciences au nom de la commission de la gélatine.* In *Comptes rendus*, 1841, t. XIII, p. 257. — DEVRESSE. *Expériences sur les effets de la gélatine.* In *Comptes rendus*, t. XVII. — VROLIK. *Rapport fait à l'Institut des Pays-Bas sur les propriétés nutritives de la gélatine.* In *Comptes rendus*, t. XVII, p. 423. — ROBIN et VERDEIL. *Traité de chimie anatomique et physiologique.* Paris, 1853. — BÉRARD. *Rapport fait à l'Académie de médecine, le 22 janvier 1850, sur la gélatine considérée comme aliment.* In *Bulletin de l'Académie de médecine*, 1850, t. XV, p. 367. — FRÉMY. *Emploi de l'osséine dans l'alimentation.* In *Comptes rendus*, 1870, t. LXXI. — PAYEN. *Recherches sur les os de cheval.* Note présentée le 11 novembre 1870 au Conseil d'hygiène de la Seine. — RICHE. *Sur la préparation de l'osséine et de la gélatine.* In *Comptes rendus*, 1870, t. LXXI, p. 810. — CHEVREUL. *Valeur nutritive de la gélatine.* In *Compt. rend.*, t. LXXI et LXXII. — GUÉRARD (A.). *Mémoire sur la gélatine.* Paris, 1871. — *Note sur les usages physiologiques et économiques de la gélatine.* In *Annales d'hygiène publique*, 1871, 2ᵉ série, t. XXXVI. — MILNE-EDWARDS. *Note sur les propriétés nutritives des substances organiques tirées des os.* In *Compt. rend.*, 1870, t. LXXI. — CHEVREUL. *Résumé historique des travaux dont la gélatine a été l'objet.* In *Comptes rendus*, 1870, t. LXXI, p. 855 et 912, et t. LXXII, p. 44 et 67.   C.

§ III. **Hygiène industrielle.** Ce sujet a été déjà traité à l'article COLLE. Nous croyons néanmoins devoir y revenir en peu de mots, pour entrer dans quelques détails complémentaires et présenter quelques observations particulières.

A. *Colle de peau.* Dans la fabrication de la colle de peau, il faut considérer : 1° le chaulage des matières animales qui servent à la préparation de la colle ; 2° la cuisson de ces matières ; 3° le moulage de la gelée ; 4° la dessiccation de celle-ci.

Ces opérations diverses donnent lieu à deux sortes d'inconvénients : 1° à des émanations produites par la décomposition des matières animales, par les buées qui s'échappent des appareils, par les eaux de macération et par les amas de résidus et de marcs de colle ; 2° à un état constant d'humidité des ateliers.

Les parois, les parquets, le sol de l'usine, sont imprégnés de ces émanations ; il en est de même des appareils en bois, baquets ou autres, dont on fait usage : de là des odeurs extrêmement désagréables. Ces circonstances n'ont pas sur la santé des ouvriers l'influence fâcheuse qu'on pourrait supposer, nous le reconnaissons avec l'auteur de l'article COLLE. Les affections de poitrine sont peu fréquentes, et la phthisie relativement assez rare chez les ouvriers. Dans quelques circonstances, cependant, on constate tous les signes d'une irritation chronique des bronches. Elle est causée par l'action de vapeurs acides auxquelles donnent naissance certaines préparations spéciales que subissent les matières premières ou les colles : ainsi, par exemple, quand on traite ou lave ces matières avec des solutions étendues d'acide sulfurique, d'acide chlorhydrique ou d'acide sulfureux. A cet égard, la préparation de la *colle liquide* est l'opération la moins inoffensive.

Cette colle est très-commode pour un grand nombre de petits travaux qui

exigent une matière collante très-bonne, parce qu'elle est toujours immédiatement prête et se conserve indéfiniment; elle subit pour cela la préparation
suivante : on traite une solution aqueuse de colle forte soit par du vinaigre fort,
soit par de l'acide azotique, quelquefois aussi par un mélange d'acide chlorhydrique et de sulfate de zinc. Les vapeurs qui se dégagent alors sont plus ou
moins nuisibles à la santé, surtout quand on emploie l'acide azotique, qui
donne lieu à un dégagement tumultueux de vapeurs nitreuses à la surface de la
solution.

B. *Colle de poisson* ou *ichthyocolle.* Au point de vue de l'hygiène industrielle
nous signalerons seulement comme opération nuisible : le blanchiment des vessies
par les vapeurs de soufre. Dans certains pays, entre autres dans les Provinces
Danubiennes, on fait de la colle avec les viscères et la peau des poissons cartilagineux. Ici encore, on traite ces matières avec les acides sulfurique ou chlorhydrique, ce qui expose à l'inhalation de vapeurs irritantes.

C. *Colle d'os.* Tout le travail nécessaire à la fabrication de la colle d'os
nécessite de nombreuses manipulations qui soumettent les ouvriers à de sérieux
inconvénients. Les vapeurs acides qui se mêlent à l'air des ateliers mal ventilés
exercent sur leur santé une influence fâcheuse. C'est ainsi que l'on peut constater
chez eux des accidents analogues à ceux que l'on observe chez les ouvriers
employés à la fabrication de la soude artificielle, mais beaucoup moins prononcés.
Ce sont des irritations chroniques des bronches et des voies digestives, de l'angine et de la gingivite chroniques, et parfois une altération des dents caractéristique de l'action des acides.

Les altérations de la paume des mains : dermite papillaire, éruptions vésicu-
leuses, troubles de la sensibilité tactile (Romberg), sont fréquentes chez cette
catégorie d'ouvriers.

Les inconvénients ne sont pas moins grands quand on emploie l'acide sulfureux.

Nous n'insisterons pas sur la préparation de la gélatine alimentaire par le
procédé de Papin, c'est-à-dire par la vapeur d'eau à haute pression. Les appareils
dont on se sert dans ce cas sont des marmites autoclaves qui étaient, il n'y a pas
longtemps encore, fréquemment employées dans les hospices et les établissements publics. Cette opération ne donne lieu à aucune considération d'hygiène
spéciale.

La plupart des inconvénients professionnels que nous avons signalés sont de
nature à se faire sentir sur le voisinage (*voy.* Colle). Voilà pourquoi la fabrication
de la colle forte est placée dans la première classe des établissements insalubres
(Décrets de 1810, 1866 et 1872), et la fabrication de la gélatine alimentaire et de
gélatines, provenant de peaux fraîches non tannées, dans la troisième classe seulement (Décrets de 1810, 1866). Les fabriques de colle forte sont en général l'objet de
très-vives oppositions. Les réclamations sont basées sur l'insalubrité des buées
abondantes et des émanations infectes qui se répandent au loin, et sur l'altération des eaux environnantes par l'écoulement, au dehors des fabriques, de liquides
chargés de produits putrescibles et nuisibles.

Les principales prescriptions d'hygiène industrielle auxquelles ces sortes
d'établissements donnent lieu ont été indiquées à l'article Colle. Nous n'y ajouterons qu'une considération : c'est que, s'il s'agit d'autorisation pour la fabrication
de la colle forte, il faudra interdire de fabriquer l'engrais dans l'usine même.
C'est dans un établissement spécial que cette dernière fabrication devra se faire.

Il est cependant une industrie qui s'ajoute assez souvent à la fabrication de la colle forte : c'est la fonte des graisses. On devra alors insister sur les prescriptions afférentes à cette industrie insalubre (*voy.* art. SUIF).

Pour ce qui regarde particulièrement la fabrication de la gélatine, l'ensemble des mesures précédentes est plus que suffisant; leur sévérité sera en rapport avec l'importance des opérations. Dans tous les cas, ce genre d'établissement, appartenant à la troisième classe, ne devra jamais être autorisé à fabriquer de la colle forte, encore moins à extraire les graisses des résidus.

Alexandre LAYET.

GELÉE (MÉTÉOROLOGIE). Dans son acception la plus ordinaire le mot *gelée* indique le passage naturel de l'eau de l'état liquide à l'état solide qui constitue la glace. Ce passage a lieu à un degré de température parfaitement déterminé, qu'on a choisi depuis longtemps pour l'un des points fixes des thermomètres.

Ce phénomène, extrêmement simple, a pourtant donné lieu autrefois et pendant plus d'un siècle à de grandes difficultés et à d'interminables discussions. C'est que, dans certaines circonstances, il se complique d'un autre phénomène qu'on appelle la *surfusion de l'eau*, remarqué pour la première fois et compris par Fahrenheit en 1724. Dans un vase fermé et en repos, l'eau soumise à un refroidissement lent ne se prend pas en glace au point où elle se congèle naturellement; on peut la refroidir ainsi jusqu'à 12 ou 14 degrés au-dessous de zéro sans qu'elle cesse d'être liquide; mais une légère agitation suffit pour y faire apparaître de grandes lames de glace en même temps que la température remonte instantanément à celle de la glace fondante. Ce repos, qui est la condition essentielle de la surfusion de l'eau dans un vase ordinaire, n'est plus nécessaire dans d'autres circonstances : ainsi, quand par une température atmosphérique de 6 à 8 degrés au-dessous de zéro on promène à l'air libre et à la main un thermomètre recouvert d'un petit linge mouillé, de manière qu'une goutte d'eau y reste adhérente, mais mobile, on peut agiter un peu le thermomètre et faire courir la goutte d'un bout à l'autre du réservoir sans qu'elle se congèle et quoique le thermomètre soit au-dessous de zéro et même au-dessous de la température de l'air. Lorsqu'il a atteint la température due à l'évaporation, il remonte instantanément à zéro et s'y tient quelques minutes; puis il recommence à descendre, mais bien plus lentement qu'auparavant, pour atteindre un point stationnaire correspondant à l'humidité de l'air au moment de l'observation, après que l'eau a été congelée.

Dans les tubes capillaires l'eau reste liquide, dans les mêmes circonstances, jusqu'à un degré d'autant plus bas que le diamètre intérieur du tube est moindre; il est probable que dans un tube infiniment petit elle resterait liquide jusqu'au voisinage de 80 degrés au-dessous de zéro, chiffre qui correspond à la chaleur latente de fusion de la glace.

Le même phénomène se passe dans les nuages et les brouillards, où l'eau se trouve à l'état de globules pleins d'un diamètre de quelques centièmes de millimètre. L'étude des cirrus, formés de neige, comme on sait, et l'observation de quelques brouillards d'hiver, a prouvé que l'eau peut y persister à l'état liquide jusqu'à 22 degrés au-dessous de zéro.

Les météorologistes du dix-septième siècle, ayant essayé de déterminer le point de congélation avec de l'eau en repos, ont trouvé des degrés variables, à cause de la surfusion du liquide; de plus, ils avaient remarqué que la terre et les flaques d'eau superficielles se couvraient de gelée blanche, ou même de glace, avant que leurs thermomètres, exposés à l'air, fussent parvenus au terme de la congélation. Ils en concluaient que l'eau se congelait à des degrés variables ; cette opinion semblait corroborée par les observations faites dans des climats différents du nôtre. La grande différence de température de la nuit au jour, sous le climat continental de Péking, où le ciel est habituellement clair en hiver, avait fait croire que l'eau s'y congelait à un degré de température moins rigoureux qu'en Europe.

Depuis le milieu du dix-huitième siècle on a reconnu que la glace qui se fond reste à un degré de température parfaitement fixe.

Cette fixité n'est pas uniquement relative à l'eau pure ; toutes les substances susceptibles de s'y dissoudre retardent ce point de congélation d'une manière très-différente d'un corps à l'autre et suivant le degré de concentration de la dissolution ; mais pour un mélange déterminé le point de congélation reste aussi fixe que celui de l'eau pure, quoique souvent il soit beaucoup plus difficile à déterminer. Nous n'en citerons que quelques exemples : tandis qu'une dissolution concentrée de salpêtre se congèle à 2°,8 au-dessous de zéro, celle de sel marin se gèle à 21°,2, celle de chlorure de calcium vers 50 degrés. L'eau de mer, qui contient un peu moins de quatre pour cent de sel marin, se congèle à 2°,55 au-dessous de zéro. Mais dans la nature il faut un degré beaucoup plus bas pour que la mer se couvre de glace, à cause de sa masse et de son agitation ; elle ne se prend guère en glaçons que vers 20 degrés de froid. Ce qu'il y a de remarquable, c'est que cette glace est formée d'eau douce ; ce fait, bien connu des navigateurs des régions polaires, les dispense de faire provision d'eau pour les hautes latitudes.

L'alcool retarde beaucoup le point de congélation de l'eau à laquelle on le mêle : si à 100 grammes d'eau on ajoute 13 grammes d'alcool absolu, la dissolution se gèle à 5 degrés de froid ; en ajoutant à la même quantité d'eau 23ᵍʳ,6 d'alcool, la congélation a lieu à 10 degrés, et si on ajoute 70 grammes elle n'a plus lieu qu'à 32 degrés. En augmentant les doses d'alcool on obtient bientôt des mélanges réfractaires aux plus grands froids que nous sachions produire jusqu'ici et qui dépassent 100 degrés au-dessous de zéro.

La gelée est un phénomène qui joue un rôle considérable dans la nature.

L'eau en se congelant augmente de volume de un dixième, contrairement à ce qui se passe dans presque tous les autres corps, c'est ce qui fait que la glace flotte sur les rivières ; sans cette propriété les rivières gèleraient promptement jusqu'au fond et la débâcle serait impossible. Cette augmentation de volume exerce un effort mécanique immense qui soulève la terre et fait éclater les roches les plus dures ; c'est une des causes de destruction les plus puissantes des matières minérales à la surface du globe.

L'eau douce se congèle au zéro de nos thermomètres, mais dans la nature les fleuves, par leur masse et leurs mouvements, retardent beaucoup cette congélation ; chez nous, les rivières ne se couvrent généralement de glace et ne s'arrêtent que quand la température de l'air a atteint au moins 9 degrés de froid. La Seine se gèle environ 20 fois par siècle, et cette congélation est généralement de courte durée ; il est bien rare que le fleuve reste entièrement glacé plus d'un mois. Pour d'autres fleuves, comme le Rhône à Lyon, la congélation est difficile à cause de leur rapidité ; celle du Rhône ne se produit guère que deux fois par siècle. Il a gelé en décembre 1879 jusqu'à Arles et même au delà. Dans le midi de la France, la congélation des rivières est un phénomène rare. En Russie, au contraire, dans le nord de l'Europe et de l'Asie, les fleuves restent glacés la moitié du temps. A Iakoutsk, où la température se maintient pendant plusieurs mois à une moyenne de 40 degrés au-dessous de zéro, la Léna ne se gèle que sur une épaisseur de 1ᵐ,50 à 1ᵐ,80; au-dessous l'eau du fleuve est à zéro, ni plus ni moins que celle de la Seine quand elle commence à se congeler, de sorte que les poissons et autres êtres organisés n'y sont pas soumis, malgré l'excessive rigueur du climat, à une température plus basse qu'aux environs de Paris. Pendant ce temps, la terre à peu de distance du fleuve est gelée sur une profondeur de plus de 100 mètres. Tout le nord de l'Asie est dans cet état; le sol glacé y forme une sorte de lentille ou d'amande qui a son maximum d'épaisseur vers Iakoutsk. Pendant l'été le sol ne dégèle qu'à une profondeur qui égale l'épaisseur de la glace du fleuve en hiver, c'est-à-dire sur 1ᵐ,50 à 1ᵐ,80; les racines des arbres ne dépassent pas cette limite : c'est pour elles un sol imperméable comme un roc et elles s'y étalent comme sur une couche de marbre.

Dans nos climats le sol ne se laisse généralement pénétrer par la gelée que jusqu'à 30 centimètres de profondeur, encore faut-il que l'hiver soit assez rigoureux; mais en 1789 le sol sans neige était gelé jusqu'à 80 centimètres. En décembre 1879, dans les mêmes circonstances, il a gelé aux environs de Paris jusqu'à 70 centimètres. Sous la neige la gelée n'avait guère pénétré qu'à 20 centimètres. C'est un effet très-heureux exercé par la neige, un des corps les moins conducteurs qui existent; sans neige d'ailleurs les froids ne sont jamais bien rigoureux et limités, dans nos climats, à 11 degrés au-dessous de zéro environ; c'est ce qu'on a été à même de vérifier encore récemment en janvier 1880.

Les végétaux originaires de contrées où il ne gèle jamais ne peuvent supporter le moindre froid; la gelée les tue instantanément; les autres supportent un degré de froid d'autant plus rigoureux que leur pays d'origine est sujet à des froids plus intenses. On a été longtemps sans comprendre cette propriété des végétaux de résister à des froids considérables, mais la surfusion de l'eau dans les tubes capillaires en rend parfaitement compte; il est probable que la limite du froid qu'un végétal puisse supporter serait comme pour les tubes capillaires 80 degrés au-dessous de zéro. Il est remarquable que les froids de la Sibérie n'atteignent jamais ce degré, quoiqu'ils en approchent beaucoup.

On n'a pas encore assez de données pour tracer sûrement les deux lignes géographiques qui limitent au nord et au sud de l'équateur les pays où il ne gèle jamais; elles sont naturellement très-sinueuses et la limite à laquelle il ne gèle jamais dans le voisinage des Açores s'étend plus au nord que dans l'intérieur de l'Afrique; mais on peut dire qu'en moyenne les tropiques forment à peu près la séparation des pays à gelée et de ceux qui en sont exempts.

Il y a aussi des pays où il ne dégèle jamais : ceux-là sont encore plus difficiles à délimiter quant à présent; ils n'existent que vers les pôles et au sommet de hautes montagnes, notamment de l'Himalaya.   E. RENOU.

GELÉE (THÉOPHILE). Ce médecin était de Dieppe. Il alla faire ses études à Montpellier, et fut reçu docteur sous la présidence de André Du Laurens, qui devait quelques années plus tard être attaché à Henri IV en qualité de premier médecin. Il mourut en 1650. La littérature française est redevable à Gelée de la traduction de toutes les œuvres de Du Laurens (Paris, 1621, in-fol., remaniées par Sauvageon, 1646, in-fol.). Il a, de plus, publié :

I. *L'anatomie françoise en forme d'abrégé*, recueillie des meilleurs auteurs qui ont écrit sur cette science. Rouen, 1635, in-8°; Paris, 1656, in-8°; Rouen, 1604, in-8°; *ibid.*, 1683, in-8°; Paris, 1742, in-8°. — II. *Quelques opuscules recueillis des leçons de Du Laurens en les années* 1587 *et* 1588. Paris, 1613, in-fol.   A. C.

GELÉES. PRÉPARATIONS PHARMACEUTIQUES OU ALIMENTAIRES. Elles consistent en une masse transparente, insipide, tremblotante, facile à diviser au moyen d'une cuillère, et liquéfiable par une douce chaleur. Elles renferment une proportion considérable d'eau et, malgré leur forme semi-solide, ne contiennent qu'une minime quantité de substances fixes.

Lorsque, par suite d'une circonstance physique ou chimique, un corps solide prend naissance au sein d'un liquide, on peut admettre que chaque molécule du corps qui se précipite se trouve soumise à l'action de deux forces antagonistes qui sont l'attraction des molécules similaires et celle du dissolvant. Ces deux forces peuvent être tour à tour prépondérantes suivant les cas. Le plus souvent l'attraction des molécules similaires l'emporte, et le corps précipité se sépare nettement, sous forme de solide amorphe, ou cristallisé, si la durée de l'opération le permet. Dans le cas contraire, la solidification s'opère dans toute la masse, et le dissolvant se trouve englobé de manière à former une gelée. La composition de celle-ci est homogène comme l'était la dissolution elle-même; en d'autres termes, les couches supérieures ou inférieures de la masse prise en gelée renferment la même proportion de corps solide et liquide; ce qui prouve bien que la force moléculaire qui maintient l'égale répartition du corps dissous dans le dissolvant a encore une action prépondérante au moment de la solidification.

Les corps qui peuvent former des gelées sont nombreux; toutefois on n'en considère généralement que deux qui servent de bases aux gelées végétales ou animales, dont les types sont les gelées de pomme, de groseille, de coing, etc., d'une part, et de l'autre les gelées alimentaires qui accompagnent les préparations froides de viandes diverses, telles que daubes, ou conserves de viande.

Les deux substances qui permettent d'obtenir ces deux classes de préparations sont chimiquement fort différentes; les gelées des fruits ont pour bases un certain nombre de corps qui portent le nom de principes gélatineux des fruits, et qui peuvent se rencontrer dans toutes les parties du végétal. Les principaux de ces corps sont :

1° La pectose, qui se rencontre surtout dans les fruits verts, et certaines racines telles que les carottes et les navets. Elle est insoluble, mais en présence des acides la chaleur la transforme en pectine.

2° La pectine, qui se trouve toute formée dans les fruits mûrs. La chaleur en favorise la formation par suite de l'action des acides citriques et maliques sur la pectose. C'est la pectine qui donne au jus des fruits cuits sa viscosité. La pectine est blanche, soluble dans l'eau, et précipitable par l'alcool. Sa composition paraît être $C^{64}H^{48}O^{64}$.

3° L'acide pectique, $C^{32}H^{20}O^{28} + 2H.O.$ Ce corps est le plus important de ceux qui concourent à former les gelées végétales. Il a été découvert par Braconnot, et prend naissance par suite de l'action de la pectase sur la pectine. Cette pectase, dont nous n'avons pas encore parlé, est un véritable ferment analogue à la diastase de l'orge germée. La fermentation pectique, déterminée par elle, a pour effet de transformer la pectine en acide pectosique d'abord, puis en acide pectique. La pectine peut également donner naissance, sous l'influence des alcalis, à des pectates qui, traités par un acide, produisent de l'acide pectique.

On prépare l'acide pectique en faisant bouillir de la pulpe de carottes avec une dissolution faible de carbonates alcalins. Les pectates qui résultent de cette opération sont solubles; on filtre et on traite la liqueur par du chlorure de calcium. Il se forme un précipité insoluble de pectate de chaux qu'on lave et qu'on traite par l'acide chlorhydrique étendu qui dissout la chaux.

L'acide pectique ainsi obtenu est insoluble à froid, à peine soluble à chaud et altérable par une ébullition prolongée, soit dans l'eau pure, soit dans une liqueur alcaline. Tous les pectates sont insolubles, sauf ceux qui sont à base d'alcalis; ces derniers ont la propriété de faire prendre l'eau en gelée.

Il existe un assez grand nombre de corps dérivés de ceux qui viennent d'être mentionnés. L'histoire chimique de ces corps manque en général de netteté parce qu'ils ne cristallisent pas, et ne peuvent être obtenus avec des garanties suffisantes de pureté. Ce qui vient d'être dit suffit pour faire comprendre le rôle qu'ils jouent dans la formation des gelées végétales. Ceux qui voudront plus de détails à ce sujet devront consulter le mémoire de M. Fremy sur l'acide pectique, sur ses dérivés et sur la maturation des fruits. dans les *Annales de chimie et de physique*. Les points principaux qui résultent de ce travail sont les suivants :

La formation des gelées végétales qui prennent naissance par la cuisson des fruits est généralement due aux phénomènes suivants :

1° Transformation de la pectine en acide pectique par l'action de la pectase ;

2° Formation d'acide pectosique, si l'action de la pectase n'est pas suffisamment prolongée ;

3° Dissolution de l'acide pectique dans les sels organiques contenus dans les fruits.

On remarquera que, si on chauffe brusquement et vivement un fruit, la gelée ne se forme pas. Cela vient de ce que la chaleur coagule la pectase (ou ferment pectique), qui est de nature albumineuse, avant qu'elle ait eu le temps d'agir. C'est identiquement le même effet qui se produit avec la farine de moutarde, qui traitée par l'eau bouillante ne peut plus être employée comme sinapisme.

Les gelées animales ont pour base la gélatine (*voy.* ce mot), dont les propriétés ont été décrites dans un article spécial de ce Dictionnaire. Ces gelées diffèrent surtout des précédentes en ce que la gélatine, étant azotée, est susceptible de subir la décomposition putride des matières animales. Leur préparation est fort simple. On plonge la gélatine (grénétine, colle de poisson, colle forte) dans l'eau, qui la gonfle sans la dissoudre. On chauffe au bain-marie. Quand la dissolution est complète, on laisse refroidir ; le tout se prend en masse parfaitement transparente, et plus ou moins consistante suivant les proportions employées.

Les gelées peuvent englober, en se formant, tous les corps que l'eau peut dissoudre, sans cesser d'être transparentes. Ce sont des préparations surtout alimentaires. On a essayé de les employer en médecine pour tromper la faim de malades qu'on a intérêt à ne pas nourrir; mais ces malades reconnaissent bien vite que le corps solide qu'on leur donne est un aliment illusoire, et le repoussent. Voici comme exemple quelques formules :

GELÉE SIMPLE.

Grénétine.	50
Eau.	750
Sucre.	500
Acide citrique	2

On clarifie avec un blanc d'œuf.

GELÉE ALCOOLIQUE.

Eau distillée   375
Colle de poisson   43
Chauffez légèrement et ajoutez :
Alcool à 80 degrés   125

Se conserve indéfiniment, et peut s'associer à un grand nombre d'autres substances.

GELÉE D'AMIDON.

Amidon   30
Délayez dans un peu d'eau froide et versez dans :
Eau bouillante sucrée   500

GELÉE DE CARRAGHEEN (FUCUS CRISPUS).

Carragheen   25
Eau   250
Réduisez de moitié, passez et ajoutez :
Sucre   50
Aromatisez.

Falsifications. L'addition à des confitures de principes pectiques extraits de racines comestibles ne peut être considérée comme une fraude. Il n'en serait pas de même de l'addition de gélatine à des conserves végétales qui, ainsi préparées, doivent s'altérer facilement. Plusieurs espèces de Fucus fournissent une quantité considérable de gelée transparente et insipide. Tel est le Fucus carrgabéen, algue très-abondante des mers du Nord, qui sert de base aux cataplasmes Lelièvre. Les Anglais l'emploient comme analeptique, il sert à préparer la *bandoline* des coiffeurs. Les brasseurs en ajoutent de petites quantités à la bière, qui acquiert ainsi une onctuosité appréciée des gourmets. Il est probable que la gelée de ces végétaux est employée pour donner de la consistance aux confitures qui *prennent* difficilement : c'est là sans doute une fraude inoffensive pour la santé du consommateur, et qui, jusqu'à preuve du contraire, peut être tolérée.   P. COULIER.

GÉLIDIUM (*Gelidium* Lamx). Genre d'Algues marines du groupe des Floridées, qui a donné son nom à la famille des Gélidiées. Ses caractères principaux sont les suivants : Cystocarpes biloculaires à spores ovales. Fronde cartilagineuse comprimée, très-rameuse, formée de trois couches ou *strates* hétérogènes; la couche *corticale*, très-mince, est composée de cellules arrondies très-petites, la couche *moyenne*, de cellules également arrondies, mais beaucoup plus grandes, et la couche *médullaire* ou *centrale*, de fibres longitudinales allongées, atténuées aux deux extrémités et entremêlées de fibres transversales très-courtes et moniliformes, entre lesquelles se développent des *sphérospores* disposées en croix.

Les *Gélidium* ont fait pendant longtemps partie du grand genre *Fucus* de Linné. Leurs frondes, qui sont profondément décomposées-pinnées, présentent les formes les plus élégantes et sont ornées de couleurs vives. Agardh (*Spec.*, *Gen. et Ord. Algarum* [1876], III, p. 546) en signale une quinzaine d'espèces dont la plus importante est le *G. corneum* Huds.

De couleur purpurine ou violette, quelquefois verdâtre, le *G. corneum* a les frondes comprimées, divisées en rameaux opposés, décomposés-pinnés; il présente de nombreuses variétés qui se trouvent figurées pour la plupart dans les *Tabulæ phycologicæ* de Kuetzing(vol. XVIII, pl. 50 et 51). Cette Algue se rencontre à la fois dans l'Océan Atlantique, dans la Méditerranée et dans le grand Océan Indien. On la trouve souvent mêlée à la *mousse de Corse* (*Alsidium Helminthochorton* Kuetz, *Gigartina Helminthochorton* Lamx, *Helminthochorton officinale* Link) et elle forme la plus grande partie du produit commercial appelé *mousse de Chine*. En la traitant, à froid, successivement par l'acide acétique chaud, l'eau et l'ammoniaque, puis en reprenant le résidu par l'eau bouillante et en laissant refroidir, Payen a obtenu une substance gélatiniforme à laquelle il a donné le nom de *Gélose* (*voy.* ce mot). Dans plusieurs contrées de l'Asie et sur les côtes orientales de l'Afrique, on en fait des gelées alimentaires très-estimées.

Le *G. cartilagineum* Gaill. (*Fucus cartilagineus* L.), qui aussi bien que le *G. corneum* Huds. et le *Plocaria lichenoïdes* Grev. a été considéré pendant longtemps comme constituant la matière première des *nids d'hirondelles*, est placé par Agardh dans son genre *Sphærococcus*. Très-abondante dans l'Océan Pacifique et dans les mers de la Chine, cette Algue constitue le *Corallina Japonica* des pharmacopées indiennes.   Ed. Lefèvre.

GÉLIN. *Voy.* Gélidium et Gélose.

GÉLINE. Nom donné par Gannal au principe immédiat fondamental du tissu lamineux (*voy.* Lamineux, p. 233) et des tendons. Pour la préparer, il est avantageux de se servir de la membrane qui tapisse intérieurement la vessie natatoire de certaines espèces d'esturgeons, communs dans les grands fleuves de la Russie (Gannal) ; on peut encore utiliser le procédé de Rollet, qui consiste à découper les tendons en tranches très-minces et à les épuiser par de l'eau froide ; on les met ensuite macérer pendant plusieurs jours dans de l'eau de chaux ou de baryte, qui dissout la matière unissante, puis on lave successivement à l'eau pure, à l'eau très-faiblement acidulée avec de l'acide acétique et derechef à l'eau pure. Le résidu obtenu est constitué en majeure partie par une matière fibrillaire qui n'est autre chose que la géline, mais cette substance est toujours mélangée d'un peu de tissu élastique.

La géline est transparente, insoluble dans l'eau, qui la fait gonfler sans en altérer la composition ; elle se crispe un peu dans l'alcool et l'éther, comme l'osséine. Les acides et les alcalis très-étendus la font gonfler considérablement et la transforment à la longue en produits solubles. Le tannin la fait durcir.

Par l'action prolongée de l'eau bouillante, la géline se transforme d'abord en une substance à laquelle Gannal a donné le nom de *géléine* et qui, par le refroidissement, retient de l'eau et se fixe en une gelée tremblotante, sans cohérence et à goût fade ; la géléine à son tour se transforme en *gélatine*, si on continue à la faire bouillir. La coction à 120° dans la marmite de Papin amène cette transformation en quelques heures. La géléine se transforme encore en gélatine quand on la dessèche et la redissout plusieurs fois de suite.

La géline se dissout à la longue dans les acides étendus, même les plus faibles, et donne ainsi de la gélatine à froid. Cette transformation exige plusieurs jours avec de l'acide sulfurique au centième ou de l'acide acétique très-dilué. En neutralisant la solution, on obtient de la gélatine mêlée de quelques sels et d'une petite quantité de syntonine. Les alcalis étendus déterminent les mêmes modifications de la géline.

Avec les alcalis et l'acide sulfurique à chaud, la géline donne, de même que l'osséine, de la leucine et du glycocolle.

Du reste, la composition élémentaire et les propriétés de la géline et de l'osséine sont les mêmes, et les travaux de Mulder, Scherer, Marchand, etc., ont démontré l'identité de ces deux principes, que les auteurs allemands désignent collectivement sous le nom de *collagène*, à cause de leur propriété de se transformer en colle ou gélatine.

Bien différente de la géline et de l'osséine est la *cartilagéine* ou *chondrogène*, principe immédiat fondamental du tissu cartilagineux et qui par une ébullition prolongée se transforme en *chondrine*, très-distincte de la gélatine. Du reste, la cartilagéine, traitée à chaud par les alcalis et l'acide sulfurique, donne de la leucine sans glycocolle.   L. HAHN.

GELINOTTE. Les Gelinottes, dont le nom vient de l'ancien mot français *geline* (*gallina*), qui signifiait *poule*, sont des Gallinacés de la famille des Tétraonidés (*voy.* les mots OISEAUX, GALLINACÉS, et TÉTRAS), qui diffèrent des Tétras proprement dits par leur bec plus droit, moins recourbé vers la pointe, et par leurs tarses plus largement dénudés dans leur portion inférieure. Après avoir été placés par Linné dans le même genre que les Coqs de bruyère, ces oiseaux constituent maintenant sous le nom de *Bonasa* (Steph.) ou mieux *Bonasia* (Bp.) un groupe particulier qui a été subdivisé par M. Gray en deux sous-genres, *Bonasia* et *Tetrastes*, quoiqu'il ne renferme pas plus de cinq ou six espèces : *Bonasia cupido* (L.), *B. betulina* (Scop.), *B. umbellus* (L.) *B. Sabinei* (Dougl.). etc., Une seule de ces formes, le *Bonasia betulina*, appartient à notre faune, les autres habitent le nord du continent américain ou l'Asie orientale.

Toutes ces Gelinottes ont le bec de longueur médiocre avec la mandibule supérieure faiblement recourbée à l'extrémité et couverte par les plumes dans toute sa moitié basilaire, de telle sorte que les narines sont complètement abritées, le sommet de la tête orné d'une petite huppe, les sourcils légèrement dénudés, les ailes courtes et obtuses, la queue arrondie, formée de seize rectrices, les tarses emplumés sur la moitié de leur longueur, les doigts nus, pectinés sur les bords et terminés par des ongles robustes et creusés sur leur face inférieure. En outre, dans une des espèces américaines, le *Bonasia cupido*, on remarque une particularité fort curieuse : il existe dans les deux sexes, mais surtout chez le mâle, de chaque côté du cou une longue touffe de plumes érectiles. En se rédressant lorsque l'animal est agité par la passion, ses plumes laissent à découvert une sorte de loupe ou de tumeur, de couleur jaune orange, qui n'est autre chose qu'un sac aérien en communication avec les organes respiratoires. Ces sacs cutanés sont très-apparents pendant la saison des amours, et toujours plus développés chez les vieux individus que chez les jeunes. D'après les observations d'Audubon, ils doivent être considérés comme des organes de renforcement des sons plus ou moins analogues à ces poches qui occupent la partie antérieure du cou chez les Singes hurleurs (*voy.* SINGES). Les mâles en effet font entendre au printemps des cris particuliers, tantôt forts et tantôt plus faibles, qui, en se succédant rapidement, produisent un bruit comparable au roulement de tambour, et l'appareil en question joue évidemment un rôle dans la production de ces sons, puisque, avant de crier, l'oiseau a soin de gonfler ces réservoirs aériens, qui, pendant les intervalles de repos, sont complétement affaissés. C'est pour tenir compte, dans la classification, de cette particularité de structure, assurément fort remarquable, que certains naturalistes. suivant l'exemple du feu M. Gray, partagent le genre *Bonasia* en deux sous-genres, dont le premier, *Bonasia* proprement dit, com prend seulement le *B. cupido* ou Gelinotte des prairies, tandis que le second, *Tetrastes*, renferme les autres Gelinottes européennes ou américaines.

La Gelinotte des bois (*B. sylvestris* Brehm, *Tetrao bonasia* L.), qu'on désigne aussi vulgairement sous les noms de *Galinette* et de *Poule des coudriers*, est à peu près de la taille d'une Poule. Le mâle, lorsqu'il est revêtu de son plumage de noces, a les parties supérieures du corps fortement teintées de roux et recoupées par des bandes transversales noires, le sommet de la tête d'un brun jaunâtre, tacheté de gris, la gorge noire, les côtés du cou ornés de sortes de moustaches blanches, qui partent de la mandibule supérieure, la poitrine et le ventre d'un roux mélangé de brun et de blanc, les grandes pennes alaires d'un gris brunâtre ou roussâtre avec des taches brunes au bord des barbes externes, la queue grise avec des raies en zigzag, de couleur rousse, sur les pennes médianes, et une bande subterminale noire sur les pennes latérales, l'œil brun, le bec noir, la portion dénudée du tarse d'un brun de corne. La femelle, adulte, toujours un peu plus petite que le mâle, porte à peu près la même livrée, mais n'a point de noir sur la gorge ; les jeunes, avant la première mue, offrent des teintes plus ternes et moins pures ; enfin les poussins, sortant de l'œuf, sont couverts d'un duvet jaunâtre, fortement nuancé de brun sur les parties inférieures du corps.

Cette espèce se trouve dans toute l'Europe septentrionale et centrale, depuis le cercle polaire jusqu'aux Alpes et aux Pyrénées, et depuis la Sibérie jusqu'en Scandinavie. Elle n'est pas très rare dans les Basses-Alpes, le Dauphiné, la Savoie, les Vosges, et se rencontre un peu plus communément encore dans certains cantons de la Suisse, en Autriche, en Bohême, en Bavière, en Silésie et en Suède. Elle recherche les grandes forêts de chênes, de bouleaux, de pins, de sapins, les taillis d'aunes et de coudriers alternant avec des clairières où croissent des arbustes qui, à l'automne, se chargent de baies succulentes. Ces baies en effet, et particulièrement les framboises sauvages, les mûres, les myrtilles, les fruits de sorbier, constituent avec des graines de différentes espèces et des bourgeons de conifères la nourriture de la Gelinotte, et communiquent à sa chair un goût exquis.

D'humeur farouche, les Poules des coudriers se tiennent d'ordinaire sous le couvert des bois ; c'est là qu'elles font leur nid sous un buisson, au milieu des fougères ou dans une touffe de bruyère. Ce nid, grossièrement construit, est garni intérieurement de brins d'herbe et de feuilles et renferme une douzaine d'œufs d'un ton jaunâtre avec des taches brunes ou roussâtres. La femelle les couve avec ardeur pendant près de trois semaines, tandis que le mâle fait le guet aux alentours ; et quand les petits sont éclos, les deux époux s'occupent de concert de leur éducation, les conduisent dans les endroits exposés au soleil et leur apprennent à découvrir les insectes qui forment d'abord le fond de leur nourriture. Toute cette famille reste unie jusqu'à l'automne, et chaque mâle demeure pendant une grande partie de l'année fidèle à la compagne qui l'a choisi. Pour obtenir ses faveurs il fait valoir les teintes de son plumage en relevant les plumes de sa tête et de sa gorge, et lance dans les airs ses trilles les plus retentissants ; mais d'ordinaire il ne cherche pas à montrer son courage en provoquant ses rivaux en combat singulier, à la manière de la Gelinotte des prairies.

Par suite des progrès du déboisement et de la chasse active qui leur est faite depuis des siècles, les Gelinottes sont devenues extrêmement rares dans certaines contrées de l'Europe où elles étaient jadis fort abondantes, et, si l'on n'y prend garde, on sera bientôt réduit dans notre pays à déplorer la destruction totale de ce gibier que les connaisseurs placent au-dessus de la caille et du faisan.

La Gelinotte des prairies (*Bonasia cupido* ou *Cupidonia cupido*) tend aussi à disparaître des contrées où elle était naguère très répandue et ne se rencontre plus, à l'heure actuelle, que dans l'ouest de l'Amérique du Nord, dans le voisinage des Montagnes Rocheuses. On peut même dire qu'elle serait maintenant complétement anéantie, si depuis quelques années des lois spéciales n'avaient été édictées en sa faveur par le gouvernement des États-Unis. Ces lois étaient d'autant plus nécessaires que la Gelinotte des prairies a déjà, sans compter l'homme, une foule d'ennemis naturels, tels que les Loups, les Renards, les Putois, les Martes, les Faucons, les Hiboux, et que, plus que l'espèce européenne, elle se trouve exposée, par son genre de vie, à une foule de dangers. Contrairement à la Gelinotte de notre pays, la Gelinotte des prairies recherche, en effet, comme son nom même l'indique, les plaines déboisées, couvertes d'herbes et parsemées de rares buissons, et, dans le but de trouver de nouveaux pâturages, elle exécute, au moins dans certaines contrées, des migrations assez régulières à l'approche de la mauvaise saison. Autrefois elle était pourchassée sans pitié par les colons du Kentucky à cause des dégâts qu'elle causait dans les jardins et les vergers en hiver et dans les champs pendant l'été.

Plus lourde dans ses mouvements que la Gelinotte des bois, la Gelinotte des prairies rappelle un peu dans ses allures notre Poule domestique, mais court avec plus de rapidité et vole, dit-on, assez bien pour franchir d'un seul trait des distances de plusieurs kilomètres. Au printemps, vers le mois de mai, les mâles se livrent en l'honneur des femelles de terribles combats, mais, aussitôt que la période d'incubation est terminée, ils abandonnent plus ou moins leurs compagnons et ne prennent aucune part à l'éducation des petits. Ceux-ci s'en vont aux champs sous la conduite de la mère qui veille sur eux avec une grande sollicitude. Au mois d'août ils peuvent voleter et vers le milieu d'octobre ils sont adultes. Revêtus de leur livrée définitive, les Gelinottes des prairies ont les parties supérieures du corps variées de noir, de rouge pâle et de blanc, les plumes de la fraise brunes et rousses, le ventre rayé de blanc et de brun clair, les grandes pennes des ailes brunes, tachetées de rougeâtre sur les barbes externes, les rectrices brunes, liserées de blanc jaunâtre à l'extrémité, l'œil brun, surmonté d'une bande écarlate, le bec couleur de corne, les pattes et les plaques dénudées sur les côtés du cou d'un jaune orangé vif.

Dans les États de l'Ouest on chasse les Gelinottes des prairies au fusil, ou on les prend vivantes dans des filets. En captivité ces oiseaux s'apprivoisent rapidement, mais jusqu'à présent ils n'ont pu être acclimatés en Europe. Leur chair a les mêmes qualités que celle de nos Gelinottes des bois.   E. OUSTALET.

BIBLIOGRAPHIE. — BRISSON. *Ornithologia*, 1763, I, p. 191. — BUFFON. *Planches enluminées d'oiseaux*, 1770-86, pl. 475. — LINNÉ. *Systema naturæ*, 1766, t. I, p. 275, et éd. GMELIN, 1788, t. I, p. 751 et suiv. — SHAW. *Gener. Zool.*, 1819. — CH. L. BONAPARTE. *B. Eur.*, 1838. — KEYSERLING et BLASIUS. *Wirbelthiere Europa's*, 1840. — WILSON. *American Ornithology*, 1840, pls. 27, 49, etc. — AUDUBON. *Ornith. Biogr.*, 1831-39, et *Americ. Ornith.* — GOULD. *B. Europ.*, pl. 254. — G. R. GRAY. *Genera of Birds*, 1844-49, pl. 133. — D. G. ELLIOT. *Monograph of the Tetraonidæ*. New-York, 1865. — DEGLAND et GERBE. *Ornithologie européenne*, 2e édit., 1867, t. II, p. 51 et suiv.   E. O.

GELLER (CARL-GOTTFRIED). Né à Dantzig vers le commencement du dix-huitième siècle, était le fils de Johann-Nicolaus Geller, chirurgien de la ville et nispecteur des lazarets. Il étudia la médecine à Rostock, prit le bonnet de docteur en 1737, puis exerça l'art de guérir à Wittenberg jusqu'à sa mort, arrivée en janvier 1767. Il est connu par plusieurs opuscules assez estimés de leur temps :

I. *Diss. inaug. de eo quod justum est circa enemata*. Rostochii, 1737. — II. *Nachricht von der Pretzirschen Gesund-Quelle*. In *Mecklenb. Nachrichten*, 1750, n°' 39 et 40. — III. *Pincenani manes, sive dilucidationes uberiores circa signa virginitatis atque perspicua hymenis illibati testimonia*. Rostochii, 1763. — IV. *Scrutinium physico-medicum de tussi epidemica infantum convulsiva anno 1757 in ducatu Megapolitano furente, raris plane et singularibus observata symptomatibus*. Rost., 1763. — V. *Geburtstagsgedicht auf Herzog Friedrich*. Schwerin, 1762. L. Hn.

GELLERT (Christlieb-Ehregott). Célèbre chimiste allemand, frère de Gellert le fabuliste, naquit à Haynichen, près de Freiberg, le 11 août 1713, et mourut à Freiberg, le 18 mai 1795. Il fut inspecteur des machines, des fontes et des minéraux de la Saxe, administrateur en chef des fonderies et forges de Freyberg, et lorsque l'Académie des mines fut établie dans cette ville en 1765, il y fut chargé d'un cours de chimie métallurgique, qu'il continua jusqu'en 1794.

Gellert a été un grand chimiste, mais ses travaux ayant porté sur la métallurgie, la nature de ce Dictionnaire nous oblige à nous borner à ces quelques lignes. Il a publié :

I. *Anfangsgründe der metallurgischen Chymie*, Leipzig, 1750, 1776, in-8°. — II. *Anfangsgründe der Probirkunst...* Leipzig, 1755, 1772, in-8°. (Ces deux ouvrages ont été traduits en français par Holbach. Paris, 1758, 2 vol. in-8°.) — III. *De tubis capillaribus prismaticis*. In *Comment. Acad. Petrop.*, t. XII, 1750. — IV. *De phœnomenis plumbi fusi in tubis capillaribus*. Ibid., 1750. — V *De densitate mixtorum ex metallis et semi-metallis factorum*. Ibid., t. XIII, 1751. — VI. *Vom Abstrichbleitreiben*. In *Köhlers Bergmänn. Journal*, 1789. — VII. *Ueber ein künstl. rothes Kupferglas*. Ibid., 1790. — VIII. *Von Verfertigung einer guten dauerhaften Farbe aus Galmey*. Ibid., 1791. L. Hn.

GELLHAUS (Ferdinand). Médecin allemand, né dans le canton de Schöttmar, dans la principauté de Lippe, vers 1792, fit ses études à Wurtzbourg, fut reçu docteur en 1817, puis en 1825 devint médecin de la Cour et du prince régnant de Lippe, à Detmold. Il fut en outre médecin des bains de Meinberg. Gellhaus mourut pendant un voyage en Italie, à Turin, en 1827. On a de lui :

I. *Inauguralabhandlung über den Nutzen der Milz*. Würzburg, 1817, gr. in-8°. — II. *Bemerkungen über die Mineralquellen zu Mainberg*. Lemgo, 1820, in-8°. — III. *Instruction des Gesundheitsconseil zu Paris über die Anfertigung öffentlicher Abtritte*. Lemgo, 1826, in-4°. — IV. Articles dans *Hufeland's Journal der Heilkunde*. L. Hn.

GÉLOSE. § I. **Origine botanique.** Nom donné par Payen au principe gélatineux des Algues, qui doit être signalé dans ce Dictionnaire, ne fût-ce que pour faire connaître un mode de falsification de certaines matières alimentaires. C'est le même principe qui a été nommé *gélin*, *Agar-agar*, *colle* ou *ichthyocolle du Japon*, *Japanese isinglass*, et abréviativement *singlass*, et que M. Marchand propose avec raison d'appeler *phycocolle*. Au Japon, pays d'où on l'a surtout retirée jusqu'à présent, cette gélatine végétale est nommée *Tjintiow* et *Lo-thá-ho*. C'est du Japon que les correspondants de Turner l'ont fait connaître d'abord, bien que le produit soit en usage aussi sur toutes les côtes de la Chine. De temps immémorial les Chinois font en effet dessécher au soleil les algues de leurs côtes, et les conservent ainsi pendant quelques années, en les tenant bien comprimées. Quand ils ont besoin de se servir d'une partie de leur provision, ils en enlèvent au moyen d'un lavage les parties salines et d'autres impuretés, après quoi ils plongent la matière dans l'eau chaude, où elle se dissout parfaitement pour se coaguler après le refroidissement en gelée parfaite. Cette gelée, une fois réchauffée, se liquéfie de nouveau et forme au besoin un ciment très-fort, utilisé dans divers buts industriels. Celui qui motive cet article, c'est l'application inventée par une fabrique de Paris à la composition d'une fausse confiture de groseille, dite gelée groseillée, dans laquelle l'acide est fourni par l'acide malique, le principe sucré par une variété de glucose, le principe colorant par les pétales de la rose trémière, et le principe pectique par la colle du Japon. Cette falsification a été découverte fort ingénieusement par M. Ch. Ménier. Il a reconnu la nature de la matière colorante à la présence dans la confiture suspecte des gros grains de pollen des Malvacées, et l'origine de la gélatine à la présence d'une diatomée spéciale aux côtes du Japon, l'*Arachnoïdiscus ornatus*, qui accompagne toujours les algues de ce pays.

Le gélin renferme une grande quantité d'algues différentes, réunies sous la dénomination vulgaire de *Mousse du Japon:* algues qui ne sont pas encore toutes connues, et dont la constatation est due à la collaboration discrète que notre algologue le plus distingué, M. le docteur Ed. Bornet, a apportée aux travaux de M. Ménier et de M. Marchand. Les algues qui prédominent dans la colle du Japon sont des *Gelidium* (*G. corneum, G. polycladum,* etc.); mais il s'y trouve aussi beaucoup d'autres Floridées (*Glœopeltis, Endocladia, Gracilaria, Laurencia, Ceramium, Scytosiphon lomentarius* J. Ag., *Sporacanthus cristatus* Kütz., *Centroceras clavulatum* J. Ag., plusieurs *Polysiphonia,* etc.). Dans les îles de la Sonde, l'*Agar-agar,* que l'on récolte en abondance à Singapour, et qui entre dans l'alimentation, est principalement constitué par des espèces du genre *Encheuma,* notamment par l'*E. spinosum* J. Ag.

La colle du Japon se présente sous deux aspects différents qui ont été bien indiqués par M. D. Hanbury; ce sont tantôt des baguettes comprimées irrégulièrement, demi-transparentes, d'un blanc jaunâtre; tantôt des bandes longues et ridées d'un huitième de pouce de diamètre, substance plus blanche que la précédente et plus facilement soluble. Il est probable que des applications nouvelles en seront proposées, du moins pour l'usage médical; il serait bien facile de faire de la gelée alimentaire des Algues le véhicule de préparations iodées, puisque l'iode lui est combiné dans la nature, et même de préparations vermifuges ou sulfureuses; et cela d'autant mieux que la récolte des algues commence à se faire pour l'industrie sur les côtes de France.   Eug. FOURNIER.

BIBLIOGRAPHIE. — TURNER. *Historia Fucorum.* — J. G. AGARDH. *Algæ maris Mediterranei et Adriatici.* — DU MÊME. *Species, genera et ordines Algarum,* t. III. — G. VON MERTENS. *Preussische Exp. nach Ost-Asien: Die Tange,* 1866. — SURINGAR. *Illustration des espèces et formes du genre d'algues Gloiopeltis.* In *Musée bot. de Leyde,* vol. I, 1871. — HANBURY. *Science papers, chiefly pharmaceutical and botanical,* 1876. — CH. MÉNIER. *Falsification de la gelée de groseilles du commerce découverte par les diatomées.* Nantes, 1879. — L. MARCHAND. *Note sur la phycocolle ou gélatine végétale produite par les algues.* In *Bull. Soc. bot. Fr.,* 1879, séances, p. 287 et suiv. — LAFAURIE. *Sur un procédé de préparation du sulfure de carbone à l'état solide pour le traitement des vignes phylloxérées.* In *Comptes rendus,* séance du 13 décembre 1880.   F.

§ II. **Chimie.** Le nom de gélose rappelle une propriété essentielle qui est de se dissoudre dans l'eau chaude et de se prendre en une gelée incolore et diaphane par le refroidissement. La gélose peut ainsi gélatiniser 500 fois son poids d'eau, c'est-à-dire dix fois plus que ne le ferait la meilleure gélatine animale.

Pour retirer la gélose de l'algue de Java, on débarrasse celle-ci de plusieurs matières étrangères par des traitements à l'acide chlorhydrique faible ou à l'acide acétique, à l'eau et à l'ammoniaque faible, puis on épuise le résidu par l'eau bouillante, qui en extrait 58 pour 100 de gélose.

La gélose est une substance amorphe, insoluble dans les carbonates alcalins, la potasse, l'ammoniaque, l'alcool, l'eau froide et les acides étendus froids. Elle est soluble dans l'eau bouillante et se prend, comme on l'a vu plus haut, en gelée par le refroidissement.

Calcinée, la gélose répand une odeur de gomme brûlée et laisse 3,88 pour 100 de cendres (d'après M. Morin, et 5,5 d'après M. Porumbaru). Séchée à l'air, elle perd encore 22,85 pour 100 d'eau à 100 degrés.

Quant à sa composition élémentaire, voici les résultats obtenus par Payen et par M. Porumbaru :

	PAYEN.	PORUMBARU [1].
Carbone.	42,77	44,34
Hydrogène.	5,77	6,36
Oxygène.	51,46	49,30
	100,00	100,00

Ces analyses conduisent à la formule $C^6H^{10}O^5$, qui est celle de l'amidon et de ses congénères ; c'est à cette classe de composés que M. Porumbaru rattache la gélose, tandis que M. Morin l'assimile aux gommes.

L'eau renfermant de 1 à 10 grammes d'acide sulfurique par litre dissout la gélose à l'ébullition et la solution ne se prend plus en gelée par le refroidissement (Morin). L'eau seule, par une ébullition prolongée, produit le même effet. La solution obtenue réduit le tartrate cupro-potassique. L'action de l'eau à 150 degrés sous pression donne naissance à une matière ulmique et à une solution réductrice qui renferme un composé très-hygroscopique, lévogyre, non fermentescible et ayant pour composition $C^6H^{12}O^6+H^2O$; le pouvoir réducteur de ce composé est égal à celui de la glucose (Porumbaru).

La solution de gélose dans l'acide sulfurique au millième environ est d'abord lévogyre et son pouvoir rotatoire, pour une solution au centième et pour une longueur de $0^m,20$, est égal à — 4°15′. Par une ébullition prolongée, le pouvoir rotatoire change peu à peu pour devenir dextrogyre et égal à + 4°10′. La solution dextrogyre réduit la liqueur de Fehling, le bichlorure de mercure et le chlorure d'or. Quant à la solution lévogyre, l'alcool en précipite la gélose, mais incomplétement (Morin).

Traitée par l'acide azotique étendu de son poids d'eau et bouillant, la gélose fournit de l'acide mucique et de l'acide oxalique.

La gélose, désignée quelquefois dans le commerce sous le nom de *Ta-ô* et sous le nom impropre d'*isinglass* (colle de poisson), a trouvé deux applications assez importantes : elle sert à préparer des gelées alimentaires (*voy.* § I) et elle est employée comme apprêt pour certains tissus.   ED. WILLM.

BIBLIOGRAPHIE. — PAYEN. *Comptes rendus*, t. XLIX, p. 521. — MORIN. *Ibid.*, t. XC, p. 1080.—
PORUMBARU. *Ibid.*, t. XC, p. 1081.   ED. W.

GELOUS (SIGISMOND). Médecin, poëte et mathématicien à Epéries, dans la Hongrie, naquit près de Torda, en Transylvanie. Il fut conseiller de la cour

---

[1] Déduction faite des cendres.

impériale et mourut à Presbourg le 14 mars 1569. Voici les titres de ses ouvrages d'après la biographie médicale :

I. *Quœstio : an honesta natura sint, an vero opinione?* Ticini, 1549. — II. *Historiæ
Francisci Spiræ Civitatulani, qui ob fidei sanioris abnegationem in summam incidit despe-
rationem.* Basileæ, 1550. — III. *Galeoti Martii Narniensis commentarius de Matthiæ Corvini
Hungariæ Regis, egregie, sapienter, jocose dictis et factis.* Viennæ, 1563. — IV. Traduction
latine de l'*Oreste* d'Euripide (Bâle, 1550).   L. Hn.

GELSEMIUM (Jussieu). Genre de plantes Dicotylédones dont les véritables
affinités ont été très-discutées. On les a regardées comme des Rubiacées à
ovaire libre, des Scrofulariées, des Apocynées, des Gentianées, des Acanthacées.
Finalement, M. A. de Candolle, dans le *Prodromus*, et MM. Bentham et Hooker
dans leur *Genera*, les ont fait rentrer dans les Loganiacées, où elles sont devenues le type de la tribu des Gelsémiées.

Les caractères de ces plantes sont les suivants : calice à 5 divisions; corolle
obliquement infundibuliforme à 5 lobes imbriqués dans la préfloraison; 5 étamines à anthères sagittées ; style long divisé en deux branches linéaires bifides. Le
fruit est une capsule aplatie, ellipsoïde, à deux loges, s'ouvrant en deux valves
septicides et contenant dans chaque loge des graines suborbiculaires, entourées
d'une aile large, et contenant un embryon droit dans un albumen charnu.

Les Gelsemium sont des arbrisseaux volubiles, à feuilles opposées, ovales ou
lancéolées, entières sur les bords, à grandes fleurs jaunes odorantes rappelant
celles du Jasmin, d'où leur nom de *Gelsemium*, venu de l'italien *Gelsemino*.
C'est le *faux jasmin* ou *Jasmin jaune* des États-Unis.

L'espèce la plus connue est le *Gelsemium sempervirens* Ait. (*Gelsemium
nitidum* Mich.), qu'on trouve dans les terrains riches et humides de la Virginie
et des États du Sud. C'est un arbuste grimpant, à feuilles luisantes courtement
pétiolées, à cymes axillaires formées de trois à cinq grandes fleurs, parfois
réduites à une seule.

On emploie depuis longtemps en Amérique le rhizome et la racine du *Gelsemium* contre les fièvres intermittentes et les affections inflammatoires chez les
enfants. En France, elle a été étudiée par M. Dujardin-Beaumetz.   Pl.

Bibliographie. — Jussieu. *Genera.* — Endlicher. *Genera.* — Bentham et Hooker. *Genera
plant.* — De Candolle. *Prodromus.* — Asa Gray. *Manual of the Botany of the North Unit.
States,* 2ᵉ édit., p. 206.   Pl.

GEMEINER (Andreas-Theodor). Médecin allemand, né à Ratisbonne, le
1ᵉʳ avril 1764, mort à Kürn le 5 janvier 1815. Il prit le grade de docteur à
Erlangue en 1786 et devint ensuite médecin de la ville et de la garnison de
Ratisbonne. Il s'occupa en outre d'astronomie et durant vingt ans observa et
étudia la surface de la lune. On a de lui :

I. *Dissert. de vera febrium putridarum notione.* Erlangæ, 1786, in-4°. — II. *Beobacht.
der am 24sten Juni 1797 Nachmittags eingetretenen Sonnenfinsterniss und der dabey vor-
gekommenen merkwürdigen Erscheinungen.* Regensburg, 1798, in-8°. — III. Articles dans
Bode's Jahrbuch, 1802.   L. Hn.

GEMMA. Nom porté par plusieurs médecins hollandais, parmi lesquels :

Gemma (Reinier). Né à Dockum en Frise, en 1508, d'où le surnom de
Frisius, mourut le 25 mai 1555. Il fit ses premières études à Groningue, puis il

se rendit à Louvain où il étudia la médecine. Après avoir obtenu le titre de docteur en médecine, en 1541, il fut pourvu d'une chaire de médecine à l'Académie de cette ville, et il acquit une réputation assez notoire pour que l'empereur Charles-Quint le prît à diverses reprises comme médecin consultant. Il lui offrit même une place à sa cour, que Gemma refusa, préférant se livrer à des études sur l'astronomie et les mathématiques, sciences qu'il avait cultivées dès sa première jeunesse avec succès. Il a publié un certain nombre d'ouvrages d'astronomie et de géométrie et aussi quelques observations sur la goutte, insérées dans le *Recueil* d'Henri Garet, Francfort, 1591, in-8. A. D.

Gemma (CORNELIS). Fils du précédent, né à Louvain le 28 février 1535, fit ses études sous la direction de son père, se livra comme lui à la profession médicale, sans négliger les mathématiques, obtint en 1569 la chaire laissée vacante par la mort de Nicolas Biesius, puis fut reçu docteur en 1570. Il s'occupa d'astronomie, de même que son père, et mourut à Louvain, de la peste, le 12 octobre 1577. Nous citerons de lui :

I. *De arte cyclognomica tomi tres, philosophiam Hippocratis, Galeni, Platonis et Aristotelis in unam methodi speciem referentes.* Anvers, 1569, in-4°. — II. *Cosmocritice seu de naturæ divinis characterismis, id est, raris et admirandis spectaculis, causis, indiciis, proprietatibus rerum in partibus singulis universi.* Anvers, 1575, in-4°. A. D.

GEMMATION. (*Gemma*, bourgeon.) Reproduction par gemmation ou bourgeonnement. On appelle gemmiparité (de *parere*, produire) la génération par des gemmes (*voy.* GÉNÉRATION). D.

GEMME. En *botanique*, organes d'où sortiront les pousses nouvelles. (*voy.* BOURGEON). Dans l'*industrie*, on donne le nom de gemme à la térébenthine brute, celle qui est encore mêlée à des matières étrangères. En *zoologie*, les gemmes sont les renflements qui se développent sur les côtés de certains polypes en constituant un mode de reproduction (*voy.* GÉNÉRATION). D.

GEMMIPARITÉ. Mode de génération par gemmes en bourgeons (*voy.* GÉNÉRATION). D.

GEMPAK (SOUGITA). Célèbre médecin japonais, né dans la première moitié du dix-huitième siècle. Il était fils d'un savant distingué par ses vastes connaissances, et qui avait rempli les fonctions d'interprète pendant plusieurs années. Gempak étudia à Myako, où il avait déjà acquis une certaine réputation parmi ses confrères en pratiquant la médecine suivant la méthode japonaise, lorsqu'il apprit que les Hollandais, qui commerçaient alors avec le Japon, étaient très-habiles dans l'art de traiter les maladies, par cela même qu'ils étaient très-versés dans l'anatomie du corps humain et qu'ils rejetaient toutes les doctrines superstitieuses et les vieux préjugés des Chinois. Il résolut donc de se rendre familière la langue hollandaise, ce qui lui coûta beaucoup de peine ; il parvint cependant à la lire couramment, grâce aux conseils et à quelques leçons que lui donnèrent plusieurs Hollandais que des circonstances particulières avaient amenés à Myako. Dès qu'il fut à même de comprendre des ouvrages scientifiques, il s'efforça d'en acquérir une petite collection, à la factorerie hollandaise. Ayant obtenu par ce moyen un exemplaire de la traduction en hollandais des *Anatomische Tabellen* du médecin silésien Adam Kulm (*mit Anmerk. und Kpf.,*

Leipzig, 1759), il en fit la traduction. La préface qu'il joignit à son travail est datée du 3e mois, en automne, dans la 2e année de l'ère impériale *An-yeï* (1773). Nous possédons, dit L. de Rosny-Fouqueville, un exemplaire de cette version orientale, qui parut sous le titre de *Kaï-teï-Sin-syo* (Nouveau traité d'anatomie), en 5 volumes grand in-8e, dont un de planches, qui, malgré l'indulgence que réclame le dessinateur japonais pour leur médiocre reproduction, n'en sont pas moins dessinées et gravées avec une exactitude et une beauté des plus remarquables. On voit également mentionné sur le catalogue du libraire japonais chez lequel se trouve le Kaï-teï-Sin-syo, annoncé comme publié par Sougita Gempak, le *Kaï-teï-Yak-dzou*, tableaux abrégés d'anatomie, comprenant cinq pièces. A une solide connaissance du hollandais et à une grande habileté pour lire et rédiger le chinois Gempak joignait quelques notions importantes sur les sciences européennes, dont on appréciera surtout la valeur, si l'on fait attention au pays et au temps où il vivait. A ces mérites on doit ajouter encore celui d'avoir su, l'un des premiers, faire comprendre l'importance des découvertes et des progrès scientifiques des Occidentaux à ses compatriotes (Biogr. Didot).

L. Hn.

GEMUSAEUS ou **GESCHMSAUS** (HIERONIMUS). Médecin et philologue, né à Mulhouse, en Alsace, en 1505, mort à Bâle, le 29 janvier 1543. Il fit ses études à Bâle sous Glareanus, acquit une connaissance approfondie du grec et du latin, en même temps qu'il étudia avec soin la physique et la médecine. L'Académie de Turin lui conféra en 1533 le titre de docteur en médecine. Nommé professeur de physique à Bâle, il enseigna avec un grand succès la philosophie d'Aristote. A l'époque de sa mort prématurée, il était occupé à l'étude de la langue hébraïque. Le fameux imprimeur Cratander lui avait donné sa fille en mariage, et Gemusaeus dirigea plusieurs des éditions publiées dans son officine; nous mentionnerons spécialement celle de Paul d'Égine (Bâle, 1538, in-fol.). Il est l'auteur d'une préface et d'une *Vie de Galien* mises en tête de l'édition des *Œuvres* du médecin grec, parue à Bâle en 1538 (5 vol. in-fol.).   L. Hn.

GENCIVES. § I. **Anatomie et physiologie.** On désigne sous le nom de gencives cette portion de la muqueuse buccale qui tapisse toute la partie libre de l'arcade alvéolaire des mâchoires. Elle fait donc partie intégrante de la muqueuse buccale et nous avons déjà indiqué à propos de cette dernière quelques-uns de ses caractères (*voy.* l'article BOUCHE [*Anatomie*], 1re série, t. X, p. 203).

Considérées au point de vue anatomique les gencives représentent une membrane qui recouvre exactement toute la partie saillante de l'arcade alvéolaire. Ses limites artificielles sont d'une part le fond du vestibule de la bouche, où la gencive se confond avec la muqueuse buccale, et d'autre part le plancher de la bouche pour la région inférieure et la muqueuse palatine pour la région supérieure.

C'est ainsi que, partie du fond de la gouttière vestibulaire, la muqueuse gingivale se prolonge sur la face antérieure ou convexe de l'arcade alvéolaire des mâchoires en y adhérant intimement. Arrivée au bord libre des alvéoles, elle rencontre le collet des dents. Là elle forme en avant de chacune d'elles un repli *semi-lunaire antérieur*, de chaque extrémité duquel se détache une petite languette de muqueuse qui traverse l'interstice dentaire pour se réunir du côté opposé avec les extrémités d'un même repli, le *repli semi-lunaire postérieur*. Ces petites languettes forment comme des ponts que soutient le bord libre des cloisons osseuses interdentaires. La réunion l'un à l'autre des deux replis semi-lunaires forme autour de chaque collet dentaire un cercle ou anneau complet de muqueuse que laisse béant en son centre l'ablation d'une dent. Au bord de ce cercle, très-adhérent à la dent, vient s'insérer le périoste alvéolaire. Cette insertion se fait très-exactement au point où cesse le cément et où commence l'émail : il n'est donc pas exact de dire que la racine des dents déborde de quelques millimètres le bord gingival ; ce fait n'a lieu qu'à l'état pathologique. La membrane alvéolo-dentaire ne représente nullement, comme l'ont prétendu les auteurs, une continuation de la muqueuse buccale. Elle est la représentation de la paroi du follicule, laquelle, traversée au moment de l'éruption dentaire par la couronne, se fixe au collet de la dent et aux replis semi-lunaires.

Après avoir franchi le bord libre alvéolaire au moyen des languettes interdentaires, la muqueuse gingivale reprend son trajet sur la face concave ou postérieure du maxillaire à laquelle elle adhère comme à la face antérieure ; puis, arrivée à la base de ce bord, elle se continue sans aucune marque de délimitation avec la muqueuse voisine de la cavité buccale proprement dite.

La gencive est remarquable par sa consistance, variable cependant aux divers âges de la vie, et par son adhérence aux plans osseux qu'elle recouvre. Mais à l'état pathologique elle perd ses caractères. Elle se ramollit et se décolle très-facilement des surfaces qu'elle recouvre. La plupart des affections inflammatoires dont elle peut être le siége ont pour première conséquence, outre le décollement de la muqueuse, la rupture des ponts qui occupent les interstices dentaires, de sorte que les lambeaux, devenus libres, flottent en avant ou en arrière de l'arcade dentaire, se détruisent et laissent à nu la partie correspondante du bord alvéolaire, qui peut devenir à son tour un siége d'ostéite superficielle et d'exfoliation insensible. C'est par la combinaison de ces deux phénomènes que souvent la réparation des parties devient impossible et que la dent, privée de ses principaux éléments de protection, la paroi alvéolaire et la gencive, s'ébranle et tombe.

Chez le fœtus, à partir de l'époque qui correspond au début de la formation intra-folliculaire des dents jusqu'à celle qui précède les premiers phénomènes d'éruption, la muqueuse gingivale présente une consistance considérable qui lui permet de résister à toutes les pressions auxquelles elle reste exposée avant l'apparition des dents de lait. Au niveau de la ligne qu'occuperont celles-ci, elle offre un épaississement gris blanchâtre, relevé en saillie ou crête tranchante, et dont le bord libre présente, d'espace en espace, de petites dépressions ou incisures qui lui donnent l'aspect un peu dentelé. C'est cette crête gingivale qui a été désignée sous le nom de *cartilage dentaire* (*cartilago dentalis*) et considérée comme réellement constituée par du tissu cartilagineux. Elle n'est cependant formée que par un tissu fibreux, recouvert d'une épaisse couche d'épithélium pavimenteux stratifié.

Plus tard, alors que l'éruption des dents est achevée, la gencive, cessant d'être directement exposée aux pressions ou aux frottements, perd beaucoup de sa consistance et se ramollit très-facilement sous l'influence des moindres irritations. Mais il n'en est pas de même chez le vieillard, car, après la chute des dents et l'atrophie des alvéoles, elle revient en quelque sorte à son état primitif.

Elle se distingue alors par l'uniformité de son épaisseur, l'épaississement et le durcissement de sa couche épithéliale stratifiée, qui prend un aspect blanc ou grisâtre et devient en quelque sorte cornée, en tous points comparable aux callosités qui se produisent à l'épiderme cutané par suite de frottements répétés. Ce résultat est dû aux pressions incessantes qu'éprouvent les gencives dans les efforts de la mastication. C'est pour cette raison qu'on les trouve dépourvues de cette résistance et de cette densité lorsqu'un appareil de prothèse dentaire sert de protection aux bords alvéolaires.

Étudiée au point de vue histologique, la muqueuse gingivale doit être rangée dans la classe des membranes fibro-muqueuses. Elle est formée d'une trame de tissu conjonctif serré, plus épais que sur tous les autres points de la muqueuse buccale, formant un feutrage compacte et envoyant par sa face profonde des prolongements nombreux qui vont se confondre avec les fibres propres du périoste osseux. Ainsi donc le périoste et le derme muqueux sont en continuité directe sans interposition de tissu sous-muqueux. Cette trame est constituée par un réseau lamineux sans éléments élastiques. Sa surface libre est recouverte d'une couche épithéliale pavimenteuse, épaisse et stratifiée et dont l'enlèvement par le raclage est en général facile. Cette couche épithéliale revêt le chorion de la gencive dans toutes ses saillies ou ondulations. Les saillies qui sont très-visibles même à l'œil nu, à la surface des gencives, interceptent des dépressions comparables aux pores de la peau, et qu'on croyait dues jadis à la présence de certaines glandes incluses dans l'épaisseur du tissu.

C'est là sans doute ce qui avait fait supposer à Serres l'existence des *glandes tartariques;* les gencives ne contiennent aucune glande, c'est leur caractère distinctif le plus remarquable. On aurait donc tort de continuer à admettre dans leur épaisseur des glandes dites mucipares, analogues à celles de la muqueuse intestinale, et de leur attribuer la production de ces enduits, considérés comme du mucus, qui se collectionnent sur le bord libre des gencives et dans les interstices dentaires, soit à l'état physiologique, soit surtout pendant le cours de certaines affections telles que les pyrexies, les maladies du tube digestif, etc. Ces prétendues glandes n'existent pas et le seul liquide sécrété que l'on trouve dans la bouche, c'est la salive.

Les enduits sont formés par des débris alimentaires, des dépôts provenant des sels calcaires, et par des cellules épithéliales qui se détachent en assez grande abondance, lorsque le tissu gingival est enflammé, pour former une bandelette pultacée au bord libre des gencives. A toutes ces matières il faut ajouter divers microphytes et microzoaires, auxquels certaines théories attribuent un rôle plus ou moins actif dans la production de quelques maladies, soit de la muqueuse elle-même, soit des organes dentaires, la *carie*, par exemple. A ces divers éléments s'ajoute encore, mais surtout à l'état pathologique, un certain exsudat épithélial, liquide, plus ou moins séreux et clair, n'ayant rien d'analogue avec le mucus proprement dit.

Le système vasculaire des gencives n'est pas très-riche, bien que le nombre des ramuscules qui s'y répandent soit considérable; en effet, les capillaires ont un petit diamètre, ce qui explique la rareté des hémorrhagies par les lésions traumatiques de la gencive, au moins à l'état normal. Les rameaux artériels viennent pour la gencive supérieure de la sous-orbitaire et de l'alvéolaire en avant, et en arrière de la sphéno-palatine et de la palatine supérieure. Pour la gencive inférieure, les vaisseaux viennent de la dentaire inférieure, de la sous-mentale et de la linguale.

L'ensemble du système sanguin n'est pas assez développé pour enlever au tissu sa densité et sa coloration pâle, mais à l'état pathologique les apparences changent singulièrement : sous l'influence de l'inflammation, le tissu gingival prend une coloration rouge plus ou moins marquée, devient mou, fongueux, et saigne au moindre contact. C'est ce que nous verrons particulièrement dans une forme de gingivite dite fongueuse.

Le système nerveux et les lymphatiques n'offrent rien de particulier, et sont en tout semblables à ceux du reste de la muqueuse buccale (voy. BOUCHE).

E. MAGITOT.

§ II. **Pathologie**. Les particularités anatomiques qui caractérisent la gencive sont de nature à donner aux lésions qui peuvent l'atteindre une physionomie spéciale qui les différencie de celles de la muqueuse buccale en général. Toutefois, en raison de la continuité de tissu entre ces deux portions d'une même membrane, quelques affections seront nécessairement simultanées, sinon communes. Nous aurons donc chemin faisant à établir à la fois les rapprochements et les différences qu'elles pourront présenter.

Nous diviserons les maladies des gencives en trois classes : 1° les lésions traumatiques ; 2° les lésions inflammatoires ; 3° les lésions organiques.

I. **Lésions traumatiques.** Les lésions traumatiques des gencives consistent dans les *contusions*, les *déchirures*, l'*arrachement*.

Les CONTUSIONS résultent soit d'un choc venu du dehors, soit de l'application d'un instrument. Dans le premier cas, la gencive est rarement seule atteinte et les dents ainsi que les lèvres peuvent participer au traumatisme. La contusion présente dans ce cas tous les degrés connus : si elle est légère, elle donne lieu à un faible gonflement sans ecchymose toutefois, en raison de la faible vascularité du tissu, et qui se résorbe rapidement ; plus intense, elle peut être suivie du décollement et de la chute du revêtement épithélial, le derme est alors dénudé et, en l'absence d'ulcération, ce qui est rare après un traumatisme simple, il se répare ordinairement avec une grande rapidité. La contusion peut amener la mortification et la chute d'un lambeau plus ou moins étendu et qui comprend toute l'épaisseur de la muqueuse. Ce dernier accident est surtout fréquent dans la pratique de l'extraction des dents au moyen de l'instrument dit *clef de Garengeot*. Le *panneton* de cet instrument s'appliquant en dedans ou en dehors sur la muqueuse gingivale, y produit des contusions de divers degrés suivant l'intensité de la pression exercée ; mais celle-ci est le plus souvent assez forte pour laisser des eschares parfois très-étendues et suivies souvent d'ulcérations ou de dénudations osseuses. Cet accident toutefois, en l'absence de fractures du bord alvéolaire, ne présente pas d'ordinaire une bien grande gravité et tout se termine par une réparation plus ou moins rapide de la perte de substance.

Les DÉCHIRURES de la gencive ont une même origine que les contusions : elles coexistent même assez souvent sous la forme de plaies contuses. La physionomie de la lésion et aussi la conduite du chirurgien varieront cependant suivant qu'il y aura déchirure simple ou compliquée de contusion. Un lambeau simplement détaché de la surface osseuse et ne présentant pas d'état sphacélé devra être aussitôt remis en place et affronté avec les parties de muqueuse restées adhérentes. Cette manœuvre sera faite soit par simple application, soit à l'aide de quelques points de suture. Mais la précaution la plus importante est d'assurer le contact du lambeau avec la partie osseuse sous-jacente, afin d'éviter l'exfoliation de celle-ci. Dans tous les cas, si la gencive était préalablement saine et s'il y a simple déchirure, la réparation est la règle ordinaire. S'il s'agit d'une plaie contuse, les chances de réparation sont moindres et souvent on observe la chute du lambeau mortifié. Dans ce cas il y a encore probabilité de réparation, mais celle-ci sera lente, en raison du faible mouvement nutritif du tissu gingival, et elle sera souvent retardée par une nécrose superficielle de la paroi osseuse. Lorsque la lésion siégera au bord libre et au voisinage des dents, point où la muqueuse présente la moindre épaisseur et la plus faible vascularité, la chute du lambeau sera encore plus à craindre et la réparation pourra manquer absolument. La conséquence sera la résorption lente du feuillet osseux de l'alvéole et un déchaussement irréparable des dents correspondantes avec ébranlement de celles-ci. Cet accident est encore de ceux qui suivent fréquemment certaines tentatives d'extraction par la clef ou tout autre instrument prenant son point d'appui sur le bord alvéolaire.

L'arrachement complet d'un lambeau alvéolaire, s'il s'est produit sans contusion simultanée, devra se traiter, si l'on est appelé en temps utile, par la réapplication immédiate avec points de suture. C'est là une greffe véritable qui présente d'une manière générale plus de chances de réussite sur une muqueuse que lorsqu'il s'agit d'un lambeau cutané. Ajoutons que les conditions particulières d'humidité et de température de la cavité buccale sont, comme on sait, particulièrement favorables à la rapide cicatrisation des plaies, même très-étendues. Dans un cas de ce genre un vaste lambeau de près de 3 centimètres de longueur avait été détaché de la muqueuse externe du bord alvéolaire supérieur et entraîné au dehors pendant l'avulsion d'une grosse molaire : bien que le blessé n'ait été observé qu'une demi-heure après l'accident, le lambeau fut détaché de la dent à laquelle il était resté adhérent, puis replacé et fixé au moyen de deux points de suture simples, l'un en avant, l'autre en arrière. Au bout de cinq jours la soudure était complète.

On devra donc, dans les divers traumatismes qui portent sur la gencive, procéder suivant des indications qui sont d'ailleurs de règle commune en matière de plaies soit des muqueuses, soit de la peau. Quant aux pansements, nous avons dit pourquoi ils nous paraissent ordinairement inutiles, la salive faisant office d'irrigation ou représentant un bain permanent éminemment favorable à ces réparations. Nous conseillons toutefois l'emploi du chlorate de potasse, médicament usuel et classique à l'égard des affections gingivales. On l'appliquera tantôt sous forme de gargarisme, à dose faible au début, 5 pour 100 d'eau, plus tard à l'état de saturation dans l'eau chaude, tantôt sous forme de compresses d'ouate imbibée des mêmes solutions.

II. **Lésions inflammatoires.** Les lésions inflammatoires des gencives comprennent les différentes formes de *gingivites*. Or l'histoire de cette maladie fait ordinairement partie des descriptions de la stomatite et comme telle est étudiée dans les traités de pathologie interne. C'est là une circonstance fâcheuse et qui n'a pas peu contribué à laisser dans l'ombre bien des états pathologiques absolument localisés aux gencives. Il est évident en effet qu'en dehors de quelques maladies générales graves (scorbut, anémie, fièvres éruptives, etc.), qui ont parmi leurs manifestations morbides certains états inflammatoires de la muqueuse buccale en général, le plus grand nombre des stomatites décrites par les auteurs sont toujours, soit primitivement, soit pendant toute leur durée, des gingivites proprement dites sans aucune extension au delà des limites des bords alvéolaires. Nous considérons donc comme très-importante et parfaitement justifiée la description nosographique de la gingivite et de ses formes variées, sous la réserve de mentionner, dans le cours de ces études, les cas dans lesquels il y généralisation inflammatoire à une région ou à la totalité de la muqueuse buccale, c'est-à-dire stomatite vraie.

La littérature médicale, à peu près nulle sur la question de la *gingivite* proprement dite par les raisons que nous venons de donner, est en outre très-pauvre à l'égard de la *stomatite*. Ainsi dans le *Compendium de médecine* on trouve indiquées certaines formes de stomatites, *érythémateuse, pseudo-membraneuse, ulcéreuse, gangréneuse*, mais elles sont regardées comme des affections secondaires (t. I, p. 136). Lasègue et Grisolle reproduisent à peu près la même division (Lasègue, *Traité des angines*, 1868, p. 21. — Grisolle, *Path. int.*, t. I, p. 250). Ce dernier auteur signale toutefois une forme de gingivite, celle du *tartre*.

Delestre, en 1861, décrivit un état particulier des gencives qu'il appelle ramollissement et qu'il distingue par sa couleur tantôt rouge, tantôt jaune.

Pour nous qui avons déjà décrit la gingivite sous les différents aspects qu'elle présente (*Leçons sur la gingivite* recueillies par le docteur David, in *Gazette des hôpitaux*, 1877-1879), nous allons résumer ici ces considérations qui ont d'ailleurs donné lieu à une thèse récente qui reproduit exactement nos idées (Bontems, thèse de Paris, 1880).

Dans les remarques anatomiques que nous avons tracées plus haut, nous avons cherché à établir que les gencives sont formés d'un tissu spécial différent dans sa constitution du reste de la muqueuse buccale, malgré la continuité absolue des deux parties. Il ressort de là, au point de vue des phénomènes inflammatoires, qu'une stomatite généralisée épargnera très-rarement la gencive, puisqu'elle a presque toujours celle-ci comme point de départ, tandis que l'inflammation de cette dernière ou gingivite restera souvent isolée avec tous les caractères d'une maladie spéciale. C'est donc cette affection que nous voulons décrire dans toutes les variétés d'aspect et d'origine qu'elle présente.

La gingivite est caractérisée par l'inflammation du tissu gingival. Or cette membrane, représentant ce qu'on a désigné sous le nom de *fibro-muqueuse*, se compose essentiellement, ainsi qu'on l'a vu, d'une trame de tissu conjonctif avec divers éléments accessoires et d'un revêtement épithélial. Avec une telle constitution, on devra dans la gingivite observer toutes les formes d'inflammation des tissus analogues. Cette inflammation sera donc *érythémateuse* avec desquamation épithéliale, ou *aphtheuse* avec soulèvement par place de ce même revêtement, ou *phlegmoneuse franche, ulcéreuse, pseudo-membraneuse, fongueuse, hypertrophique*, etc. Mais ces désignations ne s'adressent qu'aux formes mêmes que présentent ces variétés. Il y a lieu cependant de tenir compte des causes multiples qui provoquent la maladie. C'est en tenant compte de ces deux points de vue que nous sommes arrivé à la classification résumée dans le tableau suivant :

GINGIVITES			
TRAUMATIQUES	Avec dépôts charbonneux.		G. des fumeurs.
	Avec dépôts de tartre.		G. tartrique.
	De certaines industries.		G. des ouvriers verriers, etc.
ESSENTIELLES	Superficielle.		G. simple.
	Superficielle localisée, érosion épithéliale		G. aphtheuse.
	Profonde, suppurée du derme. . .		G. phlegmoneuse.
	— avec fongosités.		G. fongueuse.
	— avec masses hypertrophiques.		G. hypertrophique.
TOXIQUES	Sous l'influence de certains médicaments ou poisons spéciaux . .		G. mercurielle.
			G. iodique.
			G. phosphorique.
			G. cyanique.
			G. fuchsinique, etc.
SPÉCIFIQUES	Ulcéreuse, épidémique		G. ulcéro-membraneuse.
	Liée au scorbut		G. scorbutique.
	— à certaines pyrexies.		G. gangréneuse.
	— à la grossesse		G. des femmes enceintes.

PREMIER GROUPE. GINGIVITES TRAUMATIQUES. A. GINGIVITE CHARBON- NEUSE OU DES FUMEURS. Elle est causée essentiellement par les dépôts de parti- cules charbonneuses qui se localisent au niveau du bord libre des gencives, sur le collet même des dents où ils produisent une irritation généralement légère de ce bord même et des languettes interdentaires. C'est elle que Gubler a désignée sous le nom de *Liséré charbonneux* (voy. article BOUCHE [*Séméiologie*], t. X, p. 251)[1]. Toutefois ce terme conviendrait tout au plus aux cas dans lesquels le dépôt de particules charbonneuses est si faible qu'il colore simplement d'une ligne noirâtre le collet des dents sans causer d'inflammation gingivale. La gingi- vite commence à la rougeur et au décollement du bord festonné de la muqueuse, et c'est alors que s'accuse davantage le dépôt charbonneux dans l'interstice devenu libre entre la gencive et les surfaces dentaires. L'intensité de l'inflam- mation sera nécessairement proportionnelle à la quantité même de particules étrangères et aussi à l'action irritante directe des vapeurs et des produits de la combustion du tabac et du papier à cigarettes. Ceci explique le lieu d'élection de cette forme légère de gingivite, laquelle est ordinairement localisée aux régions antérieures des deux mâchoires, rarement ailleurs.

Ces couches charbonneuses doivent encore être distinguées des autres dépôts

---

[1] Nous avons prononcé ici le nom de *liséré charbonneux*, bien que le terme soit parfai- tement impropre en cette circonstance. Il n'y a point ici en réalité de liséré dans l'acception ordinaire. Le *liséré* est une manifestation d'une action toxique qui appartient à l'absorption de certains poisons métalliques. L'empoisonnement par le plomb donne lieu au liséré type ou *liséré saturnin*. L'argyrie ou intoxication argentique produit un signe analogue. On a quelque peu disserté depuis quelques années sur le siège exact et sur la nature de ces lisérés. Plusieurs discussions à la Société de chirurgie (*Bulletin*, 1878, p. 147) et à la Société de biologie (*Comptes rendus et Mémoires*, 1878, p. 381) ont montré le désaccord assez pro- fond qui sépare les observateurs. Pour MM. Cras (de Brest), Huet et Leloir, le liséré siégerait dans les couches superficielles du derme où il se produirait par passage des particules métalliques au travers des parois vasculaires par une sorte de *diapédèse*. MM. Robin et Cadiat sembleraient disposés à se rallier à cette manière de voir. Pour nous, au contraire, nous sommes conduit par nos recherches à considérer ces dépôts métalliques comme ne dépas- sant pas en profondeur la couche épithéliale, de sorte que le *liséré* serait le résultat d'un double phénomène de *réfraction* au travers des cellules épithéliales et de *réflexion* sur la surface blanche des dents. Ce qui confirmerait cette manière de voir, c'est que le liséré ne se produit jamais sur les points des gencives dépourvus de dents. Quant à la nature même du liséré saturnin, il nous a été impossible, malgré le concours obligeant du professeur Berthelot, de discerner s'il est constitué par du sulfure de plomb ou du plomb métallique libre. Il n'existe pas de réactif différentiel pour établir cette distinction, du moins dans l'in- térieur des tissus.

si variés qui recouvrent la surface des dents ; elles sont noires, faciles à détacher par le moindre grattage, et composées de grains amorphes insolubles dans tous les réactifs. Les autres dépôts dentaires sont d'une couleur fort différente : telles sont, par exemple, ces taches verdâtres si communes à la surface des dents humaines, et qui recouvrent la totalité des dents des herbivores. Ces dernières taches sont formées de particules amorphes qui proviennent de la matière colorante des végétaux. Divers réactifs les dissolvent, les acides, par exemple. A ces dépôts verdâtres nous devons ajouter encore les amas de mucosités et de débris alimentaires mêlés à des parasites nombreux et qui forment sur les dents des couches plus ou moins épaisses, dont la consistance et l'étendue augmentent fréquemment dans le cours des maladies aiguës, alors que surviennent l'inaction de la bouche et la suppression de la sécrétion salivaire.

C'est à ces masses croûteuses que les auteurs en général, et Gubler en particulier, donnent le nom de mucus. Nous nous sommes plusieurs fois élevé contre cette interprétation. La bouche ne renferme, en effet, pas trace de mucus proprement dit. La muqueuse qui tapisse cette cavité ne contient pas de glandes muripares ; seules, les glandes et les glandules salivaires versent un produit liquide dans la cavité, et c'est le mélange de ce liquide avec les débris alimentaires, les plaques épithéliales en desquamation, les bouquets de leptothrix, les bactéries et les vibrions, etc., qui constituent les dépôts de la surface et du collet des dents, combinés ou non avec les amas de tartre.

Telle est en deux mots la gingivite des fumeurs : irritation légère, exclusive au bord libre, et dépôts charbonneux sous-jacents.

Nous n'avons rien de plus à dire au point de vue symptomatologique de cette forme qui est, en définitive, l'une des plus superficielles des diverses variétés de gingivites.

B. GINGIVITE TARTARIQUE. Cette forme d'altération gingivale est essentiellement la conséquence de l'irritation causée au bord libre de la muqueuse par les dépôts de tartre, parfois si abondants qu'ils recouvrent certaines régions de dents et souvent même la presque totalité du bord alvéolaire.

Mais il faut que nous disions tout d'abord un mot de la nature et de la composition du tartre.

Le tartre est une masse concrète, pierreuse, ordinairement jaunâtre, susceptible d'acquérir une grande dureté et qui se dépose à la surface des dents. Les points où on l'observe spécialement sont, par ordre de fréquence : la face postérieure des dents antéro inférieures situées en regard de l'orifice des conduits excréteurs des glandes sous-maxillaires et sublinguales ; la face externe des molaires supérieures, au voisinage de l'orifice du canal de Sténon, puis les molaires inférieures. Il se dépose très-rarement à la face linguale des molaires des deux mâchoires, et ne se rencontre jamais à la face postérieure des dents antéro-supérieures, qui n'est pas baignée par la salive. Ces dépôts de tartre qui, lorsqu'ils sont abondants, deviennent l'indice d'une réaction alcaline habituelle de la salive, peuvent se produire en extrême abondance, surtout lorsque, par une cause quelconque, les dents d'un côté ne prennent plus part à la mastication devenue exclusive au côté opposé.

Nous avons vu les dépôts de tartre si épais parfois, qu'ils entouraient de toute part une série de dents enfoncées ainsi au milieu de la masse. C'est à ce phénomène que l'on doit rapporter les récits de Pline et d'autres auteurs anciens sur les cas des dents réunies et constituant alors, en apparence, une seule dent demi-circulaire pour chaque mâchoire.

Le tartre se compose principalement de matières minérales, phosphates et carbonates terreux, dont la proportion relative est très-variable, suivant les diverses analyses (Berzelius, Vauquelin, Bibra). Ainsi, tantôt on trouve 60 pour 100 de phosphates, tantôt la même quantité à peu près de carbonates. Nous nous expliquons très-facilement ces différences dans les résultats obtenus : ainsi, si le tartre analysé a été recueilli sur les grosses molaires supérieures qui se recouvrent particulièrement des dépôts de la salive parotidienne, il y aura prédominance de carbonates comme dans ce liquide lui-même. S'il a été extrait de la face postérieure des incisives inférieures, il sera riche en phosphates. Ces variations de composition chimique se retrouvent d'ailleurs dans la constitution des calculs salivaires, et y sont soumises à la même explication.

Les sels, carbonates ou phosphates, sont dans le tartre mélangés et réunis à une certaine proportion de matière organique, à des cellules épithéliales, des globules graisseux, des leucocytes, des algues filiformes et des infusoires du genre vibrio et monas.

On a émis sur la formation du tartre diverses hypothèses.

M. Serres a admis l'existence de glandes tartariques siégeant dans l'épaisseur des gencives et ayant la propriété de sécréter le tartre des dents. L'observation anatomique n'a point démontré l'existence de ces glandes.

Cl. Bernard donne comme probable une explication qui ferait dépendre la formation du tartre d'une irritation du périoste alvéolo-dentaire à la suite du déchaussement des gencives ramollies par des fragments alimentaires pendant les actes de la mastication. Il compare cette sécrétion à celle qui accompagne parfois la périostite des os.

Cette explication ne saurait être admise, et, outre qu'on ne peut attribuer au périoste dentaire aucune action sécrétante, il suffit pour la rejeter de remarquer que l'existence des dépôts de tartre se constate sur certains corps étrangers introduits dans la bouche comme des appareils de prothèse en l'absence complète des dents, et conséquemment du périoste dentaire.

Une troisième théorie est celle de M. Dumas, qui admet dans la bouche deux espèces de salive, l'une acide, l'autre alcaline que sursature la première. La salive acide tiendrait en dissolution les phosphates, et dès que l'acide serait saturé par la seconde salive alcaline, ceux-ci se précipiteraient.

Cette théorie ne nous paraît pas tout à fait conforme à la vérité. Dans notre opinion, le tartre résulte d'un simple dépôt par précipitation des phosphates et carbonates terreux tenus en dissolution dans la salive, à la faveur de la matière organique avec laquelle ils sont combinés.

A leur arrivée dans la cavité buccale, les principes se dédoublant au contact de l'air et de la muqueuse, les sels insolubles dans l'eau se précipitent et se déposent à la surface des dents. Cette manière de voir est d'ailleurs celle que paraît avoir adoptée Gubler.

La quantité de tartre qui se dépose dans la bouche varie infiniment suivant les sujets, et ces différences, dans notre théorie, s'expliquent aisément. En effet, d'une part, les salives simples peuvent contenir, chez certains individus, une proportion moindre de sels terreux en dissolution, et le dépôt tartreux sera relativement faible; d'autre part le dépôt peut rencontrer, à mesure de sa précipitation à la surface des dents, une réaction accidentellement acide qui le neutralise et le fait entrer en dissolution dans la salive. Si, dans ce dernier cas, le dépôt déjà peu abondant se trouve en présence d'un milieu acide fort énergique, on retrouve encore au contact des dents, et malgré la neutralisation du tartre formé, une réaction acide qui entraîne des effets désastreux sur ces organes.

C'est ainsi que l'existence ou l'absence du tartre dans la bouche présente dans l'histoire de diverses maladies une certaine signification. Très-abondant, il indique une réaction alcaline franche de la salive, ainsi que du milieu où se trouvent les dents, et si alors il exclut habituellement la carie de celles-ci, il devient la cause déterminante de la gingivite par simple excitation traumatique de la muqueuse. Très-rare, au contraire, ou absolument absent, il implique la réaction acide de la salive et du milieu où se trouvent les dents avec toutes ses conséquences sur l'état de ces organes; puis entre ces deux états extrêmes se groupent des degrés avec prédominance plus faible, alcaline ou acide, et les résultats variés qui en résultent.

On pourrait objecter à cette théorie de la formation du tartre la grande disproportion, souvent observée, de phosphates terreux peu abondants dans la salive, tandis que le tartre en contient environ 60 pour 100. Cette objection n'est pas fondée, si l'on réfléchit que la quantité de salive sécrétée, en moyenne, en quarante-huit heures chez l'homme, est de 400 grammes environ, de sorte que, si peu que contiennent de phosphates les liquides salivaires, la formation du tartre s'explique encore, car on sait que ce dépôt se produit avec une extrême lenteur, et qu'il faut souvent plusieurs années pour en former une couche d'une certaine épaisseur.

Les lieux d'élection des dépôts tartriques indiquent ainsi immédiatement les points qui seront particulièrement frappés de cette forme de gingivite ; mais nous devons dire, en outre, que d'autres circonstances accidentelles en favorisent encore singulièrement la production : ainsi la perte d'une ou plusieurs dents, certaines maladies de celles-ci, une carie, par exemple, ou parfois encore l'inaction complète, par simple négligence, de tout un côté de la bouche. C'est de la sorte que, les fonctions masticatoires ne s'exerçant que du côté opposé, la conséquence immédiate est que le côté actif dépourvu de tout dépôt est entièrement normal, tandis que l'autre, encombré de masses calcaires, est aussitôt frappé de gingivite.

On voit que l'intensité de la lésion gingivale variera suivant la quantité de tartre déposé.

Dans les cas les plus bénins, c'est un simple bourrelet rougeâtre, décollé par la couche tartrique, qui a pour siége l'interstice de ce bord gingival et de la surface dentaire, c'est-à-dire le collet. On la rencontre très-fréquemment aux faces antérieure et postérieure du bord alvéolaire inférieur. La région opposée, l'antéro-supérieure, en est, comme nous l'avons dit, presque toujours exempte, en raison de l'absence de sécrétion salivaire sur ce point, et à cause aussi des mouvements incessants de la langue et de la lèvre qui balayent les surfaces.

Dans une forme même accentuée, c'est-à-dire avec un dépôt de tartre abondant, la lésion est plus étendue. C'est un bourrelet festonné avec déchaussement véritable des dents et dénudation d'une certaine hauteur de leur surface, laquelle est recouverte de la production calcaire, qui s'est substituée à la muqueuse elle-même. Les gencives prennent alors l'aspect fongueux; elles saignent au moindre attouchement.

Arrivée à cet état, la maladie se complique ordinairement d'un certain degré d'ébranlement et de déviation des dents, ce qui est dû à une propagation de l'inflammation au périoste alvéolo-dentaire. Mais à cet égard nous n'avons pas à nous étendre ici au sujet de la périostite elle-même, qui ne représente, en définitive, qu'un épiphénomène et une conséquence de l'affection primitive et qui trouvera ailleurs sa description.

En résumé, les caractères essentiels et distinctifs de la gingivite tartarique résultent de la présence même du tartre en dépôts plus ou moins étendus et exclusivement localisés aux lieux d'élection de cette matière.

En ce qui concerne le traitement de cette forme particulière, sans vouloir ici préjuger sur les règles de thérapeutique que nous essayerons d'établir plus loin pour la gingivite en général, nous pouvons dire au préalable que l'application de ces moyens devra être précédée invariablement de l'ablation pure et simple de ces dépôts. On devra, en outre, tenter la guérison des dispositions ou des lésions dentaires qui en ont causé la production et appliquer les moyens hygiéniques destinés à neutraliser chimiquement la production tartarique sur place ou à en empêcher le retour (voy. DENTAIRE [Hygiène]).

C. GINGIVITE DES OUVRIERS DE DIVERSES INDUSTRIES. Parmi les gingivites traumatiques se placent ici certaines inflammations de la muqueuse gingivale, qui sont spéciales à quelques industries, sans préjudice d'ailleurs d'autres lésions du même ordre qui résultent de diverses intoxications et qui auront leur description dans les *gingivites toxiques*.

Parmi les gingivites auxquelles pourrait s'appliquer l'épithète d'*industrielles*, se place en premier lieu celle qui a été décrite pour la première fois par Putégnat. Elle a été observée par lui dans les tailleries de cristal de Baccarat, où 95 ouvriers sur 100 en seraient atteints à différents degrés.

L'auteur auquel nous empruntons cette courte description émet cette première remarque, que les diverses conditions de température, de nourriture, de genre de travail, semblent n'exercer aucune influence sur la production de la maladie, tandis que le simple séjour dans les tailleries paraît être la raison essentielle de son apparition.

Les caractères qu'elle affecte sont : une tuméfaction du bord libre des gencives, avec bourrelet en festons au niveau du collet et des interstices dentaires; la muqueuse est rouge d'abord, puis passe bientôt à la couleur bleue noirâtre. C'est une sorte de liséré avec épaississement et nullement assimilable, suivant Putégnat, au liséré saturnin. Cette distinction sur laquelle l'auteur insiste soigneusement était nécessaire, car l'industrie des vernis vitrifiables pourrait, comme on pense, prêter à quelque assimilation avec les accidents dus aux préparations plombiques.

Du reste, il existe dans cette variété de gingivite une particularité locale très-importante à signaler, et qui en fournit, en quelque sorte, la nature étiologique : c'est que la maladie s'accompagne ou peut-être même est précédée de carie des collets des dents, caries qui arrivent rapidement à détruire la couronne, laquelle, sectionnée ainsi à ce niveau, se brise et tombe. Cette circonstance nous conduit tout d'abord à une conséquence particulière : c'est qu'on ne saurait assimiler la gingivite des ouvriers verriers à la gingivite tartarique, attendu que la présence du tartre et de la carie dentaire s'excluent d'ordinaire réciproquement.

La lésion décrite par Putégnat siége exclusivement au bord de la gencive, sans présenter d'extension au reste de la muqueuse buccale ni au périoste dentaire.

Il suit de là qu'elle ne s'accompagne pas d'ébranlement, ni de chute des dents, conséquences assez fréquentes de plusieurs autres formes.

Dans la recherche des causes de cette affection, Putégnat invoque, il est vrai, bien des circonstances, telles que l'humidité des ateliers, l'insuffisance de l'aération et diverses autres causes banales. Mais dans sa pensée il est évident que la cause essentielle est la présence dans les tailleries de ces poussières fines de verre qui en remplissent absolument l'atmosphère et se déposent au collet des dents, où leur présence amène la lésion traumatique dont il s'agit.

Sans pouvoir produire ici aucune appréciation personnelle, nous nous rattachons absolument à cette manière de voir, et, si nous avions, en outre, à expliquer ici l'intervention de ces mêmes poussières dans la production concomitante de la carie du collet, nous y arriverions aisément.

- D'ailleurs, cette pathogénie de la gingivite par les poussières de verre se rapproche de plusieurs autres explications analogues : ainsi, c'est un mécanisme du même genre qui produit l'ophthalmie des casseurs de pierres, des charbonniers, et il convient encore de rappeler ici, à ce point de vue, que ces derniers, ainsi que les tailleurs de Baccarat, sont frappés d'une autre maladie bien plus grave et qui résulte encore de la présence de particules étrangères : nous voulons parler de ces dépôts qui se fixent dans les voies respiratoires et amènent une tuberculisation à marche rapide (Putégnat).

Quoi qu'il en soit, cette gingivite des ouvriers verriers n'est pas la seule qui rentre dans les lésions industrielles de cet ordre. On en signale encore un certain nombre.

Telles seraient les gingivites observées chez les ouvriers employés aux préparations arsénicales, les fabricants de papiers peints, par exemple (Imbert-Gourbeyre) ; celle des ouvriers des préparations iodiques, phosphorées (Lebert et Wyss), celle des mineurs d'Almaden (Roussel) ; mais ce sont là des formes qui entrent plutôt dans les gingivites toxiques et qui seront décrites plus loin. La gingivite des tailleurs de Baccarat est, il est vrai, la seule qui soit jusqu'à présent bien nettement et nosologiquement décrite. Mais il en est certainement bien d'autres de caractère essentiellement traumatique.

Les ouvriers zingueurs employés au décapage sont exposés à une gingivite analogue, due aux émanations de vapeurs d'acide chlorhydrique.

Dans une autre industrie, celle des ouvriers chromateurs, MM. Hillairet et Delpech ont signalé des lésions traumatiques de la muqueuse des fosses nasales, sous forme de véritables ulcérations résultant du dépôt de poussières irritantes de chromates. La gingivite toutefois n'a pas été observée par ces auteurs. Mais nous ne serions nullement surpris qu'elle fît partie des accidents de cet ordre. N'ayant toutefois à cet égard aucune expérience personnelle, nous nous bornons à présenter ces remarques, bien convaincu qu'il y a là au point de vue de l'hygiène professionnelle un champ d'études exploré jusqu'ici selon nous d'une manière insuffisante.

DEUXIÈME GROUPE. GINGIVITES ESSENTIELLES. Sous le terme de gingivites essentielles nous allons décrire les formes les plus simples et les plus franches de l'inflammation gingivale, celles où le processus pathologique ne reste empreint d'aucun caractère étiologique ni spécifique bien défini. Toutefois, les variétés que nous faisons rentrer dans ce groupe ne constituent pas, à proprement parler, des maladies bien distinctes : elles représentent plutôt les

différentes périodes, les divers degrés d'intensité du même processus inflammatoire. Il est même quelquefois possible d'observer la succession, sinon de toutes,
du moins de quelques-unes d'entre elles. C'est ainsi que l'on peut constater
le passage à l'état fongueux, puis à la forme hypertrophique, d'une gingivite
qui était primitivement simple.

On verra, en outre, par les considérations étiologiques que nous présenterons,
que plusieurs formes de gingivites essentielles pourraient assez légitimement
rentrer dans la division des traumatiques. Telle serait, par exemple, celle qui
accompagne la sortie des dents, et en particulier de la dent de sagesse inférieure. La distinction repose ici sur ce fait, que les gingivites traumatiques,
ou du moins celles que nous avons décrites sous ce nom, sont toujours nécessairement liées à la présence de leur cause toute spéciale, qui imprime un
caractère particulier à leurs lésions anatomiques. Les essentielles, au contraire,
ne sont pas fatalement amenées par les causes qui peuvent les produire et,
en tout cas, ne présentent rien dans leurs symptômes qui les y rattache nécessairement.

Ces observations faites, nous passons à l'étude de chacune des gingivites
essentielles dans l'ordre qui leur est assigné par le tableau d'ensemble.

A. GINGIVITE SIMPLE. Nous avons défini cette forme : une inflammation superficielle de la muqueuse caractérisée par un trouble circulatoire qu'accompagne une exhalation séreuse, et, par suite de celle-ci, la chute du revêtement
épithélial.

Toutes ces causes qui amènent la stomatite erythémateuse peuvent produire
la gingivite simple. Nous devons mentionner à cet égard les irritations locales
directes, telle que l'introduction dans la bouche de corps trop chauds ou trop
froids, de substances irritantes, l'usage d'aliments trop épicés, de certains
crustacés, etc., etc.

A vrai dire ces causes produisent plutôt la stomatite généralisée que la gingivite proprement dite. Toutefois dans la plupart des cas l'inflammation qui
s'est produite sous ces influences se localise à la gencive.

Mais d'autres causes portent plus particulièrement leur action irritante sur
la muqueuse gingivale proprement dite.

Parmi elles, une des plus fréquentes est la carie dentaire. Celle-ci en effet,
lorsqu'elle siége au voisinage de la gencive, peut par ses bords rugueux et irréguliers, ou par la présence de matières alimentaires ou autres qui se logent
dans la cavité pathologique, déterminer sur la muqueuse en contact avec elle un
état inflammatoire. Celui-ci, se propageant ensuite de proche en proche, peut
atteindre toute l'étendue de la gencive du côté de la mâchoire où elle a pris
naissance.

L'absence de soins de propreté peut agir dans le même sens en laissant séjourner dans les interstices des dents certains dépôts qui exercent sur les languettes
interdentaires leur influence soit mécanique, soit chimique, par suite de leur
décomposition. C'est peut-être par un mécanisme analogue que les dents trop
serrées ont été considérées comme cause de gingivite. M. Després a tout récemment insisté sur ce point de vue étiologique, au sujet duquel nous reviendrons
plus longuement en traitant du diagnostic.

Les appareils de prothèse sont eux-mêmes une cause assez fréquente de la
gingivite simple, soit qu'ils favorisent en certains endroits l'accumulation de
débris alimentaires, soit qu'ils produisent une irritation directe par leur contact.

Il en est de même chez les enfants soumis à un traitement de déviation dentaire par les appareils orthopédiques.

Le travail de la dentition, et nous entendons par là la sortie de la couronne dentaire hors de la gencive, est encore considéré par beaucoup d'auteurs comme cause d'inflammation de cette muqueuse. Celle-ci, au moment où elle est traversée par la dent, se trouverait soulevée et toujours plus ou moins irritée par la pression qu'elle subit sur sa face profonde. On a remarqué en outre que cet accident, qui accompagnerait fréquemment l'éruption des dents antérieures, est à peu près inconnu pour les dents postérieures, pour les molaires, par exemple, dont la sortie passe presque toujours inaperçue, à l'exception toutefois de la dent de sagesse, dont les accidents sont spéciaux. La raison de cette différence doit être recherchée dans la structure du tissu gingival, qui n'est pas partout identique. En avant, la gencive est mince et représente une membrane dense et résistante par la compression de ses éléments anatomiques, en même temps que par sa pauvreté en tissu cellulaire. En arrière les caractères sont tout opposés.

Il résulterait de ces faits que la muqueuse gingivale oppose à la sortie des dents un obstacle plus grand en avant qu'en arrière.

Nous ne voulons pas toutefois traiter ici la question des accidents dits de dentition si diversement interprétés, exagérés par les uns, complétement niés par les autres.

Disons seulement que, dans le cas particulier qui nous occupe, c'est la lésion éprouvée par la gencive au moment où elle est traversée par la couronne qui serait le point de départ d'une inflammation tantôt localisée, tantôt se propageant à toute la muqueuse gingivale, et même à toute la bouche.

Il est cependant un mécanisme d'inflammation gingivale qui reste bien évident, c'est précisément celui qui peut survenir lors de l'éruption de la troisième grosse molaire inférieure ou dent de sagesse. Lorsque celle-ci effectue sa sortie hors de la mâchoire, la gencive qui la recouvre, soulevée et gonflée par le fait de l'irritation toute circonscrite que lui cause le contact de la couronne sous-jacente, rencontre dans le rapprochement des mâchoires la dent supérieure correspondante qui la frappe et la triture incessamment dans les mouvements de la bouche.

Il s'ensuit une inflammation toujours assez vive, qui peut s'étendre rapidement à la muqueuse adjacente et constituer ainsi ce que l'on peut appeler les *accidents muqueux* de la dent de sagesse, accidents souvent isolés et simples, mais parfois suivis d'un ensemble de phénomènes plus ou moins graves, phlegmon de la face ou du cou, fistules, ostéite, nécrose des mâchoires, etc., dont nous n'avons pas à nous occuper ici.

Le siége de la gingivite simple, lorsqu'elle n'est pas généralisée, varie pour ainsi dire avec chaque genre de cause. Mais, alors même que toute l'étendue de la gencive est envahie, il y a encore à déterminer le siége initial de l'inflammation qui est, la plupart du temps, le point précis où l'action irritante a porté son effet.

Cette détermination présente une grande importance, car il suffit souvent de porter le remède sur le lieu où a commencé la maladie pour la faire disparaître, alors que tout traitement dirigé sur les points de propagation resterait insuffisant. Telle est précisément l'inflammation provoquée par l'éruption de la dent de sagesse inférieure.

Dans la gingivite simple, les caractères anatomiques se confondent presque entièrement avec les symptômes objectifs qui sont de beaucoup les plus importants. Aussi croyons-nous, devoir les rapprocher dans une description commune.

Au début de la maladie, la gencive devient le siége d'une sensation de chaleur, de cuisson, de picotement; elle est sèche, luisante, d'un rouge vif, et légèrement épaissie.

Peu de temps après, sa surface libre devient humide; il s'y fait une exhalation. Celle-ci soulève l'épithélium, qui forme une pellicule blanchâtre recouvrant par place la muqueuse enflammée.

Sur le bord libre de la gencive et sur la partie voisine de la dent se rencontre ordinairement un amas de mucosités, de débris de cellules épithéliales, mêlés à tous les produits que l'on peut trouver dans la bouche. Ce n'est qu'après la chute ou l'ablation de cet enduit blanchâtre qui recouvre par place la surface de la gencive et qui masque entièrement son bord libre et le collet de la dent que l'on peut bien apprécier les symptômes objectifs de l'inflammation.

Par suite du trouble circulatoire dont ils sont le siége, les capillaires superficiels au derme, devenus turgescents, augmentent l'épaisseur de la gencive et particulièrement des languettes interdentaires. Celles-ci, atteintes dans toute leur épaisseur et sur leurs deux faces, sont décollées, soulevées en forme de petites tumeurs fongueuses très-saillantes, recouvrant une partie plus ou moins grande de la couronne. Par suite, le bord gingival présente une exagération des festons normaux qui le caractérisent, et il forme ainsi un relief assez considérable sur le plan de l'arcade dentaire.

En même temps que ces changements de volume et de forme du bord gingival, surviennent des modifications dans la coloration.

Le bord libre de la gencive présente un liséré rouge vif, large de 2 ou 3 millimètres, qui est ordinairement d'une grande netteté sur les gencives qui n'ont reçu aucune application médicamenteuse. Ce liséré suit le bord festonné de la gencive, sans varier de hauteur ou de nuance.

Dans tout le reste de son étendue la muqueuse enflammée offre une coloration rouge, plus ou moins foncée suivant l'intensité de l'inflammation, mais partout uniforme.

Lorsque la phlegmasie est ainsi localisée depuis plusieurs jours, le derme peut être complétement mis à nu, et l'on peut voir les papilles, ainsi que les anses des vaisseaux sanguins, fortement dilatés. La gencive saigne au moindre attouchement, soit des aliments, soit des doigts, de la langue ou des lèvres. Dans la gingivite simple, après la période initiale marquée par de la sécheresse, il y a toujours une production plus ou moins abondante de sérosité, à laquelle se joignent constamment quelques globules de pus. En même temps survient une hypersécrétion salivaire qui incommode fortement le malade. Alors l'haleine prend une odeur fétide assez accentuée.

Les phénomènes locaux de la gingivite, tels que nous venons de les décrire, peuvent s'accompagner d'accidents de voisinage du côté des lymphatiques.

Ce retentissement n'a guère lieu que lorsque l'inflammation siége sur les parties postérieures de l'arcade dentaire et avec une certaine intensité, notamment dans les cas liés à l'évolution de la dent de sagesse.

Les phénomènes subjectifs de la gingivite sont très-variables. Au début, la douleur est quelquefois nulle; souvent elle consiste en une simple sensation de sécheresse, de cuisson.

Elle devient plus franche ensuite, s'exaspère par le contact de l'air, des liquides, des mouvements de la langue, des lèvres.

Alors elle s'accompagne d'une espèce de gêne, d'embarras des mâchoires, que calme parfois leur rapprochement. Cela indique évidemment une légère propagation de l'inflammation au périoste alvéolo-dentaire, qui se trouve décongestionné par cette pression qu'exercent l'une sur l'autre les deux arcades dentaires.

L'inflammation simple de la gencive constitue presque toujours une affection purement locale. Ce n'est qu'exceptionnellement, dans les cas d'une intensité considérable, et chez des sujets d'ailleurs prédisposés, les enfants, les femmes très-impressionnables, qu'elle s'accompagne de phénomènes généraux.

Lorsqu'elle n'est pas entretenue par la persistance de sa cause; lorsqu'elle n'est pas le début d'une gingivite plus grave, elle a une durée en général assez courte. Mais assez souvent elle se transforme en l'une des variétés que nous allons décrire, lesquelles peuvent être dès lors considérées comme représentant tantôt l'état chronique, tantôt les complications de la maladie primitive.

B. Gingivite aphtheuse. La forme que nous désignons sous ce nom est caractérisée anatomiquement par le développement d'aphthes sur la muqueuse gingivale.

Le terme d'aphthe n'a pas toujours eu la signification précise qu'il possède aujourd'hui. Les auteurs anciens (livres hippocratiques, Celse, etc.) l'employaient pour désigner indifféremment toutes les ulcérations de la muqueuse et la gangrène même de la bouche.

C'est Van Swieten qui, le premier, en restreignit le sens, l'appliquant uniquement à de petites ulcérations qui surviendraient dans la bouche, au niveau des follicules muqueux.

Dans le *Compendium de médecine* se retrouve la même confusion des écrivains anciens, car on applique le mot d'aphthe à toutes les affections inflammatoires de la muqueuse buccale.

Les auteurs contemporains, Grisolle, Tardieu, etc., s'accordent généralement à ne considérer l'aphthe que comme une simple ulcération superficielle et limitée de la bouche; Simonet, et après lui Hardy et Béhier, ent font un *herpès* des muqueuses.

Cependant Worms, qui a consacré à cette légère affection une étude plus minutieuse, revient à l'idée de Van Swieten et, localisant l'affection à l'orifice des follicules muqueux, l'appelle *acné des muqueuses*. Ce qui, selon cet auteur, caractériserait l'aphthe, c'est l'exsudat de nature comme sébacée qui proviendrait du follicule muqueux lui-même frappé d'inflammation.

Pour nous, nous regarderons l'aphthe, avec Hardy et Béhier, comme une simple ulcération superficielle de la muqueuse, et le terme d'*herpès des muqueuses* rendrait exactement notre pensée.

En effet, l'interprétation de Van Swieten reprise par Worms repose sur une erreur anatomique, c'est-à-dire sur l'existence supposée dans la bouche de glandes ou glandules mucipares.

Nous avons déjà insisté plus haut sur ce point : la muqueuse qui tapisse les lèvres et les joues ne contient, en fait d'appareil glandulaire, que des follicules isolés qui sécrètent non un mucus, mais de la salive proprement dite. Cette salive est même différente suivant les régions : ainsi, visqueuse et épaisse au plancher de la bouche et sur la plus grande partie de la muqueuse, elle est claire et limpide au voisinage de l'orifice du canal de Sténon à la face interne des joues.

Quant à la gencive proprement dite, elle ne contient aucune glande, ni mucipare, ni salivaire. A peine y trouverait-on vers l'insertion du repli labial des glandules de la nature de celles des régions voisines.

L'aphthe doit donc être regardé comme une lésion de la surface de la muqueuse, sans participation quelconque des glandes.

La plupart des auteurs classiques ont admis dans l'éruption aphtheuse les variétés *discrète* et *confluente :* la première est celle que nous avons uniquement en vue dans cette description.

La seconde appartient à l'histoire de la stomatite généralisée. Nous la retrouverons cependant plus tard à propos de la gingivite de la grossesse, qui prend quelquefois la forme aphtheuse.

Le siége de la gingivite aphtheuse varie suivant différentes circonstances : chez l'enfant, c'est au sommet de la crête gingivale qu'on la rencontrerait avant le début de la première dentition ; c'était l'opinion de Celse, reproduite aujourd'hui par divers auteurs ; chez l'adulte, la face externe de la gencive paraît être exclusivement atteinte. Cela se conçoit du reste par les considérations étiologiques dans lesquelles nous allons entrer.

L'éruption aphtheuse ordinaire, celle que nous observons tous les jours, nous paraît être, en effet, une affection d'origine purement locale. Elle reconnaît pour cause la présence ou l'introduction dans la bouche de divers corps irritants. Ce qui le prouve, c'est que l'aphthe se produit précisément sur la partie de la gencive la plus exposée à ces irritants divers, sur la face externe chez l'adulte (tabac, pipe, aliments épicés, etc.) ; sur la crête gingivale chez l'enfant, où les manœuvres de succion pendant l'allaitement portent surtout leur action et où se manifeste également l'irritation provenant de l'éruption des premières dents.

Les choses ne se passent pas d'ailleurs autrement sur le reste de la muqueuse buccale, où l'on reconnaît également l'influence des irritants directs. Tout récemment encore nous observions un jeune homme qui portait constamment depuis plusieurs années des aphthes à la face muqueuse de la lèvre inférieure. Consulté un jour à ce point de vue, nous constatâmes en regard du siége habituel de l'éruption, sur le collet des dents antéro-inférieures, une forte couche de tartre que nous n'hésitâmes pas à considérer comme la cause de l'aphthe. La production calcaire fut enlevée, et depuis lors aucune éruption ne s'est montrée sur la lèvre.

Dans certaines circonstances un aphthe ainsi produit par irritation locale peut siéger sur l'orifice d'un canal excréteur d'une glande salivaire, l'orifice du canal de Sténon, par exemple, ainsi qu'il en a été rapporté à la Société de chirurgie par M. Terrier un cas qui avait été le point de départ d'une oblitération de ce conduit et de la formation d'un calcul (*Bulletins et Mémoires*, 1880, p. 371).

L'aphthe suit dans sa marche deux phases très-distinctes : la période d'exsudation sous-épithéliale et la période d'ulcération.

La première est caractérisée par une petite vésicule arrondie, faisant un relief le plus souvent très-appréciable. Cette vésicule, d'abord rougeâtre et luisante, devient rapidement claire et transparente. En très peu de temps elle se distend et se déchire, laissant sortir un liquide incolore et séreux. La poche une fois vidée, sa paroi épithéliale tombe, et alors apparaît la petite perte de substance, c'est-à-dire l'*ulcération* ou mieux l'*érosion* de la muqueuse.

Elle devient plus franche ensuite, s'exaspère par le contact de l'air, des liquides, des mouvements de la langue, des lèvres.

Alors elle s'accompagne d'une espèce de gêne, d'embarras des mâchoires, que calme parfois leur rapprochement. Cela indique évidemment une légère propagation de l'inflammation au périoste alvéolo-dentaire, qui se trouve décongestionné par cette pression qu'exercent l'une sur l'autre les deux arcades dentaires.

L'inflammation simple de la gencive constitue presque toujours une affection purement locale. Ce n'est qu'exceptionnellement, dans les cas d'une intensité considérable, et chez des sujets d'ailleurs prédisposés, les enfants, les femmes très-impressionnables, qu'elle s'accompagne de phénomènes généraux.

Lorsqu'elle n'est pas entretenue par la persistance de sa cause; lorsqu'elle n'est pas le début d'une gingivite plus grave, elle a une durée en général assez courte. Mais assez souvent elle se transforme en l'une des variétés que nous allons décrire, lesquelles peuvent être dès lors considérées comme représentant tantôt l'état chronique, tantôt les complications de la maladie primitive.

B. GINGIVITE APHTHEUSE. La forme que nous désignons sous ce nom est caractérisée anatomiquement par le développement d'aphthes sur la muqueuse gingivale.

Le terme d'aphthe n'a pas toujours eu la signification précise qu'il possède aujourd'hui. Les auteurs anciens (livres hippocratiques, Celse, etc.) l'employaient pour désigner indifféremment toutes les ulcérations de la muqueuse et la gangrène même de la bouche.

C'est Van Swieten qui, le premier, en restreignit le sens, l'appliquant uniquement à de petites ulcérations qui surviendraient dans la bouche, au niveau des follicules muqueux.

Dans le *Compendium de médecine* se retrouve la même confusion des écrivains anciens, car on applique le mot d'aphthe à toutes les affections inflammatoires de la muqueuse buccale.

Les auteurs contemporains, Grisolle, Tardieu, etc., s'accordent généralement à ne considérer l'aphthe que comme une simple ulcération superficielle et limitée de la bouche; Simonet, et après lui Hardy et Béhier, en font un *herpès* des muqueuses.

Cependant Worms, qui a consacré à cette légère affection une étude plus minutieuse, revient à l'idée de Van Swieten et, localisant l'affection à l'orifice des follicules muqueux, l'appelle *acné des muqueuses*. Ce qui, selon cet auteur, caractériserait l'aphthe, c'est l'exsudat de nature comme sébacée qui proviendrait du follicule muqueux lui-même frappé d'inflammation.

Pour nous, nous regarderons l'aphthe, avec Hardy et Béhier, comme une simple ulcération superficielle de la muqueuse, et le terme d'*herpès des muqueuses* rendrait exactement notre pensée.

En effet, l'interprétation de Van Swieten reprise par Worms repose sur une erreur anatomique, c'est-à-dire sur l'existence supposée dans la bouche de glandes ou glandules mucipares.

Nous avons déjà insisté plus haut sur ce point : la muqueuse qui tapisse les lèvres et les joues ne contient, en fait d'appareil glandulaire, que des follicules isolés qui sécrètent non un mucus, mais de la salive proprement dite. Cette salive est même différente suivant les régions : ainsi, visqueuse et épaisse au plancher de la bouche et sur la plus grande partie de la muqueuse, elle est claire et limpide au voisinage de l'orifice du canal de Sténon à la face interne des joues.

Quant à la gencive proprement dite, elle ne contient aucune glande, ni mucipare, ni salivaire. A peine y trouverait-on vers l'insertion du repli labial des glandules de la nature de celles des régions voisines.

L'aphthe doit donc être regardé comme une lésion de la surface de la muqueuse, sans participation quelconque des glandes.

La plupart des auteurs classiques ont admis dans l'éruption aphtheuse les variétés *discrète* et *confluente :* la première est celle que nous avons uniquement en vue dans cette description.

La seconde appartient à l'histoire de la stomatite généralisée. Nous la retrouverons cependant plus tard à propos de la gingivite de la grossesse, qui prend quelquefois la forme aphtheuse.

Le siége de la gingivite aphtheuse varie suivant différentes circonstances : chez l'enfant, c'est au sommet de la crête gingivale qu'on la rencontrerait avant le début de la première dentition; c'était l'opinion de Celse, reproduite aujourd'hui par divers auteurs; chez l'adulte, la face externe de la gencive paraît être exclusivement atteinte. Cela se conçoit du reste par les considérations étiologiques dans lesquelles nous allons entrer.

L'éruption aphtheuse ordinaire, celle que nous observons tous les jours, nous paraît être, en effet, une affection d'origine purement locale. Elle reconnaît pour cause la présence ou l'introduction dans la bouche de divers corps irritants. Ce qui le prouve, c'est que l'aphthe se produit précisément sur la partie de la gencive la plus exposée à ces irritants divers, sur la face externe chez l'adulte (tabac, pipe, aliments épicés, etc.) ; sur la crête gingivale chez l'enfant, où les manœuvres de succion pendant l'allaitement portent surtout leur action et où se manifeste également l'irritation provenant de l'éruption des premières dents.

Les choses ne se passent pas d'ailleurs autrement sur le reste de la muqueuse buccale, où l'on reconnaît également l'influence des irritants directs. Tout récemment encore nous observions un jeune homme qui portait constamment depuis plusieurs années des aphthes à la face muqueuse de la lèvre inférieure. Consulté un jour à ce point de vue, nous constatâmes en regard du siége habituel de l'éruption, sur le collet des dents antéro-inférieures, une forte couche de tartre que nous n'hésitâmes pas à considérer comme la cause de l'aphthe. La production calcaire fut enlevée, et depuis lors aucune éruption ne s'est montrée sur la lèvre.

Dans certaines circonstances un aphthe ainsi produit par irritation locale peut siéger sur l'orifice d'un canal excréteur d'une glande salivaire, l'orifice du canal de Sténon, par exemple, ainsi qu'il en a été rapporté à la Société de chirurgie par M. Terrier un cas qui avait été le point de départ d'une oblitération de ce conduit et de la formation d'un calcul (*Bulletins et Mémoires*, 1880, p. 371).

L'aphthe suit dans sa marche deux phases très-distinctes : la période d'exsudation sous-épithéliale et la période d'ulcération.

La première est caractérisée par une petite vésicule arrondie, faisant un relief le plus souvent très-appréciable. Cette vésicule, d'abord rougeâtre et luisante, devient rapidement claire et transparente. En très peu de temps elle se distend et se déchire, laissant sortir un liquide incolore et séreux. La poche une fois vidée, sa paroi épithéliale tombe, et alors apparaît la petite perte de substance, c'est-à-dire l'*ulcération* ou mieux l'*érosion* de la muqueuse.

Si nous voulons apprécier de plus près cette perte de substance, il est facile de nous convaincre par les bords de l'ulcération que celle-ci n'est pas profonde et qu'elle intéresse seulement la couche épithéliale. En l'essuyant bien, on voit nettement le derme avec toutes ses saillies papillaires. On peut à cet égard comparer l'aphthe à la brûlure du second degré ou à la vésication, dans lesquelles, comme l'on sait, l'épiderme seul se trouve détruit et le derme complétement mis à nu.

L'aphthe, de forme généralement arrondie, présente à peu près les dimensions d'une lentille, rarement il les dépasse, bien que les auteurs en aient cependant rapporté des exemples. C'est dans ces derniers cas qu'il peut revêtir le caractère des ulcérations syphilitiques d'avec lesquelles il est quelquefois fort difficile de le distinguer. Le fond de l'ulcère est le plus souvent recouvert d'un enduit grisâtre qui paraît être formé d'épithélium en voie de desquamation, mêlé à quelques globules de graisse. L'éruption aphtheuse est ordinairement entourée d'un petit cercle inflammatoire rouge qui n'a pas de tendance à s'étendre.

Les symptômes de l'aphthe sont bien en rapport avec les lésions anatomiques. Nuls ou à peu près avant l'ulcération, ils deviennent au contraire très-accentués avec celle-ci. Les papilles du derme mises à nu sont le siége de vives douleurs, surtout lorsqu'on y pratique le moindre attouchement avec les doigts, avec les aliments, soit même avec la langue. C'est à tel point que souvent les fonctions de la bouche deviennent impossibles.

Ces douleurs durent jusqu'à ce que la réparation se soit effectuée, c'est-à-dire quatre ou cinq jours en moyenne, lorsqu'on n'a modifié l'allure de l'ulcération par aucune application topique.

La perte de substance se comble par la formation d'une couche épithéliale nouvelle qui prend tous les caractères de l'épithélium normal voisin, de sorte que l'ulcération aphtheuse ne laisse absolument aucune trace.

Il est curieux de voir la rapidité de cette formation, à la suite d'une légère cautérisation de la plaie. Tout le monde a pu vérifier ce fait qu'un aphte touché le soir par un caustique était le lendemain complétement cicatrisé et n'occasionnait plus aucun symptôme.

L'aphthe est une lésion très-superficielle et qui reste toujours localisée. Dans les cas habituels, il n'a aucun retentissement dans le système lymphatique, ce qui pourra servir pour le diagnostic; il ne s'accompagne pas non plus de phénomènes généraux.

C. GINGIVITE PHLEGMONEUSE. Cette variété d'inflammation de la muqueuse gingivale n'a pas encore été, que nous sachions, décrite nosographiquement, ce qui tient sans doute à ce que les auteurs ont toujours cherché à établir des types étiologiques plutôt que des formes anatomiques. Hâtons-nous de dire cependant qu'elle était loin d'être méconnue, car la description qui a été faite de certaines gingivites spéciales, la gingivite mercurielle en particulier, en donne une idée assez nette. La désignation nouvelle que nous proposons n'a d'autre but que d'exprimer un état pathologique des gencives toujours identique à lui-même, indépendamment des conditions diverses qui le provoquent.

La gingivite phlegmoneuse a pour caractère essentiel une inflammation de toute l'épaisseur de la muqueuse gingivale, c'est-à-dire une *phlegmasie fibromuqueuse* généralisée avec tous les caractères de l'état phlegmoneux jusqu'à la suppuration et la destruction des tissus.

Il est bien entendu que nous ne voulons parler ici que de l'inflammation propre de la gencive, et non pas des abcès qui se produisent sur un point isolé et limité de cette membrane. Ces derniers appartiennent en effet à la description de certaines lésions dentaires ou osseuses sous la dépendance desquelles ils surviennent à titre d'épiphénomènes. La gingivite phlegmoneuse a une étiologie assez complexe : dans certains cas, elle succède à l'inflammation superficielle ou érythémateuse déjà décrite lorsque celle-ci n'a été modifiée par aucune intervention thérapeutique. C'est en quelque sorte un degré plus avancé, une phase de développement d'une forme primitivement plus simple. Nous aurons donc à rappeler ici toutes les causes que nous avons reconnues à la gingivite simple, les irritants locaux, la carie dentaire, les corps étrangers, les traumatismes, l'éruption de certaines dents et encore celle de la dent de sagesse inférieure. D'autres fois, l'inflammation phlegmoneuse frappe d'emblée la muqueuse gingivale sans cause appréciable.

Enfin, c'est précisément cette forme qu'on retrouve lorsque certaines intoxications (mercure, phosphore, etc.) amènent un état inflammatoire de la bouche. C'est elle également qui sert de début à la gingivite gangréneuse dont nous aurons à parler ultérieurement. Le siége et l'étendue de cette forme de gingivite varient nécessairement avec la nature des causes qui l'ont produite. Mais ils offrent cette particularité que toujours une région assez étendue, souvent même la totalité de la muqueuse est atteinte. Lorsque la cause apparente est un état général ou une influence qui, bien que localisée, frappe toute la muqueuse buccale, comme l'élimination de certains poisons, la totalité de la gencive est envahie et la gingivite n'est souvent que le début d'une stomatite généralisée. L'affection peut être au contraire limitée à une partie, à un seul côté d'une mâchoire, lorsqu'elle résulte d'une irritation comme, par exemple, celle que déterminent si souvent les troubles de la dentition. Ajoutons toutefois que, dans le cas de gingivite par cause locale, l'affection peut ultérieurement revêtir parfois la forme généralisée, ce qui donne lieu, lorsqu'on n'a pas assisté à la période de début, à des erreurs de diagnostic et à des hésitations dans le traitement. Nous verrons même plus loin que la forme phlegmoneuse est souvent celle que revêt de préférence la stomatite dite ulcéreuse ou épidémique, au sujet de laquelle il conviendra de dresser, du reste, une enquête toute particulière au point de vue de son étiologie et de son mécanisme.

La gingivite phlegmoneuse se présente avec les *symptômes objectifs* suivants : Ce que l'on constate tout d'abord au début, c'est une sécheresse marquée de la gencive. Pendant cette période initiale, l'épithélium devient comme transparent, brillant, mais bientôt, soulevé par une exhalation séreuse, il se détache et tombe pour mettre à nu le derme enflammé. Celui-ci apparaît alors fortement épaissi, gonflé, surtout au niveau des languettes interdentaires qui sont soulevées et détachées des dents. Sa surface est grenue, piquetée et d'un rouge vif; cependant le bord libre, ainsi que les dents, ne se trouvant plus balayés par les lèvres en raison de l'inaction relative de la bouche, se recouvrent d'un enduit sale formé de débris alimentaires et de tous les produits de sécrétion et d'excrétion buccales. Dans toute son étendue la muqueuse enflammée est baignée par un liquide séropurulent : lorsqu'on la touche, elle paraît être molle, dépressible, et saigne très-facilement au moindre contact. Nous n'avons enfin qu'à ajouter à tous ces signes une salivation plus ou moins abondante et une fétidité extrême de l'haleine, pour avoir au complet les symptômes objectifs qui constituent l'affection dans les cas moyens.

A un plus haut degré d'intensité, les dents, en même temps que douloureuses, deviennent comme allongées, légèrement chancelantes, ce qui indique une propagation inflammatoire au périoste alvéolo-dentaire, c'est-à-dire un certain degré de *périostite*. Dans les circonstances plus graves encore, alors que, consécutivement, toute la bouche est ou va être envahie, les lésions gingivales deviennent plus considérables et leurs complications plus sérieuses. C'est alors qu'on peut voir des ulcérations et des plaques gangréneuses comprenant une partie ou la totalité de l'épaisseur du derme, la chute d'une ou plusieurs dents, l'ostéite et la nécrose des maxillaires, des adénites parfois suppurées, etc.

Comme phénomènes subjectifs voici ce que nous pouvons noter : la douleur de la gencive, très-vive au début après la desquamation épithéliale, semble devenir ensuite plus profonde et plus sourde. Une fois atteintes de périostite, les dents se déchaussent, deviennent très-douloureuses, spontanément et surtout pendant les mouvements des mâchoires, le rapprochement des deux arcades dentaires, et sous l'influence des liquides froids ou chauds. Les ganglions engorgés sont eux-mêmes une source nouvelle de souffrances, à tel point que le malade ne peut plus ni manger, ni dormir. A ce degré d'intensité de l'affection surviennent des phénomènes généraux, la fièvre s'allume, accompagnée de son cortége habituel, et amène une rapide prostration.

Dans les cas de moyenne intensité, la gingivite phlegmoneuse se borne à une suppuration généralisée de la gencive accompagnée d'une légère propagation inflammatoire au périoste et aux ganglions voisins. Elle guérit très-bien, sans laisser aucune trace, dans l'espace de huit à quinze jours. C'est la marche et la durée habituelles de la gingivite mercurielle qu'on rencontre rarement aujourd'hui à cet état d'acuïté où on l'observait autrefois. Parfois cependant, à ce degré d'intensité, l'affection ne guérit pas. Elle passe alors à l'état chronique, revêtant souvent la forme fongueuse; elle peut ainsi subsister pendant plusieurs années et oppose alors une très-grande résistance aux agents thérapeutiques.

Dans des circonstances plus rares, les dents atteintes tombent; des parties de maxillaires se mortifient et s'éliminent; la gencive est par places complétement détruite. On comprend facilement qu'alors la physionomie de la maladie soit différente; par l'étendue des lésions et l'intensité des phénomènes généraux, elle peut devenir très-grave. Lorsque la guérison s'effectue, elle n'a lieu qu'au bout d'un temps quelquefois très-long, nécessité par la réparation des lésions osseuses, et laisse toujours après elle la perte des dents, la destruction d'une partie d'une mâchoire, avec tous les désordres et les inconvénients qui s'ensuivent.

Il va sans dire que dans cette étude de la marche, de la durée et du pronostic de la maladie, il faut tenir grand compte de l'état du sujet, de la persistance de la cause et de la part de l'intervention thérapeutique qui, ainsi que nous le verrons, modifie parfois d'une façon immédiate l'allure de la maladie.

D. GINGIVITE FONGUEUSE. Sous ce titre nous allons décrire une forme d'inflammation qui se caractérise par le développement à la surface de la gencive de ces végétations charnues, molles, irrégulières et mamelonnées, connues sous le nom de fongosités, et qui donnent à la muqueuse un aspect tout à fait spécial.

Les fongosités qui se produisent dans ces circonstances ne diffèrent en rien de celles que l'on rencontre accidentellement à la surface des muqueuses en général frappées d'inflammation ou sur les plaies bourgeonnantes. Elles ont la même physionomie et la même structure anatomique. On les trouve enfin constituées par une masse de tissu embryonnaire qui, plus tard, passe à l'état de tissu conjonctif et qui contient un grand nombre de vaisseaux flexueux et terminés en anse, de façon à former un réseau très-serré. On s'explique ainsi la rapide turgescence de ces productions, et les hémorrhagies fréquentes dont elles sont le siége.

Elles peuvent apparaître soit dans le cours, soit à la suite d'une gingivite quelconque indépendamment de la nature et de la cause particulières de celle-ci, de telle sorte que l'état fongueux représente une variété des complications de la maladie primitive plutôt qu'une espèce pathologique nosographiquement définie. Cependant, comme la forme fongueuse de la gingivite se trouve parfois intimement liée tantôt à certaines conditions locales, tantôt à diverses influences générales, nous avons cru devoir en tracer une description spéciale, pour n'omettre aucun des aspects multiples que peut offrir la gingivite et pour nous conformer au cadre que nous nous sommes imposé au début de ces études.

La gingivite prend donc la désignation de *fongueuse*, toutes les fois que l'on voit apparaître la production spéciale, la *fongosité*. Toutes les variations d'inflammation gingivale peuvent la présenter, les plus simples, les traumatiques, par exemple (tartarique, des fumeurs), aussi bien que les graves (phlegmoneuse, ulcéreuse, toxique, etc.).

Le passage à l'état de végétations des languettes interdentaires décollées et soulevées constitue la première phase de l'état fongueux. Consécutivement, les replis semi-lunaires antérieurs et postérieurs sont atteints et une région plus ou moins étendue, ou la totalité même de la gencive, se trouve bientôt couverte de productions de ce genre.

Hâtons-nous de faire toutefois une distinction entre cette forme fongueuse de la gingivite et la production si fréquente de végétations soit au pourtour des fistules gingivales ou des dents cariées (caries du collet), soit au niveau des dents affectées d'ostéo-périostite alvéolo-dentaire. Dans ces circonstances en effet les fongosités représentent des épiphénomènes ou des complications isolées, limitées, d'une lésion spéciale dentaire ou alvéolaire, et n'appartiennent en aucune façon à l'histoire de la gingivite proprement dite.

Quoi qu'il en soit, la gingivite fongueuse, telle que nous la décrivons, ne doit pas être, par conséquent, considérée comme une forme de début. Le plus souvent, en effet, elle succède à une autre forme. Cependant l'état fongueux des gencives peut se produire parfois si rapidement, qu'il semble être apparu d'emblée. Ce processus doit alors être attribué à l'influence d'un état général, à une diathèse qui détermine ainsi la physionomie spéciale de ces manifestations multiples, aussi bien de celles qui ont les gencives pour siége que de toutes les autres.

L'état fongueux peut se produire dans des circonstances diverses, dont quelques-unes sont nettement déterminées. Nous avons indiqué tout à l'heure les différentes variétés de gingivites primitives ou secondaires qui peuvent revêtir ce caractère. Ajoutons encore les phénomènes de la sortie difficile de la dent de sagesse, cause si commune d'accidents de ce genre, les lésions osseuses ou périostiques des maxillaires, la présence de corps étrangers, pièces de prothèse ou appareils de réduction des difformités, etc.

Mais il en existe une autre non moins fréquente, c'est le passage d'une gingivite à l'état chronique, soit par la persistance de sa cause, ou par l'absence de toute tentative thérapeutique, soit encore par l'intervention de complications diverses. Ici, l'état fongueux est une conséquence de la chronicité même de la maladie.

Enfin, il faut ajouter certaines influences qui, quoique bien différentes de caractère, produisent les mêmes effets; tels sont pour les jeunes sujets : la chlorose, l'anémie. C'est ainsi que nous avons vu, chez quelques jeunes chlorotiques, des gingivites fongueuses très-marquées et très-rebelles.

Le siége de cette forme de gingivite varie nécessairement avec [les diverses influences qui peuvent la produire. Mais toujours, alors même qu'elle est née d'une cause limitée, comme, par exemple, l'éruption de la dent de sagesse inférieure, l'affection occupe une assez grande étendue de la muqueuse gingivale. Rarement cependant elle est entièrement généralisée. Même dans le cas où elle est liée à un état général, elle semble surtout se localiser aux parties antérieures de la bouche et principalement à la face labiale de la crête gingivale.

La gingivite fongueuse une fois constituée se présente avec les caractères suivants : la muqueuse est considérablement épaissie; son bord libre, les languettes interdentaires surtout, forment un relief très-accusé sur le plan de l'arcade dentaire et quelquefois le cachent en partie. Sa coloration générale est d'un rouge sombre avec une bande d'une teinte plus vive sur le bord libre. La surface, dépourvue d'épithélium, a perdu l'aspect poli de l'état normal et est devenue granuleuse, exactement semblable en cela à une plaie couverte de bourgeons charnus; et de fait, lorsqu'on la regarde attentivement, on y distingue parfaitement de petites végétations mamelonnées que baigne un suintement purulent.

Le bord gingival est remarquable par son festonnement et ses échancrures quelquefois très-profondes, au niveau des dents. Les parties déclives de ces irrégularités se recouvrent tantôt de tartre, tantôt de divers enduits buccaux dont la présence est favorisée par l'inaction des parties atteintes et l'impossibilité des soins de propreté. Au toucher, la gencive est molle, dépressible, et saigne avec facilité au moindre contact. Enfin, on trouve une légère fétidité de l'haleine et une hypersécrétion salivaire, d'ailleurs peu marquée.

Ajoutons à ces phénomènes une douleur spontanée peu intense, mais notablement exaspérée par le contact des corps à température basse ou élevée.

Tel est, en peu de mots, le tableau de la gingivite fongueuse. Mais assez souvent, dans les cas d'une certaine intensité, ou après une longue durée, on peut voir survenir quelques-unes des complications que nous avons signalées déjà dans la forme phlegmoneuse et en particulier la propagation inflammatoire au périoste alvéolo-dentaire. Dès lors les dents deviennent douloureuses, chancelantes, et se déchaussent au point d'avoir leurs racines en grande partie mises à nu par la résorption des procès alvéolaires. Ces complications, qui aggravent l'état pathologique de la bouche, ne s'accompagnent cependant, le plus ordinairement, ni de phénomènes généraux, ni d'engorgements ganglionnaires voisins, et cela sans doute en raison de la lenteur de leur marche.

C'est qu'en effet l'affection possède une allure tout à fait particulière; une fois bien établie, elle ne progresse pas; elle reste stationnaire. A la longue cependant, le processus inflammatoire finit par se modifier; le bourrelet constitué par la gencive, primitivement mou et dépressible, devient dur et fibroïde, se cicatrise en quelque sorte et semble rentrer dans la variété de gingivite que nous allons décrire sous le nom d'hypertrophique.

L'état fongueux persiste seulement sur le bord gingival, sous forme de liséré. C'est ce que nous avons observé plusieurs fois et tout récemment encore, dans un cas où l'affection, d'origine rhumatismale, datait de seize ans. Il s'était peu à peu formé un bourrelet arrondi et résistant à quelques milli- mètres du collet, sur une grande étendue des arcades dentaires, tandis que le bord libre restait rouge, saignant et fongueux.

La durée de la maladie est le plus souvent sous la dépendance de l'état général qui l'a produite ou qui l'entretient, de sorte qu'en outre de l'intervention locale dont nous aurons à parler plus loin, il conviendra au point de vue du traitement de bien saisir l'indication relative aux phénomènes généraux ou dia- thésiques.

E. Gingivite hypertrophique. Ce qui caractérise anatomiquement cette gingivite, c'est l'épaississement plus ou moins considérable de la muqueuse, c'est-à-dire le développement exagéré des éléments du derme, et par suite la formation de masses ou de bourrelets irréguliers doués d'une dureté et d'une résistance considérables à surface lisse et polie, bien différents d'aspect, ainsi qu'on le voit, des productions qui se rencontrent dans la forme fongueuse que nous venons de décrire.

Cependant, nous devons encore appliquer tout d'abord à la gingivite hyper- trophique les réflexions émises au commencement de la description précédente; nous voulons dire qu'il s'agit ici d'un mode d'état ou d'une terminaison d'une forme inflammatoire plutôt que d'une espèce particulière. L'hypertrophie gingi- vale est, en effet, le plus souvent secondaire, et jamais elle ne se produit avec rapidité au point d'apparaître d'emblée.

Quoi qu'il en soit, ce qui justifie la place que nous lui donnons dans le cadre des gingivites, c'est qu'elle occupe constamment une région déterminée du bord gingival, la moitié même d'une ou des deux mâchoires, et non un point limité, ce qui constituerait une tumeur, un fibrome.

Anatomiquement, toutefois, ces deux états sont identiques, mais, tandis que le fibrome localisé obéit à un processus commun d'ailleurs à la plupart des tumeurs, la gingivite hypertrophique succède constamment à une autre forme antérieure, tantôt les variétés ulcéreuse ou phlegmoneuse, mais surtout l'état fongueux lui-même.

Au point de vue de la structure histologique, l'état hypertrophique des gencives est représenté exactement par un simple phénomène d'hypergénèse de l'élément anatomique fondamental, composant le tissu, c'est-à-dire de l'élément fibreux. C'est ainsi que l'on retrouve dans l'épaisseur de la muqueuse ces faisceaux de fibres très-serrées, qui s'entre-croisent sous diverses directions dans une sorte de feutrage et qui contiennent dans leur trame des noyaux fibro-plastiques, des corps fusiformes, ou, si l'on veut, les éléments qu'on désigne sous le nom de cellules plasmatiques, pourvues de prolongements comme dans le tissu conjonctif normal. On y voit çà et là, mais principalement à la face profonde, quelques vaisseaux petits et amincis par suite de leur compression.

Les filets nerveux sont rares, comme dans la muqueuse normale. Ils ne participent en rien à l'hypergénèse générale des éléments. Enfin, la surface pâle, nacrée, est recouverte d'un épithélium qui paraît être normal ou qui n'a subi en tout cas qu'une faible augmentation d'épaisseur.

L'étiologie de la gingivite hypertrophique est en réalité assez insaisissable. Disons toutefois qu'on peut invoquer à cet égard les conditions de chronicité et de permanence d'un état antérieur. Ce serait ainsi un autre mode de terminaison, une phase ultime du même processus, une sorte de cicatrisation avec hypergénèse des éléments fibreux au sein de la trame muqueuse. Il faut encore mentionner l'influence de certains états généraux, la goutte et le rhumatisme, par exemple, et diverses autres circonstances générales.

Dans nos observations, nous avons fait cette autre remarque que les sujets présentant cette forme de gingivite avaient tous l'âge de trente-cinq à quarante ans; en outre, elle serait plus fréquente chez la femme que chez l'homme.

A l'égard du siége, l'hypertrophie occupe assez rarement, ainsi que nous l'avons dit, toute l'étendue de la muqueuse gingivale, mais toujours cependant une région assez étendue et tout au moins le voisinage de plusieurs dents.

Nous l'avons rencontrée plus fréquemment à la mâchoire inférieure; il est vrai de dire que cette prédilection s'observe également pour toutes les autres formes de gingivites. Enfin, c'est vers le bord libre que l'hypertrophie est le plus accentuée, au niveau du collet des dents, ou lorsque celles-ci manquent, sur le sommet de la crête gingivale.

Dans les rares cas où l'affection est généralisée, le bord libre de la gencive forme un bourrelet continu, quelquefois entier, plus ou moins saillant sur le plan vestibulaire de l'arcade dentaire. Ce bourrelet est lisse, poli, blanchâtre, rénitent, d'une dureté comme cartilagineuse. Mais le plus souvent, il faut le dire, l'hypertrophie ne se présente pas avec cet aspect régulier; elle est plus accentuée à certains points, moins en d'autres, de telle sorte que la muqueuse atteinte présente alors une surface bosselée avec tous les caractères de couleur, de résistance, que nous avons d'ailleurs indiqués plus haut. La présence, en ce cas, de masses plus ou moins volumineuses, peut arriver à cacher en grande partie les dents.

A l'égard de ses symptômes, la gingivite hypertrophique ne provoque d'ordinaire aucune souffrance.

Par sa marche lente et progressive, elle peut longtemps passer inaperçue et se trahir seulement plus tard par de la gêne dans les mouvements et dans les fonctions. Mais, lorsqu'elle est constituée par des bourrelets volumineux, les dents adjacentes se dévient, deviennent douloureuses, présentent, en un mot, à titre de complications, par suite de la déviation et des déplacements qu'elles subissent, certains symptômes de périostite proprement dite. Les rapports des deux mâchoires peuvent en outre être plus ou moins troublés. Ajoutons que, lorsque l'hypertrophie siége en avant, elle peut constituer des difformités parfois très-grandes.

En ce qui concerne la marche de cette forme particulière, nous avons considéré la gingivite hypertrophique comme l'une des étapes et, si l'on veut, la dernière des phases suivies par le processus inflammatoire.

Aussi a-t-elle pour caractère de rester stationnaire ou de progresser indéfiniment, mais toujours avec une grande lenteur.

Le traitement de la gingivite hypertrophique, bien que se rattachant toujours au système que nous établissons plus loin, en méthode générale, c'est-à-dire l'emploi de l'acide chromique, peut réclamer souvent l'intervention de moyens sinon plus efficaces, du moins plus prompts dans les résultats.

C'est ainsi que nous conseillerons dans la destruction des masses morbides soit les cautérisations ponctuées traversant les tissus et amenant leur mortification, soit l'ablation par le galvano ou le thermo-cautère, sauf à poursuivre les parties profondes avec l'agent habituel, l'acide chromique employé à dose énergique. Nous n'insisterons pas d'ailleurs sur ce point qui sera développé à propos du traitement.

TROISIÈME GROUPE. GINGIVITES TOXIQUES. Les gingivites toxiques constituent, au point de vue de la classification nosologique, un groupe très-important et parfaitement homogène, en raison des conditions spéciales qui en amènent la production, c'est-à-dire de la communauté de leur origine, de leur marche, de leur durée. Et cependant on ne peut, à proprement parler, les considérer comme une série de formes inflammatoires nouvelles, car elles affectent les différents aspects, les divers modes d'état qui nous ont été décrits dans les paragraphes précédents. C'est ainsi que chacune d'elles peut parcourir les mêmes phases que les inflammations traumatiques ou essentielles quelconques.

Le seul point qui les distingue, c'est qu'elles sont le résultat de l'introduction dans l'économie de certaines substances toxiques.

Elles présentent donc entre elles, au point de vue de leurs caractères, des ressemblances très-grandes, bien qu'il soit encore possible sinon de les distinguer de prime abord, du moins de saisir quelques nuances spéciales dépendant de telle ou telle variété d'intoxication.

Les substances que nous avons à signaler dans cet ordre de recherches, celles qui ont été mentionnées par les auteurs, sont le plus ordinairement certains poisons minéraux : le mercure, le phosphore, le nitrate d'argent, et quelques autres encore.

Nous allons les passer successivement en revue et faire l'histoire de leurs effets pathologiques sur la muqueuse gingivale, en insistant principalement toutefois sur les relations étiologiques spéciales, et sur les conditions de dose qui se rattachent à chacune d'elles.

A. GINGIVITE MERCURIELLE. Cette gingivite étant souvent la seule et en tout cas la première des manifestations de l'intoxication mercurielle, elle a dès longtemps attiré l'attention des observateurs. Toutefois ceux-ci ne l'ont réellement bien connue que dès l'époque où le mercure fut introduit dans la thérapeutique des affections syphilitiques. Au début même de cette méthode, l'hydrargyrisme buccal était intentionnellement provoqué et devenait la mesure du traitement. Aussi le poussait-on à ses dernières limites, à la stomatite généralisée et quelquefois jusqu'à la chute des dents.

De nos jours, les manifestations buccales du mercure ne sont plus reconnues nécessaires dans un traitement rationnel.

Mais il n'en reste pas moins vrai que l'apparition de la gingivite est, pour le clinicien, un indice, un critérium de l'intensité du traitement et même la première indication formelle de l'atténuer ou de le suspendre.

L'hydrargyrisme buccal se rencontre dans toutes les circonstances où une certaine quantité de mercure a été absorbée par quelque mode que ce soit. C'est ainsi qu'on le trouve chez les ouvriers employés à l'extraction et aux manipulations du métal, les étameurs de glace, les doreurs au feu, les constructeurs de baromètres, de thermomètres, les apprêteurs de peau, les chapeliers, etc., et chez les personnes qui, dans un but thérapeutique ou autre, font usage de mercuriaux.

Toutes les préparations contenant du mercure peuvent la produire. La plupart des auteurs ont avancé qu'entre toutes celles où le composé est à l'état insoluble sont à cet égard les plus actives. Tels seraient le calomel, l'onguent napolitain, etc. Selon nous, la nature du composé importe peu ; tout dépend de la quantité du mercure absorbé Si les préparations insolubles — et nous avons surtout en vue ici les deux précédemment citées, — se trouvent le plus souvent en cause, c'est qu'elles sont administrées beaucoup plus fréquemment et à plus forte dose que toute autre.

Nous pensons même que les composés solubles sont beaucoup plus énergiques et beaucoup plus rapides dans leurs effets. Pour en avoir la preuve, il suffit de parcourir l'histoire des empoisonnements mercuriels.

Dans un cas suivi de mort au quatrième jour, par la prise de 8 grammes de sublimé, les gencives se sont montrées tuméfiées, manifestement enflammées quatre heures après l'ingestion.

Dans un autre fait également suivi de mort, rapporté par Hénocque, 60 grammes de sublimé avaient été avalés, et le lendemain on constatait une gingivite gangréneuse.

Vidal nous a laissé l'histoire d'un cas de mort survenu le neuvième jour, après de larges frictions faites sur la peau au nitrate acide de mercure. Dès le troisième jour, toute la muqueuse buccale était rouge et tuméfiée.

Des fumigations au cinabre ont déterminé de la gingivite au bout de trois heures.

Toutes les préparations mercurielles peuvent donc produire l'hydrargyrisme buccal, pourvu qu'une certaine quantité de mercure soit absorbé.

Le calomel administré à dose fractionnée suivant la méthode de Law produit de la gingivite vers le deuxième ou le troisième jour. Si on le donne à doses massives comme purgatif, son absorption est entravée par l'action purgative elle-même et il reste sans effet sur la muqueuse buccale.

L'onguent mercuriel, souvent mal titré, employé sans beaucoup de méthode, est peut-être la préparation qu'il faut le plus incriminer ; 2 ou 4 grammes en frictions sur une grande surface suffisent pour amener des phénomènes inflammatoires sur les gencives, dès le lendemain ou le surlendemain.

Le protoiodure, à la dose de 10 à 15 centigrammes, agit dans le même sens au quatrième ou au cinquième jour.

Nous n'en finirions pas, si nous voulions poursuivre cette étude pour chaque préparation mercurielle.

Aussi nous bornerons-nous à répéter que d'une façon générale elles peuvent toutes produire l'hydrargyrisme buccal et qu'elles sont à cet égard d'autant plus actives qu'elles sont plus facilement absorbables.

Seulement, il convient de tenir grand compte de la susceptibilité individuelle qui peut être extrêmement variable. Ainsi, on a vu une seule et légère friction d'onguent gris déterminer la stomatite, tandis que chez d'autres sujets l'usage prolongé des mercuriaux, sous quelque forme qu'on les ait administrés, et à des doses parfois élevées, n'a pas même provoqué la salivation.

Le mode d'action du mercure, dans ces circonstances, est encore assez mal déterminé. Puisque l'effet est produit aussi bien par une friction sur la peau que par une ingestion dans les voies digestives, il est évident *à priori* qu'il s'agit ici d'une action après absorption. On admet généralement que la substance toxique une fois introduite dans l'organisme est éliminée par les glandes en grappes et que c'est par son passage dans les glandes salivaires qu'elle détermine l'inflammation de la muqueuse buccale. Cette théorie est loin de nous satisfaire : le processus inflammatoire restant, en effet, la plupart du temps localisé à la gencive et en tout cas débutant constamment sur ce point, comment expliquer la production de l'inflammation sur une membrane qui, comme la gencive, est absolument dépourvue de toute espèce de glandes? Loin de nous l'idée de vouloir mettre un seul instant en doute l'action du mercure sur les glandes salivaires ; nous avons nous-même bien souvent remarqué que l'hypersécrétion de la salive précède toute lésion appréciable de la muqueuse. Seulement, nous pensons que, lors de son élimination, le métal agit sur toute la surface de la muqueuse, aussi bien sur les parties dépourvues de glandes que sur celles qui en renferment. Or, puisque la gencive est précisément la première et la seule atteinte, le ptyalisme surviendrait ainsi tout d'abord à titre d'excitation fonctionnelle ; puis ce serait l'action irritante directe de la salive chargée d'éléments mercuriels qui déterminerait l'apparition de lésions anatomiques sur le bord gingival et par continuité aux autres parties de la muqueuse buccale. C'est ainsi que, dans les empoisonnements aigus produits surtout par l'ingestion de préparations mercurielles solubles, les lésions inflammatoires apparaissent, comme nous l'avons vu, après quelques heures sur les gencives, et se généralisent rapidement à toute la cavité buccale.

Mais ce n'est pas là qu'il faut chercher le type de l'hydrargyrisme buccal ordinaire. Celui-ci se retrouve dans le cas d'administration médicamenteuse, à l'occasion de tout traitement mercuriel externe ou interne, dirigé contre la syphilis, les péritonites, les affections parasitaires.

Dans ces circonstances, il commence par une légère salivation aussitôt suivie de gingivite. Celle-ci débute ordinairement de chaque côté de la mâchoire inférieure, se propage de là à la région antérieure, puis consécutivement atteint la mâchoire supérieure. La phlegmasie ne reste pas toujours bornée à la gencive. Suivant le degré d'intoxication, selon, en un mot, la dose absorbée, elle gagne par propagation les parois de la cavité buccale et jusqu'au pharynx. Dans ces cas, la langue peut devenir volumineuse au point de ne pouvoir plus être contenue dans la bouche et de faire saillie au delà des arcades dentaires.

En même temps un gonflement considérable envahit les glandes salivaires, les ganglions lymphatiques sous-maxillaires et la face entière qui prend dès lors une physionomie caractéristique. Mais hâtons-nous de dire que cette généralisation est fort rare. Aujourd'hui, surtout avec la réserve que l'on apporte dans le traitement mercuriel, on n'observe le plus souvent qu'une gingivite peu étendue, ayant pour siége de prédilection les parties antérieures et les côtés des deux mâchoires. Tel est l'hydrargyrisme buccal ordinaire.

Cette physionomie du mode de début et de propagation de la gingivite mercurielle est d'ailleurs commune à toutes les formes, et nous avons déjà insisté sur ce fait que la plupart des stomatites décrites par les auteurs ne sont que des inflammations gingivales.

La gingivite prend ici d'emblée les caractères de la forme phlegmoneuse aiguë que nous avons déjà décrite. Ajoutons cependant que, plus que dans nulle autre variété, les gencives peuvent se tuméfier et acquérir un volume considérable, au point de cacher entièrement par leur saillie l'arcade dentaire.

Comme la gingivite essentielle l'inflammation mercurielle, par le fait d'une intoxication plus grande, ou à cause de certaines dispositions individuelles qui en modifient la marche, peut quelquefois devenir promptement ulcéreuse et même gangréneuse. C'est alors que l'on voit survenir d'autres complications du côté des mâchoires et des dents des pertes de substance du bord gingival, des dénudations osseuses, la périostite du maxillaire, mais surtout l'inflammation du périoste alvéolo-dentaire qui donne l'explication des déviations, de l'ébranlement et de la chute des dents. Ces désordres, auxquels il faut joindre les engorgements ganglionnaires considérables et un retentissement profond sur l'état général, phénomènes rares aujourd'hui, avons-nous dit, ont provoqué autrefois la mort de beaucoup de malades, ou ont laissé chez ceux qui survivaient des cicatrices vicieuses qui défiguraient la face, gênaient ou entravaient les fonctions buccales.

Relativement à ses symptômes, la gingivite mercurielle nous présente quelques caractères particuliers qui ne sont pas sans importance au point de vue du diagnostic. Telle est d'abord la saveur métallique perçue par le malade au début de l'affection. Plus tard, l'haleine exhale une odeur fétide spéciale pathognomonique que l'on reconnaît aisément et qui ne se rencontre à ce degré dans nulle autre inflammation essentielle de la bouche.

L'hypersécrétion salivaire enfin atteint ici son plus haut degré. Le malade a beaucoup de peine à ne pas laisser écouler hors de la bouche sa salive qui est fluide, d'une odeur fade, et dont la quantité peut s'élever à plusieurs litres dans les vingt-quatre heures.

La gingivite mercurielle ordinaire se termine habituellement par la guérison. Abandonnés à eux-mêmes en dehors de toute intervention thérapeutique, après la cessation du traitement provocateur, tous les accidents disparaissent au bout de cinq ou six jours. Dans les cas de moyenne intensité, ils ont une durée de quinze à vingt jours. Il n'est pas rare cependant de voir la salivation persister encore quelque temps après la guérison des altérations gingivales. Dans quelques cas, l'affection se termine autrement; elle passe à l'état chronique, revêtant alors la forme fongueuse et la physionomie particulière que nous allons voir dans l'intoxication lente ou professionnelle. C'est ainsi que nous avons vu parfois des gingivites fort rebelles aux traitements les plus actifs, datant de plusieurs années et ne reconnaissant d'autre cause que quelques frictions d'onguent mercuriel.

Chez les ouvriers employés à l'extraction du métal ou à la manipulation des composés mercuriels, la maladie débute par un état subaigu si peu accentué qu'il passe souvent inaperçu. Elle apparaît alors aux lieux d'élection déjà indiqués, n'occupant qu'une partie de la hauteur de la gencive à partir du bord libre où on la trouve toujours à son maximum d'intensité. Elle prend la forme phlegmoneuse simple compliquée de quelques fongosités et subsiste ainsi indéfiniment, subordonnée quant à sa durée à la continuation du même genre de travail de la part du malade.

Le traitement n'a rien de particulier; il est d'usage dans la pratique journalière, après avoir supprimé le mercure, de soumettre le malade au chlorate de potasse. Nous ne pensons pas que cet agent soit ici d'une efficacité thérapeutique spéciale. Nous serions plutôt tenté de partager l'avis de M. Lasègue et de quelques autres auteurs, d'après lesquels le chlorate de potasse ne serait utile contre les inflammations de la bouche d'origine mercurielle que donné concurremment avec les mercuriaux dont il diminuerait considérablement l'action. Nous donnerons d'ailleurs plus loin quelques preuves de son insuffisance dans une autre variété de l'inflammation gingivale due aux agents toxiques.

Le mode de traitement que nous préconisons d'une façon générale pour toutes les gingivites, c'est-à-dire l'emploi de l'acide chromique, est, ici surtout, le meilleur et le plus inoffensif. Nous y reviendrons à l'article TRAITEMENT, mais disons de suite que nous proscrivons d'une façon absolue les préparations aluminées et divers acides minéraux qui sont encore (surtout l'acide chlorhydrique) journellement employés et recommandés dans la plupart des ouvrages classiques. L'un de leurs plus sérieux inconvénients est qu'ils produisent des effets désastreux sur le système dentaire. On verra que l'acide chromique préparé chimiquement pur, ainsi que nous le dirons, et employé d'une certaine manière, ne présente aucun de ces dangers que nous nous bornons à signaler en ce moment.

B. GINGIVITE PHOSPHORIQUE. Nous appliquons le terme de gingivite phosphorique à un état inflammatoire de la muqueuse gingivale que peut produire l'usage interne des préparations phosphorées.

Introduit dans la thérapeutique par Kunckel en 1721, le phosphore a été bien souvent depuis employé tantôt avec succès, tantôt sans résultat, contre un grand nombre d'affections.

On sait qu'il n'est plus guère prescrit aujourd'hui que dans certaines maladies du système nerveux, notamment les paralysies et l'ataxie locomotrice.

En France, dans ces derniers temps, quelques médecins l'ont beaucoup étudié à ce point de vue. Tels sont Tavignot, Delpech, Galavardin, Dujardin-Baumetz, Ranvier, Lécorché, Lasègue. Il fait en outre l'objet d'un certain nombre de thèses parmi lesquelles nous citerons celles de MM. Chaumier (1859), Chapuzot (1866, Mauquier (1868), Moris 1868), Landrieux (1868), Serée (1868), Reulos (1868), Poirot (1869, Leboucher (1872), Bordenave (1873), Lemaire (1875).

Mais la plupart de ces auteurs ne mentionnent nullement l'influence nocive du phosphore sur la muqueuse buccale.

Quelques-uns cependant nous paraissent ne pas l'avoir tout à fait méconnue, bien que leurs écrits soient peu explicites à cet égard.

C'est ainsi que Delpech, au dire de M. Reulos qui a recueilli dans le service de ce dernier les observations de sa thèse inaugurale, avait depuis longtemps fait cette remarque qu'à la suite d'une administration un peu prolongée, ou sous l'influence de doses élevées, le phosphore détermine certaines lésions buccales et surtout l'ébranlement et le déchaussement des dents, et même, comparant les effets de cet agent thérapeutique à ceux du mercure, il considère cet ébranlement des dents comme le signe révélateur de l'intensité du traitement phosphoré, de même que l'apparition de la gingivite règle d'ordinaire le cours d'un traitement hydrargyrique. Au reste, dans l'observation de quelques-uns de ses malades traités par le phosphore, M. Reulos signale, en outre de l'ébranlement des dents, un état fongueux, saignant quelquefois, ulcéreux, des gencives. Nous sommes porté à croire que, si son attention eût été plus souvent dirigée sur ce point, la gingivite lui eût paru sinon constante, du moins très-fréquente.

De leur côté, MM. Lebert et Wyss (de Breslau) font figurer au nombre des symptômes de l'empoisonnement aigu par le phosphore la rougeur et l'injection de la gorge, la douleur, la tuméfaction des gencives, la fétidité de l'haleine, état, disent-ils, qui rappelle le scorbut.

Dans ses commentaires thérapeutiques du Codex, Gubler signale à différentes reprises les lésions que le phosphore peut déterminer sur la muqueuse gingivale. S'appuyant sur certaines observations de M. Voisin, il dit que de petites doses (1 à 10 milligrammes au plus) peuvent provoquer après absorption une légère gingivite avec déchaussement, surtout au niveau des incisives. Ailleurs, il invoque l'état fongueux des gencives comme une preuve de la friabilité et du ramollissement que le phosphore imprime aux tissus.

D'autre part, on sait que c'est aux travaux de MM. Curie et Vigier qu'est due l'introduction dans la thérapeutique du composé phosphoré le plus ordinairement employé aujourd'hui, le *phosphure de zinc*. Mais, chose surprenante, ces deux auteurs, qui ont fait de cet agent une longue étude physiologique et expérimentale, ne mentionnent pas au nombre des phénomènes observés les lésions gingivales qui avaient frappé l'attention des auteurs précédents et que nous avons nous-même observées d'une façon si nette. C'est pourquoi, désirant nous renseigner plus complétement à cet égard, nous avons consulté M. Vigier. Celui-ci, dans une note qu'il a bien voulu nous remettre, nous a répondu qu'il considère comme un fait très-extraordinaire l'accident buccal que nous avons vu se produire sous l'influence du phosphure de zinc, et il ajoute que personnellement il n'a jamais rien constaté d'analogue, ni dans des expériences physiologiques, ni sur les nombreux malades qu'il a vu traiter par ce médicament.

Nous ne pouvons cependant mettre en doute la réalité de l'existence d'une gingivite phosphorique. L'exemple que nous avons observé, joint à l'opinion de Delpech, aux faits publiés par M. Reulos et aux assertions de Lebert et Wyss, de Gubler, etc., l'établit, ce nous semble, d'une façon irrécusable.

Il est bien entendu que nous ne voulons parler ici que des effets produits après l'absorption du poison. L'irritation de la muqueuse buccale par le contact direct des préparations phosphorées, et cet autre accident spécial, la *nécrose des mâchoires*, dite *phosphorée*, qui reconnaissent pour cause l'une et l'autre un certain mode d'action du phosphore, ne rentrent pas dans notre cadre.

Le mécanisme de production de ces phénomènes gingivaux est encore bien peu connu ; nous pensons toutefois qu'il ne doit pas différer de celui que nous avons indiqué à propos de la gingivite mercurielle et qui paraît être d'ailleurs commun à toutes les gingivites toxiques.

En ce qui regarde la symptomatologie de cette forme, nous nous bornerons à dire qu'elle est en tous points comparable à la gingivite mercurielle. Une observation très-détaillée que nous en avons publiée (*Gazette des hôpitaux*, 1878, p. 814) en trace les caractères, la marche et la guérison par les applications d'acide chromique, après insuccès complet de chlorate de potasse à haute dose et des astringents divers. C'est avec la gingivite mercurielle le type de la forme phlegmoneuse. Elle représente donc un accident dont le médecin devra toujours tenir compte dans l'emploi thérapeutique des préparations phosphorées.

C. Gingivites toxiques diverses. Nous venons de voir les effets que produisent sur la muqueuse buccale le mercure et le phosphore. D'autres substances peuvent encore figurer à côté de ces dernières, et compléter le cadre des gingivites toxiques. Tels sont, parmi les agents minéraux, l'argent, le cuivre, l'arsenic, l'iode et quelques autres encore ; et parmi les substances végétales la fuchsine, le jaborandi, etc., etc.

C'est à peine si les auteurs ont signalé les manifestations gingivales dont nous parlons. Elles nous ont paru dignes d'être notées et nous allons donner brièvement un aperçu des principales :

De la gingivite argyrique. Les préparations argentiques sont connues depuis longtemps pour produire, à la suite d'une administration longtemps prolongée, une coloration spéciale jaune olivâtre sur certaines parties du corps. C'est évidemment là un phénomène qui accompagne l'élimination de la substance. D'après les recherches récentes de M. Huet, ce phénomène serait dû au dépôt de granulations de métal pur, par suite de la réduction des composés administrés. Au point de vue de leur situation anatomique, ces particules métalliques seraient distribuées à la périphérie des capillaires sanguins « comme si elles en étaient sorties par une espèce de *diapédèse*... disséminées à l'état de corps étranger dans la trame du tissu, et particulièrement dans les interstices des fibres lamineuses ». L'auteur de ce travail auquel nous empruntons cette citation, poursuivant ses investigations au point de vue du siége précis de ces dépôts, se serait assuré que ceux-ci sont tout à fait indépendants de la couche épithéliale. Les granulations seraient pour ainsi dire incrustées dans le derme. C'est probablement à cause de ce fait que rien ne peut enlever la coloration argentique, ni la cyanure de potassium, ni même les vésicatoires.

Il ne faut voir dans cette coloration que le premier terme des effets de l'argent introduit dans l'économie ; car le métal peut produire en outre de véritables phlegmasies des tissus. Celles-ci ont le plus souvent pour siége la peau (érythème papuleux, Ball et Charcot) et plus exceptionnellement la gencive ; elles se montrent sous la forme d'une inflammation simple de cette membrane. Toutefois cette gingivite ne se trouve point signalée dans les divers travaux qui ont été publiés sur la médication argyrique. Et même dans une récente étude des lisérés gingivaux d'origine métallique, M. Chaillou a pris soin de noter qu'il a toujours rencontré indemne de toute inflammation la gencive colorée par l'argent.

Nous ne connaissons encore, dans cette variété étiologique d'altérations gingivales, que deux faits observés par M. Guipon (de Laon).

L'un est celui d'une femme hémiplégique qui en soixante jours prit, sous la forme pilulaire, 4^{gr},16 d'azotate d'argent. Ce traitement dut être suspendu à l'apparition d'une inflammation de la muqueuse buccale caractérisée « par la tuméfaction des gencives d'un rouge sombre avec liséré violet près des dents, et une très-grande sensibilité de la bouche, surtout à la chaleur ; par l'odeur métallique non fétide de l'haleine sans salivation, avec teinte ardoisée des incisives supérieures, depuis quelque temps », la peau cependant ne présentait encore aucune coloration anormale.

L'autre cas est également relatif à une femme soumise depuis longtemps aux mêmes préparations et chez laquelle M. Guipon observa encore les phénomènes d'irritation buccale que nous venons de rapporter.

Dans l'un comme dans l'autre, la suppression temporaire du traitement et l'emploi de simples collutoires boratés et gommeux avaient suffi à enrayer l'affection buccale.

D'après les deux citations de M. Guipon on voit déjà que cette variété de gingivite paraît avoir une parenté très-grande avec les deux dernières que nous avons précédemment étudiées. Nous voulons dire qu'elle représente, comme celle-ci, un phénomène consécutif à l'absorption des composés d'argent et à leur passage dans le torrent circulatoire.

Quant à la dose d'argent qu'il faudrait atteindre pour produire ces accidents buccaux, nous ne saurions la fixer. Ce qui nous paraît d'ailleurs avoir le plus d'importance sur ce point, c'est la durée du traitement. Or, pour réaliser cette condition, il faut, comme on le pense bien, que les doses soient très-faibles, afin qu'elles soient tolérées par le tube intestinal.

Ici encore, comme nous l'avons fait à propos du mercure, il convient d'apprécier les composés administrés par la quantité de métal réduit qu'ils peuvent laisser dans l'économie. C'est qu'en effet, d'après les recherches de M. Huet et de la plupart des auteurs qui l'ont précédé dans cette étude, les phénomènes de l'argyrie sont dus au dépôt de particules de métal pur ; mais le mode de réduction de l'argent n'est pas encore dans ce cas parfaitement établi.

Nous n'insisterons pas sur les symptômes ni sur les caractères de la gingivite argyrique. Le fait dont nous avons rapporté plus haut les principaux traits nous tiendra lieu de description. Ajoutons cependant que les détails qui accompagnent la relation de ce cas, l'absence de salivation, l'odeur métallique non fétide de l'haleine, nous permettent, jusqu'à un certain point, de distinguer cette variété d'inflammation gingivale des autres gingivites, et notamment de la mercurielle.

En résumé donc, il faut admettre la réalité de l'existence d'une gingivite argyrique, et cette conclusion doit mettre en garde les médecins contre les accidents qui peuvent résulter de l'administration intérieure trop longtemps prolongée des préparations d'argent.

De la gingivite cuprique. Plus fréquemment que l'argent, le cuivre produirait une inflammation des gencives, mais ce n'est plus, comme dans les cas précédents, à la suite de l'administration médicamenteuse du métal ou de ses composés que cette forme d'inflammation gingivale a été observée. M. Galippe ne l'a jamais constatée dans ses nombreuses expériences.

Les circonstances qui seraient de nature à la produire sont celles qui résultent des diverses manipulations du métal ; ce serait une affection industrielle. C'est en effet chez les ouvriers brunisseurs, polisseurs, tourneurs de cuivre, que Corrigan et M. Bailly l'ont rencontrée et décrite.

Seulement, en raison même de cette particularité d'origine, quelques auteurs la considèrent comme une lésion purement mécanique provoquée par ce dépôt de poussières métalliques venant de l'extérieur. Telle est, en particulier, l'opinion exprimée par M. Bucquoy devant la Société médicale des hôpitaux, dans la discussion qui suivit sa lecture du mémoire de M. Bailly.

Corrigan, Martin-Solon et M. Bailly soutiennent au contraire que l'inflammation gingivale est bien le résultat du cuivre absorbé, entraîné dans l'organisme et déposé par voie de retour dans les parties enflammées. La coexistence si fréquente du liséré et de la phlegmasie cupriques viendrait à l'appui de cette dernière idée. Ces deux ordres de lésions doivent évidemment se rattacher à la même cause, au même mécanisme de production. Or il semble aujourd'hui établi que les colorations métalliques des gencives sont dues à des dépôts de granulations entraînées par le torrent circulatoire et laissées dans la trame des tissus, au-dessous des couches épithéliales. Nous sommes tenté d'admettre avec les derniers auteurs cités que la gingivite cuprique est d'origine interne ; elle occupe ainsi légitimement la place que nous lui avons donnée dans la classe des gingivites toxiques.

On doit rencontrer assez fréquemment cette variété d'inflammation gingivale, puisque, selon M. Bailly, neuf ouvriers sur dix la présentent parmi ceux qui sont occupés aux diverses manipulations du cuivre.

Elle affecte toute l'étendue de la gencive ; cependant elle se montre plus intense sur le bord libre, par suite probablement du manque de soins de propreté. Comme dans tous les états chroniques, elle prend les caractères anatomiques de la forme dite fongueuse. Chez les vieux cuivreux, les dents se déchaussent progressivement et finissent par tomber.

Tel serait l'aspect de la gingivite cuprique.

D'autres agents minéraux, avons-nous dit, sont susceptibles de produire aussi la gingivite : l'iode, l'arsenic, le cyanure de potassium. Les effets de ces diverses substances sont depuis longtemps signalés sur les muqueuses buccale, pharyngienne et nasale, où ils se traduisent par des phénomènes d'irritation qui ont été surtout remarqués à la suite du traitement par les préparations iodiques. Il n'est donc pas surprenant que les phénomènes se propagent dans certains cas par contiguïté à la muqueuse buccale et cela au même titre et par le même mécanisme que le mercure, l'argent, le phosphore et le cuivre.

Parmi les substances organiques, nous avons indiqué la fuchsine et le jaborandi.

Pour la fuchsine, il résulterait des expériences de M. Feltz et Ritter (de Nancy) que cette substance produirait au bout de quelques jours chez l'homme un état prurigineux, puis une légère tuméfaction des gencives.

MM. Bergeron et Clouet sont, de leur côté, arrivés à des résultats différents. L'un d'eux a pris 8 grammes de fuchsine en seize jours et il n'a éprouvé ni tuméfaction des gencives ni la moindre hypersécrétion salivaire. Ils pensent que la fuchsine pure est inoffensive et que les effets constatés par les expérimentateurs de Nancy ne sont dus qu'à des impuretés de la substance administrée.

Nous ne prolongerons pas cette enquête sur les substances ou les médicaments qui peuvent accidentellement ou habituellement entraîner la production d'une phlegmasie gingivale. La liste serait longue sans doute, mais sans intérêt en dehors des formes précédentes. Signalons cependant en terminant le jaborandi, ce précieux médicament sialagogue que l'on a accusé, lui aussi, de produire un certain degré de gingivite proportionnel à la dose employée.

Cependant la plupart des auteurs qui l'ont préconisé n'ont pas signalé cet inconvénient qui ne saurait résulter vraisemblablement que de doses trop élevées, et de l'excitation excessive des glandes salivaires avec propagation à la muqueuse buccale.

QUATRIÈME GROUPE. GINGIVITES SPÉCIFIQUES. Dans cette dernière division des gingivites, nous classerons les variétés d'inflammation gingivale survenues sous la dépendance d'un état général ou d'une diathèse qui en domine particulièrement l'expression morbide. La gingivite deviendrait alors l'un des signes caractéristiques de la maladie générale. C'est là un fait démontré en ce qui concerne la gingivite scorbutique, mais il est moins bien établi pour les autres formes que nous allons mentionner. On verra en effet les réserves que nous formulons au sujet de la gingivite ulcéro-membraneuse et de celle des femmes enceintes. Pour ces deux dernières, la spécificité est loin d'être prouvée, et ce n'est en définitive que pour nous conformer à la tradition que nous les avons conservées dans cette division.

A. Gingivite ulcéro-membraneuse. Cette forme de gingivite caractérisée par la présence d'une ulcération avec desquamation épithéliale formant des pseudo-membranes n'a rien de commun avec la maladie dite stomatite diphthéritique, laquelle n'est pas à proprement parler une stomatite (*voy.* Diphthérie).

La forme en question est celle qui a été décrite sous les noms de *stomatite ulcéreuse épidémique, stomatite ulcéro-membraneuse* des soldats.

La première mention qu'on en trouve dans les auteurs appartient à Desgenettes qui l'a observée au début de la campagne d'Italie, en 1793. Larrey, de son côté, l'a signalée vers la même époque dans l'armée des Alpes maritimes, puis Montgarin à l'armée d'Espagne, en 1810. Enfin Bretonneau la décrivit en 1818 en Vendée. Il lui donna même le nom assez impropre de *diphthérie buccale.*

C'est en effet chez les soldats qu'elle a été rencontrée, et dès le début de son apparition elle a été regardée à la fois comme spécifique, épidermique et contagieuse. Il est vrai qu'elle frappait simultanément un certain nombre de sujets dans un même régiment ou dans le même corps d'armée, et on lui attribua comme cause ordinaire l'encombrement, la fatigue et autres causes banales susceptibles d'être invoquées dans les armées en campagne. M. Hippolyte Larrey signala même une autre cause, la gamelle commune à laquelle il attribuait la contagion. Aussi réussit-il à en faire supprimer l'usage en 1852. La maladie se reproduisit encore cependant en 1857 à l'hôpital militaire de Gand où elle fut décrite par Merchie et à Auxerre par M. Feuvrier.

Cependant Caffort en 1852 avait fait quelques remarques intéressantes. Il avait reconnu que la maladie n'affectait particulièrement que les jeunes recrues et non les vétérans; il ajoutait que la maladie était toujours bornée aux gencives et qu'elle se localisait le plus ordinairement au voisinage des dents de sagesse.

D'autres descriptions insérées dans le *Recueil de médecine militaire* par MM. Payen et Gourdon, Léonard, Malapert, etc., donnent la relation de quelques épidémies toujours observées sur les troupes.

Il faut arriver à M. J. Bergeron pour trouver une description vraiment magistrale de cette singulière maladie qui, de l'aveu des médecins militaires, aurait actuellement cessé de se produire sous la forme épidémique pour revêtir l'état sporadique ou accidentel.

M. Bergeron reproduit dans sa description très-minutieuse et très-complète toutes les considérations relatives à la spécificité, à la contagiosité et à la nature épidémique de la maladie.

Son mémoire, nous devons le dire, nous a cependant laissé quelques doutes sur les trois caractères qui seraient d'après lui essentiels et constants. Si l'épidémicité semble résulter des observations relevées par l'auteur dans un service d'hôpital militaire, la spécificité n'est pas, ce nous semble, suffisamment établie, puisque M. Bergeron continue à invoquer les causes banales déjà mentionnées par les auteurs antérieurs, c'est-à-dire l'encombrement, la fatigue, les mauvaises conditions d'hygiène, etc. Quant au caractère contagieux, il n'est pas davantage prouvé, M. Bergeron n'ayant pas réussi dans une tentative faite sur lui-même à reproduire la maladie par inoculation.

Quoi qu'il en soit, nous avons de notre côté depuis quelques années ouvert une enquête sur ce sujet et, n'ayant pu rencontrer dans un hôpital militaire ou dans un régiment une véritable épidémie, nous avons dû nous borner à observer des cas isolés, mais en assez grand nombre parmi ceux qui avaient reçu de la part des chefs de service le diagnostic précis de *stomatite ulcéreuse des soldats*. C'est ainsi que MM. Villemin, Vallin et plusieurs médecins de régiments nous ont signalé des faits que nous avons pu analyser minutieusement. C'étaient toujours des cas isolés sans que nous ayons pu établir une relation de contagion. De plus, sur vingt cas de stomatite, nous avons reconnu quinze fois que l'accident se rattachait manifestement à l'évolution de la dernière molaire. C'était à proprement parler un *accident muqueux avec ulcération* de cette dernière période de la dentition. Les sujets avaient en moyenne une vingtaine d'années, âge d'élection. Dans cinq autres cas la forme ulcéreuse était venue compliquer une gingivite tout à fait locale et résultant soit d'un traumatisme direct, soit de la présence du tartre.

La localisation ordinaire de la stomatite est d'ailleurs un fait mentionné par

M. Bergeron lui-même, car il fait cette remarque que la maladie affecte de préférence le fond de la bouche, qu'elle est unilatérale, rarement généralisée,
circonstance qu'avaient déjà signalée Feuvrier, Cafford, Léonard et dans ces derniers
temps MM. Périer, Colin et Laveran. Cafford était même allé plus loin et il avait
entrevu le premier très-nettement la possibilité d'attribuer à l'intervention de
la dent de sagesse la production de la maladie. Cette opinion passa toutefois
inaperçue des auteurs qui l'ont suivi, car il faut arriver à ces dernières années
pour trouver de nouveau cette étiologie formulée d'une façon absolue par un
médecin de la marine, le docteur Catelan.

Dans un grand nombre de faits recueillis dans l'armée de mer, il a été possible
de rattacher la stomatite ulcéreuse à un accident de dent de sagesse. Or nous
avons affirmé nous-même à plusieurs reprises la fréquence extrême de ces
accidents dans la période de la vie qui s'étend de la dix-huitième année à la
vingt-cinquième année, dates extrêmes de cette éruption. Dans une statistique
dressée chez les étudiants âgés de vingt ans en moyenne, nous avons pu recueillir
sur cent observations soixante-quinze cas d'accidents soit muqueux et superficiels, avec ou sans ulcérations, soit osseux et profonds. Ces proportions de la
pratique civile doivent se retrouver dans l'armée où les soldats ont précisément
pour le plus grand nombre l'âge d'élection.

Ce sont là des considérations qui nous engagent à ne considérer la stomatite
ulcéro-membraneuse des soldats qu'à titre d'une gingivite ulcéreuse de la région
de la dent de sagesse, ou pour un plus petit nombre de cas de passage simple
d'une gingivite ordinaire à l'état ulcéreux.

Les idées de M. Catelan ont été exposées par l'auteur devant la Société de
médecine publique de Paris, où elles ont soulevé une discussion au cours de
laquelle M. le professeur Léon Colin s'est rattaché dans une certaine mesure à
cette opinion qu'il avait d'ailleurs indiquée en 1862 dans ses *Études cliniques
de médecine militaire* (p. 162). Il persiste toutefois à penser que dans l'armée son
apparition devenue fort rare se rattachait toujours à des conditions d'encombrement. Nous ne saurions nier systématiquement une semblable influence, et cependant nous restons fort surpris que cette maladie ne se soit pas reproduite dans les
dernières campagnes de Crimée, d'Italie, du Mexique, et en 1870, où les conditions hygiéniques étaient loin d'être satisfaisantes. Nous nous demandons en
outre comment cette affection n'a point été observée dans les armées étrangères,
dont l'organisation est souvent bien défectueuse. Pour ces diverses raisons nous
inclinons à penser que les épidémies de stomatite ulcéreuse étaient peut-être
soit des coïncidences d'accidents muqueux et ulcéreux de la dentition, soit le
passage à l'état ulcéreux de gingivites quelconques et sous l'influence de conditions générales dont nous ne songeons pas d'ailleurs à contester l'influence
secondaire. Ajoutons en terminant sur ce point d'étiologie que l'assimilation qu'on
a tenté d'établir entre la stomatite ulcéreuse des soldats et celle des enfants ne
nous a pas semblé mieux établie. Cette dernière même, d'après bien des observations personnelles, semblerait aussi pouvoir se rattacher à ces désordres si
fréquents de la dentition soit temporaire, soit de l'époque du renouvellement,
désordres qui consistent si fréquemment dans des gingivites plus ou moins étendues
et qui chez certains sujets prédisposés peuvent prendre encore accidentellement la
forme ulcéreuse.

Quel que soit d'ailleurs le siége de la stomatite ulcéreuse des enfants ou des
soldats, les caractères de l'ulcération ne diffèrent en rien de ceux des ulcérations

des muqueuses en général : c'est toujours le fond plat, saignant, grisâtre et taillé à pic, recouvert de lambeaux membraniformes dus à la desquamation épithéliale.

B. GINGIVITE SCORBUTIQUE. Nous n'aurons que peu de mots à dire de cette forme spécifique de gingivite qui a été longuement décrite ailleurs (*voy.* SCORBUT, *Dictionn. encyclopéd.*, 3ᵉ série, t. VIII, p. 35, et plus particulièrement p. 158). Il nous faut cependant la mentionner à titre de première manifestation dans cette maladie générale.

Beaucoup d'auteurs ont d'ailleurs très-bien observé et décrit l'état des gencives dans le scorbut : MM. Lasègue et Legroux, Bucquoy, Hayem, Leven, etc. Cet état est caractéristique, les gencives sont épaisses, fongueuses et comme spongieuses. La coloration est livide ; elles sont décollées des surfaces dentaires et tellement gonflées parfois qu'elles recouvrent en totalité les dents, et celles-ci impriment sur elles une empreinte profonde. Ces épaississements n'ont pas, comme on a paru le croire, pour cause une hypergenèse épithéliale; c'est le derme muqueux lui-même qui est boursouflé, injecté, offrant en réalité une dilatation vasculaire générale. Nous n'avons pas reconnu la dégénérescence graisseuse des éléments de la gencive, circonstance qui ne se produirait que beaucoup plus tard dans les cas de gingivite chronique consécutive au scorbut. La meilleure idée qu'on pourrait se faire de cette gingivite, c'est de la considérer comme un état variqueux du tissu gingival, dilatation des capillaires, friabilité de leurs parois, et plus tard dégénérescence granuleuse des tuniques. Aussi les hémorrhagies sont-elles le phénomène le plus constant et souvent aussi l'un des plus graves. Les parties qui ont été le siége de ces hémorrhagies s'ulcèrent le plus ordinairement, et l'état fongueux se complique ainsi de la forme ulcéreuse.

Ajoutons toutefois que ces phénomènes ne sauraient à eux seuls caractériser une gingivite d'origine scorbutique, car certaines formes anciennes peuvent revêtir cet état fongueux, ulcéreux et hémorrhagique à la fois. La gingivite scorbutique se diagnostique à l'aide de signes additionnels qui doivent être rappelés : d'abord les gencives sont enflammées dans la totalité des bords alvéolaires et non sur des points isolés comme cela se présente pour le plus grand nombre des autres formes ; puis des plaques ecchymotiques se manifestent sur la muqueuse buccale, la voûte palatine, le voile et la face interne des joues. Ces signes ont la même origine que les ecchymoses de la peau et coexistent d'ailleurs constamment. En outre, la salivation est extrême, l'haleine est fétide à la manière des gingivites toxiques, de la gingivite mercurielle, par exemple, qui offre avec celle-ci plus d'un point de comparaison. L'ébranlement des dents prend les mêmes caractères de généralisation et la même marche que dans cette dernière forme, et souvent, si la maladie se prolonge, il y a expulsion des dents par propagation de l'inflammation au périoste alvéolaire. Elles tombent toutefois sans présenter aucune autre lésion que celle de la périostite proprement dite, et leur chute n'arrête pas les progrès de la maladie dont on a signalé l'invasion chez des sujets préalablement privés de dents. Il peut survenir alors une véritable dénudation du bord alvéolaire et une nécrose plus ou moins étendue de l'os. Dans une période aussi avancée l'état du malade est des plus graves, et c'est alors que la mort peut survenir à la suite d'une simple hémorrhagie gingivale, chez un sujet d'ailleurs épuisé et cachectique.

Tel est en quelques mots le tableau de la gingivite scorbutique. Nous verrons plus loin que son traitement, sans préjudice des moyens applicables à l'état gingival, repose encore essentiellement sur le procédé de thérapeutique que nous exposerons plus loin, et plus particulièrement sur les applications topiques d'acide chromique qui ont sur elle un effet très-rapide et très-remarquable.

C. GINGIVITE GANGRÉNEUSE. Cette forme appartient encore à l'histoire d'une autre lésion décrite par les auteurs sous le nom de *gangrène de la bouche* (Rilliet et Barthez, Taupin, etc.). Elle est dès lors une complication bien plus qu'une maladie particulière et isolée; son âge d'élection est de trois à six ans. Plus fréquente chez les petites filles que chez les garçons, elle est presque inconnue dans la classe aisée et succède constamment aux fièvres graves, scarlatine, rougeole, survenant chez des sujets préalablement affaiblis et athrepsiés.

Son début est déjà caractéristique de l'état gangréneux : c'est une phlyctène qui apparaît d'ordinaire dans le fond du sillon vestibulaire et qui envahit rapidement le bord gingival. Au bout de quelques jours l'eschare se montre dans toute l'étendue du soulèvement épithélial ; une ulcération se produit à la limite de la portion mortifiée et s'étend souvent alors de proche en proche, augmentant ainsi la surface de la portion mortifiée. Le sujet exhale l'odeur propre de la gangrène, ce qui ne laisse aucun doute sur la nature du mal. Enfin la chute de l'eschare met à nu une portion plus ou moins grande de maxillaire qui se nécrose aussitôt après. Dans un état aussi grave, si la mort ne survient pas, ce qui est la terminaison la plus fréquente, c'est la chute de l'os qui en est la conséquence. Nous avons vu ainsi des séquestres enlevés chez des enfants et comprenant la totalité d'un maxillaire inférieur (Guéniot) ou l'un des maxillaires supérieurs. Ces séquestres entraînent inévitablement dans leur chute toutes les dents de première dentition et les follicules secondaires qui correspondent à la partie mortifiée, et le sujet, lorsqu'il survit, est nécessairement privé à jamais de ses dents. C'est même dans ces cas seulement qu'on a pu constater l'absence complète des dents chez les jeunes sujets.

Quant au mécanisme de cette gangrène, nous pensons avec les auteurs modernes qu'il convient ici de l'attribuer à un arrêt de circulation par obstruction due à une thrombose ou une embolie, suivant l'opinion de Lancereaux, ou bien encore à une artérite, ainsi que Hayem et Lereboullet l'ont reconnu dans le cours de certains états fébriles, dans la fièvre typhoïde par exemple.

D. GINGIVITE DE LA GROSSESSE. C'est à MM. A. et D. Pinard qu'est due la première mention de cette forme de gingivite. Elle serait d'après ces auteurs l'une des expressions morbides qui surviennent dans l'organisme maternel par le fait même de la gestation. C'est à ce titre qu'elle mériterait d'être classée dans notre division des gingivites spécifiques. Disons de suite toutefois qu'elle n'offre aucun rapport avec d'autres affections de la bouche et en particulier avec la production de la carie dont la présence, si fréquente dans le cours ou à la suite de la grossesse, obéit à des conditions tout autres (*voy.* CARIE DES DENTS, *Dictionn. encyclop.*, 1re série, t. XII, p. 450). La gingivite apparaît donc sous cette influence tout à fait d'emblée, comme un signe de trouble circulatoire et à titre de congestion passive ou active. La forme de cette affection n'est cependant pas, dans ces circonstances, caractéristique. Il ne s'agit en effet le plus ordinairement que d'une gingivite simple, quelquefois accompagnée de la production plus ou moins abondante d'ulcérations superficielles ou *aphthes*, telle qu'elle a été décrite plus haut, rarement phlegmoneuse, plus rarement encore ulcéreuse. Elle apparaît en général au début même de la grossesse et l'accompagne pendant toute sa durée sans changer notablement d'intensité. Elle n'offre pas de lieu d'élection particulier. Le siége le plus commun est toutefois la région antéro-inférieure et l'antéro-supérieure des bords alvéolaires. Sans être constante, elle a été observée par MM. Pinard 45 fois sur un total de 75 femmes enceintes : sur 43 multipares elle s'est rencontrée 31 fois. Sur 32 primipares 14 avaient les gencives malades, et dans les services hospitaliers la maladie se produisait de préférence chez les femmes dont l'état général était plus ou moins affaibli par des maladies préalables.

En résumé, la gingivite des femmes enceintes est une forme simple, sans gravité, et qui cède d'ordinaire spontanément après la délivrance.

Au point de vue du traitement, M. Pinard conseille avec le chlorate de potasse les applications extérieures d'hydrate de chloral soit pur, soit mélangé à quelques teintures astringentes. Sans rejeter en aucune façon ces moyens très-souvent suffisants pour modifier l'état gingival, nous avons encore obtenu d'excellents effets des cautérisations superficielles d'acide chromique dont nous ne saurions trop recommander l'emploi aux médecins.

Marche et diagnostic de la gingivite en général. Après la description qui précède des formes diverses de la gingivite, il ne nous restera que peu de chose à dire sur la marche de la maladie, car elle est presque toujours influencée par le caractère même qu'elle revêt. Toutefois, si nous cherchons à envisager ce processus dans sa physionomie la plus générale, nous pouvons présenter les quelques remarques suivantes :

Sans revenir ici sur ce que nous avons déjà dit plus haut, il est de toute évidence que tout début de gingivite est simple. Les formes les mieux caractérisées, les *spécifiques* même, ont une origine commune. D'autre part le point initial est tantôt la partie antérieure du bord alvéolaire, tantôt l'une des extrémités de l'arcade ; ce dernier processus est de règle lorsque la gingivite a succédé à une inflammation d'une région voisine, amygdales, cavité pharyngienne, etc., ainsi que divers auteurs l'ont reconnu. Un médecin militaire, M. Beltz, a même observé une forme ulcéreuse de gingivite ayant succédé à une angine.

Une fois le tissu gingival frappé d'inflammation, il est rare que la maladie s'étende à toute la muqueuse buccale et prenne ainsi la forme de la stomatite proprement dite ; cette extension toutefois s'observe dans plusieurs formes, les gingivites aphtheuse, ulcéreuse, diphthéritique ; mais dans ces circonstances l'affection locale est sous la dépendance d'un état général plus ou moins grave qui retentit le plus souvent non-seulement sur la muqueuse buccale, mais aussi sur d'autres points du tube digestif.

Mais, si le début d'une gingivite est invariable dans sa physionomie, celle-ci se modifie rapidement suivant la forme définitive qu'affectera la maladie. Ici se placent l'intervention de la cause particulière, et en même temps l'état constitutionnel du sujet affecté. C'est ainsi que, toutes conditions étant égales d'ailleurs, une gingivite variera d'intensité suivant l'énergie de la cause productrice. Cela est particulièrement évident pour les gingivites toxiques, et d'autre part un sujet affaibli par des maladies antérieures ou par de mauvaises conditions hygiéniques présentera une forme plus grave et plus rebelle qu'un individu bien portant. Ce rapport est surtout manifeste dans la production de la gingivite ulcéreuse ou dans la scorbutique. Ce sont encore ces conditions générales qui entraînent la durée extrême de certaines gingivites et leur passage à l'état chronique.

Quant au *diagnostic* de la gingivite, il est des plus simples, car il s'établit par

les seuls signes objectifs, auxquels s'ajoute un ensemble de symptômes d'importance variable suivant l'intensité même du degré inflammatoire. Il n'existe d'ailleurs qu'une seule affection du bord alvéolaire qui puisse prêter à une erreur
diagnostique. C'est l'*ostéo-périostite alvéolaire* (voy. ce mot). Ici la détermination
différentielle nous paraît être d'une certaine importance, car quelques auteurs ont
fait cette confusion en décrivant cette dernière maladie sous le nom de gingivite expulsive (Marchal de Calvi, Després). Nous nous sommes à plusieurs
reprises élevé contre cette assimilation qui ne peut se soutenir en présence
d'une étude parallèle des phénomènes. Ainsi, tandis que dans la gingivite il y a
extension de la maladie soit à une région, soit à la totalité des deux arcades,
l'ostéo-périostite est toujours isolée au début. En outre l'inflammation gingivale
qui est essentielle et primitive dans la première est au contraire secondaire et
tardive dans la seconde. L'ostéo-périostite se caractérise par une déviation initiale d'une ou de plusieurs dents et par leur ébranlement, tandis que ces phénomènes appartiennent à la fin d'une gingivite. La suppuration alvéolaire est
dans le même cas. Enfin ce n'est que dans les cas graves et exceptionnels que
la gingivite entraîne la chute des dents, qui est la règle dans l'ostéo-périostite.

Cette expulsion des dents n'est même à proprement parler jamais le fait d'une
gingivite, laquelle est incapable à elle seule de la produire; il faut pour amener
un semblable résultat l'intervention, à titre de complication toujours lointaine,
d'une résorption des parois alvéolaires et d'une périostite alvéolaire par propagation. Les deux processus comparés entre eux ont donc une direction inverse,
et c'est pour avoir méconnu cette particularité que plusieurs auteurs ont assimilé à une gingivite l'ostéo-périostite alvéolaire, qui n'est d'ailleurs jamais essentielle, mais toujours symptomatique d'un état général variable, diabète, albuminurie, arthritisme, dont elle devient une simple manifestation.

Traitement de la gingivite. Le traitement de la gingivite est nécessairement
double. Aussitôt que le diagnostic de la forme est posé d'une façon précise et
que la cause particulière a été déterminée, il faut s'adresser à cette dernière et
en éloigner ou en neutraliser l'influence.

Ces indications seront particulièrement impérieuses dans les gingivites de
cause générale comme les formes toxiques dont il faudra éloigner l'agent spécial
ou celles qui se rattachent à des diathèses comme le scorbut, l'anémie, ou les
conditions qui amènent la gingivite ulcéro-membraneuse. Nous n'avons point à
développer ici les questions de thérapeutique générale ou d'hygiène; elles sont
indiquées longuement dans les traités spéciaux.

Mais en dehors de ces influences il y a des conditions locales ou des états
mieux définis qui nécessitent au point de vue du traitement une intervention
directe : tels sont les corps étrangers qui produisent et entretiennent une gingivite
dite traumatique, dépôts de tartre et de particules charbonneuses, taches diverses
dont l'ablation est de toute nécessité; tels sont encore les troubles de la dentition
qui amènent si souvent la gingivite simple ou phlegmoneuse. Parmi ces derniers
se placent en première ligne les anomalies de l'éruption de la dent de sagesse,
cause pour ainsi dire constante de gingivite ordinairement localisée au point
correspondant, mais pouvant aussi s'étendre à tout un bord alvéolaire et même
aux deux. Ici l'indication thérapeutique est urgente : il faut recourir aux
moyens chirurgicaux qui consisteront soit à favoriser par des débridements ou
des excisions de muqueuse la sortie régulière de cette dent, soit, dans les cas

plus graves avec imminence d'abcès ou la production d'ulcérations, de rétractions musculaires etc., à pratiquer l'avulsion même de la dent de sagesse.

Les autres troubles de l'évolution dentaire qui amènent la gingivite sont les accidents qui accompagnent la sortie ou la chute des dents. La première dentition accusée de tant d'accidents divers amène assez rarement la gingivite, mais lorsqu'elle se produit elle est due à la distension de la muqueuse et nécessitera un débridement immédiat. La période d'éruption des dents permanentes et la chute concomitante des temporaires sont des conditions de production de gingivite plus communes que les précédentes; tantôt encore ce sont les dents temporaires qui étant profondément altérées par diverses maladies provoquent sur la région gingivale environnante des phlegmasies, des abcès, des ulcérations, c'est-à-dire des gingivites locales de formes diverses. Nous avons dit déjà que le plus souvent la forme dite ulcéro-membraneuse des enfants était due suivant nous à de troubles de ce genre survenant à la période infantile qui s'étend de la quatrième ou cinquième année jusqu'à la douzième.

Ne pouvant, au point de vue thérapeutique de la gingivite, reproduire ici les règles qui nécessitent l'intervention chirurgicale dans les dernières circonstances que nous venons de rappeler, nous dirons seulement qu'il est en général facile d'éloigner les causes particulières, toutes ces déviations dans l'éruption ou dans la chute des dents ayant leur traitement approprié.

Une fois que le médecin aura réussi à éloigner la condition étiologique initiale d'une gingivite, il lui restera à entreprendre le traitement local de la maladie : c'est de lui que nous devons particulièrement nous occuper ici.

Or d'une manière générale le traitement d'une gingivite repose sur deux ordres de moyens : l'un en quelque sorte classique est l'emploi méthodique du chlorate de potasse; l'autre réside dans certaines applications topiques plus ou moins énergiques dans leur action.

Le mode d'emploi du chlorate de potasse comprend trois procédés qui sont :

1° L'administration à l'intérieur en potion, au moment du repas, et à la dose quotidienne de 2 à 8 grammes. Les effets thérapeutiques de ce médicament ont été suffisamment établis par les auteurs, et en particulier par Isambert, pour qu'il nous paraisse inutile d'y insister. Nous pensons seulement qu'il convient aux cas aigus dans lesquels les applications topiques même les plus modérées seraient intolérables au début. Ces derniers cas sont même souvent de nature à justifier au préalable l'emploi des émollients et des opiacés qu'on administre à l'intérieur ou à l'extérieur pendant les premiers jours. Toutefois nous devons dire que fort souvent dans nos observations personnelles l'emploi à l'intérieur du chlorate de potasse a été insuffisant ou nul dans ses effets. On peut en voir un exemple frappant dans une observation déjà citée de gingivite toxique due à l'administration interne du phosphore et qui malgré les doses élevées de chlorate n'a pas même été améliorée, tandis que certaines applications topiques l'ont rapidement modifiée (*Gazette des hôpitaux*, 1878, p. 814).

Ce fait n'est pas isolé et nous en avons recueilli un certain nombre qui nous portent à penser que cet agent est dans bien des cas très-réellement infidèle, malgré les précautions prises pour en assurer l'absorption par l'emploi préalable de purgatifs salins fort utiles d'ailleurs dans certaines formes de gingivite accompagnée de phénomènes généraux. C'est ainsi que dans notre pratique courante, tout en prescrivant suivant la tradition ce médicament aux doses ordinaires, nous lui accordons un rang secondaire dans les agents thérapeutiques pour lui préférer les topiques externes dont l'emploi exclusif dans certaines formes graves a donné d'ailleurs des résultats complets.

2° Le second mode d'emploi du chlorate de potasse est l'usage externe. Il est particulièrement indiqué lorsque, ce qui est fréquent, on rencontre chez les malades une intolérance de l'estomac. On l'applique alors sous forme de gargarismes prolongés, sortes de bains composés d'une solution saturée à chaud de chlorate : le médicament agit par son effet astringent. D'autres fois on forme avec une bande d'ouate ou de charpie une espèce de compresse imbibée dans la même solution saturée et qu'on applique, en les renouvelant toutes les deux ou trois heures, d'une façon permanente sur la région malade. Ces petites compresses placées dans le vestibule de la bouche s'y maintiennent aisément et produisent un effet bien plus marqué que les gargarismes. Dans tous les cas, le procédé de de la compresse convient manifestement aux gingivites localisées, à celle de la dent de sagesse, aux gingivites traumatiques, à celle qui est due aux dépôts de tartre en particulier et dans laquelle le chlorate agit à la fois comme dissolvant de ces dépôts et comme modificateur de la muqueuse.

3° Le troisième mode d'emploi du chlorate de potasse est la forme de pastilles. C'est celui auquel nous donnons constamment la préférence, par la raison qu'il résume les deux modes précédents, l'action topique par le séjour de la pastille au contact des parties malades, et l'effet par l'absorption et l'élimination salivaire. En formulant ces pastilles de manière à leur faire contenir 20 à 25 centigrammes de sel on peut avec 5 à 8 pastilles par jour administrer une dose moyenne de 1 à 1gr,50 du médicament, dose qui est en général facilement supportée, même des estomacs les plus impressionnables. Nous estimons du reste que cette dose devient suffisante, à la condition d'en prolonger l'emploi pendant un certain temps. Nous l'avons administrée ainsi sans accident aucun pendant plusieurs mois dans quelques formes de gingivites chroniques. Ajoutons que nous avons depuis longtemps repoussé de la composition de ces pastilles la présence du sucre, qui en augmente beaucoup le volume et qui peut être fort désagréable ou même nuisible chez certains malades, les diabétiques, par exemple. D'autres excipients comme la poudre de réglisse ou la gomme ont en outre l'avantage de donner à la pastille une plus grande résistance à l'action dissolvante de la salive et à en prolonger ainsi singulièrement les effets locaux sur la muqueuse.

Le deuxième ordre d'agents thérapeutiques de la gingivite comprend les astringents et les caustiques. Ces substances ont été indiquées d'ailleurs par tous les auteurs et souvent déjà préférées à l'emploi des moyens internes. Tels sont, par exemple, les applications d'alun si souvent conseillées en particulier par Velpeau, puis le nitrate d'argent. De ces deux moyens le premier doit être absolument rejeté en raison de son effet nuisible sur les dents, même à l'état calciné, qui est le moins soluble (voy. pour les effets dangereux de l'alun l'article Carie des dents de ce Dictionnaire, 1re série, t. XII, p. 546). Le second, tout au plus utile dans quelques formes simples comme l'aphthe, a cet inconvénient bien connu de produire des taches noires qui sont souvent fort difficiles à faire disparaître de la surface des dents. La teinture d'iode conseillée par Delestre et Marchal (de Calvi) peut-être un agent préférable et en tout cas suffisant dans les formes simples. Il agit d'ailleurs à la manière des teintures astringentes et avec une intensité un peu supérieure à celle des teintures ordinaires de cochléaria, de cresson et autres. L'hydrate de chloral employé par Pinard, le borax conseillé par Gubler, soit en poudre fine, soit allié à la glycérine, ont les mêmes effets que le glycérolé de chlorate de potasse conseillé par J. Simon dans les stomatites ulcéreuses chez les enfants. Parlerons-nous enfin dans cette énumération des collutoires saturnins conseillés dans les stomatites par Ricord, ou des attouchements de sulfate de cuivre ou de zinc? Ces deux derniers peuvent être assurément utiles dans certains cas, mais à défaut d'autres moyens.

Enfin nous arrivons à l'acide chlorhydrique ou à ses analogues qui ont été si souvent préconisés, et contre l'emploi desquels nous ne saurions trop énergiquement protester comme agents néfastes sur les tissus dont se composent les dents.

Mais dans cette discussion de moyens employés par la plupart des auteurs, si nous rejetons successivement chacun d'eux, avons-nous à proposer à leur place une substance d'une efficacité comparable ou supérieure, jointe à une innocuité complète? Assurément oui, et cet agent dont il nous reste à parler est le modificateur le plus puissant qui puisse s'appliquer sur une muqueuse : nous avons nommé l'*acide chromique*.

Les considérations que nous pourrions présenter ici à l'égard de l'application particulière de l'acide chromique à la thérapeutique de la gingivite seront singulièrement simplifiées par un article de ce dictionnaire (*voy.* CHROMIQUE [*acide*], 1re série, t. XVII, p. 167), et dans lequel la plupart des idées que nous avons exposées antérieurement ont été fort bien résumées. Nous ne nous arrêterons qu'à la mention de quelques particularités d'application qui ont été introduites depuis plusieurs années dans notre pratique.

C'est ainsi qu'après avoir employé dans nos premières expériences l'acide chromique sous la forme rouge et cristalline du commerce, nous avons dû nous apercevoir bientôt que ce produit était notablement impur et qu'il contenait entre autres éléments une proportion souvent très forte d'acide sulfurique qui persistait après les manœuvres de sa préparation. Cette proportion variable suivant les échantillons atteint parfois 10, 20 et même 30 pour cent. Ce sont même les échantillons les mieux cristallisés qui en contiennent le plus. Or, il est inutile d'insister sur les inconvénients graves de la présence de cet acide appliqué avec bords alvéolaires, car si nous avons reconnu que l'acide chromique ne possède aucune action manifeste sur les tissus de la dent elle-même, il n'en est pas de même de l'acide sulfurique qui est éminemment dangereux.

La présence de l'acide sulfurique n'est pas la seule impureté que contient l'acide chromique du commerce, et M. H. Rousseau (*De l'acide chromique*, thèse de Paris, 1878) y a rencontré une proportion d'arsenic assez notable pour que cet auteur ait pu admettre la possibilité d'un effet toxique résultant d'applications prolongées dans la bouche.

D'autres produits sans importance ont été rencontrés encore dans ces analyses : ce sont des sels de baryte et de potasse.

Ces diverses impuretés dont nous soupçonnons depuis longtemps l'existence dans l'acide chromique ordinaire et que M. Rousseau a exactement dosées, nous avaient depuis longtemps déterminé à ne plus employer dans notre pratique que l'acide chromique chimiquement pur. Ce dernier, qui est d'une préparation plus laborieuse, cristallise difficilement; aussi l'appliquons-nous à l'état amorphe, sous forme de grains d'un rouge sombre et d'une déliquescence notablement moindre en raison de l'absence d'acide sulfurique. Il est très friable, susceptible de se pulvériser aisément, ce qui a son importance, car on verra que nous l'appliquons à l'état solide et non à l'état de dissolution quelconque. Voici le manuel opératoire :

Une petite baguette de bois étant entourée à son extrémité aplatie ou effilée, suivant le cas, d'une légère couche d'ouate, est chargée d'une parcelle de l'acide écrasée sur une plaque de verre ou sur les parois du flacon qui le contient. La petite couche pulvérulente se trouve ainsi fixée à la surface du coton. Chargée de la sorte, la baguette de bois, est portée sur les surfaces à cautériser, et tout aussitôt l'acide qui rencontre une légère humidité, entre en dissolution et forme une bandelette rougeâtre dont on constate immédiatement l'action. On recouvre alors de suite la partie de gencive touchée d'une bande d'ouate destinée à isoler le caustique des régions voisines et à éviter les fusées du côté du vestibule, précaution surtout très utile à la mâchoire inférieure où dans certaines applications un peu trop énergiques nous avons remarqué souvent des traînées caustiques atteignant le fond du sillon gingivo-labial et la muqueuse même de la lèvre. On recommande ensuite au malade d'éviter d'avaler la salive tant que celle-ci reste colorée en brun ou en rouge et généralement au bout de quelques minutes l'effet est complet et l'on peut retirer la bande protectrice d'ouate. Ces précautions ont un autre but : celui d'éviter l'ingestion dans l'estomac d'une partie de l'acide dont l'effet serait de nature à provoquer quelques vomissements. Cet inconvénient est le seul d'ailleurs que nous ayons eu à constater dans une pratique active qui date de plus de douze années. Jamais nous n'avons observé aucun symptôme grave, bien que dans un grand nombre de cas nous ayons appliqué la substance sur des surfaces très-étendues et à doses parfois considérables.

Préoccupé d'ailleurs des objections possibles dans cet ordre d'accidents, nous avons, il y a quelques années, entrepris une série de recherches dans le but de fixer la dose toxique de l'acide chromique. Des expériences répétées chez le chien : ingestion dans les veines de solutions diverses, application de quantités très-fortes sous la peau, etc., n'ont abouti qu'à des lésions locales et sans amener la mort. Les injections veineuses nous ont même montré dans l'acide chromique une action coagulante si rapide et si nette qu'on devrait considérer suivant nous cet agent comme l'un des meilleurs, sinon le meilleur hémostatique applicable aux surfaces saignantes, aux tumeurs érectiles et même probablement à la cure de certains anévrysmes.

Quant à l'action même de l'acide chromique sur une muqueuse comme la gencive, elle résulte, ainsi que nous l'avons dit ailleurs, de l'effet hygrométrique et des combinaisons avec les sels alcalins qu'il transforme en chromates. Cette action est identique à celle qui s'observe dans l'emploi de l'acide chromique sur les tissus cadavériques ; il les durcit en les désorganisant. C'est un mode particulier d'*eschare*.

Cette eschare présente un autre caractère très-important à considérer ici : c'est qu'elle ne dépasse jamais en dimension la surface touchée et qu'en même temps son épaisseur est rigoureusement proportionnelle à la quantité d'acide appliquée. En d'autres termes, elle ne présente aucune tendance à l'extension spontanée, mécanisme que possèdent, comme on sait, un grand nombre de caustiques. La cautérisation en outre n'est nullement douloureuse, au moins immédiatement. La première impression est celle d'une légère chaleur avec la sensation d'une surface inerte, la couche épithéliale étant immédiatement frappée de mortification. Pendant les jours qui suivent, la cuisson s'accuse davantage, mais sans prendre la physionomie d'une véritable douleur. A côté de ce premier résultat se place, un signe qui consiste dans la suppression immédiate de la suppuration : toute sécrétion est donc immédiatement suspendue sur la surface touchée. C'est là un phénomène qui, outre son importance au point de vue de la suite du traitement, donne tout d'abord confiance aux malades et encourage en même temps le médecin.

L'élimination de l'eschare se produit après un temps variable suivant son étendue, sa surface et son épaisseur, mais sans dépasser trois ou quatre jours. A partir de ce moment, la réparation commence : le derme, lorsqu'il a été atteint assez profondément par la perte de substance, se cicatrise, l'épithélium se reforme et au bout d'un temps variable de quatre à huit jours il ne se retrouve aucune trace de l'action caustique.

Telle est, si l'on veut, l'action physiologique de l'acide chromique sur la muqueuse gingivale ; mais sur une surface affectée d'inflammation l'action modificatrice est souvent immédiate. Dans les formes simples, une application peut suffire, et dans les formes graves la première cautérisation est ordinairement suivie d'une amélioration considérable. Nous avons fait maintes fois cette expérience, dans une gingivite siégeant aux deux mâchoires, d'appliquer l'acide chromique à l'un seulement des bords alvéolaires et, dès le lendemain, celui qui avait été cautérisé était profondément modifié, tandis que l'autre était dans le même état. Les gingivites fongueuse, hypertrophique ; la gingivite du scorbut, les formes toxiques éprouvent constamment les mêmes effets, variables seulement suivant l'ancienneté ou l'intensité de l'état inflammatoire. Les formes aiguë, phlegmoneuse, ne constituent nullement une contre-indication à l'action caustique et nous avons l'habitude de les traiter ainsi dès le début. Mais le triomphe particulier de l'acide chromique réside plus manifestement dans l'état ulcéreux qu'une première application modifie sensiblement et que trois ou quatre cautérisations subséquentes arrivent ordinairement à guérir.

En résumé, l'acide chromique est, suivant nous, l'agent par excellence sur lequel repose le traitement externe de la gingivite dans ses différentes formes et toutes les fois qu'en présence d'une telle affection, l'intervention de la cause efficiente générale aura été éloignée ou neutralisée dans la mesure du possible, la manifestation gingivale pourra être rapidement et complétement guérie par cet agent. Il est toutefois quelques formes plus spécialement rebelles ; telles sont certaines gingivites liées à l'anémie, la chlorose, la variété hypertrophique : dans celles-ci les applications chromiques devront être nombreuses et plus fréquemment répétées, de manière à réaliser non plus l'action modificatrice superficielle qui suffit d'ordinaire aux formes moyennes, mais l'effet destructeur proprement dit, parfaitement réalisable d'ailleurs comme on sait, par ce caustique.

Ce dernier aspect de l'acide chromique comme agent destructeur profond s'adressant à des masses plus ou moins épaisses de tissus, nécessite parfois pour se produire un temps fort long et il est des circonstances dans lesquelles il y a intérêt, en vue de la rapidité du résultat, à s'adresser à un autre moyen, le seul d'ailleurs qui puisse entrer en parallèle avec lui : c'est le cautère actuel.

A ce titre, la cautérisation par le feu figure comme dernier terme de la série des agents thérapeutiques locaux dans la gingivite. Nous y avons très fréquemment recours dans les formes que nous avons indiquées plus haut et soit alternativement avec l'acide chromique, soit employé seul. Les cautérisations alternées, feu et acide, sont souvent d'un précieux effet dans les formes anciennes.

Nous n'avons point à décrire ici les procédés et nous nous bornerons à dire
que nos préférences s'adressent au galvano-cautère bien plus qu'au thermo-
cautère, à cause du grand rayonnement calorique de ce dernier. La cautérisation
par la pile s'effectue dans ces circonstances au moyen de petits cautères de fils
de platine enroulés en spirale à 2 ou 3 tours au plus, de manière à pouvoir agir
non-seulement sur les surfaces, mais encore pénétrer dans les interstices dentaires et y détruire ces languettes fongueuses parfois si tenaces et les végétations variqueuses qui accompagnent certaines formes.

Ainsi donc, pour nous résumer en quelques mots, le traitement de la gingivite
consistera dans l'emploi simultané du chlorate de potasse et des cautérisations
à l'acide chromique pour les cas ordinaires ; pour les formes anciennes, chroniques, fongueuse ou hypertrophique, on pourra recourir à l'emploi du galvano-
cautère seul, soit en ces applications alternées avec l'acide chromique.

III. **Lésions organiques.** L'étendue considérable donnée déjà à la description
de certaines affections organiques du bord alvéolaire dans ce Dictionnaire (*voy.*
Maxillaires [*Maladies des os*], 2e série, t. V, p. 443 et suiv.) nous dispense
nécessairement d'insister longuement sur certaines questions de cet ordre.
Toutefois, quelques-unes de ces lésions n'ayant point été envisagées au point de
vue particulier de leurs rapports anatomiques avec la gencive, nous demande-
rons la permission d'y revenir, d'ailleurs brièvement.

Les affections organiques du tissu gingival se manifestent sous la forme de
tumeurs, lesquelles peuvent se diviser suivant leur composition anatomique en :

a. Tumeurs hypertrophiques ou hypertrophie simple, ce sont les fibromes des
auteurs ;

b. Sarcomes de constitution histologique diverse :

A. Tumeurs hypertrophiques ou fibromes. Cette variété de tumeurs est
caractérisée par une production dure tantôt isolée et limitée en une seule masse
parfois pédiculée (polypes de la gencive), tantôt au contraire étendue dans une
assez grande surface du bord alvéolaire, soit qu'elle conserve l'aspect de tumeurs
multiples, soit qu'elle forme une tumeur unique, volumineuse et mamelonnée.
Dans tous les cas la tumeur est dure, rénitente, d'une teinte qui ne diffère
en rien de celle du tissu gingival normal, et recouverte de sa couche épithéliale
ordinaire. La surface est par conséquent lisse et luisante, sans trace de ramollissement ni d'ulcérations. Lorsqu'elle apparaît chez un sujet porteur de toutes
ses dents, elle se développe autour de celles-ci qu'elle entoure et qu'elle surmonte
souvent au point que celles-ci disparaissent enfouies dans son intérieur. Dans
d'autres cas, les dents subissent des déviations plus ou moins marquées et peuvent même être renversées et chassées de leurs alvéoles. Ces organes cependant
n'éprouvent d'ordinaire aucune altération de leur substance propre et n'ont
dans le développement de la tumeur qu'un rôle passif. Si la production pathologique débute dans un interstice dentaire, elle y produit ordinairement la déviation des dents contiguës, elle se loge entre elles et peut, en se développant,
amener leur chute.

Au point de vue histologique, l'examen d'une de ces masses fait à un grossissement suffisant montre qu'il s'agit d'une simple hypergenèse des éléments
normaux de la gencive, c'est-à-dire une masse composée essentiellement de
tissu conjonctif à ses diverses périodes d'évolution.

Sous le rapport étiologique, l'hypertrophie gingivale peut être congénitale. Le cas est très-rare et l'on n'en connaît guère que quatre exemples dus à Salter, Gross, Heath et Watermann. Cette singulière affection progresse assez rapidement, et la tuméfaction occupe tantôt également, tantôt inégalement les deux mâchoires, pouvant acquérir un volume tel qu'il s'oppose à l'occlusion des mâchoires; elles ont ainsi l'aspect d'excroissances multiples envahissant toute la bouche (*voy*. fig. 1).

Les causes de cette maladie sont inconnues. Le malade de Salter était épileptique; celui de Mac Gillivray, mentionné par Heath, était scrofuleux. Le même auteur signale la coïncidence de cette hypertrophie congénitale des gencives avec un développement exagéré des poils ou hypertrichose. C'est là une relation singulière et que nous avons nous-même rencontrée dans le cas resté célèbre d'une certaine danseuse espagnole citée par Darwin, Julia Pastrana, qui avait le corps couvert de poils et les deux mâchoires

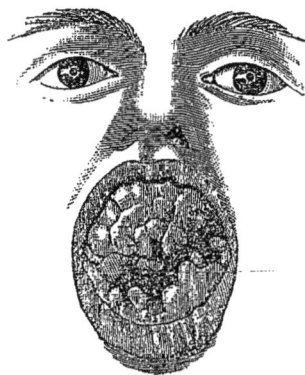

Fig. 1. — Fibromes multiples congénitaux (d'après Heath et Duplay).

envahies de masses hypertrophiques (*voy. Les hommes velus, Gazette médicale de Paris*, 1873, 15 novembre).

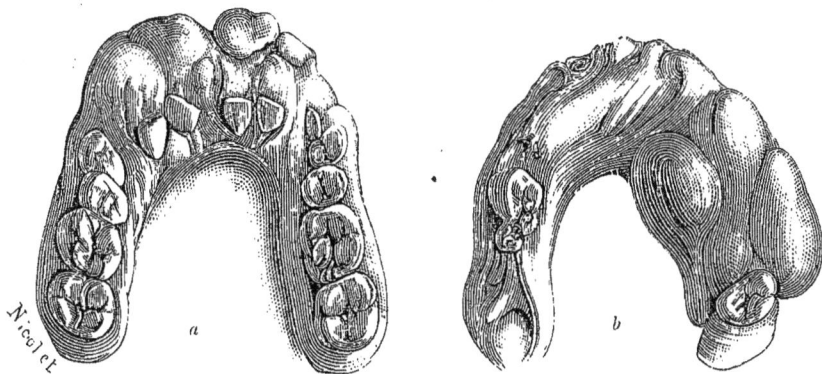

Fig. 2. — *a*, Fibrome généralisé du bord alvéolaire inférieur (cas de Julia Pastrana).
b, Fibrome d'une moitié de l'arcade supérieure.

Les tumeurs hypertrophiques acquises n'ont pas toujours ce caractère généralisé des précédentes, et le plus ordinairement elles sont isolées, parfois pédiculées dans un interstice dentaire comme un véritable polype, et tantôt saillantes en avant, tantôt se développant dans l'intervalle de deux dents qu'elles éloignent l'une de l'autre pour se créer une place. Ces tumeurs localisées se développent fréquemment à la suite de la gingivite soit d'une forme simple et à titre de complication, soit de la forme hypertrophique qui y prédispose tout spécialement. Quelquefois enfin elles se produisent spontanément et sur des gencives antérieurement saines. De telles tumeurs sont d'ailleurs essentiellement bénignes et leur ablation, suivie de la cautérisation du point d'implantation, suffit dans tous les cas à les guérir. Dans l'hypertrophie générale des gencives, toute la surface d'un bord alvéolaire, et souvent des deux à la fois, est couverte de productions mamelonnées, en tout semblables à celles qui ont été signalées plus haut dans l'hypertrophie congénitale (*voy.* fig. 1).

Dans tous les cas, la constitution de ces tumeurs est identique; c'est la prolifération simple des éléments anatomiques de la gencive normale; fibres de tissu conjonctif avec matière amorphe plus ou moins abondante suivant la densité et la résistance de la masse morbide; état vasculaire faible en général et d'autres fois présentant des dilatations variqueuses qui expliquent les hémorrhagies qui suivent la section avec l'instrument tranchant. La surface des mamelons qui est lisse et polie est recouverte d'une couche épithéliale laquelle a subi aussi la prolifération qui a envahi les éléments profonds. Les symptômes sont en général nuls, car en dehors de la gêne qu'apporte un tel état aux fonctions de la bouche, il ne se produit aucune douleur. Il n'y a non plus aucune tendance habituelle aux hémorrhagies spontanées.

La marche de l'hypertrophie est généralement très-lente, parfois même tout à fait stationnaire à un certain degré de développement, de sorte que les malades gardent pendant de nombreuses années ou même pendant toute leur vie une masse indolente parfois très-considérable. Il faut ajouter toutefois qu'elle ne rétrograde jamais et n'arrive pas, comme cela a lieu pour certaines tumeurs, à se mortifier et à se détacher.

B. SARCOMES DE LA GENCIVE. Nous rangerons sous ce terme deux variétés de néoplasme du bord alvéolaire qui ont pour origine le tissu gingival : les *productions fibro-plastiques* ou *myxomes* et les *tumeurs à myéloplaxes* auxquelles semble se rapporter la vieille désignation d'*épulis*. Ces deux variétés de productions ne sont assurément pas les seules qui apparaissent sur les mâchoires, mais nous n'avons point à décrire ici les tumeurs si diverses qui prennent naissance dans le tissu osseux lui-même. Leur histoire a été tracée ailleurs (*voy.* art. MAXILLAIRE [*pathologie*], 2e série, t. V, p. 435).

Le *myxome* de la gencive est représenté par une production qui présente dans ce cas à la fois les caractères cliniques et la composition histologique des myxomes en général : tissu mou, vasculaire, sans ulcération ni retentissement ganglionnaire. Elles sont composées d'éléments embryonnaires, noyaux fibroplastiques inclus dans une masse de matière amorphe transparente, hyaline et comme muqueuse. La plupart des auteurs refusent aux tumeurs de cette composition une origine superficielle et les font dériver d'un point osseux profond. Si nous leur accordons pour point de début la gencive elle-même, c'est que nous en avons observé personnellement divers exemples qui ne dépassaient pas dans leur point d'implantation la couche profonde de la gencive, c'est-à-dire le périoste. Elles sont d'ailleurs sans gravité, tout à fait bénignes et ne récidivent jamais dès lors qu'elles ont été enlevées en totalité et que leur pédicule a été détruit.

Les myxomes n'ont pas tous d'ailleurs une constitution aussi caractérisée et parfois on trouve dans la masse, à côté des éléments prédominants du tissu conjonctif embryonnaire, des éléments fibreux, des fibres élastiques, des cellules adipeuses et parfois quelques éléments accessoires, des médullocelles par exemple, lesquelles dénotent en particulier l'origine périostique. Ces variétés ont donné lieu à d'autres désignations plus complexes de la part de quelques auteurs. Aussi dans une leçon clinique M. Trélat a-t-il décrit une de ces tumeurs sous le nom d'*épulis myxosarcomateuse d'origine périostogène*.

Les *tumeurs à myéloplaxes* rentrent également, suivant les classifications modernes des tumeurs, dans la classe des sarcomes, ce sont les *épulis sarco-*

mateuses. Leur description a déjà été tracée ici (*voy.* art. MAXILLAIRE, *loc. cit.*, p. 477), et il est vrai de dire que si cette variété de productions appartient souvent à la gencive, elle peut aussi débuter dans un point plus profond et devient alors un sarcome central. On peut encore ajouter que tantôt l'origine gingival entraîne l'envahissement de la mâchoire, tantôt c'est le sarcome central qui aboutit à la surface. Le début seul de la maladie indique leur point d'origine et il n'est pas douteux que ce point soit souvent le tissu gingival et encore dans ce cas sa face profonde ou périostique. Il est encore d'autres cas dans lesquels les tumeurs de cette constitution siégent réellement dans le tissu même du périoste intra-alvéolaire. Mais ce sont là des tumeurs du périoste dentaire que nous étudierons plus loin et dont la description appartient à l'histoire des maladies des dents (*voy.* DENT).

Quoi qu'il en soit, les tumeurs à myéloplaxes de la gencive présentent tous les caractères cliniques de ces productions en général. Masses molles, mamelonnées, vasculaires, de couleur rouge ou brune. A la coupe on reconnaît cet aspect spécial du tissu composé de myéloplaxes, parcouru par des vaisseaux en nombre variable et quelquefois traversé par des aiguilles osseuses, lesquelles semblent alors indiquer une origine plus particulièrement profonde. Cette dernière variété est toutefois assez exceptionnelle et nous ne l'avons que très-rarement rencontrée dans un grand nombre de tumeurs à myéloplaxes de la gencive que nous avons pu observer dans notre pratique.

Au point de vue histologique, les productions sont composées par les éléments que nous n'avons pas à décrire ici, c'est-à-dire les plaques à noyaux multiples bien connus des cliniciens et des anatomistes.

L'*étiologie* des tumeurs gingivales, aussi bien que celle des productions bénignes du bord gingival en général, est fort obscure. Nous avons vu que souvent une tumeur hypertrophique simple pouvait compliquer une gingivite, soit de la variété hypertrophique, soit de toute autre, la forme fongueuse, par exemple. D'autres fois, on a signalé des traumatismes, des altérations dentaires, et spécialement la périostite. Des anomalies de siége ou de direction de certaines dents ont été aussi invoquées. Dans tous les cas, l'affection est toujours locale, sans retentissement dans l'économie, sans tuméfaction ganglionnaire. Leur volume, extrêmement variable, reste en général restreint et cependant nous avons observé certaines tumeurs à myéloplaxes ayant acquis le volume d'une mandarine ou celui d'une orange. L'une de nos observations a été publiée dans un travail récent (voy. Gœury, *Des néoplasmes du bord alvéolaire*. Thèse de Paris, 1880, p. 44).

Cette tumeur, incomplétement enlevée une première fois, s'était reproduite et avait envahi toute la partie antérieure du maxillaire inférieur entre les deux canines Un autre, dont la relation n'a pas encore été publiée, occupant toute l'étendue de la masse droite du maxillaire supérieur, avait occasionné la chute de toutes les dents correspondantes et s'étendait jusqu'au plancher du sinus qu'elle n'avait pas toutefois pénétré.

Le diagnostic de ces tumeurs est toujours facile à établir par l'examen même des éléments dont elles se composent. On détache simplement avec des ciseaux un petit fragment de la masse et on reconnaît sous le microscope sa composition anatomique. Nous avons toujours procédé de la sorte et avec un résultat complet. Cet examen n'est pas le seul élément de démonstration, quoiqu'il soit toujours aisé de le pratiquer. Les signes cliniques ont également leur importance.

La consistance de ces tumeurs, bien que variable suivant qu'il s'agit d'un fibrome ou d'un myxome, suffit déjà à les distinguer des enchondromes, des ostéomes ou des kystes. Elle permettra aussi de les différencier des productions de mauvaise nature, comme l'épithélioma superficiel qui a toujours une surface végétante, ulcérée, saignante. Si quelque doute pouvait subsister d'ailleurs, on aurait aussitôt recours encore à l'examen histologique, lequel devrait être employé en particulier lorsqu'il s'agirait de distinguer certaines tumeurs à myéloplaxes qui peuvent parfois s'ulcérer à la surface et prendre la physionomie végétante et hémorrhagique. Quant au carcinome central des mâchoires, il n'apparaît que trop tardivement à la surface de la gencive pour permettre une confusion.

Le *pronostic* des tumeurs gingivales que nous venons de décrire est ordinairement bénin, car il suffit d'enlever bien complétement toute la masse pour être assuré d'une guérison complète. Leur récidive n'est due qu'à leur destruction incomplète. Ce n'est donc pas à proprement parler une récidive, mais une continuation ou une reprise de leur développement. Toutefois, il est bon de noter que la guérison sera plus certaine s'il s'agit d'une tumeur hypertrophique que si l'on a affaire à un sarcome de l'une des deux variétés. Ces dernières demanderont, dans l'emploi des moyens chirurgicaux quelques précautions particulières; la pénétration de la masse morbide vers le tissu osseux et avec présence de quelques productions de cette nature ajouterait une certaine gravité relative au pronostic. On a cité aussi quelques faits de productions simultanées d'une tumeur à myéloplaxes de la mâchoire et d'une autre de même nature, sur un point éloigné du corps (A. Guérin et Terrillon). Il semble qu'il s'était montré dans ce cas une sorte de diathèse ou de généralisation de la production myéloplaxe, mais ces faits sont rares. Il en est d'autres dans lesquels une tumeur à myéoplaxe a pu rétrograder. Lawrence en a rapporté un exemple.

Le *traitement* des tumeurs bénignes des gencives est celui de toutes les tumeurs en général, c'est-à-dire l'ablation. Cette méthode suffit parfaitement pour les tumeurs nettement limitées avec pédicule plus ou moins étendu, en ajoutant la précaution de cautériser fortement le point d'implantation. Mais il est des circonstances où la tumeur offre des prolongements dans différents sens qui rendent l'accès par le bistouri assez incertain. Il faut alors adopter un procédé mixte qui consiste d'abord dans l'extirpation au moyen de l'instrument tranchant et la poursuite des ramifications avec les caustiques. Ici nous avons encore à préconiser l'acide chromique : c'est en particulier dans le traitement du sarcome que cet agent sera le plus précieux. Dans plusieurs cas de tumeurs à tissu conjonctif embryonnaire, lesquelles avaient reparu après la simple ablation, l'emploi de l'acide chromique a permis une destruction définitive. Il en a été de même pour les tumeurs myéloplaxes et en particulier dans cette observation déjà mentionnée et qui avait également récidivé (voy. Gœury, *loc. cit.*, p. 44).

Le manuel opératoire que nous avons à peu près invariablement adopté dans le traitement des néoplasmes de la gencive comprendra donc deux parties : d'abord on devra procéder à l'ablation aussi large et aussi étendue que possible de la masse morbide au moyen du bistouri, des curettes ou des gouges, afin de pénétrer jusqu'au point d'implantation qui est souvent périostique, ainsi qu'on l'a vu. Si la tumeur est d'un petit volume, son pédicule pourra être suffisamment atteint par une application de galvanocautère. Mais nous avons rencontré certaines tumeurs, surtout celles à myéloplaxes, qui s'étendaient plus ou moins profondément et dans des directions multiples : c'est alors que nous avons avons eu à recourir avec un plein succès aux applications répétées d'acide chromique toujours employé à l'état solide et chimiquement pur. Nous avons fait connaître dans une publication antérieure (*Bull. de thérap.*, 1869) une première série de résultats dans lesquels des fibromes simples ou multiples de la gencive ont été détruits par les seules cautérisations chromiques. Depuis lors, bien que nous n'ayons rien perdu de notre confiance dans l'action destructive suffisante de cet agent, nous avons, dans le but d'atteindre plus rapidement la guérison, adopté la procédé mixte de l'ablation et de la cautérisation. Il nous a donné les plus complets résultats dans de vastes tumeurs à myéloplaxes, dont plusieurs avaient antérieurement récidivé après la simple ablation, incomplète d'ailleurs, avec l'instrument tranchant. Les applications d'acide chromique, tout à fait inoffensives, presque indolores et qui peuvent être fréquemment répétées sans aucun inconvénient, permettent de poursuivre le mal dans ses prolongements et d'en opérer la complète destruction. Ce n'est pas le lieu ici de parler de son emploi dans d'autres affections organiques du bord alvéolaire ou de la bouche, mais qu'on nous permette de dire que cet agent est encore un très-précieux modificateur dans la période de début de l'épithélioma des mâchoires et de la langue, dans le psoriasis et en général dans toutes les productions susceptibles d'être influencées par un caustique énergique. Aussi n'hésitons-nous pas à le déclarer infiniment préférable à tous les caustiques connus jusqu'à ce jour dans les circonstances diverses que nous nous bornons à rappeler.

E. MAGITOT.

BIBLIOGRAPHIE. — GINGIVITE : *Généralités* : Outre les traités généraux de pathologie interne et les dictionnaires qui décrivent les stomatites en général, on peut consulter : JOURDAIN. *Maladies de la bouche*, 1778, t. II. — GARIOT. *Traité des maladies de la bouche*, 1805. — *Compendium de médecine*, 1836, t. I, p. 136. — WAGSTAFF. *On Diseases of the Mucous Membrane of the Throat*, London, 1851. — MARTIN-SOLON. *Bulletin de l'Acad. de méd.*, 1847. — CORRIGAN. *Dublin hospital Gazette*, 1854. — J. TOMES. *System of Dental Surgery*. London, 1859, p. 194. — CARRIER. *De la gingivite expulsive et de sa coïncidence géographique avec la scrofulose et l'helminthogenèse*. In *Union médicale*, 1860. — MARCHAL (de Calvi). *Note sur une affection non décrite des gencives (gingivite expulsive)* In *Comptes rend. de l'Acad. d. sc.*, 1860, 10 septembre, et *Union médicale*, même année. — PUTEGNAT. *Monographie d'un gingivite non décrite chez les tailleurs de cristal et de verre*. Paris, 1860. — PONS. *Quelques mots sur la gingivite expulsive.* In *Union médicale*, 1861, janvier. — DELESTRE. *Du ramollissement des gencives.* Thèse de Paris, 1861. — ALBRECHT. *Klinik der Mundkrankheiten*. Berlin, 1862. — LASÈGUE. *Traité des angines*, 1868. — JARDIN. *Sur les différentes stomatites.* In *Annales de la Société de médecine de Gand.* Gand, 1868. — BAILLY. *Union médicale*, 1874. — DESPRÈS. *Chute prématurée des dents saines.* In *Chirurgie journalière*, p. 656, 1877. — MAGITOT. *Leçons sur la gingivite, ses différentes formes, son traitement par l'acide chromique monohydraté.* Recueillies par le Dr. David. In *Gazette des hôpitaux*, 1876-79. — BONTEMS. *De la gingivite.* Thèse de Paris, 1880.

GINGIVITE APHTHEUSE. — VAN SWIETEN. *Comment.*, 1741-1742, t. III, §. 978. — VAN KETELAER. *De aphthis nostratibus.* Leyde, 1772. — MAYERHAUSEN. *De aphthis infantum.* Francfort, 1797. — MIDDENTROP. *De aphthis neonatorum.* Göttingue, 1816. — *Compendium de médecine*, 1836, t. I, p. 207. — FR. GIRALLI. *Épidémie de stomatite aphtheuse observée à l'hôpital des enfants trouvés de Brescia.* In *Gazette médicale*, 1839. — HARDY et BEHIER. *Path. int.*, 2e éd., 1858, t. II, p. 156. — ROSSI. *Stomatite folliculaire.* In *Gaz. méd. de Paris*, 1862. — WORMS. *De quelques caractères distinctifs de l'aphthe.* In *Gaz. hebdom.*, 1864. — VERLIAC. *Stomatite aphtheuse.* In *Gaz. d. hôp.*. 1866, p. 433.

GINGIVITES TOXIQUES ET LISÉRÉS MÉTALLIQUES. — OVERBECK. *Mercur und Syphilis*. Berlin, 1861. — KUSSMAUL. *Untersuchungen über den constitutionellen Mercurialismus*. Würzburg, 1861. — BEAULIES. *Stomatite mercurielle*. Thèse de Strasbourg, 1862. — GUIPON. *Stomatite argentique.* In *Bulletin de thérapeutique*, 1866. — CABARET. *Stomatite mercurielle*. In *Journ. des conn. méd.*, 1867. — DELPECH. *De l'emploi du phosphore en médecine et en chirurgie.* Paris, 1868. — LEBERT et WYSS. *Études cliniques et expérimentales sur l'empoisonnement aigu par le phosphore.* In *Archives de médecine*, 1868, t. II, p. 263. — HUET. *Recherches sur l'argyric.* In *Journal d'anatomie de Ch. Robin,* 1873. — Cros. *Du liséré saturnin.* In *Bull. de la Société de chirurgie,* 1878. — Pouchet et Leloir. *Sur la présence du plomb dans les viscères d'un saturnin.* In *Compt. rendus et Mémoires de la Société de biologie,* 1878. — Chaillou. *Étude du liséré gingival dans certaines imprégnations métalliques.* Thèse de Paris, 1878. — Magitot. *Sur le siège et la nature du liséré saturnin.* In *Comptes rendus et Mémoires de la Société de biologie,* 1878, p. 381, et *Bulletin de la Société de chirurgie,* 1878, p. 147.

Gingivites spécifiques. — Payen et Gourdon. *Mémoire sur les stomatites et les gingivites affectant le caractère épidémique et contagieux.* In *Rec. de méd. et de chir. milit.,* 1830. — Lambert Estienne et Bégin. *Rech. sur l'inflammation ulcéreuse de la bouche et des gencives parmi les troupes.* In *Rec. de méd. et de chir. milit.,* 1830, p. 127. — Caffort. *Recherches et observations sur la stomatite.* In *Archives générales de médecine,* 1832. — Bretonneau. *Des inflammations spéciales de la stomatite diphthéritique.* Paris, 1836. — Ribes. *Stomatite pseudomembraneuse.* In *Mémoires,* 1836, t. I, p. 331. — Malapert. *Considérations hygiéniques sur quelques maladies et en particulier sur les stomatites.* In *Recueil de méd. et de chir. milit.,* 1838. — Taupin. *Stomatite ulcéreuse des enfants.* In *Journal des conn. méd.-chir.,* 1850, p. 159. — Larrey. *Leçons orales au Val-de-grâce,* 1845-1858. — Louis Bergeron. *De la stomatite en général et en particulier de la stomatite ulcéreuse chez les soldats.* Thèse de Paris, 1851. — Messier. *De la stomatite ulcéro-membraneuse.* Thèse de Paris, 1855. — Merchie. *De la stomatite ulcéreuse.* In *Arch. belges de méd. milit.,* 1857, t. XIX, p. 533. — J. Bergeron. *De la stomatite ulcéreuse des soldats et de son identité avec la stomatite ulcéreuse des enfants.* Paris, 1879. — Ellis. *Stomatitis materna.* In *Chicago Medical Journal,* avril 1860. — L. Colin. *Stomatite ulcéro-membraneuse.* In *Études cliniques de méd. milit.,* 1864, p. 158 — Thevenin. *Stomatite ulcéreuse des enfants.* Thèse de Paris, 1866. — Beltz. *Stomatite ulcéro-membraneuse.* In *Gazette des hôpitaux,* 1868. — Fajan. *Pseudo-membranous Stomatitis.* In *Brit. Med. Journ.,* 1869. — Feuvrier. *Relation d'une épidémie de stomatite ulcéreuse observée au dépôt du 59ᵉ régiment de ligne.* In *Recueil de méd. et de chir. milit.,* 1873. — Laveran. *Maladies et épidémies des armées.* Paris, 1875, p. 569. — Catelan. *Stomatite ulcéreuse épidémique à bord des navires.* In *Arch. de méd. navale,* 1877. — A. et D. Pinard. *De la gingivite des femmes enceintes et de son traitement,* Paris, 1877. — Laboulbène. *Stomatite ulcéro-membraneuse.* In *Gaz. des hôpitaux,* 1859, n° 15. — Durckworth. *D'une forme particulière de gingivite ulcéreuse dans les cas d'affection cardiaque congénitale.* In *St. Barthol. Hosp. Rep.,* XV, p. 18, 1880. — Maget. *Étiologie de la stomatite ulcéreuse.* Thèse de Paris, 1879.

Sur les lésions organiques des gencives : Outre les traités de pathologie externe et les dictionnaires aux articles Maladies des gencives, on pourra consulter : Eugène Nélaton. *Sur une nouvelle espèce de tumeurs bénignes ou tumeurs à myéloplaxes.* Thèse de Paris, 1860. — Salter. *Diseases of the Jaws.* In *Holme's System of Surgery,* t. IV. — Heath. *Injuries and Diseases of the Jaws.* London, 1863. — Gross. *System of Surgery,* 2ᵉ édit., t. II, p. 535. — Watermann. *Boston Med. and Surg. Journal,* avril 1869. — Gœury. *Tumeurs solides du bord alvéolaire.* Thèse de Paris, 1880.

Voir aussi sur l'emploi de l'acide chromique dans les affections gingivales : Magitot. *De l'acide chromique et de son action thérapeutique dans quelques affections chirurgicales de la bouche.* In *Bulletin de thérapeutique,* 1860, p. 264. — H. Rousseau. *De l'acide chromique.* Thèse de Paris, 1879.

E. M.

GENDARUSSA (*Gendarussa* Rumph.). Genre de plantes dicotylédones de la famille des Acanthacées, dont Nees d'Esenbeck a fait le type d'une série ou tribu des Gendarussées, mais que Bentham et Hooker rattachent maintenant, à titre de simple section, au genre *Justicia* L.

Les *Gendarussa* sont des arbustes ou des sous-arbrisseaux à feuilles simples, opposées. Leurs fleurs, brièvement pédicellées, axillaires, sont fasciculées ou disposées en épis interrompus; elles sont accompagnées chacune d'une bractée et de deux petites bractéoles foliacées. Le calice est à cinq divisions presque égales. La corolle bilabiée, avec la lèvre supérieure concave et la lèvre inférieure trilobée, présente un tube court, vers le milieu duquel sont insérées deux étamines; celles-ci ont les deux loges des anthères insérées obliquement sur le connectif, l'inférieure se prolongeant en éperon. L'ovaire, biloculaire, est surmonté d'un style simple que termine un stigmate subulé. Le fruit est une petite capsule comprimée à sa base et renfermant quatre graines lenticulaires à rétinacle crochu.

Ce genre compte environ vingt-cinq espèces qui habitent les contrées chaudes de l'Asie, le cap de Bonne-Espérance et les régions tropicales de l'Amérique australe. Le *G. vulgaris* Nees (*Justicia Gendarussa* L.) qui en est le type, est un arbuste des Indes orientales dont la tige articulée porte des feuilles glabres, étroites et lancéolées; ses fleurs purpurines et jaunâtres sont disposées en épis terminaux. Cette espèce est le *Gendarussa rosea* de Rumphius et le *Vada Kodi* de Rheede. Ses feuilles, douées de propriétés émétiques, sont préconisées dans l'Inde contre les rhumatismes chroniques et ses racines, astringentes, contre la diarrhée et l'atonie du tube digestif.

Une autre espèce, le *G. sericea* Kost, est fréquemment employée au Pérou, dans le traitement des affections inflammatoires des poumons.

Ed. Lefèvre.

Bibliographie. — Rumphius. *Herb. Amb.*, IV, p. 70, t. XXVIII, XXIX. — Rheede. *Hort. malab.*, IX, p. 79, t. XLII. — Nees ab Esenb., in Vallich. *Plant. asiat. rar.*, III, 102-103. — DC. *Prodromus*, XI, p. 410. — Endlicher. *Gen. plant.*, n° 4083. — Ventenat. *Jard. Malm.*, tab. 51. — Cavan. *Icon.*, tab. 28. — Bentham et Hooker. *Gen. plant.*, II, p. 1109.— Rosenthal. *Synops. plant. diaphor.*, 485.

Ed. L.

GENDATS (Matsou-Woka). Naturaliste japonais, professeur d'histoire naturelle à Myako, au commencement du dix-huitième siècle. Il a publié plusieurs ouvrages sur la botanique; nous trouvons cités dans la biographie publiée par Didot :

I. *Baï-bin* (espèces du genre *Prunus*). Myako, 1760, 2 vol. in-12. — II. *I kan saï o-bin* (monographie des variétés de *Cerasus* à petites fleurs). Myako, 1758, in-12. — III. *I kan saï ran-bin* (monographie des Orchidées et des Iridées). Myako, 1772, 2 vol. gr. in-8°. L. Hn.

GENDRON (La famille). A ne considérer que l'honorabilité absolue de la profession, cette famille n'a guère compté que des pseudo-médecins, des charlatans, à commencer par :

Gendron (l'abbé François). Fils d'Éloi Gendron et de Gillette Doussineau, ce personnage, né à Voves (Loir-et-Cher) le 18 avril 1618, fut vicaire dans cette paroisse à partir de l'année 1639, puis curé en 1640. Il paraît que, engagé dans des missions lointaines, il alla au Mexique, aux Indes, aux îles Malouines, et y étudia les propriétés des simples qui y croissent naturellement. Aussi, dès son retour en France, dans sa petite ville de Voves, s'empressa-t-il de faire partout proclamer qu'il possédait un secret pour la guérison du cancer; ce qui n'empêcha pas plusieurs malheureux accourus à Voves pour s'y faire soigner, de passer de vie à trépas dans la maison même de l'abbé; ce qui, par contre, conduisit Anne d'Autriche, atteinte d'un cancer au sein gauche, à faire venir notre Gendron à la cour, lequel promit à la royale malade « d'endurcir son sein à ce point de le rendre dur comme une pierre ». Anne d'Autriche fut emportée par son mal en 1666, en dépit de Gendron, en dépit d'Alliot, son successeur. En récompense des soins qu'il avait donnés, le curé de Voves fut bel et bien investi par le roi de la riche abbaye de Maizières en Bourgogne, dont il garda les bénéfices jusqu'à sa mort arrivée à Orléans, le 2 avril 1688. Il fut enterré dans le grand cimetière, aujourd'hui halle aux blés de la ville. *Requiescat in pace.* Sa pierre tombale est devenue un dessus de secrétaire. M. Dureau, *hodie* bibliothécaire adjoint de l'Académie de médecine, l'a découverte à Orléans. Veut-on connaître maintenant la panacée du vicaire de Voves : c'était tout simplement de la belladone et une calcination de pierres grises « qui se trouvent en Beauce ». Mais, l'abbé François Gendron laissa un petit-neveu que nous présentons, qui se nommait *Deshais* et qui eut l'adresse d'accoler à sa personnalité le nom du médecin transitoire d'Anne d'Autriche, d'où :

Deshais-Gendron (CLAUDE). Celui-là, fils de Louis Deshais, marchand à Voves, et d'Esther Mulot, se fit oculiste. Il dit bien qu'il fut docteur de la faculté de Montpellier; mais nous n'avons pu vérifier le fait. Il naquit vers l'année 1663; son premier champ d'opérations fut la ville d'Orléans; puis Paris lui-même sonna les trompettes de ses exploits. En 1700, Claude Deshais-Gendron, qui ne dédaignait pas de cumuler les fonctions de médecin-oculiste et celles de médecin des cancers, publia un livre qui fit grand bruit : *Recherches sur le cancer;* le traitement qui y était recommandé, consistait dans l'emploi de l'or diaphorétique de Poterius, des remèdes de Mars, des préparations de cloportes et de vers de terre, de la teinture d'antimoine de Valentin ». Ce qui donne quelque relief à cet affreux bouquin, c'est que son auteur y a relaté la maladie d'Anne d'Autriche (p. 124 et suiv.). Mais il paraît que la clientèle cancéreuse ne satisfit pas le petit-neveu du curé de Voves, car il abandonna complétement cette spécialité, pour se livrer à l'ophthalmologie. Il y fit fortune. Aimable, bien fait de sa personne, orné d'un certain degré de littérature, il sut s'attirer les regards de tous. Il connut Boileau dont il devint l'ami. A la mort du poëte il acheta sa maison d'Auteuil, laquelle finit par devenir le lieu de pèlerinage des Montesquieu, des Voltaire, et le fils du petit marchand de Voves devint une célébrité, et eut les bonnes grâces du duc d'Orléans régent. Il mourut à Auteuil le 3 septembre 1750, ne laissant que deux ouvrages :

I. *Recherches sur la nature et la guérison des cancers.* Paris, 1700, in-8°.— II. *Lettre à M*** sur un nouveau bandage élastique, pour guérir l'hydropisie du sac lacrymal,* in-8° (s. d.).
A. C.

Deshais-Gendron (LOUIS-FLORENTIN). Neveu du précédent. Celui-là a racheté la réputation surfaite des deux précédents. Il a été un oculiste vraiment distingué, chirurgien de l'Hôtel-Dieu de Paris, maître en chirurgie, professeur et démonstrateur royal pour les maladies des yeux aux écoles de chirurgie. Il a laissé un ouvrage que l'on consulte encore aujourd'hui :

Traité des maladies des yeux. Paris, 1770, 2 vol. in-12.   A. C.

GENEPI. *Voy.* GENIPI.

GÉNÉRATION. § I. **Anatomie et physiologie comparées.** APPAREIL DE LA GÉNÉRATION DANS LA SÉRIE ANIMALE. On peut distinguer, chez les animaux, quatre modes de reproduction : 1° la *scissiparité*, ou reproduction par fractionnement; 2° la *gemmiparité*, ou reproduction par bourgeonnement; 3° la *germiparité*, ou reproduction par germes ; 4° l'*oviparité*, ou reproduction par œufs. Dans les trois premiers cas, la reproduction est dite *agame* ou *asexuelle;* elle est au contraire *sexuelle* dans le quatrième.

SCISSIPARITÉ. La reproduction par scissiparité ne s'observe que chez les animaux inférieurs. Elle est précédée d'un agrandissement général et régulier du corps. Celui-ci s'étrangle vers le milieu et donne naissance à deux fragments qui se développent, l'un et l'autre, pour constituer un animal complet. La scissiparité est généralement *transversale*, mais elle peut être *longitudinale* ou encore *diagonale*.

La scissiparité est la réalisation naturelle de phénomènes qui se produisent accidentellement ou qu'on produit à volonté chez beaucoup d'animaux. Ainsi, un Ver de terre peut être divisé en deux parties et chacune d'elles reproduit ce qui lui manque pour reconstituer l'organisme complet. Chacun de ces nouveaux individus peut être divisé à son tour et se comporte de même que les deux segments. Il n'est pas rare de ren-

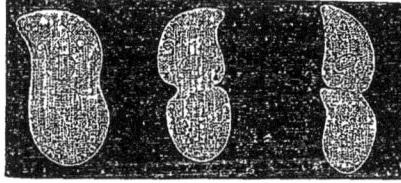

Fig. 1. — Scissiparité transversale chez un Infusoire
(*Chilodon*).

contrer, sur les bords de la mer, des Astéries dont plusieurs rayons détruits accidentellement sont en train de se reconstituer.

Des phénomènes analogues se passent à l'état normal. Certaines Hydres s'étranglent vers le milieu et donnent naissance à deux fragments se développant l'un et l'autre pour constituer un animal complet. La scissiparité longitudinale a été observée chez les Vorticelles et quelques Zoanthaires.

GEMMIPARITÉ. Elle diffère de la scissiparité en ce que l'augmentation du corps n'est pas générale; c'est seulement une partie circonscrite qui s'accroît, avant que la division ait lieu.

Les Hydres et les Vorticelles, qui viennent de nous offrir des exemples de scissiparité, peuvent aussi se reproduire par gemmiparité. Chez l'Hydre d'eau douce, le bourgeon consiste d'abord dans un léger renflement qui se forme sur la paroi et se creuse bientôt d'un canal qui communique avec la cavité gastrique. Des tentacules ne tardent pas à naître autour de l'extrémité libre, en même temps que la base d'implantation de la nouvelle Hydre se transforme en un cylindre plein et que le mamelon tentaculifère se perfore. Alors la base du

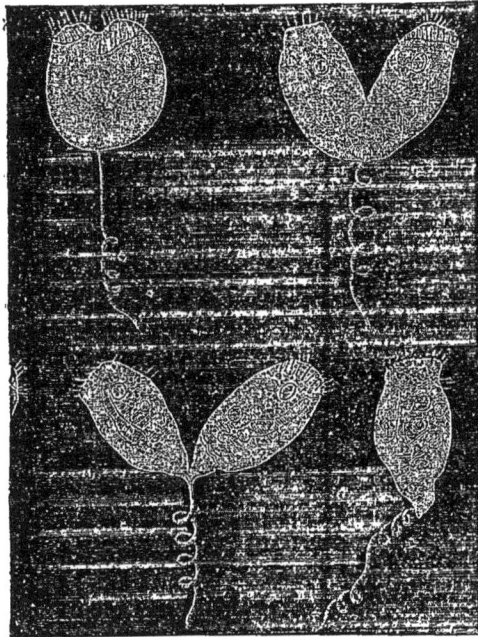

Fig. 2. — Scissiparité longitudinale chez un Infusoire
(*Vorticella*).

nouvel être s'étrangle et celui-ci se détache de la souche pour vivre d'une vie indépendante.

Au lieu de se faire par des bourgeons *caducs* comme chez l'Hydre, la gemmiparité peut se produire par des bourgeons *persistants* comme chez le Corail. Il se forme alors ce qu'on appelle une *colonie* ou un *corme*.

Le bourgeonnement, au lieu d'être *latéral* (Corail), peut être *axial* (Naïs, Syllis, Myrianide).

GERMIPARITÉ. La reproduction par *germes* est caractérisée par la production dans l'intérieur du corps de *cellules germinatives* ou *spores*, qui se transforment en autant d'individus nouveaux. Chez quelques Protozoaires, un individu tout entier se divise en cellules germinatives; mais, le plus souvent, ce n'est qu'une partie déterminée du corps qui est germipare (Trématodes).

La germiparité est un mode de reproduction intermédiaire entre la gemmiparité et la reproduction sexuelle.

REPRODUCTION SEXUELLE. La reproduction sexuelle ou *oviparité* est le seul mode de reproduction des animaux supérieurs; mais elle s'observe aussi chez tous les animaux inférieurs à l'exception toutefois des Protozoaires, chez lesquels la sexualité est loin d'être démontrée.

Elle consiste dans la production de cellules désignées sous le nom d'*ovules*. On appelle plus spécialement *œuf* un corps qui renferme, sous une enveloppe commune, un ovule et des parties accessoires destinées à l'évolution d'un être futur. Cependant on prend souvent ces expressions comme synonymes.

Chez quelques animaux inférieurs, les ovules peuvent se former dans presque toutes les parties du corps; mais en général c'est un organe particulier, l'*ovaire*, qui est chargé de les élaborer.

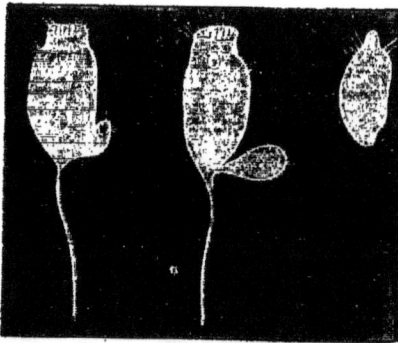

Fig. 3. — Bourgeonnement latéral sur une Vorticelle.

Dans des cas exceptionnels, ainsi que nous le verrons dans un instant, l'ovule contient tous les matériaux nécessaires à la formation d'un nouvel être; mais, dans l'immense majorité des cas, il faut qu'il soit *fécondé*, c'est-à-dire qu'il subisse l'influence d'une cellule particulière, le *spermatozoïde*, qui est produit par un organe spécial, le *testicule*. L'ovaire et le testicule constituent les *organes sexuels* ou *génitaux*.

Animaux monoïques. Animaux dioïques. Les animaux chez lesquels l'ovaire et le testicule sont réunis sur un seul et même individu sont dits *monoïques*. On appelle au contraire *dioïques* ceux chez lesquels ces organes sont répartis entre deux individus, division d'où résulte la distinction des *sexes*. De ces deux individus différents, celui qui est destiné à produire des œufs a reçu le nom de *femelle;* l'autre, chargé d'élaborer des spermatozoïdes, est appelé *mâle*.

Chez les animaux monoïques, deux cas se présentent : ou l'animal peut, à lui seul, donner naissance à un nouvel être et on dit qu'il est *hermaphrodite* (Huître); ou bien, ne se suffisant pas à lui-même, il a besoin du concours d'un de ses semblables pour se reproduire, et on dit qu'il est *androgyne* (Colimaçon).

Organes sexuels. À l'état le plus simple, les produits sexuels tombent dans la cavité générale ou débouchent directement au dehors, après s'être détachés des organes génitaux. Mais, en général, des appendices accessoires et des voies d'issue plus ou moins compliquées protègent les produits de la génération et assurent leur rencontre.

a. *Organes mâles*. Sur les conduits vecteurs du sperme (*canaux déférents*), il se forme souvent un réservoir (*vésicule séminale*) destiné à recueillir ce fluide. Des glandes particulières (*prostate*, etc.) sécrètent un liquide qui se mêle au sperme ou sert à l'entourer d'enveloppes protectrices (*spermatophores*). Les canaux déférents aboutissent à un conduit musculo-membraneux (*canal éjaculateur*) ; enfin des organes spéciaux (*organes copulateurs*) sont destinés à faciliter l'introduction du sperme dans l'appareil femelle.

b. *Organes femelles*. Les complications de l'appareil femelle ne sont pas moins diverses que celles du mâle. Les conduits vecteurs des ovules (*oviductes*) s'élargissent souvent sur un point de leur parcours, de manière à former une chambre incubatrice (*utérus* ou *matrice*) pour le développement de l'œuf. Des glandes annexes fournissent tantôt une des substances de l'œuf, tantôt son enveloppe. Des organes accessoires situés à la partie terminale des canaux vecteurs (*réceptacle séminal, vagin, poche copulatrice*, etc.) reçoivent la semence et assurent le succès de l'accouplement.

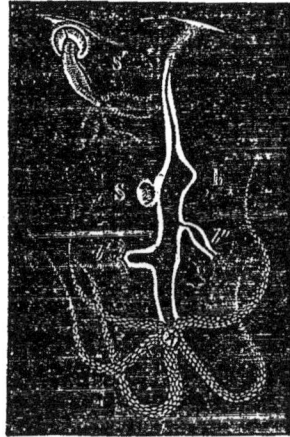

Fig. 4. — Bourgeonnement latéral sur l'Hydre d'eau douce.

b,b", bourgeons à divers degrés de développement. — *S'*, bourgeon complètement séparé de la mère et pouvant vivre indépendant. — *S*, point qui correspond au détachement de ce bourgeon.

C'est de l'hermaphrodisme que se déduit la séparation des sexes, par atrophie de l'un des appareils sexuels. Même chez les Mammifères, l'individu présente, à un certain moment de son évolution, une conformation hermaphrodite. La séparation sexuelle une fois accomplie, il se produit un dimorphisme de plus en plus marqué chez les individus mâle et femelle.

PARTHÉNOGENÈSE. Ainsi que nous l'avons signalé plus haut à titre d'exception, l'œuf n'a pas toujours besoin de subir l'influence des spermatozoïdes pour donner naissance à un être. Cette anomalie a été désignée par Owen sous le nom de *parthénogenèse* (reproduction virginale).

Chez l'Abeille commune, les œufs de la reine donnent naissance à des mâles, s'ils n'ont pas été fécondés, à des femelles, s'ils l'ont été.

Chez les Pucerons, tous les individus sont aptères et femelles pendant le printemps et l'été. Dans cette période de temps, ils engendrent des petits vivants qui deviennent à leur tour des femelles fécondes sans l'approche du mâle. Ces femelles vivipares sont pourvues d'organes génitaux (*pseudovaires*) construits sur le type des ovaires; mais elles manquent d'organes d'accouplement : on peut les considérer comme se reproduisant soit par germiparité, soit par oviparité parthénogenésique. C'est seulement à l'arrière-saison qu'on voit naître des mâles et des femelles à quatre ailes, munis d'organes d'accouplement et de fécondation. L'accouplement a lieu aussitôt : les femelles ailées donnent ensuite des œufs qui hivernent et d'où sortent, au printemps, des femelles aptères et vivipares.

Chez le Phylloxéra, on ne trouve, au printemps, que des femelles aptères, vivant sur les racines et pondant des œufs sans le secours des mâles. Au bout d'une huitaine de jours, on voit sortir de l'œuf une larve qui ressemble à la mère, devient adulte au bout d'une vingtaine de jours, après avoir subi trois mues, et pond une trentaine d'œufs. Les choses continuent ainsi, mais avec un nombre d'œufs décroissant, pendant sept ou huit générations.

Certaines femelles aptères, celles qui trouvent une nourriture plus substantielle sur les radicelles, subissent deux mues de plus et, après avoir passé par l'état de nymphes, prennent quatre ailes. Ces femelles ailées, en août et en septembre, pondent dans le duvet des feuilles de deux à six œufs d'où sortent des Insectes sexués, les uns mâles, les autres femelles, tous dépourvus d'ailes et de tube digestif. Ces sujets, incapables de se nourrir, s'accouplent, puis la femelle pond un seul œuf (*œuf d'hiver*) qui passe l'hiver au-dessus du sol et donne, au printemps, une femelle aptère analogue à celle des racines et se reproduisant sans mâle.

Si le fait de la parthénogenèse est aujourd'hui bien démontré, il faut cependant remarquer que les êtres qui en proviennent sont de plus en plus dégradés et qu'au bout d'un certain nombre de générations la puissance reproductive, après avoir considérablement diminué, finit par s'éteindre. Pour que l'espèce ne disparaisse pas, il est nécessaire que, par le concours des deux sexes, une nouvelle

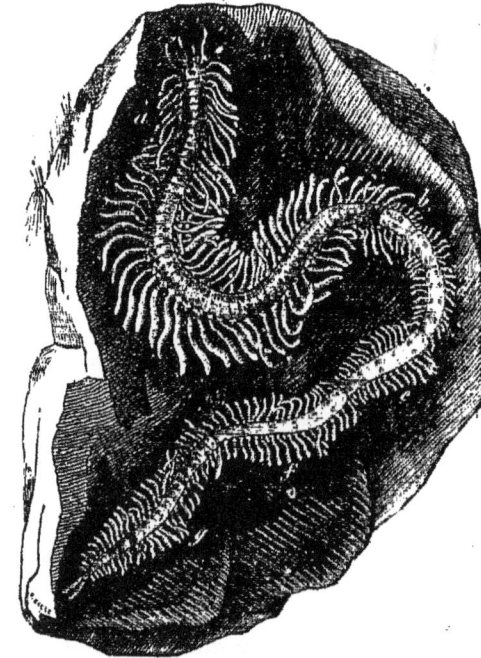

Fig. 5. — Bourgeonnement axial d'une Myrianide.

a, l'individu souche. — *b, c, d, e, f, g*, les petits développés par bourgeonnement. — *g*, le petit le plus âgé.

génération *sexuelle* redevienne la souche d'un nouveau cycle.

I. **Vertébrés.** La reproduction est toujours sexuelle et les sexes sont séparés, à l'exception de quelques Poissons (Serrans) qui sont monoïques. Les ovaires et les testicules forment des glandes habituellement paires logées dans la cavité viscérale ou ses dépendances. Ces organes sont généralement pourvus de canaux excréteurs (*oviducte, canal déférent*) qui, chez quelques Vertébrés inférieurs, s'ouvrent dans le rectum avec les uretères pour constituer un *cloaque*. Le plus souvent, ces canaux excréteurs se réunissent en un conduit commun qui débouche au dehors dans le voisinage de l'anus et du méat urinaire. Chez la plupart des Poissons et des Batraciens, il n'y a pas d'accouplement.

Les Mammifères seuls sont franchement *vivipares*, c'est-à-dire que l'œuf fécondé est reçu dans un réservoir (*matrice* ou *utérus*) à la paroi duquel il s'attache et d'où le jeune être, après avoir trouvé les matériaux nécessaires à son développement, est expulsé sous sa forme propre, mais dans un tel état de faiblesse qu'il a besoin d'être nourri avec un fluide (*lait*) sécrété par des organes spéciaux (*mamelles*) de la mère. Les autres Vertébrés sont *ovipares* ou *ovovivipares*. Dans le premier cas, l'œuf n'éclôt qu'après la ponte ; dans le second, l'éclosion se fait dans les organes excréteurs de l'œuf, et le nouvel individu naît tout formé.

A. **Mammifères.** a. APPAREIL MALE. Il comprend le *testicule*, l'*épididyme*, le *canal déférent*, la *vésicule séminale*, le *conduit éjaculateur*, le *pénis* avec le *canal de l'urèthre*, enfin des *glandes accessoires*.

Le *testicule* est la glande qui produit le sperme. Il est toujours double et se développe dans le voisinage des reins ; mais il ne reste à cette place que chez les Cétacés et les Monotrèmes. Il subit, au moment de la naissance, un déplacement et descend, en poussant devant lui le péritoine, dans un canal membraneux

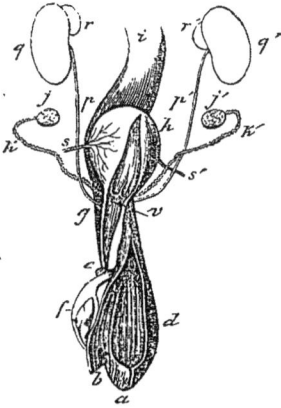

Fig. 6. — Appareil génital mâle
de l'Ornithorynque.

Fig. 7. — Appareil génital femelle
de l'Ornithorynque.

a, entrée du rectum fendu. — *b*, ouverture du fourreau pénien *f*. — *d*, cloaque. — *e*, orifice du canal de l'urèthre dans le rectum. — *g*, canal de l'urèthre. — *h*, vessie urinaire incisée pour montrer les papilles urinaires *v*. — *i*, gros intestin.— *jj'*, testicules. — K,K', conduits déférents. — *pp'*, uretères. — *qq'*, reins. — *rr'*, capsules surrénales.— *s,s'*, ligaments vasculaires de la vessie (Martin Saint-Ange).

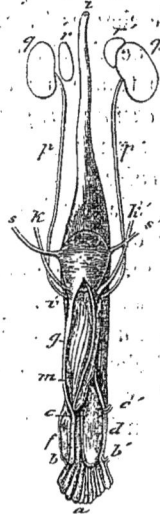

a, sphincter du rectum ouvert. — *b*, orifice du fourreau clitoridien *f* ouvert pour laisser voir le clitoris *c*. — *g, m*, canal génito-urinaire s'ouvrant dans le cloaque *d*. — *i*, intestin. — *k,k'*, oviductes. — *p,p'*, uretères. — *q,q'*, reins. — *r,r'*, capsules surrénales. — *s,s'*, ligaments de la vessie (Martin Saint-Ange).

situé au pli de l'aine (*canal inguinal*) où il reste quelquefois (Rongeurs, Chameau, Loutre). Le plus souvent, le testicule traverse le canal inguinal et vient se loger à l'extérieur, dans un repli musculo-cutané (*scrotum*). Quelquefois, après l'époque du rut, il rentre dans la cavité abdominale.

Le testicule se compose d'un grand nombre de tubes flexueux (*canalicules séminifères*), dont l'une des extrémités est terminée en cul-de-sac, tandis que l'autre aboutit à un système de canaux excréteurs dont la réunion donne naissance à un long conduit (*épididyme*) replié sur lui-même un très-grand nombre de fois et se terminant par le conduit excréteur du testicule (*canal déférent*).

Les deux canaux déférents, après avoir formé chacun un renflement vésiculaire (*vésicule séminale*) qui n'existe pas toujours (Carnivores, Cétacés, Monotrèmes), prennent le nom de *conduits éjaculateurs*, et ceux-ci débouchent l'un à côté de l'autre dans l'urèthre. Le canal de l'urèthre conduit, à travers le pénis, l'urine et la liqueur spermatique.

Le *pénis* ou *verge* est l'organe de la copulation. Il est toujours externe, excepté chez les Monotrèmes, où il est enfermé dans le cloaque. Il est composé d'une partie érectile (*corps caverneux, corps spongieux de l'urèthre*) et de deux enveloppes, dont l'une fibreuse et l'autre cutanée (*fourreau de la verge*). Il renferme quelquefois un axe cartilagineux ou osseux (*os pénial*, Chien). Le corps spongieux de l'urèthre présente, à la partie antérieure, un renflement (*gland*) entouré d'un repli cutané (*prépuce*) formé par le fourreau. Chez quelques Mammifères (Primates, Cheiroptères), la verge est pendante; chez les autres, elle est portée dans une gaîne le long de l'abdomen. Le gland est exceptionnellement bifide chez les Marsupiaux et les Monotrèmes. Les glandes qui s'ouvrent à l'intérieur de l'urèthre sont : la *prostate*, les *glandes de Cowper* et celles de *Littre*. On trouve aussi quelquefois des glandes spéciales annexées au pénis (*glandes du castoréum, poche du musc*).

b. APPAREIL FEMELLE. Il comprend l'*ovaire*, l'*oviducte*, l'*utérus* ou *matrice*, le *vagin*, la *vulve*.

L'*ovaire* est la glande qui produit l'ovule. Il est toujours double et intérieur.

L'*oviducte* ou *trompe utérine* est un petit canal flexueux. Il présente à son extrémité libre, près de l'ovaire, une partie évasée (*pavillon de la trompe*) qui reçoit l'ovule à sa sortie.

L'*utérus* est un réservoir , le plus souvent impair, où séjourne l'œuf jusqu'à son entier développement. Il présente un *corps* et un *col* qui fait plus ou moins saillie dans le vagin (*museau de tanche*). L'utérus est *double* et présente deux museaux de tanche chez les Implacentaires et quelques Rongeurs (Lapin); il est *bifide*, à museau de tanche simple, chez la plupart des Rongeurs; il est *bicorne* ou divisé seulement à sa partie supérieure, chez les Insectivores, les Carnivores, les Ongulés et les Cétacés; enfin, il est *simple* chez les Primates.

Le *vagin* est un canal membraneux faisant suite à l'utérus. C'est lui qui reçoit le pénis pendant l'accouplement et livre passage au nouvel être. Chez les Monotrèmes, le vagin est remplacé par le cloaque.

La *vulve* est l'orifice du vagin. Elle présente deux replis cutanés (*grandes lèvres*) et, le plus souvent, deux *petites lèvres* ou *nymphes*, situées en dedans des grandes lèvres. Chez les femelles vierges, il existe souvent, à l'entrée du vagin ou dans son intérieur, un repli de la muqueuse formant une valvule (*hymen*).

La vulve présente encore un organe érectile (*clitoris*) qui est l'homologue du pénis du mâle. Le clitoris est quelquefois traversé par l'urèthre (Lémuriens, Taupe, Rongeurs). Il existe un os clitoridien chez la Loutre.

Les glandes annexées à l'appareil génital femelle sont les glandes vulvo-vaginales, correspondant aux glandes de Cowper du mâle.

MAMELLES. Elles constituent l'apanage exclusif de la classe des Mammifères et sont toujours munies d'un *mamelon*, excepté chez les Monotrèmes. Elles sont ordinairement plus ou moins gonflées de graisse chez la Femme; mais, le plus souvent, chez les animaux, elles ne deviennent apparentes qu'à l'époque de l'allaitement.

La situation des mamelles est variable; elles peuvent être : *pectorales* (Primates, Proboscidiens), *abdominales* (Carnivores, Rongeurs) ou *inguinales* (Ruminants, Jumentés). Quelques Mammifères portent à la fois ces trois sortes de mamelles.

Le nombre des tétines est ordinairement en rapport avec celui des petits de chaque portée.

Les mamelles sont toujours extérieures, excepté chez les Marsupiaux où elles sont situées au fond d'une poche profonde (*poche marsupiale*) placée sous le ventre. Chez ces derniers animaux, les petits, nés à l'état embryonnaire, séjournent dans la bourse, entés sur les tétines de la mère jusqu'à leur complet développement.

REPRODUCTION. Les animaux parvenus à l'âge du développement normal des organes sexuels (*puberté*) ont des époques (*rut*) où le mâle et la femelle s'unissent (*accouplement* ou *copulation* ou *coït*) pour accomplir la reproduction.

L'accouplement se fait grâce à un état de turgescence du pénis (*érection*) amené par l'accumulation du sang dans son tissu érectile. La verge s'introduit à l'état d'érection dans le vagin ; les sensations voluptueuses qui accompagnent l'acte du coït amènent plus ou moins rapidement l'émission du sperme (*éjaculation*).

La copulation ne féconde qu'une seule portée et cesse, en général, aussitôt après l'éjaculation. Chez les animaux sauvages, elle n'a lieu ordinairement qu'une fois par an, le plus souvent au printemps, quelquefois à la fin de l'été (Ruminants), ou même en hiver (Carnivores, Sanglier). Les animaux domestiques acquièrent la faculté de s'accoupler en toute saison. Quelques Mammifères, surtout les Carnivores, s'unissent par couple pour tout le temps que dure l'éducation des petits. Il en est même (Chevreuil) qui ne se quittent point pendant toute la vie. Une seule femelle suffit en général à un mâle.

Le moment du rut, pour les femelles, coïncide avec celui de la maturité d'un ou de plusieurs ovules dans l'ovaire, et, pour les mâles, avec la présence des spermatozoïdes dans le fluide séminal. A ce moment, les parties extérieures des organes sexuels présentent des phénomènes de congestion. Les muqueuses de l'appareil femelle sécrètent des mucosités sanguinolentes; ce suintement est l'analogue de la *menstruation*, c'est-à-dire de l'hémorrhagie mensuelle qui, chez la Femme, coïncide avec la chute de l'ovule dans le pavillon de la trompe utérine.

La *fécondation* résulte, on le sait, de la rencontre de l'ovule avec les spermatozoïdes. Cette rencontre a lieu, soit sur l'ovaire, soit au niveau du pavillon de la trompe.

DÉVELOPPEMENT. Chez les Oiseaux et les Reptiles, les vaisseaux de l'allantoïde forment un réseau capillaire dont les ramuscules restent étalés dans l'épaisseur de cette membrane. Il en est de même chez les Marsupiaux et les Monotrèmes (*Mammifères implacentaires*), où il n'y a aucune union entre la mère et le produit. Chez tous les autres Mammifères (*Mammifères placentaires*), le chorion se garnit de villosités (*chorion villeux*), et quand l'allantoïde développée arrive en contact avec le chorion, des houppes sanguines de celle-ci s'introduisent dans les villosités. Ces dernières grandissent et s'introduisent dans la muqueuse utérine, où elles constituent un organe d'union (*placenta*) entre la mère et l'embryon. L'amnios entoure d'une gaîne les vaisseaux de l'allantoïde, et ainsi se constitue un cordon (*cordon ombilical*), qui sert d'intermédiaire entre le fœtus et le placenta.

Chez certains Mammifères (*Décidués*), le produit est uni très-intimement à la mère, et, à la naissance, une partie (*caduque*) de la muqueuse utérine se détache. Chez les autres Mammifères (*Adécidués*), rien de cela n'a lieu.

a MAMMIFÈRES ADÉCIDUÉS. Chez ces animaux, les villosités du chorion pénètrent dans des fossettes de la muqueuse utérine, qui se développent au moment de la gestation, et dont elles se détachent entièrement à l'époque de la parturition, sans qu'il y ait élimination d'aucune partie de la muqueuse.

Ce groupe comprend deux divisions :

1° *Placenta diffus*. Les villosités du chorion occupent toute la surface de l'œuf ; elles sont *simples* et s'enfoncent dans des fossettes également simples de la muqueuse utérine (Lémuriens, Porcins, Jumentés, Camélidés, Tragulidés, Cétacés).

2° *Placenta cotylédonaire*. Les villosités du chorion sont *ramifiées* et pénètrent profondément dans des dépressions de la muqueuse utérine, de façon à constituer un grand nombre de petits placentas (*cotylédons*) (Ruminants).

b MAMMIFÈRES DÉCIDUÉS. Chez ces animaux les parties fœtales et maternelles sont unies si intimement en un placenta unique que, dans la parturition, la muqueuse utérine est éliminée avec le produit, soit en partie, soit en totalité (Primates supérieurs).

Ce groupe comprend également deux divisions :

1° *Placenta zonaire*. Les villosités du chorion, au lieu d'être disséminées sur toute la surface, sont limitées à une large ceinture qui entoure la région équatoriale de l'œuf, les pôles restant lisses (Carnivores, Proboscidiens, Hyraciens).

2° *Placenta discoïde*. Les villosités du chorion n'occupent aussi qu'une partie de l'œuf, mais constituent un disque unique ou deux lobes discoïdes (Primates, Cheiroptères, Insectivores, Rongeurs, certains Édentés).

GESTATION. C'est la période qui s'étend depuis la fécondation de l'œuf jusqu'à son expulsion. Sa durée est généralement en rapport avec la taille de l'animal : elle est de deux ans pour l'Éléphant ; de onze mois pour le Cheval ; de neuf mois pour la Femme et la Vache ; de neuf semaines pour le Chien ; de quatre semaines pour le Lièvre, etc.

Chez les Marsupiaux, les petits sont mis au monde prématurément, dans un tel état d'imperfection qu'ils périraient, s'ils n'étaient pas recueillis dans la poche marsupiale où la gestation continue jusqu'à ce qu'ils aient acquis une taille suffisante.

PARTURITION. C'est l'acte par lequel le fœtus, parvenu au terme de son accroissement, est expulsé de la matrice. Cette expulsion s'effectue à l'aide des contractions des fibres musculaires de l'utérus et de celles des muscles abdominaux. Généralement, c'est la tête du fœtus qui sort la première. Après l'expulsion du fœtus, celle du placenta se produit (*délivrance*). La femelle dévore cet organe aussitôt qu'il est sorti, débarrassant ainsi le fœtus d'un appendice devenu incommode et inutile. C'est par une aberration de cet instinct que certaines femelles, surtout chez les animaux domestiques, ne s'arrêtent pas au placenta et mangent encore le jeune. En général, les Herbivores naissent assez forts et les Carnivores faibles, quelquefois même aveugles. Tous ont besoin d'être allaités. Le lait est un aliment qui renferme tous les principes nécessaires à l'accroissement du corps pendant la première période de la vie.

B. Oiseaux. a. APPAREIL MALE. L'appareil génital mâle se compose de deux testicules situés en avant des reins et de taille inégale, celui de gauche étant toujours un peu plus volumineux. Les conduits spermatiques forment, sur le côté interne du testicule, un épididyme se continuant avec un canal déférent qui longe l'uretère en dehors. Ces deux canaux débouchent, chacun isolément, sur la paroi postérieure du cloaque. Le canal déférent s'ouvre au sommet d'une papille conique, située un peu au dehors et en bas de l'orifice de l'uretère; il présente souvent à sa partie inférieure un renflement ampulliforme (*vésicule séminale*). Le cloaque est séparé du rectum par un sphincter puissant qui empêche les fèces de s'accumuler dans le vestibule génito-urinaire, de telle sorte que celles-ci ne traversent le cloaque qu'au moment de la défécation. Un cul-de-sac glandulaire (*bourse de Fabricius*), dont l'homologie et les usages ne sont pas encore bien déterminés, s'ouvre à la partie inféro-postérieure du cloaque. Enfin, le plus souvent, il n'existe pas d'organe copulateur; quelques Oiseaux seulement ont, à la partie antérieure et médiane du cloaque, un petit mamelon pénien (Autruche, Cigogne, Canard, etc.). Les femelles de ces animaux présentent un clitoris correspondant.

b. APPAREIL FEMELLE. Il se distingue de celui des autres Vertébrés parce qu'en général, il ne se compose que d'un ovaire et d'un oviducte situés du côté gauche.

Dans les premiers temps de la vie embryonnaire, ces deux organes existent de chaque côté, mais l'ovaire et l'oviducte droits disparaissent de bonne heure ou plus rarement restent rudimentaires, ainsi que cela s'observe chez quelques Rapaces.

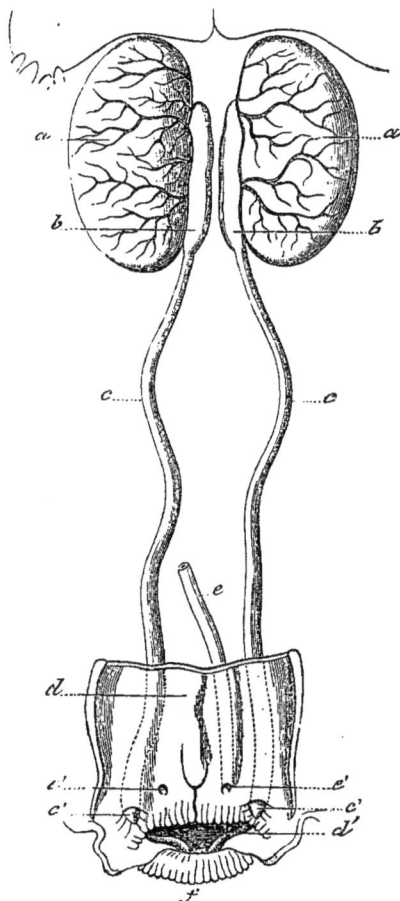

Fig. 8. — Appareil génital du Coq.

a,a, testicules. — *b,b*, épididymes. — *c,c*, canaux déférents se terminant chacun dans le cloaque *d* par un petit tubercule *c'*. — *d'*, bourse de Fabricius. — *e*, uretère gauche. — *e'*, ouverture des uretères dans le cloaque. — *f*, marge de l'anus

L'ovaire gauche, que nous appellerons simplement l'*ovaire*, est situé à la face antérieure du rein correspondant. Il se compose du stroma et d'un double feuillet membraneux. Les œufs s'y trouvent développés d'une manière très-inégale; les uns sont très-petits; d'autres, plus volumineux, font saillie à la surface de l'ovaire et le tissu ovarien ne tarde pas à les envelopper d'une espèce de coque ou capsule. Ces capsules soulèvent la tunique membraneuse de l'ovaire qui prend alors la forme d'une grappe à laquelle chaque œuf se rattache par un pédoncule membraneux. Ces bourses ovigères pédonculées portent le nom de *calices*.

L'oviducte gauche, que nous nommerons simplement l'*oviducte*, est plus ou moins flexueux et s'étend depuis la face inférieure du poumon jusqu'au cloaque.

Il est revêtu, à l'intérieur, d'un épithélium ciliaire, et se compose de quatre parties qui sont : 1° le *pavillon;* 2° la *trompe;* 3° le *conduit albuminipare;* 4° l'*utérus.* Chez quelques Oiseaux, le Pigeon par exemple, l'oviducte reste uniformément cylindrique et les quatre portions que nous venons de signaler ne sont pas distinctes; mais, en général, les choses ne se passent pas ainsi. Nous prendrons comme type de description l'oviducte de la Poule.

Le pavillon est un large entonnoir à parois minces, suspendu par une bride péritonéale contenant des fibres élastiques. Les bords de l'entonnoir sont d'ordinaire rapprochés, mais ils peuvent s'écarter par le moyen de fibres musculaires et cet organe s'applique sur l'ovaire, de manière à recueillir l'œuf qui va s'en échapper. Celui-ci est, on le sait, renfermé dans un calice membraneux; mais, au moment de la maturité, les vaisseaux s'atrophient sur l'équateur du calice et il en résulte une bande blanchâtre (*stigma*). Le sac se déchire le long de cette ligne et l'œuf tombe dans la trompe. Ce dernier se compose alors du *disque germina-*

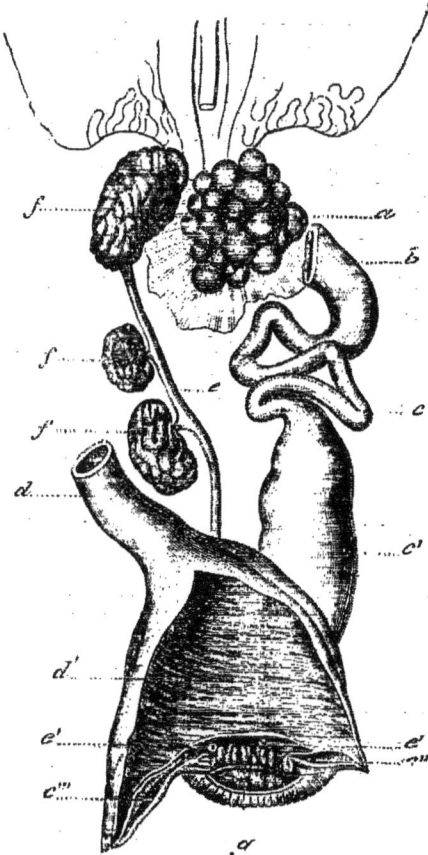

Fig. 9. — Appareil génital de la Poule.

a, ovaire. — *b*, trompe. — *c*, conduit albuminipare. — *c'*, utérus. — *d*, intestin. — *d'*, cloaque dans lequel s'ouvrent en *c''* l'oviducte et en *e'* les deux uretères. — *e*, uretère droit. — *f, f, f,* rein divisé en trois lobes. — *g*, bourse de Fabricius. — *e'''* enfoncement qui occupe la place de l'orifice de l'oviducte atrophié.

tif et du *jaune* contenus dans une membrane très-mince. Les éléments du disque germinatif correspondent à l'ovule des Mammifères; ils comprennent : 1° un *vitellus* contenant des granulations opaques suspendues dans un liquide visqueux; 2° un corps sphérique fortement réfringent (*vésicule germinative*); 3° dans la cavité de celle-ci, un corpuscule (*tache germinative*). La trompe n'exerce qu'une action mécanique sur l'ovule et le transmet à la portion suivante ou conduit albuminipare.

Celui-ci a des parois épaisses, offre des circonvolutions nombreuses et présente dans sa tunique muqueuse une grande quantité de glandes vésiculaires. Là l'ovule se recouvre d'une épaisse couche d'albumine, au milieu de laquelle on voit deux cordons de la même substance contournés en hélice (*chalazes*) qui paraissent ne servir qu'à maintenir le jaune dans une position déterminée par rapport au grand axe de l'œuf.

Dans le passage étroit qui fait communiquer le conduit albuminipare avec l'utérus, l'albumine se recouvre d'une membrane très-mince (*membrane coquillière*). Cette dernière est composée de deux feuillets qui s'écartent au niveau de la grosse extrémité, une fois que l'œuf est pondu, et limitent ainsi un espace (*chambre à air*) dans lequel l'air pénètre.

L'utérus est un réceptacle villeux occupant la partie inférieure de l'oviducte; c'est là que se sécrète un liquide blanchâtre destiné à fournir les matériaux de la coquille. Celle-ci est formée par une substance organique dans laquelle se déposent des sels calcaires; elle présente des porosités qui permettront l'échange des gaz entre l'air intérieur et l'air extérieur.

Au moment où l'œuf passe de l'ovaire dans l'oviducte, la vésicule et la tache germinative disparaissent. C'est seulement dans l'utérus que commence le phénomène de la segmentation qui est déjà terminé lorsque l'œuf est pondu. Cette segmentation est partielle, mais le développement exige une température plus élevée, au moins égale à celle du sang, qui est fournie principalement par la chaleur du corps de la mère pendant l'incubation.

Fécondation. Elle est toujours intérieure et se fait par application des anus l'un contre l'autre. Le mâle monte sur le dos de la femelle et la maintient par le cou. Celle-ci s'accroupit (Poule), ou reste debout (Moineau); mais la durée de l'accouplement est toujours très-courte.

En général, la ponte n'a lieu qu'une fois par an, excepté chez les espèces domestiques. Le nombre d'œufs est habituellement plus considérable chez les Oiseaux de petite taille que chez les grands. Dès que la femelle commence à couver, elle cesse de pondre. Quelquefois le mâle se joint à la femelle pour assurer l'incubation (Pigeon, Cigogne). La chaleur ainsi déterminée est d'environ 40 degrés; mais on peut amener le développement de l'embryon par l'incubation artificielle, en maintenant l'œuf à une température constante de 40 degrés, sans empêcher l'accès de l'air. La durée de l'incubation est variable; elle est de trois semaines chez la Poule, de six chez le Cygne, de deux semaines tout au plus chez beaucoup de Passereaux.

Tous les Oiseaux, excepté les Gallinacés, sont monogames; presque tous construisent, avec beaucoup d'art, des nids dont la forme est des plus variables. Ordinairement, la femelle seule travaille au nid, et le mâle lui apporte les matériaux nécessaires à sa confection. Cependant, chez les Hirondelles, le mâle participe à la construction même de l'édifice; d'autres fois il n'y prend aucune part (Gallinacés). Nous ne pouvons ici entrer dans aucun détail sur la forme, la coloration et le volume des œufs; ce sont là des éléments qui varient beaucoup, mais si l'œuf a, comme celui de la Poule, un gros bout et un petit bout, celui-ci est, dans l'oviducte, toujours dirigé du côté du cloaque.

A l'époque de la reproduction, qui est généralement le printemps dans les pays tempérés, l'Oiseau, le mâle surtout, prend ce qu'on appelle une *parure de noce*. C'est plutôt par un changement du coloris que par un renouvellement partiel des plumes que s'opère l'embellissement du plumage d'hiver. Ce travail pigmentaire est accompagné d'un changement dans la voix, qui devient plus pure et plus douce. La véritable mue ou le changement de plumes (*mue d'automne*) n'a lieu qu'à la fin de l'été. Enfin le plumage est ordinairement fort différent chez les mâles et les femelles, celles-ci se rapprochant davantage des jeunes sous ce rapport (Paon, Faisan, etc.).

C. **Reptiles**. Au point de vue de l'appareil reproducteur, on peut diviser la classe des Reptiles en deux sous-classes distinctes : 1° celle des *Saurophidiens*, embrassant les ordres des Sauriens et des Ophidiens; 2° celle des *Chélono-champsiens*, comprenant les ordres des Chéloniens et des Crocodiliens.

Ces deux sous-classes ont des caractères communs et des caractères distinctifs.

Les caractères communs consistent, chez les femelles, dans la présence de deux ovaires et de deux oviductes à pavillon plus ou moins développé. Ces oviductes se rapprochent, à leur partie terminale, pour déboucher dans le cloaque.

Chez les mâles, on trouve deux testicules munis chacun d'un épididyme et d'un canal déférent. Celui-ci se réunit le plus souvent à l'uretère, près de sa terminaison, et il y a, de chaque côté, un canal génito-urinaire qui s'ouvre, dans le cloaque, au sommet d'une petite papille.

Chez tous les Reptiles, la fécondation des œufs se fait avant la ponte ; il existe à ce sujet un appareil copulateur.

C'est par la considération de cet appareil copulateur, que nous commencerons l'examen des caractères distinctifs entre les Saurophidiens et les Chélono-champsiens. Il consiste, chez les Saurophidiens mâles, en deux organes creux et situés symétriquement de chaque côté de la fente cloacale qui est toujours *transversale*. A l'état de repos, ces organes sont repliés à l'intérieur du corps et affectent la forme de deux tubes terminés en cul-de-sac à leur extrémité libre qui est conique ou bifurquée. Ils s'ouvrent au dehors par deux orifices situés aux commissures de la fente anale et sont maintenus par deux muscles rétracteurs. Pendant l'érection, la contraction des muscles de l'anus détermine la sortie de ces culs-de-sac copulateurs qui font alors saillie au dehors après s'être déroulés par invagination, de façon à amener à l'extérieur leur cavité intérieure et réciproquement. Un sillon occupe la face antérieure de ce tube copulateur et est destiné à diriger la liqueur séminale dans les organes de la femelle.

Chez les Chélonochampsiens, l'organe copulateur est impair, médian et plein. Il est linguiforme et attaché à la paroi antérieure du cloaque, dont la fente est toujours *longitudinale*. Une gouttière directrice du sperme occupe sa face dorsale et, à l'état de repos, il est maintenu dans le cloaque par une paire de muscles rétracteurs.

On trouve, chez les femelles, des organes de copulation construits sur le même type que ceux des mâles : un clitoris simple chez les Chélonochampsiens, un clitoris double chez les Ophidosauriens. Enfin il faut noter que, chez ces derniers, les ovaires sont constitués de telle sorte que les œufs mûrs tombent à leur intérieur et en sortent par rupture de la paroi, tandis que, chez les Chélono-champsiens, les œufs font, au contraire, saillie à la surface de l'ovaire qui prend alors plus ou moins la forme d'une grappe laissant échapper au dehors les œufs qui la composent.

Les œufs des Reptiles sont toujours pourvus d'une coque de consistance variable et souvent calcaire; ils ne subissent pas la segmentation totale. L'embryon possède un amnios et une vésicule allantoïde. Les œufs éclosent quelquefois dans la partie terminale de l'oviducte qui devient alors un véritable utérus. C'est ainsi que les choses se passent chez quelques Lézards, l'Orvet et la Vipère qui doit même son nom à cette particularité.

D. **Batraciens.** Les ovaires sont pairs et constituent deux glandes creuses à l'intérieur desquelles les œufs tombent, comme chez les Saurophidiens, puis passent par déhiscence dans les oviductes. Ceux-ci sont des tubes longs, repliés sur eux-mêmes et forment des circonvolutions intestinales plus ou moins nombreuses. Les oviductes se dilatent souvent (Grenouilles), de façon à constituer un réservoir désigné sous le nom d'utérus, où les œufs séjournent pendant un temps plus ou moins long. Quoi qu'il en soit, ils débouchent toujours à la paroi dorsale du cloaque par deux orifices percés chacun au sommet d'une paire de papilles.

L'appareil du mâle se compose de deux testicules simples ou lobés, et les canaux efférents vont tantôt déboucher dans l'uretère après avoir traversé le rein, comme chez les Grenouilles, ou bien le canal déférent se rend directement au cloaque, comme chez le Crapaud accoucheur. Une disposition intermédiaire paraît exister chez les Tritons ; mais l'anatomie de ces animaux demande encore à ce point de vue de nouvelles recherches.

Chez quelques Batraciens, en particulier chez la Grenouille, on observe une paire de poches accessoires situées à la partie postérieure de l'uretère ; elles sont connues sous le nom de *vésicules séminales*. Enfin des glandes accessoires s'observent chez quelques Batraciens urodèles.

La fécondation des Batraciens se fait généralement après la ponte ou au moment même de la ponte, sans qu'il y ait copulation. Cependant, chez la Salamandre terrestre, la fécondation est intérieure et, chez les Céciliens, on trouve des organes copulateurs analogues à ceux des Sauriens.

Ordinairement les Batraciens abandonnent leurs œufs ; mais certains d'entre eux s'en occupent d'une manière toute spéciale. Ainsi, le Pipa, après que la femelle a accouché, place les œufs pondus sur le dos de celle-ci. Une irritation de la peau ne tarde pas à les entourer, comme le font les bourgeons charnus autour d'un pois à cautère. Le têtard se développe à l'intérieur de cette matrice adventice, et c'est à l'état anoure que les petits sortent de l'œuf.

Le Crapaud accoucheur opère différemment. C'est le mâle qui se charge des œufs après que la femelle les a pondus. Il les enroule autour de ses cuisses et les transporte jusqu'au moment de l'éclosion. A ce moment, il se plonge dans l'eau et les têtards sortent bientôt de l'œuf pour vivre de leur vie propre.

Les œufs des Batraciens sont relativement petits et subissent, après la fécondation, une segmentation totale. Il n'y a ni amnios ni allantoïde.

E. **Poissons.** Chez ces animaux, la séparation des sexes est la règle générale. Cependant, chez les Serrans, on peut observer à la fois, sur le même sujet, des spermatozoïdes et des ovules, particularité qui se rencontre quelquefois accidentellement chez d'autres Poissons, tels que les Merlans, les Carpes, etc.

Chez l'Amphioxus, qui est le représentant le plus dégradé de l'embranchement des Vertébrés, on observe, de chaque côté de l'intestin, une vingtaine de petites ampoules contenant des ovules chez les femelles et des spermatozoïdes chez les mâles. Ces petites poches n'ont pas de canal excréteur ; les produits sexuels s'échappent soit par la bouche, soit par le pore abdominal.

Chez les Cyclostomes, les testicules et les ovaires forment un sac impair. La

cavité péritonéale sert de canal déférent et d'oviducte ; les produits sexuels sont
évacués par un pore génital situé derrière l'anus.

Chez la plupart des Poissons osseux, les glandes sexuelles se continuent avec
un court canal vecteur qui va s'ouvrir en arrière de l'anus et en avant du canal
de l'urèthre. Mais il arrive quelquefois que les oviductes débouchent dans les
voies urinaires, ainsi que cela s'observe chez le Brochet : on trouve alors derrière
l'anus un seul orifice ou pore génito-urinaire.

Chez les Anguilles et les Salmones femelles, les canaux vecteurs des produits
génitaux manquent et ceux-ci, après être tombés dans la cavité abdominale, sortent par un pore génital situé derrière l'anus, comme chez les Cyclostomes. Les
Salmones mâles ont des canaux déférents formant un conduit éjaculatoire qui
s'ouvre entre l'anus et le méat urinaire.

Chez les Ganoïdes, l'oviducte et le canal déférent vont se terminer dans les
canaux urinaires.

Les Plagiostomes sont les Poissons où l'appareil génital atteint sa plus grande
complexité. Les oviductes sont très-développés et se réunissent en avant des
ovaires pour former une embouchure (*pavillon*) maintenue béante par des ligaments péritonéaux. A la partie postérieure, les oviductes se dilatent souvent pour
constituer une cavité (*utérus*) destinée à fournir aux œufs des enveloppes accessoires
formées par la sécrétion de glandes contenues dans ses parois. Chez les mâles,
le canal déférent offre des circonvolutions à sa partie antérieure (*épididyme*) ; à
sa partie postérieure, il présente souvent un réservoir connu sous le nom de *vésicule séminale*. Les oviductes et les canaux déférents s'ouvrent dans le tube
digestif et il se forme un cloaque. Il en est de même chez les Dipnoïens.

Les Plagiostomes mâles sont munis d'*organes d'accouplement* extérieurs en
forme de tenailles, dont les usages sont encore mal connus ; ils sont traversés
par une gouttière et dépendent des nageoires ventrales.

Dans l'immense majorité des cas, les Poissons sont ovipares, mais il y en a
quelques-uns qui sont ovovivipares, le développement de l'embryon ayant lieu
dans l'intérieur des organes de reproduction, comme chez le *Blennius viviparus*,
les Cyprinodontes, ainsi que la plupart des Squales [1]. D'habitude, il ne s'établit
aucune connexion entre l'embryon et la chambre incubatrice ; cependant, chez
les Mustèles et quelques autres Squales, des appendices vasculaires de la *vésicule vitelline* vont se fixer sur la muqueuse de l'utérus, de manière à y constituer une sorte de placenta. Il n'y a chez les Poissons ni amnios, ni allantoïde.

Les œufs des Poissons sont enveloppés d'une coque offrant le plus souvent un
aspect ponctué dû à la présence d'un grand nombre de canalicules très-fins.
Chez les Plagiostomes, cette coque se forme dans la partie glanduleuse de l'oviducte : elle est cornée et revêt souvent une forme bizarre. La segmentation de
l'œuf des Poissons est partielle, excepté chez l'Amphioxus et les Cyclostomes,
où il subit un fractionnement total. L'Amphioxus et les Lamproies sont les seuls
Poissons qui subissent une sorte de métamorphose.

L'époque du frai est variable chez les Poissons, mais la reproduction n'a lieu
qu'une fois par an, habituellement au printemps. A ce moment, on observe quelquefois des changements remarquables dans la configuration et la couleur du

---

[1] Une particularité digne de remarque est celle qu'on observe chez les Syngnathes et les
Hippocampes. Les mâles présentent, en arrière de l'anus, une *poche incubatrice* dont on ne
trouve aucune trace chez la femelle. Cette poche s'ouvre au dehors par une fente médiane
et les œufs y éclosent, sans que l'on sache encore comment ils y sont introduits.

corps, ainsi que dans le genre de vie. Les individus des deux sexes se rassemblent et cherchent des fonds plats près du bord des fleuves ou de la mer. En général, il n'y a pas d'accouplement; la femelle dépose ses œufs au fond de l'eau et le mâle verse sur eux sa laitance. Dans quelques cas, celui-ci déploie un instinct merveilleux. Ainsi, le Chabot mâle, à l'époque du frai, va chercher une femelle qu'il amène pondre dans un trou qu'il a choisi d'avance ; il veille ensuite avec soin sur les œufs et les défend avec courage, si quelque ennemi cherche à s'en approcher. L'Épinoche et l'Épinochette sont encore plus remarquables sous ce rapport, car les mâles de ces Poissons construisent de véritables nids d'herbes soit sur les fonds sablonneux (Épinoche), soit au milieu des plantes aquatiques (Épinochette), puis ils vont chercher des femelles qui pondent à l'intérieur, leur abandonnant le soin des œufs. Après l'éclosion, les mâles retiennent les jeunes au nid, jusqu'à ce qu'ils soient capables de pourvoir eux-mêmes à leur subsistance.

On observe, chez quelques Poissons, des individus *stériles* qui diffèrent un peu des individus sexués (Cyprinoïdes, Salmonides); enfin quelques espèces (Carpes et Carassins) produisent des hybrides.

II. Mollusques.

La reproduction est toujours sexuelle. La segmentation de l'œuf est partielle chez les Céphalopodes, totale chez les autres Mollusques. Après l'éclosion, les Mollusques branchifères présentent un repli cutané antérieur (*voile*) bordé de longs cils vibratiles et servant à la natation.

A. Céphalopodes. Tous sont dioïques. Chez les mâles, un des bras se modifie de manière à servir d'organe copulateur (*hectocotyle*).

a. *Appareil mâle.* Il se compose d'un testicule impair renfermé dans un sac membraneux où se répandent les spermatozoïdes devenus libres par la rupture des cæcums de la glande. Ces corpuscules passent de là dans un canal déférent où ils

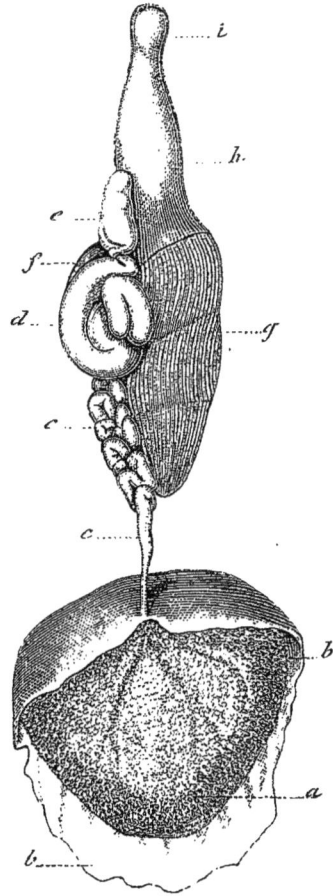

Fig. 10. — Appareil mâle de la Seiche.

a, testicule. — *b*, sa tunique ouverte. — *c,c*, canal déférent. — *d*, vésicule séminale. — *e*, origine de la bourse de Needham. — *g*, bourse de Needham remplie de spermatophores.— *h*, tube éjaculateur. — *i*, son orifice (Milne Edwards).

sont agglutinés en étuis complexes (*spermatophores*). Ceux-ci arrivent ensuite dans un vaste sac (*bourse de Needham*) suivi d'un tube éjaculateur qui débouche dans la chambre branchiale, à la base de l'entonnoir.

b. *Appareil femelle.* L'ovaire est impair et renfermé dans un sac péritonéal où tombent les œufs qui s'échappent par rupture. Ce sac communique avec un oviducte simple ou double (Poulpe) qui va déboucher vers la base de l'entonnoir. A l'oviducte est annexée une *glande de l'albumine* de forme globuleuse et souvent l'on observe en outre (Nautile, Seiche, etc.) deux grosses masses glandulaires (*glandes nidamentaires*) qui sécrètent une substance visqueuse destinée à réunir les œufs. Ceux-ci sont entourés de prolongements variés et fixés sur des corps étrangers ; les pêcheurs donnent à ces masses racémeuses le nom de *raisins de mer.*

Les Céphalopodes s'accouplent en se tenant par les bras. Chez quelques-uns

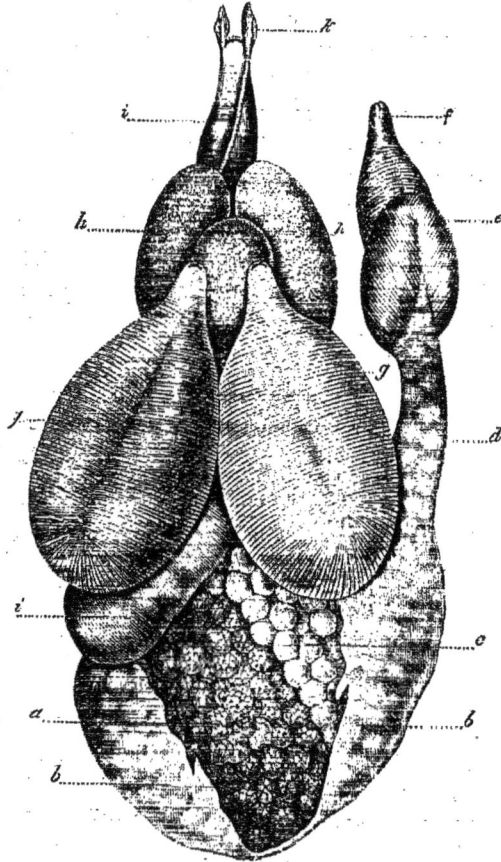

Fig. 11. — Appareil femelle de la Seiche.

a, ovaire couvert d'œufs réunis en grappe. — *b*, sac ovarien. — *c*, œufs détachés de l'ovaire et tombés dans le sac ovarien. — *d*, oviducte. — *e*, glande de l'albumine. — *f*, orifice extérieur de l'oviducte. — *g*, glandes nidamentaires. — *h*, glandes accessoires. — *i,i*, intestin. — *k*, anus (Milne Edwards).

(*Tremoctopus, Philonexis, Argonauta*), l'hectocotyle se détache périodiquement et s'introduit par l'entonnoir dans la cavité palléale de la femelle. Ce bras continue à vivre pendant un certain temps après sa séparation ; il repousse après sa chute. Chez les autres Céphalopodes l'hectocotyle ne se sépare jamais.

B. GASTÉROPODES. L'appareil génital est asymétrique, excepté chez les Oscabrions (Cyclobranches). Les Gastéropodes sont monoïques ou dioïques.

a. *Gastéropodes dioïques.* Deux cas sont à considérer suivant que l'animal est muni d'un pénis ou au contraire dépourvu de cet organe.

1° Les Gastéropodes pourvus d'un pénis et copulateurs sont : les Pulmonés operculés, la plupart des Prosobranches et les Hétéropodes. Le testicule et l'ovaire sont ordinairement cachés dans la glande digestive ; les orifices sexuels sont situés latéralement dans le voisinage de l'anus. Il existe aussi chez le mâle un canal déférent, une vésicule séminale, un conduit éjaculateur ; chez la femelle, un oviducte, une glande de l'albumine, un vagin, une poche copulatrice. La verge n'est pas toujours tubulaire ; souvent elle est creusée d'un simple sillon qui fait suite au canal déférent. Chez la *Paludine vivipare* et quelques espèces vivipares, une portion du canal génital de la femelle se dilate de façon à constituer un réservoir (*utérus*) à l'intérieur duquel les œufs subissent leur développement.

2° Chez les Gastéropodes dioïques sans pénis (Patelle, Haliotides, etc.) l'ovaire et le testicule occupent la même place que chez les précédents ; les orifices génitaux se trouvent également situés dans le voisinage de l'anus. Il ne semble pas qu'il y ait rapprochement sexuel chez ces animaux.

b. *Gastéropodes monoïques.* A ce groupe appartiennent les Opisthobranches et presque tous les Pulmonés. Ils sont caractérisés par l'union étroite (*glande hermaphrodite*) des deux glandes sexuelles et de leurs appareils vecteurs.

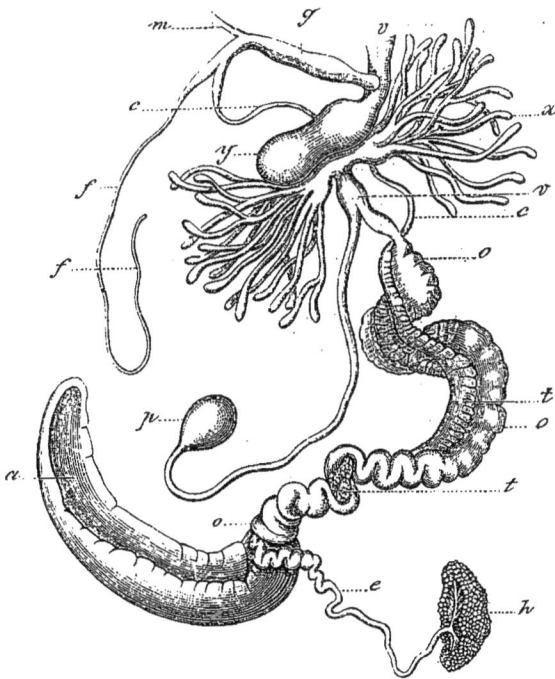

Fig. 12. — Appareil génital du Colimaçon.

a, glande de l'albumine. — *c,c*, canal déférent. — *e*, canal efférent. — *f,f*, flagellum. — *g*, gaine du pénis. — *h*, glande hermaphrodite. — *m*, muscle rétracteur du pénis. — *o*, oviducte. — *p*, poche copulatrice. — *t,t*, gouttière déférente. — *v,v*, vagin. — *x*, vésicules multifides. — *y*, sac du dard

Nous n'examinerons ici que la disposition de l'appareil reproducteur du Colimaçon (*Helix pomatia*).

La *glande hermaphrodite* présente un canal efférent qui vient s'ouvrir dans l'*oviducte* où il se continue avec une gouttière (*gouttière déférente*) transformée en canal incomplet par deux replis marginaux. Cette gouttière conduit le sperme; elle se continue avec le canal déférent et celui-ci va déboucher au fond de la gaîne du pénis. Les ovules parcourent l'oviducte auquel fait suite un vagin et les deux appareils s'ouvrent à l'extérieur par un orifice génital commun.

Cet appareil a des annexes qui appartiennent soit à la partie mâle, soit à la partie femelle. Les premières sont : 1° un long prolongement de la gaîne du pénis (*flagellum*) dans lequel se forme un spermatophore désigné sous le nom de *capreolus*; 2° des glandes accessoires (*prostate*) ; 3° un muscle rétracteur du pénis. Les secondes sont : 1° la *glande de l'albumine*; 2° la *poche copulatrice* qui débouche dans le vagin; 3° une paire de glandes multiples (*vésicules multifides*) qui s'ouvrent dans le vagin ; 4° le *sac du dard* qui débouche également dans le vagin et dont la cavité en cul-de-sac renferme un petit stylet calcaire (*dard*). Ce dernier est un organe excitateur qui n'existe guère que chez les Colimaçons et quelques Doris.

Les deux appareils sexuels, au lieu d'avoir un orifice génital commun, comme chez le Colimaçon, s'ouvrent quelquefois isolément au dehors (Linné, Planorbes, etc.).

Les Gastéropodes monoïques s'accouplent et, le plus souvent, chacun des conjoints fonctionne à la fois comme mâle et comme femelle (Colimaçon). Cependant le coït peut être simple en ce sens que l'un des conjoints agit comme mâle

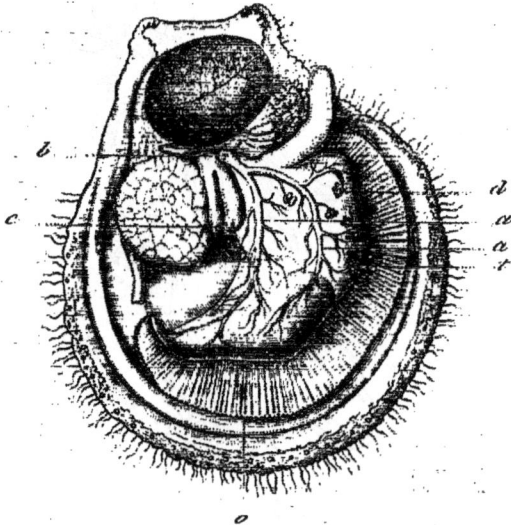

Fig. 13. — Organes génitaux du *Pecten glaber*.

a,a, conduits excréteurs du testicule et de l'ovaire. — *b*, orifice commun aux organes des deux sexes. — *c*, orifice de l'organe de Bojanus. — *d*, petits îlots de glande femelle isolés au milieu de la glande mâle. — *o*, ovaire. — *t*, testicule (Lacaze-Duthiers).

seulement et l'autre comme femelle (Ancyle). Un autre cas est celui où un seul et même individu est mâle pour un deuxième et femelle pour un troisième (Linné). Enfin, exceptionnellement, chaque animal peut se féconder lui-même et est alors hermaphrodite.

L'accouplement a été bien étudié chez les Colimaçons. Ceux-ci, après s'être excités réciproquement avec leur dard, déroulent leur pénis au dehors et le spermatophore est porté dans la poche copulatrice de la femelle.

. C. Ptéropodes. Tous sont monoïques et pourvus d'une glande hermaphrodite. Ils présentent un pénis assez analogue à celui des Gastéropodes.

D. Scaphopodes. Dioïques. Les produits sexuels sortent par une ouverture palléale située à l'extrémité pointue de la coquille.

E. Lamellibranches. Presque tous sont dioïques. Ceux qui sont monoïques ont les glandes sexuelles séparées ou au contraire réunies en une seule glande hermaphrodite.

a. *Lamellibranches dioïques.* L'ovaire et le testicule sont des glandes en grappe situées sur les côtés du foie et pénétrant quelquefois dans le manteau (Moule). Les ouvertures génitales sont situées de chaque côté de la base du pied; elles sont confondues avec les orifices de l'organe de Bojanus (Moule) ou s'ouvrent dans cet organe (Peigne), ou bien enfin sont situées à côté de ces orifices (Anodonte). Les œufs sont de couleur rougeâtre; le sperme est lactescent.

b. *Lamellibranches monoïques.* La situation de la glande hermaphrodite et la terminaison à l'extérieur sont les mêmes que chez les précédents.

Les uns ont les glandes sexuelles distinctes et un (Peigne) ou deux (Pandore) orifices sexuels de chaque côté. Les autres (Huître) ont une glande hermaphrodite où l'on peut trouver dans le même cæcum à la fois des ovules et des spermatozoïdes.

F. Brachiopodes. Ils sont dioïques. Les organes génitaux sont situés de chaque côté de la ligne médiane, dans l'épaisseur des lobes du manteau. Comme chez les Lamellibranches, il n'y a jamais de rapprochement sexuel. Les spermatozoïdes sont transportés chez la femelle par le courant du liquide ambiant.

G. Tuniciers. Ils sont hermaphrodites. Chez les Ascidiens, les testicules et les ovaires constituent une masse glandulaire située de chaque côté du corps. Dans chaque glande, l'ovaire est central et muni d'un oviducte, tandis que le testicule entoure l'ovaire et est pourvu de plusieurs canaux déférents. Tous ces conduits évacuateurs se rendent dans la cavité cloacale. La fécondation a lieu le plus souvent dans le cloaque; les embryons sont expulsés par l'orifice du cloaque. Chez les Ascidies sociales et les Ascidies composées, la reproduction s'effectue non-seulement par oviparité, mais encore par gemmiparité. Les individus nés ainsi par bourgeonnement forment des colonies qui restent étroitement unies pendant toute leur vie.

Chez quelques Ascidiens et chez les Salpiens on observe, outre l'oviparité, des phénomènes dits de *génération alternante* sur lesquels nous devons nous arrêter un instant.

Génération alternante. On désigne sous ce nom ou sous ceux de *métagenèse, généagenèse,* un mode de développement caractérisé par l'alternance régulière, chez une espèce, d'une génération sexuelle avec une génération asexuelle. En d'autres termes, des animaux sexués engendrent des animaux asexués dont les descendants seuls reviendront au type primitif.

Le premier cas de génération alternante fut observé par Chamisso sur les Salpes ou Biphores. Ces animaux se présentent sous deux aspects fort différents : celui d'individus isolés d'une grande taille (Salpes libres) et celui de longues chaînes (Salpes agrégées) dont chaque chaînon est formé par un individu de petite taille.

Mais ces deux sortes de Salpes ne diffèrent pas seulement par la taille. Les Salpes libres n'ont pas d'organes sexuels; elles donnent à leur intérieur, par bourgeonnement, une chaîne d'individus qui naissent soudés entre eux et restent toujours unis. Ces Salpes agrégées, filles des Salpes libres, sont hermaphrodites et non gemmipares; chacune d'elles produit des spermatozoïdes et un œuf unique d'où sort une Salpe libre, agame et gemmipare. Les deux formes alternent ainsi régulièrement, les filles ressemblant non à leur mère, mais bien à leur grand'mère.

Chez des animaux voisins des Salpes et que leur forme en barrillet a fait

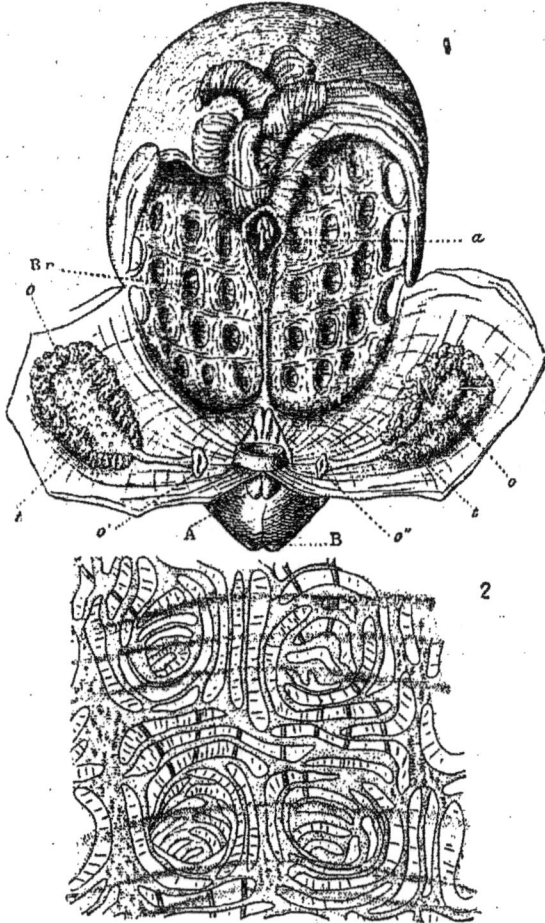

Fig. 14. — Anatomie de la Molgule (Ascidien).

1. — a, extrémité anale de l'intestin se prolongeant jusqu'en A, orifice extérieur de la chambre cloacale. Celle-ci a été ouverte; on voit, sur ses côtés rabattus, les ovaires o et les testicules t avec les orifices génitaux o'o". — B, orifice contracté de la branchie Br.
2. — Fragment de branchie, grossi (Lacaze-Duthiers).

désigner sous le nom de *Doliolum*, la génération alternante est beaucoup plus compliquée, bien qu'ils soient toujours solitaires. Chez eux, trois ou quatre générations de forme différente se succèdent avant que l'animal revienne au point de départ.

DÉVELOPPEMENT. Le développement de l'embryon offre, chez les Ascidies, une grande ressemblance avec celui de l'Amphioxus. Il se développe, dans l'axe du corps, une notocorde par rapport à laquelle le tube digestif et un véritable tube médullaire prennent la même position que chez les Vertébrés. Pendant que s'effectuent ces phénomènes embryologiques identiques à ceux de l'Amphioxus, un appendice caudal se développe et la larve qui sort de l'œuf a la forme d'un têtard de Grenouille ; mais ce têtard possède un système nerveux, des organes des sens et un appareil de locomotion qui le mettent au-dessus des Ascidies elles-mêmes. Bientôt la larve perd la faculté de se mouvoir et se fixe, la tête en bas, au moyen de trois ventouses. Alors la queue, désormais sans usage, subit la dégénérescence graisseuse ; elle est résorbée avec la notocorde tout entière et la plus grande partie du tube médullaire. A ce moment, le têtard transformé n'est autre chose qu'une jeune Ascidie où le tube médullaire de la larve est devenu un simple ganglion et où les organes des sens ont complètement disparu.

Chez certains Ascidiens (Molgules, Pyrosomes), une larve anoure sort de l'œuf ; mais cela tient simplement à un développement plus rapide. Les Salpes ont également des embryons dépourvus de queue.

III. **Arthropodes.** Les sexes sont séparés, excepté chez les Tardigrades et les Cirripèdes ; les produits sexuels sont sécrétés par des organes généralement symétriques. La reproduction se fait quelquefois par parthénogenèse. La plupart des Arthropodes sont ovipares ; cependant quelques-uns sont ovovivipares. A part quelques exceptions (Cyclopides, Linguatulides, Acariens), le développement de l'embryon débute par la formation d'une bandelette primitive ventrale d'où dérive la chaîne ganglionnaire. Le développement est en général suivi d'une métamorphose, le plus souvent progressive, quelquefois aussi régressive.

A. INSECTES. Les sexes sont toujours séparés. Chez quelques Insectes (Abeilles, Fourmis, Termites), on rencontre des individus stériles (*neutres*) dont les organes sexuels restent toujours rudimentaires. Les mâles et les femelles se distinguent par des différences extérieures plus ou moins accusées ; habituellement les mâles sont plus petits, ont des couleurs plus vives, des antennes et des mandibules plus développées. Quand l'un seulement des sexes est muni d'ailes (Lampyre), c'est toujours le mâle qui les possède ; souvent aussi ce dernier jouit seul de la faculté de produire des sons (Cigale). Les organes sexuels existent à l'état rudimentaire chez la larve ; mais ils n'atteignent généralement leur complet développement que chez l'Insecte parfait. L'accouplement a lieu pendant le repos, rarement pendant le vol (Abeille).

a. *Appareil mâle.* Il se compose de deux *testicules* symétriques, de *conduits déférents*, d'un *canal éjaculateur*, d'un *pénis* et d'une *armure copulatrice*.

Chez quelques Papillons, les deux testicules sont rapprochés l'un de l'autre de façon à donner l'apparence d'un organe unique ; au contraire, chez quelques Coléoptères (Hanneton, etc) ils sont divisés en un nombre plus ou moins considérable de lobes sphériques. Chaque testicule se continue avec un canal déférent sinueux dont l'extrémité inférieure est souvent renflée en *vésicule séminale*. Les deux conduits déférents débouchent dans un canal éjaculateur musculeux dont la portion terminale (*pénis*) est suceptible de rentrer en elle-même ou de se dérouler au dehors. Une armure cornée, de conformation extrêmement variable (*armure copulatrice*), sert à protéger le pénis et à le retenir, pendant l'accouplement, dans l'intérieur du corps de la femelle.

Au point de jonction des conduits déférents et du canal éjaculateur, il existe souvent une ou deux paires de glandes muqueuses déversant une sécrétion coagulable qui forme une enveloppe autour d'un faisceau de spermatozoïdes (*spermatophores*).

b. *Appareil femelle.* Il se compose des *ovaires*, des *trompes*, de l'*oviducte*, du *vagin* et des *parties sexuelles externes.* A l'oviducte ou au vagin sont souvent annexés : un *réceptacle séminal* et une *poche copulatrice.*

Les ovaires sont symétriques et formés chacun d'un nombre variable de tubes ovigènes. Ceux-ci sont larges à la base et deviennent plus ou moins filiformes au sommet, où ils se terminent en cul-de-sac. Les œufs sont rangés les uns à la suite des autres dans les tubes ovigènes et figurent ainsi une espèce de chapelet. En sortant de leurs gaînes, les œufs passent dans un tube (*trompe*) qui se réunit avec celui du côté opposé pour former un oviducte impair dont l'extrémité inférieure constitue le vagin. A l'oviducte se trouve généralement annexée une poche pédiculée (*réceptacle séminal*) qui emmagasine, en quelque sorte, la semence. Au-dessous de cet organe existe souvent une *poche* dite *copulatrice*, qui s'ouvre dans le vagin et reçoit le pénis pendant l'accouplement. Après cet acte, la semence passe de la poche copulatrice dans le réceptacle séminal.

Il faut aussi noter que les derniers anneaux de l'abdomen sont fréquemment transformés en *oviscapte, tarière, aiguillon*, etc., pour conduire les œufs, percer ou couper les substances dans lesquelles ils doivent être déposés. Enfin on observe quelquefois des glandes accessoires destinées à sécréter des matières visqueuses qui leur font contracter adhérence entre eux et sur les corps où ils sont déposés.

Chez un assez grand nombre d'Insectes on a observé des cas de parthénogenèse soit accidentelle (Papillon du Ver à soie), soit régulière. Dans ce dernier cas les générations parthénogénétiques peuvent renfermer : des mâles seulement (Abeille), des femelles seulement (Cynips) ou indifféremment des mâles et des femelles (Chermès). Chez le Phylloxéra on observe trois sortes de générations : aptère, ailée, sexuée. Enfin quelques Diptères peuvent se reproduire à l'état de larves et d'autres Insectes de ce groupe (Mouches à viande, etc.) sont vivipares.

MÉTAMORPHOSES. A l'exception des Anoploures et des Thysanoures, tous les Insectes subissent des métamorphoses. On dit que la *métamorphose* est *complète* quand la *larve* (chenille chez les Lépidoptères) n'a aucune ressemblance manifeste avec ses parents et doit passer par une phase d'immobilité et de jeûne (*pupe* ou *nymphe*) avant de revêtir la forme de l'*Insecte parfait* ou *imago* (Coléoptères, Hyménoptères, Lépidoptères). La *métamorphose* est *incomplète* quand la larve éclôt avec les principaux caractères de l'adulte, n'en différant guère que par les organes reproducteurs et alaires qui ne sont pas encore développés. A l'état de nymphe, les ailes se montrent sous forme de moignons emmaillottés. Mais cette nymphe est active comme la larve et l'adulte (Orthoptères, Hémiptères, etc.).

B. MYRIAPODES. Les sexes sont séparés. Les organes sexuels ont leurs orifices situés tantôt près de l'anus (Chilopodes, Péripatides), tantôt loin de l'anus, dans la région antérieure du corps (Chilognathes). Dans ce dernier cas, il existe souvent des organes d'accouplement. Les femelles pondent le plus souvent leurs œufs dans la terre. Les jeunes subissent des métamorphoses, excepté chez les Péripatides, et prennent à chaque mue un plus grand nombre de pattes.

C ARACHNIDES. A l'exception des Tardigrades, tous les Arachnides ont les sexes séparés. Comme chez les Chilognathes, les ouvertures génitales ne sont pas terminales. En général les mâles se distinguent à l'extérieur par une taille moindre, une couleur plus vive ou la transformation de certains membres. Les testicules sont ordinairement tubulaires, pairs, et les canaux déférents sont en rapport avec des glandes accessoires. Les ovaires sont également des glandes paires, le plus souvent en grappes. Les conduits vecteurs des œufs communiquent habituellement avec un réceptacle séminal et des glandes accessoires. Chez les Aranéides, le palpe du mâle est transformé en organe copulateur ; son article terminal présente une petite cavité que l'animal remplit de sperme et applique sur l'orifice sexuel de la femelle. Quelques Arachnides seulement sont ovovivipares (Scorpions, quelques Acariens) ; les autres pondent des œufs d'où sortent des jeunes ayant généralement la forme des adultes. Les Acariens et les Linguatulides subissent seuls des métamorphoses.

D. Crustacés. Les sexes sont séparés, excepté chez les Cirripèdes qui, pour la plupart, sont monoïques. Les organes sexuels sont pairs et s'ouvrent ordinairement sur le dernier anneau du thorax ou sur le premier anneau de l'abdomen. Les femelles sont plus grosses que les mâles et portent habituellement les œufs dans des poches spéciales ou dans des chambres incubatrices ; rarement ils sont déposés sur des plantes aquatiques. Quelques Crustacés (*Daphnies*) présentent le phénomène de la parthénogenèse.

Au moment de l'éclosion, les jeunes ont rarement la forme des parents ; c'est cependant ce qui arrive chez l'Écrevisse. Habituellement les Crustacés inférieurs offrent comme point de départ du développement une forme dite *Nauplius*, munie de trois paires de membres ; chez les Crustacés supérieurs, la larve naît sous une forme plus avancée appelée *Zoé* et munie de sept paires de membres.

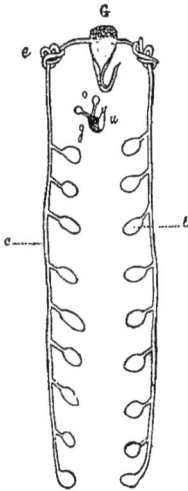

Fig. 15. — Appareil génital de la Sangsue.

c, canal déférent. — *e*, épididyme. — *G*, vésicule piriforme. — *o*, ovaires. — *g*, glande albuminipare. — *u*, utérus.

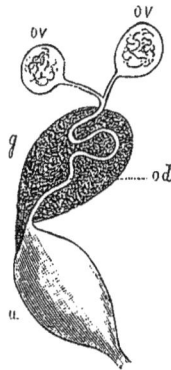

Fig. 16. — Organes femelles de la Sangsue (grossis).

g, glande albuminipare. — *ov*, ovaires. — *od*, oviducte commun. — *u*, utérus.

IV. **Vers.** La reproduction est sexuelle ou asexuelle (*gemmiparité, scissiparité*); les sexes sont séparés ou réunis. Fréquemment des métamorphoses et des migrations.

A. Annélides. Les Polychètes sont ordinairement dioïques ainsi que les Géphyriens ; les Oligochètes sont monoïques et il en est de même de la plupart des Hirudinées. Nous ne nous occuperons ici que de la disposition de l'appareil génital chez les Sangsues.

Les Sangsues sont androgynes, c'est-à-dire qu'elles ne peuvent se reproduire que par accouplement réciproque.

Les organes mâles consistent en neuf paires de testicules situés au-dessous du tube digestif et unis de chaque côté par un canal déférent. Celui-ci, après s'être enroulé à la façon d'un épididyme à son extrémité antérieure, donne naissance à un canal éjaculateur qui débouche dans une vésicule piriforme dont le canal excréteur, mince et protractile, constitue le pénis. L'orifice de ce dernier est situé sur la ligne médiane de la face ventrale, entre le vingt-quatrième et le vingt-cinquième anneau.

L'appareil femelle se compose de deux ovaires pourvus chacun d'un oviducte. Un canal commun réunit les deux oviductes et se termine par un renflement (*utérus*) dont la partie antérieure (*vagin*) s'ouvre en arrière de l'orifice mâle entre le vingt-neuvième et le trentième anneau.

La vésicule piriforme de l'appareil mâle est recouverte d'un organe glanduleux dont la sécrétion entoure les spermatozoïdes d'une enveloppe commune (*spermatophore*). De même, l'utérus de l'appareil femelle est en rapport avec une glande qui produit une grande quantité d'albumine.

La copulation des Sangsues se fait ventre à ventre et dure plusieurs heures. Le spermatophore est introduit dans les organes femelles et c'est à l'intérieur de ceux-ci qu'a lieu la fécondation.

La ponte s'effectue hors de l'eau, dans la terre humide, un mois après l'accouplement. A ce moment, la région où se trouvent les orifices sexuels se gonfle en une sorte de *ceinture*. Celle-ci renferme un grand nombre de glandes qui sécrètent une substance visqueuse devenant bientôt une capsule membraneuse en forme de tonneau. La Sangsue sort à reculons de cet anneau, après y avoir pondu un certain nombre d'œufs entourés d'albumine. Aussitôt les deux ouvertures de la capsule se rétrécissent et celle-ci devient en se desséchant semblable à un cocon. Les cocons de la Sangsue sont donc des réceptacles d'œufs; ils peuvent en contenir de trois à vingt et protégent les embryons, en même temps que l'albumine qu'ils renferment sert de nourriture aux jeunes.

L'éclosion a lieu un mois après la ponte. Quand les jeunes Sangsues sortent du cocon, elles sont filiformes, transparentes et longues d'environ 2 centimètres.

B. NÉMATELMINTHES.   Ils sont le plus souvent dioïques. Le mâle est habituellement plus petit que la femelle; son appareil génital se compose généralement d'un testicule impair muni d'un canal vecteur débouchant dans le cloaque. Celui-ci renferme ordinairement, à sa partie postérieure, deux pièces chitineuses (*spicules*) qui servent à fixer la femelle pendant l'accouplement. Celle-ci possède un ou plusieurs tubes ovariens pairs, filiformes, aboutissant à un vagin commun qui débouche le plus souvent vers le milieu de la face ventrale. Ils sont ovipares ou ovovivipares; la plupart présentent un développement accompagné de métamorphoses et de migrations.

C. PLATYELMINTHES.   Presque tous sont monoïques; les glandes femelles sont généralement formées d'un *germigène* ou *ovaire*, dans lequel se forme l'ovule, d'un *vitellogène* qui produit le jaune et d'une *glande coquillière* qui sécrète une substance destinée à former une coque à l'œuf, après la fécondation.

a. *Turbellariés.*   Dioïques (Némertiens) ou monoïques (la plupart des Planariens). Reproduction rarement scissipare.

b. *Trématodes.* Ils sont monoïques, avec deux orifices génitaux situés sur la face ventrale près de la ligne médiane. Les testicules sont au nombre de deux et les canaux déférents aboutissent à une vésicule séminale qui communique avec un pénis. Un vagin sinueux servant en même temps d'utérus est suivi d'un oviducte qui reçoit les produits du germigène et du vitellogène. Un réceptacle séminal est souvent annexé à l'oviducte.

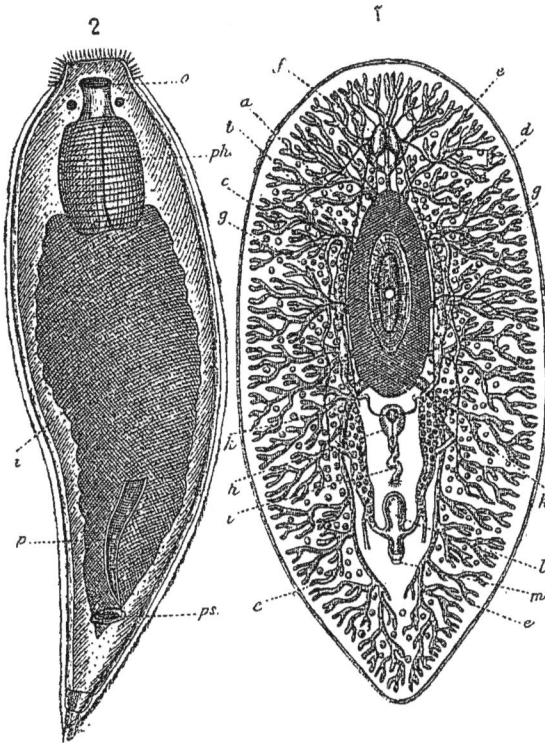

Fig. 17. — 1. Organisation d'une Planaire (Turbellarié d'endrocèle). — *a*, bouche. — *b*, pharynx. — *c*, orifice œsophagien. — *d*, estomac. — *e,e,e*, ses ramifications. — *f*, système nerveux. — *g,g*, canaux déférents. — *h*, vésicule séminale. — *i*, pénis. — *k,k*, oviductes. — *l*, poche copulatrice. — *m*, vulve.
2. Organisation d'un *Vortex* (Turbellarié rhabdocèle). — *i*, intestin. — *o*, bouche. — *ph*, pharynx. — *p*, spicule copulateur. — *ps*, pore sexuel.

Chez les Polystomiens, le développement est en général direct. Chez les Distomiens, à sa sortie de l'œuf, l'embryon pénètre habituellement dans un Mollusque aquatique. Là il se transforme en un sac ou un boyau appelé *rédie* quand il possède un tube digestif et *sporocyste* quand il n'en a pas. Ces sacs produisent, par gemmation interne, des êtres (*cercaires*) pourvus d'un appendice caudal. Les cercaires ne diffèrent guère des Distomes adultes que par la présence de la queue et l'absence des organes génitaux; elles quittent le sac qui les renferme, ainsi que l'hôte de celui-ci, nagent pendant quelque temps et pénètrent dans le corps d'un nouvel animal aquatique (Mollusque, larve d'Insecte, Crustacé, etc.). Là elles perdent leur queue et s'enkystent; toutefois les organes génitaux ne se développeront que lorsque le deuxième hôte sera dévoré par un Vertébré. Délivrées de leur kyste dans l'estomac de ce dernier, elles se transportent dans un organe déterminé où elles achèvent leur développement : il y a donc trois hôtes différents logeant trois formes différentes des Distomes.

c. *Cestoïdes.* Ils sont monoïques. L'embryon (*proscolex* ou *hexacanthe*) est muni de six crochets et ne peut achever son développement dans le milieu où il est né ; il doit passer dans le corps d'un hôte provisoire où il s'enkyste et produit un organe de fixation (*scolex* ou *tête*), en même temps qu'il devient vésiculeux (*hydatide*). Quand l'hôte provisoire est devenu la proie de l'hôte définitif, l'enveloppe du kyste est digérée et la tête se fixe aux parois du tube digestif. Celle-ci

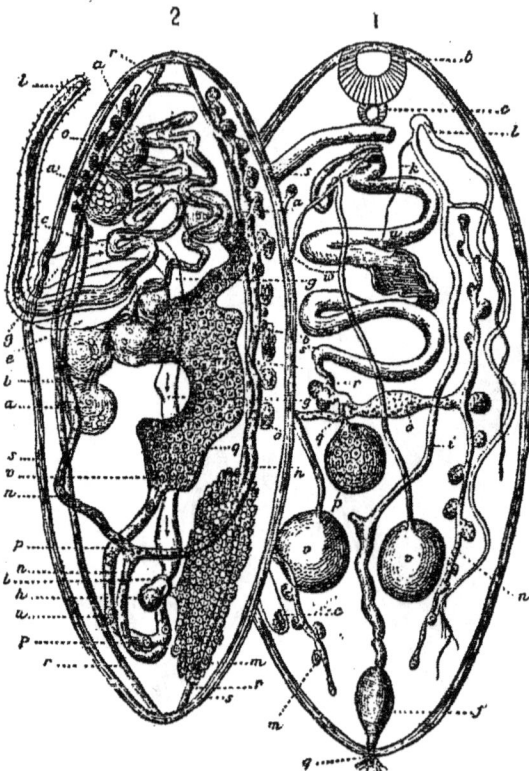

Fig. 18. — 1. Trématode ; 2. Anneau de Ténia (Figures schématiques, d'après Van Beneden).

1. — *b*, ventouse buccale. — *c*, bulbe œsophagien. — *e*, terminaison de l'un des deux cœcums stomacaux. — *f*, vésicule contractile de l'appareil excréteur. — *g*, son orifice. — *i,k,l*, une moitié de l'appareil excréteur. — *m,n*, vitellogène. — *o*, vitelloducte. — *p*, ovaire (germigène). — *q*, germiducte. — *r*, glande coquillière. — *s*, oviducte. — *t*, utérus. — *u*, vagin se terminant par la vulve au-dessus de laquelle on voit le pénis précédé d'une vésicule séminale où aboutissent les canaux déférents *w*, des testicules *v,v*.

2. — *a,a*, testicules. — *b*, canaux efférents. — *c*, canal déférent. — *e*, poche du cirre. — *g,g*, vagin et vulve. — *h*, réceptacle séminal. — *l*, pénis. — *m*, ovaire (germigène). — *n*, vitellogène. — *o*, vitelloducte. — *p*, oviducte. — *q*, utérus. — *r*, appareil excréteur. — *s*, tégument.

produit alors à son extrémité postérieure, par un bourgeonnement axial continu, un long ruban (*strobile*) d'articles (*proglottis*) qui sont autant d'individus sexués monoïques produisant des œufs par milliers.

L'appareil mâle est composé de nombreux testicules dont les canaux déférents se déversent dans un canal excréteur commun. L'extrémité de ce canal (*cirre*) est entourée d'une poche musculeuse (*poche du cirre*). L'appareil femelle est formé d'un *ovaire*, d'un *vitellogène*, d'une *glande coquillière*, d'un *utérus*, d'un *réceptacle séminal*, d'un *oviducte*, enfin d'un *vagin* qui débouche ordinairement en arrière du cirre.

Le développement de l'appareil génital est d'autant plus avancé que les anneaux sont situés plus loin de la tête.

Quand ces derniers sont arrivés à maturité, ils se détachent du strobile, et on leur donne alors quelquefois le nom de *cucurbitains*. Ceux-ci renferment l'utérus rempli d'œufs et ayant acquis tout son développement, tandis que les testicules, l'ovaire et les glandes albuminipares ont plus ou moins complètement disparu.

Les cucurbitains des Téniadés, au moment de leur sortie du tube digestif de l'hôte qui les loge, contiennent des milliers d'œufs renfermant chacun un embryon ; ils vivent pendant un certain temps et, quand ils se décomposent, leurs œufs deviennent libres. Ceux-ci ont une coque dure qui leur permet de résister pendant longtemps à toutes les causes de décomposition ; l'embryon qu'ils renferment présente trois paires de crochets dont l'une est dirigée en avant, tandis que les deux autres sont placées latéralement. Lorsque les œufs, après un temps plus ou moins long, parviennent dans l'estomac d'un animal herbivore ou omnivore, la coque de l'œuf est détruite par le suc gastrique et l'embryon devient libre. Celui-ci traverse la paroi de l'intestin en se servant de ses deux crochets antérieurs pour perforer et des deux latéraux pour se pousser. Quand il a trouvé son lieu d'élection, il s'enkyste, perd ses crochets et prend la forme d'une vésicule (*hydatide*).

L'hydatide peut être *stérile* ou *fertile*. Dans le premier cas, elle se compose uniquement d'une série de vésicules emboîtées les unes dans les autres et on la désigne sous le nom d'*acéphalocyste*. Dans le second cas, il existe à la surface de la vésicule une (*cysticerque*) ou plusieurs (*cœnure*) dépressions formées par une invagination de la paroi et au fond desquelles se développe, un mamelon saillant, qui est l'origine de la tête du futur Ténia. Enfin il peut arriver que l'hydatide produise par gemmation des vésicules secondaires et que les têtes des Téniadés prennent naissance à l'intérieur de ces capsules secondaires; on a alors ce qu'on appelle un *échinocoque*. Celui-ci contient un nombre de têtes considérable et peut acquérir un volume énorme.

HYDATIDES.
- stériles. . . . . *Acépahlocyste.*
- fertiles . . .
  - un seul bourgeon . . . . *Cysticerque.*
  - plusieurs bourgeons . .
    - primaires. . . . . . . *Cœnure.*
    - primaires et secondaires *Échinocoque.*

Chez les Bothriocéphalidés, les proglottis ne se détachent pas isolément, comme ceux du Ténia ; ils sont rejetés par séries rubanées, et avant leur expulsion les œufs deviennent libres par rupture des parois proglottidiennes. Ceux-ci sont elliptiques et présentent un opercule en forme de calotte à l'un des pôles.

L'œuf se développe dans l'eau et l'embryon s'en échappe revêtu, sur toute sa surface de longs cils vibratiles au moyen desquels il se meut librement pendant un certain temps, au bout duquel il subit une mue et se débarrasse de son revêtement ciliaire. Cet embryon est alors constitué comme l'hexacanthe du Ténia et présente six crochets mobiles. Ici s'arrête l'histoire du Bothriocéphale; on ne sait pas encore quel est l'hôte de son hexacanthe ; mais ce qu'on sait, c'est que, contrairement à l'opinion vulgaire, on ne peut se donner le Bothriocéphale en mangeant du poisson. (Pour plus de détails sur les CESTOÏDES, *voy.* ce mot.)

D. BRYOZOAIRES. Une loge de Bryozoaire est tapissée intérieurement par une couche cellulaire vivante. Or, l'animal qui habite cette loge n'a qu'une durée éphémère et ne tarde pas à se transformer en un corps brun plus ou moins sphérique. Pendant ce temps, un bourgeon se forme sur la paroi de la loge, grandit, prend la place de celui qui vient de disparaître, et ainsi de suite (*Joliet*). Un Bryozoaire se compose donc de deux individus dont l'un (nourricier) est emboîté dans l'autre (reproducteur). Mais la reproduction ne s'effectue pas seulement par bourgeonnement; elle est aussi sexuelle et, même dans ce cas, c'est encore dans la loge ou ses dépendances que se développent les organes mâles et femelles. Ceux-ci sont ordinairement réunis sur le même individu; rarement on les observe sur des individus différents. Les larves sont ciliées et présentent les formes les plus variées. Leur étude permet de considérer les Bryozoaires comme fils des Rotifères et frères des Brachiopodes (Barrois).

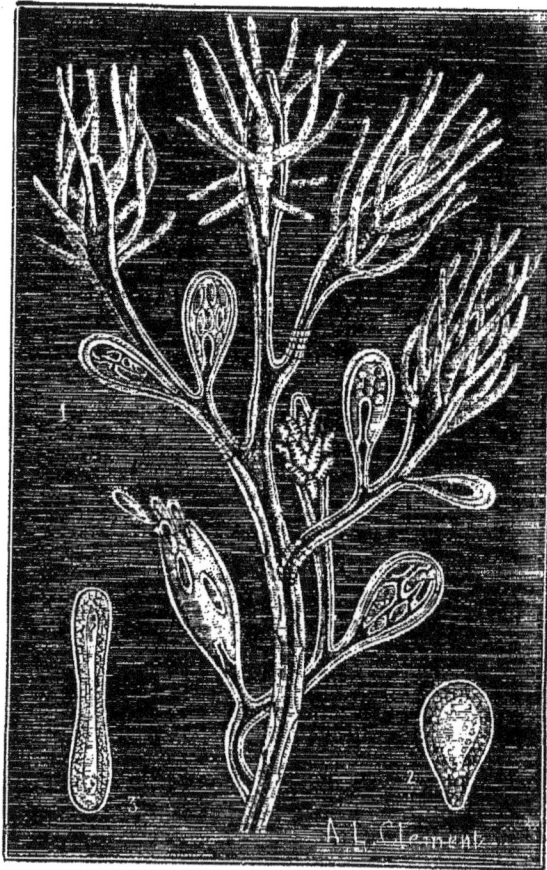

Fig. 19. — Hydroïdes.

1. Colonie de *Cordylophora lacustris* montrant les individus nourriciers et les individus reproducteurs. Dans l'un de ceux-ci, les jeunes larves (*planules*) ont acquis leur complet développement et s'échappent. — 2, 3. Planules à deux états de contraction différents.

E. Rotateurs.   Les mâles sont plus petits et plus rares que les femelles; leurs organes sexuels sont représentés par un cæcum rempli de spermatozoïdes dont le canal excréteur s'ouvre à la partie antérieure du corps.

Les organes femelles se composent d'un court oviducte qui débouche dans le cloaque et renferme souvent, pendant l'été, des embryons en voie de développement. Il existe deux sortes d'œufs : les uns (*œufs d'été*) ont un développement parthénogénétique, les autres (*œufs d'hiver*) sont pondus en automne et fécondés.

V. Échinodermes. A l'exception des Synaptes, les Échinodermes sont dioïques. Il est quelquefois difficile de distinguer les testicules des ovaires autrement que par l'examen microscopique; cependant, au moment de la fécondation, les premiers ont une couleur blanche, tandis que les seconds prennent une teinte jaune brun ou rougeâtre. Chez les Oursins et les Étoiles de mer, les organes génitaux sont situés dans les espaces interradiaux et débouchent par des pores dorsaux percés dans des plaques squelettiques spéciales (*plaques génitales*). Chez les Holothuries, les organes sexuels sont représentés par une seule glande ramifiée. Dans l'immense majorité des cas, la fécondation se fait dans l'eau de mer par la rencontre des éléments sexuels; cependant quelquefois la fécondation est intérieure (Amphiures vivipares).

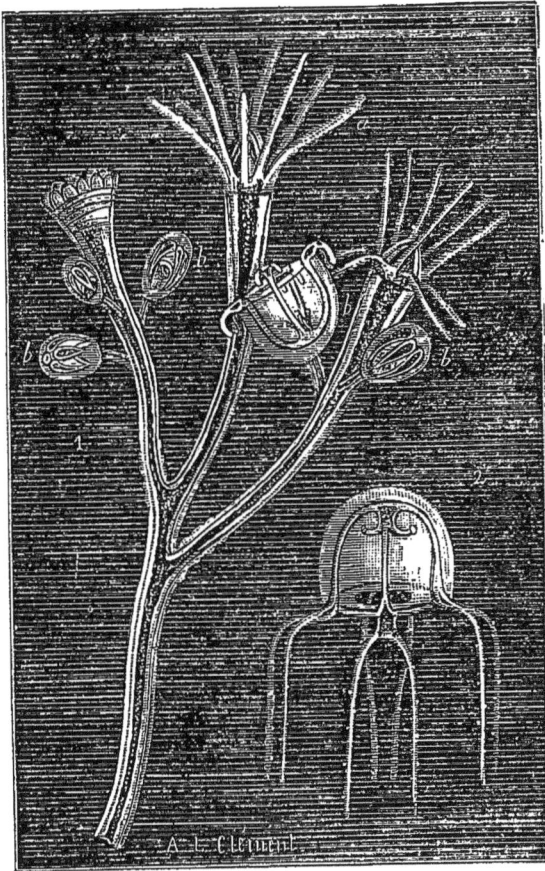

Fig. 20. — Hydroïdes.

1. — Colonie de *Bougainvillia ramosa* portant des Médusoïdes développées dans les régions où se développent également des Polypes. — *a*, Polypes nourriciers. — *b*, individus sexués (Médusoïdes) à divers états de développement (grossi 10 fois).
2. — Méduse de *Bougainvillia ramosa* devenue libre (même grossissement).

Les Échinodermes présentent des métamorphoses très compliquées. L'embryon est toujours cilié et passe par des états larvaires dont la forme bilatérale est caractéristique ; c'est aux dépens de la totalité ou d'une portion restreinte du corps de ces larves que se forme l'Échinoderme rayonné où l'on peut d'ailleurs toujours retrouver la symétrie bilatérale.

VI. Cœlentérés. Nous examinerons sous ce chef les Cténophores, les Hydroméduses, les Coralliaires, les Spongiaires.

A. Cténophores. Ils sont monoïques et se développent directement sans passer par une phase agame. Les produits sexuels naissent de chaque côté des rayons costaux, dans des diverticula spéciaux, les ovules d'un côté, les spermatozoïdes de l'autre.

B. Hydroméduses. Ils doivent leur nom à la particularité qu'ils présentent d'avoir deux formes, l'une cylindrique (*forme hydraire* ou *polypoïde*), l'autre campanulée (*forme médusaire*).

La forme hydraire est agame. Elle représente un cylindre creux fixé à l'une de ses extrémités et offrant à l'autre une ouverture plus ou moins large, remplissant à la fois les fonctions de bouche et d'anus. Cette ouverture est entourée d'un cercle de tentacules creux communiquant avec la cavité du corps ou cavité digestive.

La forme médusaire est sexuée. Elle représente une sorte d'ombrelle ou de cloche gélatineuse creusée à son intérieur de canaux rayonnants. Du fond de cette cloche sort un pédicule creux entouré de tentacules portant une bouche à son extrémité libre. La Méduse est libre et nage au moyen des contractions de son disque.

a. *Discophores.* De l'œuf fécondé de la Méduse sort une larve ciliée (*planula*). Celle-ci, après avoir nagé pendant un certain temps, se fixe, perd ses cils vibratiles et prend la forme d'une coupe (*scyphistome*) dont les bords se garnissent de tentacules. Le scyphistome se divise ensuite, de haut en bas, en un certain nombre de tronçons transversaux et lobés empilés les uns sur les autres (*strobile*). Ceux-ci se séparent bientôt, par rupture de l'axe central qui les relie, et donnent des individus libres qui se développent en autant de Méduses dioïques. Celles-ci sont grosses ; le bord de leur ombrelle n'offre pas d'ourlet contractile et ses corpuscules marginaux sont recouverts par un repli membraneux. Les organes reproducteurs sont habituellement situés au fond de quatre poches périgastriques spéciales et les produits sexuels s'échappent par la bouche. Exceptionnellement, chez les Pélagies, la planule ne se fixe pas et se transforme directement en Méduse. Enfin, les Lucernaires constituent des Méduses qui, au lieu d'être libres comme les autres Discophores, sont fixées par le sommet de l'ombrelle, celle-ci étant divisée en huit lobes terminés par des groupes de tentacules courts.

b. *Hydroïdes.* De l'œuf fécondé de la Méduse sort une planula qui, après s'être fixée, constitue un petit polype hydroïde d'où naît, par gemmation, une colonie plus ou moins nombreuse composée d'individus nourriciers à bouche entourée d'un cercle de tentacules tubuleux et d'individus reproducteurs. Ceux-ci sont des *sporosacs*, des *médusoïdes*, ou enfin des *Méduses*.

Le *sporosac* est un bourgeon qui contient une colonne creuse centrale (*spadice*) autour de laquelle se développent les produits sexuels.

La *médusoïde* est un sporosac dont la périphérie devient une coupe munie de prolongements gastro-vasculaires et dont le spadice est libre, ouvert ou fermé à son extrémité. Les éléments sexuels se développent dans la paroi du spadice.

Enfin la *Méduse* est une médusoïde qui se détache et dont les produits sexuels se développent soit dans les parois du manubrium, soit dans celles des canaux du disque. — Les Méduses hydroïdes sont désignées sous le nom de *gymnophthalmes*, parce que leurs corpuscules marginaux sont à nu sur le bord de

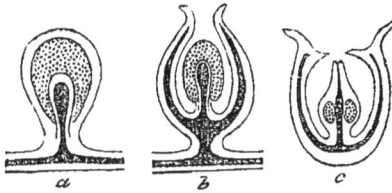

Fig. 21. — Reproduction des Hydroïdes.— *a*, sporosac. — *b*, médusoïde. — *c*, Méduse.

l'ombrelle, ou sous celui de *craspédotes*, parce qu'elles possèdent un repli muscu-

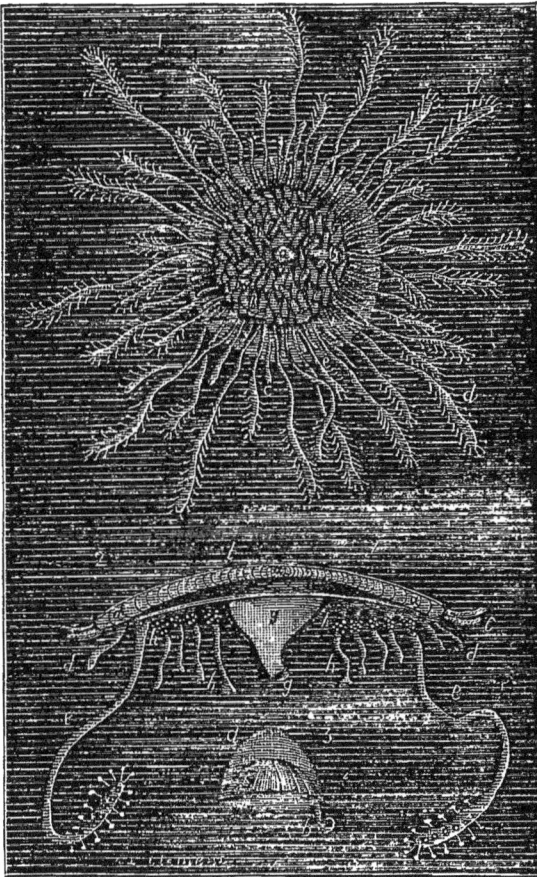

Fig. 22. — *Porpita mediterranea*.

1. — Porpite vue par la face inférieure. — *a*, individu central stérile. — *b*, individus reproducteurs *c*, petits tentacules marginaux. — *d*, grands tentacules.
2. — Coupe verticale d'une Porpite : *a*, appareil cartilagineux aérifère. — *b*, tégument. — *g*, individu stérile. — *h*, individus reproducteurs. — *c,d*, petits tentacules. — *e*, grands tentacules.
5. — Individu sexué en forme de Méduse libre (*Chrysomitra*).

lo-membraneux (*velum*) percé à son centre d'une ouverture par laquelle peut sortir le manubrium.

Selon que l'on considère les appareils reproducteurs de la colonie comme des individus distincts ou, au contraire, comme des organes d'un même individu, il y a ou il n'y a pas *alternance* de génération chez les Hydroméduses.

c. *Siphonophores.* Ce sont, en réalité, des colonies polymorphes d'Hydroïdes renfermant comme ceux-ci des individus reproducteurs et des individus nourriciers auxquels s'ajoutent des filaments préhensiles des cloches natatoires, etc.

Les individus reproducteurs sont des médusoïdes qui se détachent quelquefois des colonies, mais se transforment rarement en Méduses libres. La larve sortie de l'œuf développe la colonie par bourgeonnement.

G. CORALLIAIRES. Ils ont la même forme que les polypes des Hydroméduses, mais leur organisation est plus compliquée. Non seulement ils ont une taille beaucoup plus considérable, mais encore la bouche s'ouvre dans un tube (*tube stomacal*) suspendu au milieu du cylindre qui représente le corps de l'animal.

Les trois modes de reproduction par scissiparité, gemmiparité et oviparité, se rencontrent sur les Coralliaires; les deux derniers sont les plus fréquents, mais

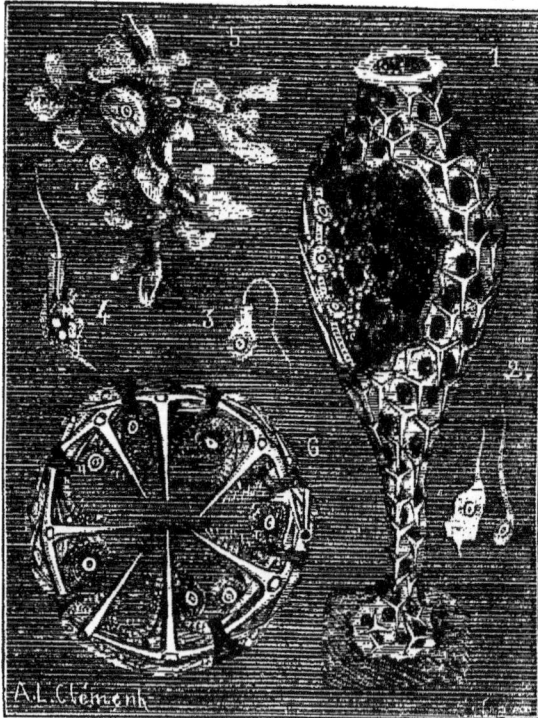

Fig. 23. — Éponge calcaire.

1. — *Olynthus primordialis*, type de l'individu spongiaire. — 2. Spermatozoïdes. — 3, 4. Cellules flagellifères. — 5. Œuf. — 6. Coupe transversale d'un *Ascaltis Gegenbauri* montrant les œufs, les spicules et les cellules flagellifères (Hæckel).

la reproduction sexuelle est la règle. Les organes génitaux sont situés dans l'épaisseur des replis mésentéroïdes et les produits sexuels s'échappent par déhiscence sur les bords ou les faces de ces replis. Ces organes se trouvent le plus souvent sur deux individus différents; mais ils peuvent être réunis sur le même individu (Cérianthe). Dans certaines colonies (Corail), on observe des individus monoïques au milieu des autres qui sont dioïques. Les Coralliaires ne présentent jamais de forme médusoïde.

D. Spongiaires. La reproduction sexuée s'observe dans tous les groupes. Les ovules offrent des mouvements amiboïdes et se déplacent dans la substance du corps de la mère; après la fécondation, ils se divisent en un grand nombre de sphérules dont l'ensemble devient un embryon cilié. Cet embryon, mis en liberté par la déchirure des tissus de la mère, nage pendant quelque temps et se fixe, par la bouche, pour se transformer en Éponge simple qui se perce d'un grand nombre d'orifices latéraux (pores inhalants) et, à son pôle libre, d'un oscule ou orifice exhalant. La reproduction peut aussi s'effectuer par des sphérules protoplasmiques s'enkystant dans une membrane soutenue par des spicules. A un moment donné, ces sphérules s'échappent du kyste et vont former de nouvelles Éponges.

VII. **Protozoaires**. Chez les Monères les plus simples (*Protamœba*, etc.), le corps d'apparence absolument homogène, arrivé à un certain développe-

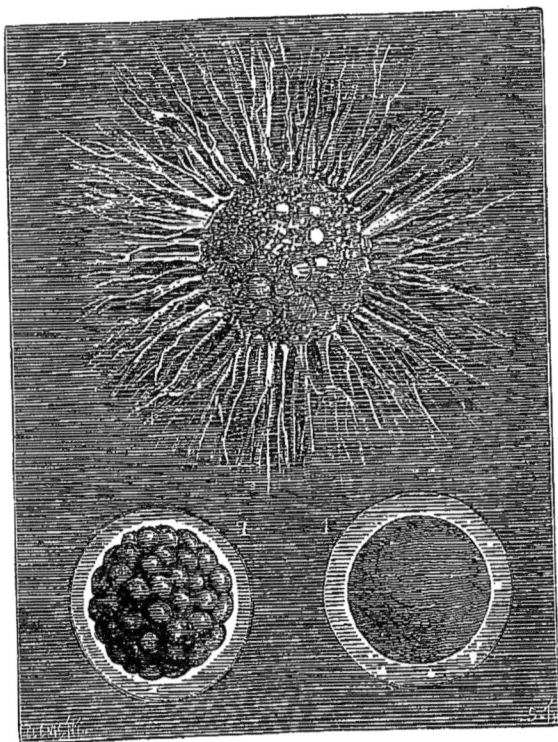

Fig. 24. — *Protomyxa aurantiaca.*
1. *Protomyxa* enkysté. — 2. Segmentation de l'intérieur du kyste. — 3. *Protomyxa* montrant ses pseudopodes développés.

ment, s'étrangle dans sa partie moyenne et se partage en deux moitiés qui continuent, chacune pour son compte, à se reproduire de la même manière. Chez d'autres Monères (*Protomonas*), la reproduction ne consiste plus en une simple division du corps en deux moitiés, celui-ci forme des corps reproducteurs spéciaux ou spores; à un certain moment, le Protomonas rétracte ses pseudopodes et prend la forme d'une sphère dont la couche extérieure plus dense constitue une sorte de kyste. Le protoplasma se segmente ensuite en un grand nombre de sphérules qui s'échappent par la rupture du kyste. Alors chacune de ces petites masses devient piriforme et l'extrémité amincie s'allonge en un mince filament. Cette forme flagellifère fait bientôt place à une forme amiboïde, toute la surface émettant des pseudopodes. On voit alors un certain nombre de ces corpuscules amiboïdes se fusionner pour reconstituer un Protomonas.

Chez le *Protomyxa aurantiaca*, la reproduction se fait aussi par sporogonie, mais chaque corpuscule amiboïde reste isolé et se transforme en Protomyxa.

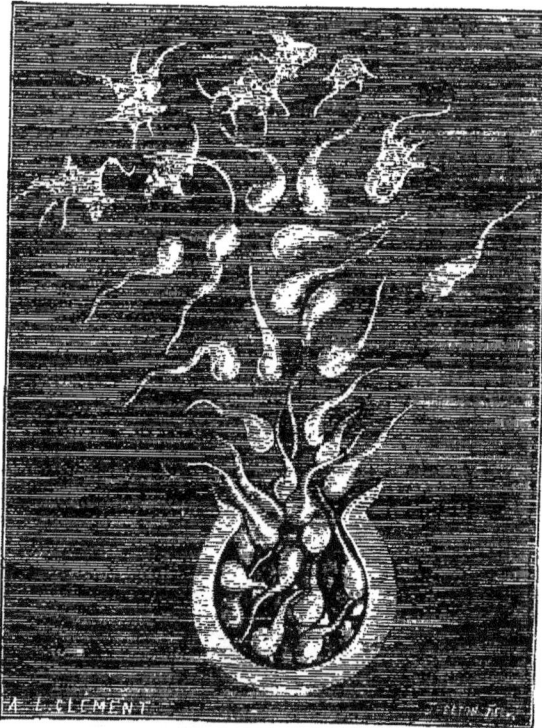

Fig. 25. — Kyste de *Protomyxa aurantiaca* rompu.

Chez les Amœbiens, la reproduction se fait surtout par scissiparité, rarement par bourgeonnement ou par sporogonie.

Le mode de reproduction des Foraminifères est assez mal connu, mais, chez les Radiolaires, la reproduction se fait le plus souvent par sporogonie. Le contenu de la capsule centrale se divise en une multitude de corps sphéroïdaux qui apparaissent munis d'un filament mobile, après la rupture du kyste. Ces corpuscules ne diffèrent de ceux des Monères qu'en ce qu'ils sont pourvus d'un noyau et parfois même d'une concrétion minérale d'aspect cristallin.

Il suit de ce qui précède que dans l'état actuel de la science rien n'autorise à considérer la génération sexuée comme existant chez les Rhizopodes.

Chez les Grégarines, la reproduction se fait par scissiparité ou par sporogonie. Dans le dernier cas, une ou plusieurs Grégarines réunies s'enkystent. Le ou les noyaux disparaissent et le protoplasma se divise en un grand nombre de spores (*Psorospermies, Pseudonavicelles*). De chaque spore sort une Monère qui, pa la formation nouvelle d'un nucléus, se transforme en Amibe; celle-ci s'enveloppe d'une membrane et devient Grégarine.

Chez les Flagellifères, la reproduction se fait le plus souvent par scission, plus rarement par bourgeonnement ou sporogonie.

Chez les Infusoires tentaculifères ou Acinétiens, les trois modes de reproduction asexuée ont été observés.

Chez les Infusoires ciliés, on a voulu reconnaître l'existence d'une génération sexuelle. D'après Balbiani, le noyau et le nucléole des Infusoires ciliés seraient respectivement un ovaire et un testicule : on trouverait même chez la plupart d'entre eux une ouverture et un canal sexuels. Suivant le même auteur, il y aurait accolement, conjugation de deux individus, à l'époque de la maturité sexuelle, et, avant la séparation des individus conjugués, passage des spermatozoïdes de l'un dans l'autre, à travers les orifices sexuels; les Infusoires seraient donc des animaux androgynes.

Stein admet aussi la sexualité des Infusoires ciliés; mais il en fait des animaux hermaphrodites, en ce sens que chacun d'eux se féconderait lui-même. Enfin, tandis que Balbiani admet une ponte des œufs, Stein croit à un développement dans l'intérieur du corps de la mère, l'embryon sortant au bout d'un certain temps. On n'a d'ailleurs pas réussi jusqu'à présent à suivre le développement de cet embryon devenu libre en Infusoire adulte.

En présence de ces données encore superficielles et si peu concordantes, rien n'empêche de considérer, avec Gegenbaur et Huxley, les spermatozoïdes et les embryons intérieurs des Infusoires comme des organismes parasites. Les assertions de ces deux auteurs sont d'ailleurs corroborées par les recherches récentes de Bütschli et d'Engelmann, de telle sorte que jusqu'à nouvel ordre on a bien le droit de conclure que l'embranchement tout entier des Protozoaires est caractérisé par l'absence de reproduction sexuelle. Par contre, la reproduction gemmipare et la reproduction scissipare sont développées au plus haut degré. Souvent aussi l'Infusoire s'enkyste, c'est-à-dire sécrète autour de lui une coque fermée de tous côtés. Ce kyste protége l'Infusoire contre les causes de dessiccation et de destruction; l'enkystement est en général suivi d'une scission qui sépare l'individu en un certain nombre d'êtres qui deviennent libres par rupture du kyste. Ces procédés de reproduction expliquent la résistance des Infusoires et leur multiplication si rapide dans les infusions. G. Carlet.

§ II. **Physiologie** § I. Définition et nature du phénomène. Le terme *génération* désigne en biologie la production d'un nouvel être organisé, simple ou composé, qui n'existait pas. La formation de tout organisme composé est naturellement la résultante de l'apparition successive d'une certaine quantité de substance organisée, c'est-à-dire de l'arrivée d'une certaine masse de matière à *l'état* dit d'*organisation* (*voy.* Organisation).

L'observation montre que dans cette production, on ne peut plus réelle, c'est toujours de la matière composant les milieux terrestres ambiants qui intervient et que toujours tout commence et finit par y être mathématiquement fonction de ses quantités et qualités d'une part, des *états* dits d'*organisation*, de l'autre, par lesquels elle passe comme signe numératif le plus élevé des états que peuvent prendre les molécules terrestres, chimiquement simples ou composées.

L'observation montre en outre que, lorsqu'elle passe par l'état d'organisation, la matière le fait toujours sous des formes et des dimensions définies et déterminables, celles qui chronologiquement ont été et sont encore dites d'*unités*, *éléments ou individualités anatomiques*, de *cellules*, de *plastides*, d'*organismes élémentaires*, *simples*, *unitaires*, etc.

La génération des organismes composés ou multicellulaires est un cas particulier plus ou moins compliqué de la génération des unitaires, à laquelle on est toujours forcé de se reporter pour saisir les modes de cette génération et pour les comprendre.

La génération que nous connaissons le mieux est celle qui se passe dans les ovules, qui se répète tous les jours. et dont tous les jours on peut vérifier les phases et les modes, à l'aide des procédés de l'observation et de l'expérience. Or en dehors de toutes préconceptions et préoccupations sur ce qui s'est passé lors de la première genèse ou génération nécessairement spontanée en des lieux et des temps quelconques, on constate toujours ce qui est dit ci-après dans toute génération des plantes et des animaux; les cas nombreux qui se présentent comme exceptions, parmi les plantes surtout, ne sont que des cas particuliers, qui se lient aux suivants comme dérivations dont il est facile de remonter le cours.

A. Dans les organismes complexes, y compris l'homme, l'apparition du nouvel être débute par un phénomène de *genèse* (voy. Blastème, p. 575), celle du *noyau vitellin* ou *pronucléus*, survenant peu après la fécondation (voy. Fécondation, p. 385). Cette genèse rompt à chaque génération la continuité directe de substance qu'on a souvent supposé, exister entre tous les organismes à compter du premier qui est apparu. Telle sorte que cet être seul et unique aurait été produit ou formé par genèse. Tous les autres dans la succession des siècles et l'expansion de ceux-ci dans les espaces terrestres n'en auraient été et n'en seraient encore qu'un développement, ayant lieu aux dépens d'une parcelle directement prolongée et détachée de la substance de chacun à partir du premier; sans que jamais cette propagation pût être une naissance ou genèse reproductrice. Cette genèse rompt l'hypothèse de la continuité directe, disant qu'il n'y a eu originellement qu'une fois *production génétique* et jamais depuis lors *répétition* similaire de ce fait, supposé à la fois premier et unique.

Il est probable que cette *genèse* du noyau vitellin dans ce qu'elle a d'intime et de moléculaire, d'essentiel, en un mot, répète sous nos yeux un phénomène, non identique, mais homotype à celui de la première genèse spontanée qui fut. Genèse dont les homologues ont lieu peut-être encore librement dans les milieux naturels ou artificiels de nos jours, en ce qui concerne du moins des êtres aussi simples que le *noyau vitellin*. Nous ne le savons du reste pas encore ici d'une manière scientifiquement certaine; mais nous le savons d'une manière sûre pour le pronucléus, corps organisé qui, pour ne pas être libre, isolé, indépendant du milieu au sein duquel il naît, n'en est pas moins isolable, avec composition, couleur, densité, formes et dimensions propres et constantes; avec conservation de son organisation et de sa vie; pour un temps très court il est vrai, mais certain. D'autres exemples de *genèses* semblables seront cités du reste, aussi bien pour des cellules proprement dites, que surtout pour des noyaux et des dispositions intimes, tant structurales seulement, que relatives à des parties intracellulaires, devenant ainsi indépendantes.

Une fois né, le noyau vitellin se segmente; mais comme il grossit au fur et à mesure qu'a lieu cette scission continue, il en résulte que de lui, né de la sorte, dérivent ainsi progressivement les noyaux de tous éléments anatomiques permanents du nouvel animal. Quant à la substance du vitellus même, se segmentant en même temps que le pronucléus dont elle entoure les subdivisions sous forme d'autant de corps cellulaires, elle disparaît et se résorbe par un mécanisme décrit plus loin. Alors, autour de chaque noyau devenu libre et centre de génération, apparaît le corps cellulaire de *tous les éléments permanents*, avec ou sans dépendances fibrillaires (*voy*. Fibre). C'est encore par genèse, et par genèse directe, qu'a lieu cette apparition de la partie essentiellement active de chaque élément anatomique nerveux, musculaire, lamineux, élastique, etc., sans que nul d'entre eux soit une transformation de quelque élément né avant lui, qui aurait déjà rempli quelque autre rôle physiologique, et dont il deviendrait une autre forme par addition ou soustraction de matière, sans *discontinuité de substance et d'existence*.

B. Quant aux premières cellules de l'*ectoderme épidermique* et à celles de l'*endoderme*, leur noyau est une provenance du pronucléus et leur corps en est une de la substance du vitellus, par segmentation progressive de l'un et de l'autre. Mais, dès la formation d'une seconde couche ou d'une rangée cellulaire au-dessous de la première, qui était ainsi dérivée du vitellus (et de même pour toutes les autres qui viendront bientôt les remplacer lors de chacune de leurs chutes par mues naturelles), noyau et corps cellulaire apparaissent par genèse. Le noyau ni le corps cellulaire ne sont plus ici un dérivé par scission successive, et encore moins une transmutation de quelque cellule antécédente (*voy*. Ch. Robin, *Anatomie cellulaire,* Paris, 1873, p. 329 et suiv., et l'art. Cellule, p. 599-603).

C. Enfin c'est par genèse encore que naissent consécutivement aux unités ou éléments anatomiques, tant caducs que permanents, ci-dessus indiqués, et par leur intermédiaire, les éléments exo-cellulaires ou non cellulaires, soit permanents, soit caducs aussi, représentés par :

1° Les parois propres glandulaires, gaînes ou capsules hyalines, du cristallin, de l'ovule (*voy*. Œuf, p. 567), etc., de provenance ectodermique ou endodermique, et non mésodermique.

2° Les substances amorphes intercellulaires et interfibrillaires, d'origine mésodermique.

5° Les substances homogènes ou diversement figurées, exo-cellulaires ectodermiques et squelettiques des dents (ivoire et émail), des écailles, des coquilles (*voy*. Cellule, p. 635, 644, 670, et Fibreux, p. 53), des diverses pièces squelettiques chitineuses, des articulés, des vers, etc.; sans que jamais les unes plus que les autres de ces nombreuses et volumineuses sortes d'éléments anatomiques aient passé par l'état de noyau ni de cellule, sans que jamais nulles n'arrivent à prendre ces formes élémentaires.

D. L'apparition de l'ovule, ou cellule qui relie le futur et le présent au passé antécédent, ne fait nulle part exception à côté de celle des autres éléments de l'organisme qui le porte. Nulle part il n'est une transmutation de *specie in speciem* de l'une des cellules de celui-ci, et non davantage une provenance sans *discontinuité de substance ni d'existence* de l'ovule ou autre cellule de l'organisme précédent, de celui qui pond l'ovule. Toutefois, comme l'ovule n'est qu'une cellule ectodermique (B) d'une évolution et d'une caducité tardives comparativement à ces homologues embryogéniques, son *corps cellulaire* (devenant plus tard le vitellus) peut seul être considéré comme une très-partielle *continuation en substance et en existence* du vitellus maternel ou précédent; car il ne l'est que d'une manière infinitésimale de la substance de l'organisme dont il a fait partie, et de ses antécédents par suite, sans en avoir retenu même une parcelle.

Quant à son noyau cellulaire qui, par scission progressive, dérive, sans discontinuité de substance, du *pronucléus*, noyau qui en fait est né par genèse (A), il disparaîtra une fois devenu vésicule dite *germinative*, pour être ensuite remplacé par un autre *pronucléus* (ou noyau vitellin) qui ne naît qu'après la fécondation. Par suite le noyau précédent ne se continue ici pas davantage, en forme ni en volume, dans l'ovule de l'être dont il marque le début génétique, que dans les autres éléments de celui-ci (*voy.* Fécondation, p. 366 et 385, et Sexe, p. 477).

En constatant l'évidente disparition (par liquéfaction) graduelle de la *vésicule germinative*, l'évidente impossibilité d'une liaison substantielle et morphologique (*totius substantiæ*) par elle de l'ovule avec les cellules qui en dérivent par segmentation pour conduire à la formation d'un autre individu, quelques auteurs ont supposé que cette continuité directe ou filiation de substance s'établissait : 1° par le ou les *nucléoles* de la *vésicule* qui ne se liquéfieraient pas, ou 2° qui apparaîtraient dans la vésicule aussitôt avant, ou pendant sa liquéfaction, puis qui s'accroîtraient après la fécondation, pour devenir le *noyau* vitellin ou *pronucléus;* d'autres ont admis que c'est tout ou portion du spermatozoïde en substance qui vient établir cette filiation (*voy.* Fécondation, p. 391).

Au fond, jamais ici on ne fait autre chose que reculer la difficulté sans la résoudre en rejetant la continuité morphologique de substance reliant la mère ou le père à ses descendants, sur les plus petites des parties ovulaires encore visibles, telles que le *nucléole* quand on voit le noyau diffluer réellement sous les yeux de l'observateur. Ceci revient en un mot à porter cette filiation parcellaire directe et sans discontinuité de substance sur ce qui est réduit à un minimum de volume saisissable; le tout afin de ramener la génération à ce qu'on appelle la *loi de continuité.* C'est en fait vouloir n'en faire qu'une gemmiparité continue, suivie d'accroissement; c'est-à-dire l'amener à n'être pas, puisqu'elle n'est plus de la sorte qu'un développement à formes ou courbes successivement, mais continûment, accrues puis réduites, pour réaccroître, et ainsi de suite.

Quant aux mollusques, aux crustacés décapodes, aux poissons, etc., chez lesquels, dès la première ponte, s'en vont tous les œufs d'origine blastodermique, comme le font les cellules ectodermiques et endodermiques (B), pour tous ceux qui les remplacent ensuite, noyau, corps cellulaire (*vitellus*) et paroi (*membrane vitelline*) apparaissent par genèse, comme le font du reste les épithéliums de remplacement des téguments, des ongles, des poils et des plumes qui muent.

E. Ainsi donc, de quelque feuillet blastodermique que ce soit dont dérivent par exsertion ou par involution, d'amas cellulaires plus ou moins considérables, ici, tout un *système* (névraxe, notocorde, intestin, protovertèbres, etc.), là, tels ou tels *organes* isolément (follicules, glandes, poumon, ovaires, testicules, etc.), ce qu'il y a de caduc, comme ce qu'il y a de permanent, dans chacun de leurs éléments, et dans leur masse par conséquent, dès qu'ils entrent en jeu, est apparu par genèse, savoir :

1° Le noyau, par l'intermédiaire du pronucléus qui est né par genèse ;

2° Le corps cellulaire et fibrillaire, par genèse directe autour de ce noyau comme centre (*voy.* Fibre) ;

5° Le noyau même et le corps cellulaire, quand il s'agit des épithéliums de remplacement ;

4° Par genèse encore, lorsqu'il s'agit des substances amorphes, etc. (C).

L'importance du contenu de ce dernier alinéa (E) n'échappera certainement à personne. Rapproché des précédents, il montre que, dans le temps et pour le nombre, la *genèse* prime l'*évolution*, le *développement*, celui-ci ne l'emportant qu'en ce qui touche la masse, le volume individuel.

Spécifions même ici que lorsqu'il s'agit de l'apparition des quatre membres, de celle des noyaux composant le tissu de leur squelette cartilagineux et celui de leurs doigts, de l'apparition des faisceaux musculaires correspondants (*voy.* CELLULE, p. 650 à 653), on ne sait pas encore nettement si ces noyaux dérivent réellement du pronucléus par l'intermédiaire d'une scission prolifiante des noyaux du mésoderme (E, 1°), ou si au contraire ce n'est pas par *genèse* qu'ils apparaissent, comme le fait ensuite autour d'eux chacun des corps cellulaires qui les entourent (E, 2°).

Mais ce qui est certain, c'est qu'il n'y a pas transmission au nouvel embryon, par l'intermédiaire du vitellus qui le précède, d'une portion toute formée de quelque prétendue *gemmule* de fémur, d'humérus, de biceps, de nerf radial ou sciatique et aussi des autres organes, contrairement à d'anciennes hypothèses qui ne sont citées ici que parce que des modernes les remettent en avant. Or cela importe, car c'est dans le cas seul où cette transmission serait que l'on pourrait comprendre la transformation graduelle de *specie in speciem* d'une succession d'individus, par évolution poussée sur chacun de ceux-ci, soit plus, soit moins loin qu'à l'ordinaire, jusqu'à cessation de l'*interfécondité* sur l'un d'eux, puis sur ses descendants, le tout sous l'influence des conditions extérieures à lui (comme de Lamarck puis Darwin l'ont admis).

Par l'intermédiaire du noyau vitellin (né par genèse) et du vitellus d'abord, de la genèse des corps cellulaires ensuite (des musculaires et des nerveux au moins d'abord, des épithéliums après la mue et plus tard), il y a reconstitution totale et de toutes pièces d'un nouvel organisme, aussi bien que de chacun de ses éléments constitutifs (E), et précisément comme conséquence même de la régénération de fond en comble de ceux-ci.

Cette reformation totale, sans préformation des parties comme du tout, a lieu suivant un plan qui reste le même aussi loin que nous puissions remonter dans le passé organique et historique; mais ce plan oscille considérablement pendant toute la durée de cette formation; les limites de l'arc d'oscillation sont représentées du côté de la génération par les monstruosités non viables, et du côté de l'évolution par la mort individuelle, par la cessation de la nutrition, qui fait cesser toute croissance comme toute formation.

Quant à la raison d'être de la constitution et du maintien de ce plan, il faut la chercher dans la nature chimique et les mouvements moléculaires des principes immédiats composant le vitellus et les spermatozoïdes, en tenant compte ici de l'état antérieur par lequel ont passé leurs molécules; on le fait déjà sous ces divers rapports lorsqu'on étudie les conditions du maintien et de la variation des formes cristallines dans les cas de recomposition successive des composants de tels ou tels sels, par exemple, soumis à des ségrégations moléculaires diverses ou à des reconstitutions de tels ou tels angles des cristaux expérimentalement brisés (*voy.* FÉCONDATION, p. 564).

Genèse du pronucléus; individualisation graduelle de celui-ci et du vitellus en cellules se groupant au fur et à mesure en feuillets distincts; délimitation de ces cellules par groupes en systèmes ou en organes, avec genèse simultanée, mais graduelle, des éléments fondamentaux du tissu correspondant, comme il vient d'être dit (en A) : telle est la succession des phases génétiques générales. Entre la genèse de l'*élément fondamental* et la délimitation du système ou de l'organe, que le premier constitue essentiellement, s'intercale graduellement aussi la genèse des *éléments anatomiques accessoires* compliquant l'arrangement réciproque des premiers, la texture du tissu, restée relativement simple jusque-là.

Notons de suite que, dans le cas où, après la fécondation, c'est par gemmation que le vitellus s'individualise en cellules, au lieu de la genèse d'un pronucléus se segmentant graduellement ensuite, on observe d'une manière immédiate la genèse d'autant de noyaux qu'il y a de gemmes se détachant à l'état de cellules. Il résulte de là que sur ces animaux (insectes, araignées, etc.) on a ici les cellules groupées d'une manière immédiate en feuillets blastodermiques, alors que sur les autres animaux les dispositions homologues ne se manifestent que comme la terminaison d'une succession de phases antécédentes. Quant à la délimitation des systèmes et des organes (E), elle a lieu ensuite comme dans les autres embryons. Mais notons expressément que ces faits prouvent bien ce qui suit : les noyaux des cellules blastodermiques des vertébrés, etc., pour être dérivés du *pronucléus* par segmentation progressive de celui-ci et de ses subdivisions, grossissant progressivement aussi, ne représentent pas moins des noyaux nés par genèse que ne le fait le pronucléus leur générateur, et que ne le font les noyaux leurs homologues, nés chacun individuellement par genèse dans les gemmes vitellines formant les cellules du blastoderme des insectes, etc.

Au moment de sa naissance, sur l'individu qui le porte, l'ovule, femelle ou mâle, a déjà, en volume et en poids, acquis par assimilation plus de substance propre qu'il n'en tient de sa mère, si tant est que son corps cellulaire ou vitellus conserve une continuité matérielle avec la substance maternelle à cet égard (D). Il en est à plus forte raison ainsi lorsqu'il arrive à la maturité. En admettant cette continuité matérielle et tenant compte de la division de la matière à l'infini, on pourrait dire que le nouvel embryon conserve toujours quelques molécules de la substance de ses antécédents originels, soit maternel, par le vitellus, soit paternel, par les spermatozoïdes, et spécialement par le *pronucléus* apparu par genèse après la fécondation ; d'où l'hérédité et l'atavisme, en admettant de la part de ces molécules une influence semblable à celle qu'exerce un cristal de tel ou tel type sur celui des cristaux se produisant à son contact dans une solution sursaturée. Mais, même en admettant cette continuité de substance, qui n'est pas prouvée (D), il n'y a pas là une préformation ou préexistence de toutes pièces. Cette préexistence serait seulement et partiellement moléculaire, puisqu'à chaque fécondation ovulaire il y a reconstitution de toute pièce des éléments, comme de tout nouvel être ; y compris l'ovule ovarique ou femelle d'une part, testiculaire ou mâle de l'autre, au moins en ce qui touche le noyau pour ceux-ci.

L'individualisation du vitellus en cellules, par segmentation, conduit ce dernier à la formation du blastoderme, composé de trois feuillets : l'ectoderme, l'endoderme et le mésoderme ou feuillet intermédiaire. De celui-ci dérivent les systèmes organiques les plus nombreux, les plus volumineux et les plus importants au point de vue fonctionnel ou physiologique. Or aucune des cellules composant l'un quelconque de ces trois feuillets du blastoderme et bientôt de l'embryon ne dure autant que le nouvel être ainsi constitué. Pour aucun de ces feuillets une des cellules ayant pris part à la formation de l'embryon ne prolonge assez son existence pour se retrouver encore sur l'animal devenu adulte; aucune ne dure autant que lui. En d'autres termes les éléments ou unités anatomiques *cellulaires*, les *cellules* qu'on trouve sur l'adulte ne sont pas les mêmes, ni l'un des mêmes, que ceux qui sont dérivés du vitellus par segmentation et ont primitivement formé cet être, qui l'ont d'abord formé à eux seuls, sans adjonction d'éléments *non cellulaires*, exo-cellulaires de fait, bien que de provenance cellulaire.

Nous verrons en effet que les cellules de l'ectoderme et de l'endoderme, ainsi que celles des organes qui en dérivent, tombent toutes graduellement en entier, et non pas une fois mais plusieurs fois, après que l'animal est sorti de l'œuf. A chaque fois aussi et graduellement, noyau et corps cellulaire naissent et renaissent de toutes pièces, par genèse, en remplaçant celles qui tombent, mais en se développant avec conservation constante du même type, le type épithélial qu'avaient les premières ou blastodermiques (*voy.* CELLULE, p. 598).

Nous verrons encore que les cellules du névraxe primitif ainsi que toutes celles du mésoderme, celles-ci semblables entre elles, disparaissent graduellement ; mais sans tomber à l'extérieur comme les autres, par atrophie de leur corps cellulaire suivant un mécanisme particulier (*voy.* CELLULE, p. 642).

Au fur et à mesure que disparaissent ces cellules, d'autres naissent en leur lieu et place, une fois pour toutes. Elles naissent par genèse (E, 2°), se substituant aux premières dont elles diffèrent ici et là ; c'est-à-dire que tout en conservant le type *cellulaire*, pris dans le sens général, elles sont spécifiquement diverses, d'espèces nombreuses, anatomiquement et physiologiquement ; elles remplacent ainsi une fois pour toutes, d'une manière permanente et définitive, sans jamais tomber, le groupe unique des cellules mésodermiques de provenance vitelline ; elles peuvent après ablation se régénérer, noyau et corps cellulaire, mais tout autrement que ne le font les cellules ecto- et endodermiques, à type épithélial, dès les premières qui se juxtaposent pour former les feuillets embryogéniques.

Quant aux unités ou éléments anatomiques *non cellulaires* de génération postérieure à celle des cellules blastodermiques, ceux qui naissent au sein des tissus mésodermiques, ectodermiques, nés par genèse (C) : une fois apparus, ils ne tombent ni disparaissent. Ils durent autant que tout l'organisme même. Ceux en petit nombre bien qu'importants, dont les principes immédiats sont d'origine épithéliale, qui sont caducs et renouvelables à la manière des épithéliums, seront indiqués ailleurs, n'ayant pas d'importance ici.

Les valeur de ces données de l'observation n'échappera pas à ceux qui savent que la génération des éléments anatomiques est ordinairement exposée comme si tous étaient des *cellules ;* et comme si les cellules qu'on voit sur l'adulte n'étaient autres que celles-là mêmes qui composent l'embryon à l'état blastodermique, plus ou moins modifiés seulement, et d'une manière directe quant à la forme et à la structure.

Ce qui précède nous permet de voir nettement que la génération des éléments anatomiques, et par suite des organismes complexes, est une genèse et la formation d'une chose qui n'existait pas. Il y a là autre chose qu'un simple accroissement ou développement. Dire avec quelques naturalistes que l'*embryon se forme peu à peu par une différenciation progressive* est donc formuler une erreur, par suite d'une perversion injustifiable du sens des mots. Dans son acception originelle ou newtonienne, le terme différenciation exprime la *détermination des limites du rapport qui existe* entre deux ou plusieurs *choses différentes et variables*. C'est l'action de différencier, de prendre une différence. Hors de là, il signifie l'*accroissement* ou le décroissement d'une quantité ou chose existante par *addition* ou soustraction d'autres quantités ou parties, infiniment petites ou non. Ce n'est donc pas la différenciation qui forme, c'est elle qui est le résultat d'une formation, en plus ou en moins, d'une addition ou d'une soustraction.

L'accroissement suppose en effet une quantité préexistante. Or l'ovule, même fécondé, est un élément anatomique ; c'est une quantité, mais ce n'est pas l'embryon.

Si l'on veut faire signifier à ce terme l'action d'établir une différence entre deux choses, il faut dire en quoi consiste cette action. C'est alors seulement qu'enlevant au mot différenciation le sens qu'il a dans les mathématiques, s'adressant à ce qui est moléculaire, invisible et abstrait, on pourrait l'importer dans les sciences concrètes.

C'est ainsi que, dans le cas où un chimiste imaginerait de dire qu'il y a différenciation dans le passage d'un corps de tel état à un autre, de l'état liquide à l'état solide et visible, par cristallisation ou par coagulation, il ne le ferait qu'en supposant sous-entendu ce que l'on sait des actions physico-chimiques caractérisant ce changement d'état : changement qui n'est ni une addition ni une soustraction. Or, dans la génération des éléments anatomiques, il y a genèse de substances ayant masse et configuration, ce qui est autre chose et plus que la cristallisation et la coagulation, puisqu'il y a formation de principes immédiats, de composés chimiques, dont les composants seuls existaient ici à l'état invisible; ce qui est autre chose encore que l'accroissement, puisque celui-ci résulte de cette formation, et le décroissement, de l'action contraire. Cette action une fois connue, mais à cette condition seule, on peut dire, en biologie comme en mathématiques, que la *différenciation* d'une partie variable quelconque est le changement que cette partie éprouve en passant d'un état à l'état voisin. Ce qui de l'ovule fait un embryon, c'est précisément la genèse ou formation en plus, l'apparition de choses qui n'existaient pas, savoir : le pronucléus d'abord, suivi de sa segmentation et de celle du vitellus; l'accroissement de l'un et de l'autre par addition de molécules infiniment petites ne se manifeste même qu'ensuite.

Le fait génétique prime tout ici, et aussi bien pour les éléments anatomiques que pour les tissus et les organes; leur formation, leur apparition n'est pas un simple accroissement d'une chose qu'il faudrait supposer préformée aussi bien que moléculairement préexistante, passant à un état différent par quantités insensibles.

L'accroissement, le développement seul du tout comme des parties, pourrait être dit une différenciation, mais la formation des éléments qui composent le tout est autre chose : c'est un acte génétique, et la différenciation de l'ensemble ne se manifeste que par celle-ci et comme conséquence.

Ainsi l'apparition d'une chose qui n'existait pas, qui n'avait ni forme ni masse jusque-là, n'est pas la différenciation. Celle-ci n'est que l'expression, la manifestation de la formation qui a eu lieu. Le développement lui-même, le changement de la structure intrinsèque de chaque cellule avec le temps, n'est qu'un résultat de *formations*, un effet différentiel obtenu par *genèse* de choses qui n'existaient pas; car il ne faut pas oublier ici que ceux qui disent de l'embryon qu'il se forme par différenciation, sans *génération*, ne parlent jamais de la nutrition comme moléculairement formatrice de principes immédiats dans l'intimité de chaque élément : nutrition pourtant qui est la condition essentielle d'accomplissement de tout acte génétique et évolutif de la part de quelque élément que ce soit.

Tout ainsi, dans l'organisme comme dans ses parties, se trouve subordonné à la composition immédiate, à sa constitution et à son mouvement moléculaires. Ces données nous font comprendre la raison d'être de ce fait : que trois ordres de caractères permettent de déterminer, dans tous les cas qui peuvent se présenter, la nature soit animale, soit végétale d'un corps quelconque. Ce sont : 1° ceux qui concernent leur composition immédiate par tels ou tels principes, et que nous décèlent les réactifs chimiques ; 2° ceux qui concernent leur constitution organique structurale mise en évidence par l'observation directe ou aidée par les divers procédés d'analyse anatomique ; 3° ceux enfin qui sont tirés de leur manière de naître et de se développer dans le temps et dans l'espace : et ce sont là, comme on le voit, trois ordres de notions subordonnées à ce point les unes aux autres, qu'en fait elles forment un tout indissoluble (voy. BIOLOGIE).

Ce qui précède résume ce qu'on désigne sous le nom de *théorie cellulaire*. Quant à la nature des phénomènes de la genèse envisagés d'une manière abstraite, elle a été indiquée dans l'article BLASTÈME, p. 575.

Ces données font encore saisir comment cette étude de la génération, de la *naissance des éléments anatomiques, domine l'histologie*, et la fait comprendre, aussi bien qu'elle le fait pour la manière dont apparaît chaque système d'organes et chaque appareil, et par suite l'organisme entier ; comment enfin ces mêmes phases génétiques se retrouvent lors de la régénération des diverses parties du corps après leur ablation. Ici enfin la manière dont l'ovaire et le testicule apparaissent dans l'embryon avant tous les autres parenchymes, la manière dont naissent en eux, avant tout, tous les ovules qui existeront jamais (qu'ils soient ou non ultérieurement le siége des phénomènes de l'ovulation), constituent autant de faits qui montrent à quel point est grande l'erreur de ceux qui, malgré ces données caractéristiques, continuent à considérer ces organes comme des glandes ou parenchymes sécréteurs, à faire en un mot de la génération une sécrétion, par l'évolution et la fécondation. Il est un fait qui donne à l'étude de la génération, à l'embryogénie, un caractère tout spécial comparativement aux autres branches de la physiologie, de la dynamique biologique. Il consiste en ce que l'acte, le mouvement moléculaire, d'où résulte l'apparition d'une partie qui n'existait pas, coexiste avec l'apparition ou des modifications, de la forme, des dimensions et de la structure de cette partie (voy. SEXE).

La morphologie marche de front avec la dynamique formatrice et évolutrice, avant même que se manifestent dans les éléments et les tissus les propriétés spécifiques, telles que la ténacité, l'élasticité, la contractilité, la névrilité, qui les amènent à remplir tel ou tel rôle défini : propriétés dont l'étude particulière constitue ensuite pour la physiologie autant de branches distinctes. Mais il n'en résulte pas moins que l'étude du mouvement générateur et évolutif des parties organiques, tant simples que composées, forme aussi une des branches de la physiologie, et que l'embryogénie n'est pas de l'anatomie, contrairement à ce que disent quelques auteurs.

Il n'y a plus aujourd'hui de mystère de la génération, quant aux phénomènes essentiels et fondamentaux. L'observation les a tous abordés, au même titre que ceux de la digestion, de la respiration, de la circulation, etc. De là une extrême simplification de son étude et la rentrée dans le pur domaine de l'histoire de nombre des hypothèses anciennes qui l'encombraient.

Durant l'étude de la fécondation, rien n'est plus frappant que l'uniformité observée dans tous les animaux et dans les plantes, en ce qui touche les modes de génération des éléments anatomiques, en ce que ce phénomène a d'essentiel.

Rien de plus frappant d'autre part que le nombre des variétés d'aspect qu'ils peuvent offrir sans changer de type, quand on les suit d'un groupe à l'autre des êtres organisés.

Quelle que soit aussi l'intensité de l'intérêt que présente l'examen de ces variétés d'un même acte comparé à lui-même d'une classe animale à l'autre, les limites données à cet article ne permettent pas de tout décrire. Du reste, le type se trouve aussi bien dans les mammifères et dans les autres vertébrés qui nous intéressent le plus directement que sur les vertébrés, tellement le phénomène se montre univoque dans tous les êtres. Il devient par suite facile de satisfaire à l'obligation de restreindre cet exposé aux données fondamentales et essentielles, démontrant que les formules indiquées plus haut sont bien l'expression générale de faits vrais, dont le nombre est trop grand pour que chacun puisse être décrit séparément.

Dans l'un et l'autre cas, quel que soit le mode d'après lequel a lieu l'apparition de nouveaux individus, le résultat de leur naissance est la *multiplication* de ces êtres. Dans le cas des individus élémentaires, des éléments anatomiques, des cellules, cette *multiplication* a pour conséquence l'*accroissement*, l'augmentation de masse de l'organisme que composent les cellules, dont les dernières venues dérivent directement ou indirectement, et auxquelles elles s'ajoutent. Cette multiplication a pour conséquence l'augmentation du nombre des individus et la conservation de l'espèce lorsqu'il s'agit d'un organisme indépendant. Ce fait, joint à ce que l'apparition de toute partie visible est la résultante de la *génération de parties invisibles élémentaires*, montre que c'est par l'étude de cette dernière qu'il faut commencer l'examen de ce sujet. La génération de ces éléments satisfait en effet, si l'on peut ainsi dire, à l'apparition et à l'extension du tout par celles de chacune de ses parties; elle nous permet d'en saisir les moindres rudiments aussitôt que se montre leur ébauche. En outre, une fois poursuivi l'examen de la génération des éléments dans les êtres complexes, la génération des animaux et des plantes unicellulaires se trouve connue par ce fait même (*voy.* Ch. Robin, *Remarques sur la genèse des éléments anatomiques,* in *Journ. de l'anat. et de la physiol.*, 1878, p. 307).

Lors de l'apparition de parties qui n'existaient pas, l'examen des conditions de l'accomplissement de ces phénomènes montre que dans toute génération il y a des générateurs; ce sont, soit des antécédents matériels semblables, soit des antécédents représentés par des groupes moléculaires divers, s'associant en un tout apercevable. Ces faits dits alors de *génération hétéromorphe*, ou *spontanée*, ou d'*hétérogénie*, seraient les types de toute naissance, soit qu'il s'agisse directement des principes des milieux ambiants, soit que ces principes viennent molécule à molécule de la substance d'éléments anatomiques voisins, après avoir ainsi passé déjà par un *état antérieur* organique. Ce dernier cas caractérise la *genèse* des éléments anatomiques et de leurs parties apparaissant successivement.

Pour les anciens, les mots naissance, *nativitas, generatio, genesis,* signifiaient entre autres choses : *ortus rerum naturalium ex præexistente materia* [*voy.* Ch. Robin, *Sur la substance organisée et l'état d'organisation (Journ. de physiol.* Paris, 1862, in-8, p. 501); *Note sur la manière de déterminer si une substance d'origine organique doit être considérée comme substance organisée*

(*Ibid.*, 1868, p. 5) et *Mémoire sur les divers modes de la naissance de la substance organisée en général, et des éléments anatomiques en particulier* (*Journ. d'anat. et de physiol.* Paris, 1864, in-8, t. I, p. 26)].

Le mot *formatio* n'avait pas le même sens, il s'appliquait au fait de donner une forme à un objet, ou à celui de l'acquisition d'une forme comme résultat de la procréation, et c'est dans ce sens qu'on disait *formatio fœtus* (Castelli, *Lexiq.*, 1746). Les expressions *naissance, génération* et *reproduction* ont généralement été adoptées pour désigner le phénomène dont il est ici question, même en parlant des éléments anatomiques, comme par exemple dans les phrases suivantes : « Ce n'est pas par l'alliage d'utricules d'abord libres que le tissu cellulaire des plantes se produit, mais par la *force génératrice* d'un premier utricule, qui en *engendre* d'autres doués de la *même propriété* » (Mirbel, *Recherches anatomiques et physiologiques sur le Marchantia polymorpha,* Paris, 1831, in-4, p. 13); et encore : « l'ensemble des faits tend à prouver que cet abondant résidu (le *cambium* des plantes), élaboré derechef et devenu soluble par l'effet de procédés chimiques qui nous sont inconnus, se rend où l'appellent les besoins de la végétation et sert à la fois à la *création*, à la *génération* de nouveaux utricules et à la *nutrition* des anciens » [Mirbel, *Nouvelles notes sur le cambium*, lues à l'Académie des sciences, le 29 avril 1829 (*Mém. de l'Acad. des sc.*, Paris, in-4, t. XVIII, p. 19)]. Depuis Schleiden (*Beiträge zur Phytogenesis*, in *Archiv für Anat. und Physiologie*. Berlin, 1838, in-8, p. 138 et suiv.) et Schwann, ces expressions ont été remplacées par celle de *formation* de cellules (*Zellenbildung*). Mais c'est à tort, et cet exemple ne doit pas être suivi, car les mots *formation* et *naissance* désignent deux phénomènes très-différents. Le premier sert à faire connaître qu'on obtient et qu'on peut obtenir quelque *composé chimique*, qui n'existait pas l'instant d'avant; ou bien il désigne le fait chimique de combinaison ou de décomposition, soit directe, soit indirecte, qui a pour résultat la formation d'un composé chimique. Il s'applique, comme on voit, aux *corps bruts*, ou à l'un de leurs phénomènes, mais non aux corps vivants. La *naissance* est ce fait que caractérise la production dans un être vivant (c'est-à-dire se nourrissant), à l'aide de principes immédiats variés, d'un élément anatomique, noyau, cellule, etc., qui, dès leur apparition offrent une structure et un volume déterminés différents selon les individus; qui naissent ayant de prime abord certaines dimensions, et qui peuvent ensuite se développer ou rester tels, plus ou moins longtemps, à moins qu'ils ne s'atrophient et ne soient résorbés. Dès la naissance, la substance des éléments anatomiques est vivante elle-même, participe aux actes de rénovation moléculaire de l'être dans lequel elle est née. Les termes *naissance* et *genèse*, dans le sens le plus général, en un mot, ne s'appliquent qu'au fait de l'apparition des *corps organisés* en un point où ils n'existaient pas, et le terme *formation* n'est applicable qu'au fait de l'apparition d'une ou de plusieurs espèces de corps bruts, de composés chimiques (*voy.* l'art. CELLULE, p. 589, pour l'indication de quelques autres sens du mot *génération*, lorsqu'au lieu de l'organisme on parle de ses parties simples ou composées, et DÉGÉNÉRATION).

On voit par ce qui précède quelle est la raison d'être des sens divers que prend le mot *génération*. Son acception varie en effet suivant qu'on examine : 1° l'ensemble des conditions d'accomplissement du phénomène, puis celui-ci même, en tant que *fonction* remplie (*a*), par l'organisme entier s'il est unicellulaire on pauci-cellulaire (*b*), par certains *appareils* seulement lorsqu'il s'agit d'un animal ou d'un végétal de structure complexe. 2° Cette acception devient autre, lorsqu'on envisage les phases et les formes de l'*apparition* même des parties organiques soit simples ou élémentaires (Cellules, etc.), soit complexes, depuis les tissus jusqu'à l'organisme entier. C'est à l'examen de ce côté de la question que cet article est consacré ; il renvoie, comme on le comprend aisément, aux articles EMBRYON et FŒTUS tout ce qui concerne l'étude morphologique de la *formation du produit de la conception,* et à l'article SYSTÈME ce qui concerne la morphogénie des systèmes organiques.

La *génération en tant que fonction,* dite acte de la génération, a été étudiée aux articles FÉCONDATION, GÉNÉRATEURS (*Appareils*) et ŒUF. Là ont été spécifiées les homologies des organes de la génération des deux sexes, tant pour ce qui touche ceux où se prépare la semence et le produit de la génération que pour ce qui concerne l'émission ou émergence de l'un et de l'autre (*voy.* SPERME).

Comme on le voit, l'étude de la génération fait partie de la physiologie générale. La génération de l'embryon, l'*embryogénie* d'un ou de plusieurs organismes végétaux ou animaux comparativement est un cas particulier de cette étude. Elle représente celle des divisions de la physiologie spéciale qui étudie le rôle particulier des organes de la reproduction, puis la provenance et le developpement de leur produit (*voy.* GERME).

Le terme *génération* ne désigne pas seulement l'acte, l'activité génétique ou productrice d'un nouvel être ou de ses parties. Il sert parfois à la désignation de l'ensemble des individus reproduits, qui ne diffèrent pas plus les uns des autres que de leurs premiers parents ou générateurs (*voy.* NATALITÉ et RACE).

§ II. GÉNÉRATION DES PREMIÈRES CELLULES DE L'ORGANISME. A. *Individualisation du vitellus en cellules par segmentation.* L'étude de la *fécondation* nous a conduit à constater la série des phénomènes moléculaires, bientôt saisissables en forme et en volume sous l'œil, aidé du microscope, par lesquels débute réellement la génération de tout animal et aussi de tout végétal (*voy.* FÉCONDATION, p. 374 et p. 385 et suiv.).

Ce qu'il importe particulièrement d'avoir toujours présent à l'esprit, c'est que tout ce qui existait dans l'ovule (*voy.* ŒUF), sous forme de noyau ou de vésicule (*vésicule germinative* et *vésicule antipode*), pendant la durée de son développement a disparu lorsque ce dernier est achevé. Toutes ces parties, par conséquent, ne prennent aucune part à la génération du nouvel être et ne sont plus à tenir en considération sous quelque rapport que ce soit, dès le moment où a lieu la fécondation et avant déjà. Il y a longtemps que j'ai insisté sur ce fait (1862), en citant les auteurs qui l'ont constaté aussi (*voy.* FÉCONDATION, p. 567-368), et qui est aujourd'hui confirmé (*voy.* E. VAN BENEDEN, *Sur les dicyémides. Bulletins de l'Acad. roy. de Belgique.* Bruxelles, 1876, t. XLI et XLII, p. 88). Rien de plus certain qu'à cette période, c'est-à-dire entre le moment de la disparition de la vésicule germinative et celui de la genèse du *noyau vitellin* ou *pronucléus,* le vitellus ne représente rien autre chose qu'une sphère de substance organisée, plus ou moins finement grenue, sans paroi propre, ni noyau ; le vitellus n'est autre alors que cet état des formes élémentaires de la substance organisée appelé *cytode* ou *phase monérienne* du développement cellulaire. Cet état dure encore quelques instants, lorsque la substance du mâle ou spermatozoïque s'est unie à cette masse de substance femelle. Or, fait capital, c'est de cet amas sphéroïdal ou de ses homologues cicatriculaires chez les ovipares que dérive tout l'organisme nouveau quel qu'il soit ; et le premier acte de cette apparition est celui de la genèse du *noyau vitellin* qui donne au cytode le caractère de cellule (*voy.* Fécondation, p. 368 et 385).

Nous avons noté les phénomènes qui sont la conséquence immédiate des précédents, c'est-à-dire l'*individualisation* du noyau vitellin et de la substance propre du vitellus en *globes vitellins*, aussi dits *blastomères*, arrivant progressivement à l'état de *cellules embryonnaires* ou *blastodermiques*, par une *segmentation* graduelle qui porte à la fois sur le noyau et sur la substance vitelline (*voy* Cellule, p. 593).

Nous avons vu également (p. 595 et suiv.) : 1° de quelle manière les cellules qui résultent de cette division progressive de la masse vitelline se trouvent toujours en contact immédiat et juxtaposées en *un*, puis en *deux* et *trois feuillets blastodermiques*, divisés en *externe* (*périère* de Coste, 1837), *interne* et *moyen* (*voy.* sous ce rapport et pour leurs anciennes dénominations l'art. Blastoderme). Notons ici que les noms d'*ectoderme* ou *exoderme*, d'*endoderme* ou *entoderme* et de *mésoderme* leur sont plus souvent encore appliqués depuis les travaux d'Huxley. Quant aux noms d'*épiblaste*, d'*hypoblaste* et de *mésoblaste*, par lesquels on a cherché à remplacer ces derniers, ils ne sauraient être acceptés, l'embryogénie végétale qui les a créés les ayant appliqués déjà depuis L.-C. Richard à la désignation de parties très-différentes de celles-ci.

Le feuillet externe a encore été appelé *supérieur, corné, sensitif, cutané, sensoriel, séreux* et *animal :* l'interne a été dit *inférieur, muqueux, intestinal, intestino-glandulaire, trophique* et *végétatif;* le moyen a été nommé *intermédiaire, germinatif, germinativo-moteur, fibro-vasculaire.* Mais ces dénominations sont généralement abandonnées.

La plupart de ces noms, ceux de l'ectoderme en particulier, pris à a lettre seraient spécialement trompeurs. C'est ainsi par exemple qu'il n'a rien de *séreux* dans sa constitution [*voy.* toutefois page 366, et Séreux (*Système*)].

2° Nous avons vu aussi comment la nutrition assimilatrice continue, énergique alors, amenant l'accroissement ou développement individuel de chaque cellule, chacune de celles-ci se segmente bientôt en deux (comme l'avait fait le vitellus), dès que son volume arrive par ce développement à dépasser celui qu'elle avait quelques moments avant ; c'est-à-dire à l'instant où, dérivant d'un globe vitellin, elle s'était juxtaposée à ses homologues.

La nutrition de chaque cellule ainsi individualisée amenant son développement, que suit la scission en deux, dès que l'accroissement est achevé, causant de la sorte continûment la multiplication des cellules, telle est la série des actes élémentaires qui déterminent à la fois l'extension en surface des feuillets blastodermiques, et la production des introrsions et extrorsions qui en partent pour conduire à la génération et au développement des parenchymes. Un même mode d'apparition des cellules, ayant leur multiplication pour résultat, amène de la sorte, suivant la direction qu'il prend, à la fois l'accroissement en surface et en épaisseur, soit totale soit locale, sous des formes cylindroïdes, pleines ou creuses, des feuillets blastodermiques : d'où la formation du nouvel organisme.

Or ce qui se passe dans les cellules et leur noyau dérivant de l'individualisation du noyau et de la substance même de la cellule ovulaire (*voy.* Œuf), est exactement semblable à ce qui s'est passé lors de la division première en deux du globe vitellin, et cela jusque dans les moindres détails. De plus il en est absolument ainsi également lors de la segmentation de l'ovule des plantes et de la multiplication de leurs cellules, toutes les fois qu'elle a lieu par segmentation, fait le plus fréquent. Mais avant de décrire ce qu'a de commun cette individualisation cellulaire par segmentation, au milieu des conditions presque sans nombre où elle s'opère dans les ovules et les cellules proprement dites des plantes et des animaux sans exception, il est nécessaire de donner les indications historiques suivantes sur les manifestations extérieures du phénomène.

Coste et Gerbe ont bien décrit et bien figuré l'aspect du *noyau vitellin* (sous le nom de *globule sphérique*) au centre du vitellus et signalent son *nucléole* sous le nom de *noyau* (*j*), dans les ovules de lapine pris au milieu de la trompe dix-huit heures après l'accouplement (*Histoire du développement.* Paris, 1849, in-4°, pl. 2, fig. *i, j*). Ils ont nettement décrit et figuré deux heures plus tard (fig. 5 et son explication) la scission du noyau vitellin (*pronucleus* de E. Van Beneden, expression synonymique dont je me servirai quelquefois pour éviter la répétition trop fréquente du même terme) et de son nucléole, précédant le début de la segmentation du vitellus ; début ayant lieu au point que touchent les *globules polaires* (*d*), qui restent au nombre de deux à cinq sur les mammifères.

C'est dix-huit heures après l'accouplement, soit sept à huit heures après la fécondation, que Coste et Gerbe ont constaté sa production. E. Van Beneden l'a vu environ quatre heures plus tard, sur les lapines également (*Recherches sur les dicyémides. Bulletins de l'Acad. de Belgique.* Bruxelles, 1876, in-8°, t. XLI et XLII). Sur divers invertébrés, je l'ai vu se montrer de quatre à trente heures seulement après la fécondation (*Journal de la physiologie*, 1862, et art. Fécon-dation, p. 588).

Coste et Gerbe les premiers (1849) ont spécifié que les deux globes vitellins primitifs résultant de la première scission du vitellus *sont très-manifestement inégaux* et que c'est là un fait fréquent (*loc. cit.*, explication de la fig. 6). Ils n'ont pas insisté davantage sur ce fait dont l'importance capitale sera mise en évidence plus loin. Du reste déjà Prévost et Dumas (*Annales des sc. nat.* Paris, 1824, t. II, p. 110 à 112 et pl. 6) avaient noté empiriquement, mais nettement, l'inégalité existant entre la *moitié supérieure brune* et la *moitié inférieure jaunâtre* des œufs de grenouille sous le rapport de la précocité et de la rapidité de leur division, ainsi que sous celui du volume de leurs segments. Ils avaient spécifié non moins nettement (p. 109) que les œufs pondus des anoures ont toujours leur partie brune tournée en haut et l'autre en bas, observation confirmée par Rusconi (1826), et dont la priorité est si singulièrement attribuée à Schultze (1863) par quelques naturalistes. Ce n'est qu'en 1851 que Remak (*Archiv für Anat. und Physiologie*, p. 495) spécifia le premier que l'inégalité entre les deux moitiés du vitellus sous ces divers points de vue est en rapport avec ce fait, que les organes sensoriels et moteurs dérivent des cellules que la moitié supérieure donne par division progressive, tandis que les organes digestifs dérivent des parties homologues venant de la moitié inférieure.

En 1844 déjà, Grube avait spécifié que sur les Clepsines ou Glossiphonies, le vitellus se segmente en deux moitiés inégales, que la plus grosse de celles-ci se partage ensuite avant la plus petite (Grube, *Untersuch. über die Entwickelung der Anneliden.* Kœnigsberg, in-4°, 1844).

En 1848 M. de Quatrefages (*Ann. des sc. natur.* Zoologie, t. X, p. 182) a montré aussi que sur les *Hermelles* l'un des deux globes vitellins qu'il nomme *externe* s'organise en *couche cutanée* et plus vite que l'autre ou *interne*, lequel donne lieu constamment à la formation du tube digestif.

En 1875 (*Développement des Hirudinées. Mémoires de l'Acad. des sciences.* Paris, 1875, in-4°, p. 110, 111, 113, 252, etc., pl. II et suiv.), j'ai constaté cette même inégalité dans le volume des deux premiers globes vitellins sur les Hirudinées et divers Gastéropodes. J'ai vu aussi que du plus gros des deux dérivait l'*ectoderme*, et que l'autre se segmentant plus tard et plus lentement fournissait les cellules qui constituent le foie et l'intestin (*voy.* p. 123, 125, etc., pour les faits montrant l'importance de cette distinction des deux premiers globes vitellins durant leur scission ultérieure).

E. Van Beneden (*Bulletins de l'Acad. roy. de Belgique*, 1875, n° 12, p. 23) a constaté sur l'ovule des lapines que, dans les deux tiers des cas au moins, l'un des deux globes dérivant de la première segmentation vitelline est plus gros que l'autre et un peu plus transparent que ce dernier. Cette moindre transparence de l'un des deux se constate même lorsque la différence de leur volume n'est pas saisissable. Il spécifie aussi à juste titre que ces deux globes ne sont pas équivalents. Toutes les cellules de l'ectoderme dérivent du plus grand et toutes celles de l'endoderme dérivent du plus petit. En conséquence, il nomme avec raison *globe ectodermique* le premier et *globe endodermique* ce dernier. Il importe même de spécifier dès à présent que celui-ci n'est pas seulement *endodermique*, mais que c'est de lui également que dérivent surtout les cellules du feuillet moyen ou *mésoderme*.

Ces faits, qui s'observent depuis les vertébrés jusqu'aux vers, comme on vient de le voir, ont une importance physiologique frappante. C'est par une involution de toutes pièces de l'*ectoderme* que se produit le système nerveux central de ce dernier ; c'est donc à l'époque même de la première division du vitellus en deux, ou du moins à celle de l'involution cérébro-spinale de la couche ectodermique dérivant du gros globe vitellin, qu'il faudrait remonter pour saisir l'apparition du principe animique et celle de sa localisation dans chaque nouvel être.

Du reste comme Gerbe et Coste l'ont figuré, et comme je l'ai constaté souvent aussi, la différence entre le globe ectodermique ou le plus gros et l'endodermique se dessine dès l'apparition de la dépression qui annonce la production du premier sillon de segmentation, bien avant que ce dernier fasse le tour du vitellus. Mais comme le globe endodermique contient une moitié du *noyau vitellin* aussi bien que le globe ectodermique, comme les organes qui dérivent ultérieurement du premier tiennent héréditairement de ceux du père, comme ceux qui dérivent de ce dernier; comme le noyau des cellules nerveuses centrales dérive directement par scission continue du noyau vitellin du globe ectodermique (*voy.* CEL-LULE, p. 842), c'est, en cette question, jusqu'aux actes moléculaires caractérisant la fécondation et à ceux qui sont immédiatement consécutifs qu'il faudrait remonter (*voy.* FÉCONDATION, p. 318, 364, 370, 374 et 395). Il faudrait même remonter au delà puisque sur les Batraciens dont les deux moitiés de l'œuf sont colorées différemment, la moitié noire qui s'individualisera seule en cellules ectodermiques est déjà distincte de l'autre longtemps avant la fécondation ; ce fait mérite même d'être nettement spécifié afin de ne pas attribuer à l'intervention de la substance du mâle, des spermatozoïdes en un mot, cette délimitation blastodermique originelle, puisqu'elle est manifestement antérieure.

Sans nous arrêter davantage sur ce côté de la question de la génération en général, remarquons toutefois que dans la série des phénomènes qui vont être décrits, il est nécessaire d'avoir toujours présent à l'esprit les changements de forme et de place dont les globes vitellins sont le siége pendant toute la durée de la segmentation. Il ne faut pas moins tenir compte des déplacements divers que présentent les granules dans le vitellus et dans ses subdivisions (*voy.* FÉCON-DATION, p. 370 et suiv.).

B. *Du mécanisme intime de la segmentation nucléaire et cellulaire.* La division, d'où résulte la discontinuité, la séparation en plusieurs parties, avec contact immédiat simple de celles-ci, là où il y avait continuité de substance dans les ovules et leur pronucléus, ainsi que dans les cellules proprement dites, est toute d'ordre moléculaire. En d'autres termes, cette scission est une manifestation évolutive d'actes nutritifs ayant lieu dans toutes les cellules sans exclusion de parties, sauf pour la paroi cellulaire en certains cas, bien qu'avec des degrés divers d'intensité et de rapidité selon qu'il s'agit du noyau et du corps cellulaire (protoplasma). Naturellement invisibles par eux-mêmes, ces actes peuvent être appréciés d'après leurs résultats, par les changements de structure, de forme, de volume et définitivement de nombre, pour les cellules dont ils amènent l'indivi-dualisation. Tel est par exemple le plan de contact des cellules qui dans cer-taines limites marque la terminaison de la séparation d'une cellule en deux autres ; dit plan ligne ou sillon de segmentation suivant les cas, il indique l'existence du contact de deux surfaces cellulaires là où il y avait d'abord conti-nuité de surface, et résulte de ce qu'une portion de la lumière qui traverse la substance observée par transparence est arrêtée ou déviée par ces plans. De là vient sa teinte grisâtre plus ou moins foncée, comparativement à la matière que la lumière traverse directement. Quoi qu'il en soit, dès que ces particularités physiques sont visibles, elles décèlent l'achèvement de la séparation même (*voy.* CELLULE, p. 595, 596 et 602; SARCODE, p. 773, et SÉREUX, p. 262).

Depuis nombre d'années, il est connu que ces phénomènes intimes et leurs résultats sont les mêmes au fond dans les tissus des plantes et des animaux, et il en est encore ainsi de ceux qui sont notés ci-après.

On n'avait jusqu'à présent en effet décrit que les résultats de la segmentation indiqués à l'article CELLULE, p. 596 et 607. Mais Strasburger, Fol (1873), Auer-bach (1874), Mayzel, E. Van Beneden (*loc. cit.*, 1875, p. 49) et autres ont fait connaître des particularités portant à la fois sur le corps cellulaire et le noyau, entrevues jusqu'alors, non décrites à proprement parler. Il faut noter, il est vrai, que Balbiani (*Journal de la physiologie*, 1861) avait observé et figuré dans leurs détails essentiels celles de ces particularités qui sont relatives au noyau des infusoires ciliés (pl. VIII, fig. 6, *b*, et pl. IX, fig. 4 et 16). Il a même indiqué que l'acide acétique étendu les rend plus nettement observables. Mais faute sans doute d'avoir suivi jusqu'au bout la division du noyau, par une singulière interprétation il a considéré les fibrilles nucléaires dont il sera bientôt ques-tion, comme étant des spermatozoïdes. Ce qui est une disposition transitoire, début de la scission nucléaire, a ainsi été donné comme une formation d'indivi-dualités anatomiques, et comme démontrant l'existence de phénomènes sexuels sur les infusoires, hypothèse aujourd'hui sans appui.

Examinons actuellement ce qui est et se passe en quinze à vingt minutes pour chaque fait de scission dans divers ovules, mais peut durer de une à six heures sur les protozoaires (*Noctiluques*) et diverses cellules proprement dites.

Avant la division, l'individualisation de la substance cellulaire et nucléaire en nouvelles unités ou cellules, les modifications nutritives des éléments se manifestent par la production évolutive de dispositions morphologiques et structurales, souvent très-compliquées bien que transitoires, d'une existence bornée à une durée de quelques minutes. Ces dispositions ne sont pas toujours toutes visibles sur les ovules et les cellules vivantes, à l'état frais; mais l'acide acétique très-étendu, l'acide picrique et autres les rendent évidentes sur bien des ovules et des cellules où on ne les voyait pas d'abord.

J'ai déjà montré (Sarcode, p. 773) que ces modifications structurales successives jusques et y compris la genèse du noyau vitellin, sa scission, celle du vitellus même et sa gemmation sont déterminées par des phénomènes moléculaires d'ordre nutritif que suscite la fécondation; que pour les cellules et les noyaux ces changements successifs sont déterminés par l'arrivée de celles-ci à un certain degré d'accroissement nutritif; que parmi ces changements de structure, etc., comptent d'abord ceux que décrit l'art. Fécondation (p. 366 et 374) et ceux de même genre indiqués ci-dessous. Nous avons vu là que ces changements commencent dans le corps cellulaire (protoplasma), que le noyau s'allonge et s'étrangle par le milieu, mais avant que le corps cellulaire se divise d'une manière correspondante, sauf de rares exceptions. Aussi est-ce avec raison que Strasbürger (Revue internationale des sciences. Paris, 1881, in-8°, p. 203) considère comme douteux que le noyau dirige les mouvements moléculaires de la cellule, contrairement à ce qu'admettent plusieurs auteurs. Il constate un rapport entre la division du noyau et celle de la cellule dans les cellules à noyau unique, mais ce rapport disparaît dans les cellules à noyaux multiples. Dans celles-ci la division des noyaux et celle des cellules se font à des moments différents sans qu'on puisse découvrir une relation entre les deux faits. Il croit que c'est la substance composant le corps cellulaire (protoplasma) qui est le siége des forces qui occasionnent la division des noyaux; il note aussi, en effet, qu'on voit ce protoplasma se rassembler souvent distinctement autour du noyau avant qu'on puisse reconnaître un changement quelconque à l'intérieur de ce dernier. Il considère comme possible que l'opposition entre les deux moitiés du noyau soit produite par la substance du corps cellulaire, alors même que la séparation et l'éloignement des deux moitiés pourraient s'effectuer par les forces appartenant au noyau.

Lors de la bisegmentation des cellules des plantes, du vitellus, des protophytes et des protozoaires, des cellules épithéliales en général, y compris celle des séreuses (Mayzel), des hématies, des cellules du cartilage, etc., parfois la division du noyau (caryolyse d'Auerbach, 1874) est ce qui frappe d'abord dans cette série de phénomènes. Le noyau devient ovoïde, cylindrique, arrondi aux deux bouts, s'allonge et augmente plus ou moins d'épaisseur en même temps, puis souvent biconique ou en forme de fuseau, de barillet ou de tonneau. Avant ou en même temps le nucléole disparaît complétement pendant que le noyau s'allonge en fuseau de segmentation; de très-fines fibrilles se forment parallèlement à son grand axe, du centre à la périphérie, qu'elles n'atteignent pas tout à fait en augmentant de nombre.

Pendant l'allongement du noyau, lorsqu'il devient fusiforme ou sous figure de baril particulièrement, dans les ovules, les blastomères et les grandes ou moyennes cellules surtout, à ses deux bouts (sur une étendue qui varie d'une espèce à l'autre de cellules), rayonnent en s'écartant, des fibrilles suivant les uns (Mayzel), des granules groupés à la manière des grains de limaille de fer aux deux pôles d'un aimant, suivant les autres (Fol, 1873). Chacun des deux groupes rayonnant ainsi autour du centre représenté par chacun des bouts du noyau a reçu les noms de *soleil*, d'*étoile*, d'*aster*. L'ensemble du noyau allongé et des radiations qui lui sont extérieures, sont la *figure caryolytique* d'Auerbach, l'*amphiaster* de Fol (1877), l'*appareil radiaire* ou *système radiaire* d'autres auteurs.

Les filaments ainsi disposés en groupes irradiés ne sont pas renflés, d'espace en espace, dans les ovules l'écrasement ne les détruit pas, ainsi que le dit exactement Mayzel, mais dans les ovules de nombre d'invertébrés la disposition radiée des fins granules vitellins le long de ces fibrilles n'est pas douteuse. Ces irradiations manquent sur quelques variétés de cellules épithéliales, les petites particulièrement.

Elles manquent aussi dans les infusoires sur les noctiluques; toute la substance du corps s'irradie en prolongements anastomosés réticulairement autour du noyau pendant sa segmentation.

Alors même que le noyau reste ovoïde sans devenir fusiforme, le faisceau de fibrilles qui le remplit plus ou moins prend, dans la plupart des espèces de cellules, une disposition biconique (*fuseau nucléaire* de Mayzel) à sommets correspondant aux deux bouts du noyau et à partie médiane la plus large occupant le niveau de l'équateur de celui-ci.

Dans un certain nombre de cellules aux deux pôles du faisceau fusiforme, les fibrilles plus minces et moitié plus courtes que dans le faisceau s'irradient en prenant l'aspect stelliforme indiqué plus haut (Mayzel) et bien plus développé dans les ovules que dans les cellules proprement dites.

Dans les noctiluques et quelques variétés de cellules épithéliales, le faisceau de fibrilles intranucléaires reste cylindrique. Alors à mesure qu'a lieu la division nucléaire il devient de moins en moins épais, ou même prend la forme de deux cônes à sommets opposés au niveau du plan de division, à base placée au point où sera bientôt le noyau de chacune des nouvelles cellules.

Sur les cellules placées de manière à ce que le faisceau fibrillaire (fuseau nucléaire), ou le noyau si l'on veut, soit vu par l'un des bouts, on constate bien que les stries de ce faisceau ne sont pas dues à un simple plissement de la surface ou membrane du noyau, contrairement à ce qu'ont avancé quelques auteurs (Brandt, 1876).

Vues ainsi debout, les fibrilles se montrent sous forme de points ou de granulations, un peu écartées les unes des autres, dont celles de la périphérie approchent du cercle dessiné par la superficie du noyau observé de la sorte, mais sans le toucher. Dans les noyaux des cellules épithéliales en voie de division ils sont au nombre de 52 (Mayzel), fait que j'ai vérifié. En faisant tourner la vis du microscope, on suit les fibrilles allant en s'écartant du bout du noyau vers son équateur ou milieu et se continuant là avec celles de l'autre cône ou moitié, disposé en sens inverse.

Pendant que le faisceau de fibrilles se dispose en fuseau, au milieu de sa longueur, sa partie la plus large, chaque fibrille se renfle sous forme de granule brillant, réfractant plus fortement la lumière que le reste de la fibrille et semblant au premier abord être sans continuité avec elle. Situés dans un même plan, par leur ensemble ces renflements forment une plaque équatoriale circulaire, plus claire ou plus brillante que le reste du faisceau des fibrilles qui partent de chacune de ses faces pour converger vers le bout correspondant du noyau. C'est la *plaque* ou *disque nucléaire* ou *nucléolaire* de Strasbürger (1875), la *plaque* ou *cercle équatorial* de Bütschli (1875), la *paillette* ou *plaque nucléaire* de Mayzel, etc.

Peu de temps après qu'il est devenu bien apparent, chacun des granules qui composent le cercle se divise en deux moitiés s'écartant l'une de l'autre. Le cercle est comme tranché en deux moitiés ou cercles équatoriaux qui s'écartent l'un de l'autre dans le sens de la longueur du fuseau fibrillaire. Ils arrivent ainsi vers le milieu de la moitié de cellule qui leur correspond pendant que le bout ou sommet du cône fibrillaire en fait autant. Le corps cellulaire se segmentant alors forme le corps (protoplasma) d'une nouvelle cellule, dont chaque cône ou demi-fuseau constituera le noyau en passant graduellement par des formes diverses et devenant à masse de plus en plus homogène.

Pendant que le noyau s'allongeant encore les deux segments de la *plaque équatoriale* s'écartent l'un de l'autre, ils restent d'abord reliés par de très-fins filaments qui représentent la partie médiane étirée des bâtonnets ou mieux de leur renflement médian. Ces filaments très-ténus s'amincissent de plus en plus, se rompent, leur substance rentre dans celle du demi-disque homogène brillant qu'entraîne chaque moitié du fuseau.

Ces deux moitiés parfois comme entourées d'une couche de substance claire, à contour mal limité, non colorable par le carmin (*suc nucléaire* d'E. van Beneden), sont manifestement formées des *granules ci-dessus et de bâtonnets* résultant de la division des fibrilles plongées dans la substance hyaline colorable du noyau. Quelques-unes de celles-ci encore entières s'étendent parfois d'une moitié à l'autre du noyau dans une bande, plaque ou ruban de la substance claire ci-dessus, colorable comme auparavant l'était le noyau, par le carmin, l'hématoxyline, etc. (E. Van Beneden). Dès que ce ruban est divisé, les deux moitiés de la masse nucléaire forment comme deux disques ou deux portions de sphère peu régulières se regardant face à face. Elles s'écartent peu à peu l'une de l'autre comme nous l'avons dit, et pendant ce temps-là les petits filaments indiqués ci-dessus dans la plaque se retirent et se fondent dans la substance des disques ou noyaux, auxquels leur ensemble donne l'aspect de granules agglutinés, à surface bosselée.

La demi-plaque nucléaire brillante augmente de volume, s'arrondit, pendant que les fibrilles du côté opposé à son plan de division joignent sa substance à la sienne, en s'y fondant en quelque sorte peu à peu. Ainsi se forme chacun des deux nouveaux noyaux. Ce ruban s'élargit ou se resserre suivant les cas et sa division finale s'annonce (Strasburger) par la production d'une bande transversale de fins granules qui indique l'interposition-là de la substance grenue (protoplasma) du corps cellulaire. Ce dernier, par la production d'un plan de séparation ou d'isolement, se divise aussi alors en deux moitiés.

Sur les cellules ectodermiques (E. Van Beneden), à ce moment le corps cellulaire en voie de division se gonfle, s'épaissit et devient plus granuleux qu'auparavant. Un peu avant la division complète du noyau étiré en deux moitiés, il peut s'accumuler vers ses deux pôles, dans le corps de la cellule, un peu de substance claire très-finement granuleuse qui s'étend sous forme étoilée dans la substance plus foncée (protoplasma) de la cellule (*cellules blastodermiques*, E. Van Beneden).

Souvent c'est un peu avant la division de la bande ou portion intermédiaire aux deux moitiés du noyau, séparées comme par étirement, que se rencontre le plan, puis le sillon circulaire amenant la scission de la cellule. Ce sillon n'empiète jamais sur la bandelette ci-dessus, dont la séparation est annoncée par la production des fins granules indiqués plus haut, puis par l'empiétement de la substance cellulaire entre ses deux moitiés dès qu'elles s'écartent. Il n'est pas très-rare de voir la division du corps cellulaire ne commencer qu'après celle de la traînée ou bande homogène précédente, qu'après que les deux moitiés du noyau qu'elle reliait l'une à l'autre ont cessé de se regarder face à face, si l'on peut ainsi dire, et sont redevenues chacune un noyau rond indépendant; parfois ses nouveaux noyaux restent ainsi écartés sans scission cellulaire consécutive, d'où des cellules bi-nucléées.

Sur divers protozoaires, tels que les Noctiluques, et quelques variétés de cellules, la *plaque nucléaire* sus-indiquée ne se forme pas. La division du faisceau fibrillaire a lieu par allongement, étirement avec inflexion en quart de cercle et amincissement graduel du milieu du faisceau, pendant que la substance des fibrilles se fond en quelque sorte peu à peu avec celle des bouts du noyau primitif, qui deviennent ainsi de plus en plus gros, homogènes. Une mince portion du faisceau reste appendue quelques minutes à chacun des deux nouveaux noyaux, alors que la division binaire du corps cellulaire, infusoire ou unité anatomique, est déjà achevée.

Chacune des deux cellules nouvelles ainsi individualisées se segmente parfois aussitôt à son tour, mais la division quaternaire proprement dite ne se voit pas, même chez les plantes (Strasburger).

Dans cet allongement et cet étirement du faisceau fibrillaire fusiforme ou cylindrique, pas plus que dans la rentrée graduelle des fibrilles dans les deux nouveaux noyaux pour y redevenir homogènes et en augmenter la masse il n'y a que des actes d'ordre nutritifs (dits de *différenciation* par quelques auteurs) comme nous l'avons déjà noté (p. 341-342). Il n'y a rien qui puisse être considéré comme un résultat des mouvements ou contractions amiboïdes, rien qui leur ressemble, qui puisse leur être assimilé, ainsi que Mayzel l'a soutenu contre Brandt (1876), Villot (1876), Stricker (1877) et Unger (1878). Plus compliqués que les phénomènes de la scission du corps cellulaire, ceux de la division nucléaire n'en restent pas moins de même nature (*voy.* Sarcode, p. 773).

Les particularités qui viennent d'être décrites ne se montrent que sur les cellules en voie d'individualisation, de division reproductrice ou prolifiante et multiplicatrice. On peut dire sans exagération qu'elles en sont la caractéristique, tellement est générale leur existence suivant ces phases, tellement est nette alors la démonstration de ces caractères sur toutes les espèces de cellules; y comprises les cellules rouges du sang, pourvues de noyaux sur les embryons de mammifères, et quand on suscite pour elles des périodes de reproduction chez les autres vertébrés (Mayzel).

Ces caractères manquent absolument sur les noyaux ou mieux *corpuscules nucléiformes* des leucocytes quand accidentellement ils existent et lorsque l'addition d'eau, d'acide acétique, déterminent leur formation, quelles que soient les conditions physiologiques dans lesquelles on les observe. Ces faits importants et des plus nets s'ajoutent à ceux déjà connus qui établissent une différence tranchée, anatomique et physiologique entre les leucocytes et les hématies, qui prouvent que celles-ci ne sont à aucun titre une transformation ou provenance substantielle directe des globules blancs (*voy.* Leucocyte et Mœlle des os), malgré ce que des observations incomplètes font encore soutenir par quelques anatomistes. Les corpuscules nucléiformes des leucocytes ne présentent, en effet, jamais, lorsqu'ils s'étirent jusqu'à la division, la production des stries, etc., sus-indiquées.

Ces phases de la segmentation nucléaire des cellules en voie d'individualisation multiplicatrice proprement dite qui s'observent nettement sur les cellules épithéliales et cartilagineuses des tumeurs au cours de leur développement, ne surviennent également pas dans les noyaux offrant des expansions sarcodiques diversiformes, pouvant aller jusqu'à séparation d'une portion du noyau. Elles manquent enfin sur les noyaux qui s'allongent en véritables gemmes ou bourgeons, plus ou moins renflés, des cellules hypertrophiées et parfois aussi en cours de gemmation dans ces diverses tumeurs (Mayzel).

Ici encore une séparation nette s'établit entre la scission physiologique et individualisante proprement dite, comparativement au bourgeonnement ou gemmation hypertrophique accidentel.

Aux données qui précèdent, E. Van Beneden ajoute une série d'inductions qu'il est utile de noter, bien qu'en partie elles conservent plus encore les caractères d'hypothèses que de faits démontrés.

Nous avons vu à l'article Fécondation (p. 391-392) que E. Van Beneden appelle *premier noyau embryonnaire* ou *pronucléus* le noyau dont j'avais décrit en 1862 le mode de formation et déterminé la nature sous le nom de *noyau vitellin*. Il considère ce noyau comme résultant de l'union de deux autres noyaux, l'un d'origine périphérique, l'autre d'origine centrale. Celui-ci serait de nature femelle étant formé aux dépens de la substance du vitellus ; le *pronucléus périphérique* se formant probablement aux dépens de la substance spermatique, viendrait se joindre au premier, au centre du vitellus. Le *pronucléus central* ou femelle, plus volumineux et plus irrégulier que le périphérique ou mâle, qui reste sphérique, se moulerait sur lui, de manière à ce que la coupe prenne la forme d'un croissant, puis ils se fondraient en un noyau unique, le noyau vitellin, ou embryonnaire. C'est le *noyau de segmentation* d'Hertwig (1875) qui nomme *noyau ovulaire* le pronucléus central ou femelle d'E. Van Beneden et *noyau spermatique* son pronucléus périphérique.

Or, d'après E. Van Beneden, dans la succession des phénomènes de segmentation nucléaire et cellulaire indiqués plus haut (p. 162 et suiv.) on retrouverait durant toute la vie une série d'actes analogues aux précédents. Après la disparition du nucléole vient celle de la paroi nucléaire, le passage à l'état ellipsoïdal, puis fusiforme ou rubané du noyau. Une plaque équatoriale se forme et bientôt elle se divise en deux disques. Ils gagnent les pôles du noyau déformé, tout en restant d'abord unis l'un à l'autre par des filaments nucléaires qui s'écartent en laissant entre les deux disques une bande ou ruban de substance homogène. Celle-ci se confond peu à peu avec la substance même du corps cellulaire lorsque ce dernier se divise pour former deux cellules-filles. Cette substance homogène serait dans chaque noyau le représentant du *pronucléus femelle ou central*, ou encore en provenant de la substance hyaline du vitellus. Les disques polaires ci-dessus seraient des provenances de la substance du *pronucléus périphérique* ou *spermatique*. De même que celui-ci, parti le premier de la périphérie du vitellus irait vers le centre où se formerait le précédent, de même ces disques seraient chacun le point de départ ou centre de formation de chaque nouveau noyau, avec groupement radié d'abord de granules; enfin il y aurait accumulation autour des disques polaires, d'une matière claire et homogène, absolument dépourvue de granulations contribuant directement à la formation du nouveau noyau. Cette matière serait le retour (pour s'unir à la substance mâle des disques précédents), de la substance du corps cellulaire (protoplasma), substance femelle comme celle du vitellus ; ainsi se reconstituerait par cette union un noyau cellulaire unique et central, homologue du *pronucléus* proprement dit, *noyau vitellin* ou embryonnaire. La validité de ces vues est encore à démontrer.

C. *Génération des premières cellules de l'embryon par segmentation.* Nous n'avons pas à revenir sur la manière dont a lieu la première division du vitellus fécondé ou division binaire, phénomène noté à l'article Cellule, page 593. Mais il importe de décrire les phases suivantes de sous-individualisation en unités ou individualités anatomiques de plus en plus petites, conduisant à la formation du blastoderme (*blastulation* de quelques auteurs); description empirique en quelque sorte, n'ayant à tenir compte que de ce qui se voit directement sous le microscope, sur tout œuf encore vivant.

Après s'être un peu arrondis et disposés en deux masses ovoïdes de plus en plus distinctes, les deux premiers globes de segmentation s'accolent de plus en plus en s'aplatissant par leur surface de contact, en sorte que de une à deux heures après leur séparation, ces deux sphéroïdes, contigus seulement par une surface peu étendue, en viennent à être accolés par leurs faces voisines qui se sont aplaties de nouveau. L'œuf reprend ainsi presque complétement l'aspect qu'il avait quelques heures plus tôt, lors de l'apparition du sillon de segmentation sous forme d'une ligne diamétrale mince, avec deux légères dépressions à ses extrémités avant la séparation en deux globes distincts. Seulement, lors du réaccolement, les dépressions qui se voient au bout de la ligne de contact des blastomères sont d'égale profondeur, au lieu d'être plus grande l'une que l'autre. Ces dépressions peuvent même se réduire à rien absolument, au moins pour quelques instants. Ce réaccolement qui s'opère assez vite précède de très-près la continuation de la segmentation sur chacun des globes vitellins.

Cette scission, suivie de juxtaposition nouvelle, assez intime, n'est pas bornée aux deux premiers globes vitellins, mais elle s'étend à tous les autres et aux cellules blastodermiques qui proviennent de la continuation de leur segmentation avec les changements de place relative par glissements réciproques dus aux contractions sarcodiques dont nous avons parlé (*voy.* Fécondation, p. 370-371), faits sur l'importance desquels j'ai insisté depuis longtemps (*Journal de la physiologie*, 1862, p. 102 et 103).

Les blastomères restent ainsi distincts pendant un quart d'heure à peine, après lequel il est facile de voir que les globes commencent à s'aplatir par leurs faces de contact. Au bout d'une demi-heure, ils se touchent et sont réaccolés par une surface déjà aussi large que celle qui existait lors de l'apparition de la ligne noirâtre au fond de la dépression circulaire de segmentation. Ils reprennent ainsi exactement l'aspect qu'ils présentaient alors. Seulement le grand axe de la masse est devenu un peu plus court et le petit un peu plus long, en sorte qu'ils n'appuient plus contre la membrane vitelline aux deux bouts de ce grand axe. La ressemblance dont il vient d'être question est néanmoins assez grande pour qu'il soit possible de confondre ces deux phases si on n'a pas suivi leur accomplissement, tellement la ligne qui indique les surfaces de réaccolement est semblable à celle que produit la division première.

Une demi-heure après le commencement du réaccolement, les deux globes vitellins sont contigus par la moitié de leur masse, et au bout de trois quarts d'heure à une heure ils sont réaccolés de manière à former un ovoïde parfait.

Seulement une ligne mince et foncée indique les surfaces de contact avec une dépression à peine marquée, mais parfaitement égale à chacun des bouts de cette ligne, comme cela était depuis le commencement du phénomène.

Il importe de faire remarquer ici que ces dépressions ne sont plus un peu inégales comme elles l'étaient auparavant.

Une heure un quart plus tard, c'est-à-dire deux heures environ après le commencement du réaccolement, la cohérence est aussi intime que possible ; de la forme ovoïde le vitellus revient souvent à la forme sphérique la plus parfaite sans trace de dépression aux deux bouts de la ligne fixe foncée, indiquant le plan de juxtaposition de la surface des globes vitellins contigus. Le contour du vitellus est alors net, foncé, et les granulations sont revenues jusqu'à toucher sa superficie sans laisser vers celle-ci une mince couche claire superficielle, comme celle qui existe durant la segmentation. Le vitellus alors a un peu grossi et remplit un peu mieux la cavité de la membrane vitelline qu'il ne le faisait auparavant.

Vingt-cinq minutes environ après l'état de l'œuf qui vient d'être indiqué, la cohérence entre les deux moitiés du vitellus est telle qu'il est presque impossible d'apercevoir le sillon. Les noyaux clairs commencent alors à s'allonger un peu. Les œufs restent dans cet état sans que leur forme sphérique change, non p us que la contiguïté de leurs blastomères. Ils restent ainsi pendant une heure environ, et alors commence le phénomène de la scission en quatre, qui précède un retour à l'état ovoïdal plus ou moins marqué des deux premiers globes vitellins. Une demi-heure environ après le réaccolement le plus parfait des deux premiers globes vitellins on voit leurs faces contiguës se bomber, ce qui leur donne de nouveau une forme un peu ovoïde, mais moins qu'auparavant. En même temps le noyau du plus gros de ces globes vitellins s'allonge un peu s'il est resté ovoïde, où il redevient ovoïde allongé, s'il a pris la forme sphérique. Quelques minutes plus tard, il se resserre vers son milieu perpendiculairement à son grand axe, et presque aussitôt une dépression circulaire se montre dans le même sens à la surface de ce globe vitellin. Elle est d'abord plus profonde du côté où ce globe ne touche son congénère qu'antérieurement. Quinze à vingt minutes après l'apparition de la dépression, le noyau central est divisé complètement en deux noyaux distincts qui s'écartent aussitôt l'un de l'autre, en conservant encore leur forme ovoïde pendant quelques instants.

En même temps le sillon circulaire du globe vitellin s'approfondit un peu et offre une dépression moins large, mais plus aiguë et un peu plus profonde en dehors que du côté où il touche son congénère. Ce dernier n'offre en général encore aucun changement ; pourtant on voit quelquefois son noyau commencer à s'étrangler un peu vers son milieu, mais ce fait est rare.

Au bout d'une demi-heure à trois quarts d'heure, on constate que le sillon n'est presque pas devenu plus considérable vers le côté interne du blastomère, tandis que du côté externe il est devenu plus profond, au point de diviser presque complétement le globe ; ici le plan de scission ou de contact des deux nouveaux globes produits, se présente sous l'aspect d'une ligne nette et foncée. Dès que la division du noyau primitif est achevée, on voit les deux segments ou noyaux qui résultent de celle-là s'écarter et devenir sphériques. Le plus souvent, à cette époque, aucun changement n'est encore survenu sur l'autre globe vitellin ni même sur son noyau, qui pourtant s'allonge déjà dans quelques œufs. Trente-cinq ou quarante minutes plus tard, la division s'est complétée et a pour résultat la production de deux globes vitellins distincts sphériques, empiétant un peu l'un sur l'autre et sur le blastomère non segmenté, du côté duquel ils sont un peu aplatis.

Cette division en deux du globe ectodermique précède toujours celle du globe endodermique. Elle porte temporairement à trois le nombre des sphères, dont les deux dernières individualisées sont alors plus petites que celui qui va bientôt se subdiviser.

Ce fait et cette alternance dans les actes de scission des sphères ectodermique et endodermique s'observent dans tous les animaux dont le vitellus s'individualise en cellules par segmentation et non par gemmation. On l'observe sur les Zoophytes, les Vers, les Mollusques, les Acariens sarcoptides et autres, aussi bien que sur les Mammifères.

Une demi-heure environ plus tard, les deux globes vitellins qui viennent de se former de la sorte se réaccolent exactement entre eux et contre le globe vitellin non segmenté. On voit en même temps commencer un léger sillon sur la partie extérieure de ce dernier qui est le plus petit des deux. Quelquefois pourtant il se segmente avant le réaccolement des deux autres, et alors les quatre globes qui en résultent sont disposés en croix. Cette scission du globe est précédée de l'étranglement de son noyau central. Ce sillon de scission se produit sous forme d'une faible dépression extérieure. En quinze ou vingt minutes, celle-ci s'avance jusqu'au contact du resserrement du noyau ou à peu près, et en même temps se montre un sillon] sur la face du globe qui est contiguë aux deux blastomères formés immédiatement auparavant. Cette particularité indique, en d'autres termes, que le sillon de segmentation entoure complétement le globe vitellin. Une demi-heure ou trois quarts d'heure environ plus tard, la segmentation de ce globe vitellin et de son noyau sont complètes. Il y a dès lors quatre globes vitellins dans l'œuf. Dès la division en deux du noyau primitif, chacune de ses moitiés gagne rapidement le centre de la moité correspondante du globe en voie de segmentation et prend en même temps une forme sphérique.

Les deux derniers blastomère formés, ou au moins l'un des deux, sont toujours un peu plus petits que les deux précédents, et sur beaucoup d'œufs la différence est très-tranchée; sur d'autres, au contraire, elle est à peine sensible; cela tient à l'inégalité originelle ordinaire des deux globes résultant de la première division du vitellus et de ce que c'est le plus gros qui se subdivise le premier. Le plus petit se subdivisant ensuite en deux globes dont presque toujours l'un est un peu plus gros que l'autre, il en résulte que des quatre globes vitellins existant alors, tantôt deux sont plus gros que les deux autres, et de ceux-ci l'un est plus petit que son congénère, tantôt trois d'entre eux sont de volume à peu près égal, et le quatrième seul est alors notablement plus petit.

En quelques minutes les quatre globes vitellins existant, après avoir été distincts et saillants à la périphérie de la masse qu'ils forment, se réaccolent. Dans quelques œufs ce réaccolement est si parfait que leur masse est très-exactement circulaire, sans dépressions au niveau de leur jonction. Ces blastomères sont parfois un peu aplatis, moins épais que larges, d'un tiers environ, et c'est par leurs faces courbes latérales, les plus étroites qu'ils adhèrent ensemble. Souvent ils sont exactement enclavés crucialement l'un dans l'autre, en prenant la forme de coin par leur partie interne ou centrale.

Indépendamment du glissement lent des globes vitellins, les uns sur les autres, pendant toute la durée de ces phénomènes la masse que forment ces corps se présente sous des aspects divers, parce qu'elle est en voie incessante de rotation sur elle-même, trop lente pour être saisie par l'œil autrement que par les changements d'apparence qui viennent d'être indiqués. On constate en même temps de légères et continuelles déformations des globes vitellins eux-mêmes qui cessent lorsque le réaccolement de ceux-ci reste parfait.

Il y a du reste aussi, d'un œuf à l'autre, des différences sensibles dans le degré d'accolement de ces globes vitellins et de saillie de celui que les autres repoussent.

Dans les phases ultérieures, la rapidité de la segmentation montre des différences entre les globes endodermiques et ectodermiques plus prononcées encore qu'auparavant et assez diverses d'une espèce animale à l'autre. Aussi, bien qu'après avoir montré 4 globes vitellins, chaque ovule en possède bientôt 8, 16, 32, etc., on trouve un peu avant des vitellus divisés en 6, 10, 12, 24, etc., blastomères; en un mot la segmentation n'a pas lieu simultanément sur tous les globes vitellins à la fois et a toujours lieu sur ceux qui dérivent du globe ectodermique avant de se montrer sur ceux qui dérivent du blastomère endodermique.

Cette subdivision répète pour le noyau d'abord, pour la substance vitelline ensuite, les phénomènes indiqués ci-dessus. Il n'y a donc plus lieu d'y revenir (*voy.* aussi CELLULE, p. 596).

Pour le lapin, ainsi que le décrit E. Van Beneden, après la division en 8 ou voit les globes disposés sur deux plans. Les 4 plus grands et plus clairs (ectodermiques) d'égale dimension se trouvent dans un même plan et les 4 autres, plus petits, plus foncés occupent un plan parallèle au premier; mais le centre de ces sphères vitellines est au niveau des points de contact et des sillons ou plans de séparation des autres et *vice versa*. Peu à peu les mouvements de glissement dont il a été question ci-dessus font entrer l'un des blastomères endodermique au centre de la masse formée par les autres, fait observé déjà sur les gastéropodes, etc.

Les trois autres globes endodermiques et les quatre ectodermiques restent superficiels, se moulent sur lui par leurs surfaces de contact et l'entourent en donnant une forme sphéroïdale à surface bosselée à leur ensemble.

Sur les lapins, comme sur les mollusques, les hirudinées, etc., avant de se segmenter davantage ces globes reprennent encore la forme sphérique ou l'aspect d'une pyramide de boulets, sans que les 4 globes ectodermiques cessent de former une calotte concave autour de l'un des globes endodermiques (E. Van Beneden). Puis ils se réaccolent en une masse sphérique à surface lisse, à peine déprimée au niveau des places de juxtaposition des sphères.

Cet état est bientôt suivi de la segmentation en *douze* blastomères, par subdivision simultanée ou à peu près des 4 globes ectodermiques, qui en donnent 8 pendant que les 4 globes endodermiques restent encore tels qu'ils étaient et se trouvent temporairement les plus gros. Cette phase, souvent vue sur les invertébrés, a été décrite sur le lapin, le chien et le chevreuil par Bischoff, sur le cochon d'Inde par lui et par Reichert. E. van Beneden l'a bien décrite sur le lapin. Ce dernier a trouvé dans la trompe des œufs fécondés par un même coït divisés soit en 8, soit en 12, soit en 16 sphères.

C'est vers la quarantième à la quarante-deuxième heure environ que la subdivision des 8 globes endodermiques porte de 12 à 16 le nombre total des globes vitellins. Sans distinguer ceux qui sont ectodermiques de ces derniers, Coste a signalé déjà l'inégalité de leur volume à cette période sur le lapin (*loc. cit.,* 1849, explicat. de la fig. 9).

Dans les changements de place successifs par glissement des blastomères, les uns sur les autres, les 8 globes ectodermiques restent toujours à la surface de l'amas qu'ils forment par leur ensemble. 1, 2 ou 3 globes endodermiques se trouvent successivement au centre de l'amas, entourés par les précédents et par 7, 6 ou 5 des autres sphères endodermiques. Bien que se touchant mutuellement par des faces planes, ceux-ci restent plus épais et à surface libre plus bombée que les globes ectodermiques, qui limitent alors plus de la moitié de la surface de l'amas embryonnaire. Les différences de largeur des deux sortes de globes sont moins prononcées qu'elles n'étaient auparavant, mais elles sont encore sensibles et le sont encore nettement jusqu'à l'époque où leur nombre atteint 32.

Dès que la division, à peu près simultanée (car elle n'est que rarement tout à fait simultanée) des 8 globes ectodermiques en fait 16 et amène le nombre total de ces corps à 24, les 8 globes endodermiques se trouvent être temporairement les plus gros de cet amas de 24 cellules. Comme auparavant, les 16 globes ectodermiques alors plus petits deviennent sphériques aussitôt après leur individualisation, bien qu'entourant et recouvrant en forme de calotte 2, 3, 4 ou 5 des 8 globes endodermiques. Les 16 globes se réaccolent bientôt en s'aplatissant davantage, sans jamais se mêler à ces derniers. Vers la quarante-huitième heure après l'accouplement des lapines, les ovules arrivés au milieu du tiers inférieur de la trompe montrent les globes endodermiques segmentés à leur tour en 16 ce qui porte le nombre total des éléments embryonnaires à 32. Ils ont alors l'aspect de grosses cellules qu'on ne peut plus distinguer aussi les unes des autres par leur volume. On distingue toutefois des autres celles de l'endoderme par leur moins de transparence, leur état plus granuleux, leur aplatissement moindre, bien qu'elles soient polygonales aussi par pression réciproque. De plus, les cellules ectodermiques, bien qu'encore assez épaisses et un peu bombées sur leurs deux faces, forment une calotte superficielle plus étendue qu'auparavant autour des cellules endodermiques. Celles de ces dernières qui sont profondes sont plus nombreuses que celles qui forment encore une partie de la superficie de l'amas globuleux de 32 cellules, blastomères ou globes vitellins.

Au delà du deuxième jour on peut encore compter les cellules, bien que plus difficilement, jusqu'à 48, 64 et même 96. Elles arrivent à ce dernier nombre vers la soixante-dixième à la soixante-douzième heure. Cette difficulté se retrouve aux périodes évolutives correspondantes sur les autres animaux, vertébrés ou invertébrés. Mais il n'y a là qu'une difficulté de numération; la dissociation des blastomères sur les œufs durcis permet souvent de résoudre très-exactement cette question. Quant à la continuité de la scission, amenant la multiplication de ces éléments qui par suite deviennent de plus en plus petits et exigent un grossissement plus grand pour être étudiés, elle reste tout aussi évidente qu'auparavant. On en suit les phases et on voit encore les globes qui vont se segmenter redevenir sphéroïdaux quand ils s'étaient plus ou moins aplatis en prenant une forme polyédrique. Pour les mammifères ce n'est qu'à l'époque où l'œuf arrive dans l'utérus, et c'est aux périodes correspondantes quant au nombre des sphères dans les autres animaux, que chaque cellule qui vient de s'individualiser par scission grandit, avant de se segmenter de nouveau, jusqu'à ce qu'elle dépasse notablement le volume qu'elle vient d'avoir.

Déjà pendant la durée de la segmentation les globes vitellins qui arriveront graduellement à l'état de cellules ectodermiques sont en général plus gros, plus transparents et sont colorés d'une manière plus intense que les globes endo-méso-dermiques, par des agents colorants.

La segmentation progressive conduit le groupe endo-mésodermique des globes vitellins, ou blastomères, à l'état de cellules plus petites dans le mésoderme que celles qui les premières se juxtaposent en une seule rangée de cellules polyédriques, formant l'endoderme.

D'une masse uniformément grenue, homogène en fait à cet égard, le vitellus, dérivent ainsi successivement, et se groupent en tissus, les premières parties constituantes élémentaires de l'économie animale.

D. *Individualisation du vitellus en cellules par gemmation et de son rôle dans la production du blastoderme.* Nous avons déjà vu dans l'article Cellule (p. 608 à 610) que la substance du vitellus donne les *globules polaires* par *gemmation* et non par segmentation ; que sur les insectes et les aranéides c'est par le même mécanisme physiologique que s'individualisent toutes les cellules qui dérivent du vitellus pour former le blastoderme, fait sur lequel nous aurons à revenir dans le § IV. Là nous avons dit encore qu'à l'individualisation par seg-mentation des globes vitellins en cellules blastodermiques s'associe temporai-rement la *gemmation* chez divers animaux, les Mollusques et les Hirudinés par-ticulièrement.

Gemmation veut dire qui fait saillie, ou sort d'une masse, comme une pierre précieuse ou un bourgeon (*voy.* Fécondation, p. 378). C'est par méconnaissance de cette désignation et de la nature du fait organique qu'elle spécifie, choses depuis longtemps usitées en physiologie, que : 1° quelques modernes décrivent comme nouveaux les faits qui suivent (p. 370 et suiv.) sous les noms de *sépara-tion du protoplasma d'avec le deuto-plasma, de fendillement, de sortie ou ejection lente des cellules ;* 2° qu'ils donnent comme nouvelle la distinction qu'on doit établir entre la *gemmation* et la *segmentation* vitellines. Il importe d'indiquer les résultats de l'intervention de cette complication physiologique remarquable dans la formation du blastoderme.

Sur les Mollusques et les Hirudinées ce n'est pas la totalité du plus gros des deux premiers blastomères qui passe à l'état de cellules ectodermiques *claires* ou *transparentes.* Il ne mérite plus ici conséquemment le nom de *globe ectoder-mique* (*voy.* p. 349). Lorsque ces deux globes sont subdivisés, lorsqu'en un mot il y a 4 blastomères, les 2 plus gros donnent *par gemmation* successives trois cellules claires, moins grenues que les globes.

Des 2 autres globes (provenant de la subdivision du plus petit des deux premiers) l'un, plus gros que l'autre donne aussi par gemmation une seule *cellule claire,* ce qui porte à 4 le nombre total de celles-ci.

Une fois nées de la sorte ces quatre grosses cellules se segmentent et par cette scission progressive s'individualisent en cellules de plus en plus nom-breuses qui bientôt se juxtaposent en une couche répondant à tout ce qui sera la face ventrale de l'animal. C'est de cette portion de l'*ectoderme* qui dérive un peu plus tard l'involution qui constituera la chaîne nerveuse ou ganglion-naire ventrale.

D'autre part, en même temps que se segmentent les quatre grosses cellules claires qui ont l'origine sus-indiquée le plus petit des 4 blastomères, celui des 4 qui n'a donné aucune cellule claire, par gemmation ni autrement, se segmente de son côté et s'individualise ainsi en cellules (claires aussi, bien que moins que les précédentes); cellules qui en se multipliant de la sorte progressivement se juxtaposent en une couche *ectodermique* répondant à tout ce qui sera la face dorsale de l'animal; à la face sous laquelle il n'y a pas de chaîne ganglionnaire.

En se rejoignant intimement par leurs bords, ces deux moitiés dorsale et ventrale de l'ectoderme enveloppent tout à fait les trois blastomères restant; globes vitellins proprement dits, granuleux et opaques, qui plus ou moins tard après se segmentent pour constituer l'*endoderme* et le *mésoderme*. Mais sous ces deux rapports, leur manière de se comporter est trop complexe et offre d'une famille à l'autre des mollusques et des hirudinées trop de variétés, pour qu'il soit possible d'en faire rentrer la description dans cet article.

En résumé, le globe vitellin primitif qui est l'homologue du *globe ectodermique* des mammifères, etc. (p. 349), donne *par gemmation* (après sa scission en deux), trois des quatre cellules qui en se segmentant formeront la partie ventrale ou névrogène de l'ectoderme. La portion restante, de trois à quatre fois la plus grosse, prendra part à la formation de l'endoderme et du mésoderme fait sans analogue à ce qui a lieu pour les mammifères, etc.

Le blastomère primitif qui est l'homologue du globe *endo-mésodermique* (p. 349) de ces derniers animaux (dès qu'il est subdivisé en deux) donne *par gemmation* sur sa plus grosse moitié la quatrième des grosses cellules claires qui prennent part à la formation de l'*ectoderme ventral*.

Quant à sa grosse portion, granuleuse et foncée qui existe encore, elle prend part avec le reste des deux globes sus-indiqués à la formation de l'endoderme et du mésoderme.

De la plus petite moitié de ce globe-là dérivent par segmentation progressive toutes les cellules qui forment l'*ectoderme dorsal* ou non névrogène sur les mollusques et les hirudinées; fait sans analogue à ce qui a lieu chez les mammifères, etc. (*voy.* sur ce sujet spécial, Ch. Robin, *Journal de la physiologie.* Paris 1862, p. 183, pl. V. *Journ. de l'anat. et de la physiologie* 1864, p. 265 et surtout: *Mém. sur le développement des hirudinées,* in *Mém. de l'Académie des sciences.* Paris 1875, in-4°, p. 148, pl. III à V).

§ III. De la production des feuillets blastodermiques comme conséquence de l'individualisation cellulaire du vitellus par segmentation. Dès l'époque où il y a 52 globes vitellins ou 48, le nombre des cellules, l'étendue de la couche des cellules ectodermiques à la surface de la masse globuleuse embryonnaire augmente de plus en plus. Le groupe des cellules *endo-mésodermiques* (*amas muriforme* de quelques auteurs), se trouve ainsi circonscrit, enveloppé de plus en plus; le nombre d'entre elles qui fait partie de la surface de cet amas sphéroïdal devient de plus en plus petit.

La portion de cet amas dont la surface est occupée par des cellules endodermiques est un peu déprimée, bien que ces cellules aient leur face libre bombée ainsi que celle des précédentes. De plus, leur état grenu, leur moins de transparence et leur plus d'épaisseur les distinguent de celles de l'ectoderme.

Les cellules endodermiques qui font partie temporairement de la superficie de l'embryon sur un plan un peu inférieur au reste de la surface sphéroïdale qu'il représente, se trouvent bientôt réduites au nombre de 4, 3, 2 et 1.

Elles représentent ce qu'on appelle le *bouchon vitellin* (Ecker) ou mieux *bouchon endodermique* (E. Van Beneden), déjà entrevu par Rusconi (*Archiv. für Anat. und Physiol.* Berlin 1836 in-8°, p. 205) quand il décrit comment la substance brune du vitellus des grenouilles empiète sur la substance blanche réduite bientôt *à un petit disque blanchâtre.*

On a nommé *sillon de Rusconi* le sillon falciforme décrit par cet auteur que limitent les cellules de l'ectoderme à leur contact avec les précédentes à la surface de l'œuf où elles se voient par suite au fond d'une légère dépression. A mesure que les cellules ectodermiques empiètent sur les précédentes, cette dépression se rétrécit, le sillon prend la forme d'une fente ou d'*anus* (Rusconi).

Cette dépression avec ses modifications successives de configuration s'observe sur tous les vertébrés et les invertébrés à vitellus sphérique et à segmentation totale. Elle a été aussi considérée comme la *bouche primitive* de la cavité digestive et appelée *prostome, archaeostome,* et *blastopore* sur les vertébrés par Ray Lankester.

Sur les mollusques elle a été appelée *fente mamelonnaire* par Moquin-Tandon père et *lieu d'invagination* par E. Van Beneden. Ce n'est en fait que la jonction avec l'ectoderme du groupe des globes ou cellules *endo-mésodermiques,* point de jonction par contiguïté que la couche ectodermique n'a pas encore recouvert par son extension progressive et dont l'aspect de fente ou dépression disparaît peu à peu par le fait de cette extension des cellules ectodermiques au-devant d'elle. Cette dépression ne sera nullement la bouche; tout au plus marque-t-elle le lieu où sera le cardia, fait encore à démontrer.

Rusconi (1826 et 1836) puis Baer (*Archiv. für Anat. und Physiol.* Berlin, 1834, p. 481) ont vu sur les grenouilles cet amas, formé par les cellules dérivant de la portion blanche du vitellus chez ces animaux. Il a parfois été appelé depuis *vitellus central* et moins exactement encore *noyau vitellin,* puisqu'alors le vitellus n'existe plus et se trouve segmenté en *blastomères.* Coste (1849) l'a appelé sur les mammifères *masse des sphères vitellines intérieures granuleuses.* Baer, puis Rusconi ont vu de plus que sur les batraciens cet amas présente une cavité à son centre, qui disparaît à mesure que les progrès consécutifs de la segmentation de ses globes vitellins amènent la formation de l'endoderme et elle ne prend aucune part à la formation des cavités de l'embryon.

Cette cavité a été appelée *cavité nucléaire* (Baer), *cavité de Baer, cavité elliptique* (Rusconi), *cavité de segmentation* (Remak, *Arch. für Anat. und Physiol.* Berlin, 1851, p. 495). D'après Baer et quelques autres auteurs il y aurait déjà dans l'hémisphère supérieur ou brun du vitellus, avant sa segmentation, *une cavité nucléaire* persistant à l'endroit même où siégeait la *vésicule germinative* alors disparue; la *cavité de segmentation* ne serait qu'un dérivé de cette *cavité nucléaire* persistant à l'endroit même où siégeait la *vésicule germinative* alors disparue et la *cavité de segmentation* ne serait qu'un dérivé de cette *cavité nucléaire,* mais cela n'est pas. Quand les globes vitellins au nombre de 8, 16, etc., n'étant pas encore disposés en feuillets, constituent un amas mamelonné ou muriforme (*morula,* de Haeckel), ils limitent parfois cette *cavité de segmentation* centrale qui disparaît ou non temporairement, par suite de leurs mouvements amiboïdes et de leurs glissements.

Entre la surface mamelonnée du groupe sphéroïdal des cellules *endo-mésodermiques* et la face profonde correspondante de l'ectoderme qui l'enveloppe, il y a une cavité dont la coupe est d'aspect semi-lunaire. Cette cavité a été vue d'abord sur les batraciens par Rusconi dont elle porte le nom. Tant que la couche cellulaire ectodermique est encore seule délimitée, l'embryon est à la phase évolutive dite *blastosphaera* ou *blastula* par Haeckel).

Quelquefois aussi on l'appelle *cavité viscérale* ou mieux intestinale, parce que sa portion correspondant à la surface de l'amas endo-mésodermique devient en effet intestinale ultérieurement. Depuis que Stricker a appliqué la méthode des coupes à l'étude des œufs durcis (*Zeitsch. für wiss. Zoologie.* Leipzig, 1861, t. II, p. 315), ces particularités ont été étudiées dans tous leurs détails sur les batraciens par nombre d'observateurs ; mais il n'y a pas lieu de les passer en revue ici.

Cet amas continue à grossir par suite de l'accroissement de volume suivi de la segmentation progressive de ses globes en formant une masse interne à peu près centrale, moins transparente, plus grenue et plus foncée que l'ectoderme. Bischoff, Coste et autres ont souvent décrit et figuré son aspect.

C'est cet état de l'embryon que E. Van Beneden appelle *metagastrula*, la forme dite *gastrula* par Haeckel étant celle dans laquelle dès cette époque ces cellules constituent un deuxième feuillet proprement dit (*interne ou endoderme*) tapissant réellement la face interne de l'ectoderme ; ce qu'on observe sur nombre d'invertébrés.

Dans cet état, il n'y a pas à proprement parler encore deux feuillets et une cavité centrale limitée par le feuillet interne, cavité devenant plus tard celle de de l'intestin. Le feuillet externe n'est pas encore complet. Sur les mammifères même, la bourse ou partie qu'il représente est encore remplie par le groupe endodermique, ce qui du tout fait une masse embryonnaire solide, sans cavité centrale.

Toutefois, bien que l'ectoderme se moule sur les saillies et dépressions cellulaires par sa face interne, celle-ci se sépare plus facilement du groupe endodermique que les cellules de celui-ci ne se détachent les unes des autres. Ces cellules sont polyédriques, plus grosses, plus foncées, plus grenues que celles de l'ectoderme. Le groupe qu'elles constituent est en forme de ballon à col court représenté par les deux ou trois cellules encore engagées dans l'ectoderme.

Les cellules de ce dernier diffèrent notablement des précédentes. Elles sont plus minces bien que bombées encore sur leurs deux faces externe et interne sur celle-ci particulièrement Coste l'a bien spécifié (*loc. cit.*, 1849 ; expl. de la fig. I, pl. III). Leurs faces latérales ou de juxtaposition sont planes, égales, ce qui leur donne, vues de face, une figure polygonale très-régulière et leur ensemble est de l'aspect le plus élégant. Elles sont bien plus transparentes et à granules plus fins que celles de la masse endodermique sous-jacente.

Ainsi dans ce mode d'enveloppement du groupe cellulaire endo-mésodermique il n'y a pas *invagination* ou embolie dans la vésicule blastodermique, de ce groupe commun s'il avait d'abord été extérieur, contrairement à ce que disent soit implicitement, soit explicitement quelques auteurs. C'est un enveloppement complet, par extension graduelle de l'ectoderme, de ceux des éléments qui formeront l'endoderme et amèneront l'état embryonnaire à deux feuillets dit *gastrula*. De plus, le blastopore disparaît complètement et ne représente par suite aucunement une bouche primitive. Il en est ainsi sur les mammifères et divers invertébrés. C'est là plutôt une *épibolie* ou superposition, comme sur les mollusques, les hirudinées, etc., chez lesquels les cellules ectodermiques se multipliant par scission plus vite que l'amas endo-mésodermique, puis le recouvrent bientôt complètement avant qu'il forme un véritable feuillet ou endoderme. Il est cependant des Vers, etc., sur lesquels l'état dit de *gastrula* se forme par invagination d'une partie de la vésicule blastodermique dans la portion qui sera l'ectoderme et vient la doubler en laissant au point de l'embolie un orifice ou blastopore conduisant dans la cavité endodermique.

Comme l'a fait voir E. Van Beneden les granules fins, presque tous graisseux, nombreux surtout autour du noyau (Baer, Bischoff, Coste, etc.), sont ainsi que ce dernier placés surtout au voisinage de la surface cellulaire externe. Au contraire la portion interne bombée est hyaline dépourvue tout à fait ou presque tout à fait de ces granules. Le noyau est sphérique, clair assez gros et sur les mammifères, pourvu au moins de 2 à 5 granules volumineux, ressemblant à des nucléoles par leur volume, mais moins brillants que le véritable nucléole. L'absence de granules dans la portion des cellules de l'ectoderme qui touche la masse méso-endodermique et l'état hyalin qui en résulte, permet de distinguer nettement l'une de l'autre ces deux parties de l'embryon, sur toute l'étendue de leur contact.

On peut constater, en suivant les phases de l'évolution embryonnaire, que le point d'adhérence de l'amas endodermique à l'ectoderme, correspond au pôle du vitellus où se sont formés les globules polaires, où a commencé le premier sillon de segmentation, où sera bientôt la *portion embryogène* du blastoderme, (*tache ou aire embryonnaire* des auteurs classiques) et où débutera la production de l'involution cérébro-spinale de l'ectoderme. Coste puis Bischoff avaient déjà spécifié que c'est au point d'adhérence de la *masse des sphères vitellines intérieures granuleuses* (amas endo-mésodermique) que se forme l'*aire embryonnaire*.

Comme E. Van Beneden l'a montré sur le lapin, les cellules ectodermiques entourant le *blastopore* sont déjà plus minces que les autres bien qu'à surface interne encore bombée.

C'est vers la fin du troisième jour sur les lapines, l'œuf étant à l'entrée de sa corne utérine que la multiplication des cellules ectodermiques amène leur extension et leur réunion sur ce point d'adhérence avec occlusion de l'ectoderme en vésicule complète (*vésicule blastodermique* des auteurs).

Cette vésicule tapisse en quelque sorte la face interne de la zone transparente dont les diamètres et l'épaisseur n'ont pas encore changé sur les mammifères en général. Seulement la couche de mucus surajoutée (*voy.* FÉCONDATION, p. 357, et ŒUF), étant épaisse alors de 2 à 3 dixièmes de millimètre, porte le diamètre total de l'œuf à un demi-millimètre ou environ.

Notons que cette couche de mucus, de même que celle qui tapisse les muqueuses normalement et pathologiquement ne se colore pas par le carmin, après ni avant son durcissement par les chromates. etc.

Le premier qui ait vu cette *vésicule* est De Graaf, puis Cruikshank, De Baer, Coste, Barry, Bischoff et nombre d'autres ensuite. Baer le premier a bien distingué de la membrane vitelline le *blastoderme* (*voy.* l'art. BLASTODERME) ou si l'on veut l'ectoderme et la masse endodermiques réunis, sous le nom de *germe*, Coste (1837) sous celui de *vésicule blastodermique*, Bischoff sous celui de *membrane et vésicule germinatives*.

L'ectoderme est arrivé à l'état de vésicule close dont les cellules passent à cette période au-dessus de la masse endodermique en l'enveloppant; les cellules de cette masse adhèrent par contact immédiat à la face interne des précédentes, au niveau du point où certaines d'entre elles étaient à découvert et formaient le *blastopore*. Répétons une fois pour toutes que la face externe des cellules de l'ectoderme est devenue peu à peu moins bombée, puis plane, appliquée contre la face interne de la *zone transparente;* leur face interne est pendant longtemps encore plus bombée et conoïde qu'elle n'était avant. On suit nettement les phases de la scission de beaucoup d'entre elles telle qu'elle a été décrite plus haut (p. 350 et art. Cellule, p. 595-596 et Ch. Robin. *Anat. cellulaire*. Paris 1873, p. 196, fig. 24). Il résulte de là que la face externe de ces cellules (puis chacune d'elles dans son entier quand elles se sont aplaties) est de forme polygonale, à 3, 4, 5 et 6 côtés. Il en résulte surtout que des cellules ainsi juxtaposées sont de grandeurs fort inégales, les petites qui viennent de s'individualiser étant naturellement à côté de grandes qui vont bientôt se segmenter. Comme sur les séreuses on en voit de petites, sphériques ou polyédriques, autour desquels comme centre sont groupées en rayonnant plusieurs autres plus grandes et allongées. Comme sur les séreuses aussi les bords juxtaposés des cellules ectodermiques sont ondulés plus ou moins régulièrement sur les pièces durcies bien qu'à l'état frais ils soient rectilignes ou à peine ondulés [*voy.* Séreux (*Système*)].

Ces dispositions se retrouvent sur tous les organes cellulaires membraneux dérivant directement de l'ectoderme tels que l'amnios et le chorion villeux ou placentaire, à la production et à l'extension desquels satisfait l'accroissement des cellules suivi de leur multiplication par scission, fait indiqué déjà comme probable par Coste et Gerbe (*loc. cit.*, 1849, explicat. de la pl. III, fig. 6).

C'est aussi à l'époque où l'œuf entre dans la corne utérine correspondante que sur les mammifères l'amas *endo-mésodermique* commence à s'écarter de l'ectoderme, par sa portion diamétralement opposée au point d'adhérence à l'ectoderme. L'espace produit entre la convexité de l'amas endodermique et la concavité correspondante de l'ectoderme est en forme de coque plus ou moins épaisse à coupe semi-lunaire. Sa formation est déterminée par la sécrétion d'un liquide hyalin; c'est la première des humeurs qui apparaisse dans l'organisme et plus tard elle sera le liquide de la vésicule ombilicale.

Cet écartement plein de liquide s'étend peu à peu jusqu'au point d'adhérence de l'amas endodermique à l'ectoderme, et réduit cette adhérence jusqu'à n'avoir plus lieu que par 4 à 5 cellules sur le lapin, comme l'a bien montré E. Van Beneden.

La masse endo-mésodermique est alors baignée par ce liquide sauf au point qui précède. Ses cellules restent plus grosses, plus épaisses, plus grenues ; la face libre de celles qui forment la surface de l'amas est bombée.

La face interne de celles de l'ectoderme fait aussi une saillie claire dans le liquide, saillie conoïde, mais moins prononcée qu'avant et d'autant moins que la vésicule ectodermique devient plus large et ces cellules plus minces. Le corps de la cellule devient même plus mince que le noyau n'est épais, de sorte qu'au niveau de ce dernier celle-là reste un peu bombée. Ce n'est guère qu'à partir du jour qui suit l'entrée de l'œuf dans les cornes utérines (vers la fin du quatrième jour sur les lapins), que la vésicule ectodermique commence à devenir plus large. Sur ces animaux elle atteint alors, près d'un demi-millimètre avec amincissement de la membrane vitelline et des couches muqueuses. En même temps la cavité blastodermique indiquée plus haut devient notablement plus grande, le liquide sécrété qui la remplit comprimant la masse cellulaire ectodermique, la rend lenticulaire, plus mince, plus large et appliquée par une superficie de plus en plus étendue contre l'ectoderme autour de son point d'adhérence à celui-ci. En même temps du reste, la scission de ses cellules rend ces dernières plus nombreuses, plus petites et plus sphéroïdales.

Dès lors, comme l'ont bien décrit et figuré Bischoff, Coste, etc., le blastoderme vésiculeux se compose : 1° d'une partie plus étendue, plus transparente formée d'une seule rangée de cellules de l'ectoderme (partie *monodermique* d'E. Van Beneden) ; 2° d'une partie en forme de petite tache circulaire (*aire et tache embryonnaire* de Bischoff, Coste et autres) formée de deux feuillets, savoir la continuation du précédent et à sa face interne la couche lenticulaire endodermique encore formée de plusieurs cellules superposées, au moins à son centre (*amas* ou *reste des sphères* ou *globes vitellins intérieurs* de Bischoff et de Coste, *gastrodisque* de E. Van Beneden).

Il y a de plus le liquide intérieur, considéré comme albuminoïde et qui d'après Coste présenterait quelques tractus filamenteux allant de l'amas lenticulaire endodermique à la face interne de l'ectoderme, qui forme alors une *vésicule bastodermique* proprement dite.

Dans les œufs du cinquième jour, sur le lapin la couche muqueuse surajoutée est très-mince et disparaît le jour suivant ; il en est de même, à un jour près, pour la *zone transparente*. La vésicule blastodermique a un peu plus d'un millimètre de diamètre.

Alors, et aux périodes correspondantes sur les autres mammifères, les cellules de l'ectoderme au dehors de la circonférence de l'endoderme, bien que très-amincies, restent surtout du côté interne, au niveau de leur noyau, plus épaisses, que vers leurs bords ou étroites faces de juxtaposition réciproque. De là des sillons limités par ces légères saillies arrondies et dont le fond est au niveau des lignes de juxtaposition, ainsi que l'a bien montré E. Van Beneden. Quant à l'endoderme il s'est élargi et aminci. Ses cellules en se multipliant sont devenues plus petites que celles de l'ectoderme et leur noyau est plus gros ; relativement elles sont réduites à deux rangées dans la portion médiane ou centrale plus épaisse, puis à une seule vers la circonférence de l'endoderme. Cette circonférence n'est plus régulière parce que les cellules n'y sont plus en couche continue. Elles sont disséminées, par une, deux ou trois dans les sillons de la face interne de l'ectoderme jusqu'à une distance de 2 à 3 dixièmes de millimètre de la portion continue de la couche endodermique. Ce fait, bien décrit et figuré par Coste (*loc. cit.*, 1849, pl. III, fig. 4 et 5), a été mieux spécifié encore par E. Van Beneden (*loc. cit.*, 1875, p. 40). Ce dernier savant a bien vu aussi que ces cellules s'écartent ainsi des autres par suite des mouvements de glissement indiqués p. 350, qui jouent certainement un rôle important dans l'étalement des cellules, en deux puis une seule couche ; cellules qui d'abord formaient l'amas globuleux endodermique. En se multipliant ces cellules éparses en reviennent à se toucher et amènent ainsi l'extension progressive de l'endoderme.

Sans avoir constaté ces derniers détails, j'avais pu suivre cette extension du feuillet interne sur des œufs de lapine surtout à partir du pourtour de la *tache embryonnaire*, contre la face interne de l'ectoderme, puis celle du feuillet moyen. J'avais vu que cette extension s'opérait par glissement des cellules de la circonférence de cette *aire* ou *tache* se multipliant par segmentation et constaté certaines des différences qui existent entre celles de chaque feuillet [*voy*. Ch. Robin, *Sur la structure de la vésicule ombilicale*, in *Journal de la physiologie*. Paris 1861, p. 319 à 323 et l'art. BLASTODERMIQUES (*cellules*) p. 611 et suiv.].

E. Van Beneden a montré que sur les œufs du cinquième jour après l'accouplement des lapines, ovules larges alors de 2 à 3 millimètres, des modifications très-analogues à celles qu'on observe dans la période correspondante sur les oiseaux, les reptiles, etc., surviennent dans le feuillet interne. Il n'est plus lenticulaire, les cellules de son milieu s'étant étalées en une seule couche (sauf vers une très-petite étendue du centre même); de plus les cellules sont aplaties et élargies de manière à ressembler à celles d'un épithélium à cellules minces, de dimensions un peu inégales et à bords légèrement ondulés après durcissement ou imprégnation argentique, ou même rendus dentelés par des courts prolongements analogues à ceux des leucocytes en voie d'expansions amiboïdes. Ce feuillet ne s'étend que sur un quart à peine de la face interne de l'ensemble du blastoderme, qu'il rend *didermique* ici tandis que le reste est encore monodermique, formé par l'ectoderme seul.

Au centre même de cette aire, correspondant au point où était le blastopore, il reste entre l'ectoderme et l'endoderme une plaque formée d'une seule rangée des cellules de l'amas méso-endodermique; cellules demeurées petites, sphéroïdales, comme étaient d'abord celles qui devenues larges et plates forment actuellement l'endoderme.

C'est cette étroite couche circulaire qui est l'origine du *mésoderme* et là le blastoderme est déjà *tridermique*, suivant l'expression de E. Van Beneden; en d'autres termes le *mésoderme* dérive d'un reste des *blastomères* ou cellules du groupe *endo-mésodermique* qui conservent les caractères qu'elles avaient et la forme polyédrique, au lieu de s'aplatir en s'élargissant comme le font celles qui constituent l'*endoderme, feuillet muqueux* ou *interne.*

Ainsi la portion embryogène (Ch. Robin, 1861) du blastoderme, *gastrodisque* ou *aire embryonnaire proprement dite* de E. Van Beneden (1875) est d'abord *tridermique* au centre, didermique dans le reste de son étendue circonférencielle; là se trouvent les feuillets interne et externe accolés ensemble. L'autre portion de la vésicule blastodermique, de beaucoup la plus considérable, est encore, mais temporairement, formée par l'ectoderme seul.

Dans le jour qui suit (le sixième sur les lapins, où l'œuf atteint un diamètre de 4 à 5 millimètres et occupe depuis la veille une place fixe dans les cornes utérines) le feuillet interne a envahi environ la moitié de la vésicule blastodermique; il s'arrête vers son équateur par un bord peu régulier. Ce n'est pas le feuillet moyen qui dans cette extension précède l'interne, contrairement à l'interprétation que j'avais donnée autrefois à mes observations (*loc. cit.*, 1861, p. 320); l'examen de la superposition des couches fait à l'état frais ne donnant pas des résultats aussi précis que les coupes de l'œuf durci. L'un et l'autre de ces deux feuillets reste formé comme avant et toujours par la suite, d'une seule rangée de cellules larges, ayant le caractère de cellules épithéliales polyédriques moins épaisses que larges.

Le mésoderme est devenu plus étendu et surtout plus épais par multiplication de ses cellules, devenant toujours plus petites et se disposant sur plusieurs rangées en se divisant. Ces mêmes particularités continuent à être saisissables dans les jours qui suivent, où le mésoderme s'épaissit plus qu'il ne s'élargit et devient parfaitement circulaire, mais ne présente pas encore la ligne primitive ou dépression suivant l'un de ses axes indiquant l'origine de l'involution cérébro-spinale.

Le mode de formation de l'endoderme qui vient d'être décrit d'après E. Van Beneden est très-général. Je l'ai retrouvé sur les Hirudinés et les Gastéropodes. En réalité ce n'est pas de l'endoderme qu'il dérive bien que ce soit du globe endo-mésodermique et que l'endoderme soit plus étendu que lui lorsque les globes vitellins ou cellules qui représentent son origine restent interposées entre les deux autres feuillets; comme si, par supposition, ils étaient un résidu de ce qui a formé l'endoderme spécialement. Ce sont ensuite ces globes ou cellules qui en se segmentant s'étalent sur plusieurs rangées entre l'ectoderme et l'endoderme pour se séparer plus tard en lames musculo-dermiques et musculo intestinale ou fibro-intestinale, puis en lame vasculaire. Mais aucun de ces deux feuillets délimités avant le mésoderme ne prend part à la formation de celui-ci. Il ne dérive donc à proprement parler ni de l'un ni de l'autre; car sur la ligne médiane, en même temps que l'ectoderme s'y enfonce pour former le névraxe s'il semble céder au mésoderme les groupes cellulaires qui deviendront les ganglions rachidiens et sympathiques; ces organes restent toujours distincts et sans fusion de leurs éléments avec ceux des muscles et autres de provenance mésodermique. Mêmes remarques pour la notocorde de provenance endodermique (*voy.* Fibreux, p. 52-53).

Il importe avant d'aller plus loin d'insister sur les faits précédents relatifs à l'origine et à la formation du *mésoderme;* car divers auteurs le considèrent, à tort, avec Hæckel, comme primitivement formé de *deux lames,* provenant l'une, la *fibro* ou *musculo-cutanée,* du dédoublement de l'exoderme, et l'autre, la *fibro-intestinale,* dérivant d'une délamination de l'endoderme. Si bien que d'après cette hypothèse tout dériverait dans l'animal de deux premiers feuillets formés : 1° l'ectoderme donnant la peau, les nerfs, les muscles et le squelette par l'intermédiaire de la lame *musculo-dermique;* 2° l'endoderme donnant les systèmes intestinal, génital, rénal, circulatoire, glandulaire et respiratoire par l'intermède de la lame fibro-intestinale; si bien en fait que c'est d'un blastoderme composé de quatre feuillets dits germinatifs et non de trois que dériveraient les organes permanents des animaux dits *métazoaires,* c'est-à-dire placés au-dessus des protozoaires ou animaux unicellulaires. Mais en fait, c'est autrement que ne l'indique cette formule que les choses se passent sur les vertébrés, les insectes, etc.

La disposition lenticulaire de l'aire embryonnaire ou tridermique, avec saillie bombée à la surface externe de la sphère représentée par la vésicule blastodermique est alors plus marquée qu'auparavant.

Les cellules du mésoderme restent encore molles, sans paroi. Quand par pression ou dilacération on les écarte, leur substance s'étire en filaments réticulés minces (dits *protoplasmatiques* par quelques auteurs), d'aspect muqueux. Mais au bout de quelques heures à un jour, la substance du corps de ces cellules devient plus ferme, leur forme est plus nettement polyédrique, moins modifiable sous les influences physiques et une mince paroi pelliculaire naît à leur surface (*voy.* Cellule, p. 620).

§ IV. Génération des feuillets blastodermiques dans les œufs pourvus d'un embryotrophe. Jusqu'à présent nous n'avons observé l'individualisation en cellules que dans les animaux dont toute la substance du vitellus est *cytogène.* Or, il nous reste à examiner ceux chez lesquels le vitellus est cytogène en partie seulement, tandis que le reste, qui est ordinairement la portion la plus volumineuse est seulement *embryotrophe;* c'est-à-dire que son rôle physiologique est nutritif et ne commence qu'alors que l'embryon s'est déjà formé à l'aide et aux dépens de la partie cytogène. Ce rôle consiste en ce que, sans passer par l'état de cellule la portion embryotrophe est absorbée et assimilée molécule à molécule par les éléments anatomiques du nouvel être qui l'ont graduellement entourée (*voy.* Œuf, p. 572).

Mais ici la question se dédouble en quelque sorte. Sur certains animaux, la portion cytogène de l'œuf s'individualise en cellules *par segmentation*, sans différences fondamentales comparativement aux vitellus à segmentation totale décrits plus haut.

Sur les insectes, les araignées proprement dites et les Crustacés au contraire, le vitellus ne se segmente pas ; c'est par *gemmation* qu'a lieu l'individualisation en cellules de la portion cytogène de celui-ci (*voy.* p. 361). Ce fait a assez d'importance en raison du nombre des espèces que renferme la classe des insectes, pour qu'il soit utile d'en parler, car les auteurs classiques en traitent comme si ce qui se passe là ne différait pas de ce qui a lieu dans les autres embranchements.

1° Parmi les œufs dont le vitellus offre une portion cytogène et une partie embryotrophe il faut signaler d'abord les poissons osseux. Ainsi que Coste l'a fait connaître le premier (*Comptes rendus des séances de l'Académie des sciences.* Paris, 1850, in-4°, t. XXX, p. 538), leur vitellus ne diffère pas notablement au premier aspect du vitellus des autres animaux à ovule assez gros pour être aisément visible à l'œil nu. Il est toutefois moins opaque. Il montre des granules ou gouttes sphériques relativement volumineuses, assez uniformément distribuées dans une substance hyaline, coagulable, demi-liquide (*protoplasma*). Dès l'arrivée de l'ovule dans le premier tiers de la trompe, la vésicule germinative a disparu. De plus, les gouttelettes précédentes disparaissent, la substance hyaline ci-dessus prédomine de beaucoup sur les gouttes et les nombreux et fins granules qu'elle tient alors en suspension. Parmi les gouttes, il faut alors compter d'assez grosses gouttes d'huile jaune, dont le nombre va en augmentant. Aussitôt après la ponte, survient le retrait du contenu ovulaire (*voy.* FÉCONDATION, p. 369). Dès que s'est accomplie la fécondation, les fins granules sus-indiqués se rassemblent vers l'un des pôles du contenu ovulaire, celui qui correspond au micropyle en laissant homogène et hyalin le segment opposé. Toutefois, les gouttes d'huile ou oléiformes restent dans la portion hyaline de la portion homogène en devenant moins nombreuses mais plus grosses.

Une heure ou environ après la ponte, les granules sont déjà rassemblés en un disque circulaire, grisâtre, uniformément grenu, qui est comme superposé en forme de calotte qui est surélevée de toute son épaisseur par rapport à la surface de la masse transparente sphérique principale. Celle-ci englobe les gouttes d'huile, dont souvent plusieurs avoisinent la circonférence de ce disque. Ce disque à contour régulier et assez brusquement aminci ou même fort saillant comme sur le brochet, recouvre du quart environ au dixième seulement de la superficie de cette sphère (*voy.* Lereboullet, *Recherches d'embryologie comparée*, etc., in *Mémoires de l'Académie des sciences.* Paris, 1872, in-4°, t. XVII). Son épaisseur représente la huitième ou la dixième partie environ du contenu, qu'elle surmonte comme un mamelon mousse, et par suite elle donne à cet ensemble une forme générale un peu ovoïde ou d'une portion de sphère (voy. Gerbe, *Journ. de l'anat. et de la physiol.* Paris, 1875, p. 329, pl. X.). Ce disque, encore une fois, est l'analogue de la partie appelée *cicatricule* ou *germe* par les anciens auteurs dans l'œuf des oiseaux. C'est la portion *cytogène* de l'œuf répondant au *vitellus* de l'ovule des mammifères, etc. Les granules grisâtres, immédiatement contigus ou à peu près, qui la forment touchent et adhèrent d'une manière immédiate à la substance hyaline, demi-solide, sur laquelle repose ce disque. Cette masse transparente un peu rosée ou un peu jaunâtre, avec les gouttes d'huile jaune qu'elle englobe, forme l'*embryotrophe*.

Tous ces phénomènes se passent sur des poissons osseux, après la ponte, après le retrait du vitellus, sans augmentation de son volume ni agrandissement de la *zone* transparente. Ils s'accomplissent en deux à trois heures environ ; on peut ainsi suivre aisément toutes les phases du simple déplacement avec groupement des granules, se séparant de la substance hyaline embryotrophe qui a pour résultat la formation du disque cytogène.

Des phénomènes ayant quelque analogie avec les précédents se produisent aussi dans les œufs d'insectes. Sur les uns et sur les autres, nous verrons le phénomène du retrait survenir malgré l'union de l'embryotrophe à la substance cytogène.

Sur les oiseaux, les reptiles, les plagiostomes et les céphalopodes, l'ovule constitué au début comme celui des mammifères a son vitellus graduellement amené à l'état de disque cytogène, analogue au précédent par une série de phénomènes plus compliqués. Ici, il n'y a pas, comme sur les poissons osseux, mélange originel de la portion embryotrophe et de la substance cytogène (*voy.* Œuf, p. 571 et suiv.).

La substance du vitellus proprement dit ou portion cytogène est elle-même repoussée contre la face interne de la *zone transparente*, sous forme de couche grisâtre, finement grenue, très-mince, dite *couche cicatriculaire;* mais une portion de même constitution, reste plus épaisse autour de la vésicule germinative sous forme de *cumulus proligère* ou disque circulaire et représente la *cicatricule* ou *portion cytogène* proprement dite. Ce disque est régulièrement circulaire, large de un à cinq millimètres environ, suivant le volume du *jaune embryotrophe,* dont par suite il ne couvre qu'une fort petite portion en surface. Son épaisseur varie du dixième au quart environ de sa largeur et sa circonférence brusquement amincie, se continue avec la mince couche cicatriculaire à la surface du jaune, suivant l'expression de Gerbe, il est alors saillant comme un bouton de variole à bords nettement accusés. Cet observateur a du reste très-exactement spécifié que ce dernier aspect ne se montre que lorsque l'œuf a abandonné l'ovaire, est déjà dans la trompe et que la vésicule germinative a disparue. Jusque-là ce cumulus était mince, déprimé, plus large, mais à contour mal limité, se continuant insensiblement avec la couche cicatriculaire entourant l'embryotrophe jaune, orangé ou blanchâtre, suivant les espèces. Il a montré aussi que cette disparition de la vésicule germinative et ce rassemblement de la substance cytogène en un disque épais, à contour accentué, ont lieu aussi bien lorsque la fécondation est intervenue que lorsqu'elle a été empêchée (Gerbe, *Journ. de l'anat. et de la physiol.*, 1872, p. 603 et suiv., pl. XX).

Il faut spécifier que dans les œufs dont il s'agit, la production des granules et des gouttes du jaune n'a pas lieu au centre même de l'œuf, ni suivant une ligne ou rayon allant de ce centre à la cicatricule. Ici, et sous la forme d'un mince cylindre un peu renflé en massue à son extrémité profonde la substance du vitellus primitif reste hyaline, transparente, incolore, à peine grenue. Mais il n'y a pas là une cavité ou *latebra* dont serait sortie la cicatricule comme le croyaient les anciens auteurs, d'après l'examen de l'œuf des oiseaux (*voy.* Œuf, p. 575).

Contrairement à ce qu'ont avancé quelques auteurs, personne n'a jamais dit que la séparation entre la portion cytogène et la portion nutritive des œufs fût un effet consécutif à l'action des spermatozoïdes sur l'ovule. De plus, cette séparation se fait lentement et graduellement longtemps avant l'ovulation qui en marque la terminaison. Coste (*Comptes rendus de l'Acad. des sc.* 1850, t. XXX,

p. 638) et Gerbe (*Recherches sur la segmentation de la cicatricule, loc. cit.*, 1872, p. 611), ont découvert la manière dont se segmente la cicatricule et dont elle s'individualise ainsi en cellules sur les poissons osseux et les animaux dont l'œuf est pourvu d'un *jaune*. Ils ont montré en même temps que pour ces derniers, c'est lorsque l'ovule, tombé dans la trompe, a revêtu tout son albumen et en grande partie ses membranes coquillières que commence la segmentation. Elle est peu avancée lorsque l'œuf arrive dans la région de l'oviducte dite *utérine*, et c'est là qu'elle se poursuit et s'achève.

Le centre de la surface libre, bombée, de la cicatricule représente le *sommet* physiologique de l'œuf, le pôle où naissent les *globules polaires* sur les animaux à vitellus sans embryotrophe. Jusqu'à présent on n'a pas constaté la formation de ces globules dans les œufs à cicatricule, mais il est probable qu'elle a lieu comme dans les autres (*voy.* FÉCONDATION, p. 375).

On n'a pas pu suivre non plus la formation du noyau vitellin ou pronucléus; mais dès l'individualisation des quatre premiers blastomères, on aperçoit dans chacun de ceux-ci un noyau qui dérive de celui-là et dont on retrouve aussi une subdivision dans chacune des cellules blastodermiques. Inutile d'insister sur ces détails qui sont ici tels que nous les avons indiqués déjà p. 350 et 356.

Quand à la segmentation de la *cicatricule*, elle débute par la production d'une dépression en forme de sillon de son centre, tel que celui que produirait l'impression de l'ongle dans une partie molle. Sur les poissons osseux il s'étend diamétralement sur toute l'étendue de la cicatricule qu'il divise en deux moitiés ovulaires, ou si l'on veut en deux disques vitellins; ceux-ci continuent à se segmenter chacun, comme le font les globes vitellins eux-mêmes sur les mammifères, les mollusques, etc.

Sur les oiseaux, les reptiles, les plagiostomes et les céphalopodes, dès que ce sillon a une longueur appréciable, il se bifurque à ses deux extrémités et donne la figure de deux Y soudés par leur queue et séparant ainsi quatre portions ou segments au milieu de la cicatricule. Les extrémités des sillons ou branches de chaque Y se subdivisant à leur tour sous des angles inégaux et celles-ci se divisant bientôt elles-mêmes en divariquant, les sillons qu'elles représentent limitent bientôt quatre petits disques vitellins. Les sillons extérieurs qui limitent ceux-ci montrent déjà des subdivisions qui en partent sous des angles divers et qui se subdivisant à leur tour en divarications, individualisent bientôt d'autres petits disques ou *blastomères* tout autour des quatre premiers. La segmentation du disque cytogène progresse de la sorte du centre à la circonférence, et les disques vitellins individualisés sont déjà nombreux quand des sillons gagnent sous forme de rayons jusqu'à la circonférence même de la cicatricule.

En même temps aussi, les premiers disques individualisés vers le centre offrent un sillon qui subdivise leur noyau et leur masse. Il en résulte que les cellules sont déjà relativement très-petites, au centre de la cicatricule, quand les sillons atteignent la circonférence de celle-ci pour l'individualiser en disques ou *blastomères* (homologues des *globes vitellins* des autres animaux) se subdivisant ensuite en cellules plus petites.

Il est probable que dans cette subdivision prolifiante, les plans de scission ne se dessinent pas seulement dans un sens perpendiculaire à la surface de la cicatricule, mais qu'il s'en produit aussi en sens parallèle à celle-ci, et que c'est de la sorte que s'accomplit la formation successive de l'ectoderme, de l'endoderme et du mésoderme. Quant à l'extension de ces feuillets à la face interne de la *zone transparente* autour de l'embryotrophe elle n'offre pas de différence fondamentale à signaler comparativement à ce que nous avons dit. Il en est de même pour ce qui touche à la délimitation de l'embryon d'une part et des organes extra-embryonnaires d'autre part.

La segmentation s'étend ainsi à toute la substance cytogène sans empiéter sur l'embryotrophe. Mais celui-ci offre une constitution moléculaire ou chimique fort différente de celle de la première, aussi ne doit-on en aucune manière classer les œufs en ceux qui seraient à segmentation vitelline incomplète et ceux qui seraient à segmentation totale.

2° Sur les insectes et les araignées proprement dites, la substance embryotrophe composée de granules d'aspect graisseux, oléiformes, jaunâtres, mais en partie albuminoïdes, de dimensions diverses, est comme sur les poissons osseux répandue dans la substance cytogène et forme avec celle-ci le vitellus remplissant la *zone transparente*. Les choses restent ainsi jusqu'à l'époque de la ponte, la vésicule germinative ayant disparu lors de l'arrivée des œufs dans les oviductes.

Comme sur les poissons osseux aussi, c'est après la fécondation et aussitôt après la ponte qu'a lieu la séparation entre la substance cytogène hyaline et la portion embryotrophe du contenu ovulaire (*deutoplasma* de divers auteurs). Seulement cette séparation n'a pas lieu sous forme de *cicatricule* ou amas cytogène grenu occupant une étendue limitée, sur un seul point de la surface du vitellus. Elle a lieu par accumulation graduelle des granules trophiques oléiformes vers le centre de celui-là.

La substance cytogène est suivant les espèces, soit tout à fait hyaline, soit parsemée d'un petit nombre de très-fins granules à peine grisâtres, soit finement et uniformément grenue. Elle reste seule à la surface de toute la masse vitelline, pour bientôt subir le phénomène dit de *retrait vitellin*, puis s'individualiser en cellules blastodermiques; mais par gemmation, comme nous l'avons dit, et non par segmentation. Elle constitue de la sorte une *cicatricule*, pour ainsi dire, qui, au lieu d'être localisée à l'un des pôles du contenu ovulaire, en occupe toute a superficie.

L'ovule a, sur les insectes, la forme d'un ovoïde plus ou moins allongé, souvent un peu déprimé sur la face dorsale et bombé sur la face ventrale ou nerveuse (*voy.* FÉCONDATION, p. 360).

Notons, pour l'intelligence de ce qui suit, que la couche cytogène de ces œufs a été appelée protoplasma et *vitellus de formation*, *blastème germinatif* (Weismann), *élément germinateur*, *couche* ou *substance germinative*, *couche embryogène* ou *plastique* (Balbiani, *Sur la génération des aphides. Ann. des sc. natur.*, Zool., 1872, t. XV, p. 11), etc.

L'embryotrophe à granules oléiformes a été appelé *vitellus* par divers auteurs, *masse vitelline intérieure*, *vitellus intérieur* ou *proprement dit*, *élément nutritif* (Balbiani), *deutoplasma* (Van Beneden, etc.), *vitellus de nutrition*, etc.

Le vitellus remplit complètement la cavité de la zone transparente, jusqu'à l'instant de la fécondation, qui a lieu dans l'oviducte. C'est au moment de la ponte, pendant les premières minutes qui la suivent, que s'accomplit le retrait du vitellus. Il s'opère seulement aux deux bouts, dans une étendue qui, d'une espèce à l'autre, varie de 2 à 6 centièmes de millimètre, et non sur toute sa périphérie, comme chez les espèces dont l'ovule est sphérique. Le retrait est un peu plus considérable du côté de la petite extrémité ou *caudale* de l'œuf qu'au bout *céphalique* opposé, ou côté du micropyle. L'espace ainsi laissé libre entre les extrémités du vitellus et la zone transparente est plein d'un liquide que le vitellus abandonne en se rétractant. Ce fluide est hyalin et incolore, réfracte assez fortement la lumière et lui donne une teinte légèrement bleuâtre ; il ne tient en suspension ni corps solide ni gouttes huileuses ou autres.

Chez les espèces dont l'œuf est large relativement à sa longueur, le retrait du vitellus est à peu près moitié plus petit que sur celles dont les œufs sont allongés, et en quelque sorte sous forme d'un cylindre à extrémités arrondies.

Une heure environ après l'achèvement du retrait des extrémités du vitellus, les gouttes oléiformes qui concourent à sa formation se retirent elles-mêmes de toute la périphérie vers le centre sur une épaisseur de 6 à 12 millièmes de millimètre, et un peu plus aux deux extrémités du vitellus que dans le reste de son étendue, qui reste contiguë à la zone transparente. Cet écartement est plus prononcé vers l'extrémité la plus étroite du vitellus qu'à l'extrémité opposée. Elles abandonnent ainsi dans toute cette épaisseur la substance hyaline du vitellus et la laissent avec toute sa transparence, bien qu'il y reste encore de très-fins granules grisâtres et quelques très-petites gouttes oléiformes. Le rapprochement des gouttelettes oléiformes (*deutoplasma*) vers l'axe du vitellus et leur écartement de sa superficie ne s'opère du reste pas sur tous les œufs d'une manière égale, et il en est sur lesquels il est moitié moins prononcé que sur les autres.

Dans les insectes, le retrait du vitellus a donc lieu, comme chez les autres animaux, mais sans être accompagné ni suivi des mouvements propres qu'on observe sur le vitellus des êtres dans lesquels les cellules blastodermiques s'individualisent par segmentation.

Il est assez facile, sur les œufs dont le vitellus s'est rétracté, de s'assurer, en les brisant et faisant écouler leur contenu, que la surface vitelline est formée immédiatement par la substance hyaline elle-même, sans qu'une membrane ou pellicule quelconque lui soit appliquée. Cette substance en se rétractant s'écarte ainsi de la zone transparente, soit que cette dernière reste adhérente au chorion, comme chez la plupart des insectes, soit qu'elle existe seule comme chez les Tipulaires culiciformes, etc. |

Ces particularités sont importantes à noter pour l'interpétation des phénomènes dont il va être question.

En même temps que s'opère le retrait des granules graisseux du vitellus de la périphérie vers le centre, ou quelques minutes après qu'il est achevé, débutent les phénomènes essentiels de la génération. Ils consistent d'abord en la production des globules polaires suivie de la naissance des cellules blastodermiques, qui commence même avant l'achèvement des premiers. Les globules polaires naissent par gemmation de la substance hyaline du vitellus chez les insectes de la même manière que chez les Mollusques, les Hirudinées, etc. (*voy.* FÉCONDATION, p. 360). Toutefois ils présentent dans la série des phases de leur existence plusieurs particularités qui ne s'observent pas chez les autres animaux.

Les cellules polaires se produisent à la petite extrémité du vitellus, celle qui est opposée à l'extrémité micropylaire ou céphalique contrairement à ce qui a lieu pour les véritables globules polaires des vitellus se segmentant. Elles débutent chacune par la formation d'une petite saillie hémisphérique ou conoïde de la substance hyaline de cette extrémité, dont viennent de se retirer un peu les gouttelettes huileuses. Elles grandissent rapidement et se resserrent à leur point d'adhérence avec le vitellus, de sorte qu'elles sont bientôt comme pédiculées, c'est-à-dire attenantes au vitellus par une partie rétrécie. Celle-ci se resserre de plus en plus comme par étranglement, se réduit à un mince pédicule et se sépare tout à fait du vitellus.

La durée de ces phénomènes pour chaque globule polaire est de dix à quinze minutes environ. Il naît plusieurs globules polaires dans chaque œuf, mais non pas tous successivement au même point du vitellus, comme chez les autres animaux ; c'est à côté les uns des autres qu'ils apparaissent. Il se produit d'abord une saillie, puis ordinairement il en apparaît une deuxième et même une troisième tout près des autres, avant que la séparation de la première en un globule indépendant soit achevée. La largeur des saillies et des globules qui en proviennent est de 15 à 25 millièmes de millimètre au plus. Leur forme est généralement sphéroïdale ou ovoïde, mais assez souvent à contour un peu sinueux.

La première saillie qui se montre est ordinairement plus grosse que celles qui se produisent après elles ; aussi sur les œufs des espèces dont le vitellus se rétracte peu, comme chez le *Chironome plumeux* (*Chironomus plumosus* Meigen; *Tipula plumosa* L.), il lui arrive de s'aplatir plus ou moins entre la membrane vitelline et le vitellus, pendant et après sa séparation. Ce premier globule polaire se sépare assez souvent complétement du vitellus avant l'apparition des saillies, voisines l'une de l'autre, par lesquelles débute la génération de ceux des globules qui suivent la gemmation du premier.

Il naît de la sorte, en l'espace de trente à cinquante minutes, de quatre à huit globules polaires qui restent contigus à l'extrémité du vitellus aux dépens de laquelle ils se sont produits, et forment un amas dans la portion de la cavité de l'ovule que la rétraction a laissé plein de liquide seulement. Dès ce moment on peut constater que l'espace clair laissé également plein de liquide au gros bout de l'œuf par le retrait du vitellus diminue d'étendue, que cette extrémité de celui-ci se rapproche de la membrane vitelline, comme s'il était repoussé vers elle par les globules polaires qui se forment à l'autre extrémité, et il arrive en effet à la toucher trois quarts d'heure environ après le début de la formation du premier globule polaire. Il est un certain nombre d'œufs dans lesquels les globules polaires de dépassent pas ce chiffre et restent tels qu'ils se sont produits ; mais sur la plupart, pendant qu'il en naît encore par gemmation, ceux qui sont déjà libres s'allongent peu à peu transversalement, se rétrécissent légèrement vers leur milieu, et un plan de segmentation se montre sous forme d'une fine ligne grisâtre qui les partage en deux. Cette segmentation a lieu même encore une fois sur quelques-uns des globules qui résultent de cette première division. Elle s'opère en cinq ou six minutes environ sur chacun d'eux.

Il en résulte que, bien qu'il ne se produise que de quatre à huit globules par gemmation directement aux dépens de la substance hyaline de chaque vitellus, il en existe un plus grand nombre au bout d'une heure à une heure et demie ; mais ils sont naturellement plus petits que les premiers. Ce nombre peut aller jusqu'à seize ou vingt dans quelques œufs (*voy.* Fécondation, p. 360, fig. 9, *a,c,d*), et Ch. Robin, *Journal de physiologie*. Paris, 1862, p. 361 et planches).

Les cellules polaires des Tipulaires culiciformes offrent cette particularité qu'une fois séparés du vitellus elles renferment chacune un et quelquefois deux noyaux nettement délimités, bien que très-pâles. Quelquefois ce noyau naît pendant la gemmation du globule polaire de la même manière que se produisent le noyau vitellin et les noyaux des blastomères ou *globes vitellins secondaires* durant leur gemmation aux dépens de *globes vitellins primitifs* (*voy.* Fécondation, p. 382 fig. 12, *d*).

Il est digne de remarque que, chez les animaux dont le vitellus *se segmente* pour arriver graduellement à l'individualisation de sa substance en cellules et à la formation du blastoderme, les globules polaires naissent par gemmation puis se réunissent par coalescence; tandis que, chez ceux dont le vitellus produit par gemmation, d'une manière directe, des cellules embryonnaires qui demeurent telles sans se subdiviser, les globules polaires, une fois devenus distincts du vitellus, se multiplient par *segmentation* ou *scission*.

En outre, la production d'un noyau dans leur épaisseur leur donne les caractères les plus nets de cellules; enfin nous verrons que, consécutivement à ce fait, au lieu de rester sur les côtés de l'embryon jusqu'à l'époque de l'éclosion, comme un corps étranger en quelque sorte, à la manière des globules polaires des autres animaux, ces cellules prennent bientôt part à la constitution du blastoderme, à peu près au même titre que les autres cellules embryonnaires dont il va être question. Aussi, à compter de la formation du blastoderme, ne trouve-t-on jamais chez les insectes de globule polaire interposé à l'embryon et à la membrane vitelline.

Il importe ici de noter le fait suivant : c'est que, sur les articulés dont le vitellus ne se segmente pas, dont les cellules blastodermiques s'individualisent par gemmation, la production des globules ou cellules polaires n'est pas suivie de celle d'un noyau vitellin comme chez la plupart des animaux dont le vitellus se segmente. Elle est immédiatement suivie au contraire, de l'apparition des gemmes qui s'individualisent peu à peu en cellules blastodermiques dans chacune desquelles apparaît, ou non, un noyau, et il n'y a pas genèse d'un noyau vitellin central.

Rappelons que tous les faits précédents ont été décrits et figurés tels que je les avais observés, jusque dans les moindre détails et en employant les mêmes termes par Weismann, tant sur les Chironomidés que sur les Muscidés (*Entwickelung der Dipteren im Ei*, in *Zeitsch. für. wiss. Zool.*, 1863, t, 13, p. 110, pl. VII et pl. X).

Il est de toute importance de bien spécifier ici qu'en appelant les éléments dont le mode de génération vient d'être décrit du nom de *cellules polaires*, j'ai voulu noter spécialement qu'elles s'individualisent à l'un des pôles de l'ovule. D'autre part, quant à leur homologie avec les *globules polaires* de l'œuf des Mammifères, des Mollusques, des Hirudinées, elle n'existe que sous le rapport de leur mode d'*individualisation par gemmation*. Mais hors de là, ces cellules polaires des insectes diffèrent des *globules polaires* des Mammifères, etc. Sur ces derniers en effet, ils s'individualisent au point où se développera l'extrémité céphalique de l'embryon. Après s'être produits au nombre de deux à quatre, ils se réduisent à un ou deux par coalescence; ce n'est qu'exceptionnellement qu'il naît un noyau, ou mieux un ou deux amas nucléiformes, sans que jamais ils prennent part à la constitution du blastoderme. Au contraire, les cellules polaires des insectes s'individualisent par gemmation au point où se développera la région ano-cloacale ou caudale de l'animal; de plus, loin de s'unir par coalescence, elles se multiplient par bi-segmentation progressive après genèse intra-cellulaire d'un noyau ; puis elles prennent bientôt part à la constitution de la portion cloacale de l'ectoderme en se juxtaposant réciproquement et avec les autres cellules ectodermiques, dont la gemmation survient peu après la leur même.

Ce que mon premier travail avait de peu explicite sous ce rapport a été noté à juste titre par M. Balbiani.

Les cellules qui, par leur naissance les unes à côté des autres, forment peu à peu le blastoderme, commencent à naître une demi-heure environ après le début de la production des premiers globules polaires, alors que ceux-ci ne sont encore qu'au nombre de cinq à six. C'est à la grosse extrémité ou céphalique du vitellus (*voy.* FÉCONDATION, p. 360, fig. 9, *b*) que se montrent les premières cellules blastodermiques ; de là elles se produisent en gagnant peu à peu sur la portion du vitellus qui est contiguë à la membrane vitelline, de manière à former une rangée entre elle et le premier ; en l'espace d'une heure et quart à une heure et demie elles atteignent la petite extrémité ou caudale du vitellus où viennent de se produire les globules ou cellules polaires. Elles y naissent comme au gros bout du vitellus. Le vitellus se trouve alors entouré complétement par une rangée de cellules blastodermiques et séparé par elles des cellules polaires vers sa petite extrémité, et de la membrane vitelline dans le reste de son étendue.

Les cellules blastodermiques apparaissent à la surface du vitellus, représentée alors par de la substance cytogène hyaline seulement (*protoplasma*) dont les gouttelettes oléiformes se sont retirées sur une épaisseur de 6 à 12 millièmes de millimètre. C'est à l'aide et aux dépens de cette substance qu'elles se produisent par gemmation et de la manière suivante :

On voit la superficie et le contour net du vitellus, observé par transparence, présenter de petites bosselures hémisphériques dont la saillie augmente peu à peu. Leur surface est généralement lisse, mais il en est qui sont finement grenues à l'intérieur et dont la superficie est un peu rugueuse ; elles sont d'abord un peu écartées les unes des autres, mais à mesure qu'ils s'en produit de nouvelles de la grosse vers la petite extrémité du vitellus il en naît entre les dernières apparues ; il en résulte qu'une demi-heure environ après les avoir vues écartées en un point, on les trouve contiguës et plus allongées en ce même endroit. Ces saillies ont de 14 à 17 millièmes de millimètre de large, et lorsqu'elles ont atteint une hauteur égale à leur largeur, elles commencent à se comprimer réciproquement et à devenir un peu plus longues que larges. Elles demeurent néanmoins arrondies par leur extrémité extérieure et continues avec la substance hyaline du vitellus dont elles dérivent par leur extrémité opposée. Il est un certain nombre d'espèces chez lesquelles il passe quelques fines granulations grisâtres assez foncées dans l'épaisseur de chacune de ces saillies, mais sur la plupart elles restent complétement hyalines et, par suite, plus difficiles à observer, surtout au début de leur naissance (*voy.* FÉCONDATION, p. 360).

Enfin, de une heure à une heure et quart après ce début, l'extrémité adhérente de chaque saillie se resserre graduellement et assez vite, pour se séparer complétement, en quelques minutes, de la substance vitelline avec laquelle elle était continue. Cette gemmation et la séparation s'opèrent à partir du gros bout et autour du micropyle ou céphalique de l'ovule et gagnent de là vers l'autre extrémité. Ainsi se trouvent individualisées autant de cellules qu'il y avait de saillies. Chacune d'elles, après être restée sphérique pendant quelques minutes, s'aplatit légèrement au contact du vitellus, devient polygonale sur ses côtés en raison de la compression réciproque qu'elles exercent l'une sur l'autre, tandis que leur partie superficielle demeure arrondie, sauf dans les points où elles appuient un peu fortement contre la face interne de la membrane vitelline. Elles constituent de la sorte une rangée unique de cellules qui, la rangée ectodermique, par leur face interne, adhèrent au vitellus et contiguës extérieurement à la membrane vitelline. A la face presque plane ou face dorsale de l'œuf il reste presque toujours un petit espace plein d'un liquide clair entre la portion correspondante de la rangée des cellules et la membrane vitelline.

Après que les cellules se sont individualisées sur toute la surface du vitellus par séparation de la base adhérente de chaque saillie de la substance hyaline du vitellus, la couche périphérique formée par cette dernière, après le retrait des granules oléiformes vitellins, cesse d'exister. Le vitellus devient limité de nouveau par une courbe assez régulière, sauf les petites inégalités causées par la pression des cellules qui l'entourent; les plus superficielles des gouttelettes sont presque toutes très-fines et s'avancent jusqu'à sa surface. Plus tard se produisent deux nouvelles couches de cellules blastodermiques, mais sans qu'il y ait trace de segmentation de la portion sous-jacente ou centrale du vitellus; cette portion devient de plus en plus petite et plus foncée à mesure que le blastoderme épaissit, et finit par rester formée presque exclusivement par des gouttes oléiformes.

Sur les Tipulaires culiciformes, les cellules ainsi produites sont d'abord dépourvues de noyaux mais il n'en est pas de même chez beaucoup d'autres insectes. J'ai constaté en effet chez les *Musca carnaria* et *domestica* que pendant la gemmation des saillies de la substance hyaline du vitellus qui vont former autant de cellules, il naît par genèse un noyau au centre de chacune de celles-là. Ce fait a depuis été vérifié par Balbiani, par Weismann (1863), et Leuckart l'a eu certainement sous les yeux dans l'œuf des *Melophagus* (1858). Ce noyau se produit de la même manière que dans les *sphères vitellines secondaires*, durant leur gemmation en un point de la surface des *sphères vitellines primitives* ainsi que le noyau vitellin dans le vitellus. Weismann admet aussi ce mode de formation. Les saillies ou gemmes sont finement granuleuses dans ces espèces, moins transparentes que chez les Tipulaires culiciformes, et les cellules auxquelles elles donnent naissance conservent cette disposition. Leur noyau, transparent, à peine granuleux, pourvu d'un nucléole jaunâtre, se dessine en clair sur le corps de la cellule.

Ainsi les cellules du blastoderme chez ces animaux s'individualisent, non point par segmentation du vitellus, qui ne se fractionne pas, mais par gemmation, c'est-à-dire d'une manière analogue à celle dont naissent leurs cellules polaires en particulier, ainsi que les globules polaires des autres espèces animales. Ces faits ne pouvaient être interprétés exactement, lors même qu'ils eussent été observés, tant qu'on ignorait encore le mode réel d'individualisation des globules polaires, par gemmation de la substance hyaline du vitellus.

Lorsqu'on brise un œuf pendant la gemmation de la première rangée de ses cellules blastodermiques, le vitellus sort en masse quelquefois, et portant à sa surface les gemmes hémisphériques ou conoïdes, encore en continuité de substance avec lui et écartées les unes des autres. Elles disparaissent rapidement, s'effacent en quelque sorte, parce que l'eau gonfle beaucoup et presque instantanément la substance hyaline du vitellus qui les porte et dont elles dépendent. Cette substance hyaline (*protoplasma*) devient en même temps finement grenue et se dissout peu à peu dans l'eau.

Enfin quelles qu'aient été les négations opposées au fait de la genèse des noyaux dans les cellules précédentes comme lors de la production du noyau vitellin, telle que je l'ai décrite en 1862, elle est reconnue aujourd'hui par les divers observateurs que j'ai cités (Weismann, 1863; Balbiani, 1866 et 1872, pour les pucerons).

Les cellules dont nous venons de suivre le mode de production constituent, deux heures après le début de l'apparition des globules polaires, une rangée unique des plus régulières; elle est interposée au vitellus contre lequel elle adhère, et à la membrane vitelline qu'elle touche. Son épaisseur égale le diamètre des cellules, qui d'une espèce à l'autre est de 8 à 12 millièmes de millimètre. Les cellules sont encore sphériques, incolores, de telle sorte que la couche blastodermique tranche par sa transparence sur la teinte foncée du vitellus.

Ces cellules forment ainsi l'*ectoderme* rangée régulière transparente, d'éléments anatomiques assez intimement juxtaposés pour que, lorsqu'on brise l'œuf, le reste de la masse vitelline contenant tous les globules oléiformes s'échappe de la cavité, tandis que la couche cellulaire reste à la face interne de la membrane vitelline sans être dissociée.

On voit ici déjà que sur ces animaux le vitellus fécondé passe directement de la phase dite monérienne ou de gymnocytode à la période où l'embryon qui est dit *blastula* ou à un seul feuillet blastodermique par Haeckel; feuillet qui ici entoure complétement et directement à la fois le reste de la portion cytogène du vitellus (*protoplasma*) et sa portion embryotrophe (*deutoplasma*). Nul pronucléus ne se formant également ici la phase de cellule ou plastide nue ou gymnocyte manque aussi. Il en est de même de la phase suivante ou de *morula*, en raison de ce que la segmentation du vitellus n'a pas lieu et que c'est par gemmation que la portion cytogène de ce dernier s'individualise en cellules blastodermiques.

Vers la petite extrémité de l'œuf les cellules polaires forment encore un amas de six à huit cellules au moins, sphériques, mais qui plus tard se juxtaposent de mieux en mieux avec les cellules blastodermiques plus pâles dont il vient d'être question. Leur nombre varie d'une espèce à l'autre et même d'un individu à l'autre. Le plus souvent elles sont placées hors de la couche blastodermique dont les cellules naissantes les repoussent. Mais parfois elles sont pressées contre la petite extrémité du vitellus, et les cellules de la portion correspondante de la couche blastodermique embrassent les côtés de l'amas qu'elles constituent. Dans l'un et l'autre cas, ces cellules blastodermiques, en se multipliant, circonscrivent le contour de cet amas, et alors les cellules polaires deviennent polyédriques et se confondent rapidement, quant aux dispositions extérieures, avec celles du blastoderme. Ces cellules polaires sont alors encore du double plus grosses que celles qui composent la rangée blastodermique.

La production des cellules polaires et l'amas qu'elles forment, bien que faciles à voir, n'ont pas été notés. Kœlliker (*De prima insectorum genesi*, 1842, in-4, p. 3) a vu pourtant le blastoderme formé d'une seule rangée de cellules; mais il leur décrit à tort un noyau chez les Chironomes. Il a indiqué que, en même temps qu'elles se multiplient pour former deux, puis trois rangées de cellules, elles deviennent plus petites et elliptiques, de sphériques qu'elles étaient. Leuckart (1858) n'a figuré qu'une seule rangée de cellules blastodermiques, tout à fait sphériques, avec un noyau dans chacune d'elles, autour du vitellus du *Melophagus ovinus*.

Une heure environ après l'achèvement de cette première couche de cellules, le contour du vitellus qui était peu distinct de celles-ci, parce qu'il s'avançait dans leurs interstices, devient de plus en plus net. Les granules oléiformes se retirent de nouveau de la surface du vitellus, se rassemblent davantage vers son centre et, avec un peu d'attention, on peut apercevoir qu'ils laissent encore une fois à la surface de ce dernier une couche de substance hyaline, épaisse de 6 à 12 millièmes de millimètre, presque totalement dépourvue de granulations vitellines.

Cette zone de matière hyaline est plus épaisse vers le bout obtus de l'œuf que vers l'extrémité opposée où se voient les cellules polaires ; là, les gouttes oléiformes vitellines, bien qu'éparses ou plus petites que les autres, s'avancent jusqu'à la surface même du vitellus que touchent ces cellules.

En même temps les cellules de la couche ectodermique sont devenues plus nettement distinctes du vitellus sous-jacent qu'elles ne l'étaient jusque-là. En outre, restées sphériques ou à peine comprimées, elles s'aplatissent alors les unes contre les autres et contre le vitellus ; elles s'allongent un peu, ce qui augmente d'autant l'épaisseur du blastoderme dont la transparence tranche sur l'aspect foncé du vitellus sous-jacent. Elles tendent ainsi à devenir prismatiques mais ont encore leurs extrémités arrondies.

A peu près deux heures après l'achèvement de la première couche blastodermique ou ectoderme on voit, de la surface du vitellus, s'élever assez rapidement une rangée de petites saillies claires hémisphériques, semblables à celles qui ont été décrites lors de la production de la première rangée de cellules ; seulement ces saillies sont contiguës ou à peu près contiguës dès leur apparition et, bien que se montrant d'abord vers la grosse extrémité du vitellus, elles s'étendent rapidement à toute sa surface. Lorsque ces gemmes ont atteint en hauteur la moitié environ du diamètre qu'auront les cellules dont elles sont l'origine, la mince couche périphérique de substance hyaline (protoplasma) qui leur a donné naissance n'est plus apercevable ; elles semblent sortir de la masse des gouttes oléiformes. Leur séparation en éléments distincts s'accomplit de la même manière que sur celles de la première rangée et elle est terminée trois heures après l'achèvement de cette dernière, c'est-à-dire six heures environ après la ponte.

Le blastoderme est alors formé de deux rangées fort distinctes de cellules transparentes, dont la deuxième est le *mésoderme*. Aussitôt après l'achèvement des cellules de la deuxième rangée, les unes et les autres se compriment par leurs côtés, de manière à devenir près de moitié plus étroites qu'elles n'étaient d'abord, mais au contraire plus longues presque dans la même proportion. Le blastoderme se trouve alors formé de deux couches superposées de cellules allongées perpendiculairement au grand axe de l'œuf.

Il ne reste à ce moment que deux ou quatre cellules polaires encore sphériques bien que juxtaposées à la petite extrémité de l'œuf, et alors paraissant notablement plus grosses que les autres. Il est cependant des espèces chez lesquelles ce n'est que plus tard encore, pendant la durée des phases ultérieures de l'évolution, que ces cellules se juxtaposent exactement.

Sans qu'il y ait segmentation de l'embryotrophe (*deutoplasma*) sous-jacent, celui-ci devient de plus en plus petit, plus foncé et plus granuleux à mesure que s'épaissit le blastoderme par gemmation de nouvelles cellules, à l'aide et aux dépens de la substance hyaline ; c'est-à-dire à mesure que, peu après, a lieu l'apparition d'une troisième rangée de ces éléments, celle qui constitue l'*endoderme*.

A compter de cette époque le blastoderme devenu tridermique est tout à fait développé. Bientôt devient plus épais par places à la grosse extrémité ou extrémité céphalique particulièrement et à la face ventrale, tandis qu'il s'amincit à sa face dorsale.

Tant que les cellules blastodermiques restent distinctes, elles s'allongent et se rétrécissent considérablement, de manière à prendre une forme presque prismatique; mais elles conservent le même volume absolu (de 8 à 12 millièmes de millimètres), ainsi qu'on peut le voir en les isolant les unes des autres et en leur permettant ainsi de reprendre leur forme sphéroïdale. L'embryotrophe, sorte de reste du vitellus, semble à cette époque ne plus être composé que de gouttelettes oléiformes immédiatement juxtaposées, mais cependant elles sont toujours sphériques. Ses deux extrémités sont amincies et comme coupées obliquement du côté de sa face plane, vers le petit bout de l'œuf et du côté de sa face convexe au bout opposé; aussi ces extrémités sont-elles devenues plus transparentes qu'elles n'étaient auparavant. Il ne présente aucun phénomène de segmentation, non plus que de gemmation. Il ne concourt qu'indirectement, molécule à molécule, à l'évolution de l'embryon, pendant les diverses phases de laquelle elle présente des modes de groupement très-variés et élégants. On voit encore au moment de l'éclosion, et après celle-ci, dans chaque anneau de l'animal une bande de ces granules vitellins jaunâtres, et une couche autour de l'intestin, ainsi que dans l'épaisseur de ses parois. Enfin à cette période il existe encore une assez grande quantité de granules oléiformes dans la cavité même de l'intestin; ils sont distincts des précédents par leur volume qui est au moins double.

Il est très-manifeste sur les insectes que les cellules du *mésoderme* s'individualisent à l'aide et aux dépens du vitellus à sa surface, avant que se forme l'*endoderme* et nullement aux dépens de l'un quelconque des deux autres feuillets; par conséquent durant les heures où le blastoderme reste composé de deux feuillets seulement, l'ectoderme et le mésoderme, il n'est aucunement sur ces animaux l'homologue de la phase dite *gastrula* par Hæckel (p. 364) qui loin de s'observer sur tous les ovipares, manque sur les insectes. Le reste du vitellus remplit la cavité de la vésicule dont le mésoderme forme temporairement le feuillet profond. Ce n'est qu'un peu plus tard que, devenant tridermique, le blastoderme a sa cavité (qui sera bientôt intestinale) tapissée par l'*endoderme* et remplie par l'embryotrophe.

C'est aussi par gemmation que s'individualisent d'une manière immédiate, à l'aide et aux dépens de la substance hyaline (*protoplasma*) du vitellus, les cellules du blastoderme des Aranéides.

Claparède a donné pour elles une description de ces phénomènes, analogue à celle qu'a publiée Leuckart, d'après des observations faites sur un insecte, le *Melophagus ovinus.*

Claparède s'exprime ainsi qu'il suit : « Les premières modifications que nous ayons remarquées dans l'œuf sont les suivantes : A la surface du vitellus apparaissent çà et là de petites taches très-claires et parfaitement circulaires. Il m'est impossible de rien dire sur l'origine première de ces taches, qui sont les nucléus du blastoderme futur.

« Ces nucléus une fois formés agissent comme centres d'attraction sur les molécules du vitellus pour la formation des cellules. Toutefois cette attraction n'opère point sur la masse entière du vitellus de manière à produire une

segmentation de la masse, mais seulement à sa surface. On voit en effet se former de très-petits granules blanchâtres tout autour des nucléus » (p. 7 à 8).
« Les champs de granules gouvernés, pour ainsi dire, chacun par le nucléus qui agit sur eux comme centre d'attraction, méritent déjà le nom de cellules, bien qu'à ce moment ils ne possèdent point de membranes d'enveloppe. Ces cellules, en majorité hexagonales, forment une couche uniforme sur toute la surface de l'œuf. C'est le *blastoderme*. » Et en note : « Ce mode de genèse est fort voisin du schème établi par la théorie des sphères d'*involution: Umhüllungskugeln*. Il en diffère toutefois essentiellement par le fait que l'existence du nucléus précède la formation des groupes de granules, et je ne doute pas que tous ces nucléus ne descendent d'un nucléus ou d'une cellule préexistante, sans doute de la vésicule germinative »(p. 9). « Cette formation du blastoderme est dans ses traits généraux parfaitement conforme à la formation du blastoderme (*Keimhaut*) telle que l'ont observée MM. Kölliker, Zaddach et Leuckart, le premier, chez le *Chironomus*, les *Simulia*, les *Donacia ;* le second, chez les *Phryganides ;* le troisième, chez le *Melophagus ovinus*. L'absence de segmentation véritable du vitellus paraît donc être très-répandue chez les Arthropodes, et peut être même caractéristique de cet embranchement. *Toutefois je suis d'accord avec M. Leuckart pour reconnaître qu'il n'y a pas de différence essentielle entre la formation des premières cellules embryonnaires chez les Arthropodes et la segmentation ordinaire.* Il me semble même licite d'assimiler ce phénomène à une segmentation partielle. La segmentation est en effet ici restreinte à une partie seulement du vitellus, savoir une mince couche périphérique de la surface tout entière. De même que dans une segmentation proprement dite les nucléus agissent ici comme centres d'attraction ; seulement l'action des centres n'est pas capable de se faire sentir au delà d'une couche fort mince. Elle ne pénètre pas dans la profondeur » (Claparède, *Recherches sur l'évolution des Araignées*, Utrecht, 1862, in-4, p. 7 à 10).

Mais on ne saurait assimiler les phénomènes de *gemmation* à la segmentation du vitellus des autres animaux. On y reconnaîtra en particulier que les noyaux ne jouent point dans la segmentation le rôle qu'on a voulu leur faire remplir, c'est-à-dire que l'hypothèse de la formation des cellules *par involution* est inexacte en quelque cas que ce soit.

Les données qui précèdent se trouvent entièrement confirmées par M. Sabatier (*Comptes rendus de l'Acad. des sciences*. Paris, 1881, t. XCII, p. 201), qui conclut de ses observations que chez les Aranéides l'œuf est méroblastique (*voy.* ŒUF, p. 571); que la substance du vitellus (protoplasma) se soulève en *cônes d'éjection* et finit par former une couche de cellules blastodermiques polygonales aplaties ; qu'au point de vue de la formation du blastoderme l'œuf des Aranéides se rapproche beaucoup des œufs des insectes, des *Chelifer*, des Tétranyches, etc.

Il faut noter toutefois que chez les Acariens, les Tardigrades, les Cyclops, c'est par segmentation que s'individualise le vitellus en cellules blastodermiques.

Ainsi, en résumé, il est des êtres dans lesquels les éléments du blastoderme apparaissent par gemmation de la substance fondamentale (protoplasma) du vitellus, en offrant immédiatement les dimensions et la structure qu'ils conserveront pendant toute la durée de leur existence individuelle. Il en est d'autres, tant végétaux qu'animaux, chez lesquels ils n'arrivent à l'état de cellules douées d'une individualité propre que graduellement, en passant par les phases intermédiaires de *globes vitellins* ou *blastomères*, par segmentation progressive du vitellus, division dont la formation du blastoderme marque la fin.

Les animaux, tels que les articulés dont j'ai parlé, sur lesquels le blastoderme se trouve ainsi formé par gemmation de ses cellules se groupant d'une manière immédiate en membrane, présentent cette particularité que la période du développement qui s'étend jusqu'à l'éclosion s'accomplit rapidement. Au contraire, chez les animaux dont le vitellus se segmente, les périodes correspondantes de l'évolution sont beaucoup plus lentes. Ici, en effet, le vitellus passe d'abord par l'intermédiaire de globes vitellins et les cellules elles-mêmes qui en résultent traversent plusieurs phases de développement avant de se réunir et de se grouper en membrane ou blastoderme régulier (*voy.* Ch. Robin, *Mém. sur la production du blastoderme chez les articulés*, in *Journ. de la physiol.* Paris, 1862, p. 351 à 380, pl. VII).

La production à la surface du vitellus d'autant de saillies individuellement distinctes qu'il apparaît de cellules blastodermiques est un fait aussi incontestable que la génèse d'autant de noyaux qu'il y a de ces cellules. Aussi ne saurait-on comprendre pourquoi Leuckart, Claparède et Balbiani assimilent cette gemmation *à une véritable segmentation qui ne diffère de ce que l'on observe chez la plupart des autres animaux qu'en ce qu'elle reste limitée à une couche mince de la surface de l'œuf* (Balbiani, *loc. cit.*, 1872, p. 35). En effet, le caractère esentiel de la segmentation proprement dite consiste en une *scission nucléaire primitive* suivie de la scission de la substance cytogène ou du corps de la cellule même, quand il s'agit d'un de ces éléments déjà individualisé. Ce fait se retrouve aussi bien sur les œufs des céphalopodes, des poissons, des reptiles et des oiseaux, dans lesquels la division reste aussi limitée à une couche superficielle de l'œuf que sur le vitellus des mammifères, des Gastéropodes, etc. Ce n'est même pas là un fait d'individualisation par segmentation intermédiaire, comme dans le cas de la formation des épithéliums de renouvellement (*voy.* CELLULE, p. 599 et suiv. et Ch. Robin, *Sur la naissance de la substance organisée. Journ. de l'anat. et de la physiol.* Paris, 1864, in-8, p. 361). Ici, en effet, la génèse des noyaux précède celle de la substance qui se segmente entre ceux-ci ; de plus cette substance ne se soulève pas en saillie pour se diviser au point d'adhérence de ce dernier, comme dans le cas des globules polaires, des cellules blastodermiques des insectes et comme dans tous les cas de *gemmation*.

Dans le cas de la *segmentation*, soit ordinaire soit internucléaire, comme dans le cas de la *gemmation* le résultat du phénomène est toujours l'individualisation en cellule d'une masse ou d'une couche de substance organisée ou encore la reproduction d'une cellule par une autre cellule ; mais les modes d'accomplissement ne sauraient être assimilés sans erreur de fait.

Dans l'un et l'autre cas le résultat final est le même, l'individualisation de la substance vitelline en cellules blastodermiques, mais le mode d'après lequel a lieu celle-ci diffère.

Ces différences sont surtout frappantes sur les vitellus dans lesquels ces deux modes d'individualisation en cellules sont successivement observables, lors de toute formation du blastoderme : tels sont les Gastéropodes et les Hirudinées. Sur ces animaux, en effet, on observe d'abord la gemmation des cellules polaires, la génèse du noyau vitellin suivie de la segmentation en deux, puis en quatre de la masse vitelline totale. Ce sont alors trois de ces quatre globes vitellins qui par une gemmation facile à suivre à leur surface, et on ne peut plus différente de la segmentation, conduit à l'individualisation de *cellules claires;* puis celles-ci à leur tour se multiplient par *segmentation* ordinaire et arrivent ainsi à former l'ectoderme qui circonscrit les gros globes vitellins originels. Ceux-ci se segmentent à leur tour pour constituer l'endoderme avec ses dépendances hépatiques. Dans certaines familles de ces divers ordres tant Mollusques qu'Hirudinées ce fait se complique de la production de gouttes oléiformes encore, mais non graisseuses, dont l'ensemble forme une masse ressemblant à celle des embryotrophes mais prenant part après leur propre segmentation à la formation des organes précédents.

Dans cette production du blastoderme, il faut spécifier encore avec Weismann et autres, que c'est la portion de l'ectoderme à la formation de laquelle prennent part les cellules polaires qui fournit l'involution dont dérivent le cloaque et les organes génitaux des insectes. J'ai montré que ce sont les premières qui apparaissent en petit nombre d'abord, mais qu'elles se multiplient par scission prolifiante proprement dite après encore que la gemmation vitelline ordinaire donne des cellules au point où celles-ci viennent de naître. Nous avons vu aussi que c'est à l'extrémité opposée, extrémité micropylaire ou céphalique du vitellus que naissent peu après les précédentes les premières cellules ectodermiques, puis mésodermiques, etc.; que de ces cellules ectodermiques dérive l'involution bucco-pharyngienne, peu après l'apparition de celle du névraxe. Il importe de noter en outre que la gemmation qui débute à l'extrémité micropylaire de l'œuf gagne d'avant en arrière jusqu'à l'extrémité opposée ou cloacale en suivant la face du vitellus où siégera le système nerveux. La gemmation gagne les flancs et tardivement seulement le milieu de la face opposée ou dorsale des insectes. Le blastoderme est déjà tridermique ailleurs qu'il laisse encore ici à découvert la portion embryotrophe du vitellus; quand le blastoderme se clot ainsi sur la face qui sera le dos de l'insecte il devient alors seulement une *vésicule blastodermique* à trois feuillets. Le feuillet interne, immédiatement appliqué sur l'embryotrophe (*deutoplasma*) et ne s'étendant pas vers les extrémités de l'embryon, forme seul l'*intestin moyen* ou *proprement* dit.

Nous ne ferons ici que signaler les faits suivants.

Sur les Lérnéens et nombre d'autres Crustacés parasites c'est par *gemmation*, comme sur les insectes et les Aranéides que s'individualise en cellules blastodermiques la substance hyaline (protoplasma) du vitellus en suivant les mêmes phases fondamentales.

Il en est encore ainsi sur certains Amphipodes, tels que les *Gammarus* d'eau douce. Seulement ici on constate ce fait important que c'est sur toute la surface du vitellus simultanément ou à peu près que sortent ou s'individualisent par gemmation les cellules blastodermiques (E. van Beneden), tandis que sur les Crustacés précédents, les Aranéides et les Insectes, la gemmation a lieu progressivement à partir d'un point unique de la surface du vitellus.

Comme E. van Beneden j'ai constaté sur les *Gammarus* marins il y a segmentation totale du vitellus ainsi que cela a lieu pour les Hirudinées, les Gastéropodes, etc. Ensuite à la surface des sphères de segmentation ou blastomères, mais de toutes, et non-seulement de trois d'entre elles, naissent par *gemmation* les cellules claires du blastoderme, dont la substance hyaline se sépare comme par suintement de la masse granuleuse, à gouttes oléiformes (*deutoplasma*). Il en est encore de même sur les Copépodes.

Chez les Aselles la segmentation du vitellus n'est pas totale; elle laisse au centre de la masse vitelline une portion *embryotrophe* qui ne segmente pas, composée de grosses gouttes oléiformes. Puis à la surface externe de tous les globes vitellins périphériques ou blastomères, s'individualise en cellules blastodermiques claires une portion de leur substance hyaline (protoplasma), qui se sépare ainsi de la portion granuleuse foncée (deutoplasma).

Chez les Sacculines au contraire la segmentation du vitellus est totale comme sur les Copépodes et les Gammares marins; mais c'est à l'un des pôles seulement, que sur les globes vitellins ou blastomères, opaques et granuleux, croissent par gemmation, deux puis quatre cellules claires, comme sur les Hirudinées et les Gastéropodes, lesquelles en se segmentant, comme dans ces derniers aussi, se multiplient et s'étendent en couche blastodermique claire autour des globes vitellins foncés sus-indiqués (*voy.* particulièrement les Mémoires de E. van Beneden dans les *Bulletins de l'Acad. de médecine de Bruxelles*, de 1867 à 1870).

Ajoutons ici que sur ces crustacés et les insectes, comme pour les autres articulés, les Annélides, les Mollusques, les Vers, les Échinodermes, etc.; tout le blastoderme est embryogène. Il prend une part directe dans toute son étendue, sur toute la périphérie de l'œuf, à la formation de l'embryon.

Conséquences tératogéniques se rapportant aux deux modes de génération du blastoderme. Notons en premier lieu que les conditions physiologiques de la production des monstruosités par duplicité de la tête et du corps ne se trouvent pas sur les articulés. Elles ne se montrent en effet que dans les œufs qui, lors de la production du blastoderme, conduisent à la formation d'une portion embryogène de celui-ci, distincte de sa portion extra-embryonnaire; cette dernière étant même, en général, plus étendue que la première.

Que cette distinction ne s'établisse que comme terminaison de la segmentation vitelline, ce qui a lieu sur les mammifères; qu'elle soit au contraire établie sous forme de cicatricule comme conséquence naturelle du développement de l'ovule (oiseaux, reptiles, poissons, etc.), avant la fécondation et la segmentation, le fait reste au fond le même. C'est dans ces œufs seuls qu'on voit se produire des monstres doubles, malgré le nombre bien plus considérable des œufs dont on suit le développement et l'éclosion chez les invertébrés que dans l'embranchement des vertébrés. Sur les batraciens même, dont tout le blastoderme concourt à former le corps de l'embryon, sans la production préalable de la *cicatricule* des poissons osseux, sans formation de l'amnios et de l'allantoïde des autres vertébrés, les monstres doubles sont à peu près aussi rares que dans les insectes. Ceux-ci, en effet, ne montrent que fort rarement des larves et plus rarement encore des individus parfaits opodymes ou au plus otodymes à l'état rudimentaire. Les pattes et les ailes seules présentent parfois des cas de duplicité. Le mode de production blastodermique de la tête rend compte du reste de ces faits qu'on s'étonne de voir n'être encore signalés nulle part.

Il importe en effet de spécifier de suite que nul monstre double ne se forme par *symphysie, soudure* ou *fusion* de blastodermes d'embryons ou de parties d'embryons déjà développés; elle ne se produit pas davantage par *division* d'un blastoderme ou d'un embryon ayant à ce moment déjà une forme normale. Ici, comme en phytogénie normale ou tératologique, les expressions précédentes mises en avant d'après des vues hypothétiques sont rendues impropres par les données de l'observation directe des phénomènes de génération.

La génération ou production des monstruosités simples ou doubles, doubles surtout comme celle de l'endoderme et du mésoderme par exemple, est rela-

tivement à ;l'ectoderme la manifestation d'un fait de constitution primordiale
du vitellus. Il y a là un fait de naissance embryonnaire et [non de développement
embryonnaire et fœtal. Leur transmission héréditaire prouve que l'état primordial du vitellus apparaît, s'acquiert avant la fécondation et la segmentation
qui précèdent le développement de l'œuf, mais non sans possibilité d'une intervention du mâle fécondant; c'est ce que prouvent les cas de transmission
héréditaire des caractères accidentels qu'a celui-ci, de même que dans les cas
d'hybridité l'intervention de la substance des spermatozoïdes vient modifier le
type spécifique qu'apportait la femelle et *vice versa.*

Cette antécédence des conditions des monstruosités, à la formation de l'embryon même, est prouvée par le fait de la production de deux embryons, indépendants ou soudés, par deux cicatricules portées sur un même jaune de l'œuf de
poule ; or cela s'observe aussi dans les œufs à cicatricule unique (*voy.* Dareste,
Production artificielle des monstruosités. Paris, 1877, p. 294). La production
de deux cicatricules distinctes sur un unique jaune prouve à elle seule l'existence antécédente de ces conditions, cette production ayant lieu longtemps
avant la fécondation et par suite avant la segmentation. Seulement, il serait on
ne peut plus important de voir si, pour chacune des deux cicatricules, il y a eu
production d'un noyau vitellin, alors qu'il ne s'en produit certainement qu'un
dans l'œuf fécondé des mammifères.

Inutile de dire que les œufs à deux cicatricules ne dérivent pas de deux
vitellus ayant chacun leur vésicule germinative et leur *zone transparente* que
la production du jaune réunirait ou rapprocherait sur un seul embryotrophe.
L'observation montre que c'est la substance embryogène qui, sous une seule
enveloppe ou membrane vitelline, au lieu de rester unique, est divisée en deux
cicatricules (p. 371) lors de la production de l'embryotrophe. Toutefois, il importerait beaucoup de vérifier directement sur les oiseaux, les reptiles, etc., avant
la chute des œufs, quelle est celle de ces cicatricules qui ne contient pas une *vésicule germinative.* Cela importerait d'autant plus qu'on sait mieux que les monstruosités doubles, pas plus que les simples, ne proviennent ici d'œufs à deux
jaunes; que chez les mammifères elles ne dérivent pas de la soudure ensemble
soit de deux ovules, soit de deux embryons déjà dérivés de ceux-ci. Il n'existe
également pas des ovules à deux vitellus contenus dans une seule membrane
vitelline et pouvant par suite se réunir en une seule vésicule blastodermique à
deux aires embryogènes.

Quoi qu'il en soit, c'est à mesure que les cellules se groupent en ce disque ou
portion embryogène tridermique ovulaire, distinct de la portion non embryogène, qu'on voit se dessiner la duplicité ou la triplicité embryonnaire tératologiques. Cette dualité peut être partielle, c'est-à-dire avec unité ou continuité
des parties dans une certaine étendue, ou bien être complète, mais avec unité
des annexes sur une étendue plus ou moins considérable. Elle se dessine surtout
dès qu'apparaît l'involution ectodermique cérébro-spinale sous forme de *ligne
primitive* arrivant successivement à celle de *sillon* et de *gouttière médullaire* ou
du névraxe (*voy.* Lereboullet, *Sur les monstruosités du brochet. Ann. des sc.
nat.* Zool. Paris, 1863, t. XX, p. 270, fig. 20 et 26). L'involution peut être
simple mais bifurquée (pygopages, etc.), soit même triple par bifurcation nouvelle de l'une des divisions précédentes. Il peut dans une même portion embryogène se produire deux et même trois lignes primitives séparées l'une de l'autre
(Allen Thomson, Dareste), ou dont l'une est contiguë à l'autre ; mais toujours

alors elles se touchent par leurs extrémités homologues. Cette contiguïté a lieu de telle manière qu'elles restent soit en ligne droite, comme dans les monstres disômes céphaliades et ischiades, soit sous un angle plus ou moins ouvert comme sur les xiphodymes, les iniopes. Dans les cas de xiphopagie, d'ectophagie, etc., il peut se faire que les deux gouttières du névraxe restent sans se toucher primitivement ni secondairement.

La manière dont, à la production de cette involution cérébro-spinale, se rattache celle de la notocorde, puis la naissance mésodermique des vertèbres primordiales ; la manière aussi dont se délimitent les parois du corps, le pharynx, l'intestin, la vésicule ombilicale, etc., font comprendre aisément aussi comment se produisent graduellement les inflexions de la portion embryogène du blastoderme amenant tant les accolements avec continuité des parties homologues que ses écartements, dans les portions correspondant au tronc caractérisant les divers genres des monstres doubles monosomiens et disomiens.

Ce n'est du reste pas ici le lieu d'entrer dans les détails concernant ce sujet. Quant à la production des quatre membres, elle suit, comme on le sait, les phases de la délimitation du tronc. Or, les accolements, avec continuité de tissu, établis entre les portions homologues des trois feuillets blastodermiques, font que suivant l'étendue de ces unions graduelles, les moignons d'origine de chaque membre des deux corps soudés, au lieu de naître séparément l'un de l'autre, peuvent se produire ou peuvent ne pas se montrer unis ensemble dès l'origine, de manière à former plus tard deux membres homologues sous un tégument unique (*voy.* Monstruosités).

On sait du reste qu'à cet égard les variétés sont sans nombre ; elles se multiplient en outre par les cas dans lesquels l'un des deux corps dit parasitaire, toujours sans névraxe, ni cœur, se développe moins complétement que l'autre dit autosite, et cela à des degrés fort divers ; tout en lui restant uni, soit directement, soit seulement par les vaisseaux ombilicaux (omphalosites). Dans certaines de ces monstruosités, malgré l'absence de colonne vertébrale et de cœur, les viscères digestifs et génito-urinaires, les membres et leurs muscles existent sur le parasite (*hetéradelphie*), tout en ne recevant leurs nerfs et leurs vaisseaux que de l'autosite bien développé. D'autres fois, l'arrêt ou le retard du développement peut être porté à ce point que l'individu parasitaire ne forme plus qu'une petite masse sous forme de tumeur linguale, maxillaire, thoracique, abdominale, ischiatique, soit extérieure, soit enveloppée par les parois du tronc. Restant plus petit que l'autre dès son origine, ce corps jumeau peut parfois même être entraîné en entier par l'involution d'origine testiculaire ou ovarique dès la production de celle-ci. Il reste ainsi dans la cavité abdominale du premier qui se développe complétement, dans l'épaisseur même de l'ovaire ou du testicule, dont il suit les migrations. Il reste tel pendant toute la durée de la vie de celui des deux corps qui, régulièrement développé, le contient, ou bien il s'accroît ensuite plus ou moins et plus ou moins longtemps après la naissance. Tels sont les cas dits à juste titre d'*inclusion fœtale*, bien qu'il n'y ait d'entraîné ainsi qu'une portion de l'ectoderme et du mésoderme, et non un disque blastodermique embryogène tout entier.

Il faut spécifier que tous ces phénomènes ont lieu sans préjudice pour l'influence des actions perturbatrices extérieures accidentelles ou voulues par l'expérience. Quand elles ne vont pas jusqu'à causer la mort du blastoderme et de l'embryon, elles deviennent en effet la cause de monstruosités simples par arrêt

de développement, déformation, agénésie même de certains organes ; ou d'hypertrophies, d'hypergénèses, d'hétérotopie pour d'autres. Ces faits ont du reste été
bien étudiés par Lereboullet et surtout par Dareste (*loc. cit.*, 1877).

Il importe par-dessus tout de bien noter les faits suivants : les monstres
doubles, depuis ceux dans lesquels l'un est resté à l'état de petite masse parasitaire, jusqu'à ceux où tous deux sont également bien développés, ne dérivent
que d'un seul ovule aussi bien que les monstres simples.

Qu'ils soient viables ou non, très-incomplétement séparés ou restés unis par
des vaisseaux hépatiques seulement et par la peau qui les recouvre, il en est
toujours ainsi. Un seul vitellus originel, n'ayant eu qu'une seule vésicule germinative, et plus tard un seul noyau vitellin a été l'origine des deux encéphales
pensants, aussi bien que des deux cœurs et de tout le reste des deux organismes.

Après avoir exposé les données qui précèdent, relatives aux modes de formation du blastoderme, la question de la naissance des éléments anatomiques et
des tissus doit être reprise au point où nous l'avons laissée.

Nous examinerons ensuite comment des éléments anatomiques de 'plusieurs
espèces dérivent de cellules semblables d'un même feuillet blastodermique.

§ V. Genèse, individualisation et multiplication cellulaire et nucléaire.
D'une masse uniformément grenue, homogène en fait à cet égard, le vitellus
dérive ainsi successivement, et se groupent en tissus les premières parties constituantes élémentaires de l'économie animale. Dans les cas de mammifères, etc.,
après la genèse du pronucléus vient sa segmentation que suit celle de la substance vitelline, et partout où a lieu une scission cellulaire, celle du noyau précède celle du corps cellulaire et quand la segmentation nucléaire continue sans
division consécutive de la masse cellulaire correspondante, celle-ci disparaît graduellement par la résorption ; c'est ce qu'on voit dans le cas de la genèse des
cellules nerveuses (*voy.* Cellule, p. 641 et Ch. Robin, *Anatomie cellulaire*,
1873, p. 331). L'observation montre que malgré les dénégations souvent émises
à cet égard la *genèse* d'éléments anatomiques, que l'apparition de substance
organisée là où il n'y en avait pas sous la forme, la consistance, etc., qu'elle
offre dès cette apparition individuelle, est un fait d'une grande généralité dans
les deux règnes organiques.

Les faits principaux qui décèlent la réalité de cette genèse (souvent dissimulée
plutôt qu'acceptée sous le nom de *génération endogène*) ont été rappelés plus
haut, p. 391, et dans les art. Cellule, p. 590-595 et 599-601, Leucocyte,
p. 254, et Fibre.

La genèse de la substance organisée tant exo-cellulaire ou non-cellulaire que
sous forme de corps cellulaire autour d'un noyau avec ou sans prolongements
fibrillaires n'est pas un phénomène surnaturel, s'accomplissant en dehors de
toutes conditions cosmiques. C'est un phénomène qui au contraire ne se montre
qu'autant que certaines conditions physico-chimiques et organiques se trouvent
remplies ; elle ne s'accomplit que dans un milieu simple ou complexe en voie
de rénovation moléculaire continue, c'est-à-dire constitué de particules en voie
de nutrition et d'échange de leurs principes immédiats avec ceux des corps
ambiants (*voy.* Blastème, p. 575-576).

D'autre part la genèse est un fait biologique nécessaire, c'est-à-dire inévitable
et indispensable, tant pour la conservation des individus que pour leur multi-

plication ou au moins pour la perpétuation de l'espèce. Cette double nécessité est rendue évidente par la mue des épithéliums et de leurs provenances, qui ne sont remplacés par rien de préformé, ni par la prolification substantielle directe des éléments d'origine mésodermique du derme, etc. ; elle est en second lieu mise en évidence par le fait de la ponte annuelle chez les poissons d'un tel nombre d'œufs que la préexistence embryonnaire ou blastodermique de ces derniers est aussi impossible matériellement qu'insaisissable par l'observation. Celle-ci au contraire, encore une fois, permet de suivre dans l'un et l'autre cas les phases de la genèse des éléments venant remplacer ceux qui se détachent.

Il n'est pas possible ici d'admettre avec Strasburger (1881) que partout où se montrent des noyaux, ils sont les produits de la division de noyaux déjà existants ; que la formation libre n'existe pas et qu'on doit dire *omnis nucleus e nucleo*.

Mais l'important, c'est qu'en dehors de tous ces raisonnements on en constate, voit et suit l'accomplissement sous toutes ses phases.

Le fait de la *genèse* d'un noyau ou de tout autre élément anatomique caractérise essentiellement ce qu'on désignait depuis de longs temps par les termes *génération* et *naissance*, mais sans connaître la nature réelle et fondamentale du phénomène. Comme nous n'acquérons une notion réelle de la nature des choses que par la détermination précise de leur origine ou synthèse et par celle de leur fin, ce qui caractérise la *reproduction* ne pouvait être bien défini tant que n'était pas résolu le problème précédent. Il ne l'est d'une manière précise que depuis un quart de siècle à peine, et souvent même sa solution n'est pas encore prise en considération de nos jours. Pourtant, aussi bien que les faits suivants, les notions de cet ordre permettent de traiter plus simplement, avec plus de vérité qu'autrefois et d'une tout autre manière, les nombreuses questions touchant à la génération de la substance organisée et des divers organismes (*voy.* Fécondation, p. 385). Un premier fait frappe parmi ceux dont une fois née la substance organisée peut être le siége, pourvu que se rencontrent diverses conditions spéciales que nous connaissons déjà. C'est que dès qu'elle existe en certaine quantité, sous certaines figures et dimensions, elle s'*individualise* en éléments anatomiques multiples et plus petits ayant forme de *cellules;* mais cette individualisation ne survient qu'à la condition, *sine qua non*, qu'ait eu lieu la genèse d'un ou de plusieurs *noyaux* dans son intimité (*voy.* p. 337, B. et l'art. Cellule, p. 590 et 600-601).

Ce passage à l'état d'*individualités* plus petites, on le comprend aisément, est une *naissance*, la génération, si l'on veut, de chacune de celles-ci ; mais ce n'est pas une *genèse*, une création, puisque leur substance existait avant; était apparue déjà plus ou moins longtemps avant l'arrivée à un autre état sous le rapport de la forme et du volume. Cette *individualisation* n'est même pas non plus une *reproduction*, ni même une *multiplication* d'individus semblables à un antécédent; seulement elle rend possible la *reproduction* des cellules et par suite des organismes; reproduction dont le résultat est la *multiplication* ou *prolification* (*voy.* sur ce point Blastème, p. 580 à 583).

Ainsi, qu'elle ait lieu par scission ou par gemmation, l'individualisation n'est pas une création ; il y a là une substance soit figurée, soit en couches, sans configuration fixe ni précise, qui d'un état morphologique passe à un autre semblable ou distinct.

Tout dans l'*individualisation* est dominé, précédé par la genèse ; genèse de la substance hyaline ou foncée, homogène ou granuleuse, qui formera le corps cellulaire, genèse du noyau qui est le centre et la partie la moins variable de la cellule.

L'individualisation en cellules de ce qui est né de la sorte s'accomplit en somme de trois manières, suivant trois modes fort distincts :

1° Par *segmentation proprement dite* ou *scission* (p. 356) ;

2° Par *segmentation internucléaire* ou *intercalaire* (*voy.* CELLULE, p. 600);

3° Par *gemmation* (*surculation* ou *bourgeonnement*, p. 361).

La *segmentation proprement dite* consiste en une division qui porte à la fois et d'abord sur le noyau, puis sur la substance homogène, plus molle, etc., qui le renferme, dans laquelle il est né. Elle peut d'autre part porter sur les noyaux seuls, qu'ils soient libres ou inclus dans cette substance, ou dans un corps cellulaire déjà individualisé (*voy.* CELLULE, p. 607). Cette division est successive, c'est-à-dire que se répétant sur chacun des fragments qui résulte de la scission et du noyau et de la substance ambiante elle les conduit progressivement tous deux à une *individualisation* en parties, unités ou cellules de plus en plus petites (*voy.* p. 350).

La *segmentation internucléaire* que j'ai fait connaître en 1852 (*voy.* CELLULE, p. 601) diffère de la précédente en ce qu'elle amène au contraire de prime abord l'*individualisation* de la substance segmentée en cellules ayant le volume le plus petit qu'elles auront jamais ; elles conservent ensuite toujours ces dimensions ou s'accroissent pour parfois même, bien que rarement, se diviser en deux une ou plusieurs fois successivement d'après le mode précédent. La segmentation internucléaire est caractérisée par une division de la substance homogène qui formera autant de corps cellulaires qu'il y a de noyaux ; mais cette substance seule est segmentée, les plans de scission passant entre les noyaux pour se joindre angulairement les uns aux autres, sans fractionnement de ces derniers corpuscules, nés par genèse avant la substance amorphe intercalée ou en même temps qu'elle.

L'*individualisation par gemmation* est caractérisée par ce fait que la substance homogène du vitellus ou celle du corps d'une cellule, soit animale, soit végétale (individualisée elle-même déjà par l'un quelconque de ces trois modes), s'allonge en un ou plusieurs cylindres au sein desquels apparaît en même temps par genèse un noyau ; après quoi un plan de scission ou un rétrécissement graduel sépare ce prolongement du vitellus ou du corps cellulaire dont il dérive. Le noyau peut parfois ne naître qu'après l'achèvement de cette individualisation ou ne pas naître du tout. Dans certaines conditions physiologiques, les cellules ainsi produites ou individualisées ont de prime abord le volume le plus grand qu'elles auront jamais; elles le conservent ensuite toujours ; ou d'abord petites, elles s'accroissent pour se segmenter, noyau et corps cellulaire, et se multiplier ainsi, ou pour prolifier en reproduisant d'autres cellules, par gemmation encore (p. 383).

Pas plus que la segmentation (*voy.* SARCODE, p. 775) la gemmation ne peut être considérée comme le simple résultat de la production d'une expansion sarcodique cellulaire, avec resserrement de la base de celle-là poussée jusqu'à séparation de substance. Comme pour la segmentation les actes de la rénovation moléculaire nutritive en sont la cause essentielle, tant par l'augmentation locale de quantité de substance cellulaire, qu'elle indique en nombre de cas, que par le fait de la *segmentation* proprement dite réelle qui le plus souvent amène la séparation et l'individualisation en cellule du prolongement. De plus, la gemmation est particulièrement fréquente dans les plantes dont on voit la paroi cellulosi que, dépourvue de toute contraction sarcodique, s'étendre en même temps que le contenu ou protoplasma et présenter les particularités qui viennent d'être indiquées (*voy.* Cellule, p. 610).

La *gemmation* est comme la *segmentation*, et au même titre un mode d'*individualisation en cellules*, de la substance organisée, vitelline particulièrement. Quand c'est une cellule ordinaire, qui est le siége de la gemmation, cette individualisation a pour résultat la prolification de la première, la *multiplication* du nombre des cellules de cette espèce, comme lorsqu'il s'agit de sa scission ou segmentation proprement dite.

Alors que c'est la segmentation qui est le mode d'individualisation en cellules embryonnaires femelles ou blastodermiques du vitellus fécondé qui est le plus ordinaire, c'est au contraire par *gemmation* que, dans les mêmes espèces animales, le vitellus de l'ovule mâle s'individualise en cellules embryonnaires mâles (ou spermatoblastes des auteurs modernes), dans lesquels naissent par gcnèse les spermatozoïdes. Ici la gemmation a autrefois reçu le nom de *segmentation* ou *individualisation progressive*, par opposition à la *segmentation totale*, ou *simultanée* ou *ordinaire* du vitellus et des cellules.

Ce qu'autrefois on appelait *scissiparité*, *génération* ou *multiplication endogène par endogenèse* a été reconnu être des faits de *segmentation*, soit du contenu d'une cellule à paroi propre dans l'intérieur de celle-ci, d'où la production de plusieurs autres, soit du corps des infusoires enkystés dans leur enveloppe, soit du vitellus fécondé et de son pronucléus dans la cavité de la zone transparente (*voy.* Œuf, p. 567).

Les faits de *genèse* si longtemps niés étant reconnus incontestables, comme je l'ai montré (*voy.* Cellule, p. 591), quelques auteurs appellent aujourd'hui *endogenèse* ou génération *endogène* : 1° le fait de la *genèse* manifeste et récile d'un noyau dans un corps cellulaire (protoplasma) qui en manquait, 2° celui de la genèse des spermatozoïdes dans les spermatoblastes et autres cas analogues. De ce que la *genèse* des spermatozoïdes, etc. (*voy.* Sperme), a lieu dans l'épaisseur d'un corps cellulaire, au lieu de s'accomplir dans l'interstice même des unités anatomiques préexistantes et d'où proviennent les principes immédiats s'associant moléculairement en un tout de volume et configuration déterminés, le fait ne doit pas être confondu avec la *segmentation* du contenu de quelques cellules végétales, etc.; ce qui a antérieurement été improprement appelé *endogenèse*. et n'est qu'une individualisation en plusieurs autres d'un élément déjà né.

D'autre part, les phénomènes qu'on désignait par les noms d'*exogenèse*, de *génération ou reproduction exogène*, ont été reconnus n'être que des cas particuliers, ou ordinaires, de la *gemmation* ou *gemmiparité*. Celle-ci n'est aussi qu'un cas particulier de l'individualisation d'une cellule, vitellus ou autre, en plusieurs unités, d'où multiplication ; tous faits très-différents de la *genèse* ou prise de forme en un tout visible, sinon tangible, de principes immédiats (blastème) jusqu'alors invisibles et moléculairement disséminés (*voy.* Blastème).

Qu'il s'agisse de l'arrivée première de la substance organisée à la forme et à la structure de cellules, qu'il s'agisse de la multiplication de celles-ci par reproduction, soit enfin que l'on observe des plantes et des animaux unicellulaires, ou pauci-cellulaires, c'est donc soit par *segmentation*, soit par *gemmation* qu'a lieu cette individualisation; cette arrivée, soit première, soit reproductrice, à l'état d'*individualités* ou *unités* organiques.

Ce sont là les seuls modes fondamentaux connus de passage à l'état cellulaire de la substance organisée; état cellulaire dont tout repart ensuite pour conduire soit à une reproduction directe par scission ou par gemmation, soit à la *genèse* ou *création* de substance organisée : 1° tant sous forme de noyaux que sous celu de substance homogène interposée qui s'individualise ensuite en cellules par segmentation proprement dite ou par scission internucléaire (*voy.* Blastème, p. 576-577 et Cellule, p. 659 à 665); 2° genèse qui d'autre part est celle des substances *exo-cellulaires* ou non cellulaires indiquées au § VII.

Ce n'est, on le voit, que par une vue purement fictive de l'esprit qu'une *force formatrice* est admise comme ayant son siége dans les cellules exclusivement, et comme étant de telle nature qu'elle amènerait celles-ci à se *reproduire* incessamment sans qu'à jamais on puisse espérer connaître les lois de la *génération*, qui disparaîtraient entièrement dans les corps organisés, la *reproduction* seule et l'*évolution* étant admises, sans qu'il y eût jamais aucune *production*.]

Les phénomènes de la genèse consistent donc en la production sous un volume et une forme définie et mesurable d'une partie organisée, à l'aide et aux dépens de principes immédiats fournis par les éléments préexistant dans le lieu où se passe ce phénomène moléculaire. En outre, certains de ces principes présentent dans ce dernier des caractères spécifiques nouveaux, distincts de ceux qu'ils offraient dans les éléments qui en ont fourni les molécules, par suite de changements, isomériques surtout, survenus dans les substances coagulables spécialement; changements qui ont ainsi pour résultat la formation de principes propres à l'élément qui apparaît.

C'est même cette formation chimique des principes coagulables propres à l'espèce d'élément, amorphe ou figuré, qui apparaît, ou de particules prenant part à sa constitution (*nucléoles*, granules divers, etc.) qui dans chaque cas particulier est la caractéristique dominante du fait de la *genèse.*

Les éléments qui naissent par genèse ne passent pas individuellement par un état d'organisation antérieur, invisible, avant d'apparaître à nos yeux guidés par les moyens actuels d'observation ; mais les principes immédiats qui se forment et se réunissent à d'autres pour donner naissance à des éléments anatomiques amorphes ou figurés, passent par des états qui sont antérieurs au moment de l'organisation. Il est on ne peut plus important de prendre en considération ces états par lesquels ont passé les principes immédiats, si l'on veut arriver à pouvoir se rendre compte des variétés normales et des perturbations que présentent les phénomènes de nutrition et de développement, et par suite les autres propriétés, que celles-ci tiennent en quelque sorte sous leur domination, dans les éléments de même espèce observés d'un individu à l'autre, ou à divers âges, ou d'un genre zoologique ou botanique à l'autre. Sous ce rapport, cette étude est capitale. C'est ainsi, par exemple, que pour la genèse elle-même nous voyons que nulle espèce de substance organisée, solide, amorphe ou figurée, ne peut naître qu'à l'aide et aux dépens de principes immédiats qui ont déjà fait partie constituante de la substance organisée des solides qui les cèdent, de manière à ce qu'ils soient utilisés pour la génération d'autres éléments.

Les particularités nombreuses que peuvent présenter les propriétés de principes immédiats chimiquement semblables selon les états antérieurs par lesquels ils ont passé avant de faire partie de tel ou tel élément, ne s'observent pas seulement sur les *substances organiques* ou *principes coagulables*. Ceux-ci en raison de leurs faciles et diverses modifications moléculaires sous de faibles influences, les présentent, il est vrai, plus ordinairement que les principes cristallisables, et c'est sur elles particulièrement qu'il importe de les étudier sous tous les rapports ; mais, les principes cristallisables doivent être également pris en considération à ce point de vue. Personne n'ignore qu'en étudiant les phénomènes moléculaires de la genèse des éléments anatomiques, et tous ceux qui se rattachent à la nutrition, il faut toujours avoir présents à l'esprit : 1° les faits de dimorphisme des corps simples et composés ; 2° et surtout les différences de leurs propriétés qui coexistent avec ces différences de forme qu'entraînent les états antérieurs par lesquels ils ont passé. Les physiologistes doivent à cet égard imiter les chimistes, que l'expérience a conduits là, par une succession de découvertes que nulle supériorié intellectuelle n'avait pu prévoir. Comme exemple de cet ordre de notions, on peut citer entre plusieurs, celui du soufre qui, dégagé de combinaisons différentes dans des conditions aussi semblables que possible, se manifeste sous des états tout à fait distincts, c'est-à-dire soit amorphe soit cristallisable ; sous ces états il affecte des affinités dissemblables vis-à-vis des corps auxquels il peut se combiner ; il entre dans une combinaison d'autant plus aisément qu'il possède d'avance l'état sous lequel on pourra plus tard l'en retirer ; quand il ne présente pas d'avance cet état, il se modifie d'abord au contact des corps avec lesquels il va s'unir et cette modification préalable lui donne précisément l'état sous lequel on pourra le dégager du composé (Berthelot, *Recherches sur le soufre*, in *Compt. rend. des séances de l'Acad. des sciences*. Paris, 1857, in-4, t. LIV, p. 338, etc.). Le sélénium, le soufre, l'oxygène, le phosphore, le carbone, parmi les corps simples, offrent des exemples analogues ; les corps composés d'origine organique en présentent davantage encore ; c'est ainsi qu'on voit l'acide tartrique droit former avec l'asparagine un composé cristallin, tandis qu'avec l'acide tartrique gauche ce composé est amorphe, incristallisable.

Toutes les fois donc que la substance organisée apparaît, ce fait marque un mode nouveau d'individualisation de la matière en général ; mais soit que cette substance apparaisse à l'état amorphe ou à l'état figuré, ce n'est pas d'une manière indéterminée qu'elle se montre, c'est en offrant de prime abord des états spécifiques distincts. C'est pourquoi on est obligé de tenir compte de l'*état antérieur* qu'ont présenté les principes immédiats à l'aide et aux dépens desquels a lieu la genèse de quelque noyau, cellule, etc., absolument comme en faisant l'examen anatomique ou statique de chaque espèce d'élément ou on est forcé de tenir compte du lieu dont viennent les individus observés. L'obligation où l'on est de tenir compte de l'état antérieur par lequel ont passé les principes immédiats qui servent à la naissance de chaque espèce d'éléments, dérive principalement de cette qualité des substances organiques coagulables qui fait que sans changer de composition chimique elles peuvent subir et transmettre à leurs analogues les états moléculaires qu'elles ont acquis dans telle ou telle condition, et qui changent leurs propriétés de stabilité, de facile combinaison à d'autres corps, etc. (*voy.* aussi FÉCONDATION, p. 564).

C'est M. Chevreul (*De la nécessité, dans l'organogénie, d'établir comment l'observateur conçoit l'état antérieur à celui où remontent ses premières observations*, in *Journ. des savants*. Paris, 1840, in-4, p. 717), qui, le premier, a formulé nettement la notion si capitale de l'*état antérieur* dont il vient d'être question, et sur laquelle il s'exprime ainsi : « Dans un être organisé rien n'est isolé, chaque partie se rattache à l'ensemble, en reçoit l'influence en même temps qu'elle-même exerce celle qui lui est spéciale. Dès lors, si afin de rester dans le positif vous ne prenez pas en considération l'influence de l'*état antérieur* sur l'apparition de l'organe, il y a évidemment une lacune dont vous devez explicitement tenir compte. » Cette notion est plus importante encore lorsqu'il s'agit de l'apparition d'un organe, partie complexe formée par diverses espèces d'*unités* anatomiques, que lorsqu'on observe la naissance de chaque espèce de celles-ci.

Faute de notions exactes et complètes, sur les questions relatives à la naissance des éléments anatomiques en général sur les conditions de ces phénomènes et sur les propriétés inhérentes à chaque espèce en particulier, beaucoup d'auteurs considèrent chacun d'eux, ou mieux les tissus et même certains organes, comme formés ou secrétés par quelque autre organe. Ce n'est là au fond qu'une manière de reculer une difficulté non vaincue et de masquer l'ignorance de ces phénomènes ; car pour être logique en admettant que certains tissus sont sécrétés par d'autres, il faudrait avoir déterminé d'abord par quoi ceux-ci ont été sécrétés ou comment ils ont été formés. Dire que le derme sécrète l'épiderme, c'est dire que l'on considère le derme comme formant les cellules épidermiques d'une manière analogue à ce qui a lieu dans la mamelle, lorsque pendant la sécrétion du lait il se forme du sucre de lait, de la caséine, etc.; or on voit, d'après ce qui précède, et nous verrons plus loin encore, que le derme n'est qu'une des conditions de la genèse des noyaux et de la matière amorphe dont dérive le corps des cellules ; circonstances telles qu'elles peuvent se rencontrer ailleurs dans certaines conditions accidentelles, comme on le voit pour les tumeurs épithéliales soit intramusculaires, soit ayant tout autre siége, sans qu'il y ait un derme qui les sécrète. Les dents ne sont pas davantage sécrétées par leur bulbe. Celui-ci est la condition de la génération des *cellules de l'ivoire*, de la naissance desquelles on peut suivre les phases, comme on peut suivre celles des cellules épidermiques à la surface du derme, sans qu'il y ait là rien qui ressemble aux phénomènes de sécrétion. Ces cellules ne sont pas encore de l'ivoire, ne deviennent pas ce même tissu ; elles ne sont que la condition de sa genèse. Il en est de même, et d'une manière bien plus caractéristique encore, de l'émail par rapport au *germe* de l'émail et à ses cellules épithéliales. Le bulbe pileux est encore dans le même cas par rapport aux cellules qui en se soudant forment le tissu du poil qu'il ne sécrète nullement, mais il est la condition de sa naissance. C'est en outre à tort qu'on dit du périoste qu'il sécrète le cartilage ou l'os ; car les cartilages apparaissent chez l'embryon avant leur périchondre, puis l'ossification débute au centre de beaucoup de ces organes avant qu'ils soient vasculaires et loin de leur surface entourée de tissu fibreux ; seulement le périoste présente, mieux que tout autre tissu, aussi bien que le cartilage, par exemple, les conditions de la genèse du tissu osseux.

Le point de départ du développement des unités anatomiques est le moment qui fait suite à celui de la naissance, de l'apparition de chacun d'eux en tant qu'individu distinct. Tous présentent alors le plus grand degré de simplicité qu'ils offriront jamais ; cette commune simplicité les rapproche seule d'une espèce à l'autre, car ils sont dès lors déjà spécifiquement différents.

Les phénomènes saisissables de leur évolution consistent en une succession graduelle de très-petits changements de *volume*, de *forme*, de *consistance*, de *réactions chimiques* et de *structure*, qui les éloignent de plus en plus de ce qu'ils étaient au début, et rendent de plus en plus chaque espèce distincte de toute autre.

Ainsi ce qu'il y a de caractéristique dans l'évolution au point de vue organique, c'est-à-dire au delà des changements de forme, de volume, etc., ou caractères d'ordre physique, consiste essentiellement en une génération successive et intime des parties nouvelles, nucléoles, granules, stries, cavités, ou en la disparition ultérieure de ces parties profondes. Dans le développement il y a donc une *formation*, durant sa période ascendante au moins. Ce n'est pas la formation qui est un *développement*, à l'opposé de ce que dit Burdach, lorsqu'il écrit que : dans le règne organique *se produire* est un acte continu, *la formation* est un *développement*, un perfectionnement graduel et progressif tenant à l'acquisition d'une diversité plus grande et d'une individualité plus élevée ; donnée qui par suite le conduit à dire que le *développement est une métamorphose* (*Physiologie*, trad. franç. Paris, 1857, t. IV, p. 153 et 154). Nous savons, de plus, que le développement ne consiste pas non plus en une simple *séparation* ou *différenciation* de parties primitivement préexistantes, mais encore semblables ou indistinctes, comme le disent encore, soit implicitement, soit explicitement, quelques physiologistes. En fait, ce que divers nomment *différenciation*, est ce qui dans l'évolution de chaque unité anatomique consiste en une succession de formations de particules distinctes les unes des autres, qui n'existaient pas dans l'instant précédant leur apparition et cela sans préjudice de ce qui souvent dans cette cette évolution consiste d'autre part en une disparition de diverses parties. Les éléments anatomiques envisagés non plus à un moment donné, mais dans toute la durée de leur existence, se présentent à nous comme des corps en voie incessante de modifications, dont l'évolution de l'économie n'est que la résultante. Or, dans cette série de changements graduels et incessants l'aspect peut distinguer trois termes ou états anatomiques qui servent à guider l'observateur et à fixer ses idées. Ce sont l'état embryonnaire, l'état adulte normal et l'état sénile, souvent remplacé par divers états morbides, conduisant ou non à la mort. Tant que l'examen de l'un de ces trois points de repère est négligé, toute comparaison entre eux des éléments normaux ou altérés devient impossible ou erronée. Cette donnée méthodique fournie par l'étude des individualités anatomiques, est propre à la biologie, car dans l'étude des corps bruts, les éléments chimiques se présentent toujours les mêmes dès l'instant où ils viennent à être séparés des autres corps simples, ou comme on dit où ils sont mis en liberté. Les composés chimiques également restent toujours semblables à eux-mêmes, depuis l'instant où ils apparaissent sous forme de cristal infiniment petit ou à tout autre état. Du moins, si les corps simples, comme les corps composés, peuvent réellement être parfois envisagés à l'*état naissant* et à l'état stationnaire, toujours est-il qu'ils ne présentent jamais, envisagés en eux-mêmes, que ces deux termes de comparaison. Ils ne montrent rien de comparable aux états des éléments anatomiques indiqués plus haut, ni surtout aux modifications intermédiaires qui établissent la liaison de l'un à l'autre des précédents.

Si la structure et les autres caractères d'un élément ne sont pas identiques pendant toute la durée de son existence, si les analogies qu'ils offrent d'une espèce à l'autre lors de leur apparition vont en diminuant à mesure que plus de temps s'écoule, à compter de ce moment, il ne faut pas croire que tous les éléments soient semblables lors de leur naissance, et que ce sont ces changements graduels qui établissent les différences spécifiques observées de l'un à l'autre à leur période dite de plein développement. Chaque espèce peut ainsi être distinguée de toute autre aussi bien à des périodes correspondantes de leur vie qu'à des époques différentes.

Bien que continuelles, les variations qu'éprouvent les éléments durant toute leur existence ne sont pas infinies, ni indéfinies. Elles s'accomplissent dans un sens qui est toujours le même pour chaque espèce d'élément pris sur un même être, et avec de légères différences d'un genre à l'autre dans les animaux comme sur les plantes.

Sur un animal donné, le même élément présente aussi certaines différences évolutives de l'un à l'autre des organes dont il fait habituellement partie, de l'une à l'autre des conditions d'activité ou de repos dans lesquelles se trouvent ces organes et surtout de l'une à l'autre des conditions morbides dans lesquelles il peut être placé. Mais dans aucune de ces circonstances ces variations ne font perdre à l'élément ses caractères spécifiques, ne le conduisent à prendre les caractères de quelque autre espèce après en avoir possédé de différents pendant un certain temps, c'est-à-dire à se transformer en un élément d'une autre espèce. Dans les cas anormaux même, soit naturels ou tératologiques, soit accidentels ou morbides, ces variations conduisent chaque espèce d'élément anatomique à présenter des caractères qui s'éloignent plus ou moins de ceux qui lui sont habituels sans jamais tendre à le rapprocher de quelque autre espèce d'élément anatomique que ce soit, sans jamais établir un passage métamorphique entre lui et un autre. De ces variations résultent alors des anomalies proprement dites ou des aberrations morbides, des altérations qui peuvent être assez considérables pour ne plus laisser reconnaître l'élément si l'on n'a pas observé toutes les phases de ces modifications; mais loin de conduire à la superposition de ses caractères à ceux d'une autre espèce, s'il est permis de parler ainsi, elles mènent l'élément à différer plus de tout autre à quelque état que ce soit, que l'un quelconque des états qu'il a offerts antérieurement.

En d'autres termes, les modifications évolutives des éléments montrent qu'ils constituent autant d'espèces oscillant en quelque sorte continuellement autour d'une ligne ou type fictif, pendant toute la durée de leur existence et pouvant avec le temps ou dans des circonstances accidentelles s'en éloigner considérablement, sans que jamais ces variations les conduisent à prendre les caractères d'un autre type. Ces données s'appliquent du reste en tout point aux propriétés des éléments anatomiques qui restent immanentes à chaque espèce sans qu'on voie jamais une modification quelconque de l'un d'eux faire prendre à l'un les propriétés de l'autre, le rôle qu'il remplit cessant au contraire sans nulle transformation de ce genre, dès que les altérations pathologiques ont trop éloigné l'élément de ce qu'il était normalement [voy. DÉGÉNÉRATION et Ch. Robin, *Mémoire sur la muqueuse utérine*, etc. (*Arch. gén. de méd.* Paris, 1848, in-8, t. XVII, p. 273, et t. XVIII, p. 209); et *Des éléments anatomiques*. Paris, 1867, in-8, p. 21 et suivantes)].

Il n'y a rien dans les phénomènes du développement d'éléments anatomiques quelconques qui puisse être comparé à la *métamorphose* et en recevoir le nom; c'est par une confusion qui a été la source d'erreurs sans nombre que l'ensemble des faits qui caractérisent leur évolution a été appelée *métamorphose*. *Metamorphosis seu transformatio sumitur pro specie formationis animalium, quando vermis ex ovo nascitur vel ex eruca ad perfectam magnitudinem aucta, vel ex aurelia papilio et oponitur* τῇ ἐπιγένεσει, *quando per partium additionem animalia adolescunt* (Castelli, *Lexicon medicum*, Genevæ, 1746, in-4, art. MÉTAMORPHOSIS). Or on sait que cette métamorphose des insectes est caractérisée par la chute d'une ou de plusieurs couches d'organes extérieurs se détachant simultanément, pendant que s'accroissent plus profondément les organes sous-jacents et définitifs, qui tendent ainsi à faire de l'animal un insecte parfait ; organes qui tous ou presque tous sont nés par épigenèse dans l'œuf durant l'évolution ovulaire, comme cela a lieu chez les autres animaux. Il en résulte une série de changements de forme pendant le développement, sans changement de nature anatomique qui soit une TRANSMUTATION, *quod mutatur de specie in speciem*. L'idée de la métamorphose appliquée aux éléments anatomiques est donc une erreur, car ils n'offrent rien d'analogue à ·ce qui précède. Ils changent de forme, de volume et surtout de structure en se développant, ils perdent ou non par résorption des noyaux, ils acquièrent des parties nouvelles, se creusent de cavités, etc., pleines de granules ou de gouttes graisseuses ou autres qui les distendent, les déforment, changent leur couleur, se *substituent* même à une portion de leur substance, mais sans qu'ils se dépouillent d'aucune partie externe comme dans le cas de la métamorphose ; or c'est ce dernier fait qui caractérise essentiellement celle-ci parce que, lorsqu'elle débute, les organes sous-jacents qui doivent rester définitifs existent déjà et ne font que se développer, que s'accroître, comme le font individuellement les éléments anatomiques ; et cela par suite même du développement de leurs propres parties constituantes élémentaires. Aussi n'appelle-t-on, et à juste titre, en zoologie, *animaux sujets à métamorphose* que ceux qui, durant les premières phases de leur vie extra-ovulaire, perdent un ou plusieurs organes soit tégumentaires, enveloppant la totalité ou une partie du corps, soit du *squelette externe* (voy. MÉTAMORPHOSE).

§ VI. DE LA GÉNÉRATION SPONTANÉE OU HÉTÉROGÉNIE. La création, la genèse, la génération spontanée, c'est-à-dire indépendante, sans lien substantiel direct du corps organisé nouveau avec des antécédents, semblables ou non, est incontestable pour les noyaux vitellins, pour ceux des épithéliums de remplacement, pour la substance qui forme le corps cellulaire correspondant, pour la substance du corps des cellules nerveuses (p. 537) sans parler des éléments anatomiques non nucléés, non cellulaires de l'économie, tels que la gaîne de la notocorde, la capsule du cristallin, etc. (p. 417).

Examiner dans tous leurs détails ces faits incontestables, et vérifiables pour qui veut observer, étudier la génération partout où chaque jour elle a lieu sur tout être organisé et déterminer autant les circonstances extérieures qui en permettent l'accomplissement que suivre les phases intrinsèques du phénomène ; telles sont les conditions à remplir avant de pouvoir prétendre résoudre exactement la question de savoir si des phénomènes analogues s'effectuent dans diverses conditions, soit cosmologiques naturelles, soit expérimentales, c'est-à-dire dues à l'intervention humaine. La connaissance de ce qui est incessamment, doit en effet servir de guide dans l'étude de ce qui n'est pas encore connu ou n'est qu'accidentel en quelque sorte.

De la genèse des éléments anatomiques à l'hétérogénie en effet il n'y a qu'un pas, et réciproquement.

Tout gît seulement dans la question de savoir si, la condition d'un milieu en voie de rénovation moléculaire continue ou nutritive, indispensable pour que survienne la genèse observée dans les plantes et dans les animaux (p. 338) est nécessaire au même titre, pour tout autre acte génétique analogue, hors des êtres organisés ; si *un milieu* naturel dans lequel cette rénovation a cessé ou n'a même *jamais existé*, si, qui plus est, *un milieu artificiellement préparé*, peuvent devenir le siége des actions moléculaires génétiques ou créatrices indiquées page 389 et dans l'art. Blastème, p. 574-575.

Là se trouve ce qui sépare la *génération spontanée* ou *genèse* des éléments anatomiques, de la *création*, *génération* ou *formation primitive* ou *hétérogénique*. Un milieu représenté par un organisme simple ou complexe en voie de rénovation moléculaire nutritive est nécessaire pour qu'ait lieu la première; il ne l'est pas pour la seconde, ou du moins a commencé par ne pas l'être, lors de l'apparition des premiers organismes à la surface du globe et, comme l'a dit de Blainville, *la génération d'abord évidemment spontanée, le devient de moins en moins, mais seulement en apparence, à mesure qu'on s'élève davantage dans la série* (*Principes d'anat. comparée*, 1822, p. 21-22).

Or quel que soit l'absolutisme des négations de quelques auteurs contre toute *spontéparité* (Dugès) dans l'un quelconque de ces ordres de conditions, dans l'un quelconque de ces ordres de milieux, il est possible pourtant que la genèse de certains êtres organisés puisse être suivie dans des liquides qui ont été doués d'organisation et de nutrition, mais qui ont cessé d'être dans ce cas; et cela dans des circonstances telles que nul être semblable, nulle spore et nul autre élément reproducteur n'a pu arriver dans ce milieu.

M. Trécul admet comme exemples probants d'hétérogénie ceux qui concernent la naissance intra-cellulaire des *bactéries* ou *leptothrix* et ceux aussi qui concernent celle de ces mêmes éléments végétaux dans nombre des cas où on les voit naître abondamment dans des liquides non cellulaires; cas dans lesquels on regarde les bactéries apportées par l'air ou par les matières employées expérimentalement, bien qu'il soit impossible de prouver la réalité de cet apport. Il les considère en un mot comme formés (où on les voit naître et se développer) par la modification des matières organiques en dissolution dans les liquides observés.

A côté des nombreuses observations et expériences très-probantes qu'il expose, on doit citer la remarque suivante applicable aux cas dans lesquels on voit, soit avant la mort, soit peu d'heures après, se développer des myriades de *Micrococcus* dans la bile, l'intestin, le sang même, etc. Cette remarque est que la multiplication des cellules cryptogamiques, dans tous les cas où on en suit les phases, est trop lente pour rendre compte de l'étonnante quantité de *conidies* mobiles qui se développent là et dans des vases clos, dans l'espace de moins de vingt-quatre heures. Si ces cellules même se multipliaient aussi promptement, on les verrait grandir individuellement sous le microscope et se segmenter; or ce n'est pas là ce qui a lieu. Ce n'est qu'après leur allongement direct en *bactérie* ou en filament soit toruleux, soit articulé analogue, qu'on les voit reproduire des *spores conidies* (*micrococcus*) en quantité prodigieuse, en raison de la rapidité de la scission ou gemmation qui a lieu à l'extrémité de ces filaments mycélioïdes; ou en raison de la production *endogène* de ces spores larges de cinq dix-millièmes de millimètre ($0^{mm},005$); c'est-à-dire de leur génération dans la cavité cellulaire même de ces filaments (bactériens, leptothrix, etc.) et leur mise en liberté par suite de l'évanescence (par liquéfaction probablement) de la paroi même de ceux-ci qui peu à peu pâlit et se ramollit sous les yeux de l'observateur). Ce mode de multiplication par myriades de ces spores (*micrococcus, microzyma*, etc.) est fréquent, ainsi qu'on le sait, dans certaines conditions évolutives de ces cryptogames.

En résumé, il y a une série de faits incontestables, que chacun peut aisément vérifier. En négligeant d'en tenir compte, que ce soit systématiquement ou non, les homogénistes cessent manifestement de suivre une voie réellement scientifique. Ces faits, du reste, ne sont pas niés par les homogénistes qui, comme M. E. Luders et autres, ont répété et varié ces observations et ces expériences. Seulement en concluant de celles-ci que les poussières de l'air ne sont pas nécessaires à la production des *bactéries*, ces homogénistes sont obligés de supposer l'existence de *germes bactériens* tout formés dans les corps organisés (*voy.* GERME); et de plus de supposer que, lorsqu'il s'agit du tissu des plantes observées alors, les *bactéries* ont *pénétré dans les ovules* dès l'époque de la floraison (Trécul, *Comptes rendus* 1868 et 1871, t. LXXIII, p. 1453. Voy. de la discussion de ces faits dans : Trécul, *Réflexions concernant l'hétérogénie ; Comptes rendus des séances de l'Acad. des sciences.* Paris, 1872, t. LXXIV, p. 153).

Spécifions que ce qui naît ici, dans le cas des vibrions ou bactéries, est représenté par leurs cellules reproductrices ou *spores* (*micrococcus*). Quant au développement de celles-ci en filaments courts, dits *bactéries* et *bactéridies*, puis en d'autres plus longs nommés *Leptothrix*, ce n'est plus là un phénomène hétérogénique. Ce n'est autre chose qu'un acte consécutif d'évolution de la spore, s'accomplissant alors comme dans les cas d'individualisation de celles-ci par scission de l'extrémité des filaments déjà suffisamment accrus, dont il vient d'être parlé.

Pour les *monades* qui naissent aussi parfois dans les cellules indiquées p. 398, on ne sait pas encore si ce sont réellement des animaux de la famille des *infusoires flagellés*. Il se peut que ce soient seulement des zoospores de *Myxomycètes* (*voy.* ce mot et SARCODE).

Mais quelle que soit la nature végétale ou animale de ces éléments anatomiques, leur structure n'est pas plus complexe que celle du noyau vitellin, des noyaux des épithéliums de rénovation et autres parties constituantes des animaux dont l'apparition par genèse est incontestable (p. 389).

Considérés en eux-mêmes, ces phénomènes n'ont rien de plus extraordinaire que la genèse des *spores endogènes* (*endospores*) dans la cavité d'autres spores, ou dans celle des filaments mycéliaux qui la montre si souvent (p. 391) ; spores qui deviennent libres ensuite par résorption ou parfois par rupture de la paroi cellulaire. Ces phénomènes si souvent observés en cryptogamie peuvent, on le sait, varier suivant les conditions dans lesquelles se trouvent placées les plantes étudiées ; on les trouvera bien résumés dans l'exposé de ceux qui sont décrits aux pages 28-29 de l'article SACCHAROMYCES. Seulement lorsqu'il s'agit, comme ici, du milieu représenté par le contenu d'une cellule vivante, c'est-à-dire en voie de nutrition, la cellule qui naît, la spore en se développant et se reproduisant par scission ou par gemmation, après être devenue libre, conduit à la formation d'un végétal semblable à celui dans lequel elle est née, à celui dont elle dérive comme il vient d'être indiqué. La génération est *homœomorphe*, suivant l'expression reçue, aussi bien que dans les cas où c'est par scission ou par gemmation prolifiantes que naissent les spores. Dans les conditions signalées p. 398 et 400, au contraire les cellules apparaissant par genèse donnent lieu en se développant et en se multipliant à la formation d'un être qui durant toute son existence reste différent de celui dont le contenu cellulaire a fourni les principes ayant servi à la genèse de son premier ou de ses premiers éléments anatomiques. De plus cet organisme en se reproduisant par scission ou par gemmation, ne ramène pas à la formation d'un végétal, etc., semblable à celui dans les cellules duquel il est apparu par genèse. En d'autres termes, ici la genèse est *hétéromorphe*.

C'est à la fois des phénomènes de *réviviscence* d'abord et en second lieu de ceux de genèse endogène, telle que celle qui a été mentionnée plus haut (p. 399) qu'il faut rapprocher les suivants. On les observe soit dans les cellules des mycéliums les plus divers, desséchés naturellement depuis longtemps ou expérimentalement, soit même dans ces mycéliums soumis à l'action prolongée de l'eau bouillante, ainsi que l'a montré M. Trécul (*Comptes rendus des séances de l'Ac. des sc.* Paris, 1868, t. LXVII, p. 365).

Le contenu (protoplasma) de ces cellules filamenteuses est ordinairement alors plus ou moins ratatiné en couche irrégulière contre certains points de la face interne de la paroi cellulaire et écarté des autres. Cette mince paroi est elle-même parfois plus ou moins irrégulièrement resserrée et plissée. Ce contenu finement grenu, grisâtre, se gonfle et remplit de nouveau le tube cellulaire quand celui-ci a été replacé dans l'eau ou dans quelque autre milieu favorable à son développement. D'espace en espace on voit apparaître un point blanc, homogène, un peu brillant, réfractant fortement la lumière, qui en grandissant prend une forme ellipsoïdale et remplit bientôt le tube à l'endroit qu'elle occupe. Il naît souvent ainsi plusieurs de ces corps oblongs, placés à la suite l'un de l'autre, séparés par un peu du contenu grisâtre. Bientôt une paroi propre apparaît autour de chacun de ces corps et en fait ainsi autant de cellules. Certains de ces corps segmentent en deux ou successivement en un plus grand nombre de cellules disposées en chapelet, et cela soit avant, soit après qu'une paroi propre est devenue distincte. Ces spores deviennent libres par résorption ou liquéfaction et parfois par rupture de la paroi de la cellule filamenteuse dans laquelle a eu lieu leur genèse. Elles restent alors soit disposées en séries, soit libres et se multiplient encore par scission ou se conduisent de suite comme des spores en voie de germination.

Ces phénomènes s'observent du reste, et ont souvent été décrits et figurés durant le développement naturel des mycéliums, c'est-à-dire hors des conditions expérimentales ou accidentelles indiquées plus haut. M. Trécul a bien montré comment, lorsqu'un filament mycélial est brisé, la cellule qui naît dans son contenu près de sa brisure vient bientôt faire une saillie renflée en massue hors de celle-ci; puis elle se segmente comme celles dont il vient d'être question. Parfois c'est immédiatement l'extrémité du contenu (protoplasma) granuleux, grisâtre ou jaunâtre plus ou moins foncé qui devient blanc, homogène, brillant, en faisant une saillie globuleuse ou elliptique hors de la brisure du tube cellulaire. Puis cette saillie passe à l'état de cellule donnant par segmentation une série de cellules en chapelet de spores libres.

Ces faits observés sur des mycéliums de *Penicillium* soumis à l'action de l'eau bouillante se voient aussi dans divers mycéliums qui n'ont été que desséchés ou qui sont restés dans leurs conditions naturelles après avoir été brisés.

Les spores des *Oïdium*, qui appartiennent à la famille des mucédinées comme les *Penicillium*, supportent, sans perdre leur faculté de germer (Payen, *Comptes rendus de l'Ac. des sc.* Paris, 1848, t. XXVII, p. 4), une température humide de 105 et 120 degrés pendant plus d'une demi-heure. Si l'on ne connaissait ce fait, on pourrait comparer les phénomènes de genèse qui précèdent à ceux qui se passent dans le milieu représenté par le contenu des cellules végétales mortes (p. 399); on pourrait même le comparer aux milieux expérimentalement composés de toutes pièces pour savoir si la génération spontanée peut y être constatée. Mais comme on le voit, jusqu'à plus ample informé l'assimilation n'est pas possible. Il reste donc encore à déterminer si les combinaisons et décompositions chimiques s'accomplissant sous l'influence des variations de température, etc., entre les composés tant cristallisables que coagulables de ces milieux amènent ces derniers à présenter les conditions nécessaires à la genèse de cellules végétales; des conditions analogues à celles qui se rencontrent dans les cellules soit vivantes, soit mortes (p. 399), ou même à celles qui ont été spécifiées p. 337, B. et relatives à la genèse intercellulaire sur les êtres vivants.

Or quelles que soient les objections faites par quelques expérimentateurs aux observations de M. Trécul, ceux qui ont beaucoup observé les évolutions cryptogamiques ne peuvent s'empêcher de donner raison à ce dernier. M. Trécul pense, en effet, avoir démontré que les cellules de la levûre peuvent naître soit dans du moût de bière, soit dans de l'eau sucrée et en déterminer la fermentation, en dehors de tout semis expérimental ou naturel par l'air de quelque cellule que ce soit. Ces cellules apparaissent sous forme de points ou granules dont on peut suivre l'accroissement sous le microscope dès l'instant où cet instrument les rend apercevables. Les cellules ainsi formées produisent en se développant et en se multipliant le *Penicillium*, comme le font celles de la levûre de bière ordinaire; auparavant dès qu'elles ont un certain volume elles se multiplient aussi comme celles-ci par bourgeonnement. Enfin des cellules de levûre naissant de la sorte par hétérogénie viennent se mêler à celles qui dérivent soit des spores de *Penicillium*, soit de celles des *Mucor* dans les liquides sucrés qu'on a ensemencés à cet effet (Trécul, *Comptes rendus des séances de l'Académie des sciences*. Paris, 1868, t. LXVII, p. 365, 1159, 1154, et *ibid.*, 1878, t. LXXXVI, p. 54).

On conçoit en effet, d'après les indications qui ont été données précédemment que rien ne contredit le fait de la genèse (formation libre ou hétérogène) au sein des milieux qui sont favorables à la nutrition, au développement et à la reproduction des espèces analogues. Que ce milieu remplisse cette dernière condition est même précisément ce qu'il y a de plus indispensable pour qu'ait lieu la genèse. On conçoit aisément que celle-ci ne saurait survenir dans un milieu qui serait défavorable à la nutrition de la cellule dès l'instant de son apparition première. L'observation de la genèse et de la reproduction des éléments anatomiques là où elle se passe tous les jours fait comprendre aisément que pour obtenir, par genèse libre et indépendante, des organismes nouveaux, il faut que le milieu préparé soit de ceux qui sont favorables à la nutrition et au développement des organismes dont on pense pouvoir saisir l'apparition.

On remarquera du reste que lors de la genèse des cellules ou spores dont il vient d'être parlé comme lors de celle des cellules, jouant ou non également le rôle de ferment, comme aussi lors de la genèse des leucocytes (*voy.* LEUCOCYTE, p. 257 à 259), du noyau vitellin (p. 336), du *noyau* des cellules épithéliales de remplacement, etc., l'élément anatomique qui apparaît quel qu'il soit, se montre sous le volume des plus petits corps visibles au microscope. Puis il grandit graduellement en même temps que sa structure se modifie, jusqu'à ce que suivant les espèces il arrive à dépasser un certain diamètre moyen, pour se segmenter presque aussitôt.

Dans le cas au contraire de la reproduction d'une cellule par des gemmes, celles-ci commencent par une ampoule ordinairement, mais non toujours, plus petite que ne sera la cellule dont elle marque le début. Le point de jonction de l'ampoule (devenue conoïde ou cylindroïde) avec la cellule mère se rétrécit graduellement jusqu'à formation d'un mince pédicule et jusqu'à séparation complète.

Mais la communication entre la cavité de l'une et de l'autre cellule a été visible et souvent le contenu est semblable dans l'une et dans l'autre dès l'origine. Quand lors de son isolement la cellule est encore plus ou moins petite, elle grandit rapidement. Mais en aucun cas elle ne commence par être aussi petite que dans les exemples de genèse qui viennent d'être passés en revue, et lorsqu'elle se détache, elle est bien plus grosse que les cellules de la levûre apparaissant par genèse dont il a déjà été question. Même remarque pour le cas de ces cellules qui dérivent de la segmentation de quelque autre. Il ne faut du reste pas confondre, comme on l'a fait souvent, ces phases de la gemmation avec les circonstances dans lesquelles à la surface libre de certaines cellules des mucorinées naissent des cellules ou spores sphériques, sous forme de gouttelettes à peine perceptibles d'abord, homogènes, réfractant fortement la lumière, devenant assez vite plus grosses et plus ou moins colorées. Ici en effet, ainsi que l'a noté M. Trécul (*loc. cit.*, 1868, t. LXVII, p. 367), il n'y a que contiguïté des jeunes cellules avec l'antécédente et non continuité de substance, tant de la paroi que du contenu.

D'autre part la segmentation du vitellus individualise, il est vrai, celui-ci en unités de plus en plus petites; mais bien avant que ces dernières soient réduits à un volume aussi minime que celui des cellules et des noyaux apparaissant par genèse homogénique ou hétérogénique, ils s'accroissent pour se diviser en deux éléments toujours notablement plus gros que ceux dont il vient d'être parlé. A plus forte raison en est-il aussi dans le cas des épithéliums de remplacement, où il s'agit de l'individualisation par segmentation internucléaire de la substance homogène qui formera autant de corps cellulaires qu'il y a de noyaux. Quelque petite que soit la quantité de cette substance entre ceux-ci quand a lieu la segmentation qui laisse les cellules contiguës les unes aux autres, la croissance de chaque cellule individuellement peut être suivie aussitôt qu'elles sont individualisées. De plus enfin, le noyau né par genèse, d'abord infiniment petit, est déjà plus ou moins gros lorsque la substance qui les écarte se segmente.

J'ai déjà rappelé que les faits de genèse décrits plus haut comptent parmi ceux qui, avec la segmentation du vitellus des plantes et des animaux, étaient désignés sous le nom de *génération intra-utriculaire* ou *endogène* (voy. Robin, *Hist. nat. des végétaux parasites.* Paris, 1853, p. 245-246, et *Des éléments anatomiques.* Paris, 1868, in-8, p. 42, 43 et 46). Mais en disant *endogenèse*, nul ne s'explique sur la caractéristique du phénomène dont la réalité aujourd'hui n'est plus niée par personne (voy. l'art. CELLULE, p. 591). Parmi les exemples les plus frappants qui montrent sa généralité et son importance, il faut noter les cas dans lesquels cette *génération spontanée* survenant dans le contenu cellulaire de quelque animal vivant a pour résultat l'apparition d'un noyau, puis d'une cellule, mobile ou non, dans ce contenu; cellule qui se segmente là dès qu'elle atteint un certain volume; qui par accroissement individuel et continuité de cette segmentation cellulaire conduit à la formation d'un animal multi-cellulaire, comme s'il s'agissait d'un vitellus fécondé. Cet animal semblable à son antécédent dont il s'échappe bientôt est réellement né par genèse, molécule à molécule, sans dériver davantage de toutes pièces d'une substance préformée quelconque, que n'en proviennent les spores mentionnées plus haut (p. 400), qui en se multipliant conduisent à la formation d'un végétal d'une espèce donnée, d'une manière analogue à ce qui a lieu dans le cas ici mentionné. Spécifions bien que dans ce cas : 1° il n'y a ni *gemmation*, ni *fissiparité* de quelque partie que ce soit de l'individu antécédent ; 2° que d'autre part depuis la genèse du noyau et du corps cellulaire, jusqu'à la segmentation progressive de ceux-ci et à l'achèvement de l'évolution, tout se passe sans intervention de la substance d'aucun autre élément, sans intervention de spermatozoïdes fécondants. La génération est à la fois *spontanée* et *agame;* fait à signaler, car il se pourrait qu'on vît des plantes (ici le fait est déjà probable), ou des animaux dont l'ovule naissant de la sorte fût tel d'autre part, qu'une fécondation fût indispensable à son individualisation en cellules et à la multiplication ultérieure de celles-ci. Je ne citerai comme exemple que celui des Dicyémides, Zoophytes (ou Vers?) sur plusieurs espèces desquels E. Van Beneden a si bien décrit et figuré la succession des phases génétiques. Celles-ci se passent dans la cavité générale du corps. Cette cavité n'est autre que celle d'une grande cellule (endodermique) occupant l'axe du corps et à la surface de laquelle sont appliquées les cellules ectodermiques ciliées constituant la tête et le reste du corps, sans trace de tissus musculaire, cellulaire ou autres (E. Van Beneden, *Recherches sur les dicyémides. Bulletins de l'Académie royale de Belgique.* Bruxelles, 1876, t. XLI et XLII, p. 41 et suiv.). Cette cellule atteint et dépasse un demi-millimètre de long sur les adultes de certaines espèces. Son contenu (protoplasma), après avoir été finement grenu, devient gélatiniforme, traversé de fins filaments muciformes, subdivisés et réticulés, constituant parfois de minces cloisons entre des vacuoles pleines d'un liquide absolument hyalin.

C'est dans ces filaments que naissent par genèse (endogenèse) les ovules agames ou cellules d'origine des nouveaux individus (cellules appelées *germes* par E. Van Beneden et autres). Ces cellules naissent isolément, souvent loin de tout autre ovule déjà apparu et du noyau de cette grande cellule axile. Dès qu'ils deviennent saisissables sous le microscope, ces ovules ont la forme de sphères homogènes à contour bien défini, avec un globule central punctiforme. Celui-ci prend peu à peu l'aspect d'un noyau clair, devenant ensuite nucléolé, large de 5 à 6 millièmes de diamètre. La substance qui l'entoure, d'abord hyaline, devient un peu grenue, plus épaisse et forme le corps de cet ovule ou cellule, qui dès le début est volumineux comparativement au noyau.

Quand cette cellule atteint un diamètre de $0^{mm},012$ à $0^{mm},014$, elle se segmente spontanément en 2, 4, etc., cellules qui deviennent rapidement aussi grandes que l'œuf dont elles dérivent ainsi. Elles entourent graduellement l'une d'elles, qui s'allonge et grossit énormément sans désormais se segmenter, qui constitue ainsi la cellule axile d'un embryon vermiforme. Quand chacun de ceux-ci sort de la cellule dans laquelle il est ainsi né, il montre parfois déjà des cellules-germes ou ovules dans sa grande cellule centrale.

Dans chaque espèce de *Dicyema*, certains individus donnent naissance à des embryons ciliés, en forme d'infusoires. Des phénomènes analogues s'observent lors de la genèse dans leur grande cellule axile des cellules (dites *germigènes*), dont le contenu granuleux se segmente, après genèse dans celui-ci, d'autant de noyaux qu'il donnera de segments. Ce sont ici ces sphères de segmentation qui constituent autant d'ovules ou cellules-germes au moins deux fois plus gros que les précédents, à noyau volumineux, qui une fois sortis de la cellule dans laquelle ils se sont individualisés se segmentent à leur tour spontanément, noyau et corps cellulaire. La continuation de cette scission conduit à la formation des embryons infusiformes, qui grandissent plus tard, loin de leur antécédent après être sortis de leur corps. Il n'y a pas lieu d'insister sur ces derniers détails.

Nous n'avons ici à examiner que ceux qui concernent le fait de la *génération spontanée* de corps reproducteurs, qui sont comparables aux spores-conidies signalées plus haut (p. 400), par leur mode de genèse et par la manière dont par croissance et individualisation cellulaires ultérieures ils arrivent progressivement à la reproduction d'un organisme semblable à son antécédent.

Les faits exposés plus haut portent donc à croire par analogie, qu'il peut aussi apparaître par genèse hétérogénique des animaux unicellulaires, susceptibles ou non d'acquérir par évolution ultérieure une organisation plus compliquée, comme le font les *Penicillium* (p. 401). Mais on n'a toutefois jusqu'à présent aucune preuve péremptoire de ce fait (*voy.* RÉSUCSITANTS [*animaux*]). De même qu'il apparaît des cellules de la levùre d'abord très-petites, il se peut que parmi les organismes considérés comme des amibes, il y ait des zoospores de myxomycètes nées dans des milieux libres, naturels ou préparés artificiellement, comme il en naît dans certaines cellules végétales mortes (p. 398); mais aucun fait tiré de l'évolution ultérieure de ces êtres ne le prouve encore.

On remarquera que dans ce qui précède il n'a été question que des exemples de génération spontanée qui n'ont pas reçu de contradiction formelle. Il serait impossible du reste dans cet article de passer en revue toutes les tentatives plus ou moins probantes, soit dans un sens, soit dans l'autre, qui ont été faites par A. Ponchet, avant lui et après lui, pour savoir si à l'aide des forces physico-chimiques seules, telles que nous les pouvons utiliser, on obtient la production de la matière organisée et partant de la vie.

Obtenir cette production serait faire la synthèse chimique des principes constitutifs fondamentaux, soit albuminoïdes, soit cellulosiques propres à chaque espèce d'organismes unicellulaires aussi bien qu'à chaque espèce d'élément épithélial, musculaire, nerveux, etc., des êtres multicellulaires; s'associant inévitablement en même temps aux principes immédiats cristallisables d'origine minérale et à ceux également cristallisables dits d'origine organique (*voy.* BLASTÈME, p. 574 à 575 et ORGANISATION). Mais la formation de la matière organisée, avec la vie qui escorte tout état d'organisation, à l'aide et aux dépens des composants d'un *milieu* non organisé, simplement physico-chimique, et non plus tel que celui dont il vient d'être parlé, représente un problème qui se pose pour ce qui concerne le présent devant chaque développement individuel, comme pour ce qui est relatif à l'origine première de l'ensemble des choses vivantes, sans être résolu réellement. C'est là un fait qu'il faut savoir nettement reconnaître. Capable de maintenir l'état d'organisation et la vie, d'y participer, la matière brute, c'est-à-dire l'oxygène, l'azote, divers composés d'origine minérale, comme ceux d'origine organique, sont incapables de prendre l'initiative de leur apparition, sous l'intervention des seules conditions physico-chimiques, dites de milieu, dont nous disposons. Ils ne le peuvent que lorsqu'à ces dernières conditions se trouvent jointes déjà celles de l'état d'organisation mentionnées (*voy.* ORGANISATION).

La science nous montre qu'à un moment donné l'organisation avec la vie s'est produite sur la terre alors qu'avant elle n'existait pas; mais elle ne nous donne en ce moment, ce qui serait essentiel, comme le dit M. Littré (*L'hypothèse de la génération spontanée*, dans la *Philosophie positive*. Revue, 1879, p. 172), aucun renseignement effectif, tant sur les conditions extérieures ou de milieu que sur le commencement de cette opération même. En tout cas, de quelque façon que l'esprit humain s'y prenne, c'est toujours une *génération hétéro-*

génique qu'il admet comme source de l'organisation et de la vie. Cela est aussi bien dans l'hypothèse qui veut un auteur surnaturel faisant surgir les organismes du limon de la terre, que dans celle qui attribue leur formation au jeu naturel des propriétés immanentes aux éléments matériels préexistants.

Dès qu'on sort des données précédentes, l'*hétérogénie* reste, comme le *transfoamisme*, une accumulation de probabilités, sans apport de faits convaincants, c'est-à-dire vérifiables par épreuve et contre épreuve, comme cela est au contraire pour les cas de *genèse* indiqués aux p. 338, 339, etc.

§ VII. MODE DE PROVENANCE D'ÉLÉMENTS ANATOMIQUES SPÉCIFIQUEMENT DISTINCTS D'UN MÊME FEUILLET BLASTODERMIQUE. C'est de chacun des trois feuillets du blastoderme que dans la région embryogène de celui-ci proviennent les éléments anatomiques, tant cellulaires que non cellulaires, du nouvel être, de l'embryon, du fœtus, etc. L'observation prouve que ceux qui viennent d'un feuillet ne viennent pas des autres, et *vice versâ*. L'*ectoderme* et l'*endoderme* sont formés de cellules qui dès leur juxtaposition originelle ont le caractère épithélial. Tout ce qui sur le fœtus ou l'adulte est épithélium, tant superficiel que profond, en provient et d'une manière très-générale conserve une juxtaposition en couches minces et reste composé de ces cellules d'une seule espèce ; mais sous telle ou telle variété morphologique et structurale souvent. Tout ce qui n'est pas cellule épithéliale dans l'économie est d'origine *mésodermique*, tant qu'il s'agit des éléments ou unités anatomiques *cellulaires* spécialement.

D'abord mince comme les autres feuillets et comme eux formé d'une seule rangée de cellules de provenance vitelline, d'une seule et même espèce, le *mésoderme* devient, à peu près simultanément, à la fois plus épais et le siège des phénomènes suivants : disparition de toutes ces cellules d'une même espèce qui le composaient avec substitution, par genèse, d'éléments tant cellulaires que non-cellulaires, tous définitifs et permanents ; fait qui détermine l'épaississement rapide de la couche mésodermique, dans sa région embryogène du moins, ou si l'on veut la délimitation morphologique de l'embryon même et de ses organes propres.

Ce que sur l'adulte on trouve où étaient primitivement l'ectoderme et l'endoderme, est bien une suite de ceux-ci au point de vue du type cellulaire.

Ce que sur l'adulte on trouve dans l'intervalle de ces deux feuillets, à la place que le *mésoderme* occupait, a succédé aux cellules d'une seule espèce qui le composaient, mais sous des *formes spécifiques différentes multiples*, tant cellulaires que non cellulaires.

Aucune de ces unités anatomiques distinctes et d'existence permanente n'est une suite directe, une transmutation d'une cellule mésodermique correspondante, qui lui aurait servi d'antécédent sans interruption d'existence corporelle.

La manière dont a lieu ainsi la substitution d'unités anatomiques de plusieurs espèces à une seule est bien connue aujourd'hui pour la plupart de ces espèces. Elle devra être exposée ici plus en détail, après que nous aurons rappelé ce qui concerne à ce point de vue l'ectoderme et l'endoderme.

Nous avons dit à l'article CELLULE (p. 595 à 607) que pour les couches et cylindres épithéliaux qui dérivent tant de l'ectoderme que de l'endoderme leur accroissement résulte de ce que pour chacune de leurs cellules continuent leur nutrition et leur accroissement que suit leur multiplication par scission, telle qu'elle a été décrite p. 351. Il en est également ainsi pour les cellules de la notocorde (*voy.* Fibreux). Cet ordre de phénomènes continue jusqu'à ce que l'évolution des cellules étant achevée elles atteignent leur période de même, soit par caducité, soit par destruction. Alors elles cessent d'être une provenance génétique directe bien que successive et par l'intermédiaire des actes nutritifs et d'accroissement tant du noyau vitellin que de la substance même de celui-ci ; faits que j'ai spécifiés il y a longtemps déjà (*Comptes rendus et mém. de la Soc. de biologie*, 1858, p. 21). Alors commence le remplacement des cellules qui tombent par la genèse successive à la surface des membranes : 1° d'autant de noyaux qu'il y aura de cellules ; 2° de la substance cellulaire entre ces noyaux et autour d'eux. Le tout est suivi bientôt de l'individualisation de celle-ci en autant de cellules qu'il y a de noyaux : il y a scission ou segmentation de cette substance, dont les plans de séparation se voient entre chaque noyau ; ils se rejoignent entre eux sous des angles nets et délimitent ainsi des corps cellulaires insolubles bien que restant juxtaposés par contiguïté immédiate (*voy.* l'art. Cellule, p. 539 et suiv.)

Ces noyaux non plus que la substance du corps cellulaire ne dérivent en aucune manière du noyau ni du corps des cellules antécédentes, qui déjà ont grandi plus ou moins pour devenir caduques, de manières diverses suivant qu'elles sont tégumentaires ou parenchymateuses. Ce qui le prouve, c'est la facilité et la netteté avec laquelle on peut observer directement la série des phénomènes rappelés ci-dessus et en particulier la petitesse et le rapprochement originels des noyaux, leur accroissement et leur écartement ultérieurs, s'accompagnant de la segmentation internucléaire dont il vient d'être parlé. Ce qui le prouve encore d'une manière indirecte, bien que fort péremptoire par sa généralité, c'est que nulle part durant l'évolution embryogénique on ne voit les cellules du mésoderme présenter ce mode-là de la génération ; nulle part surtout on ne voit des épithéliums, tant parenchymateux que glandulaires, provenir des cellules de ce feuillet pas plus qu'on ne voit les cellules de l'endoderme et de l'ectoderme former les éléments des tissus musculaires, cellulaire ou conjonctif, etc.

On voit là sur les chorions dermique et muqueux, comme à la face interne de la paroi propre des tubes du rein, etc., des exemples les plus démonstratifs de génération indépendante réelle, de genèse ou autogenèse telle qu'elle a été caractérisée à l'article Blastème, p. 575 et à l'article Cellule, p. 590.

Ce mode de génération des épithéliums par genèse successive du noyau d'abord, de la substance du corps cellulaire ensuite, avec individualisation de celle-ci par scission internucléaire, se montre du reste comme phénomène primitif et direct d'apparition organique embryonnaire, et de très-bonne heure, avant de se manifester comme phénomène consécutif à une mue par caducité de la manière indiquée plus haut. C'est de la sorte en effet que naissent les épithéliums des séreuses dès la formation de la fente pleuro-péritonéale et ceux des vaisseaux sanguins, puis des lymphatiques (*voy.* Séreux p. 253). Quoi qu'aient supposé divers auteurs à cet égard non plus qu'à la surface des téguments et de leurs plaies, on n'a pu voir les épithéliums engendrés par transformation d'éléments d'origine mésodermique, c'est-à-dire soit de leucocytes exsudés, soit de noyaux du tissu cellulaire sortis par expression pour devenir superficiels et se transformer en cellules.

Cela n'est pas plus du reste que les leucocytes, éléments d'origine mésodermique, ne sont inversement des provenances directes de cellules ou de noyaux épithéliaux se métamorphosant. Il est nécessaire de rappeler ce qui infirme ces hypothèses, si souvent admises pourtant encore par ceux qui copient tout sans examen (*voy.* Cornée, p. 555-536) et qui par absence d'esprit scientifique ne tiennent aucun compte des faits qui montrent leur fausseté (*voy.* Lamineux, p. 298, Leucocyte, p. 252, 253, 269, 271, 272), et pour la discussion des faits eux-mêmes (*voy.* Ch. Robin dans *Journal de l'anatomie et de la physiologie.* Paris 1865, p. 330, et *ibid.*, 1869, p. 260, et J. Arnold, sur la *Régénération des épithéliums;* même recueil, 1872, p. 250).

Notons une fois de plus que la méconnaissance de cette individualisation cellulaire épithéliale par segmentation internucléaire fait que quelques auteurs supposent encore qu'une cellule à plusieurs noyaux est un agrégat de cellules distinctes par leurs noyaux et confondues entre elles par leurs corps dits protoplasmiques (E. Van Beneden, *Sur les Dicyémides,* in *Bulletins de l'Acad. royale de Belgique,* 1876, t. XLI et XLII). Or loin de là, ces cellules dénotent dans les couches épithéliales tégumentaires et glandulaires (foie, pancréas, glandes salivaires, etc.) l'existence de cellules non encore individualisées (*voy.* l'art. Cellule, p. 601 et suiv.). Inutile de dire que les plans de segmentation internucléaire divisant presque simultanément la substance qui les sépare (protoplasma) en autant d'individualités qu'il y a de noyaux ne consiste aucunement en une formation de cloisons (p. 551), pas plus que dans le cas de segmentation ovulaire et bicellulaire (p. 356).

Hors des cas indiqués ci-dessus (p. 406) à propos des épithéliums ectodermiques et endodermiques sur l'embryon, une cellule à deux noyaux n'est donc pas une cellule en partie divisée ; elle n'est pas encore une individualité simple et il se peut (ce qui arrive souvent) qu'elle reste pendant toute la durée de son existence à l'état d'individualité binuclée. Outre les organes ci-dessus, les couches épithéliales uni-cellulaires ou pauci-cellulaires des séreuses, de l'intestin, des uretères de la vessie, etc., en offrent souvent des exemples.

Les phénomènes précédents de genèse primitive des noyaux et de la substance homogène qui se divise entre eux continuent ensuite pendant toute la vie, corrélativement aux actes d'individualisation par segmentation de la substance qui est née, et ont une importance qui a suffisamment été spécifiée ailleurs pour qu'il n'y ait pas lieu d'y revenir ici (*voy* Cellule, p. 590).

Cette importance résulte particulièrement de ce fait que, dès que cette genèse intervient le lien généalogique, rendu direct par la nutrition et l'accroissement, qui unissait au noyau vitellin et au vitellus les cellules épithéliales remplacées disparaît. Le remplacement est donc ici complet, en raison de la caducité de ces éléments qui les fait disparaître puis remplacer de toutes pièces, tandis que pour tous les éléments qui dérivent du mésoderme ce lien généalogique direct se conserve en raison de la persistance du noyau, quelles que soient les modifications subies par le corps cellulaire. Aussi est-il remarquable de voir à quel point le *noyau* est dans tous les éléments d'*origine mésodermique* la partie constituante la plus stable par sa forme et ses réactions, comme dans les cellules épithéliales, et de plus la partie primordiale comme centre de génération de la portion essentiellement active dans chaque espèce d'éléments. Il importe de passer en revue les exemples de ce fait, qui peuvent être les mieux connus jusqu'à présent.

Les premiers à étudier sont d'abord ceux qui concernent le névraxe, dérivation de l'ectoderme qu'il faut observer à compter du moment où son involution devient indépendante de ce dernier.

Nous avons déjà vu (art. Cellule, p. 641 et suiv.) qu'à compter de ce moment, dérivant par scission continue du *noyau vitellin né par genèse*, le noyau des cellules du névraxe grossit, puis bientôt se segmente en deux, sans que le corps cellulaire participe à ce phénomène. La répétition de ce fait dans chaque cellule amène l'augmentation de volume de celles-ci en même temps que la résorption graduelle de la substance propre du corps cellulaire, c'est-à-dire de la partie de ces éléments qui dérive de la substance vitelline même et non du noyau apparu par genèse dans son centre après la fécondation.

De cette manière augmentent considérablement le nombre et la masse des noyaux, des parties constitutives élémentaires de provenance nucléaire primitive, comme il vient d'être indiqué, tandis que le corps cellulaire, partie constituante d'origine vitelline directe, disparaît bientôt tout à fait.

Il importe de remarquer que la division nucléaire qui s'accomplit ici comme en toute autre circonstance normale, c'est-à-dire sans qu'il y ait là traces de mouvements abimoïdes (p. 351), n'entraîne aucunement une scission cellulaire consécutive. Rien n'est plus évident que la présence de noyaux de plus en plus nombreux dans une même cellule, jusqu'à ce que sa substance propre (*protoplasma*) distendue d'abord soit peu à peu entièrement remplacée par ces noyaux.

Alors ces noyaux se trouvent à l'état de *noyaux libres*, bien plus nombreux que les cellules dans chacune desquelles ils se sont multipliés. Mais presque aussitôt qu'ils sont ainsi arrivés à l'état libre, chacun devient le centre de la génération d'un corps cellulaire nouveau ; ceci est indiqué abstraction faite temporairement des cas dans lesquels des noyaux libres s'hypertrophiant, se segmentent bientôt eux-mêmes.

Or, ce corps cellulaire, avec ses prolongements fibrillaires nerveux ou cylindres-axes, apparaît par genèse (*voy.* BLASTÈME, p. 575) et ses réactions aussi bien que ses autres caractères de forme, de volume, de structure, etc., montrent qu'ils diffèrent du corps cellulaire antécédent. Le noyau seul, un peu avant ou pendant la genèse de ce corps cellulaire, devient en général plus petit et ou, soit sphérique, soit ovoïde, plus allongé que le noyau des cellules du névraxe primordial ectodermique dont il dérive par la scission sus-indiquée.

En un mot, ce ne sont pas ces dernières cellules qui, directement, passent à l'état de cellules et de fibres définitives et permanentes du système nerveux. Celles que nous observons durant toute la vie ultérieure ont succédé aux cellules primordiales ou blastodermiques précédentes, en les remplaçant par le mécanisme physiologique ici décrit ; cette substitution n'est aucunement une transformation métamorphique directe, cellule par cellule ; au contraire plusieurs unités pour une succèdent à chacune des premières cellules par l'intermédiaire de la multiplication nucléaire sus-indiquée. Notons de suite que c'est d'une manière semblable que les cellules du cartilage d'abord, puis les éléments des tissus lamineux, musculaires et élastiques dérivent des cellules du mésoderme, les remplacent et se substituent à elles, sans en provenir par transformation, ni métamorphose, cellule par cellule. Ici encore c'est de la sorte que les unités anatomiques, figurées, définitives et permanentes, d'origine mésodermique, sans caducité ni mue normales, succèdent aux cellules transitoires de ce feuillet du blastoderme ; elles les remplacent non pas nombre pour nombre, mais, comme pour le système nerveux dans des proportions immédiatement bien supérieures qui, sous leurs amas nucléaires (*blastème* des premiers embryologistes) font aussitôt disparaître l'état de feuillet primordial uniforme et apparaître, relativement épais, les rudiments des organes définitifs. Enfin, c'est par cette génération ou genèse, autour des noyaux comme centres, de corps cellulaires avec ou sans prolongements fibrillaires, que le mésoderme membraneux, formé d'une seule espèce de cellules de provenance vitelline, est remplacé par plusieurs espèces distinctes de cellules qui, des premières, n'ont tiré que leur propre noyau.

Rien de plus net pour quelques cellules nerveuses ci-dessus et autres, que les cas dans lesquels un seul corps cellulaire circonscrit, dès le début de sa genèse, deux noyaux devenus libres, mais restés accolés ensemble par leurs faces de segmentation antécédente. Spécifions dès à présent que le même fait s'observe presque aussi souvent lorsqu'il s'agit de la genèse des corps cellulaires des cartilages vertébraux, costaux, etc., de ceux dont partent les fibres lamineuses, élastiques, et autres éléments mésodermiques dont il sera question ci-après.

Rien de plus certain aussi que c'est par une segmentation naturelle du noyau, mais naturellement aussi non suivie de scission cellulaire et qui s'arrête avant d'aller jusqu'à déterminer la distension et la résorption du corps cellulaire, que se produit la disposition binucléaire des hématies de l'embryon humain, de celui des autres mammifères et des ovipares, que se produit la disposition multinucléaire des cellules du tissu cellulaire, assez souvent observée (*voy.* Cellule, p. 607-608, et Ch. Robin, *Anatomie cellulaire.* Paris, 1873, p. 216).

Il reste toujours un certain nombre des noyaux précédents à l'état libre, non plus en groupes comme ils étaient d'abord, mais isolés, plus ou moins écartés les uns des autres entre les cellules qui viennent d'apparaître. Pour la plupart, ces noyaux conservent le volume et la forme sphérique, ou à peine ovoïde, qu'ils avaient lorsqu'ils sont devenus libres au sortir de la cellule dont leur multiplication a déterminé la résorption, de moindre volume que ceux qui sont devenus centre de génération d'un corps cellulaire, et non nucléolés comme ceux-ci.

Quoi qu'il en soit, ainsi que je l'ai montré en insistant sur l'importance de ces faits (art. Cellule, p. 597, 645 et 646, 1872; et *Anatomie cellulaire.* Paris, 1873, in-8°, p. 198 et 343), il y a lieu de remarquer ce qui suit : c'est qu'au *noyau vitellin,* né par genèse se nourrissant et grandissant à mesure qu'il se segmente, se rattachent par un lien généalogique direct (grâce à cette scission graduelle continue) les noyaux des couches blastodermiques interne et externe.

De plus, pour les cellules du névraxe et pour toutes celles de l'endoderme, cette dérivation, amenant une liaison directe des noyaux de chaque cellule avec noyau vitellin, se retrouve pour tous les noyaux qui deviennent le centre de génération du corps cellulaire des éléments permanents.

La division intra-cellulaire du noyau, amenant la multiplication de ceux-ci, la disparition du corps cellulaire de provenance vitelline, l'arrivée des noyaux à l'état libre, puis conduisant ces derniers à être le centre de génération d'autant de corps cellulaires, d'espèce autre que celui qui vient de disparaître ainsi, sont autant de phénomènes physiologiques qu'on observe également sur les cellules du mésoderme. Les phénomènes sont semblables à ceux que présentent les cellules de l'involution cérébro-spinale; mais il y a des différences entre les noyaux qui correspondent à celles qui distinguent les cellules du mésoderme de celles de l'ectoderme.

Ces phénomènes se produisent d'abord dans l'axe même du corps, dans cette portion des cellules des *vertèbres primordiales* qui entourent la notocorde. A mesure que les noyaux augmentent de nombre deviennent libres, ils se groupent en cylindre nucléaire qui entoure celle-ci d'une manière uniforme et sans subdivision d'abord; cylindre à tort appelé par quelques auteurs *gaîne externe de la corde dorsale*.

A mesure que les noyaux libres, mais contigus, formant ce cylindre deviennent le centre de génération d'autant de cellules cartilagineuses ici, fibro-plastiques là, le cylindre se partage, se segmente en quelque sorte en corps vertébraux cartilagineux, alternant avec des disques fibreux intervertébraux (*voy*. Cartilage, p. 707 et 720; Fibre et lamineux, p. 211 et suiv., pour l'étude des phases successives de la genèse de ces éléments et de l'intrication des prolongements fibrillaires de certain d'entre eux arrivant à former la trame des membranes et autres organes).

On peut constater avec non moins de netteté que les autres cellules du mésoderme passent graduellement, un grand nombre d'entre elles du moins, par les phases décrites plus haut de division prolifiante de leur noyau avec destruction par résorption moléculaire graduelle de leur corps cellulaire.

Parmi les noyaux qui deviennent le centre de génération des cellules fibroplastiques, il y en a toujours et partout, quoi qu'on ait dit de contraire à cet égard, un certain nombre qui restent à l'état de noyaux libres (*noyaux fibroplastiques, noyaux du tissu cellulaire*).

Les uns, de ces noyaux, restent sphériques (*voy*. Cytoblastion), tels qu'ils sont pendant leur scission prolifiante et au moment où le corps cellulaire mésodermique disparaissant ils deviennent libres; les autres, et pour la plupart dans le tissu cellulaire ordinaire, deviennent ovoïdes.

C'est dans la lame vasculaire du mésoderme, dans celle de ses portions qui, restant accolée à l'endoderme, forme le chorion de la muqueuse gastro-intestinale, que peuvent le mieux être suivies les phases de cette scission prolifiante nucléaire intra-cellulaire amenant la disparition du corps des cellules mésodermiques, de ces cellules en réalité; disparition qui fait cesser tout lien généalogique direct des éléments endodermiques transitoires avec la substance du vitellus même, pour n'en plus laisser qu'entre le noyau vitellin produit par genèse et les éléments permanents, par l'intermédiaire des noyaux multipliés servant de centre à la propre genèse du corps cellulaire et des fibres. Dans ce chorion muqueux en particulier, plus que dans tout autre organe, il reste nombre de ces noyaux du tissu cellulaire à l'état libre, conservant leur forme sphérique et leur petit volume primitifs.

Lors de la production des premières masses musculaires dorsales ou des vertèbres primordiales, ce sont bien des cellules du mésoderme qui se soudent et forment des cylindres représentant les rudiments des faisceaux striés (*voy*. Cellule, p. 633 et Muscle, p. 547). Mais là aussi la scission prolifiante du noyau des cellules soudées, bien qu'ayant lieu surtout suivant l'axe des cylindres, fait disparaître la substance du corps cellulaire et par là le lien généalogique unissant ces cellules au vitellus; les noyaux restent le seul lien de ce genre dans ces faisceaux, pour les unir génétiquement, non au vitellus même, mais bien au noyau vitellin apparu par genèse; par genèse aussi, apparaissent autour de ces noyaux les fibrilles contractiles formant le faisceau, et cela à mesure que disparaît la substance vitelline du corps cellulaire indiquée plus haut.

Les hématies mêmes, les leucocytes, les chromoblastes des Reptiles, des Batraciens, etc., bien que restant à l'état cellulaire proprement dit, sans prolongements fibrillaires, représentent seuls des provenances métamorphiques directes des cellules composant le mésoderme, et par elles de la substance vitelline et de celle du pronocléus. Mais encore est-il que les cellules mésodermiques dont proviennent ces éléments cellulaires se segmentent plusieurs fois, en se multipliant ainsi avant d'arriver à la période où leur corps cellulaire propre acquiert ici les caractères de celui des hématies, des leucocytes ailleurs des chromoblastes, etc.]

Les cellules de l'ectoderme et de l'endoderme ainsi que celles de leurs involutions parenchymateuses, ayant la provenance ici rappelée, disposées en couches sur une ou plusieurs rangées à la surface des organes mésodermiques, se modifient de manières diverses (voy. ÉPITHÉLIUM), mais en arrivant toutes à la caducité; elles disparaissent ainsi par une chute de toutes pièces, corps cellulaire et noyau. Mais en même temps (voy. ORGANISATION, et CELLULE, p. 599) elles sont remplacées de toutes pièces aussi par une genèse nucléaire et de substance cellulaire avec segmentation de cette dernière en autant de corps cellulaires qu'il y a de noyaux.

Il y a là, comme on le voit, disparition totale d'éléments qui représentaient directement, noyaux et cellules, la substance même du vitellus accrue dans chacun d'eux en raison des actes nutritifs assimilateurs incessants de l'économie. Il y a aussi régénération de ceux qui disparaissent par genèse totale du noyau et de la substance cellulaire propre, à l'aide et aux dépens des principes immédiats fournis par les organes mésodermiques.

Il n'y a d'exception, dans cette mue, que pour les épithéliums des glandes vasculaires ou sans conduits excréteurs, tant sanguines que lymphatiques, et peut être aussi pour quelques cavités closes séreuses, ovariques et testiculaires.

Nous avons vu, d'autre part, que sur les cellules de l'involution ectodermique cérébro-spinale et sur celles du mésoderme il n'y a disparition que du corps cellulaire (protoplasma) dérivé direct de la substance propre du vitellus. Quant à leurs noyaux, qui dérivent par segmentation successive du pronucléus apparu par genèse, loin de disparaître dans chacune d'elles, ils se multiplient par scission. C'est par ce fait même qu'ils entraînent la disparition du corps cellulaire, c'est-à-dire de ce qui dérive de la substance même du vitellus, qui se résorbe et qu'ils passent ainsi à l'état de noyaux libres (voy. CELLULE, p. 641).

Or, il importe actuellement de spécifier ce qui suit. C'est que ces noyaux dérivés du pronucléus deviennent eux-mêmes le centre de génération, le centre d'apparition par genèse et développement graduels de la partie fondamentale et essentiellement active, au point de vue fonctionnel, d'autant d'éléments, soit simplement cellulaires (fibres-cellules, cellules des cartilages, des os, etc.), soit à la fois cellulaires et fibrillaires (éléments nerveux, élastiques et lamineux), soit principalement fibrillaires (fibres musculaires striées), soit même devenant tubuleuses, comme les cellules de la paroi propre des nerfs périphériques (voy. CELLULE, p. 662 et Ch. Robin, Anat. cellulaire, 1873, p. 415, fig. 79, et Journal de l'anatomie, 1868, p. 321).

Les choses sont telles par suite que dans tous ces éléments, parties permanentes et constituantes essentielles de l'organisme, il ne reste rien du vitellus. Il ne reste que leur noyau, dérivé du pronucléus apparu par genèse, qui sert de lien généalogique entre les éléments du nouvel être et ce qui a été primitivement fourni par ses parents dans sa génération originelle. Quant à ce qui des éléments de cet être est fondamental et directement actif, tout est apparu par genèse et n'était pas auparavant représenté dans le vitellus.

Toutes ces parties constituantes permanentes, non caduques, sont de provenance mésodermique, à l'exception des cellules nerveuses et de leurs cylindres-axes, qui dérivent des cellules de l'involution ectodermique cérébro-spinale. Mais pour elles, comme pour les éléments qui par leur noyau se lient aux cellules de l'endoderme, le noyau seul maintient cette liaison généalogique pendant que le corps cellulaire et ses prolongements, formant ici encore la partie de beaucoup la plus considérable de l'élément, sont nés aussi par genèse et restent par conséquent sans lien substantiel direct avec l'ectoderme ni par suite avec le vitellus (*voy.* l'art. CELLULE, p. 641 et suiv.) Il faut remarquer néanmoins que ces cellules, quelque indirecte que reste leur liaison avec le feuillet animal dont elles dérivent embryologiquement, sont celles qui par certains de leurs prolongements se mettent en relation de contiguïté avec des cellules épithéliales ectodermiques des organes des sens; que c'est ainsi qu'elles établissent la possibilité d'une relation fonctionnelle entre l'animal et le milieu extérieur dans lequel se trouve celui-ci. Ces diverses sortes de cellules sont ainsi les seules qui durant toute la vie conservent une liaison généalogique directe avec l'ovule, mais par leur noyau seulement, et elles la conservent avec cette seule portion de l'ovule fécondé qui est apparue par genèse au centre du vitellus.

Répétons qu'il s'agit là des parties constituantes essentielles de l'organisme des parties permanentes et non caduques, hors le cas de la muqueuse utérine humaine.

De ces phénomènes, il résulte que bientôt dans le nouvel être il ne reste rien de la substance même du *vitellus* qui était douée de contractions sarcodiques, et une fois la mue des provenances épithéliales de l'ectoderme et de l'endoderme commencée, il ne reste que les noyaux des éléments nerveux et ceux des cellules mêmes du mésoderme qui sont des provenances directes du pronucléus par scission successive.

La naissance du pronucléus par genèse a été le premier signe de l'apparition du nouvel être et ses dérivés deviennent plus tard chacun le centre de genèse de sa partie fondamentale sous forme de corps cellulaires, avec ou sans dépendances fibrillaires, d'autant d'éléments anatomiques de telle ou telle espèce qu'il y a de ces noyaux; partie fondamentale morphologiquement qui est aussi celle qui physiologiquement remplit le rôle spécifique propre attaché à chaque sorte d'élément en tant que nerveux, musculaire, élastique, etc. (*voy.* FIBRE).

Telle est la manière générale dont des éléments anatomiques permanents, essentiellement actifs dans l'économie, de plusieurs espèces très-différentes, dérivent d'antécédents cellulaires qui ont été des cellules d'une espèce unique, semblables par conséquent dans le mésoderme, d'une seule espèce aussi dans l'involution cérébro-spinale; et cela sans que jamais une des cellules composant cette involution passe directement à l'état de cellule nerveuse; sans que le noyau ni la substance du corps d'une cellule mésodermique devienne fibre lamineuse, élastique, musculaire, ou cellule du cartilage, ostéoblaste, médullocelle ou autre.

Ainsi nulle part dans l'organisme animal il n'y a une métamorphose ou transformation directe d'une cellule proprement dite quelconque, en cellule spécifiquement différente, anatomiquement et physiologiquement. Partout en effet, il y a genèse du pronucléus d'abord et ses dérivés se forment par scission prolifiante, puis autour de ces noyaux dérivés il y a genèse graduelle de la partie de l'élément qui dans l'économie remplit le rôle spécifique essentiel.

On voit donc que déjà bien avant l'époque de la naissance des vivipares, comme des vertébrés ovipares, il ne reste plus rien de la substance du vitellus dans le nouvel être. Tout ce que le nouveau-né apporte au dehors en fait de parties constituantes élémentaires, représente des parties apparues par genèse, molécule à molécule ; le corps des cellules épithéliales glandulaires, non détachées par la mue, peut seul permettre de remonter jusqu'à la substance vitelline même si l'on passe en quelque sorte par les phases de leur segmentation individualisatrice progressive. Là il faut tenir compte des principes assimilés, amenant l'augmentation de volume de chaque cellule avant sa scission et se prêtant ainsi à l'accroissement de l'embryon. Dans ces cellules qui ne sont pas encore tombées par la mue naturelle, le noyau, comme dans le feuillet moyen, provient du pronucléus, dont par scission progressive dérivent les noyaux ectodermiques et endodermiques. Les noyaux mésodermiques se multipliant par scission se substituent peu à peu aux corps cellulaires qui les contenaient. En même temps qu'à mesure qu'il en est qui deviennent libres la plupart servent de centre de génération aux parties constituantes de chaque élément ; à celles qui sont fondamentales au point de vue de la masse qu'elles forment et des actes qu'elles remplissent, ainsi que nous l'avons déjà dit.

Quant à ces noyaux mêmes, ils représentent, plus que la cellule, la forme organique élémentaire type au point de vue de la constance dans les configurations et le volume, et celle qui au point de vue des actes nutritifs et générateurs remplit le rôle le plus univoque.

En résumé, si l'on vient à comparer l'animal adulte à l'embryon au point de vue des formes et de la structure des éléments qui composent les feuillets blastodermiques, on constate les faits suivants. Les éléments épithéliaux en général, malgré une reproduction *génétique* de toutes pièces correspondant à leur *mue* continuelle, conservent la forme et la structure cellulaires qu'ils possédaient dès la formation de l'*ectoderme* et de l'*endoderme* embryonnaires ; qu'ils possédaient alors que dérivant directement de l'individualisation du vitellus en cellules, ils n'avaient encore subi aucune mue. Il y a discontinuité de substance et d'existence individuelle ; c'est-à-dire que les cellules trouvées sur l'adulte ne sont pas celles qui existaient sur l'embryon ; mais il y a continuité de type et de disposition générale en feuillets (*voy.* plus haut p. 338, E,) ainsi que de structure propre, malgré cette reproduction génétique de toutes pièces et continue. Pour le *mésoderme* il est entièrement formé comme les précédentes d'une seule espèce de cellules, de provenance vitelline également. Dans son épaisseur et dans le névraxe, sans qu'il y ait chute de leurs cellules, mais après disparition du corps de celle-ci, sous l'influence de la scission progressive de leur noyau, des cellules d'une autre forme leur succèdent et les remplacent en plus grand nombre. A la place des premières ce sont d'autres qui naissent autour des noyaux multipliés, servant de centre de génération au corps cellulaire nouveau définitif et permanent, avec ou sans dépendances fibrillaires ; parties nouvelles qui sont celles qui demeurent essentiellement actives, contractiles, sensibles, élastiques, etc. La discontinuité d'existence individuelle et de substance n'est pas ici une chute ou mue, mais une disparition du corps cellulaire même qui se résorbe, suivie d'un recommencement par genèse d'éléments sous d'autres formes, réactions et structures que ce qui précédait. Répétons qu'il y a résorption du corps cellulaire des cellules mésodermiques et de l'involution cérébro-spinale avant la genèse des éléments définitifs, permanents, sans caducité, qui succèdent à ces premières cellules et constituent la partie fondamentale des organismes. Si bien qu'à la place du mésoderme on observe sur l'adulte tout autre chose que ce qui s'y voyait dans la période embryonnaire. Quoique le type *cellulaire* général se retrouve au fond, il n'y a pourtant pas là passage direct par métamorphose des cellules premières en éléments permanents et définitifs ; ces derniers ne sont pas non plus d'une seule espèce, mais d'espèces multiples, musculaires, cellulaires, élastiques, cartilagineuses, osseuses, etc., se produisant avec discontinuité de substance et d'existence à l'égard des cellules mésodermiques antécédentes.

Les unités anatomiques qui dès l'âge embryonnaire viennent occuper sur l'adulte la place des cellules du mésoderme de l'embryon, sont les unes *cellulaires* encore, les autres *non cellulaires* ou *exo-cellulaires* (*voy.* p. 337). Il y a eu *substitution* de ces dernières aux premières ou cellules mésodermiques. Cette substitution d'éléments définitifs aux transitoires a lieu en fait par *genèse;* autour d'un *noyau* comme *centre de génération* pour ceux qui sont *cellulaires* (*voy.* p. 338, C, et E).

Notons ici qu'au moment de cette génération substitutive, le mésoderme mince jusque-là vient annoncer extérieurement en quelque sorte celle-ci par l'épaississement et l'agrandissement dans tous les sens qu'il montre alors. Ces phénomènes ne sont du reste que la conséquence de la multiplication nucléaire et de la genèse autour des noyaux du corps cellulaire des éléments permanents. Cet épaississement, etc., a pour conséquences organiquement et morphologiquement l'importante production des parties de la face qui sont autres que le système nerveux et les organes des sens ; tels sont le *bourgeon incisif,* les maxillaires, les trois autres *arcs branchiaux,* les *lames thoraco-ventrales,* etc., qui éclatent en quelque sorte à la surface et autour de l'axe du corps embryonnaire. Le mésoderme conserve au contraire sa minceur primitive dans toute la région extra-embryonnaire.

Les cellules ecto-endodermiques sont *embryonnaires* en ce qu'elles prennent part à la constitution de l'embryon. Mais ayant le caractère épithélial dès leur origine et le conservant à chaque régénération périodique jusqu'à leur rechute, elles ne sont jamais l'*embryon* de rien autre que de leur propre état adulte. Il ne reste que les cellules du *mésoderme* qui puissent, tant qu'elles existent, recevoir le nom d'*embryonnaires,* dans le sens d'unités constituantes du nouvel être autres que celles qui sont de nature épithéliale. Mais elles-mêmes sont bientôt remplacées par d'autres qui sont permanentes et dont on connaît la nature, les espèces ; elles ne sont donc embryonnaires de rien. Le nom de *cellules embryonnaires* souvent donné à telles ou telles de celles-ci, aussi bien qu'aux ectodermiques, ne signifie donc rien, tant qu'on ne dit pas de quoi, de quel élément, on pense qu'elles représentent la forme évolutive première. Ce n'est en effet pas de l'*embryon* de mammifère ou autre que cette cellule est élément à la période commençante ou embryonnaire de son développement ; c'est uniquement de l'une des unités anatomiques de l'animal adulte ou parfait. *Embryonnaire* est un mot qui n'a de sens ici qu'autant que d'une cellule on dit qu'elle est la première phase d'apparition et d'évolution de fibres des tissus cellulaire, musculaire, nerveux ou autres.

Les leucocytes, les médullocelles, etc., par exemple, appelés *cellules embryonnaires* par quelques médecins, ayant leur individualité propre, anatomique et physiologique, n'arrivant à aucun degré de développement plus avancé, ne sont les représentants de rien qui soit encore à l'état embryonnaire, et ne méritent en quoi que ce soit ce nom. Ils ont eux-mêmes passé par un état embryonnaire, mais ne sont pas les représentants d'autre chose que ce qu'ils sont sous les yeux de l'observateur.

Ce ne sont pas davantage des *cellules indifférentes*, c'est-à-dire restant inertes plus ou moins longtemps, mais toujours aptes à se transformer en toute autre espèce de cellules que ce soit.

Les noyaux libres du tissu cellulaire, les myélocytes, etc. (*voy.* Cellule, p. 644), comptent parmi les éléments qui ont été considérés comme des *cellules indifférentes*, mais ils ne sont nullement dans ce cas. Ce sont déjà des éléments des tissus cellulaire, nerveux, dont le développement est suspendu ou arrêté, temporairement ou pour toujours, à compter de leur âge embryonnaire ou premier.

Qu'il s'agisse des épithéliums dont les cellules, par la segmentation progressive, amènent leur individualisation, qui conservent une liaison généalogique directe avec la substance vitelline; qu'il s'agisse au contraire (comme cela est le plus habituel) des cellules épithéliales remplaçant celles qui tombent et muent; qu'il s'agisse des cellules épithéliales qui sont nées et individualisées comme nous l'avons vu (*voy.* Cellule, p. 598-600), des variétés sans nombre des épithéliums parenchymateux, de ceux de l'épiderme, des ongles, des cornes, des poils, des plumes ne représentent que des modifications évolutives de ces cellules épithéliales se rattachant comme type à celles de l'ectoderme et de l'endoderme.

Le tissu de l'épiderme, celui des ongles, des poils, des plumes, etc., sont une dérivation directe de ces cellules, diversement accolées et cohérentes, avec des formes et des dimensions presque sans nombre d'une partie à l'autre de chaque animal ou d'une espèce à l'autre.

Les articles Épiderme, Ongle, Poil, etc., spécifieront ce qu'ont de particulier dans chacun de ces cas les modifications subies par les cellules épithéliales, au fur et à mesure qu'elles s'associent en parties dures, à compter du moment de leur individualisation. En ce moment leur similitude est presque complète; mais bientôt elles présentent des changements de forme, de grandeur absolue d'un diamètre par rapport à l'autre; elles en présentent en même temps au point de vue de leur consistance, de leur structure propre et intime, de leur adhésion réciproque surtout. Mais on ne sait rien encore des conditions spéciales qui font qu'à la surface des papilles linguales elles s'associent en filaments mous, encore dissociables en cellules, tandis qu'à la surface de la *matrice* et des papilles onguéares et des cornes elles arrivent à se souder intimement en prenant des formes spécifiques et constantes. On ne sait pas davantage comment il se fait qu'à la surface des papilles des follicules pileux et plumeux elles prennent des dispositions réciproques si différentes et des variétés distinctes, sous un tel nombre que celui-ci n'a jamais encore pu être déterminé. Dans ce côté de l'évolution de ces cellules, conduisant directement à la formation d'organes pluricellulaires complexes, bien que constitués d'éléments d'une seule espèce, d'un seul groupe, toujours ectodermiques, il y a encore une série d'inconnues aussi grande, sinon plus que dans le cas de la génération des éléments mésodermiques.

Dans les modifications épithéliales ectodermiques citées plus haut et dans celles de certaines des cellules de l'endoderme, il y en a qui, en forçant les analogies, peuvent être comparées à des phénomènes de métamorphose; mais il n'y a pas une des cellules qui les présentent dont on puisse dire qu'elle s'est transformée substantiellement, de *specie in speciem*, de telle façon qu'une cellule épithéliale soit amenée ainsi à passer à l'état tantôt de leucocyte, tantôt de fibre élastique, pas plus que les leucocytes ou les éléments du tissu cellulaire ne passent à l'état d'épithélium.

En d'autres termes, ainsi que d'après l'observation directe, je l'ai toujours soutenu contre Virchow et ses imitateurs (voy. Blastème, Lamineux, Leucocyte, et Cellule), pas plus sur l'adulte sain ou malade que sur l'embryon, des cellules ou des noyaux du mésoderme, des leucocytes, etc., ne le transforment en cellules épithéliales ectodermiques ou endodermiques. Jamais non plus on ne voit les cellules de ces derniers feuillets, ni leurs noyaux se transformer directement, ni par segmentation proliferante, en leucocytes, en cellules fibro-plastiques, ni en quelques autres éléments d'origine mésodermique que ce soit, suivant les besoins fonctionnels des parties ; contrairement à des hypothèses souvent admises sans examen, ni observations.

Mais il y a beaucoup, en nombre et en poids, d'éléments qui ne sont même pas dans le cas des épithéliums cités plus haut et qui apparaissent par genèse (voy. Blastème, p. 575).

Nous avons déjà étudié sous ce rapport non-seulement les noyaux des épithéliums de remplacement, mais encore la substance homogène qui les écarte et qui s'individualise en cellule par segmentation internucléaire.

Nous avons étudié aussi les muscles, les cartilages (voy. cet article p. 707), les fibres lamineuses et élastiques mêmes, le corps des cellules nerveuses et leurs cylindres-axes, etc.

Or, il est encore d'autres éléments dont la génération, l'apparition première dans l'économie, est autre qu'un fait de dérivation évolutive d'une ou de plusieurs des cellules blastodermiques qui proviennent du vitellus par segmentation de celui-ci ; il est d'autres éléments dont l'apparition en un mot est un fait de genèse.

Disons toutefois de suite que ces unités anatomiques non cellulaires, souvent réunies en tissus et organes premiers volumineux et d'un rôle important, ne naissent que postérieurement à la délimitation des feuillets blastodermiques, primitivement entièrement cellulaire. Leur génération est secondaire et celle des cellules est primitive, bien que plusieurs d'entre elles apparaissent dès les périodes embryonnaires les plus précoces de l'involution de certains systèmes. Tel est le cas de la matière amorphe cérébro-spinale et de celle de la gaîne de la notocorde.

Pour tous ces éléments, nul d'entre eux ne préexistant, leur apparition est le fait d'une issue, exsudative en quelque sorte, de principes immédiats, hors des cellules, des fibres ou des vaisseaux ambiants, principes qui à mesure qu'ils deviennent libres s'associent en parties élémentaires de forme et de consistances déterminées.

Les éléments exo-cellulaires ou non cellulaires dont tel est le mode de génération sont de plusieurs ordres.

Les uns sont profonds et soit interstitiels, soit en couches ou gaînes à la surface de cylindres cellulaires épithéliaux, pleins ou creux (tubes glandulaires, capsule du cristallin, etc.). Ces derniers, comme on le voit, ne sont pas de provenance mésodermique, malgré leur siége profond, mais bien soit ectodermique, soit endodermique.

Les autres sont plus particulièrement superficiels, tout en ayant ou non des prolongements profonds (dents, coquille des mollusques, etc.).

Quelles que soient les variétés très-nombreuses et singulières que présentent les éléments ainsi nés, sous le rapport de leurs formes et de leurs dimensions nul n'a la constitution, la structure des cellules.

Les éléments de cet ordre qui sont dits profonds ou *interstitiels* sont d'abord ceux qui sont appelés *substances amorphes* ou *intercellulaires* parce qu'ils n'ont d'autre forme que celle des interstices que détermine leur apparition entre des cellules et leurs prolongements fibrillaires (*voy.* Fibre).

Ce sont les substances amorphes des tissus cellulaires (*voy.* Lamineux), musculaire (*voy.* ce mot, p. 574), celle de la moelle des os (*voy.* Moelle, p. 20) et du tissu cérébro-spinal (*voy.* Cellule, p. 644, 672 et 673). Ce sont d'autre part les *substances* fondamentales des cartilages (*voy.* ce mot) et des os ; toutes sont exo-cellulaires, intercellulaires sans représenter la substance même de cellules quelconques.

D'autres éléments profonds nés, comme il vient d'être dit, non cellulaires également malgré leurs dispositions morphologiques compliquées, sont les pièces squelettiques, spiculaires et autres, de divers rhizopodes, des spongiaires, des polypes et des échinodermes. Au lieu d'être uniquement composés de principes azotés, ces éléments renferment surtout des principes calcaires et siliceux, associés soit à des principes azotés, soit à des principes chitineux, comme dans l'*os de seiche*, ou sont purement chitineux, comme dans la pièce squelettique correspondante des Calmars, des Sépioles, etc.

Enfin parmi les parties constituantes élémentaires profondes non cellulaires, nées ainsi comptent le myolème (*voy.* Musculaire, p. 554), la gaîne de la notocorde (*voy.* Fibreux, p. 55 et 59), la capsule du cristallin, la membrane hyaloïde, les parois propres des tubes et des vésicules des parenchymes, tant glandulaires que non glandulaires. La formation de toutes ces parties autour du globe ou du cylindre épithélial qu'elles entourent est partout postérieure à la production embryogénique de l'involution ectodermique même ; mais le fait de leur genèse, ne saurait être assimilé à un acte de *sécrétion*.

Ce qui caractérise la secrétion c'est le fait de la formation par actes chimiques tant assimilateurs que désassimilateurs surtout, dans l'épaisseur même des cellules épithéliales glandulaires des principes caractéristiques de l'humeur observée. La production des membranes de l'œuf des ovipares est le résultat d'une succession d'actes de cet ordre, aussi bien que celle des mucus (voy. Ch. Robin, *Anatomie cellulaire*, etc., 1873, in-8°, p. 129 et suivantes).

Mais bien que ce soit par l'intermédiaire des cellules épithéliales de la peau et de ses dépendances que se produisent les principes immédiats composant essentiellement les pièces du squelette externe, dont il va être question ci-après, ce n'est pas dans ces cellules qu'ils se forment, chimiquement parlant, comme le fait au contraire la mucosine des mucus. La chitine du squelette des insectes, par exemple ne se trouve pas toute formée dans l'épithélium des articulés, comme se trouvait partout, en tant que principe essentiel de ses cellules, la mucosine et ses isomères.

C'est par un acte de genèse, comme nous l'avons dit p. 416, et de même ordre que celui qui amène l'apparition de la capsule du cristallin, etc., qu'a lieu la production de ces pièces squelettiques, c'est-à-dire l'association en une substance de consistance et de dimensions déterminées de principes immédiats divers, formés eux-mêmes à l'aide et aux dépens de ceux des tissus sous-jacents.

C'est ainsi que naissent la dentine ou ivoire à la surface de la couche de l'épithélium ectodermique bulbaire, dit des cellules de l'ivoire ; la substance des écailles des poissons; la carapace chitino-calcaire ou simplement chitineuse des crustacés, des arachnides et des vers, avec ou sans prolongement à la face interne de l'œsophage, du cloaque, etc.; les prismes des couches de la coquille des Mollusques avec ou sans corticule soit homogène, soit striée (*periostracum* des Mollusques, *couche cornée* des Crustacés, etc.). C'est encore ainsi que naissent après l'ivoire, par l'intermédiaire de l'épithélium prismatique dit de l'*organe de l'émail* les prismes composant les couches de ce dernier sans que ces prismes aient passé par l'état de cellule; sans qu'ils représentent des cellules incrustées de sels calcaires ou tout autrement encore transformées.

Rien n'est plus frappant, à cet égard, que la formation de ces parties *exo* ou *endo-squelettiques* sans passage par l'état cellulaire, sous forme d'appendices les plus variés sur les Crustacés, les Arachnides, etc.; que la production de la coquille des Mollusques sur l'embryon encore contenu dans l'œuf, c'est-à-dire dans la *coque* ou *membrane de l'albumen* et sur lequel l'état multicellulaire des parties molles est encore nettement reconnaissable. Ici même rien de plus frappant que l'état homogène ou à peine strié de la substance coquillère, épaisse de quelques millièmes de millimètre jusqu'à quelques centièmes, transparente et se cassant nettement; qui tombe lors du passage de l'état embryonnaire à l'état fœtal ou permanent, pour n'être remplacée par rien chez les Mollusques nus, pour être remplacés par une coquille composée de prismes polygonaux chez les Mollusques testacés.

Quelles que soient encore une fois les dimensions, les formes et les dispositions morphologiques intimes des parties constituantes élémentaires de beaucoup de ces organes *endo* et *exo-squelettiques*, la plupart caducs et renouvelables comme le sont d'autre part les épithéliums, nulle de ces parties n'est une transformation de cellules; la substance d'aucune d'elles n'a été primitivement cellule épithéliale ni autre, cellule ectodermique ni cellule endodermique.

Du reste, il n'est pas douteux que ce sont des pièces squelettiques absolument homologues qu'on voit être produites par nombre d'organismes uni-cellulaires, tels que les Tintinnus, les Vaginicoles, divers Vorticelliens, les Acinétiens et bien d'autres, sans qu'on puisse dire qu'ils soient ici spécialement d'origine épithéliale. Ces pièces soit entourant le corps même de l'animal, soit sous forme de pédoncule (Acinétiens, diverses diatomées parmi les plantes unicellulaires, etc.) peuvent ainsi donner à ces êtres un aspect bi-cellulaire ou multi-cellulaire qui n'est qu'apparent (*voy.* Ch. Robin, *Journal de l'anat. et de la physiologie*, nov. 1879). Cet aspect multi-cellulaire est réel sous le point de vue des dispositions morphologiques, mais non au point de vue organique proprement dit, c'est-à-dire au point de vue du développement, de la reproduction et de la contractilité sur les animaux.

A côté des pièces exo-squelettiques des êtres uni-cellulaires il faut ranger ici les parties solides purement protectrices de l'œuf ou ovule, organe ou partie organique uni-cellulaire, qui n'a de cellulaire que son vitellus avec ou sans partie trophique. Quant à l'albumen et aux enveloppes ils ne sont jamais cellulaires au point de vue qui nous occupe. Ils peuvent avoir une disposition morphologique un arrangement *cellulaire*, circonscrire une cavité pourvue d'un contenu, mais sans être des *cellules* encore une fois, dans le sens organique du mot. Toutes ces parties du reste sont produites comme celles dont il a été question plus haut par l'intermédiaire d'une couche épithéliale; mais cette couche épithéliale est maternelle, appartient à l'être qui a fourni le vitellus ou ovule proprement dit. Ces parties protectrices exo-squelettiques de l'ovule uni-cellulaire ne sont pas produites par lui-même, comme elles le sont dans le cas des animaux et des plantes unicellulaires cités plus haut. Ces organes premiers ovulaires sont eux-mêmes de plusieurs sortes. Il en est comme la *zone transparente* de l'œuf, des mammifères, des poissons, etc., qui non cellulaires d'origine, sont produites par l'intermédiaire de l'épithélium de l'ovisac, dont les cellules sont d'origine ectodermique et non mésodermique. D'autres, comme la *membrane de l'albumen ou coque de l'œuf* des mollusques, la *membrane* dite fibreuse ou *de la coque de l'œuf* des oiseaux et des reptiles, ainsi que la coquille dure elle-même, colorée ou non, sont des produits de *sécrétion*, qui aussitôt après ce dernier fait prennent des dispositions structurales intimes plus ou moins compliquées et diverses (*voy.* Œuf et Ch. Robin, *Anat.* et *physiolog. cellulaires.* Paris, 1873, in-8°, p. 129 et suiv.).

Quoi qu'il en soit, toutes ces parties exo-squelettiques d'origine indirecte tant ectodermique qu'endodermique ne sont nullement de constitution intime et de structure cellulaire bien qu'ayant souvent des dispositions structurales profondes propres, des formes persistantes et d'une succession spécifique caractéristiques.

Ici encore, aussi bien que dans les exemples cités pages 417, 418, ce n'est qu'en jouant sur les mots pour en fausser le sens qu'on peut dire que la substance des parties organiques nées comme il vient d'être dit plus haut (p. 416) résulte d'une transformation cellulaire. C'est d'autre part faire une grave omission que de ne pas décrire ces éléments parce qu'ils n'ont pas la forme cellulaire, ou encore de négliger de traiter de leur mode de génération.

Pendant que les poils, les plumes, les ongles, les becs, les cornes, les fanons, etc., sont des organes directement construits de cellules épithéliales, devenues dures, très-diversement configurées et associées par contiguïté immédiate, avec grande cohérence, aucun des organes précédents n'est de cette nature. Ils naissent par l'intermédiaire d'une couche épithéliale plus ou moins mince, même lorsqu'il s'agit des dents, mais bien que caducs et renouvelables, lorsque cette couche et le bulbe ou la dépendance dermique qui la portent n'ont pas été détruits, ils ne sont pas cellulaires ; ils n'ont pas même la composition immédiate des épithéliums. Ils naissent par l'intermédiaire de dérivés directs de l'ectoderme et de l'endoderme seuls, sans conserver en eux-mêmes rien de la nature de celui-ci en raison de la manière dont s'accomplit leur genèse exo-cellulaire.

On voit par ce qui précède à quel point de précision l'étude de l'origine embryogénique des parties organiques élémentaires conduit la détermination de leur nature réelle, tant anatomique que dynamique ou fonctionnelle. Les données de cet ordre montrent toute la portée de la distinction établie par de Blainville entre les *produits* et les *constituants* (*voy.* Parenchyme).

Dans ce dernier groupe se rangent tous les éléments formant les tissus contractiles, sensibles ou au moins vasculaires, permanents, non susceptibles de mue et prédominant dans tout organisme. Ce sont en un mot tous les tissus d'origine mésodermique.

Dans le groupe des *produits*, il a classé toutes les parties élémentaires non contractiles, non sensibles, ni vasculaires caduques, renouvelables, qui sont comme des productions des tissus constituants. Ce sont d'une part l'épiderme, les épithéliums et leurs dérivés directs, ongles, plumes, etc., puis d'autre part les parties exo-squelettiques de formation exo-cellulaire consécutive, non cellulaires en elles-mêmes telles que les dents, les écailles, etc. (p. 417-418). Ce sont en un mot toutes les parties que l'embryogénie montre être des provenances de l'ectoderme surtout et de l'endoderme. Et parmi elles les plus nombreuses, les plus volumineuses, les plus étendues sont leurs dérivés cellulaires directs et les autres sont les formations génétiques produites par l'intermédiaire de ces cellules épithéliales mêmes, comme nous venons de le dire.

Cette distinction capitale, tirée de la comparaison des tissus dans la série animale, si remarquablement confirmée par l'embryogénie, nous la verrons conserver une importance au moins égale dans l'étude de la génération des tissus morbides.

Par la mort et la chute des épithéliums disparaît journellement une quantité notable des principes constituant les humeurs de l'économie, du sang en particulier, des principes assimilables ingérés chaque jour. Par ce mode de terminaison, continuel pour certaines espèces (épithéliums proprement dits, ongles, poils), temporaire et périodique pour d'autres (éléments des *annexes du fœtus*, de la muqueuse utérine. etc.), disparaissent de l'économie des éléments entiers, et par suite des principes immédiats, tant substances organiques surtout que principes cristallisables ; mais il faudrait se garder de voir là un mode d'excrétion, d'expulsion de principes ayant déjà servi, comparable à celui des principes formés par désassimilation qui sont expulsés par la sueur et par les reins. Dans ce dernier cas les principes qui sortent proviennent de la désassimilation nutritive des éléments anatomiques constituants; dans celui dont il est ici question ce sont des éléments anatomiques entiers, mais appartenant surtout au groupe des produits, qui se détachent normalement et sont incessamment remplacés par d'autres. Dans un cas il y a chute naturelle et en masse de chaque élément en nature; dans l'autre, il y a désassimilation molécule à molécule de la substance des éléments et expulsion ou excrétion des principes désassimilés (voy. *Chimie anatomique*. Paris, 1853, t. I, p. 248 et suiv.). Comme les principes immédiats composant la substance des épithéliums, etc., qui tombent ainsi, ne sont pas des principes ayant déjà servi, tels que les principes désassimilés, on ne peut pas dire que, par leur chute journalière, ils prennent part à la rénovation de la substance du corps. Ce n'est qu'on envisageant d'une manière générale l'ensemble du phénomène du renouvellement de la masse de l'organisme qu'ils peuvent être examinés sous ce point de vue ; mais ce ne sont pas des excréments.

Dans les cellules épithéliales, les phénomènes de développement qui précèdent la chute des éléments et la préparent, consistent surtout en un amincissement graduel de la cellule, avec diminution du nombre des granulations, atrophie jusqu'à résorption du noyau, dessiccation de l'élément lorsqu'il s'agit des épithéliums de la peau. Dans les muqueuses, la chute des cellules a lieu dès qu'elles ont atteint un certain degré d'amincissement avant que leur noyau soit atrophié. Pour les cellules épithéliales prismatiques, c'est plutôt parce que d'autres sont nées entre elles et le chorion de la muqueuse qu'elles se détachent et meurent avant d'avoir subi des modifications évolutives très-notables, du genre de celles dont il vient d'être question.

Cette même remarque s'applique aussi aux poils des mammifères, aux plumes des oiseaux, à la couche cornée de la peau des reptiles.

Ce sont ces modifications du développement des cellules entraînant leur mort.

et leur chute (*desquamation*) précédées ou suivies de leur remplacement par naissance d'éléments anatomiques semblables qui constituent la *mue* et qui la caractérisent essentiellement.

Mêmes remarques pour le cas où il s'agit, non des cellules elles-mêmes, mais des *produits* secondaires qui se forment par genèse, à l'aide et aux dépens des principes venus de ces épithéliums et dont l'énumération a été donnée plus haut (p. 417-418), comprenant les téguments chitineux des articulés, les dents, les écailles des poissons et autres parties homologues.

Quel que soit le nombre de ces parties exo-squelettiques et l'intérêt que présente l'étude de leur chute ou mue, et de leur renouvellement dans les diverses classes de vertébrés et surtout d'invertébrés, les limites de cet *article* ne permettent pas d'entrer ici dans plus de détails.

§ VIII. DE LA RÉGÉNÉRATION. Nous avons vu dans l'art. CELLULE, (p. 655 à 668) que chaque élément anatomique une fois né se développe tant qu'il se nourrit. On entend par là que l'apport et le départ des principes immédiats constitutifs de sa substance a lieu de telle sorte qu'il se modifie d'une manière incessante. Il s'accroît d'abord, puis arrivé à un certain *summum*, dit adulte ou de plein développement, il reste plus ou moins longtemps dans cet état, et ce temps varie d'une espèce à l'autre. Il décroît ensuite, dès que la désassimilation l'emporte sur l'assimilation, et il présente les phases dites de l'atrophie, soit sénile, soit morbide. En même temps que s'accomplissent ces modifications du volume des éléments on en constate qui sont corrélatives et diverses aussi d'une espèce à l'autre, en ce qui touche leur forme, leur couleur, leur consistance, leurs réactions chimiques parfois et surtout leur structure intime. Il n'y a pas lieu de revenir ici sur ces faits qui ont été étudiés pour chaque espèce d'élément en particulier aux pages 619 à 668 de l'article CELLULE.

Nous avons vu d'autre part (p. 646 et suiv.) que le fait de l'apparition d'un plus ou moins grand nombre d'éléments des tissus cellulaire, élastique, musculaire, nerveux, cartilagineux, osseux, épithélium, etc., n'était pas borné aux seules phases de la vie embryonnaire; qu'il naît encore de ces éléments dans l'individu déjà formé, jeune, adulte ou âgé; que tous ceux qui doivent exister jamais ne naissent pas simultanément en un jour donné de l'embryon pour ne faire que grandir par la suite, plus ou moins.

Par conséquent, parmi les éléments qui par leur association composent nos tissus il en est un certain nombre de chaque espèce, qu'on peut dire d'origine non blastodermique, en ce sens seulement que lors de leur génération la disposition embryonnaire en feuillets a disparu, au moins pour ce] qui concerne le mésoderme.

Il en est ainsi du reste particulièrement pour tous les éléments des os, dont les premiers qui naissent, les *ostéoblastes*, devenant les cellules radiées ou *ostéoplastes*, se montrent alors que depuis plusieurs jours et même plusieurs semaines il ne reste plus de cellules semblables à celles qui composaient le mésoderme. Il en est ainsi à plus forte raison pour les médullocelles et les myéloplaxes (*voy.* MOELLE DES OS). Par suite constater, après l'issue du fœtus hors de l'œuf la naissance de fibres des tissus cellulaire, élastique, musculaire, etc., n'a rien qui puisse surprendre.

L'étude de la *régénération* ne peut se séparer de celle de la *génération*. La première n'est qu'une répétition de la seconde en tous points, quand on l'envisage en ce qu'elle a d'essentiel, d'élémentaire, savoir : la génération des unités anatomiques tant cellulaires que non cellulaires.

La régénération n'a guère été étudiée à ce point de vue-là ; mais elle l'a été beaucoup sous celui des conditions dans lesquelles elle survient et des résultats auxquels elle conduit.

On appelait *régénération supplétive* celle qui reproduit des parties entières, complexes, dissimilaires ou considérées comme telles depuis l'épiderme, les poils, les plumes, les ongles, jusqu'aux cornes du cerf, les pattes d'écrevisse, la tête coupée des limaces, etc. (Burdach, *Physiologie*, 1837, t. VIII, p. 282 et 532). On la disait ainsi parce qu'elle supplée à ce qui manque et complète l'individu.

On appelait *régénération complétive*, terme à peu près synonyme du précédent, celle que l'on disait réparer et reproduire ce qu'il y a de simple dans l'organisme. C'est ce que divers chirurgiens appellent la *réparation*. Ils la nomment *cicatrisation*, quand ils réservent le nom de *régénération proprement dite* aux cas des animaux sur lesquels des organes ou des membres complexes se reproduisent en entier.

Les premières de ces expressions n'ont qu'une valeur générale et peu précise, parce qu'elles ne tiennent compte que du résultat apparent, extérieur, directement saisissable et qu'elles négligent l'essentiel, le fond de la question, la manière réelle dont les choses se passent ; c'est-à-dire la manière dont les unités anatomiques constitutives naissent lorsqu'après avoir existé elles sont tombées ou ont été enlevées.

Or ici nous nous trouvons amenés à étudier comme dans le cas de la génération embryonnaire ou première :

A. La régénération des *parties d'origine ectodermique et endodermique ;*

B. La régénération des *parties d'origine mésodermique ;*

C. La régénération des *parties complexes, dissimilaires,* tant organes proprement dits que membres ou divisions du corps en entier ; tant dans les conditions naturelles que dans celles de l'expérimentation. C'est là ce qu'on appelle la *rédintégration* ou régénération totale.

La régénération est toujours semblable à la génération, que les circonstances qui l'amènent soient naturelles ou accidentelles ; mais les circonstances naturelles dont il est ici question sont plus fréquentes dans le premier des cas de la génération que dans le second et plus aussi dans ce dernier que dans le troisième.

Quant à la régénération morbide, qui est généralement appelée *récidive,* il en sera question dans le paragraphe relatif aux générations des tissus accidentels ou pathologiques formant une suite non point naturelle, mais logique, à celui-ci (*voy.* surtout Parenchymes).

A. *Régénération des parties d'origine ectodermique et endodermique.* Ce qu'on appelle ici régénération n'en est pas une à proprement parler. C'est une génération qui ne cesse à aucune période de la vie, qui continue sans interruption telle que nous l'avons dit être ci-dessus (p. 406-407). Seulement, d'un *produit* tant ectodermique qu'endodermique à l'autre, elle offre des ralentissements divers selon les âges, etc., ou une cessation (calvitie, etc.).

Ce n'est pas là une génération qui a cessé et qui recommence comme dans le cas des cornes caduques des ruminants, de la muqueuse utérine de la femme ou des membres détachés des crustacés.

Les modifications nutritives de l'épiderme, des ongles, des cornes creuses, des poils, des plumes, des carapaces et des téguments chitineux, etc., entraîne leur chute comme le fait la maturation des graines sur les plantes, mais sans qu'il y ait discontinuité génétique; en sorte que la réformation ou reproduction des organes complexes a lieu directement après chaque chute de la même manière que la première fois. C'est cette continuité dans la génération non interrompue, alors que l'accroissement des parties produites est arrêté par la chute qui caractérise la *mûe* ou changement des produits tégumentaires, soit partiel et successif, soit total et simultané suivant les espèces animales.

Comme on le voit, cette *régénération* des parties d'origine ectodermique et même des épithéliums endodermiques est une des conditions fondamentales d'existence de tout organisme animal; *régénération* qui ne fait que continuer directement sur l'adulte, ce qui a lieu une première fois sur chaque embryon et n'a rien de l'accidentel qu'offre la régénération réelle des tissus mésodermiques; hors, bien entendu, les cas d'expérimentation et d'opérations chirurgicales sur les organes d'origine ectodermique, l'extraction du cristallin, par exemple.

Dans les produits d'origine ectodermique directe ou cellulaire (ongles, cornes, poils, plumes, etc.), comme dans ceux d'origine ectodermique indirecte (téguments chitineux des articulés, écailles, dents, etc.), la caducité est liée au fait de leur génération continue. Réciproquement, cette génération continue et la nutrition évolutive des parties produites conduisent inévitablement à la caducité, sans laquelle ces *produits* de perfectionnement de l'organisme arriveraient à l'emporter sur les tissus constituants ou d'origine mésodermique.

On voit une fois de plus que cette succession de phénomènes ne doit pas être assimilée à la régénération ou cicatrisation des tissus constituants, organes d'origine mésodermique et *vice versa*, contrairement à ce que font encore quelques physiologistes; partout cette génération continue est subordonnée au développement, soit d'un chorion ou derme soit lisse soit papillaire, soit d'un follicule ou matrice papillaire ou bulbaire que tapisse l'épithélium.

Quant à la véritable *régénération* épithéliale, c'est-à-dire à la réapparition de l'épithélium dans les régions où il a été entièrement enlevé, elle est toujours subordonnée à la régénération de la membrane même qui le portait et à son arrivée à un certain degré de développement; bien qu'il suffise que dans cette évolution la membrane soit encore simplement à l'état de *bourgeons charnus* (*voy.* Lamineux, p. 242 et Muqueux, p. 461). Il résulte de mes observations (*voy.* Cellule, p. 603) et de celles d'Arnold (*Archiv. fuer pathol. Anat.*, etc. Berlin, 1869, t. VI et *Journal de l'anat. et de la physiol.*, 1872, p. 233) que cette régénération a lieu de deux manières : 1° par îlots en un ou plusieurs points de la surface de la plaie, sans continuité avec l'épiderme cutané ou muqueuse périphérique; les phases de la génération et de l'individualisation cellulaires ont été décrites dans l'art. Cellule, p. 600 et suiv. ; 2° une substance hyaline finement grenue dans laquelle apparaissent de petits noyaux s'étend à la surface des bourgeons charnus à partir de l'épiderme bordant la plaie, soit uniformément, soit comme expansions des cellules profondes de cet épiderme; ces phénomènes sont suivis de la segmentation inter-nucléaire de la matière hyaline en cellules (Arnold). En même temps les cellules épidermiques bordant la plaie s'avancent par glissement, comme si elles étaient poussées vers le centre de la plaie par celles qui se développent plus extérieurement dans leur voisinage. Mais ce mode de recouvrement épithélial des plaies ne joue qu'un rôle très-secondaire à côté du précédent et surtout du premier (Arnold).

C'est de cette manière que se forment les couches épithéliales à la surface des bourgeons charnus dès qu'ils constituent une couche de un à quelques dixièmes de millimètre d'épaisseur, composée comme il a été dit à l'article LAMINEUX, p. 242-243 (*tissu embryoplastique*). On voit par ce qui précède pourquoi dès l'origine en plusieurs points de ¡l'étendue de ces couches, elles sont minces, formées d'une seule rangée de cellules; ailleurs, au niveau des dépressions étroites du tissu cellulaire, celles-ci se trouvent comblées par plusieurs cellules superposées, qui touchent le tissu cellulaire par deux de leurs faces et sont accolées avec leurs homologues par les autres. Dans ces endroits, les coupes donnent l'aspect de couches épithéliales formées de plusieurs rangées alors que là il n'y en a, en fait, qu'une encore. Au niveau des plis ou des accolements des *bourgeons charnus*, ces coupes montrent deux couches épithéliales contiguës simulant plus ou moins parfois un cul-de-sac épithélial glandulaire. De plus, lorsque par la génération successive de ces cellules épithéliales elles forment une membrane composée de plusieurs rangées d'éléments, il n'est pas rare de voir se développer des globes épidermiques dans celles de leurs portions qui occupent le fond de ces plis (Ch. Robin, *Anat. cellulaire*, 1873, p. 237).

Nous devrons plus d'une fois, dans les paragraphes suivants, recourir à ces indications.

B. *De la régénération normale des éléments et des tissus d'origine mésodermique.* Toutes ces unités anatomiques, tous ces tissus conséquemment, sont susceptibles de se régénérer après avoir été détruits ou enlevés, tant que persistent les conditions de nutrition nécessaires pour qu'ait lieu leur génération même (p. 408 et suiv.).

On ne peut pas dire absolument que leur régénération est une suite immédiate des phénomènes de la génération des éléments, tant mésodermiques qu'ecto-endodermiques, qui continue pendant toute la durée de l'existence à compter des premiers temps de l'âge embryonnaire, de la genèse du noyau vitellin. Mais cette régénération est une reprise dans des conditions accidentelles et nouvelles, sous une plus grande intensité, de la génération qu'on observe durant toute la vie dans les conditions naturelles ou normales.

Quelques auteurs anciens ont déjà noté, du reste, par induction, que la régénération, quant à son essence, doit être identique à la génération.

J'ai depuis longtemps insisté sur ce que l'observation montre que la naissance des éléments anatomiques chez l'adulte est une répétition des phénomènes de leur génération dans l'embryon; sur ce que, dans les régénérations totales, l'ordre d'apparition successive pour chaque élément ainsi que les phases du développement consécutif sont encore les mêmes que dans les cas de l'évolution ovulaire, depuis la régénération des tissus constituants vasculaires, jusqu'à celle des produits tels que les épithéliums tégumentaires (*voy.* p. 415) etc. ; sur ce que par suite, pour étudier la *cicatrisation* (qui est la *régénération* d'un tissu par naissance de ses éléments dans l'être déjà formé), il est manifeste qu'il faut préalablement en avoir étudié la *génération* (Ch. Robin, *Comptes rendus et Mémoires de la Soc. de biologie*. Paris, 1858, p. 25).

C'est là en un mot le contraire de ce que disaient Burdach et nombre de ses successeurs, qui pensaient que nous devons chercher dans la régénération les notions à l'égard de la formation organique en général (Burdach, *Physiologie*, trad. franç. 1834, t. VIII, p. 531).

Les résultats de la naissance survenant une seconde fois sont la reproduction des parties détruites.

Sur l'être qui a dépassé la période embryonnaire, la génération des éléments se constate sur tout tissu d'origine mésodermique qui a été coupé, qui a subi une perte de substance ou une simple solution de continuité : c'est ce qui constitue la *régénération* des tissus, qui porte le nom de *cicatrisation* pour la peau, de *formation du cal* pour les os, etc. ; la continuation du phénomène fait que le tissu ainsi né dépasse les limites occupées par le tissu normal, elle donne lieu alors à la production de ce qu'on nomme *chéloïde cicatricielle, stalactites des cals irréguliers*, etc.

De même que les tissus ont la propriété de renaître quand on les détruit, au même titre qu'ils étaient nés une première fois dans l'embryon, alors qu'ils n'existaient pas quelques instants auparavant, de même on voit survenir les conditions de leur genèse chez l'adulte, soit d'une manière exagérée dans le lieu où ils existent normalement, soit hors de leur situation normale. Ce dernier cas n'est autre, sur l'adulte, que l'analogue du fait de l'apparition des éléments du cartilage, des muscles, des nerfs, etc., dans l'embryon, ayant lieu à un moment donné, alors que quelques instants plus tôt ils n'existaient pas encore (*voy.* l'exposé des faits concernant cette question dans Ch. Robin, *Comptes rendus et Mém. de la Soc. de biologie*, 1858, p. 19 à 27).

De plus, d'après ce que nous avons vu, il est constant que la régénération peut se présenter non-seulement dans les conditions, normales en quelque sorte, qui viennent d'être mentionnées, mais encore consécutivement aux cas d'hypergenèse ayant amené l'apparition accidentelle de quelque tumeur qu'on a été obligé d'enlever. Les conditions de la génération excessive existant, celles de la régénération continuent inévitablement à persister aussi.

Nous avons noté à l'article CELLULE (p. 632 et suiv.), quels sont les éléments anatomiques permanents qui dérivent directement des cellules du mésoderme. Nous avons constaté là aussi (p. 649 et suiv.), que tous ne sont pas dans ce cas, y compris ceux même du tissu cellulaire ; que par exemple le *moignon* originel des membres est d'abord entièrement formé de noyaux ne dérivant pas des cellules mésodermiques même ; que ces noyaux sont de ceux qui deviennent le centre de génération des cellules et des fibres lamineuses ; que parmi eux il en apparaît bientôt qui deviennent le centre de génération des cellules cartilagineuses, des fibres musculaires, etc. ; que ces derniers noyaux sont déjà distincts les uns des autres lorsque a lieu la génération d'un corps cellulaire avec ou sans prolongements fibrillaires.

Histologiquement, la régénération ne fait que répéter les phases de la génération embryonnaire (Ch. Robin, *Comptes rendus et Mém. de la Soc. de biologie*, 1858, p. 26) :

1° En ce que dans toute cicatrisation superficielle ou profonde, la régénération commence par la génération de tissu cellulaire semblable à celui du moignon des membres, etc., de l'embryon, et cela aussi bien dans les organes où les éléments de ce tissu n'existent que comme éléments constituants accessoires, comme dans la moelle osseuse et les nerfs, que dans ceux où ils prédominent, comme dans les chorions dermiques et muqueux (*voy.* LAMINEUX, p. 211, 229 et 243);

2° En ce que les éléments anatomiques caractéristiques ou essentiels, tels que le cartilage, l'os, les nerfs, les fibres élastiques, etc., n'apparaissent que plus tard en présentant les mêmes phases génétiques et évolutives que sur l'embryon, mais sans arriver, pour le plus grand nombre du moins, à présenter des caractères aussi réguliers que dans les conditions naturelles du développement fœtal.

C'est entre ces limites seulement qu'il est permis de répéter avec les anciens observateurs, que les phénomènes initiaux de la cicatrisation sont identiques dans tous les tissus; car il en est, comme les muscles à fibres striées et le tissu nerveux cérébro-spinal surtout, auxquels cette formule ne s'applique pas; le tissu cellulaire embryonnaire, dit des *bourgeons charnus*, ne se développe en effet aucunement quand se régénère le tissu de la moelle épinière qui en est normalement dépourvu (*voy.* p. 416).

L'observation vient tous les jours démontrer que la fibrine, les hématies et les leucocytes, associés ou non en caillots, ne prennent aucune part à la régénération des éléments anatomiques enlevés ou détruits, pas plus qu'à l'hypergenèse des éléments qui a pour résultat l'apparition des tumeurs, quels que soient ces éléments. Partout les épanchements sanguins infiltrés ou en caillots constituent un obstacle qui retarde la réunion par première intention comme la cicatrisation; celles-ci ne progressent qu'au fur et à mesure que se résorbent ces parties sanguines. Il n'y a pas lieu par conséquent de revenir aux hypothèses si souvent émises sur la part directe que celles-ci prendraient à la cicatrisation des os, des artères, des veines, des tendons, des muscles et autres tissus de la production des tumeurs, etc. Elles sont du reste discutées en détail aux art. Blastème (p. 589 et suiv.), Lamineux (p. 242 à 247) et Leucocyte (p. 276).

Notons ici que la réunion immédiate diffère beaucoup anatomiquement et physiologiquement de la réunion médiate ou par seconde *intention;* elles ne doivent pas être confondues, comme on le fait souvent. Celle-ci est due à une *régénération* des tissus divisés, ou à une *génération* des tissus lamineux et dermiques (cicatrisation) entre les extrémités écartées; régénération lente comme la génération et entraînant une lenteur correspondante dans le rétablissement de leurs usages, lorsqu'il reste possible; c'est ce que montrent les cicatrisations en général et la réunion par régénération ou médiate des tendons, des nerfs, etc. Quant à la *réunion immédiate*, elle ne consiste pas en une régénération d'éléments anatomiques entre d'autres éléments de même espèce s'unissant à ceux qui préexistaient (tendons), ou les remplaçant (tubes nerveux), comme dans le cas précédent. Elle consiste en un accolement des extrémités coupées des éléments, dont la substance non encore altérée ne subit ultérieurement aucune modification moléculaire, ni de structure, et continue au contraire l'échange moléculaire nutritif de l'une à l'autre des parties accolées, comme si elles n'avaient pas été divisées; ou tout au moins en la génération d'une quantité insignifiante de substance organisée entre ces extrémités; d'où le rétablissement immédiat ou du moins très-rapide de leurs usages. Elle a été observée sur la peau, sur le tissu lamineux, sur la cornée, les tendons, sur les faisceaux musculaires striés eux-mêmes. Tous les tissus sans exception, même le tissu nerveux central chez les oiseaux, etc., ont offert des exemples de réunion immédiate, y compris les dents. Dans la cornée et peut-être aussi dans d'autres tissus la réunion immédiate s'accompagne d'un certain degré de gonflement, dû, tant à l'exsudation d'une petite quantité de substance amorphe, qu'à la génération entre les éléments anatomiques tranchés, d'éléments du tissu cellulaire s'étendant en deçà et au delà du plan d'accolement des parties rapprochées jusqu'à contiguïté, comme dans le cas des séreuses s'unissant face à face (*voy*. LAMINEUX, p. 246 et SÉREUX [*système*], p. 324, et Ch. Robin, art. RÉUNION dans Littré et Robin *Dict. de méd.*, 11e édit. 1858 et édit. suiv.).

On comprend aisément qu'une fois rétablie dans ces conditions la continuité de substance d'élément à élément de même espèce qui avait été tranché, cessent d'exister ou ne se présentent même en aucun moment les conditions voulues pour la génération d'un plus grand nombre d'éléments, telles que celles qui se rencontrent dans les cas de cicatrisation et d'autres reproductions animales dont il sera question plus loin. Il y a réunion réelle dans le premier cas sans génération, d'éléments qui remplaceraient ceux qui ont été divisés puis rapprochés soit directement soit indirectement (autoplasties et greffes) ; il y a génération d'éléments dans le second cas venant remplacer ceux qui ont été enlevés, détruits ou écartés après l'incision accidentelle ou chirurgicale. Mais il n'est pas prouvé qu'il y ait entre la réunion immédiate et la régénération un antagonisme, tel par exemple que la première ne s'observerait pas dans les ordres d'animaux qui offrent des exemples fréquents de reproduction de leurs membres.

Notons que dans le cas des réunions par première intention la surface de section des tissus dermique, cellulaire, musculaire, etc., présente une mince couche exsudative demi-liquide qui se forme à mesure que cesse l'écoulement sanguin, qui devient bien visible à compter d'une demi-heure environ après l'incision ; les chirurgiens la considèrent comme favorable à l'agglutination des parties dans les réunions par première intention. Rien de plus réel que la production de cette couche exsudative, qui se produit aussi bien sur la section d'un lambeau tout à fait détaché de l'animal que sur la plaie de celui-ci. J'ai constaté sur des chiens qu'elle est composée d'une substance hyaline demi-liquide tenant encore en suspension des hématies et des leucocytes et montrant déjà des petits noyaux ronds du tissu cellulaire (*cytoblastions*) de trente à quarante minutes après la section des tissus (*voy*. LAMINEUX, p. 242-243).

Il n'est pas inutile de signaler ici que lors des réunions par première intention de la peau, seule ou avec le tissu cellulaire sous-jacent, le rétablissement de la continuité des tissus accolés après leur section n'a pas lieu pour la couche cornée de l'épiderme. Dans celle-ci, en effet, la nutrition est trop ralentie pour que des échanges moléculaires s'accomplissent entre les cellules tranchées, simplement amenées à contiguïté et pour qu'elles reconstituent là leur substance, tandis que le fait a lieu pour les cellules profondes de la *couche muqueuse épidermique*, pour le derme, etc. La portion épidermique cornée des lèvres de la section se détachent alors de l'épithélium sous-jacent, sur une étendue plus ou moins grande. Depuis longtemps du reste les chirurgiens ont noté que dans les autoplasties, après la réunion des lambeaux ou des portions d'organes détachées, l'épiderme se desquame, une ou plusieurs fois.

Dans les cas de réunion immédiate des tissus vasculaires il se peut qu'il y ait accolement assez exact des orifices des canaux sanguins tranchés pour que le courant du plasma se rétablisse, après avoir, ou non, chassé les petits caillots et les amas d'hématies oblitérant les capillaires. Mais on manque encore d'expériences et d'observations directes sur les coupes des tissus exécutées pour constater ce fait. Toutes les probabilités sont néanmoins pour l'admission de la génération de capillaires partant de ceux dans lesquels la circulation continue et traversant la substance hyaline qui occupe le plan de section et de contiguïté après rapprochement, comme dans les cas d'adhésion d'une séreuse avec elle-même, dont les phases ont plus d'une fois été observées. La description en a été donnée dans l'article Lamineux, p. 245 et 246. En tous cas le retrait des artères ne permettrait l'accolement des ouvertures de chaque vaisseau tranché que pour les capillaires seulement.

Il importe de faire observer que dans les autoplasties le mécanisme de l'adhésion des tissus cellulaire et dermique et celui du rétablissement de la continuité des capillaires est le même que dans les cas de réunion par première intention.

Même remarque pour les cas de rétablissement de la continuité vasculaire de tissu d'une portion du nez, de l'oreille, des phalanges onguéales, ou de la pulpe digitale complétement séparée de tel ou tel de ces organes, du périoste alvéolo-dentaire dans le cas de réimplantation des dents arrachées s'unissant aux tissus dont elles proviennent, rétablissement par première intention, après exacte coaptation opérée avant que les éléments anatomiques constitutifs soient arrivés à l'état cadavérique; avant en un mot que soit survenue la destruction de l'état moléculaire instable de leurs principes immédiats, coagulables surtout, qui est caractéristique de l'état d'organisation (voy. Cellule, p. 581 et Sarcode). Tant que persiste encore cet état, dès que la circulation se rétablit les échanges nutritifs recommencent comme auparavant et par suite aussi les phénomènes de génération et de développement, dans les tissus réappliqués.

La réunion et soudure par première intention des tissus d'un organe ou d'une portion d'organe pris loin de la plaie sur le même animal, ou sur un animal d'une autre espèce, ce qui caractérise la *greffe animale*, n'offre aucune différence essentielle qui viendrait la séparer des phénomènes d'union décrits dans les paragraphes précédents. Le mécanisme physiologique reste absolument le même. Les éléments anatomiques se nourrissent, se développent et naissent dans le lambeau ou l'organe apportés de loin comme ils le faisaient auparavant, dès que la circulation vient leur fournir des principes immédiats qui ne diffèrent pas trop de ceux qui constituent leurs cellules, leurs fibres, etc.; le tout à la seule condition que cet apport des principes nutritifs ait lieu avant que dans l'intimité de ces éléments ait disparu ce qu'il y a de caractéristique pour l'état d'organisation de la matière.

Ce qui précède nous amène inévitablement à examiner les données qui concernent la régénération des vaisseaux même, tant des capillaires d'abord que par suite celle des artères, des veines et des autres conduits. Nous n'avons pas à revenir sur les phases de la régénération des soit naturelle, soit accidentelle des capillaires étudiée aux articles Capillaires, Cellule (p. 598) et Lamineux (p. 244 à 246). Mais il faut noter que le cœur est d'abord représenté au huitième jour sur le lapin, par deux vaisseaux pairs siégeant vers le milieu de la longueur du corps de l'embryon (Dareste) Ces deux conduits apparaissent dans une rangée simple, double ou triple de cellules mésodermiques formant entre l'endoderme et la lame fibro-intestinale le *feuillet vasculaire* mésodermique.

Ces deux cœurs ou conduits cardiaques sont plus larges que d'autres conduits anastomosés dès l'origine, qui apparaissent un peu avant. Ils se délimitent par écartement des cellules mésodermiques plus ou moins régulièrement polyédriques avec production immédiate d'un épithélium vasculaire à leur face interne alors qu'ils sont encore plus ou moins variqueux, à coupe plutôt polygonale que cylindrique et pleins des cellules (*hématoblastes*) qui vont devenir les hématies.

Cet épithélium est celui qui a faussement reçu ici et dans les séreuses le nom d'*endothélium* (*voy*. Séreuses) et qui forme la tunique propre des capillaires. La production de ces conduits résulte de ce que certaines des cellules du mésoderme passent à l'état d'hématies comme l'indique l'article Cellule, p. 637, pendant que les autres cellules du mésoderme fournissent les premiers noyaux du tissu cellulaire. Ce n'est qu'après la délimitation même des canaux par l'épithélium vasculaire, qui leur donne la structure des capillaires en général, qu'apparaît le plasma permettant la circulation des hématies (*voy*. Cellule, p. 637). Ce n'est que postérieurement à cette délimitation et d'autre part à cette apparition du plasma que naissent autour de ces éléments des tissus cellulaire, élastique, les fibres striées et les fibres-cellules disposées en tuniques, de structure artérielle ici, cardiaques et veineuse ailleurs.

Les capillaires se délimitent avant, mais de la même manière que la cavité des deux cœurs avec continuité anastomotique tant entre eux que bientôt avec les deux bouts de chaque cœur. Larges ici, étroits sur d'autres points de leur étendue, ils forment des mailles circonscrivant du tissu blastodermique même, des *îles* comme le disait exactement Woolf. Leurs portions larges, pleines d'hématies forment les taches rouges que beaucoup d'auteurs, depuis Pander, appellent des *îles de sang* ou *de Woolf*, mais par confusion, car le tissu mésodermique qui les limite est aussi résistant qu'elles et le devient de plus en plus.

Ainsi les artères et les veines, quelles qu'elles soient, ont d'abord la structure de capillaires apparaissant comme il vient d'être indiqué ; puis lorsque certaines conditions circulatoires et de dilatation interviennent, autour de la tunique épithéliale unique et superposés en couches distinctes, tant artérielles que veineuses naissent les éléments des tissus cellulaire, élastique et musculaire, composant ces tuniques (*voy*. Ch. Robin. *Programme du cours d'histologie*, 1864 et 2ᵉ édit., 1870 ; et surtout *Sur les vaisseaux capillaires et l'inflammat. France médicale*, 1866 et Paris in-12, 1867, p. 17 à 25).

Les influences organiques sous lesquelles s'accomplit cette genèse et cette ordination des éléments autour des capillaires, à mesure qu'ils se dilatent et que le cours du sang y est, soit afférent, soit efférent, ont été notés à l'article Muqueux, p. 411-412).

En examinant l'artère basilaire sur des embryons de mammifères de plus en plus gros on peut très-nettement, à l'époque où elle a moins d'un dixième de millimètre d'épaisseur, voir qu'elle a la structure des capillaires de deuxième variété ; c'est-à-dire qu'elle est composée seulement de la tunique épithéliale interne, semblable à celle des capillaires précédents, ou proprement dits, avec une couche de fibres-cellules disposées circulairement à l'extérieur. Quand elle a plus d'un dixième de millimètre, on trouve autour de cette couche une tunique de tissu cellulaire riche en fibres élastiques courtes. Quand elle atteint une largeur d'un demi-millimètre environ dans la couche de fibres-cellules se montrent de nombreuses fibres élastiques minces, rayonnant autour de leur noyau d'origine et s'anastomosant déjà. Elles font que cette tunique intermédiaire est alors déjà la plus épaisse et la moins transparente. Alors aussi on peut déjà commencer à distinguer la couche très-mince de noyaux et de fibres du tissu cellulaire formant la *tunique commune ou de Bichat* qui n'est facilement observable que sur les artères qui ont plus d'un millimètre de diamètre (*voy*. Séreux, *système*). On peut sur les épiploons des fœtus faire des observations donnant des résultats analogues pour le développement des veines et des artères dont elles sont satellites. Dans les néo-membranes établissant des adhérences, soit pleurales, soit péritonéales, on peut constater aussi que tous les vaisseaux commencent par être des capillaires et que ceux qui plus tard offrent les caractères d'artères et de veines ont acquis leurs parois caractéristiques en suivant les mêmes phases évolutives que les vaisseaux dont il vient d'être question. Dans le cas de rétablissement de la circulation par anastomoses après les ligatures artérielles, etc., en certains points où ces anastomoses ne préexistent pas ce sont certainement aussi des capillaires qui deviennent de la sorte les uns des artères, les autres des veines. On peut en outre constater de la manière la plus nette durant la génération embryonnaire des membres (*voy.* CELLULE, p. 649-650) et la régénération de ceux-ci sur les batraciens, que les vaisseaux, d'abord en anse, qui occupent la place où seront l'artère et la veine du membre, ou des doigts rudimentaires, sont des capillaires et que nulle part ils n'ont de prime-abord la structure soit artérielle, soit veineuse. Du reste dans tous les tissus, tant accidentels que de régénération, les faits suivants peuvent être constatés aussi nettement que dans les tissus normaux. En partant des capillaires les plus fins à une seule tunique, soit que l'on remonte du côtés des artères, soit qu'on les suive du côté des veines on observe la continuité de cette tunique avec l'épithélium de celles-ci. On voit de plus que le capillaire à une seule tunique après avoir augmenté de diamètre se double d'abord extérieurement d'une couche de fibres-cellules et plus loin la couche de tissu cellulaire se montre autour de celle-ci. Là aussi, lorsque les vaisseaux ont deux dixièmes de millimètre ou environ on peut distinguer les artérioles des veinules. Celles-ci ont une couche de fibres-cellules moins épaisse, à fibres plus écartées les unes des autres, par du tissu cellulaire et non par des fibres élastiques comme dans les artérioles. La comparaison est facile surtout dans les cas où la veinule étant accolée à l'artériole se distingue déjà par son calibre plus considérable.

Toutes ces observations permettent de suivre la manière dont la circulation se rétablit non-seulement dans les divers cas de greffes et d'autoplasties, mais encore dans les cas de génération de néo-membranes, etc., ce que ne pouvaient faire les observateurs de la première moitié de ce siècle et leurs prédécesseurs. Il n'y a plus lieu par conséquent de discuter les hypothèses anciennes émises sur la question de savoir si ce rétablissement circulatoire se fait par génération indépendante de sang et de vaisseaux allant s'aboucher avec les vaisseaux anciens en pleine circulation, ou si ces derniers fournissent de petits courants, d'abord sans paroi propre, pénétrant soit dans le tissu greffé, soit dans les bourgeons charnus, etc, suivant les cas.

Une fois acquise la succession des notions qui viennent d'être exposées, la greffe animale cesse de présenter quoi que ce soit d'extraordinaire, aussi bien que la régénération des nerfs dans la partie greffée, le retour des éléments anatomiques à leur fonctionnement antécédent, etc.

Il est inutile de revenir ici sur ce que nous avons dit plus haut dans les articles BLASTÈME et LAMINEUX (p. 242 et suiv.) sur la non-intervention de la fibrine d'une part, de la migration des leucocytes de l'autre lors de la formation des éléments anatomiques dans tous les cas de régénération de ce genre contrairement à ce que répète encore l'article CICATRICE (p. 200 et 202). Wiesmann a du reste montré il y a longtemps (*De coalitu partium a corpore disjunctarum.* Lipsiæ, 1824, grand in-4, p. 4) que les dents arrachées aux chiens reprennent d'autant mieux que le sang a été mieux enlevé dans l'alvéole et mieux essuyé sur la racine. Quant à la prétendue nécessité de l'influence de l'influx nerveux sur la partie réappliquée (art. Cicatrice, p. 202) elle n'est pas plus réelle ici que dans le cas des greffes et soudures végétales.

Dans la greffe des plantes, en effet, les conditions organiques de son accomplissement restent au fond les mêmes que pour les cas précédents. Il y a là toutefois cette particularité que la transmission des principes nutritifs ayant lieu simplement par endosmose, de cellule à cellule, et non par translation circulatoire réelle, il suffit que le contact de celles-ci soit rendu immédiat pour que la nutrition continue comme auparavant dans l'organe apporté de loin, ainsi que dans celui auquel on l'a greffé; pour que bientôt des cellules nouvelles naissent de part et d'autre entre les cellules des deux surfaces de section rendues contiguës et pour que ces cellules viennent établir la continuité là où n'existait que la contiguïté. Les conditions de la croissance du rameau soudé et de la génération de nouveaux bourgeons en tel ou tel point de sa longueur se trouvent alors être ce qu'elles sont partout. Du reste dans beaucoup de plantes il n'est pas besoin de conditions si complexes pour que se développent ces bourgeons et des radicules. Pour toutes les boutures les cellules de la surface de section puisent en effet directement par endosmose, dans la terre, ou dans l'eau, les principes nutritifs indispensables à la génération et au développement de ces organes appendiculaires, et il en est de la sorte aussi bien lorsque la bouture est représentée par une feuille, ou par un fragment de feuille, que lorsqu'on la forme d'un bourgeon ou d'un rameau.

Mais il importe de spécifier que la bouture ne fait autre chose que présenter de son côté les conditions de nutrition et de développement de ses éléments qui suffisent à la génération d'un ou de plusieurs bourgeons et par suite des organes dérivant de ceux-ci. En effet, la paroi de cellulose, dont l'existence permet aux cellules végétales d'emprunter directement au dehors des principes nutritifs (comme le fait la *zone transparente* pour le vitellus), est un obstacle à la régénération de ces cellules. Un autre obstacle à cette régénération, et corrélatif à celui-ci, est précisément ce mode d'emprunt, soit directement dans le milieu extérieur, soit de proche en proche, de cellule à cellule dans la profondeur des tissus, en l'absence de vaisseaux intercellulaires. C'est précisément cette dernière disposition qui fait que lorsqu'on enlève, qu'on met à nu le tissu cellulaire des plantes, l'aubier par exemple, hors de la période d'afflux des liquides, ce n'est qu'au retour de cet afflux que l'aubier se régénère. Depuis longtemps aussi les botanistes savent que si on enlève l'épiderme d'une plante herbacée, d'un jeune rameau, d'une feuille, d'un fruit, soit seul, soit avec le tissu cellulaire qu'il recouvre, la superficie de ce dernier sèche sous forme de tache ou de croûte sans se régénérer, non plus que l'épiderme. Les portions enlevées aux organes foliacés ne se régénèrent pas non plus.

Si une bandelette prismatique triangulaire ou quadrangulaire de l'écorce d'un arbre est enlevée, les conditions précédentes font qu'elle ne se régénère pas davantage. Le vide ainsi obtenu diminue ou se comble; mais ce n'est pas par régénération sur toute la surface lésée comme dans les animaux. C'est la croissance de l'écorce (et de l'aubier, s'il a été aussi enlevé) dans les trois dimensions qui amène l'empiétement de ces parties sur celles qui ont été mises à nu. Les couches les plus superficielles, croissant plus que les profondes, se renversent en dedans, si bien que l'épiderme arrive à former la surface des lèvres de la plaie avant que le vide soit comblé. Si c'est une branche qui a été tranchée en travers, ces différences de proportions dans la croissance des couches (qui se manifeste dans le sens de la longueur aussi bien que dans celui de l'épaisseur) amène un renversement de même nature de l'aubier et des couches ligneuses nouvelles qui en dérivent, aussi bien que de l'écorce. Ce renversement se fait par dessus le ligneux tranché (qui ne se régénère pas non plus), il finit ou non, suivant les cas par recouvrir complètement celui-ci en gagnant année par année jusqu'au centre de la surface de section de la branche. Il continue ensuite à s'épaissir plus ou moins chaque année.

On voit par les pages précédentes ce qu'il faut joindre encore à ce qui a été dit sur la génération de divers tissus, dans les *articles* suivants en particulier : CARTILAGE, p. 734. — CORNÉE, p. 536 et suiv. CRISTALLIN, p. 341. — DENTS. — FIBREUX, p. 39 à 41. — LAMINEUX, p. 242 à 250. — MUQUEUX (*Système*), p. 460. — RATE, p. 426. — TENDONS (*voy.* MUSCULAIRE, p. 617). — SÉREUX (*Système*), p. 324-326.

La régénération chirurgicale et expérimentale des os entiers s'observe dans les conditions indiquées par l'article NÉCROSE, p. 20, et RÉSECTION, p. 439. Il n'y a pas à revenir ici sur ce sujet. Il suffira de rappeler qu'elle s'accomplit en suivant les phases indiquées à l'article LAMINEUX, p. 270 à 272, et 289 à 295 (*voy.* aussi Os), et non comme le dit l'article RÉSECTION, p. 440; c'est ce que montrent les articles CARTILAGE et MOELLE DES OS, p. 1, 2 et 31. Quant aux régénérations osseuses à l'aide du périoste transplanté on sait aujourd'hui qu'on ne peut les opérer sans emporter avec celui-ci, non pas des cellules de la moelle, ni du cartilage d'envahissement à proprement parler, contrairement à ce que disent les articles précédents, mais bien la couche des *ostéoblastes* interposée au périoste et à l'os pendant toute la durée de son évolution et de ses affections congestives.

La régénération des bulbes et follicules dentaires, puis de la dent après celle de la mâchoire dont parle Meckel, cité par Budarch, demande à être observée de nouveau pour être admise.

On sait que lors de la production des dents de seconde dentition il n'y a pas régénération préalable à l'époque de la formation de celles-ci, les bulbes de ces deux variétés de dents s'étant formés simultanément dès l'époque embryonnaire. Il en est de même pour les bulbes des follicules pileux et plumeux à l'égard des poils et des plumes qui succèdent graduellement aux premiers qui ont fait éruption à la surface de la peau dans l'œuf. Dans les conditions naturelles, les poils et les plumes tombent par suite de l'atrophie de leur bulbe et leur chute permet le développement du bulbe et du poil ou de la plume existant à côté de lui ; annexés au même follicule, qui jusque-là étaient restés à l'état rudimentaire. Dans les cas d'arrachement accidentel du bulbe avec le poil ou la plume le même fait s'observe également. Toutefois le bulbe arraché avec déchirement se reproduit, se régénère sur place lorsqu'il n'y a plus de bulbe qui lui soit annexé.

Lorsque la peau seule a été détruite, et non les bulbes et follicules pileux, les glandes sébacées et sudoripares sous-dermiques, les poils repoussent en même temps que se régénère plus ou moins complètement le derme, suivant les circonstances ; ils sont eux-mêmes plus ou moins grêles, contournés, décolorés, etc., suivant les modifications que le bulbe a subies directement ou pendant la cicatrisation. Si les organes sous-dermiques précédents ont été détruits en même temps que la peau ils ne se régénèrent pas. Il en est de même quand du tissu cellulaire cicatriciel plutôt que dermique, bien que couvert d'épiderme (p. 422), s'est formé entre les deux lèvres de la peau tenues écartées pendant la cicatrisation. Pourtant ces follicules et ces bulbes, ainsi que les glandes sébacées se régénèrent en même temps que l'os et le derme sur les ruminants à cornes caduques. Seulement les modes et les phases de cette régénération restent encore à déterminer.

La régénération d'un certain nombre d'éléments d'une part et de tissus de l'autre, n'ayant pas été étudiée dans les articles consacrés à ces parties doivent être examinés ici.

Régénération des nerfs. Ce que nous savons de la provenance ectodermique des nerfs périphériques, comme du névraxe et de leur mode d'accroissement en longueur (*voy.* Systèmes, § III), doit être un guide pour l'étude de leur *régénération* après leurs divisions accidentelles ou chirurgicales. Si pour chaque tube nerveux ce sont les noyaux mésodermiques du tissu cellulaire qui deviennent le point de départ de la régénération à la fois de la gaîne de Schwann, d'origine première mésodermique et du cylindre-axe de provenance ectodermique, il y aurait là régénération par interposition, avec continuité d'unités mésodermiques à celles qui sont d'origine ectodermique. C'est en fait à cet ordre d'interprétations que se rattachent à peu près toutes celles qui ont été mises en avant par les expérimentateurs. Si au contraire les choses se passent comme l'indiquent Hermann Eichhorst (1874) et l'article Nerfs (p. 173), ce serait du cylindre-axe préexistant lui-même, fibre de provenance ectodermique, que par allongement et subdivisions partiraient les filaments ou cylindres-axes de cicatrisation, régénération ou reconstitution de la continuité des tubes coupés.

Quoiqu'il en soit, il serait injuste d'oublier, comme on le fait trop souvent, que Fontana le premier a décrit le renflement, blanc à l'intérieur, au niveau des deux bouts coupés d'un nerf et le prolongement de chacun en forme de cône, dont les sommets s'unissent en cas de régénération et restent libres en cas d'insuccès, toutes dispositions extérieures des nerfs cicatrisés, souvent figurées depuis. Il ajoute que « les bouts coupés des nerfs se prolongent, ils changent de figure et de couleur ; ils sont unis par une substance mitoyenne qui est un prolongement du tissu cellulaire même, des deux portions coupées des nerfs. Tout est réuni comme si la tunique cellulaire des nerfs était d'une seule pièce. Mais une simple continuité de parties entre les bouts coupés d'un nerf ne suffit pas pour décider si les nerfs se reproduisent, quoique la substance cellulaire soit la continuation de celle du nerf même. Il faut s'assurer si les *cylindres nerveux primitifs, premiers éléments organiques des nerfs,* (tubes nerveux des anatomistes modernes passent d'une partie à l'autre sans aucune interruption. » Il conclut ainsi de ses expériences et de ses dissections : « C'est donc une vérité de fait que les nerfs de la huitième paire se réunissent non-seulement quand ils ont été divisés par une section, mais encore lorsqu'on en a enlevé une portion de plusieurs lignes de longueur. Dans le premier cas il y a une vraie réunion de parties, une vraie continuité de substance, en un mot une non-interruption des cylindres nerveux primitifs et des tuniques externes qui les entourent. Dans le second cas le nerf s'est reproduit, c'est-à-dire la substance nerveuse s'est augmentée dans les deux extrémités (avec continuité non douteuse des cylindres primitifs) et en se prolongeant ces deux extrémités se sont rencontrées, à l'effet de former un tout homogène, continu et uniforme (Fontana, *Traité du venin de la vipère,* etc. Florence, 1781, in-4°, t. II, p. 182 à 186 et 206). Il ajoute que cela rend compte du retour du sentiment et même du mouvement, après la réunion de parties qui étaient presque entièrement détachées et qu'en cas de nécessité chirurgicale on craindra moins de couper les nerfs, pourvu qu'on ait soin ensuite de placer les bouts coupés vis à vis l'un de l'autre.

Il est inutile de passer en revue les travaux qui ont confirmé ceux de Fontana et donné les raisons qui font échouer parfois la régénération nerveuse, comme il l'avait vu déjà, ainsi que Michaëlis (1785). Notons seulement que Günther et Schön (1840) faisaient provenir les nouvelles fibres nerveuses de la lymphe plastique. D'autres les faisaient dériver des cellules fibro-plastiques fusiformes disposées en séries parallèles et se soudant ensuite ; cellules qui seraient provenues d'une prolifération des noyaux de la gaîne de Schwann (Lent et Bruch, 1855), ou de ceux du névrilème (Hielt et Benecke, 1872 ; Laveran, 1868), ou de la prolifération de ces deux sortes de noyaux (Hertz, 1869, etc.). Suivant Neumann (1868), ils naîtraient au sein des deux moitiés du nerf coupé, par endogenèse dans les tubes préexistants ; ce serait par allongement du cylindre-axe de ceux-ci d'après Billroth (1870). Waller et Bruch (1854-1855), admettaient que la regénération partait seulement du bout central et Schiff (1854), que les fibres allaient au contraire [du bout périphérique pour rejoindre les tubes du bout central.

D'après le professeur Santi Sirena (1880), au travers des bourgeons charnus provenant de la prolifération du névrilème des nerfs coupés et qui recouvrent les deux surfaces de section nerveuse, on voit de très-fins filaments microscopiques qui vont de l'un à l'autre des bouts coupés. Ces filaments s'unissent entre eux réticulairement, grossissent, se raccourcissent en même temps de manière à rétablir la continuité du tissu entre les deux bouts du nerf. Ces filaments sont formés en grande partie de cellules fusiformes et rondes, et de fibres pâles. Le renflement ou névrome de l'extrémité supérieure de section est dû à l'augmentation de volume des tubes préexistants, avec formation à leur intérieur de fibres ou cylindre-axes endogènes et de nouveaux tubes nerveux ; mais il n'a pu voir comme Hermann Eichhorst, la division de la fibrille primitive. Il y a de plus formation de vaisseaux et de tissu conjonctif. Au point de réunion des deux bouts coupés, les tubes préexistants sont évidemment interrompus, mais réunis par le tissu lacunaire ou réticulaire nerveux sus-indiqué, qui par la disposition de ses tubes n'est pas parfaitement identique au tissu nerveux normal. Suivant S. Sirena les tubes nerveux de nouvelle formation ne proviennent pas de quelqu'un des bouts du nerf coupés ; ils proviendraient du tissu de prolifération qui se développe entre les bouts du nerf et part principalement de ces bouts. Il y aurait ensuite métamorphose progressive du tissu de prolifération en tubes nerveux qui se conjuguent avec les tubes préexistants.

Schiff et Bruch, et moi-même (Ch. Robin. *Bulletin de l'Académie de médecine*. Paris 1867, in-8°, p. 847, et *Observations histologiques sur la génération et la régénération des nerfs*, in *Journal de l'anat. et de la phys.* Paris 1868, p. 321), avons constaté l'existence de la *réunion immédiate* ou par *première intention* des nerfs, sans passage à l'état granuleux de la myéline (*dégénération, régression* ou *dégénérescence graisseuse* des auteurs, *voy.* CELLULE, p. 579). Eulenburg et Landois, (1864), considèrent au contraire cette altération comme constante (*voy.* NERFS, p. 272).

D'après mes observations j'ai indiqué la réunion des nerfs par première intention comme ayant lieu de la manière qui est spécifiée page 426 (*voy.* A. Richet *Sur la sensibilité récurrente des nerfs de la main. Comptes rendus des séances de l'Acad. des sciences.* Paris 1875, t. 81, p. 217). Mais d'après le professeur Santi Sirena (*Sulla Riproduzione dei nervi,* in *Giornale di scienze naturali* Palermo, 1880, t. XV, in-4°), dans la réunion immédiate les bouts du nerf se soudent d'abord par un tissu inflammatoire mou, d'un rouge foncé. Le bout centra s'hyperhémie le premier, sa surface se recouvre de boutons charnus ; il s'en produit autant sur celle du bout inférieur, ils se rencontrent bientôt et rétablissent la continuité du nerf. Ce tissu de réunion est formé d'abord de cellules emprisonnées dans un réseau homogène avec des vaisseaux de nouvelle formation. Dans le second mois, à ce réseau se substitue un tissu fibrillaire lacuneux et les cellules qui s'y trouvent se transformeraient en tubes nerveux. Ce tissu se retrouve dans le névrilème des deux bouts coupés où dans le principe se montre la prolifération cellulaire (indiquée p. 434).

Remarquons toutefois que ce n'est là en fait qu'un mode de réunion par seconde intention que le peu d'écartement des extrémités de section rend plus simple et plus prompt que celui qui a été décrit ci-dessus (p. 426).

Ajoutons qu'il ne faut pas confondre la régénération de la *gaîne propre* ou de *Schwann,* d'origine mésodermique (*voy.* Cellule, p. 662), avec celle du cylindre-axe des tubes, qui réellement semblent bien provenir de ceux là même qui ont été coupés ou préexistants. Cette confusion a été certainement faite par la plupart des auteurs. Il faut de plus en distinguer le tissu cellulaire de régénération du névrilème.

Dans la réunion par seconde intention dès le troisième ou quatrième jour dans les bouts de section congestionnés les noyaux régénération de la gaîne de Schwann naissent non-seulement entre les tubes nerveux, mais dans la cavité même des tubes nerveux dont la myéline se résorbe en passant à l'état granuleux (*voy.* Cellule, p. 579 et Dégénération). C'est ce que Remak a le premier vu et spécifié.

Ces gaînes des tubes nerveux offrent pour point de départ de leur génération des noyaux ovoïdes allongés. Il n'y a pas pour chaque tube un seul noyau, mais plusieurs. Ceux-ci ont une forme ovoïde. Ils sont plus allongés, plus étroits, plus pâles, plus finement granuleux que les noyaux embryoplastiques (*noyaux du tissu cellulaire ou conjonctif; cellules jeunes* de Laveran et de presque tous les auteurs qui ont étudié la formation des cicatrices). Dès leur naissance, on les voit disposés dans le même sens les uns à la suite des autres, non point tout à fait contigus, mais à peine écartés et réunis par une substance très-pâle finement granuleuse, de même largeur qu'eux, de telle sorte qu'ils forment avec elle de minces bandelettes, à bords parallèles et étroitement rapprochées dès leur origine. Néanmoins une observation attentive montre que cette substance interposée aux noyaux des bandelettes n'est pas commune à tous; qu'une ligne pâle, passant obliquement entre les noyaux la divise en autant de cellules qu'il y a de noyaux; qu'il naît autant de cellules juxtaposées par leurs extrémités plus ou moins allongées en pointe fusiforme qu'il y a de noyaux. On voit d'autre part que la juxtaposition sus-indiquée des bandelettes, ainsi formées par les cellules placées bout à bout, n'existe que dans la portion régénérée entre les deux bouts de section, et non au niveau de ces derniers dans le tissu nerveux qu'on a coupé. Là ces bandelettes précédentes, soit isolées entre les anciens tubes, soit au nombre de une à quatre ou cinq dans la gaîne de Schwann de ceux-ci sont comme variqueuses, parce que les cellules dont elles sont constituées ne sont juxtaposées que par leurs extrémités (*voy.* Ch. Robin, *Anatomie cellulaire,* 1873, in-8°, p. 415, fig. 79, *A. C.*).

Au niveau de leurs noyaux, les cellules allongées précédentes ont dès l'origine une largeur de 3 à 4 millièmes de millimètre; elles s'élargissent peu à peu, mais le principal changement qu'elles offrent c'est leur allongement; en sorte que les noyaux s'écartent de plus en plus rapidement dans le principe, plus lentement ensuite. Lorsque ces bandelettes qu'elles forment ont atteint une largeur de 6 à 7 millièmes de millimètre, c'est-à-dire environ deux mois et même deux mois et demi après la section, elles ressemblent tout à fait aux fibres de Remak, et l'on voit dans chacune d'elles survenir une succession de changements qui prouvent qu'elles constituent la gaîne du tube nerveux. Ainsi là comme dans les tubes des nerfs périphériques du fœtus, c'est la gaîne extérieure qui apparaît la première, puis successivement les autres parties, mais non le cylindre-axe comme dans les tubes des centres nerveux; ou du moins ce n'est pas comme dans ceux-ci ce filament qui représente la première partie du tube qui soit visible.

C'est vers la partie centrale des faisceaux (parfois assez bien limités, mais toujours difficiles à bien dégager du tissu lamineux ou cicatriciel ambiant que forment ces bandelettes) que se manifeste sur une ou deux à la fois d'entre elles les premiers changements décrits ici; peu à peu celles de la circonférence les offrent à leur tour. Ces changements consistent en une diminution graduelle des fines granulations de la bandelette. Celle-ci devient en même temps plus pâle et plus transparente au centre; de plus, deux lignes parallèles, très-pâles et très-nettes, placées de chaque côté de la bandelette, à 1 1/2 millième de millimètre l'une de l'autre, indiquent l'épaisseur de la paroi que représente alors la bandelette, dont comparativement le centre, devenu plus transparent, est devenu en même temps manifestement creux et tubuleux.

A partir de cette période de leur régénération, la bandelette est devenue tube et a perdu les caractères de *fibre grise* ou *de Remak* qu'elle avait jusque-là. Ce tube grandit rapidement, et les noyaux restent inclus dans l'épaisseur de son enveloppe, qui continue à devenir de moins en moins granuleuse. Ces noyaux sont les analogues de ceux que l'on voit dans la paroi propre des tubes nerveux à l'époque de la naissance, sans l'emploi d'aucun réactif, et que l'acide acétique ou la glycérine et le carmin mettent en évidence encore plus tard. De cet agrandissement résulte que les noyaux paraissent de plus en plus rares; ils deviennent manifestement un peu plus courts qu'ils n'étaient dans le principe.

Dans la cavité de la gaîne, cavité formée par résorption graduelle de la substance qui s'y trouvait, se passent divers phénomènes. Le premier est la production d'un liquide homogène, blanchâtre, réfractant assez fortement la lumière et offrant de très-bonne heure les caractères de la myéline. Dès le troisième mois après la section, et même au milieu du deuxième, il se réunit facilement en gouttelettes, ou s'accumule en certains points de la gaîne qui offre à ce niveau des dilatations ampullaires ou variqueuses.

La substance du tube médullaire semble d'abord former un cylindre homogène; mais, à partir du troisième mois et manifestement au quatrième après la section, elle offre de chaque côté de l'élément nerveux les deux lignes foncées, parallèles, rapprochées, devenant facilement sinueuses, dont l'écartement indique l'épaisseur du tube myélinique.

Le cylindre-axe n'est aisément démontrable dans ces éléments qu'à partir de l'époque qui vient d'être indiquée (*voy.* Ch. Robin, *loc. cit. Journal d'anat. et de physiol.*, 1868, p. 323. *Voy.* aussi l'art. Nerf, p. 174). Entre ces tubes ou bandelettes régénérés, se voit à l'état frais une certaine quantité de matière amorphe très-finement grenue, grisâtre ou rougeâtre, parsemée de noyaux ovoïdes ou sphériques plus courts que ceux des tubes précédents; après durcissement dans l'alcool absolu, les chromates, etc., elle prend un aspect réticulé, tel que celui que décrit Sirena, et qui n'est pas sans analogie avec celui que présente la névroglie durcie par l'acide chromique.

Régénération des muscles. Les faisceaux musculaires striés peuvent se régénérer intégralement sans cicatrice fibreuse après la section et la rétraction qui la suit, avec ou sans excision, pourvu que l'intervalle qui sépare les surfaces tranchées ne soit pas trop considérable; pourvu que le muscle soit maintenu dans des conditions telles d'immobilité que ces contractions ou d'autres mouvements ne déchirent les faisceaux à mesure qu'a lieu leur génération (*voy.* Dubrueil, *Journal de l'anat. et de la physiol.*, 1869, p. 107).

J'ai pu suivre les phases de cette régénération, elles reproduisent toutes celles de la génération des faisceaux striés dans les membres de l'embryon [*voy.* Musculaire (*anatomie*) p. 548]. Les noyaux qui servent de centre de génèse aux fibrilles et qui sont disposés en séries avec un écartement plus ou moins considérable, sont semblables à ceux qui se multiplient par scission dans les faisceaux coupés (voy. *ibid.*, p. 554) mais non aux noyaux du tissu cellulaire interfasciculaire dont le nombre augmente plus ou moins aussi dans ces conditions expérimentales.

On ne saurait aucunement ici faire intervenir les noyaux du myolème, en tant que centres de génération des éléments musculaires, contrairement à ce que dit l'auteur de l'article Musculaire (*pathologie*, p. 104 et 112), puisque ainsi que je l'ai spécifié (même article, *anatomie*, p. 554, 566 et 578), le myolème manque absolument de noyaux qui lui appartiendraient en propre.

Il est probable que les faisceaux régénérés se disposent entre les extrémités de ceux qui ont été coupés, comme le sont les faisceaux primitifs dont il a été question page 564; il est probable aussi qu'à ces extrémités la substance des fibrilles se résorbe partiellement, de manière à ce qu'elles prennent une forme conoïde sur laquelle se régénère le myolème; mais on ne possède en fait encore aucune observation sur ce sujet.

Legros (*Comptes rendus et mém. de la Société de biologie*, 1869, p. 67) a montré que le tissu musculaire viscéral, que les fibres-cellules se régénèrent et que quinze jours suffisent pour cela. Il a fait voir que les faisceaux régénérés ne sont pas des prolongements de ceux qui ont été coupés, ne sont pas même entrelacés avec eux par leurs extrémités. Dans les premiers temps du moins, ils ne leur sont que contigus par leurs bouts et ils sont plongés dans le tissu cellulaire cicatriciel de nouvelle génération.

J'ai pu constater que ces fibres naissent juxtaposées parallèlement en fascicules, en certain nombre à la fois. Sans avoir pu suivre toutes les phases de leur évolution, il ne me paraît pas douteux que leur régénération a lieu de la même manière que leur génèse embryonnaire décrite à l'article Musculaire, p. 511-512. Déjà du reste, en 1858, j'avais constaté la régénération des fibres-cellules dans les cicatrices des parois veineuses artérielles dont il va être question actuellement (*Comptes rendus et mém. de la Soc. de Biologie*, 1858, p. 39 et suiv. et *Gazette médicale de Paris*, 1857 et 1858).

Les veines incisées, dont les surfaces de section sont amenées au contact ou plus ou moins écartées par un caillot qui se résorbe graduellement, se cicatrisent

par régénération de tissu cellulaire ayant lieu comme l'indique l'article Lamineux, p. 242-243. Les noyaux et les cellules de cette mince couche de tissu cellulaire interposé aux lèvres de la plaie, se prolongent entre les éléments des
parois incisées et établissent ainsi une adhérence entre celles-ci et le tissu nouveau. La solidité de cette adhérence augmente avec celle du tissu, avec celle du
développement de plus en plus grand des fibres. D'abord mou, grisâtre, à peine
vasculaire, bien moins que ne le sont les *bourgeons charnus* des plaies dont il
a la structure, ce tissu prend graduellement un aspect filamenteux. Ce n'est
qu'alors, c'est-à-dire de cinq à huit jours environ après le début de cette régénération qu'on voit s'y développer des fibres élastiques. Une différence s'établit dès
ce moment entre le tissu qui correspond à la tunique celluleuse ou externe,
molle, extensible, etc., et celui qui est interposé aux tuniques sousjacentes,
incisées. Le tissu régénéré entre celles-ci devient ferme, composé surtout de fibres
du tissu cellulaire, disposées en nappes ou isolées, avec une certaine quantité de
noyaux libres. Il contient moins de fibres élastiques que la tunique à fibres
circulaires et que la tunique à fibres longitudinales. Elles sont minces, moins
ramifiées et surtout moins souvent anastomosées que dans ces dernières. Il n'est
pas possible du reste, au moins dans les premières semaines de cette régénération, de distinguer dans cette cicatrice une différence correspondant à celle qui
existe entre les deux tuniques précédentes à l'état normal. Il est probable qu'elle
s'établit graduellement par la suite avec plus ou moins de netteté, car la portion la plus interne de la cicatrice renferme des fibres élastiques moins nombreuses et plus minces que celles qui sont dans le reste de son épaisseur, ce
qui constitue déjà une différence entre ces parties régénérées. Il faut noter en
outre le fait de la régénération des fibres-cellules fasciculées ou disposées en
nappes dans la portion moyenne de la cicatrice seule, qui marche de front avec
celle des tissus cellulaire et élastique et rend ainsi complète la régénération des
parois veineuses (Ch. Robin, *loc. cit.*, 1858, p. 42-43). Plus que dans nombre
d'autres organes, en effet les cicatrices des veines finissent par avoir dans leur
épaisseur et sur leurs deux faces le même aspect que les parois normales.

Sur les artères ombilicales, sur des artères de cheval qui ont été remises
autrefois à M. Ollier et à moi par M. Gayet (*loc. cit.*, 1858, p. 28, et *Sur la
rétraction des vaisseaux ombilicaux*, ibid., 1858, p. 107) j'ai constaté, soit
seul, soit avec M. Ollier, les faits suivants, non mentionnés dans l'article Artère, article qui du reste ne contient rien sur la cicatrisation de ces vaisseaux.

On peut constater sur les artères liées que le tissu des membranes interne et
moyenne des artères, bien que dépourvu de vaisseaux, est susceptible de se régénérer. Ces membranes, coupées en quelque sorte par la ligature, peuvent être
repliées en dedans de manière à ce que les faces de leur section circulaire se
rencontrent sans interposition de caillots fibrineux, malgré un certain degré de
froncement; en quelques jours une adhésion moléculaire intime ou une cicatrice
s'établit entre les deux surfaces contiguës. Dans le premier cas une substance
amorphe, finement grenue sur le cadavre, transparente, tenace, dépourvue de
noyaux et de cellules, existe entre les portions coupées qui se sont accolées.

Pour que cette cicatrisation s'établisse il faut que les lèvres de la section soient
maintenues par la ligature en état permanent de contiguïté. Elle n'a pas lieu
sur les portions de cette section que la ligature ne met pas en contact ou qu'un
caillot tient écartées. C'est sans doute parce que le contact n'est pas permanent,
en raison de la diastole et de la systole artérielles, que ce mode d'adhésion n'a

pas lieu dans le cas de plaies longitudinales, ou partielles transversales des artères, sans parler de la présence possible d'un caillot. Nous renvoyons du reste au travail cité plus haut, pour l'examen des conditions de volume des artères et d'états de leurs tuniques qui favorisent ou empêchent leur réunion. ´

Lorsque les lèvres des parois artérielles déchirées, ou coupées, ne sont pas amenées au contact l'une de l'autre il y a génération entre elles d'un tissu qui n'a qu'imparfaitement la structure de ces parois, mais qui forme une cicatrice et les unit l'une à l'autre.

Comme dans nombre de cas analogues ce tissu est d'abord grisâtre, demi-transparent, formé d'une substance finement grenue, transparente, parsemée de noyaux de tissu cellulaire, tant encore à l'état dit de *cytoblastions* que déjà ovoïdes et plus gros. Ce tissu apparaît à la surface des lèvres de la plaie et augmentant d'épaisseur il bouche celle-ci et forme une membrane dans laquelle on voit bientôt des cellules fibro-plastiques fusiformes et étoilées. Le développement des fibres du tissu cellulaire, disposées en nappes plutôt qu'en faisceaux donne de plus en plus l'aspect fibrillaire ou strié à ce tissu placé sous le microscope. Ce n'est que postérieurement à la naissance de ces éléments qu'on voit des fibres-cellules et des fibres élastiques apparaître et se développer dans ce tissu (*voy.* Ch. Robin, *loc. cit.*, 1858, p. 31, 33, 34 et suiv.).

Ces régénérations ou cicatrisations par seconde intention de certaines portions des parois artérielles, examinées sur des pièces de plus en plus anciennes par rapport à l'époque de la section, montrent qu'il n'y a jamais reproduction parfaite du tissu de ces vaisseaux. Ces cicatrices prennent de plus en plus avec le temps l'aspect fibreux et jaunâtre; mais dans toute leur épaisseur elles montrent des noyaux et des fibres du tissu cellulaire, qui manquent au contraire dans la tunique moyenne ou principale des artères. Les fibres-cellules y sont bien moins nombreuses et moins régulièrement disposées circulairement qu'à l'état normal Les fibres élastiques surtout y sont moins nombreuses, moins ramifiées et moins anastomosées. Elles ne sont pas régulièrement distribuées et forment des faisceaux plus ou moins écartés les uns des autres, plongés dans les nappes ou faisceaux de tissu cellulaire. De la matière amorphe plus ou moins grenue accompagne ces éléments, mais ce n'est pas là la substance élastique homogène dite *fenêtrée*, qui existe dans les parois naturelles des artères. C'est en d'autres termes une cicatrice fibreuse riche en fibres élastiques, avec des fibres-cellules régénérées, mais sans la régularité de juxtaposition observée à l'état normal, sans cette substance élastique dite fenêtrée, sans la superposition si régulière en couche moyenne élastique et musculaire d'une part, en couche interne ou de Bichat, mince, purement cellulaire et élastique d'autre part. C'est même de la structure de cette couche que se rapprocherait le plus celle des cicatrices artérielles, si ces dernières ne contenaient des fibres-cellules et si au fur et à mesure qu'elles vieillissent le nombre et les anastomoses des fibres élastiques n'allait en augmentant. Jamais toutefois le tissu cellulaire qui leur est interposé ne disparaît, ainsi qu'on le voit nettement dans la cicatrice des artères ombilicales; mais le tissu cicatriciel devient ainsi plus riche en fibres élastiques, plus jaunâtre et moins extensible que le tissu de la tunique externe ou vasculaire de l'artère; tunique avec laquelle ce tissu cicatriciel se continue sans pourtant en recevoir des capillaires.

En somme, dans la cicatrisation des parois artérielles par seconde intention il n'y a pas régénération parfaite du tissu de ces couches, la tunique externe vasculaire seule exceptée, bien que dans son ensemble la cicatrice soit dense, tenace, très-adhérente aux parois normales. En outre les fibres élastiques naissant après le tissu cellulaire, comme dans le cas de la génération du derme normal, etc., augmentent de nombre avec l'âge, mais sans atteindre la richesse en anastomoses qu'elles ont dans les parois saines.

Bornons-nous à signaler ici que lorsqu'une ligature, dans les cas chirurgicaux, ou le *retrait* longitudinal des artères ombilicales coupées ou rompues, se prête à la fois à l'oblitération du conduit artériel près de sa section et à la réunion soit par première, soit par seconde intention de ses parois, il n'y a pas d'hémorrhagie. Si au contraire il y a section latérale de ces parois et intervention chirurgicale, telle que l'écoulement sanguin soit empêché, la régénération, la cicatrisation de celles-ci a lieu de la manière qui vient d'être indiquée. Mais en raison de ce que cette régénération ne reconstitue pas le tissu et la superposition de ces tuniques nouvelles dans l'état même organique et physique où ils étaient auparavant, la pression continue exercée par le sang sur elles, amène l'extension mécanique et générative de la cicatrice (dans le sens de ce qui est indiqué à l'article Fi-BREUX, p. 37). Alors se développent les anévrysmes dits *circonscrits sacciformes* (voy. ANÉVRYSME, p. 524), dont la poche ou paroi est formée par le tissu cicatriciel même, ainsi graduellement distendu en même temps qu'il s'accroît en surface et en épaisseur.

Les données qui précèdent permettent de déterminer aisément comment a lieu le rétablissement du canal des conduits excréteurs des glandes lorsqu'ils ont été simplement tranchés, excisés sur une petite longueur ou, ce qui revient à peu près au même, coupés par une ligature oblitérante : faits si souvent observés depuis Haller, Brodie (1823), Magendie, Tiedemann et Gmelin, Müller, etc. Dans ce dernier cas seulement la section a lieu par mortification graduelle de la partie des tuniques que le fil écrase et prive de capillaires. On peut suivre ici le gonflement de la portion du tissu cellulaire que la ligature a saisi et devenant tel que cette dernière se trouve bientôt recouverte par le tissu turgescent. Les faces accolées de celui-ci se soudent comme il a été dit page 426.

Ce tissu gonflé et hypertrophié forme ce que les anciens observateurs appellent la *virole* destinée à unir les deux bouts du canal interrompu. Le fil est alors un corps étranger ; suivant sa nature il se résorbe ou, dès que la paroi propre est détruite ou rompue à son niveau, il est poussé du côté de l'orifice d'abouchement dans la portion inférieure du conduit excréteur demeurée intacte, et cela par le liquide accumulé dans sa portion supérieure. Dès ce moment, les bords de la section circulaire de la paroi se trouvent accolés ou en face l'un de l'autre à une petite distance. La tunique propre, puis l'épithélium se régénèrent alors comme il a été dit à propos des tuniques veineuses, d'autant plus promptement que cette paroi est d'une constitution plus simple (voy. MUQUEUX, p. 459).

Depuis le premier quart de ce siècle déjà les observations de Travers, de Breschet, etc., ont montré que par un mécanisme pareil à celui qui vient d'être indiqué la ligature de l'intestin amène la section de ses tuniques, puis la chute de la ligature dans la portion inférieure du canal restée intacte. Si la section est produite par une ligature trop serrée, les parties ainsi coupées s'écartent avant qu'ait lieu leur régénération et l'animal meurt par épanchement intestinal et péritonite. Dans le cas contraire, les faces adossées du péritoine et le tissu cellulaire sousjacent se gonflent et se soudent comme il vient d'être dit en formant d'abord par ce gonflement ce que les anciens auteurs appelaient la *virole* deréunion. Les tuniques musculaire et muqueuse se régénèrent ensuite, après que la chute de la ligature a permis à leurs faces de section de se placer près l'une de l'autre. Les phases de la régénération n'ont pas été suivies ici, mais sont sans aucun doute de même ordre que celles qui ont été décrites page 426.

C'est encore une série de phénomènes semblables qui amènent le rétablissement de la continuité des tuniques intestinales dans les cas où, au lieu d'une simple section de celles-ci, leur rapprochement est opéré après une résection ou la mortification d'une portion plus ou moins longue du tube digestif.

Dans les circonstances qui précèdent, comme dans le cas de la cicatrisation des veines, il y a bien une véritable reconstitution organique par régénération d'éléments anatomiques venant remplacer suffisamment ceux qui ont été détruits ou divisés pour que la structure, la configuration et les usages des organes soient complétement rétablis. Dans le cas de l'intestin toutefois la muqueuse n'est pas plus régénérée complétement que dans les exemples cités plus haut, mais la cicatrice est trop peu étendue pour qu'il en résulte des troubles digestifs. Dans les canaux excréteurs au contraire l'absence normale de muqueuse proprement dite se prête aisément à une reconstitution plus complète, y compris celle de l'épithélium.

On sait que pour les muqueuses le premier effet de l'inflammation sur la membrane consiste dans une tuméfaction ou épaississement causé par l'engorgement des vaisseaux; puis on observe dans la trame même de la membrane une exsudation qui s'étend aux tissus environnants, qu'elle rend œdémateux. Toute cette matière se résorbe assez vite dans des conditions favorables, c'est-à-dire dans les rétrécissements inflammatoires qui se terminent par résolution. Mais, quand l'état morbide persiste, survient la production dans la trame de la muqueuse [voy. MUQUEUX (Système) p. 430] de matière amorphe et d'éléments du tissu cellulaire. D'autres fois ce sont des ulcérations qui se cicatrisent comme il a été dit à l'article MUQUEUX, p. 460. Le résultat définitif de ce travail consiste en la formation dans la muqueuse d'un tissu fibreux assez solide qui la rend plus épaisse, tenace, non élastique en faisant disparaître au sein de celle de l'urèthre, par exemple, la riche trame élastique qui donnait à cette membrane ses propriétés essentielles de la dilatabilité et de retrait rapide et complet si l'ulcération n'a pas déjà détruit cette trame. Dès que ce tissu est formé, il amène la rétraction d'une manière incessante par un mécanisme qui lui est commun avec celui de la rétraction du tissu cicatriciel. Lorsque ce travail de résorption de la matière amorphe des tissus cicatriciels s'empare d'elle, les phénomènes de rétraction commencent. Cette résorption s'opère molécule à molécule avec toute l'énergie que présentent les phénomènes moléculaires, malgré leur lenteur; elle amène fatalement le rapprochement des fibres qui ont résisté à la destruction, la diminution d'étendue de la masse qu'elles forment, la diminution de l'intervalle qui sépare les tissus voisins restés sains. Ce phénomène n'a rien de comparable à la contraction des tissus musculaires; il est tout mécanique et est dû non pas au raccourcissement de fibres quelconques, mais à leur rapprochement graduel pendant la résorption de la substance qui auparavant les tenait écartées les unes des autres (Ch. Robin, dans Littré et Robin., Dict. de Médecine, article URÉTHROSTÉNIE, 11e édition 1858 et édit. suiv.).

Nous avons déjà vu que dans le cas de régénération de la peau (voy. LAMINEUX, p. 248 et 249) une succession de phénomènes semblables s'accomplit au sein de la cicatrice, d'où sa rétraction. Nous savons aussi que la régénération est également incomplète ici ; elle l'est sous le rapport du moindre nombre des fibres élastiques, du moins de régularité et de multiplicité de leurs anastomoses ; elle l'est aussi sous celui du peu d'uniformité de l'épaisseur du derme, de sa moindre vascularité, de la petitesse de l'irrégularité des papilles, etc. Toutes les données qui précèdent, omises aux articles Cicatrice, p. 205, Rétraction, p. 222 et 226 et Rétrécissement, p. 240, devaient être rappelées ici (*voy.* de plus Fibreux, p. 37 et 40).

L'ensemble des faits qui ont été exposés dans les pages précédentes montre, qu'à l'exception des séreuses peut-être la régénération est toujours incomplète dans les organes configurés en membranes, et d'autant plus que leur structure propre est plus compliquée. Aussi voit on partout les usages soit physiques, soit relatifs à la sensibilité ou à la contractilité, être moins parfaits dans les cicatrices que dans les membranes, quelles qu'elles soient, dont elles remplacent une portion ; il faut y ajouter les effets nuisibles au jeu des appareils que forment ces membranes ou à d'autres qu'elles recouvrent, résultant de la rétraction cicatricielle dont le mécanisme a été résumé plus haut.

Une imperfection anatomique et physiologique analogue s'observe parfois lors de la régénération des nerfs, des ligaments et des tendons ; mais plus souvent celle-ci est complète ou à peu près. Elle l'est davantage encore lorsqu'il s'agit des os. On entend dire par là qu'à de très-rares exceptions près tous les éléments régénérés deviennent semblables individuellement à ceux qu'ils remplacent dans chaque organe ; mais leurs proportions et surtout leur arrangement réciproque commencent à présenter les imperfections qui se manifestent dans chaque organe sous les modes indiqués précédemment. Comme conséquence inévitable de ce fait les portions d'organes que cette reproduction partielle reconstitue ne sont pas identiques à celles qu'elles remplacent. Elles sont plus grandes ou plus petites, plus dures ou plus molles, etc. ; cela tient à ce fait déjà noté que la génération est subordonnée aux actes moléculaires nutritifs ; à cet autre que ces actes se modifient avec la substance qui en est le siége à mesure qu'ils durent davantage, que par suite ils ne sont plus sur le fœtus, l'adulte et le vieillard, identiques à ce qu'ils étaient dans l'embryon. Conséquemment ils se trouvent subordonnés aux actes circulatoires, à la circulation capillaire surtout, qui apporte les principes immédiats voulus pour la génération des éléments nouveaux et l'accroissement de ceux qui existent. Conséquemment aussi lorsque l'afflux sanguin est trop ou trop peu considérable, lorsque d'autre part il se prolonge au delà de certaines limites, qui sont différentes pour presque chaque tissu, la quantité du tissu qui naît diffère corrélativement et parfois aussi plus ou moins sa texture. C'est ainsi que lorsqu'une plaie ou un corps étranger prolongent la congestion des os fracturés leur tissu continue à se régénérer, tant que dure celle-ci, ce qui amène la formation d'un cal irrégulier.

Il importe ici de spécifier les faits qui suivent : Ce sont la manière dont se régénèrent les tissus membraneux, cutanés, vasculaires et autres par la naissance d'éléments, qui ne sont pas des prolifications de ceux-là même, qui composent les surfaces de section ; dans le cas des intestins par exemple il faut noter la manière dont chaque tunique d'une texture différente s'unit avec son homologue, par un tissu semblable, pourvu que l'écartement des surfaces de section ne soit pas trop grand et que des troubles inflammatoires ne changent pas trop ces conditions ordinaires de la génération.

Les données de l'article Blastème (p. 574) rendent nettement compte de ce fait en montrant comment les principes servant à la génération de nouveaux éléments, tant noyaux que cellules, venant (par l'intermédiaire des capillaires) des éléments même de chaque tunique viscérale laissés intacts par la section, ces éléments ne sauraient être de nature spécifique autre que ceux dont ils tirent leurs principes constitutifs et dans la contiguïté desquels, souvent immédiate, ils naissent (Ch. Robin, *Sur les divers modes de naissance des éléments anatomiques*, in *Journal de l'anat. et de la physiol*. Paris, 1864, p. 56).

Dans la génération d'un être nouveau ce fait élémentaire se continuant pendant toute la durée de l'évolution est celui-là même qui entraîne jour par jour la ressemblance de cet être avec ses parents; en ce qui concerne le vitellus, la loi d'hérédité s'y rattache, comme du côté du mâle elle tient à l'union de la substance des spermatozoïdes avec celle de ce vitellus (*voy*. FÉCONDATION, p. 364-365). Cette transmission héréditaire est, on le comprend aisément, absolument directe dans le cas des plantes et des animaux sur lesquels le nouvel être dérive de son antécédent par scission, ou par gemmation.

Aux conditions précédentes s'ajoutent celles qui se rapportent à l'influence de chaque partie qui vient de naître sur celle dont l'apparition suit immédiatement, et qui conduit ainsi à l'appropriation de chacune d'elles aux usages qu'elle remplit, comme l'indique l'article CELLULE, p. 655.

Cet ordre de conditions prime le précédent dès qu'il s'agit de la régénération d'un membre ou seulement d'un organe entier.

C. *De la rédintégration ou régénération des organes entiers*. Les phénomènes de cicatrisation, de réunion ou régénération par seconde intention, nous offrent à l'état d'ébauche ceux de la régénération d'un ou de plusieurs organes enlevés en entier à un animal ou à une plante. Pour comprendre cette régénération complexe, il faut connaître la succession des actes accidentels étudiés dans les pages précédentes aussi bien que ceux de la génération des membres et autres organes, décrits déjà dans l'article CELLULE, p. 649 et 652.

La régénération des organes entiers n'est autre chose en effet qu'une réparation ou cicatrisation parfaite, c'est-à-dire poussée jusqu'à la reproduction complète de plusieurs tissus, sous les dispositions morphologiques d'organes distincts, comme ils l'étaient auparavant.

La régénération entière des organes, des membres ou d'appareils même comme les yeux ou la tête, quels que soient les animaux observés, débute par la génération d'une couche ou d'un amas de tissu cellulaire. Pour les membres et la queue des Tritons, la queue des Lézards, pour les membres des crustacés, il se produit ainsi un cône grisâtre, demi-transparent mou, qui avec de petites différences de volume des noyaux d'une espèce à l'autre offre la constitution du cône ou moignon d'origine des membres des batraciens (*voy*. CELLULE, p. 649). Dès 1717 du reste Réaumur a bien décrit la forme et les autres caractères extérieurs des membres en voie de régénération sur les écrevisses depuis le début jusqu'à l'achèvement de ces phénomènes.

Lorsque la section est large, comme dans les cas de régénération de la tête des Tritons, des Annélides, ou au contraire de ce qui est en arrière de la tête de celles-ci, ce phénomène débute par la génération d'une couche de tissu cellulaire plus ou moins épaisse, ayant lieu comme il a été décrit à l'article LAMINEUX, p. 242-243. La vascularisation s'établit de la même manière que l'indiquent les pages 244 à 246 de ce même article et nullement comme le dit l'article CICATRICE, p. 200.

Notons que dans toutes ces circonstances une mince couche de cellules épithéliales polyédriques, bientôt doublée ou triplée se développe (comme il a été dit p. 423) à la surface de la plaie dès l'apparition de ce bourgeon de tissu cellulaire, avant même qu'il prenne la forme conique. Tout se développe ensuite au-dessous d'elle en quelque sorte. Elle n'empêche point que si l'eau n'est pas incessamment renouvelée pour les animaux aquatiques, le mucus exudé et l'épithélium s'altérant, on voit des *Saprolegnia* et des *Leptomitus* qui s'y développent. Leur mycélium pénètre entre les cellules, amène leur mortification et leur chute, puis il en fait autant pour les éléments des tissus sous-jacents, qui de plus sont altérés par l'eau arrivant alors jusqu'à eux. Dès ce moment il n'y a plus régénération, la plaie s'agrandit en prenant l'aspect de celles qui sont atteintes de gangrène humide et la mort de l'animal survient, à moins que l'on n'enlève ces couches de champignons à l'aide d'un pinceau. Ces faits ont souvent été observés depuis Bonnet, Duméril (*Herpétologie générale*. Paris, 1834, in-8°, t. I, p. 211) et autres.

Cette action de l'eau sur les éléments d'origine mésodermique est certainement une des causes de la lenteur de la régénération cicatrisante des éléments sur les animaux aquatiques comparativement aux aériens, qui a fait dire à Dieffenbach (1829) qu'il est plus rare de voir se cicatriser une plaie sur les salamandres qu'un membre se régénérer. C'est encore une des causes qui empêchait le succès des réunions immédiates et des autoplasties que Legros tentait d'obtenir sur les Tritons (*Journal de l'anat. et de la physiol.* Paris, 1874, p. 120).

J'ai plusieurs fois constaté ces faits indiqués ci-devant sur les Tritons et les Lézards qui servaient aux observations de Legros touchant la régénération de leurs membres et de leur tête. J'ai fait des observations analogues sur diverses Annélides et sur des Crabes et des Bernard l'hermite dont les pattes étaient à diverses phases de régénération.

Quant à l'apparition successive du cartilage, des ligaments, des muscles, etc., elle s'accomplit absolument comme celles des mêmes organes dans les membres des Batraciens. Les phases de cette apparition ont été décrites à l'art. CELLULE, p. 652 et les conditions successives qui les déterminent aux pages 656 et suivantes.

Toutefois il faut spécifier que l'âge, c'est-à-dire la durée antécédente de l'organisme sur lequel s'observent ces phénomènes, change les conditions relatives à la constitution du sang, à la nature des principes nutritifs, comparativement à ce qu'ils sont durant l'époque embryonnaire. Le temps nécessaire à la régénération devient plus long corrélativement, et cela d'autant plus que l'animal est d'une organisation plus complexe. Des variétés par peu de régularité dans la forme et les dimensions, parfois même dans la constitution des organes régénérées en sont la conséquence.

Nous venons de voir que ce n'est pas seulement sur les reptiles, les batraciens et les invertébrés arrivés à leur plein développement qu'on observe la régénération totale d'organes vasculaires et complexes; y compris des organes sécréteurs, c'est-à-dire des parenchymes d'origine ectodermique embryogéniquement.

Ce fait s'observe aussi dans les mammifères, mais sur certains organes proprement dits spéciaux seulement, et en petit nombre. Leurs membres et leurs parenchymes non glandulaires ne se régénèrent pas.

On connaît sous ce point de vue les phases de la régénération de la muqueuse utérine de la femme après chaque grossesse. Elle a été étudiée à l'article CADUQUE, p. 463 et suivantes. A ce qui a été indiqué là il faut ajouter qu'après le décollement de la caduque, à la surface de la mince portion de muqueuse déjà régénérée entre elle et la musculeuse mise à découvert par ce décollement, ce qui se régénère d'abord, c'est une rangée unique de petites cellules polyédriques, granuleuses. Celle-ci montre le premier ou le second jour de son apparition à sa face adhérente un grand nombre de courts prolongements formés de 6 à 8 cellules. Ce sont les rudiments des nouveaux follicules de la muqueuse du corps utérin qui s'allongent en même temps que la trame ou chorion même de la membrane s'épaissit; de là résulte leur enclavement réciproque intime. Ce cylindre est d'abord plein, terminé en doigt de gant simple, sans renflement. Ce n'est que plus tard que se montre sur sa partie axile une ligne vers laquelle convergent en quelque sorte l'extrémité interne des cellules et où sera plus tard la cavité glandulaire quand un liquide sécrété écartera ces cellules en ce point.

Notons que c'est d'une manière analogue qu'a lieu la régénération de la mamelle lorsqu'elle survient après ablation expérimentale sur de jeunes rongeurs. Cette glande commence en effet à se montrer sous forme d'un ou deux prolongements épithéliaux analogues aux précédents dès que la couche épithéliale cicatricielle se montre à la surface de la plaie.

La mamelle est le seul parenchyme glandulaire dont on a constaté la régénération.

Elle n'a été constatée du reste après ablation complète que sur des rongeurs, les Cobayes, et sur les jeunes seulement, opérés à l'âge de quatorze à dix-huit jours. Sur les individus opérés après une première parturition elle ne se régénère pas; mais la fécondation, la gestation et la parturition n'en sont pas troublées. Bien que la texture de la mamelle régénérée soit normale et qu'elle donne du lait; le volume qu'elle reprend n'est que le quart de celui qui est normal et le mamelon ne se reproduit pas toujours. (De Sinety, *Comptes rendus et mém. de la Soc. de biologie*, 1874, p. 120).

La rate ne se reproduit pas après l'ablation totale, mais c'est le seul parenchyme connu qui après ablation partielle se développe, s'accroît comme s'il était à l'état fœtal, jusqu'à régénérer plus ou moins complétement l'organe (*voy*. Rate, p. 426).

Quant aux parenchymes non glandulaires, le rein, le poumon, l'ovaire et le testicule, ils ne régénèrent jamais leur tissu propre même après ablation partielle.

Une cicatrice de tissu cellulaire à faisceaux plus ou moins serré et rétracté se forme à la surface du tissu propre mis à découvert par l'ablation, mais sans qu'il y ait reproduction d'une portion quelconque de celui-ci. Il s'atrophie même, ou ses cellules se remplissent de granulations graisseuses, puis se résorbent si portion laissée est trop petite pour renfermer de gros vaisseaux.

La régénération est naturelle et non expérimentale, comme dans le cas de la mamelle, lorsqu'il s'agit des cornes pleines des ruminants. Les parties qui se régénèrent ici sont principalement d'origine mésodermique et non essentiellement ectodermiques comme dans l'autre ; mais l'ensemble des organes reproduits est fort complexe et sous ce rapport se rapproche sensiblement de ce qu'on voit dans la régénération complète des membres des batraciens.

La chute des cornes ou bois du cerf (*voy*. Cerf) est due à un état de congestion de la peau du crâne qui se manifeste au printemps et qui s'étend dans la portion permanente ou base de l'apophyse du frontal dont l'extension représente le *bois*. Vers le plan de continuité osseuse, entre cette base et la portion de ce bois qui est dénudé de sa peau, cette congestion amène la résorption de la substance des trabécules et l'agrandissement des alvéoles médullo-vasculaires, ou si l'on veut la raréfaction du tissu osseux. La diminution de sa résistance qui en résulte cause à son tour la chute du bois dénudé et sans vaisseaux qui surmonte la portion congestionnée. La chûte a lieu de la fin de février en mai et suivant l'âge des animaux les contrées. Le tissu mis à nu est rouge, avec suintement de sang et de sérosité; il se couvre promptement de *bourgeons charnus* que tapissent une croûte brunâtre. Celle-ci se détache au bout de huit à dix jours et laisse voir un tégument mince gris rosé, vasculaire (Berthold, *Beitr. zur Anat.*, *Zool. und Physiol.* Göttingen, 1831 grand in-8°, p. 42). Cette peau devient en quelques jours épaisse, avec de gros vaisseaux sous-jacents et développement simultané de poils courts et mous et de grandes glandes sébacées sécrétant continument beaucoup de sebum. Il y a ici régénération d'un véritable derme; il y a de plus régénération complète de nouveaux follicules et bulbes pileux, de véritables glandes sébacées. Il est probable que, contrairement à ce qui a lieu lors de la formation des cicatrices cutanées (p. 441), il y a ici répétition sur l'animal adulte des phases génétiques et évolutives qu'on observe dans tous les cas de génération embryonnaire de la peau chez les vértébrés. On sait que sur tous les mammifères, l'homme y compris, dès l'époque où l'épiderme embryonnaire est arrivé à être représenté par 3 ou 4 couches environ de cellules stratifiées, dès qu'en même temps le derme se délimite sensiblement par rapport au tissu cellulaire sous-jacent, de la face épidermique profonde s'avancent autant de petits cylindres épithéliaux *ectodermiques* qu'il y aura de follicules soit sudoripares soit pileux.

C'est après que le fond ou cul-de-sac de ces derniers, toujours sensiblement renflé, est arrivé dans le tissu cellulaire sous-cutané que se forme le bulbe, l'amas de tissu cellulaire *mésodermique*, riche en noyaux, sans capillaires propres au début, qui représente le tissu bulbaire. Il soulève le fond du cul-de-sac folliculaire et s'en coiffe en repoussant la couche épithéliale qui forme ce fond dans la cavité même du follicule. En même temps de la paroi épithéliale de cette première involution folliculaire s'en détachent une ou plusieurs autres pour les follicules des poils de remplacement et des bulbes naissent contre leur fond comme il vient d'être dit. Aussitôt que sont apparus les bulbes correspondant à chaque follicule, sur les côtés de la paroi épithéliale de ceux-ci se montrent un ou deux gonflements ampullaires qui s'allongent graduellement et qui sont l'origine des culs-de-sacs des glandes sébacées. Des gouttes huileuses ou sébacées se forment dans les cellules épithéliales et décèlent la nature de ces organes bien avant l'époque de la naissance (*voy.* Sébacées [glandes].

Mais on ne possède encore aucune observation histologique à cet égard pour les cerfs, pendant la régénération de leurs cornes spécialement.

Quoiqu'il en soit entre l'os apophysaire et cette peau nouvelle qui la recouvre, se régénère une saillie apophysaire ou corne qui soulève celle-ci. Dans cette saillie pénètrent des vaisseaux, tant ceux du frontal que ceux de nouvelle génération qui rampent sous la peau. Ces derniers traversent un périoste régénéré aussi, d'abord mince grisâtre, puis blanc et épais. Sa face interne est comme tapissée de bourgeons ou granulations vasculaires pénétrant dans le tissu osseux encore très-aréolaire, peu résistant. Celui-ci naît de la manière indiquée dans l'article Lamineux, 392-593. Des rameaux des branches frontales et temporales de la 5ᵉ paire naissent et se développent en même temps que les gros vaisseaux quelles accompagnent le long du bois et de ses andouillers. L'abondance du névrilème rend ces nerfs plus gros et plus mous que les branches permanentes auxquelles ils font suite. C'est toujours à l'extrémité de la corne qui croît que sa peau offre le plus de minceur et de sensibilité (Berthold).

Dans cette portion la minceur et la demi-transparence de la peau laissent entrevoir la portion intradermique et sous-cutanée des poils. Le ton noirâtre, dû au pigment de ceux-ci mêlé à la teinte rougeâtre de la peau donne souvent une teinte d'un violacé bleuâtre à ces portions des cornes caduques en voie d'accroissement.

Au sommet de la corne les vaisseaux cutanés forment un *vortex* à partir d'un centre commun, avec prolongement de leurs branches sous-dermiques dans le *bois* ou os parallèlement à sa surface jusque vers sa base (Berthold).

La séparation graduelle d'un *vortex* en deux précède toujours et annonce la formation d'une branche ou andouiller.

La production osseuse du *bois* se fait progressivement tant que durent les conditions circulatoires nécessaires, comme pour tous les cas qui ne sont pas précédés d'un cartilage de même forme, ainsi que cela est pour ceux de la voûte du crâne en particulier. C'est l'ossification dite par envahissement (*voy.* CARTILAGE, p. 709 et LAMINEUX, p. 392). L'épaisseur des trabécules, la consistance de l'os va en augmentant de l'axe vers la surface de la tige et des branches ; puis l'os de cette surface (surtout dans la meule ou partie renflée voisine de l'apophyse frontale permanente) prend graduellement plus de compacité que celui de la partie centrale ; en même temps ses vaisseaux deviennent plus fins et les communications vasculaires entre l'os et le tissu sous-cutané deviennent plus capillaires et plus rares. Alors les artères osseuses et cutanées offrent un retrait de plus en plus grand, reçoivent moins de sang ; la peau et le périoste se mortifient des pointes vers la base des andouillers et de la tige ; ils tombent en lambeaux dans l'automne après l'achèvement de la croissance et l'os reste à nu, nécrosé au centre et à la surface ; celle-ci est brunie alors par les traces sanguines du périoste détruit. D'après Berthold, dix semaines suffisent à la croissance d'un bois long d'un mètre environ et du poids de 7 à 8 kilogrammes, ce qui fait un allongement de 3 à 4 centimètres et une augmentation de poids de 125 grammes par jour.

On comprend qu'après de telles régénérations, auxquelles celle des fibres musculaires striées manquent seules, nulle autre ne doit paraître singulière. Il est vrai qu'ici le fait est régulier et non accidentel, qu'il y a continuité de tous les organes régénérés avec leurs homologues ; mais il est certain que la peau avec les follicules pileux, les poils, les glandes sébacées et leurs fibres-cellules, celles des artères et des veines, etc., ne sont pas plus des allongements, ni des dérivés directs des parties homologues qui composent les organes céphaliques qu'elles prolongent, que la peau, les nerfs, les vaisseaux, etc., des membres régénérés, dont il va être question, ne sont des provenances directes des organes homonymes auxquel ils font suite.

On ne connaît sur les mammifères d'autre exemple de régénération après ablation expérimentale de quelque membre que celui qu'a obtenu Legros sur un loir hibernant ; c'est-à-dire placé normalement, mais temporairement dans les conditions où sont continument les animaux à température variable, conditions qui ralentissent les mouvements respiratoires et cardiaques et diminuent la suppuration. En moins de trois mois d'hiver la portion coupée de la queue avait repoussé et était devenue à peu près aussi longue qu'à l'état normal. La partie régénérée était très-sensiblement plus grosse que la portion enlevée. A part cela, elle avait l'aspect extérieur de cette dernière, des follicules pileux et des poils s'étant développés en même temps que la peau. Un cylindre mince sous forme de coque, continu avec la vertèbre normale coupée, s'étendait sous la peau jusqu'au bout de la partie régénérée (Ch. Legros, *Comptes rendus* et *Mém. de la Soc. de biologie*, 1866, p. 205). Le tissu enveloppé par cette couche osseuse ne fut pas examiné.

De tout temps on a signalé la régénération de la portion de queue brisée sur beaucoup de sauriens et d'orvets, que l'on trouve alors simple, double ou même triple, ordinairement plus courte, plus conique, plus terne et à écailles plus petites. (Dugès, *Physiologie comparée*, Montpellier, 1839, t. III, p. 189), en a décrit les muscles, les nerfs et les vaisseaux régénérés. Depuis Thévenot (1686), cité par Perrault dans le tome IV de ses *Essais de physique*, tous les auteurs répètent que le squelette régénéré est constitué seulement par un cylindre cartilagineux, non divisé en vertèbres, encroûté superficiellement de phosphate de chaux. Legros (*loc. cit.*, p. 204) a constaté les choses restent en effet ainsi jusqu'à la deuxième année de la régénération, mais qu'à partir de cette époque le cartilage se segmente en corps vertébraux et que dans la troisième année seulement la peau régénérée acquiert la même couleur que celle de la partie conservée.

Pline dit que certains mettent dans un vase de verre de la terre sous un lézard vert aveuglé; quand ils reconnaissent à travers le vase que l'animal a recouvré la vue, ils le mettent en liberté, etc. (Pline, *Hist. natur.*, liv. XXIX, édit. Littré, t. II, p. 518). Blumenbach (*Specimen physiol. comparativæ*. Gotting., 1787, p. 31) dit avoir détruit avec une pointe de fer les yeux d'un lézard vert puis placé l'animal dans un vase de terre tenu dans la terre humide et constaté qu'au bout de peu de temps les yeux étaient intégralement reconstitués.

L'expérience mériterait d'être recommencée sur les sauriens, dont jusqu'à présent on n'a pas cherché à voir les pattes se régénérer. Mais il est certain que les yeux des Tritons se régénèrent en un an, comme l'ont montré Bonnet (1745-1779) puis Blumenbach, pourvu que le nerf optique et une portion des membranes restent au fond de l'orbite:

Spallanzani (*Prodromo di un opera sopra le riproduzioni animali*. Modena, 1768, in-8°, p. 75-99) a montré que la queue de la *Salamandre aquatique* (*Triton*), parties dures et molles, y compris la *moelle spinale* correspondante, se régénère intégralement sur les animaux placés dans de bonnes conditions; et l'on peut obtenir quatre, cinq et six fois cette régénération sur le même individu aussi régulièrement que la première fois.

Spallanzani a vu se reproduire jusqu'à six fois les jambes d'une même salamandre, y compris les nerfs et les os. Il a vu les quatre jambes se reproduire plusieurs fois sur un même individu. Sa reproduction dure près d'un an sur les adultes et de quelques semaines à trois mois seulement sur les jeunes. Dans les générations successives la dernière s'opère aussi rapidement que les autres. Il dit l'avoir observée même sur les salamandres qu'on prive de nourriture. Il a vu au microscope la circulation se faire aussi bien dans les jambes reproduites que dans les autres.

En quelque endroit qu'on coupe une jambe, la reproduction donne toujours une partie égale et semblable à celle qu'on a retranchée et avec le même nombre d'organes, y compris les articulations. Lors même qu'on ne coupe qu'un doigt, a reproduction d'une portion du membre dure autant que celle du membre entier.

Il a enlevé et vu se régénérer les deux mâchoires des salamandres, avec leur forme, leur consistance, leurs dents, leurs muscles, nerfs et vaisseaux.

Spallanzani a bien décrit comment les membres nouveaux prennent vite la forme d'une saillie conique, d'un petit cône d'aspect *gélatineux*, dans lequel on discerne bientôt toutes les articulations. Les jambes renaissantes paraissent déjà sous forme de quatre cônes, quand on voit sortir de la pointe de chaque cône deux autres cônes plus petits qui avec la pointe précédente sont les rudiments de trois doigts, et peu après se montrent les deux autres.

Ch. Legros a conservé durant près de deux années (mars 1872 à décembre 1873) dans mon laboratoire un Triton (*Triton cristatus*) auquel il avait coupé la tête en arrière des yeux en laissant la mâchoire inférieure, ce qui facilitait l'introduction artificielle des vers à l'aide desquels il le nourrissait. A la fin de 1873, la tête avait repris le quart de son volume au moins et présentait une forme plus conique et plus étroite, avec un léger élargissement près de la jonction de la partie ainsi régénérée au reste du corps. Dès le milieu de l'été suivant, l'élargissement ci-dessus était plus prononcé et à son niveau étaient deux yeux déjà un peu mobiles avec cornée, iris et pupille, un peu plus petits et moins foncés que ceux des autres Tritons. La tête était un peu plus étroite et plus courte que la mâchoire inférieure, mais elle avait une mâchoire supérieure avec ses dents. La tête régénérée était d'un brun grisâtre plutôt que noire. L'animal fut perdu dans l'hiver suivant et il ne fut pas possible d'étudier l'état de régénération de la portion encéphalique correspondante qui avait été enlevée (voy. *Journal de l'anat. et de la physiol.*, 1874, p. 120).

Depuis le milieu du siècle dernier, Platerreti et Murray ont aussi décrit la reproduction des doigts, des pattes entières et de la queue des Tritons. Elle s'accomplit pour ces diverses parties avec retour des mouvements et de la sensibilité de chacun de ces organes. Spallanzani a également constaté la régénération, mais plus lente, des pattes des jeunes crapauds et grenouilles. Je l'ai constatée de mon côté sur des *Bombinator igneus*, mais les membres ou portions de membres régénérés étaient un peu plus petits et à peau moins rugueuse que leurs homologues restés intacts. Il est vrai que je ne les ai gardés que cinq mois après l'amputation. Bonnet a vu la régénération d'un même membre réussir jusqu'à quatre fois. Il a constaté dans ces diverses circonstances la production d'anomalies par déformations, excès ou défauts, sur plusieurs espèces de Tritons (salamandres d'eau). Il a constaté la réunion des membres après leur excision, pourvu qu'une très-mince portion de la peau ou des autres tissus fût ménagée pour maintenir l'union.

M. Philipeaux (*Comptes rendus des séances de l'Académie des sciences*, Paris, 1867, t. LXVII, p. 467 et 1204), a pensé avoir montré sur les Tritons à crête et les Axolotls que pour les membres, comme dans le cas de la rate (voy. RATE), il était nécessaire de laisser une portion de l'organe pour que la régénération eût lieu, l'omoplate au moins, par exemple ; que, si l'on enlevait celle-ci avec le bras, etc., la régénération n'avait pas lieu. Mais Legros (*loc. cit.*, 1874, p. 120) a obtenu la régénération complète des membres antérieurs de Tritons à crête, âgés d'un an, après l'ablation entière, y compris l'omoplate, opérée en commettant le moins de dégâts possibles. Il a vu qu'alors comme durant la régénération embryonnaire (voy. CELLULE, p. 652) la genèse du cartilage dans le cône ou moignon de tissu cellulaire de régénération du membre précède celle des muscles et des nerfs ; que ce squelette cartilagineux est d'abord d'une seule pièce et que sa segmentation en autant de pièces qu'il y aura d'os a lieu progressivement et amène ainsi la formation successive des articulations. C'est un mois et demi après la première apparition du cartilage que débute l'ossification.

Legros a de plus étudié les causes de l'arrêt de développement et des monstruosités souvent observées durant ces régénérations depuis Charles Bonnet (1745). Il a montré que celles-ci deviennent d'autant plus rapides et plus parfaites que la nutrition est plus active. La reproduction reste nulle ou très-lente en hiver, rapide au printemps et surtout en été. Déjà Bonnet avait spécifié que la chaleur hâtait la régénération et que le froid la retardait. Si on fait l'amputation d'un membre sur les batraciens en été, il survient quelquefois un phlegmon qui empêche toute régénération ultérieure ; cette inflammation ne se produit pas, si l'on opère en hiver ou au printemps. L'important en tous les cas est que l'animal soit régulièrement alimenté, par ingestion artificielle, si la mutilation porte sur les mâchoires, comme dans le cas de leur ablation ou de celle de la tête même, comme on le fait sur les Tritons.

Partout, d'autre part, la régénération réussit mieux, a lieu plus promptement et plus complétement sur les animaux qui n'ont pas achevé leur accroissement que chez les adultes.

Nous savons (*voy.* CARTILAGE, p. 720-721) que c'est par une segmentation du même ordre que le cylindre cartilagineux primordial du rachis se divise progressivement en corps vertébraux. Ces faits méritent d'être spécifiés, car leur généralité embryologique permet de se rendre compte de cette particularité constatée par Legros (*loc. cit.*, 1874, p. 120), savoir que, si l'on enlève longitudinalement la moitié de l'épaisseur des membres des Tritons, la portion enlevée ne se régénère pas. L'animal conserve la moitié de sa patte telle que l'a laissée la section qui se cicatrise peu à peu.

Les faits signalés plus haut sont importants parce que Broussonnet dit que, lorsqu'on enlève tous les osselets des nageoires dorsales des poissons avec une portion du dos il ne se produit qu'une cicatrice en forme de suture, sans régénération de la nageoire. Duméril (*Ichthyologie analytique.* Paris, 1836, in-4°, p. 64) ajoute qu'il faut enlever les apophyses vertébrales auxquelles sont reliés par contiguïté ou par l'intermédiaire de ligaments les os homologues de l'omoplate ou de l'os iliaque, pour que la régénération de l'os n'ait pas lieu.

Toutefois, ces observations méritent d'être reprises, car on connaît le cas de génération d'une deuxième queue sur les Syngnathes (Malm., *Ann. des sc. nat. Zoologie.* 1862, t. XVIII, p. 356), avec les pièces carpienne, métacarpienne et digitale ; elle eut lieu après rupture incomplète de la queue. La cinquième vertèbre caudale, en comptant de la dernière, étant fracturée complétement, la queue surnuméraire se développe latéralement en s'articulant entre les deux fragments de celle-ci, tout en restant seulement un peu plus petite que la première.

Quoi qu'il en soit, Broussonnet (*Sur la régénération de quelques parties du corps des poissons,* in *Mém. de l'Acad. des sc.* Paris, 1786, in-4°), enlevant en diverses directions les rayons seuls, ou avec une portion des osselets qui les supportent, sur des nageoires paires et impaires, a vu leur régénération se faire plus vite chez les jeunes poissons que chez les gros et sur quelques espèces aussi comparativement aux autres. La nageoire caudale se régénère plus vite que les autres. La régénération est complète sur les carpes ordinaires et les Cyprins dorés au bout de huit mois. D'abord blanchâtres et moins transparentes que les autres, elles leur deviennent semblables ou à peu près. La natation cesse d'être vacillante et irrégulière à mesure que la régénération devient complète.

Réaumur (*Sur les diverses reproductions qui se font dans les écrevisses*, etc. *Mém. de l'Acad. des sc.* Paris, 1712, in-4°, p. 226) a vu que la reproduction des pattes des écrevisses a lieu plus vite durant les jours chauds que dans les temps froids, et plus aisément quand elle se brise spontanément en quelque sorte ou reste dans le tégument qu'elle quitte lors d'une même séparation du premier article, appelé aujourd'hui basilaire ou hanche, qui d'une part reste fixé au thorax, et de l'*exinguinal* ou *trochanter* d'autre part, avec lequel tombent le fémoral, le tibia et le tarse ou pince. Si on coupe la patte dans une autre jointure en laissant le deuxième ou le troisième article, celui-là ou ceux-là seuls qui sont enlevés renaissent ; mais le plus souvent ceux qu'on a laissés se détachent et toute la patte se régénère et plus vite que si un ou deux articles seulement renaissent. Mac-Culloch et Heinecke ont vu depuis qu'il en est de même, si on fend un article en deux.

Une couche de tissu rosé couvert d'une mince membrane (épithélium) annonce le début de la régénération. En quatre ou cinq jours ce tissu prend la forme d'un segment de sphère, puis il devient conique. Au dixième jour, sa longueur est de 6 à 8 millimètres environ et la membrane qu'il recouvre devient blanche. Au bout de douze à quinze jours, le cône long de 15 à 20 millimètres présente des rétrécissements articulaires et se recourbe. Après un mois, sa longueur est de 25 à 30 millimètres et le dernier article présente à son début la division longitudinale qui en formera une *pince*. La patte régénérée est toujours plus mince que l'article qui la porte et dont elle sort, si l'on peut dire ainsi. Elle sort alors comme par éclosion du tégument qui l'enveloppait, reste mince, moitié plus courte que la portion enlevée, mais déjà pourvue de mouvement. Son enveloppe devient promptement aussi dure que celle des autres pattes, et son volume croît à chacune des mues suivantes, et de manière à égaler l'autre. Les pattes cassées en hiver ne sortent qu'en été de cette enveloppe, tandis que celles qu'on casse en été ne mettent parfois que trois semaines pour atteindre un égal développement. Toutes les autres pattes et les antennes régénèrent d'une manière analogue toutes les parties qu'on en détache, mais, ainsi qu'on le comprend d'avance, toute section d'un anneau de la queue (abdomen et intestin) amène la mort du Crustacé (*voy.* aussi Bert., *Comptes rendus* et *Mém. de la Soc. de biologie*, 1863, p. 100, et *Bulletin de la Soc. des sciences de Bordeaux*, 1867).

M. Chantran (*Comptes rendus des s. de l'Acad. des sciences.* Paris, 1871, in-4°, t. LXXIII, p. 220) a constaté de plus les faits importants dont suit l'énoncé : Tandis que les antennes se régénèrent dans le temps qui sépare une mue de la suivante, toutes les pattes et les lames caudales se reproduisent plus lentement, trois mues ayant lieu durant leur régénération. Pour les grosses pattes, l'égalité des nouvelles à côté des anciennes n'est complète qu'à la quatrième mue. Dans la première année qui suit l'éclosion, les trois mues précédentes et corrélativement, la régénération des pattes enlevées se fait en soixante-dix jours. Les écrevisses mâles sont adultes après trois ans, et muent alors deux fois par an ; les femelles au bout de quatre années, et ne muent qu'une fois par an. Il faut par suite à celles-ci de trois à quatre ans pour régénérer leurs membres et de dix-huit à vingt-quatre mois seulement aux premiers.

M. Chantran a de plus le premier constaté la régénération des yeux des écrevisses (*ibid.* et *Journ. de l'anat. et de la physiologie*, 1873, p. 250). Elle suit les mêmes phases que celle des pattes quant à ses relations avec le nombre des mues. L'œil se réduit à un tubercule portant une petite masse noire sur les adultes, au lieu de l'œil régénéré complétement en quelques mois sur les jeunes de la première année et dans le temps voulu pour les quatre mues sur ceux de la deuxième année.

A compter de la troisième année, il faut toujours le temps de trois à quatre mues pour que la régénération ait lieu, et elle est d'autant moins parfaite que l'animal est plus gros. Pour qu'elle s'accomplisse, il faut couper le pédoncule à la moitié de sa longueur en laissant subsister sa base, car, si l'on coupe celle-ci ou si on l'arrache, l'œil ne se régénère pas.

Si l'on fait cette excision en octobre, alors que toutes les mues de la fin de l'année sont finies, le segment pédonculaire reste sans modifications pendant six mois, c'est-à-dire jusqu'à l'approche de la première mue de l'année suivante.

On ne peut dans cet article passer en revue tout ce qui a été fait sur la régénération des parties du corps des invertébrés depuis Réaumur. Notons seulement que sur les crustacés de presque tous les groupes on a vu se régénérer les membres et les antennes. Heineken avait vu les antennes se régénérer sur les larves des blattes et des capricornes. Legros a montré de plus que la régénération des pattes et des antennes qui n'a pas lieu sur les insectes parfaits se montre sur leurs larves et d'autant plus aisément qu'elles sont plus loin de leur passage à l'état de chrysalides. Spallanzani (*loc. cit.*, p. 62 et suiv.) a constaté aussi la régénération soit de la tête entière, soit de chacune de ses parties séparément sur le limaçon. La dissection ultérieure lui a montré que le cerveau, les nerfs qui en partent, l'œil avec son nerf optique, ses membranes, etc., étaient reproduits. De même pour les muscles, les lèvres, les dents, l'organe appelé langue, et il a vu l'animal recommencer à manger après la reproduction de ces organes.

Quand toute la tête est enlevée, les parties se régénèrent souvent les unes après les autres et non toujours ensemble. Ce n'est qu'après un temps assez long qu'elles se réunissent. Elles se montrent sous forme de saillies transparentes pour les *cornes*, au nombre d'une, deux, trois ou quatre à la fois, sous forme de bouton à la place où seront les lèvres.

Bonnet remarque à ce propos que les *expériences physiologiques* si variées de Spallanzani prouvent que là où on pourrait ne voir que des bizarreries celles-ci n'existent aucunement et *que tout se fait ici par des lois constantes qui se diversifient plus ou moins suivant les sujets* (*loc. cit.*, 1769, part. IX, p. 75 et 82).

On a constaté de même la régénération du *pied* des Limaçons, des bras des Céphalopodes, des ambulacres, des tentacules, très-souvent des bras ou rayons entiers des Échinodermes, etc.

Depuis Bonnet et Spallanzani, la régénération de la tête et de la portion anale des Annélides a souvent été observée, et de même la production de deux et successivement d'un plus grand nombre d'individus aux dépens d'un seul, à la condition, bien entendu, que la division soit transversale et non longitudinale.

Ce n'est qu'en descendant aux Vers les plus simples, tels que les planaires, puis aux polypes hydraires et actiniaires, que les sections longitudinales donnent bientôt chacune un individu complet ayant régénéré toutes les parties qui lui manquaient. Pour les polypes mêmes et les spongiaires (Laurent), chaque morceau, quel que soit le sens dans lequel a eu lieu la division, reproduit un individu entier. Il n'y a pas lieu d'insister davantage sur ces données souvent recueillies depuis Trembley, Bonnet, Dugès, Laurent, etc.. Même remarque lorsque, laissant les animaux multicellulaires, pourvus des trois feuillets blasto-dermiques, on arrive aux observations de Dujardin (*Infusoires*, 1841, p. 31 et 85). Elles montrent que sur les infusoires ciliés, et d'autres aussi sans doute, assez gros pour être divisés, quel que soit le sens de la section ou de la déchi-rure, tous les fragments continuent à se mouvoir ; chacun grandit et en quelques jours constitue un nouvel animal revenu à la forme et au volume de l'individu partagé. Tous ces faits, encore une fois, ne s'observent que sur les animaux uni-cellulaires ou paucicellulaires ; sur ceux dont la constitution moléculaire est telle qu'ils peuvent, comme beaucoup de cellules végétales, emprunter et rejeter directement dans les milieux ambiants leurs principes nutritifs (*voy.* ci-dessus, p. 431), au lieu de ne pouvoir le faire que par l'intermédiaire d'un liquide circulant dans des vaisseaux comme cela est dans les animaux d'une organisation plus complexe.

Ces données relatives à ces régénérations s'appliquent naturellement à la nais-sance des parties du bourgeon végétal avec autant de netteté qu'à celle des parties des *bourgeons* animaux et *vice versâ*. En conséquence, les notions expo-sées dans l'article Cellule, à compter de la page 655, montrent que la notion d'*individu* tant végétal qu'animal n'implique le singulier qu'en se plaçant à un point de vue abstrait ; qu'elle n'a quelque chose d'absolu que lorsqu'on reste à ce dernier point de vue. La raison en est que nul de ces individus n'est un corps simple, chacun étant cette association d'unités anatomiques, dont nous venons précisément de suivre la génération successive déterminant leur association et leur solidarité anatomique et physiologique ou fonctionnelle. Ces notions disent aussi quelles sont les conditions qui font que dans chaque individu qui est représenté par plus d'un élément anatomique, qui est un organisme complexe par conséquent, il se peut qu'une de ces unités séparée des autres et à plus forte raison qu'une portion de tissu, qu'un organe devienne le point de départ d'un retour à l'état le plus élevé de complexité organique offert par l'individu antécédent. Il suffit pour cela, d'une part, que l'*état d'organisation* représen-tant les conditions intrinsèques d'existence biologique soient conservées dans la partie séparée normalement ou expérimentalement, que d'autre part celle-ci soit placée dans des conditions extrinsèques ou de milieu nutritif convenables, c'est-à-dire correspondant à son organisation propre (*voy.* Germe).

§ VIII. De la génération et de la régénération accidentelle ou morbide des tissus. La continuité de la génération des unités anatomiques durant toute la vie peut à une époque quelconque de celle-ci avoir lieu : 1° normalement, comme nous l'avons indiqué ; 2° d'une manière exagérée ; 3° ou au contraire rester au-dessous de ce que l'on voit à l'état normal.

La génération d'éléments anatomiques d'une ou de plusieurs espèces à la fois, en proportions plus considérables qu'à l'état normal, a été observée à tous les âges et on peut dire dans presque tous les organes de l'économie. Les épithé-liums tégumentaires et parenchymateux, ceux du tissu cellulaire, puis ceux du cartilage, des os, de leur moelle, et les myélocytes, en offrent des exemples plus souvent que les autres.

Ainsi : 1° dans certaines circonstances accidentelles de la nutrition, les condi-tions de la naissance des unités anatomiques peuvent devenir telles que le nombre de celles qui apparaissent dépasse les limites de ce qu'on observe habituellement chez les autres individus, ou dans les autres tissus du même sujet. On donne le nom d'*hypergenèse* à cette production ou multiplication exagérée des éléments anatomiques (*voy.* Dégénération et Néoplasie).

Toutes les espèces d'unités anatomiques ne sont pas également aptes à offrir cet excès de naissance, d'où résulte leur multiplication exagérée, qui a pour résultat la production de tels ou tels *tissus accidentels* ou *tumeurs* (*voy.* Ch. Robin, *De la naissance des éléments anatomiques*, in *Journal d'anatomie et de physiologie*, 1865, et *Gazette hebdomadaire de médecine*, 1855, t. III).

2° Outre les cas d'hypergenèse, de naissance en excès d'unités anatomiques en un point de l'économie où il en existe déjà normalement, il en est un autre beaucoup plus important, c'est celui de la génération accidentelle d'éléments de plusieurs espèces aussi bien chez l'adulte que chez le fœtus, dans des régions de l'organisme où ces éléments n'existent pas normalement, d'où résulte la production de *tumeurs* plus ou moins complexes. C'est là une *genèse avec erreur de lieu*, une véritable génération aberrante, phénomène morbide qui est loin d'être rare et devient cause également de la production de tumeurs.

Il y a là à la fois erreur de lieu, ou hétérotopie, et hypergenèse.

Ainsi qu'on le voit, toute tumeur, toute production morbide solide est une hypergenèse, une génération d'unités anatomiques en excès par rapport à l'état normal, avec ou sans hétérologie, c'est-à-dire hors le lieu où elles existent normalement avec ou sans hypertrophie.

Chaque élément qui apparaît en un point de l'économie, en quantité plus grande qu'à l'ordinaire, le fait en reproduisant toutes les phases de la génération normale.

Des noyaux en plus grand nombre, dérivant de leurs antécédents par scission progressive plus ou moins rapide, voilà ce que l'on voit d'abord quand il s'agit des tissus d'origine mésodermique. Puis tous, ou une partie d'entre eux seulement, deviennent le centre de génération de la partie fondamentale d'autant de cellules, avec ou sans prolongements fibrillaires (*voy.* Fibre et Lamineux).

Des noyaux en plus grande quantité apparaissent par genèse, puis il y a genèse de la matière homogène qui, par segmentation internucléaire, forme autant de corps cellulaires qu'il y a de noyaux ; telles sont les phases essentielles de l'hypergenèse des épithéliums, avec ou sans scission des cellules elles-mêmes, dans les parenchymes particulièrement (*voy.* Cellule, p. 600 à 604).

Tous ces phénomènes ne sont en quelque sorte qu'une suite, une continuation trop rapide des phénomènes générateurs semblables observés antécédemment. Et ceux qui tiennent le premier rang à cet égard sont précisément les épithéliums, c'est-à-dire les éléments des *produits*, c'est-à-dire ceux qui offrent le plus haut degré d'énergie des propriétés de nutrition, de développement et de génération. Les éléments anatomiques présentent des degrés divers dans l'aptitude qu'ils ont à l'hypergenèse, et cette aptitude est d'autant plus marquée que la nutrilité et l'évolutilité y sont plus actives.

Ces phénomènes sont ceux que dissimulent, plutôt qu'ils ne les désignent, les noms d'*hyperplasie, hyperplastie*, de *prolification* ou *proligération cellulaires*, d'*homœoplasie* et de *néoplasie* (*voy.* ce mot), termes si souvent employés dès qu'une question de pathologie implique un examen histologique (*voy.* Blastème, p. 577 et 581).

Le résultat de cette génération, qui concerne aussi bien les substances amorphes ou non cellulaires (p. 417) que les unités figurées, est la formation de ce qu'on nomme en pareil cas des *indurations*, des *hypertrophies*, des *épaississements* partiels ou généraux de ces organes, des *productions* ou *tissus accidentels* ou *pathologiques*, des *néomembranes*, des *tumeurs* solides ou demi-solides : productions génériquement appelées aussi *néoplasmes* (*voy*. Néo-membrane).

Ce sont les faits de ce genre que Burdach (*Physiologie*. Paris, 1837, in-8, t. VIII, p. 263 et 371) et Lobstein appellent des *formations de parties nouvelles homologues* par *homœoplasie* ou *homœoplastie* (Lobstein, *Traité d'anatomie pathologique*. Paris et Strasbourg, 1829, in-8, t. I, p. 293), c'est-à-dire par changement qualificatif de la *plasticité*, qui détermine une augmentation anormale des parties organiques, constituant des *pseudo-morphoses homologues*, se développant « indépendamment d'un tissu de leur espèce, et qui ne sont anormales que sous le point de vue de la *situation*, du nombre ou du volume. » Les plus nombreuses sont les *pseudo-morphoses celluleuses* qui appartiennent au système du tissu cellulaire et comprennent : *a*. les *néoplasmes* ou masse organique commune ou générale qui constitue le tissu fondamental de toutes les formations nouvelles, pouvant affecter diverses formes et devenant souvent tendineux, parfois même cartilagineux et osseux (Burdach, 1837, *loc. cit.*, p. 264); *b*. les *vaisseaux accidentels ; c*. les *kystes*.

Toutes les dénominations précédentes et nombre d'autres analogues, tirées du grec, pour désigner les produits morbides, leurs provenances, les conditions générales ou spéciales de ceux-ci, qui seront en partie rappelées çà et là, datent ainsi du premier tiers de ce siècle et même de plus loin. Il faut se garder de penser qu'elles désignent toujours des notions réelles, même sous la plume de ceux qui de nos jours s'en servent encore et pensent qu'on croira qu'ils disent des choses neuves par cela seul qu'ils changent le sens historique de ces mots, taisent la date de leur origine et le nom de leurs auteurs.

Les éléments anatomiques qui naissent dans les conditions indiquées plus haut offrent de plus les particularités suivantes : 1° tantôt ils sont de même espèce que ceux au milieu desquels ils sont engendrés (tumeurs à myéloplaxes, fibres lamineuses dans beaucoup de tissus, etc.) ; 2° ou bien, toujours semblables à ceux de telle ou telle des espèces normales, ils se montrent dans des régions où ils manquent à l'état sain (génération des fibres lamineuses dans l'épaisseur de la matière amorphe de la pulpe cérébrale grise et dans les cloisons de cette matière séparant les faisceaux de la substance blanche, etc.) ; 3° tantôt enfin l'élément est analogue, sans être identique, aux individus de telle ou telle espèce normale dont il constitue une variété accidentelle, etc. Tels sont les noyaux et les cellules des épithéliomas.

Les conditions qui amènent l'hypergenèse des éléments sont d'abord et surtout des troubles de la nutrition survenant dans les éléments qui préexistent à ceux qui naissent. Ce sont ensuite, et plus ou moins secondairement, des troubles du développement, de l'évolution de ces unités. Toute reproduction d'une cellule ou d'un noyau par segmentation ou par gemmation ne s'accomplit qu'alors que cet élément est arrivé à un certain degré de développement, à celui qui amène son volume à dépasser les dimensions du plus grand nombre (*voy*. Cellule, p. 687, et Lamineux, p. 257-258).

Les conditions de la genèse du noyau vitellin ou de tout autre (*voy*. Cellule, p. 590), aussi bien que des corps cellulaires autour d'un noyau (*voy*. Fibre) et des substances amorphes (p. 417), sont représentées aussi par l'arrivée à un degré donné d'accroissement des éléments ambiants par l'intermédiaire desquels sont fournis les principes à l'aide et aux dépens desquels a lieu la genèse.

D'autre part la persistance des actes nutritifs est la condition d'accomplissement *sine quâ non* de tout acte, tant évolutif que reproducteur, il devient par suite possible de voir quelles sont celles des variations nutritives accidentelles qui corrélativement en amènent dans la génération des tissus.

En fait, au delà des données générales fournies par les lois de l'hérédité morbide, nous ne connaissons rien de précis sur les conditions accidentelles spéciales qui font que tel individu plutôt que tel autre voit se produire une hypergenèse de tel élément, plutôt que de toute autre espèce, dans une région plutôt que dans quelque autre, à tel ou à tel âge. A ce point de vue, quelles que soient ses déviations de la normale, le fait reste ici de même ordre que lorsqu'il s'agit des conditions naturelles qui amènent la génération du derme, du chorion intestinal ou de tout autre organe (*voy.* Muqueux, p. 411).

Les causes ou conditions dont il est question ici sont les unes générales, les autres locales. Parmi ces dernières on peut citer les troubles de la circulation des capillaires, connus sous les noms tant de *congestion* que d'*inflammation*. Lorsque celle-ci se manifeste, l'afflux des principes habituellement apportés aux unités anatomiques existantes se trouve modifié, et leur propre nutrition l'est d'une manière corrélative. Les principes servant à la nutrition, que fournissent les vaisseaux capillaires, ne sont plus ce qu'ils étaient normalement, ni sous le rapport de la quantité, ni sous celui de leurs proportions. Ces changements suffisent pour amener, selon le degré où ils sont arrivés, l'hypergenèse de certaines des unités existantes, comme celles du tissu cellulaire, ou leur multiplication même, avec celles des capillaires, qui pourtant n'a pas toujours lieu.

Or ces conditions, qui dans l'état normal sont représentées par celles dont parle l'article Muqueux, p. 411, peuvent l'être accidentellement par des contusions, par le choc de corps étrangers, soit parasitaires organiques, soit inorganiques, et qui plus est par un liquide sécrété ou sanguin venant distendre un follicule clos, des conduits glandulaires ou des vaisseaux oblitérés.

Dans ces conditions de contact et de pression continus, on voit naître d'une manière continue également les éléments du tissu cellulaire disposés en nappes ou en faisceaux constituant des couches ou parois d'*enkystement*, comme l'indiquent déjà les articles Fibreux, p. 59, et Lamineux, p. 241. C'est de la sorte, en d'autres termes, qu'a lieu la génération de la paroi des *kystes*, aussi bien de ceux qui ont pour origine la sécrétion anormale d'un liquide que de ceux dont suscite la génération l'arrivée, dans l'épaisseur d'un tissu mésodermique ou dans un conduit, d'un parasite végétal ou animal ou d'un corps étranger inorganique.

Ici comme dans le cas des néo-membranes de la plèvre et des autres séreuses, des tissus accidentels sous forme de tumeurs quelconques, une fois survenue leur génération, le fait de leur accroissement, sous telles ou telles formes et proportions que ce soient, n'est qu'une question de continuation de cette génération et de développements individuels des cellules et des vaisseaux apparus.

Il importe, du reste, de savoir que l'examen de la structure des produits morbides, soit sous forme de tumeurs, soit sous forme d'ulcères, etc., a fait reconnaître qu'on a souvent donné le nom de *produits inflammatoires*, de *produits d'inflammation* et d'*irritation aiguë* ou *chronique* en particulier, à des tissus morbides dans lesquels et au voisinage desquels on n'observe aucune trace d'inflammation, mais qui proviennent uniquement d'une hypergenèse avec aberration du développement des épithéliums des glandes ou d'autres portions de ces organes (*voy.* Biologie, p. 46 et suiv.). Ce fait a lieu sous l'influence de causes encore à déterminer ou de conditions de l'ordre de celles que je vais signaler.

D'autres causes dites générales, encore peu étudiées, peuvent modifier les éléments préexistants, de telle sorte qu'ils tendent à déterminer entre eux la naissance en excès d'éléments semblables à eux; elles peuvent, d'autre part, changer l'état des humeurs de manière que les unités qui en proviennent soient plus nombreuses, plus aptes à passer à l'état d'éléments soit amorphes, soit figurés, et que l'évolution des nouvelles comme des anciennes unités devienne anormale. Ces causes sont celles qui agissent lentement, qui modifient graduellement les principes fondamentaux des humeurs, tels que leurs substances organiques coagulables, etc. ; ce sont celles qui dérivent des changements apportés en elles par l'usage prolongé d'une alimentation de mauvaise nature, d'une atmosphère viciée, etc., qui après avoir agi longtemps amènent un état de l'organisme héréditairement transmissible. On ne connaît que fort peu encore les caractères particuliers de chacun de ces états généraux des humeurs, transmis peu à peu aux unités qui en reçoivent des principes assimilables et pendant qu'ils leur fournissent des principes désassimilés. On ne connaît même ces états que par leurs effets (tels que, par exemple, ceux dits de genèse accidentelle des éléments anatomiques signalés précédemment), par les modifications individuelles qu'ils apportent dans la marche des affections dites internes, et des affections générales aiguës ou chroniques, dues à une altération plus prononcée et passagère du sang principalement, agissant inévitablement sur la génération des tissus. Or, dans ces affections, lors même qu'elles sont d'ordre semblable, on saisit des différences très-tranchées d'un individu à l'autre, que rien ne pouvait faire prévoir le plus souvent, soit dans la rapidité, soit dans l'intensité des phénomènes morbides ou symptômes manifestés par tel ou tel appareil. Ce sont ces différences qui font dire l'affection *bénigne* ou *maligne*, de *bonne* ou *mauvaise nature;* non pas que des causes différentes soient intervenues chez chacun des individus affectés, mais parce que leur constitution personnelle diffère en quelques points, sous le rapport de l'état moléculaire des humeurs et des unités anatomiques, déjà signalé précédemment. Ces remarques s'appliquent particulièrement aux tissus cellulaire, osseux et cartilagineux.

Or, lorsque l'hypergenèse et le développement anormal des éléments ont lieu simultanément ou successivement sur un ou plusieurs points de l'économie, la cause est de même ordre que celle qui vient d'être signalée pour les affections internes, et la pathogénie des unes et des autres est de même nature. Ces phénomènes ne dépendent pas de qualités spéciales nouvelles inhérentes à l'unité anatomique qui naît et se développe, mais ils sont dus à cet état général du sang et des éléments normaux, état héréditaire ou acquis, plus favorable chez tel individu que chez tel autre à la naissance et au développement en excès de telle ou telle unité, à une longue ou courte durée de ces phénomènes. Ainsi ce ne sont pas les cellules multipliées et développées en excès qui portent en elles certaines qualités spécifiques nouvelles et autres que celles de l'homme sain, *nuisibles* ou *bénignes* pour l'individu dans lequel on les voit naître; mais c'est ce dernier dans son ensemble qui est dans des conditions bonnes ou mauvaises, déterminant la naissance et le développement anormal de ces éléments anatomiques de telle espèce plutôt que de telle autre, suivant les cas. C'est dans l'état, général constitutionnel, héréditaire ou acquis de l'organisme, et non dans l'espèce de cellule qui s'est multipliée au point de former une tumeur, qu'il faut chercher la cause de cette hypergenèse rapide ou lente, dans une seule ou dans plusieurs régions, simultanément ou successivement, pendant toute ou seulement une partie de la durée de la vie. C'est, en un mot, l'économie entière qui est de bonne ou de mauvaise nature, et non une espèce à part nouvelle d'élément dont la présence accidentelle et parasitaire viendrait modifier l'organisme. C'est l'individu tout entier, le sang aussi bien que l'ensemble des éléments anatomiques, se nourrissant à son aide et à ses dépens, qui sont altérés et dont l'état moléculaire cause les phénomènes de production et de reproduction morbides et incessantes de tel tissu plutôt que de tel autre suivant sa nature. La production accidentelle du tissu qui altère la constitution de l'économie n'est qu'un effet et une manifestation de cet état général.

La génération dans plusieurs points de l'économie, successivement ou simultanément, la nutrition énergique et le développement rapide (qui font que ces produits déterminent la disparition des tissus normaux dont ils prennent la place), sont, pour une même espèce, plus ou moins énergiques, selon la constitution individuelle et l'état général ou moléculaire des sujets atteints.

Les affections dites chirurgicales suivent à cet égard les mêmes lois que les affections du ressort de la pathologie interne, caractérisées par un trouble dans la constitution intime des humeurs. En d'autres termes, ce n'est pas à tel ou tel élément anatomique qu'on doit attribuer la gravité ou la bénignité de la marche locale des tumeurs ou leur généralisation, et aucun d'eux sous ce rapport ne jouit des qualités spécialement nuisibles. C'est, il faut le répéter, l'état de la constitution individuelle innée ou acquise qui fait ici, comme pour la variole, la scarlatine, la fièvre thyphoïde, que tel ordre de lésions se manifeste plutôt que tel autre et offre une gravité considérable ou nulle (Ch. Robin, *loc. cit.*, 1855 et 1865).

Il résulte de tous ces faits que les lois sont au fond de même ordre dans la marche des affections des liquides et dans celle des solides. Les lois de la physiologie pathologique, comme celle de l'anatomie pathologique, sont de même ordre dans les affections internes et dans les maladies chirurgicales ou externes, principalement en ce qui concerne la genèse des produits accidentels, par lesquels se manifeste l'état général de la constitution ou l'état de la nutrition de tel ou tel organe. On comprend enfin que c'est pour avoir méconnu les divers états successifs par lesquels passent les éléments anatomiques figurés, les propriétés diverses dont ils jouissent et les degrés possibles des perturbations de ces propriétés, que quelques auteurs ont pu, sous le nom d'*humorisme*, ne faire dériver les troubles de l'économie que des modifications des humeurs seules, alors précisément qu'elles-mêmes étaient encore mal connues.

C'est surtout en étudiant les tissus que cette question peut être résolue, comme c'est en décrivant les humeurs que peut être établie la solidarité de composition et de production des fluides et des solides; car c'est pour avoir méconnu la composition et les propriétés des premières que l'on a pu songer à ne faire provenir les affections morbides que de lésions survenues dans les solides : d'où le nom de *solidisme*.

De ce qui précède découle que les tumeurs solides sont des *maladies des tissus;* celles qui sont liquides, sous forme de kystes, etc., sont des maladies des *organes* sécréteurs, excréteurs ou de la circulation, généralement précédées de troubles de la nutrition des tissus formant des parois de ces organes. Les lois naturelles de la naissance et du développement des éléments et des tissus, celles de leur constitution dans les états embryonnaire, adulte et sénile, montrent que la production d'une tumeur résulte d'une perturbation dans le fait de la naissance de telles ou telles unités anatomiques; génération qui n'est pas bornée à la période embryonnaire de la vie, mais se montre encore à l'âge adulte. Comme de plus l'hypergenèse porte souvent sur les *éléments accessoires* plutôt que sur l'espèce fondamentale d'un tissu, c'est là encore une cause de différence entre le tissu morbide et le tissu normal au milieu duquel il est engendré.

L'étude des tumeurs ne peut donc plus former une étude à part et différente de celle des tissus et des unités anatomiques; elle en est une extension à des cas particuliers accidentels, et leur exploration rentre dans celle de chacun de ces tissus et éléments comparés avec eux, non plus dans des conditions normales d'âge, etc., mais dans des circonstances anormales diverses.

Ici encore, la pathologie des affections dites internes et externes devient une. Il y a cette seule différence que les premières sont une manifestation de l'état accidentel du sang, tandis que les autres sont une manifestation de l'état anormal des unités anatomiques solides ou demi-solides, amorphes ou figurées, une perturbation de leurs propriétés fondamentales.

Les anomalies des involutions embryonnaires de l'ectoderme et de l'endoderme (p. 385), certaines autres dans la formation de l'aire vasculaire, sont des types de la fatalité évolutive surajoutant aux organes normaux des parties nouvelles qui leur sont étrangères, bien qu'elles soient composées d'éléments *homologues* aux autres, mais *hétérotopiques*.

Ces parties restant plus ou moins longtemps invisibles en raison de leur petitesse augmentent de masse et par suite forment tumeur par une simple conséquence de la multiplication et du développement de leurs cellules constitutives originelles. Elles le sont au même titre et d'après les mêmes modes que les organes normaux, sauf des modifications accidentelles, mais d'importance secondaire, tenant au siége anormal des éléments, à l'impossibilité de leur chute et de leur remplacement quand il s'agit des épithéliums, et à d'autres circonstances analogues. Il est de ces masses organiques ou tumeurs qui sont solides, formées par un seul ou par plusieurs tissus au même titre qu'un muscle, une glande, ou au contraire qu'un membre pour le second cas. Il en est qui sont des poches closes ou *kystes* formés d'une paroi complexe limitant une cavité pleine d'un liquide homogène ou hétérogène.

Ce sont là des anomalies génétiques qui conduisent plus ou moins à un état morbide proprement dit, à la maladie, comme conséquence de leur accroissement individuel, qui trouble les actes des organes naturels avoisinants.

Ici se montre de suite la nécessité de porter cet examen séparément d'une part sur les tissus d'origine mésodermique vasculaires, sensibles, non caducs, etc., les plus nombreux et les plus abondants de tous, sur les *produits* ou d'une manière plus explicite sur les tissus d'origine ectodermique et endodermique d'autre part, y compris les parenchymes (*voy.* p. 405 et suiv.). La manière dont ceux-ci dérivent embryogéniquement de ces deux feuillets, celle dont leurs cellules épithéliales restent l'élément fondamental et caractéristique de chaque organe de cette sorte (au moins sous le rapport fonctionnel), forcent de procéder ainsi. Mais la manière dont les involutions épithéliales s'associent aux tissus vasculaires mésodermiques fait que cette étude se complique ici

de celle des conditions qui amènent des troubles générateurs dans ces tissus en
même temps que dans les épithéliums et *vice versâ*. Ces déviations amènent
alors, dans le lieu organique où elles surviennent, pour le tissu affecté, un simple
changement de ce qui dans chaque feuillet blastodermique détermine l'apparition
successive de chacun de nos systèmes, alors que quelques instants auparavant
il n'existait pas, sujet examiné à l'article Cellule (p. 655 à 659). Aussi, indépendamment de ce que nous avons noté ci-dessus, observe-t-on : 1° que tout
produit morbide, qu'il forme ou non *tumeur*, conserve une texture en rapport avec la nature des éléments qui le composent, et 2° en tant qu'organe il
offre en des cas déterminés une structure plus ou moins analogue à celle de
l'organe même dont il dérive ainsi, dont il constitue une lésion, dont en tous
les cas il déplace, avec ou sans atrophie, telles ou telles parties.

On voit déjà que toute classification des tumeurs qui par la description et le
nom de celles-ci ne les lie pas directement au classement et à la nomenclature
des éléments normaux qui les composent et des tissus dont elles dérivent ne
constitue qu'une conception artificielle et arbitraire qui n'est utile ni à la science
ni à la thérapeutique (*voy.* Ch. Robin. *Sur la naissance des éléments anatomiques*, in *Journal de l'anat. et la physiol.*, 1865, p. 147, et *Sur l'épithélioma
des séreuses*, ibid., 1869, p. 281).

Ces exemples font comprendre nettement ce qu'il y a de plus simple et de
plus général dans la genèse des productions accidentelles, tant par seule augmentation de masse que par génération de parties qui n'existaient pas. Ils font
comprendre non moins nettement comment la détermination de la nature anatomique de ces productions par celle de leur origine et de leur constitution
propre se doit faire absolument d'après les méthodes voulues par l'étude des
parties saines. Mêmes remarques pour ce qui concerne les dénominations nécessaires à la désignation de ces choses nouvelles ou accidentelles à côté des naturelles.

Examinons de plus près ces derniers points.

On *détermine la nature* d'une unité anatomique en tant qu'appartenant à
telle ou telle espèce par la détermination de son origine embryonnaire, de son
siége, de sa forme, de son volume, de sa consistance, de ses réactions chimiques,
de sa composition immédiate et de sa structure, comparés entre eux dans le plus
grand nombre possible des phases de cet élément d'évolution. Chaque élément
anatomique, en effet, doit être envisagé non-seulement sous le rapport de sa
structure propre, mais encore au point de vue du lieu, du mode et de l'époque
de son apparition dans l'organisme, puis des modifications normales et accidentelles qu'il offre à partir de cette apparition, car chaque espèce passe par des
phases d'évolutions différentes de l'une à l'autre. Chacun d'eux présente *une
époque, un lieu* et *un mode* particuliers d'apparition. Chacun ensuite se développe à sa manière.

Puisque toute propriété normale ou troublée suppose un siége correspondant,
il devient nécessaire de connaître avant tout d'une manière complète chaque
unité anatomique individuellement, il est indispensable d'en avoir fait la *biographie* avant d'aborder l'examen anatomique et physiologique des parties de
plus en plus complexes que ces unités forment essentiellement par leur réunion.

Alors seulement il est possible *de déterminer la nature des tissus sains ou
morbides*, des parties complexes, en un mot. Cette détermination s'obtient en
faisant connaître, à l'aide du microscope et des autres moyens auxiliaires, quels

sont les éléments ou individus relativement simples dont dérivent ces parties et qui les composent ; à cette détermination sera jointe celle de l'*arrangement réciproque* de ces unités offrant tel ou tel des modes de *texture* qui montrent qu'ils appartiennent soit aux *produits*, soit aux *tissus proprement dits*, soit aux *parenchymes*, tant *glandulaires* que *non glandulaires ;* puis enfin on recherchera en même temps et par les comparaisons dont il vient d'être question à laquelle des phases de leur évolution normale ou morbide ces tissus sont arrivés.

D'autre part, toute nomenclature est l'un des procédés logiques ou intellectuels à l'aide desquels nous arrivons à connaître le vrai en tel ou tel ordre de choses. En nous faisant voir le mieux possible la nature des objets et des phénomènes dans l'ordre anormal, la pathologie générale nous conduit à désigner les uns et les autres par les mots qui ont le plus grand rapport possible avec leur nature réelle. Là est le but que se propose d'atteindre toute *nomenclature*, chacune cherchant des signes dont la vue ou l'audition ressuscite autant qu'il se peut, soit la notion des caractères essentiels statiques et dynamiques des corps, soit la nature des phénomènes résultant de leurs relations réciproques. La nécessité, dans chaque science et dans chaque art, d'exprimer avec brièveté et clarté nombre d'idées inusitées dans le langage vulgaire ou dans tout autre art ou science inconnus à la plupart des hommes, force à créer incessamment des mots nouveaux ; elle conduit en outre à donner aux termes anciens bien des significations purement techniques. La pathologie a les siens comme l'astronomie, la mécanique, la physique, la chimie, l'anatomie, la physiologie, etc. La nature des organes et, par suite, leurs noms, ne peuvent être exactement déterminés qu'autant que les éléments anatomiques qui les composent, avec leur figure et leurs propriétés, l'ont été eux-mêmes. Or, comme les lésions ne sont qu'une atrophie, une hypertrophie, une modification de structure avec ou sans déformation de ces éléments ; comme les maladies ne sont que les troubles des propriétés de ceux-ci, accompagnant leurs lésions, on ne pourra établir une nomenclature pathologique rationnelle tant que ces lésions et ces troubles n'auront pas été déterminés. C'est là ce qui devra être fait d'abord dans les parties les plus simples pour s'élever jusqu'aux organes et aux appareils en passant par les tissus et les systèmes. Comme, d'autre part, cette gradation dans la complication croissante des parties du corps est à peine reconnue, toutes les nomenclatures existant actuellement, et qui n'en tiennent pas compte, n'ont qu'une valeur transitoire. Il n'en reste pas moins prouvé que c'est dans la nature même des objets observés qu'il faut chercher les spécifications des signes destinés à traduire leurs états normaux et accidentels, au lieu de les prendre dans des choses d'une nature différente. Aussi vouloir associer, dans les descriptions, les nomenclatures anciennes (fondées sur un empirisme alors inévitable) à d'autres plus récentes, mais qui ne s'appuient pas davantage sur la comparaison de l'état morbide à l'état normal, constitue une inconséquence manifeste ; cette manière de faire ne laisse que des rapports rares et éloignés entre les descriptions et la réalité qu'elles doivent rappeler, parce que les termes sont contredits par la nature même des faits qu'ils devraient exprimer (*voy.* Biologie).

Il est certainement on ne peut plus singulier de voir des écrits des plus récents subordonner les données nouvelles de l'observation et de l'expérience aux hypothèses que renversent ces données mêmes. C'est faire ainsi que distinguer les produits morbides d'après des caractères arbitrairement choisis, comme aux époques où la science non renseignée ne pouvait faire autrement, puis nommer

et classer les tumeurs comme si leurs unités et leur texture ne conservaient pas
de rapports avec leurs éléments anatomiques normaux envisagés au point de
vue : 1° de leur structure propre et de leurs phases d'évolution ; 2° de leur
arrangement réciproque ; 3° de leur modification de nombre, etc. Rien n'autorise
plus aujourd'hui à attribuer à ces productions une provenance plus ou moins
singulière, ou à ne pas s'occuper de cette provenance ; à se fonder ensuite sur
de simples analogies d'aspect extérieur avec des végétaux (*tubercules, 'fongus,
tumeurs fongueuses, napiformes,* etc.), ou avec des matières qu'on en retire
(*gliomes,* etc.), avec des animaux (*polype, cancer*), avec leurs produits ou leurs
parties (*sarcomes, myxomes, pneumonie caséeuse, tumeurs larinoïdes,* etc.),
avec des corps bruts (*tumeurs colloïdes, cirrhose, squirrhe, psammomes,* etc.) ;
rien n'autorise, par suite, à établir une classification et une nomenclature qui
laissent au point de vue de leur singularité bien loin derrière elles celles des
alchimistes, où les sels étaient nommés et classés d'après des comparaisons avec
les astres (*lune cornée d'argent, sel de Saturne,* etc.), des plantes (*arbre de
Mars, de Diane, de Jupiter,* etc.) ; rien n'autorise davantage à décrire une période de *floraison* des tumeurs, et ainsi des autres.

Quels que soient donc les efforts qui sont faits dans ce sens pour rendre aux
anciennes nomenclatures empiriques une valeur qu'elles ont perdue devant les
progrès de l'anatomie et de l'embryogénie, quels que soient ces efforts faits par les
auteurs qui croient rendre valables en leur donnant un sens nouveau des termes
tels que ceux de *sarcome,* de *carcinome,* de *cancer,* en leur en joignant d'autres
analogues de nouvelle création (*gliome, myxome, psammome,* etc.), la logique
scientifique la plus élémentaire met en évidence les vices de cette manière de
faire ; elle ne rend pas moins manifeste l'impropriété de mots qui ne rappellent
en rien les relations anatomiques et physiologiques des tissus morbides avec les
tissus sains, bien que l'anatomie puisse déceler ces liaisons au premier examen
comparatif. Rien, encore une fois, de plus illusoire que de croire qu'il est possible
de restituer à l'étude des tissus morbides une autonomie qu'elle a perdue devant
les investigations modernes, et que ce résultat pourrait être obtenu par le seul
fait de la reprise des termes acceptés par ceux qui croyaient à cette autonomie.
D'autre part, plus d'un raisonne et écrit sur ces questions comme s'il avait la
conviction que, en ce qui les touche, il n'est pas possible d'arriver à des convictions appuyées sur une démonstration scientifique et comme s'il pensait que
par suite rien ne s'oppose à ce qu'on adopte en dehors de toute démonstration
la supposition explicative qui paraît la plus séduisante. Il n'y a pas lieu d'insister
davantage ici sur ce point ; mais ces détails ne doivent pas être considérés comme
inutiles en présence de la facilité avec laquelle on voit si souvent les mots pris
pour des réalités et si souvent même admettre que ce que nous disons des phénomènes peut en changer la nature et le cours.

En dehors des causes générales d'ordre héréditaire (*voy.* FÉCONDATION, p. 364,
et HÉRÉDITÉ) nous avons dit ne connaître rien de précis sur les causes spéciales
qui amènent la génération, quel qu'en soit le mode, de chaque tumeur en particulier, telles que le lipome ici, le stéatome cutané ailleurs, et ainsi des autres.
L'état syphilitique constitutionnel cause la production des hypergenèses du tissu
cellulaire appelées *gommes,* mais nous ne savons pas pourquoi c'est tantôt dans
le périoste de tel ou tel os, tantôt dans le tissu cellulaire de la pie-mère, du
cœur, des autres muscles ou du foie.

Mais nous savons comment naissent les unités qui constituent ces masses organiques ou tumeurs ; nous savons que ces masses dérivent des organes d'origine ectodermique, endodermique et mésodermique, d'une manière analogue à celle dont ces organes proviennent des feuillets du blastoderme. Il faut spécifier ici : 1° que les éléments qui par leur multiplication dans les conditions accidentelles sus-indiquées chez l'adulte :composent les tumeurs naissent individuellement de la même manière que dans les feuillets blastodermiques et dans les organes qui en proviennent; 2° mais que la production nouvelle qui en résulte sous forme d'épaississement, d'induration, de tumeur, etc., ayant son point de départ génétique dans des tissus et des organes déjà constitués régulièrement, les conditions sont ici autres que celles que représentent les feuillets purement cellulaires, mous, etc., lors de la délimitation à leur aide et à leurs dépens des systèmes organiques normaux (*voy.* p. 405, et SYSTÈMES, §§ IV et V). L'accident que représente cette génération est ici nettement saisissable.

La différence des conditions génétiques se manifeste entre autres par ces particularités que ce qui naît est une certaine *masse* sans configuration organographique propre, formée d'un seul tissu osseux, cartilagineux, fibreux ou autre, par exemple, dans l'épaisseur d'un tissu différent, comme le derme, un muscle, un nerf, etc., ou dans l'épaisseur d'un tissu semblable, comme lors de la production d'un lipome dans le tissu adipeux, d'une tumeur fibreuse dans une aponévrose, d'une tumeur musculaire dans la musculeuse de l'intestin, etc. La différence se manifeste ailleurs par ce fait que l'hypergénèse des unités a pour conséquence que des follicules clos ou non et les petites glandes en grappe passent à l'état kysteux, c'est-à-dire d'organes accidentellement plus ou moins gros, par accroissement de leur contenu surtout et aussi de l'épaisseur de leurs parois, mais sans disparition au fond de ce que leur structure a de caractéristique.

Notons qu'en diverses circonstances, comme dans le cas des kystes de l'ovaire, par exemple, et aussi de la thyroïde, etc., les productions relativement simples de cet ordre se compliquent, en ce qu'elles-mêmes deviennent le point de départ de la génération par involutions (*voy.* CELLULE, p. 598) plus ou moins multipliées de vésicules closes ou de culs-de-sac analogues à ceux dont ils dérivent. Il y a ici complication du fait morbide primitif par un autre de même ordre que le suivant.

Comme nous le verrons de nouveau, ce sont ailleurs des productions involutives épithéliales partant des organes d'origine tant endodermique qu'ectodermique, qui s'associent intimement, au fur et à mesure qu'a lieu leur génération, au tissu cellulaire et aux vaisseaux d'origine mésodermique; les tumeurs dites hypertrophies glandulaires peuvent ici être citées comme exemple. Ces productions répètent en cela le mécanisme général de la génération embryonnaire et fœtale des organes complexes tels que les parenchymes, l'œil et l'oreille à leur origine, etc.

Ces tumeurs, comme celles dont nous venons de parler en dernier lieu, sont de la sorte complexes, formées par l'association structurale plus ou moins compliquée d'éléments mésodermiques à d'autres, soit ectodermiques, soit endodermiques, suivant les cas qui représentent les parties constituantes fondamentales à côté des autres. Les premières, formées principalement par un seul tissu, de provenance mésodermique, offrent une structure relativement simple, comme le montrent les chondromes, les ostéomes, etc. Il importe on ne peut plus de ne pas oublier que tous ces phénomènes de génération, qui répètent en eux-

mêmes sur l'adulte ceux qu'on observe chez l'embryon (p. 388 et suiv.), s'accomplissent, dans les conditions accidentelles dont il est ici question, comme à
l'état normal, sans déterminer aucune sensation quelconque. La génération et le
développement sont des actes végétatifs, ne suscitant par eux-mêmes aucune
impression, aussi bien dans les animaux que dans les plantes. Et il en est ainsi
quand il s'agit de l'apparition des éléments des tissus cellulaire, osseux, cartilagineux, etc., aussi bien que lorsque naissent et se multiplient des cellules
épithéliales quelconques, parmi lesquelles ce caractère d'insensibilité est particulièrement manifeste.

Que la production morbide appartienne au groupe des *produits*, qu'en un mot
elle soit de provenance épithéliale ou au contraire mésodermique, c'est-à-dire
appartenant au groupe des *constituants*, ce n'est qu'indirectement et souvent
tardivement par les influences, soit mécaniques, soit nutritive et évolutive, qu'elle
exerce sur les filets nerveux qu'elle englobe ou qu'elle repousse, et encore sur
tel ou tel organe du voisinage, qu'elle devient source de complications soit sensi-
sitives, soit motrices.

Aux particularités qui précèdent relatives à la production des tissus dans des
circonstances accidentelles il faut signaler encore les suivantes qui se rapportent
aux cellules mêmes de la génération desquelles ils résultent. Elles se rapportent
particulièrement aux changements évolutifs que présentent ces cellules, comparativement à ce que montrent les cellules de la même espèce nées et développées
dans des conditions normales.

Les conditions accidentelles qui amènent la génération des cellules qui composent les tumeurs sont, comme nous l'avons dit, liées aux conditions générales
de la nutrition et du développement de ces unités au sein de ces produits. Bien
que non définies avec précision dans chaque cas particulier, elles sont telles que
ces cellules qui au moment de leur génération sont semblables à celles de même
espèce des tissus normaux présentent bientôt des formes, des dimensions et des
particularités de structure anormales que l'observation seule peut faire connaître
et que rien hors de là ne pouvait faire prévoir. Les limites entre lesquelles
peuvent s'étendre ces modifications ne sont pourtant pas hors de proportion avec
celles qu'on observe dans des circonstances naturelles. Nous savons déjà qu'elles
constituent des anomalies ou monstruosités oscillant en quelque sorte autour du
type normal, mais dans les directions les plus diverses qu'on puisse concevoir
suivant toutes les variétés des conditions compatibles avec leur vie nutritive
qu'elles rencontrent, mais sans jamais marcher vers une transmutation en quelque
espèce que ce soit (*voy.* p. 405 et suiv.). Signalons d'abord les modifications que
présentent durant la grossesse de la femme et des autres mammifères les cellules
épithéliales d'une part et celles du tissu cellulaire, sous l'influence alors de la
réplétion vasculaire et de l'impossibilité d'une mue des épithéliums durant plusieurs semaines ou plusieurs mois (*voy.* Ch. Robin, *Mém. sur les modifications
de la muqueuse utérine.*, *Mém. de l'Acad. de méd.* Paris, 1861, in-4°, t. XXV,
p. 81). Elles consistent dans l'hypertrophie et la déformation de ces cellules qui
deviennent énormes comparativement à ce qu'elles étaient d'abord (*voy.* CELLULE,
p. 667).

De plus, leur noyau devient aussi de deux à quatre fois plus gros qu'il n'était,
plus transparent, généralement moins grenu, et acquiert de un à trois nucléoles,
jaunâtres, réfractant fortement la lumière; ce fait leur donne un aspect très-
analogue à celui qu'ont les noyaux hypertrophiés aussi qu'on trouve dans les

tumeurs dites *cancéreuses*, aspect autrefois considéré comme spécifique faute de la connaissance des faits qui précèdent (*voy.* CELLULE, p. 573). Enfin ces cellules, tant les épithéliales que celles du tissu cellulaire de la muqueuse devenue *caduque* ou non (*voy.* CADUQUE), se chargent elles-mêmes plus ou moins de granules graisseux (*voy.* CELLULE, p. 578, et les articles DÉGÉNÉRATION et RÉGRESSION, p. 110).

Or, des particularités de même ordre portant aussi sur le volume et la forme du corps cellulaire, sur ses granulations normales et accidentelles, sur le volume et la structure des noyaux et des nucléoles, se rencontrent aussi dans les cellules des tumeurs du tissu cellulaire périostique ou autre dites *fibro-plastiques*, du tissu cartilagineux et surtout dans les tumeurs d'origine épithéliale. Les changements de structure, etc., de ces divers ordres, ont même lieu ici dans des proportions qui dépassent celles dont on suit les phases formatrices normales pour chaque semaine ou mois de la grossesse. Dans l'un et l'autre cas aussi, il y a là un sujet d'études comparatives qu'il importe de faire autant pour ce qui concerne les dimensions et les formes de chaque cellule, de leur noyau, que pour ce qui touche à leur passage à l'état granuleux, vésiculeux, etc., aux conséquences de cet état relatives aux changements de consistance et surtout de couleur, tant des cellules que du tissu qu'elles forment, à la destruction finale de celles-là, etc. (*voy.* CELLULE, p. 579).

Rien d'aussi mal en rapport avec la nature des choses qui se passent alors dans ces éléments que de dire qu'il y a là une *hypoplasie* ou une *régression*, quel que soit le sens que l'on donne à ces mots, fût-ce le moins exact, celui de *dégénérescence* des cellules (*voy.* DÉGÉNÉRATION et RÉGRESSION).

Tous les aspects extérieurs des tumeurs, comme ceux relatifs à leur ramollissement, à la production d'un suc cancéreux, etc., ne sont que la résultante, l'expression extérieure de modifications complicatives secondaires, dans la structure des éléments, dans la texture du tissu qu'ils forment, dans son plus ou moins de vascularisation. Mais aucun de ces caractères ni autres analogues ne sont spécifiques, c'est-à-dire ne décèlent la nature élémentaire et l'origine organique de ces productions morbides, qui sont ce qu'il y a d'essentiel à connaître.

Ce qui les décèle, c'est ce que nous avons dit plus haut (p. 460), sur quoi il n'y a pas lieu de revenir.

Les productions qui deviennt sources de troubles fonctionnels, c'est-à-dire morbides, coordonnées d'après les modes de leur génération même, se rangent ainsi qu'il suit :

En premier lieu viennent toutes les monstruosités ou anomalies, quels qu'en soient les noms, qui ont pour point de départ des troubles ou perturbations, soit dans la génération des éléments et des tissus, soit dans la délimitation des parties similaires de chaque système à l'aide et aux dépens de tels ou tels feuillets du blastoderme (*voy.* p. 385 et suiv.).

Il en est qui résultent d'*agénésie*, de la non-génération de certains organes ; les autres d'arrêts de *développement*, d'autres de génération, soit hétérotopique simplement, soit en excès, ou hypergénétique, et relatives, soit à des organes proprement dits (kystes dermoïdes et inclusions fœtales), soit à une hypergénèse ou hyperplasie de certaines parties similaires d'un système (capillaires et artères ou veines des *nævi* vasculaires ; portions du derme, de l'épiderme et des poils des *nævi* pigmentaires), ou des éléments d'un tissu (tumeurs à myélocytes du fœtus, etc.), constituant ou devenant les *unes et les autres des taches, plaques et tumeurs congénitales* (*voy.* p. 385, et MONSTRUOSITÉS, p. 261 et suiv.). Il importe d'insister ici sur ce point que toutes ces perturbations génétiques, constatables anatomiquement à tous les instants de leur propre existence, ne sont pas toutes rendues saisissables dès leur origine par les troubles fonctionnels qu'elles peuvent susciter. En un mot, pour les introrsions de portions de l'ectoderme et du méso-derme donnant lieu aux productions dites *kystes dermoïdes* et *inclusions fœtales* ovariques, testiculaires, etc., c'est par leur développement proprement dit, con-sécutif à la génération hétérotopique, qu'elles causent des accidents et deviennent morbides.

Les générations dentaires hétérotopiques, les obstacles accidentels à l'éruption des dents normales et même des poils, parfois offrent d'autres exemples de faits de cet ordre. C'est aussi par l'évolution consécutive à leur production que causent des troubles morbides nombre des autres lésions, d'origine embryonnaire comme les précédentes qui par *agenèse*, *hypogenèse* ou *hypergenèse* des parties, amènent ce qu'on appelle des malformations, tandis qu'il n'en est généralement plus de même pour les monstruosités proprement dites (*voy.* Monstruosités).

On remarquera qu'en toutes ces questions l'important est de bien se rendre compte de la nature, du lieu et de l'époque de la génération des parties tant élémentaires que composées, car toute introrsion embryonnaire anormale de l'ectoderme constituant entre autres parties un kyste dermoïde, ovarien, par exemple, ou siégeant ailleurs, est à la fois : 1° une *néoplasie* (*voy.* Néoplasie) ou production nouvelle par rapport au reste de l'embryon ; 2° une *hypergenèse* ou *hyperplasie* quant au nombre habituel des unités et des organes pileux ou autres de celui-ci ; 3° une *hypogenèse* ou *hypoplasie* de ces parties, en ce sens que leur formation reste au-dessous de ce qu'elle est dans leurs homonymes des régions normales quant à leur volume, à leur forme et même à leur structure intime ; 4° une *homœoplasie*, en ce que ces éléments et ces organes sont homo-logues, similaires à leurs homonymes normaux ; 5° une *hétéroplasie* ou production *hétérotopique*, en ce que ces parties sont étrangères à la région qu'elles occu-pent relativement à l'état normal ; 6° une production *hétérochrone*, en ce que leur développement proprement dit se fait à une autre époque que celui des éléments et des organes normaux homologues.

Toutes les productions accidentelles d'origine embryonnaire, quel que soit leur nombre, leurs variétés, et les subdivisions qu'il faut apporter dans le groupe qu'elles constituent, conservent un ensemble de caractères qui leur sont propres, qu'on ne retrouve pas dans les autres. Elles conservent, en un mot, les caractères d'*anomalies* dans la génération, suivie d'un développement ou accroissement continu tenant de près par ses modes à ceux de l'évolution naturelle, sans avoir à proprement parler ceux qu'offrent la *maladie*, l'état morbide. Ici en effet ce qui survient anatomiquement et physiologiquement le fait à nouveau, après une durée plus ou moins considérable d'un état normal au delà de la vie fœtale. Avec ces conditions tout autres de la génération, dès que celle-ci a eu lieu se montrent des conditions d'évolution de ce qui est né, différentes aussi et au même titre, comparativement à ce qui a lieu dans le groupe des productions accidentelles d'ordre embryonnaire.

Ainsi, après un certain temps de vie normale non embryonnaire, la génération reprend une certaine activité ; mais celle-ci ne porte plus sur les anomalies géné-tiques d'un système dont on voit l'ensemble dériver de tel ou tel feuillet blasto-dermique et dont bientôt après apparaissent les parties similaires. C'est ici de ces parties similaires, ou mieux c'est de leurs cellules ou éléments constitutifs même, naissant en proportions anormales, que proviennent des masses ou parties organiques nouvelles. Elles sont homologues au normal par leur composition élémentaire, de même type général au point de vue de la conformation et de la texture, mais dissemblables pourtant et ne pouvant se superposer à ce normal, comme le font les organes des êtres qui succèdent naturellement à d'autres êtres. La production morbide dérive bien des cellules de tel ou tel feuillet, comme le font, par exemple, les glandes normales chez l'embryon ; mais dès l'origine cette production entraîne autour d'elle sur l'adulte une association des tissus d'origine mésodermique pleinement développés, autre que l'association qui dans le mésoderme embryonnaire est en corrélation absolue, génétique et évolutive à la fois, avec l'involution glandulaire épithéliale prise pour exemple.

Ce qui est né ainsi durant la vie extra-utérine se développe ; mais ce développement a des caractères qui le différencient davantage de l'évolution normale que ne le font les phases dévolues au développement des organes proprement dits ou des masses tissulaires (tumeurs à myélocytes, tumeurs fibro-plastiques ou du tissu cellulaire, etc.) né   ccidentellement durant la vie intra-utérine (*voy.* Séreux, p. 340). L'anormal, le morbide est plus prononcé dans le premier cas que dans celui-ci. Il l'est en ce que le tissu accidentellement né sur l'adulte, en augmentant de masse, arrive plus vite à l'*état granuleux* de ses cellules, à la *vascularisation* de sa trame de tissu cellulaire, à l'*induration* parfois et plus souvent au *ramollissement* de ses éléments (*voy.* Dégénération) et de son tissu, par la suite, à l'*ulcération* de ce dernier après celle de la peau qui le recouvre. Bien plus souvent aussi la naissance une fois survenue en un point de l'organisme continue dans les ganglions voisins ou ailleurs, d'où la généralisation. Toutes particularités qui seront étudiées plus en détail ci-après et qui donnent aux produits morbides de l'adulte un cachet spécial d'anormalité qu'on ne retrouve pas, ou du moins pas au même degré dans ceux qui sont d'origine embryonnaire.

En raison de leur origine et de leur composition élémentaire fondamentale les productions morbides sont de nature :

1° *Épithéliales*, tant ectodermique qu'endodermique ;

2° *Mixtes*, c'est-à-dire à la fois épithéliales et mésodermiques ;

3° *Mésodermiques*, principalement.

Notons de suite que les tumeurs de provenance épithéliale sont toujours plus ou moins mixtes, et cela en raison de la manière dont leurs parties essentielles s'associent le tissu cellulaire et ses vaisseaux comme trame, ainsi que parfois le derme ou même des parties des tissus musculaire ou nerveux ; mais toujours ce qui domine aux points de vue anatomique et physiologique, au point de vue de ce qui leur donne leurs caractères évolutifs et par suite morbides essentiels, c'est l'épithélium. Au contraire, les portions des tissus vasculaires ou mésodermiques, que les cellules épithéliales s'adjoignent, n'en représentent toujours que la partie accessoire, qui en même temps est toujours plus ou moins rapidement envahie par les premiers, ainsi que les autres organes mésodermiques avoisinants : d'où des complications épiphénoménales plus ou moins nombreuses et plus ou moins intenses.

Pour l'étude de la génération des tumeurs provenant des parenchymes glandulaires et non glandulaires, *voy.* Parenchyme.

§ XII. Lois de la génération des organismes. Nous pouvons atteindre aujourd'hui les causes immédiates de la *génération* aussi bien que celles de la nutrition ou de la contraction, et par *causes immédiates* on entend les conditions tant intimes ou intrinsèques qu'extrinsèques de ce phénomène ou de tout autre quelconque.

À mesure que la science distingue et précise mieux la nature et la subordination de chacun de ces ordres de conditions en ce qui touche chaque espèce de corps brut ou organisé, elle prouve qu'il n'y a pas deux principes d'activité dans l'univers ni dans les individus. Contrairement à ce que soutiennent encore beaucoup de physiologistes, d'accord avec les métaphysiciens, quel que soit l'ordre de formation organique dont il puisse être question, la science montre qu'il n'y a plus lieu pour s'en rendre compte d'invoquer quelque chose de supérieur, ni même l'intuition d'une force créatrice, qui serait partout la même et par conséquent naturelle et légitime, donnant l'existence à l'organisme et opérant sans interruption : force qui serait le principe vital, principe particulier n'ayant point son pareil, agissant par des moyens matériels que nous pouvons seuls connaître (Burdach).

L'unité fondamentale des modes d'activité de la matière cherchée dans les organismes se retrouve être la même que dans les corps inorganiques. Mais elle offre des variétés sans nombre de complexité et de délicatesse dans les conditions d'action de tout organisme, qui, en partant de sa constitution spécifique indivi-duelle, prend une forme en harmonie avec le milieu extérieur, s'accommode à ses circonstances, à compter de son origine, de sa génération (*voy.* Organisation).

Quant à celle-ci, elle a pour cause immédiate essentielle l'existence d'un milieu en voie d'activité moléculaire ou chimique qui doit être telle que l'orga-nisme qui apparaît là, comme l'une des formes et des activités de la matière, puisse y trouver simultanément autant les principes immédiats que les autres conditions voulues pour sa nutrition ; un milieu tel qu'aussitôt qu'il y apparaît l'organisme puisse lui emprunter des principes et lui en rendre (*voy.* ci-dessus, p. 388-389).

Ce milieu s'est formé, chimiquement parlant, cela n'est pas douteux et n'est mis en doute par personne. La génération y a nécessairement été spontanée, au moins une fois (De Blainville). Mais on ne sait pas s'il est encore tel qu'il a été alors, ou s'il s'est modifié de manière à ne plus être ce qu'il a été, à ne plus être apte à cette prise de forme des principes qui le constituent, en un corps lié à ce milieu comme ce dernier est lié à eux. On ne sait si, cela ayant été, ce milieu n'a jamais pu que se prêter une seule fois à la génération d'un seul *globule gélatineux* d'une part, *mucilagineux* de l'autre (Lamarck), ou d'une *monère* (Haeckel), ou s'il l'a fait plusieurs fois, et successivement ou simultanément, pour plusieurs sortes d'organismes, les plus simples animaux et végétaux.

En tout cas, ce qui précède concerne la genèse ou l'apparition originelle primordiale de ce qui a *état d'organisation*, et il ne faut pas le confondre avec l'évolution de l'unité organique qui vient de naître, évolution qui, variant de concert avec le milieu, façonnerait celle-ci en plantes de ce côté, en animaux dans l'autre sens, privés de sexes d'abord, puis sexués, se distinguant bientôt en espèces, genres, classes, etc.

On ne sait pas plus cela qu'on ne sait si le milieu s'est successivement modifié en se prêtant à la genèse successive ou simultanée des protophytes jusqu'aux baobabs, des protozoaires jusqu'à l'homme.

On ne sait donc pas quand et comment a eu lieu la genèse originelle. On ne peut que supposer qu'elle a été primitivement ce qu'est encore aujourd'hui la genèse de tous les jours; que ses modes intimes n'ont pas plus changé à quelque moment donné que ne l'ont fait les phénomènes physico-chimiques. On ne peut que supposer, en un mot, qu'elle a été ce qu'elle est lorsque nous en suivons les phases durant la genèse du pronucléus ou noyau vitellin (p. 346, et Ch. Robin, *Anat. cellulaire*. Paris, 1873, introd., p. 22).

Les conditions de la genèse primitive ont été telles que le milieu dans lequel elle a surgi s'est trouvé *simultanément générateur* et *nutritif*. Il se peut qu'il en soit encore ainsi pour certains êtres. Cette question devra être examinée.

Aujourd'hui le milieu extérieur n'est plus que nutritif ou de rénovation moléculaire continue. Dès qu'on s'élève aux phénomènes de génération, conduisant à la reproduction et à la multiplication, c'est directement la substance du corps, entièrement (*segmentation*) ou partiellement (*gemmation*), qui intervient lorsqu'il s'agit des protozoaires ou des protophytes. Là quelquefois aussi, et toujours dans les êtres multicellulaires, c'est telle ou telle région de l'organisme même qui représente le milieu nécessaire à une genèse, milieu à la fois génétique et nutritif et par là évolutif; chaque organisme représente ainsi un milieu similaire au milieu général ou commun qui a seul existé primitivement. Dans chacun de ces milieux particuliers, spéciaux, complexes, constitués par une matière en voie de rénovation moléculaire continue, comme dans le cas de la genèse primitive et primordiale, tout nouvel individu commence par un élément anatomique né par genèse, le pronucléus, auquel l'organisme sert de milieu tant nutritif proprement dit que respirateur et calorifique.

Qu'il s'agisse des animaux ou des plantes, toutes les formes de la génération reproductrice et multiplicatrice de ceux qui sont doués d'une existence indépendante sont une répétition de celles que nous avons observées sur les noyaux et les cellules, sur leurs organismes élémentaires consécutifs. Ces modes de la reproduction ne sont ici qu'à l'état d'ébauche, il est vrai, mais en raison de cela même leur nature s'y révèle avec une netteté absolument caractéristique. Ces modes ont été décrits et nommés d'après l'observation d'animaux et de végétaux tant complexes qu'infusoires ou unicellulaires, avant qu'on eût constaté le fait précédent sur les cellules proprement dites et sur les ovules. De leur examen fait d'abord dans les cas où ils offrent le plus haut degré de complexité est résulté qu'ils ont reçu des noms très-variés; on trouvera leur synonymie et l'indication de leurs homologies dans les notes de l'article CELLULE à compter de la page 592.

On y rencontre des exemples soit de *genèse* ou de production d'un corps organisé qui n'existait pas, soit de *reproduction* d'un second par son antécédent semblable à lui ou le devenant peu à peu (*génération homœomorphe*), ou dissemblable, mais alors ce descendant en se reproduisant à son tour donne un ou plusieurs individus semblables au premier (*génération alternante* ou *hétéromorphe*); production et reproduction, voilà tout ce que l'on retrouve partout dans la génération des êtres organisés. Et on la retrouve partout : 1° soit qu'il s'agisse des éléments ou unités anatomiques proprement dits, dont l'existence n'a de durée qu'autant qu'ils demeurent solidaires d'individualités soit semblables, soit spécifiquement différentes ; 2° soit qu'il s'agisse d'êtres d'une composition anatomique plus ou moins complexe en tant qu'unicellulaires ou multicellulaires, toujours doués d'une constitution animale ou végétale indépendante, c'est-à-dire dont l'existence ne dépend que des milieux ambiants et non de leur association réciproque, comme dans le cas précédent, des unités qui les composent.

La génération spontanée d'individua lités indépendantes unicellulaires, au moins-
dès leur origine, a peut-être lieu parfois encore (*voy.* p. 398).

Quant à la genèse d'une individualité élémentaire, d'un noyau (noyau vitellin
ou pronucléus), elle se retrouve comme point de départ de presque tous les
modes de *reproduction*, depuis les êtres les plus compliqués chez lesquels intervient la fécondation jusqu'aux espèces non sexuées les plus simples (*voy.* p. 403).
Il y a de plus les cas nombreux de genèse dans les organismes complexes d'éléments anatomiques, soit cellulaires (épithéliums de remplacement, p. 406), soit
non cellulaires (p. 417). Il y a de plus sur une plus grande étendue encore la
genèse du corps cellulaire, avec ou sans dépendances fibrillaires autour d'un
noyau comme centre, pour un nombre considérable d'éléments anatomiques
nerveux, musculaires, lamineux, élastiques, etc. (*voy.* p. 411).

Rappelons ici que tous les cas dits de *génération endogène* ou *intracellulaire*
sont : 1° soit des faits de *genèse* de cellules dans la cavité accidentelle d'une autre
(*voy.* Cellule, p. 604); 2° soit plus souvent à l'état normal des cas de genèse
d'un ou plusieurs noyaux survenant, d'une part, dans le vitellus qui se segmente
ensuite en même temps que le noyau, ou bien qui produit autant de gemmes qu'il
y a de ces noyaux ; genèses survenant d'autre part dans le contenu de certaines
cellules des espèces animales ou végétales non sexuées. Après cette genèse le
contenu se segmente ici pour former de la sorte autant de cellules; chacune
de celles-ci devenue libre et indépendante est bientôt le point de départ de
la formation d'un nouvel organisme pareil à son antécédent ou parent ; et cela
tant par sa segmentation successive en plusieurs cellules que par genèse ou non
de quelques parties squelettiques, tégumentaires, etc. Tels sont les Dicyémides
et autres zoophytes (E. Van Beneden, 1876), ainsi que divers cryptogames. Nous-
n'avons pas à insister du reste sur ce sujet après ce qui en a été dit page 403.

La reproduction, comme la régénération, est par suite dans les organismes pluricellulaires avant tout un cas particulier de la production, genèse ou génération,
et aucunement de l'évolution, du développement, de la simple augmentation de
masse de l'individu végétal ou animal qui se reproduit; l'accroissement est une
des conditions fondamentales de l'effectuation de la reproduction, mais celle-ci
n'est pas un des modes, une des formes du développement. Après la genèse, qui
en marque le début, la reproduction n'est plus que le passage d'une substance
préexistante à l'état d'individualités similaires multiples, par doubles, etc.
Ce passage, cette individualisation reproductrice ou multiplicatrice d'une substance qui vient de naître ainsi, s'accomplit d'un assez grand nombre de manières.
Elles dérivent toutes, comme nous l'avons déjà dit, de celles que nous avons
étudiées objectivement sur les cellules (page 390), mais il faut néanmoins les
caractériser ici.

Tous ces modes de multiplication se rattachent : 1° à la segmentation proprement dite ; 2° à la scission fissipare ; 3° à la gemmation ou gemmiparité de'
l'individu observé. Tous sont des cas particuliers d'un même ordre de
phénomènes, sans distinctions essentielles. Pour faciliter l'intelligence des
résultats de l'intervention de ce mode de reproduction l'on part de l'individu
d'origine ovulaire et on le suit dans toutes ses modifications jusqu'à l'époque
où lui-même se reproduit à l'aide d'un œuf. Toute l'existence végétative se passe entre ces deux seuls termes, l'un de naissance, l'autre de production
ou reproduction pour chaque individu dans les vertébrés, beaucoup d'invertébrés-
et la plupart des plantes phanérogames. Mais de nombreux invertébrés, la plupart

des Cryptogames et quelques Phanérogames voient à un moment de l'existence de chaque individu, entre ces deux points extrêmes, s'interposer l'un ou l'autre des trois modes de reproduction ci-dessus et pour quelques-uns tous les trois l'un après l'autre, soit une fois seulement, soit au contraire plusieurs. L'importance de ce fait et la complication qui en résulte pour l'existence végétative et morphologique des organismes qui le présentent sont faciles à saisir.

Le résultat de la segmentation, de la gemmation, etc., est dans tous ces cas la multiplication des individus plus grande qu'en toutes les circonstances où l'oviparité existe seule. D'un individu sorti d'un seul œuf proviennent aussi un ou plusieurs autres individus par une génération localisée sur certains points du corps du premier; puis tous, après avoir ou non donné eux-mêmes d'autres bourgeons, arrivent ultérieurement à la forme spécifique définitive qui s'accompagne de l'oviparité.

Comme sur tous les autres êtres l'idée d'*individu* n'est ici qu'une condensation en une seule notion de toutes celles qui concernent les phases évolutives de l'être à compter de son apparition; mais l'idée d'*espèce* se complique par l'intervention des individus multiples naissant par fissiparité ou par gemmiparité de celui qui est sorti de l'œuf et qui, semblables ou non à leur progéniteur, doivent rentrer dans le groupe spécifique en raison de ce que leur développement les conduit à posséder la forme et la constitution de l'ovipare originel. L'examen de l'évolution d'un seul individu, avec ou sans métamorphoses successives, ne suffit plus ici pour donner une notion complète de l'existence animale ou végétale. Entre l'origine ovulaire de cette existence et sa fin, en la supposant représentée par la ponte, il faut faire entrer comme parties intégrantes évolutives toutes les formes organiques dérivées de l'individu d'origine ovulaire, par abandon direct d'une portion de sa substance, que ces formes soient ou non semblables à ce premier reproducteur (qui suivant les espèces meurt ensuite ou continue à se développer), ou au contraire semblables à son antécédent ovipare. D'un seul œuf s'irradient ainsi plusieurs individus (parfois par centaines) arrivant chacun à donner un ou plusieurs ovules; mais en général chacun ne fait qu'une ponte, la mort suivant de près celle-ci. Au point de vue de la multiplication ce fait conduit à un résultat comparable à celui que donnent plusieurs pontes ou plusieurs floraisons, quand c'est un seul organisme qui d'années en années remplit cette fonction.

Ainsi la notion d'espèce telle qu'elle était formulée d'après l'examen des êtres qui ne se reproduisent que par des œufs ou par des graines, dont toutes les formes successives peuvent être étudiées sur un seul individu convenablement suivi, était incomplète. Mais la méthode qui seule peut conduire à une formule exacte, l'observation embryogénique, poursuivie ensuite jusqu'à l'âge adulte et à la mort, cette méthode reste la même. C'est précisément son application plus sévère à chaque évolution et dans un plus grand nombre de groupes animaux et végétaux qui a montré l'existence de ces générations intercalées entre deux extrêmes, qui, par suite, a forcé d'en tenir compte, et cela très-généralement, sur les organismes simples dont les individus, dès qu'ils sont soit sexués, soit pourvus de sporanges, ne se reproduisent qu'une fois.

Comme conséquence des indications précédentes on donne le nom de *digenèse* à ce fait de physiologie générale qui consiste en ce que certains animaux et végétaux se reproduisent par deux modes divers de naissance, l'une par œufs et sperme, l'autre sans sexes par segmentation, fissiparité, gemmes ou bourgeons (Van

Beneden). Ces derniers modes succèdent au premier. Dans beaucoup d'espèces animales, un embryon (*proscolex*) étant sorti d'un œuf, lorsqu'il se trouve placé dans certaines conditions, avant d'être adulte, c'est-à-dire avant d'avoir des organes sexuels, engendre un ou plusieurs embryons (parfois des centaines), et meurt sans atteindre l'âge sexuel (*Distomiens*, etc.). Les individus qui composent ici cette seconde sorte de génération, nés par gemmation dans le corps de l'embryon ovulaire ou à sa surface, ne parcourent pas les mêmes phases d'évolution que l'embryon sorti d'un œuf qui en se développant a conduit à la génération de leur mère; ils naissent moins jeunes et sautent ce premier âge, bien qu'ils subissent eux-mêmes une évolution fœtale. Des individus de cette seconde génération (*scolex*) on voit souvent naître d'une manière analogue, une fois ou deux, des individus semblables à eux, au milieu desquels apparaissent bientôt des embryons d'une autre forme (*cercaire*), qui prennent peu à peu des organes sexuels et représentent une génération finale (*proglottis*), tandis que leur mère se détruit.

On appelle *vers digénétiques*, ceux qui se reproduisent par digénèse. Chez les trématodes et les cestoïdes, les générations successives ont reçu chacune le nom générique qui lui était attribué alors qu'on prenait chaque génération d'un même animal pour des individus appartenant à autant de groupes différents. En comptant de l'état d'*œuf*, ces noms sont ceux : 1° de *proscolex*; 2° de *scolex*; 3° de *strobile*; 4° de *proglottis*; ce dernier s'applique à l'état adulte ou sexué de l'animal pendant les œufs. Bien que créés pour désigner des vers parasites, on s'en sert actuellement pour nommer les états correspondants que présentent les animaux des autres classes et même des plantes qui sont digénétiques. Ce sont, outre les mollusques et les annélides cités plus haut, la plupart des polypes, certains infusoires et rhizopodes.

La digenèse s'observe chez des insectes tels que les pucerons, chez des crustacés (linguatules), chez les mollusques tuniciers et bryozoaires. Dans les uns et les autres, de l'embryon sorti de l'œuf naissent par gemmation les animaux de deuxième génération qui arrivent à avoir des organes sexuels, les vrais tuniciers et bryozoaires. Parmi les ascidies de deuxième génération, il en est qui, nées de l'embryon par gemmation, continuent à être gemmipares et produisent des œufs et gemmes en même temps.

On nomme *digenèse homogone* (Van Beneden) ce mode de génération caractérisé par ce fait, que, dans les *Salpa* ou *Bifores*, par exemple, l'embryon sorti de l'œuf et ceux que produit ce dernier par gemmation sont semblables.

Parmi les annélides, les *Naïs* et les *Syllis* sont digénétiques, et les gemmes donnent des vers semblables à ceux dont ils viennent; tantôt l'animal meurt après avoir fourni les gemmes, tantôt il continue à vivre, prend des organes sexuels et pond des œufs ou donne du sperme suivant les individus.

La *génération alternante* (Steenstrup; *génération hétéromorphe* de Krohn, *digenèse hétérogone* de Van Beneden) consiste en ce qu'un végétal ou un animal, au lieu de donner naissance à un individu semblable à lui, en produit un appelé *nourrice*, qui ne lui ressemble pas, mais qui produira par génération agame, ordinairement gemmipare, une progéniture semblable au premier parent et mourra sans prendre les caractères de ce dernier : tels sont les *Bifores* ou *Salpa*. Le phénomène de la génération alternante est donc ce cas particulier de la digenèse, dans lequel les embryons provenant d'un œuf ne sont pas semblables de forme, etc., à ceux qui naissent par gemmation ou par fissiparité aux dépens de ce même embryon ovulaire. Elle est caractérisée, chez les *Ascidies sociales* et les *Alcalèphes*, par une succession alternative de générations offrant des phénomènes dissemblables et des individus un peu différents dans chacune d'elles. Dans les *Salpa*, par exemple, l'une de ces générations est représentée par des *individus agrégés*, réunis en groupes, connus sous le nom de *chaînes*. Chaque *individu isolé* (scolex) engendre un groupe d'*individus agrégés* (proglottis), et chacun de ceux-ci produit à son tour un *individu solitaire*. L'espèce est ici l'ensemble des indi-vidus (générations) dissemblables, isolés et agrégés, qui se succèdent alternative-ment. Les individus isolés proviennent de chacun des *individus agrégés* aux autres, à l'aide d'un œuf et du sperme fournis par chacun de ceux-ci, qui sont hermaphrodites. Les individus agrégés naissent par *gemmation* sur un *stolon proli-fère*, qui se développe dans le corps de l'individu isolé sorti d'un œuf.

Examinons actuellement en particulier chacun des modes de reproduction :

1° *Reproduction par segmentation.* La reproduction des organismes indépen-dants, par *segmentation proprement dite*, telle qu'on l'observe sur le vitellus et sur les cellules blastodermiques dérivant de celui-ci, n'est qu'indiquée dans les traités de physiologie, comme un cas particulier de la fissiparité; mais c'est plutôt l'inverse qui est réel.

Cette segmentation est directe pour les *Volvox* dont chaque cellule ciliée, après être devenue immobile dans l'enveloppe commune, se segmente absolument comme le ferait un vitellus en 2, 4, et un plus grand nombre de cellules restant associées en autant de colonies qu'il y a eu de cellules comme origine de celles-ci. Une fois devenues libres, ces colonies s'entourent d'une enveloppe commune dans laquelle recommencent plus tard ces phénomènes.

La reproduction par segmentation des infusoires est indirecte, lorsqu'elle n'a lieu qu'après enkystement de l'un de ceux-ci. Ce dernier devenu immobile, plus ou moins granuleux, simule très-bien un vitellus, et le kyste hyalin environnant ressemble à une *zone transparente*, mince chez les uns, épaisse dans d'autres genres. Quand le corps de l'infusoire ne renferme pas déjà un noyau, il en naît en général un dans son centre, comme le fait le pronucléus vitellin. La segmen-tation suit alors les mêmes phases que celle du vitellus. D'un genre ou d'une espèce à l'autre elle s'arrête à la formation de 2 cellules ou sphères de segmen-tation ou jusqu'à 24 et 32. Chaque cellule devient ciliée ou flagellée suivant les familles et à telle ou telle époque donnée sort par rupture de quelque point du kyste.

Les Eugléniens se reproduisent de la sorte, comme l'ont vu beaucoup d'obser-vateurs depuis Dujardin (*Infusoires*, 1841, p. 353). En général chaque individu se segmente en 2 ou en 4 et peut aller jusqu'à 32 dans quelques espèces.

Pour les infusoires ciliés, outre les modes de reproduction indiqués ci-dessous, ils se reproduisent également par segmentation après enkystement, après ou sans desséchement plus ou moins prolongé dans cet état (Cohn, 1852; Stein, 1854; Coste, *Comptes rendus des séances de l'Acad. des sciences*. Paris, 1864, t. LIX, p. 149). Les phases de la segmentation y présentent les analogies les plus nettes avec celles du vitellus fécondé.

Les Grégarines, animaux unicellulaires, malgré une longueur atteignant et dépassant 1 centimètre dans quelques espèces, s'enkystent pour se multiplier. L'animal grossit alors sensiblement et sa substance devient grenue. Cette masse sphérique se segmente comme un vitellus. Dans quelques espèces, sinon dans toutes, chacune de ces deux divisions devient sphérique, grossit, et un liquide distend la paroi du kyste qui se rompt. Chaque division devenue libre s'enkyste de nouveau pour se segmenter définitivement. De ce fait résulte la division de la masse en un grand nombre de petites cellules amibiformes qui, mises en liberté par rupture du kyste, deviennent chacune un individu nouveau, allongé, aplati, etc.

L'enkystement des *plasmodies* des Myxomycètes (*voy.* ce mot) suivi de la segmentation donnant des zoospores amibiformes n'est pas sans ressemblance avec la segmentation des infusoires ciliés et surtout flagellés (Eugléniens, Volvociens).

2° *Reproduction par fissiparité ou scissiparité.* Sur les animaux et sur les cryptogames unicellulaires ce [mode de reproduction n'est évidemment qu'un cas particulier de la segmentation. Seulement la scission porte sur la totalité de l'organisme; de plus, celui-ci étant libre et non enkysté, sa division amène directement la formation de deux individus qui aussitôt se trouvent indépendants et continuent ou non à se multiplier par ce mode de scission.

La fissiparité est un mode soit de reproduction ou de multiplication proprement dite et directe de divers animaux multicellulaires, d'organisation même déjà assez élevée (Vers, Annélides, etc.), soit seulement de propagation des œufs (Vers, Cestoïdes; *voy.* Cestoïde); car les phases de la scission du *scolex* ou *proglottis* à mesure que grandit le premier sont celles d'une segmentation plutôt que d'une gemmation. Il en est de même pour la formation des anneaux sur l'embryon des Annélides.

Sur les infusoires la scission est soit transversale, soit longitudinale.

Les particularités relatives aux changements offerts par les granules du corps de l'animal, au sarcode de celui-ci, relatives aux modifications de la substance même de ce dernier, amenant la production du plan de division et la séparation même, sont dans l'un et l'autre cas semblables à celles qu'on observe lors de la segmentation du vitellus et des cellules (*voy.* Cellule, p. 593 à 595). Notons de suite encore qu'il en est de même lorsqu'il s'agit des plantes unicellulaires ou paucicellulaires (*voy.* Cellule, p. 611-612).

Dans la *fissiparité transversale*, on voit l'animalcule présenter, d'abord vers le milieu de sa longueur, un étranglement qui devient de plus en plus profond; bientôt entre les deux portions le tissu étiré ressemble à une tige qui devient de plus en plus étroite, et l'ensemble rappelle assez la forme d'un boulet ramé. Si l'animal observé est une Paramécie ou un Trichode, c'est-à-dire un infusoire muni de cils autour de la bouche, on voit ceux-ci se montrer sur la partie antérieure du tronçon postérieur; la bouche elle-même se dessine là. Plus tard, la tige de réunion se rompt, et l'on a ainsi deux moitiés qui se mettent à se mouvoir librement; d'abord arrondies, elles deviennent peu à peu ovales, allongées, et finissent par ressembler à l'animal qui leur a donné naissance. Quelques heures suffisent pour qu'un grand individu en forme deux complétement séparés.

Les Oxytriques, pendant l'acte du sectionnement transverse, courent très-vite dans différentes directions et agitent leurs poils avec une grande rapidité. Chacun des individus ainsi constitués ne tarde pas à tirer en sens inverse; il contribue par là à rétrécir de plus en plus le lien commun et à amener enfin la séparation complète (J. Haime). Les *Euglena* peuvent subir aussi la fissiparité transversale sans s'enkyster (Perty, *Zur Kenntniss der kleinsten Lebensformen.* Berne, 1852. — Braun, *Ueber die Erscheinung der Verjüngung.* Leipzig, 1851).

On retrouve la fissiparité dans les *Gonium*, les *Volvox*, les *Strephanosphæra*, les *Pediastrum*, les *Chlorogonium euchlorum* (Stein, *Die Infusionsthiere*, etc. Leipzig, 1854), les *Polytome* (Weiss, *Bulletin de la cl. des sciences physico-*

mat. de Saint-Pétersbourg, VI, 20, 1848) et les *Péridiniens* (Claparède et Lachmann). Les *Acinétiens* et les infusoires *cilio-flagellés* se multiplient de même (Stein).

On n'a jusqu'à ce jour constaté la *fissiparité longitudinale* que chez les Vorticicellines et parfois sur les Paramecies, les *Chilodon* et les *Stylonychia*, qui plus ordinairement montrent la fissiparité transversale.

1° La division du nucléus ne précède pas toujours nécessairement (bien qu'elle le fasse pourtant souvent) celle du corps de l'animalcule, et ici ne tient pas sous sa dépendance absolue tous les autres phénomènes qui se rattachent à la division naturelle des infusoires (Balbiani, *voy*. p. 350).

La constriction extérieure peut être plus ou moins avancée parfois et les deux nouveaux individus être munis déjà de la plupart de leurs organes de nouvelle formation, avant que le noyau lui-même commence à présenter les moindres indices d'un fractionnement, tandis que d'autres fois la scission du noyau est achevée avant que commence celle du corps de l'animal.

2° Quand le nucléus est simple, ovoïde ou arrondi, on le voit s'allonger, pénétrer dans les deux moitiés de l'animal et se sectionner lui-même en même temps que le reste du corps.

3° Si le nucléus est allongé, flexueux, plus ou moins recourbé, il se resserre, revient sur lui-même, prend la forme oblongue comme dans le cas précédent, et plonge aussi par chaque extrémité dans les deux moitiés de l'animalcule en train de se fractionner.

Dans le cas de scission transversale, le globule contracté présente son grand axe suivant la direction antéro-postérieure; dans le cas de fissiparité longitudinale, le grand axe du globule se dirige transversalement (*Vorticellina*).

4° Si le nucléus est multiple, on observe des phénomènes plus curieux encore. Il y a des infusoires qui possèdent deux de ces organes réunis par un cordon de jonction (*Stylonychia*, etc.); dans ce cas le cordon de jonction se contracte, les deux noyaux se pénètrent mutuellement, la coalescence a lieu; bientôt l'allongement se fait, comme dans le cas précédent, et au moment où l'infusoire s'est divisé en deux le nucléus s'est partagé de manière à donner à chaque moitié un nucléus spécial.

Chez le Stentor, où le noyau est moniliforme, composé d'une série de grains en chapelet, il y a encore coalescence de tous ces grains en un globe unique et partagé par moitié entre les deux êtres qui proviennent de la scissiparité. Plus tard, chaque noyau devient moniliforme par suite d'étranglements successifs.

5° Des phénomènes analogues se passent dans le cas où les *nucléoles* sont multiples, comme dans le *Stylonychia mytilus*.

La division longitudinale se fait de la bouche vers le pédicule sur les Vorticelliens et, lorsqu'elle atteint ce dernier, elle le laisse indivis, et l'un des deux organismes nouveaux se détache et va se fixer ailleurs, ou reste fixe à côté de celui dont il dérive (*Carchesium*, *Epistylis*), en formant grappe parfois.

Sur les infusoires non fixés par un pédoncule (*Chilodon*, etc.) la scission longitudinale commence au contraire à l'extrémité postérieure du corps.

Les Monadiens peuvent se multiplier par fissiparité transversale et même aussi par fissiparité longitudinale, d'après Ehrenberg.

La fissiparité, avons-nous vu déjà, ne s'observe pas seulement sur des animaux et des plantes unicellulaires. C'est un mode de multiplication qui s'associe sur beaucoup d'organismes complexes à la reproduction sexuelle ; mais dans les conditions naturelles, hors des cas de division expérimentale ou accidentelle, on l'observe durant les premières phases de l'évolution seulement, c'est-à-dire avant que se développent les organes sexuels ou au moins l'ovule et les spermatozoïdes, ou encore dans l'intervalle des périodes où ceux-ci se produisent. Il est quelques cryptogames multicellulaires qui offrent des exemples d'une multiplication par division, plus analogues à ceux de cet ordre de scission qu'à la gemmation étudiée plus loin.

Le microscope montre que dans ces diverses circonstances au niveau du plan de division des deux portions de l'organisme, sur chacune de ses faces en quelque sorte, les modifications qui amènent la discontinuité là où il y avait continuité de sa substance sont absolument de même ordre que celles qui ont été rappelées p. 350 et 356. Seulement ici, en même temps que certaines cellules se segmentent individuellement, de telle manière qu'une moitié reste dans l'un des nouveaux individus et l'autre dans le second, on voit dans leur voisinage des cellules qui étaient adhérentes face à face cesser de l'être en raison de modifications moléculaires insaisissables ; toutefois on peut constater en certains cas des changements dans l'état granuleux, etc., de quelques-unes de ces cellules. C'est ce que l'on observe également lors de la segmentation du scolex en proglottis des Cestoïdes, à mesure que le premier grandit et que s'y développent des organes génitaux.

Quoi qu'il en soit, une multiplication de cet ordre a été observée sur les embryons d'éponge, soit transversalement, soit en long. Il en est de même pour ceux de certains zoanthaires madréporiques ; ici la division a lieu en long (De Siebold). Rœsel et Laurent ont observé la scission transversale naturelle des Hydres d'eau douce ; elle a lieu vers la partie la plus épaisse du corps, de manière à former deux ou trois individus au lieu d'un seul, elle n'est du reste pas très-commune.

Pour d'autres polypes, les Acalèphes, un seul embryon sortant de l'œuf se fixe par un pédoncule, s'allonge, et par fissiparité transversale se divise en un grand nombre d'individus discoïdes, portant des tentacules sur leurs bords. L'animal se multiplie ainsi beaucoup sous cet état embryonnaire polypiforme dépourvu d'organes sexuels. Ceux-ci ne naissent que sur les disques tentaculés précédents, après qu'ils se sont séparés de l'individu embryonnaire multiplicateur et qu'ils nagent librement. L'animal qui les porte, dit à l'état parfait ou de plein développement, se reproduit alors par des œufs et des spermatozoïdes fécondants produits par des individus distincts.

Parmi les Vers, certaines espèces de *Planaires* se multiplient par fissiparité transversale. Le nouvel individu est formé par la partie postérieure du corps et plus petit que celui qui le donne. Ce dernier reprend en peu de jours sa taille et sa forme pour se diviser de nouveau. Les descendants se développent rapidement aussi pour présenter à leur tour les mêmes phénomènes.

Nous avons indiqué page 426 les conditions qui font que la nutrition restant possible sur des parties détachées d'un organisme la nutrition, le développement et la génération continuent sur ces parties comme sur des éléments naturels d'une simplicité analogue, tels que les ovules, les spermatozoïdes, les spores, etc. Cela étant, les conditions qui conduisent chaque partie qui naît à susciter la genèse de quelque autre dont les usages, dès qu'elle existe, sont solidaires de ceux de la première, ces conditions, disons-nous, ont pour conséquences naturelles les résultats dont suit l'indication. Non-seulement l'individu nouveau détaché de son antécédent s'accroît peu à peu, mais encore les organes qui lui manquent, tant locomoteurs que digestifs, etc., naissent au fur et à mesure qu'a lieu cet accroissement, de la même manière que durant le développement embryonnaire ou intra-ovulaire. Le nouvel individu animal ou végétal arrive ainsi à être semblable à son prédécesseur et à pouvoir se multiplier comme lui.

Les divisions tant accidentelles qu'expérimentales (p. 452) montrent même que cette succession de particularités physiologiques se rencontre sur des espèces d'une organisation plus complexe encore que celles dans lesquelles la scission suivie d'une génération d'organes manquant d'abord est un mode naturel de reproduction.

La régénération d'un seul ou d'un petit nombre de membres enlevés accidentellement ou expérimentalement (p. 452), à l'exclusion de toute division multiplicatrice du corps même, n'est qu'une manifestation réduite des mêmes particularités physiologiques, qui se retrouve jusque sur des vertébrés adultes.

3° *Reproduction gemmipare, propagulaire ou par bourgeonnement.* Ce mode de reproduction est plus complexe que le précédent. Quand il a lieu sur le vitellus (p. 361) ou sur des animaux et des végétaux unicellulaires, tout se borne à la production d'une expansion du corps cellulaire, avec ou sans production préalable d'une plus grande masse de sa substance. Puis survient un rétrécissement du point de jonction des deux parties comme si une contraction circulaire s'opérait jusqu'à interruption complète de la continuité de substance et séparation des deux portions de la masse. Souvent aussi c'est par des modifications semblables à celles qui amènent la segmentation (p. 361-369) que cette séparation s'opère.

Dans le cas des plantes et des animaux multicellulaires tout bourgeon multiplicateur débute par la formation d'un groupe cellulaire, résultant déjà d'une segmentation des cellules constituant l'organisme qui va se reproduire. Cette hypergenèse amène la production d'une saillie ou bourgeon qui se sépare de ce dernier parce que les éléments naissant en nombre de plus en plus petit ne forment plus qu'une tige grêle ou pédicule au lieu d'une masse plus ou moins renflée comme au début. Suivant les cas observés, fort variés du reste, le pédicule reste tel pendant que le bourgeon proprement dit se développe et devient semblable au reproducteur, ou au contraire, qu'il soit long ou court, grêle ou épais, il se sépare de ce dernier par une scission s'accomplissant comme il a été dit page 590. Le bourgeon devenu libre représente un nouvel individu qui suit alors les mêmes phases évolutives que son antécédent, pour ce qui concerne son accroissement et la génération des organes tant viscéraux qu'appendiculaires qui lui manquent encore.

Parmi les infusoires, la *reproduction par gemmiparité* a été rencontrée surtout chez les Vorticelliens et les Acinétiens. On a souvent décrit comme *gemmes* des corps qui n'étaient que des plantes ou d'autres infusoires fortement fixés sur de plus gros qu'eux. Ces animaux présentent deux modes de gemmiparité. L'un est caractérisé par les phénomènes suivants : sur un point du corps un ou plusieurs mamelons se montrent et s'allongent ; à leur base se produit alors un sillon ou un rétrécissement qui devient de plus en plus profond, et la séparation a lieu. Il en est sur qui l'excroissance se pédiculise ; le pédicule s'étire de plus en plus, puis la séparation survient. Le mamelon forme une *gemme* ciliée ou *propagule* qui flotte dans les eaux, se complète bientôt et donne (*Podophrya Lyngbyei*) un organisme en tout semblable au parent.

L'autre mode de gemmiparité a été vu et décrit par Clarapède et Lachmann.
Au premier abord, il semble ne différer en rien du précédent, mais le bourgeon
se prolonge à l'intérieur du corps pour s'énucléer ensuite (*gemmiparité interne*).
Les Acinétiens donnent ainsi à leur intérieur (*viviparité*) des gemmes ou
embryons qui, après quelque temps, passent à l'état adulte et reproduisent en
tout les formes de l'infusoire dont ils sont sortis (*Acineta*, *Podophrya*). Il est
des cas dans lesquels un seul embryon se forme dans l'intérieur du parent, c'est
ce qui arrive dans la *Podophrya quadripartita;* dans d'autres, parfois le même
Podophrya quadripartita, ces embryons sont fort nombreux.

Dans les cas d'embryons multiples soit du *Podophrya quadripartita*, soit de
l'*Epystilis plicatilis* (Vorticelliens), les phénomènes sont à peu près les mêmes,
si ce n'est que dans l'intérieur du corps du parent se trouve un grand nombre
de toutes petites gemmes qui s'échappent les unes des autres par une ouverture
ou plutôt une déchirure du parent.

Claparède et Lachmann ont observé la gemmation interne chez des infusoires
qui n'appartiennent pas au groupe des Acinétiens : 1° *Stentor polymorphus*
Ehrenb. ; 2° *Paramecium Aurelia* Ehrenb. ; 3° *Paramecium Bursaria* Focke;
4° *Paramecium putrinum* Clap. et Lach. ; 5° *Dicyema Muelleri* Clap. et Lach. ;
6° *Urnula Epistylidis* Clap. et Lach.

Dans tous les cas de gemmation, tant interne qu'externe, des protozoaires, le
noyau envoit le premier de son côté autant de prolongements ou gemmes qu'il
se formera de propagules aux dépens du sarcode même de l'animal; prolongements qui se séparent du noyau dont ils viennent pour former le nucléus de la
propagule, avant que celle-ci devienne libre.

Parmi les animaux multicellulaires, tous les Zoophytes et un certain nombre
de Vers offrent des exemples de gemmation sous les formes les plus variées que
l'on puisse concevoir; gemmiparité coexistante ou non avec la fissiparité et
même avec l'oviparité, mais se montrant en général avant l'âge où celle-ci
survient.

Sur les spongiaires les gemmes (*propagules* de Bory de Saint-Vincent), gemmules ou bourgeons, sont de petits corps multicellulaires épais de quelques
centièmes de millimètre; ils naissent dans l'épaisseur du tissu cellulaire mou
de l'animal, s'entourent d'une sorte de paroi propre qui les a fait parfois comparer aux spores des algues. Plus tard, ils tombent dans le canal qu'ils avoisinent.
Ils sortent de la paroi, se couvrent de cils, nagent plus ou moins longtemps,
tombent au fond de l'eau, s'y fixent, s'étalent, puis s'accroissent en un nouvel
individu. Souvent pendant son étalement celui-ci donne par fissiparité un ou
plusieurs autres individus qui se développent isolément ou s'associent par
coalescence.

Chez les Zoanthaires madréporiques et autres, les polypes hydraires et médusaires, quelques Vers cestoïdes et les Mollusques bryozoaires et tuniciers ou
ascidiens, on observe surtout la gemmation extérieure, qui pourtant s'associe au
mode sur certaines espèces, parmi les Zoanthaires alcyonides et synhydres.

Cette gemmation a été observée et suivie dans tous ses détails chez l'hydre à
bras ou d'eau douce surtout. Les gemmes se montrent ici d'abord sous forme
d'une bosselure creuse, dont la cavité communique avec celle du corps de
l'animal. Une fois la saillie allongée, cylindroïde, son sommet montre de petits
tubercules qui deviendront autant de bras, et le tissu du centre de ce sommet
s'amincit, puis disparaît de manière à produire un orifice buccal entouré par

les tentacules naissants. Ces derniers se bifurquent parfois en s'allongeant. Une fois ceux-ci développés, le point de continuation du corps cylindrique de ce nouvel individu avec celui qui le porte s'amincit. La continuité existant entre la cavité centrale de l'un et de l'autre disparaît.

Le nouvel animal se détache et devient libre ensuite, mais après un temps plus ou moins long, pour aller se fixer ailleurs, par l'extrémité du corps opposée à celle qui porte les tentacules.

Les gemmes ne poussent ni sur les bras, ni sur le pied ou point de fixation des polypes. Sur le reste du corps, il s'en produit souvent quatre disposés crucialement et quelquefois, mais rarement, davantage.

Dans les polypes médusaires, une gemmation analogue donne naissance à de nouveaux individus sur ceux mêmes qui ne sont qu'à l'état dit polypoïde et encore en voie de reproduction par *scission transversale* (p. 476). Chaque gemme se détache ensuite pour devenir un individu nageant isolément et arrivant plus tard à l'état sexué. Sur certains de ces Acalèphes, tels que les Stéphanomies, ces individus restent fixés les uns aux autres et flottent ainsi agrégés ou associés comme colonie composée d'individus de forme et de grandeur différentes.

Sur les polypes agrégés, coralliens et madréporiques, les nouveaux individus, après s'être développés par gemmation comme pour les hydres, ne se séparent pas de leur producteur et ils deviennent eux-mêmes le siége d'un phénomène semblable. De l'assemblage des individus restant ainsi en continuité de substance par une portion plus ou moins étendue de leur corps résulte l'augmentation graduelle de la masse de leur tissu squelettique ou polypier (p. 417). Celui-ci prend une forme caractéristique pour chaque genre, suivant que les gemmes naissent sur le bord de tel ou tel plan de section de l'individu producteur, et se soudent entre eux par telle ou telle autre ligne. C'est ainsi que les Campanulaires naissent sur deux lignes portant des individus alternant l'un avec l'autre de chaque côté du corps. Dans les plumulaires, ils se développent d'un seul côté de la tige.

Les polypes tubulipores naissent aussi en série sur quelque individu, mais ne se soudent pas entre eux, bien que dressés dans le même sens (Crisidies), ou au contraire rampant sur les rochers (Alectos). Pour d'autres genres, les nouveaux individus se soudent à mesure qu'ils gemment en tel ou tel nombre et suivant telle ou telle direction.

Chez les Zoanthaires alcyonides, les bourgeons ne naissent à l'extérieur du corps qu'au niveau du trajet de certaines des lamelles longitudinales saillantes dans la cavité digestive du corps; il en résulte que l'ouverture de cette cavité homologue du bourgeon dans celle du producteur interrompt ici la continuité de ces lamelles, qui sont aussi les organes dans lesquels à certaines époques se développent soit des propagules (p. 477), soit les œufs. Pour les Alcyons et les Synhydres, les gemmes ne se développent pas sur le corps même de chaque individu, comme dans les familles précédentes, mais sur une partie qui est commune à tous (*masse commune du polypier*).

Sur ces derniers, d'autres bourgeons se détachent de l'animal avant d'avoir pris un grand développement comme le font les *bulbilles* qui se produisent à l'aisselle des feuilles du *Lilium bulbiferum* et autres végétaux. Ces gemmes ou propagules naissent vers le point d'attache des Synhydres à leur souche commune. La cavité circulatoire de celle-ci (faisant suite en quelque sorte à la cavité digestive de chaque individu tentaculé) communique d'abord avec celle des propagules, puis elle s'en sépare lorsque le point d'attache se rétrécit jusqu'à scission complète. Le bulbille devenu libre, emporté par ses cils vibratiles, va se fixer plus ou moins loin par une de ses extrémités, et c'est alors seulement que sur l'autre se développent les tentacules. Il devient alors l'origine d'un nouveau polypier ou colonie d'individus multiples, naissant par gemmation, etc., après allongement en un pied commun.

Sur plusieurs espèces, chacun de ces individus venant à être détruit accidentellement ou à mourir naturellement, si la masse commune reste, elle donne des bourgeons reconstituant ainsi le polypier.

Chez les Mollusques les plus simples, bryozoaires et ascidiens, se multipliant par gemmation, les bourgeons naissent aussi du tissu mésodermique des parois du corps ou du *pied*. Mais il n'a aucune connexion avec le tube digestif de l'individu souche ou producteur. Seulement, la cavité dont le bourgeon se creuse en grandissant est d'abord l'estomac ou une de ses dépendances, sans qu'on sache encore dans quelles limites interviennent dans sa production l'endoderme ou du moins ses dérivés.

Pour les Salpa ou *Bifores* la gemmation est interne. Un stolon rubané se développe près du cœur dont il reçoit un vaisseau afférent et auquel il renvoit un conduit afférent. A mesure que le stolon s'allonge, il apparaît sur lui une série de bourgeons formant autant d'individus disposés en chaînette sur deux rangs et qui plus tard deviendront sexués. Ils se détachent par groupes de l'extrémité libre du stolon qui presse, distend, amincit et perfore la portion de paroi du corps qu'elle touche.

Dans les ascidiens, les stolons naissent du *pied* par lequel les animaux réunis en colonies sont fixés sur quelque corps dur. Dans le stolon se prolonge un conduit venant de la cavité générale du corps que parcourt le sang. Ces stolons rampent sur le sol et à leur extrémité naît le bourgeon qui devient peu à peu un nouvel individu.

Nous n'avons pas à revenir ici sur la reproduction par gemmation tant interne qu'externe des vers distomiens et cystiques (*voy.* l'art. CYSTIQUE). Partout cette gemmation s'accomplit chez des individus récemment sortis de l'œuf, non encore sexués, étant encore à l'état embryonnaire tant au point de vue de l'évolution de tout le corps que sous celui de la constitution intime des tissus.

Cette dernière remarque s'applique du reste, comme aux plantes, à tous les animaux qui se multiplient par segmentation, fissiparité et par gemmipariét. Tous, en un mot, sont des êtres sur lesquels, pendant toute leur vie ou pendant une grande partie de sa durée, les tissus conservent les caractères que les tissus des insectes et des vertébrés ne possèdent que pendant la période blastodermique et embryonnaire proprement dite de leur évolution.

Or, ces particularités se retrouvent encore sur des animaux d'une organisation plus élevée que les précédents, sur diverses annélides, par exemple. C'est ce qu'ont bien fait connaître les observations d'O.-F. Müller, de De Quatrefages et Milne Edwards, sur des *Naïs*, des *Néreis*, des *Syllis* et des Myrianides.

Dans les Syllis et les Néreis, l'arrière du corps produit un bourgeon en forme d'anneau interposé au dernier ou caudal et l'avant-dernier anneau de l'individu producteur sorti d'un œuf. Ce bourgeon se divise en anneaux multiples dans le premier desquels se développent les yeux et autres organes céphaliques; en même temps, il se distingue par son plus grand volume de l'avant-dernier anneau maternel, auquel il tient encore plus ou moins longtemps, et son segment caudal est celui du producteur même qu'il repousse en quelque sorte.

On sait du reste que, pendant le développement des jeunes annélides, c'est toujours entre le dernier anneau et l'avant-dernier de ceux qui existaient déjà que vient s'intercaler chacun de ceux qui s'ajoutent graduellement aux autres.

Or, qu'il produise ainsi un seul ou plusieurs individus par ce mode de gemmation, l'individu producteur dont il est question ici meurt sans jamais posséder un appareil génital. Il reste toujours organe, mais son segment caudal se reforme et il continue à se nourrir. Au contraire, l'individu ou les individus, à peu de chose près semblables à lui extérieurement, qui s'en détachent, acquièrent en se développant des organes sexuels, soit mâles, soit femelles ; mais pendant ce temps-là chacun d'eux ne mange pas, il ne s'accroît plus, et son tube digestif s'atrophie proportionnellement. Chacun cesse de vivre après la ponte et la fécondation qui amènent la production ovulaire des individus nourriciers, agames et gemmipares ci-dessus, qui étudiés seuls restent insuffisants pour caractériser l'espèce, absolument comme sur les polypes, les vers cystiques, etc., mentionnés plus haut.

Sur les Naïs et les Myrianides plusieurs nouveaux individus naissent ainsi par gemmation à la suite du pénultième anneau avant de se séparer du producteur ; celui-ci entraîne parfois jusqu'à six à l'arrière du corps. Le premier apparu se trouve de la sorte le plus écarté du producteur et a pour anneau caudal celui qui appartenait d'abord à ce dernier. Un anneau caudal se régénère sur celui-ci après que ces nouveaux individus se sont séparés de lui, ce qui n'arrive qu'au fur et à mesure que sur chacun est né le nombre d'anneaux ou zoonites que possède tout adulte de l'espèce observée. Pour ces nouveaux individus à mesure qu'ils se montrent, comme lors du développement embryonnaire, c'est l'anneau céphalique et le caudal qui naissent les premiers ; entre eux apparaissent ensuite et successivement tous les intermédiaires, à compter de celui qui suit la tête ou deuxième zoonite.

Ainsi que l'a fait remarquer Milne Edwards, cet ensemble de données prouve qu'il s'agit bien là d'une gemmation graduelle de nouveaux individus, et non d'une simple scission d'un organisme sorti de l'œuf et adulte ou non; fait qui serait ici comparable aux cas de division expérimentale, suivie de la régénération des organes qui manquent alors au fragment séparé.

Sur les annélides mentionnés ici, l'espace qui sépare les deux derniers anneaux devient à un moment donné le siége de la génération des tissus, qui dès le moment de leur naissance sont les homologues de ceux que sous forme de feuillets blastodermiques constituent les cellules en lesquelles ailleurs le vitellus fécondé s'individualise par segmentation. Dès lors, l'apparition successive des anneaux céphalique, caudal, et de tous leurs intermédiaires, a lieu à l'aide et aux dépens de ces tissus au fur et à mesure que la multiplication de ces cellules blastodermiques suit leur génération, dont le mode même n'a du reste pas encore été observé.

Ces faits s'accomplissent sans qu'il y ait là genèse d'un vitellus, ni fécondation, ni segmentation de celui-là.

Dans ces animaux d'une organisation déjà complexe on voit ainsi, comme sur les polypes et les vers cités plus haut, la fécondation d'un seul vitellus suffire pour que de l'être naissant à l'aide et aux dépens de celui-ci proviennent directement de nouveaux individus, souvent nombreux; le tout par génération, suivant le mécanisme physiologique indiqué page 443, d'un tissu ayant de prime abord les caractères de ceux qui forment les feuillets blastodermiques.

L'importance de ces données gît essentiellement dans ce qu'il n'y a qu'un pas sans différences essentielles entre ce fait et la production des gemmes propagulaires ou bulbilles des éponges, des synhydres, etc. (page 477), d'une part, puis la production des œufs de certains hémiptères (pucerons), hyménoptères, lépidoptères et crustacés qui se segmentent et évoluent sans fécondation préalable. A tort appelés *pseudovules*, ces œufs sont aussi d'origine ovarique et ne diffèrent anatomiquement de ceux qui restent stériles, s'ils ne sont pas fécondés, que par l'absence de micropyle sur leur membrane vitelline et par quelques autres caractères secondaires. Mais leur vitellus possède dès l'accroissement complet de cette cellule les qualités moléculaires et physiologiques des ovules à micropyle qui ont subi la fécondation. Ceci du reste n'est saisissable qu'empiriquement par l'observation montrant que l'*individualisation* du vitellus en cellules avec toutes ses conséquences évolutives ultérieures débute dès que l'œuf est mûr. Cette individualisation est ici normalement spontanée comme elle l'est aussi dans les ovules mâles qui dès leur arrivée à maturité se segmentent spontanément aussi, et dont les cellules homologues des embryonnaires ou blastodermiques de l'œuf femelle deviennent par évolution intérieure ou par fissuration le point de départ de la génération des spermatozoïdes.

On sait que sur divers hémiptères, sur certains pucerons particulièrement, un individu sorti d'un œuf fécondé, pondant ainsi des œufs qui évoluent sans fécondation pour mourir ensuite, a des descendants qui font de même durant dix à douze générations successives avant de redonner des œufs pourvus d'un micropyle.

Dans ce cas comme dans ceux qui se rapportent à la reproduction par gemmation, la substance des spermatozoïdes unie à un vitellus suffit pour transmettre ses qualités moléculaires non-seulement à celui-ci, mais aux tissus et même aux ovules sans micropyle qui en dérivent; et cela non-seulement à ce premier individu, mais encore à plusieurs des générations auxquelles il donne naissance. Cette transmission prolongée jusqu'à plusieurs générations successives des qualités moléculaires de la substance du mâle est de même ordre que celle qu'on observe d'une manière simultanée sur les plantes soumises au métissage. Car on sait qu'en fécondant les premières fleurs écloses d'un *Fuchsia rouge*, par exemple, avec le pollen d'un *Fuchsia blanc*, toutes les fleurs du premier qui éclosent ensuite, sur la même branche et les voisines, du printemps à l'automne, ont un calice blanc ou marbré de blanc et non plus rouge comme dans les floraisons antécédentes. L'ovule végétal en empruntant par endosmose ses principes nutritifs aux cellules de l'ovaire et des organes voisins leur a certainement transmis par exosmose de sa part une portion de ses propres principes, au nombre desquels comptent ceux que lui ont fourni les grains du pollen fécondant. De là une influence, sinon fécondatrice, au moins modificatrice de celui-ci, transmise de proche en proche jusqu'aux autres fleurs de la plante métissée.

Nous savons déjà du reste (*voy.* FÉCONDATION, p. 364) qu'il y a dans la fécondation mélange matériel de la substance du mâle avec celle de l'ovule femelle, qui reçoit ainsi l'impression de la constitution du premier : ce fait représente, à l'état élémentaire, mais d'une manière caractéristique, la transmission héréditaire, par suite de cette propriété dont jouit toute *substance organique* d'amener (par actions moléculaires successives) à un état analogue à celui où elle se trouve les autres espèces de substances qu'elle touche. D'où il résulte que la matière des spermatozoïdes ou des grains de pollen détermine, dans celle du vitellus de l'ovule femelle, l'apparition d'un état moléculaire analogue à celui qu'elle offre en arrivant.

On sait d'un autre côté que sur les animaux vivipares comme pour les plantes le vitellus, puis l'embryon, en empruntant à la mère les principes indispensables à leur accroissement, transmettent inévitablement à celle-ci certains des leurs et par suite certains de leurs états organiques moléculaires. De là cette influence du père fécondant sur la constitution de la mère par l'intermédiaire de l'ovule fécondé et développé en fœtus. Cette influence constitutionnelle dont les exemples sont connus jusque dans l'espèce humaine et surtout parmi les animaux domestiques est telle, ainsi qu'on en possède plus d'une observation, que les descendants d'un second père ressemblent parfois au premier et non à l'auteur même de la dernière fécondation.

Revenant plus directement à notre sujet, nous voyons que les ovules se segmentant et évoluant sans fécondation ou *agamiques* mentionnés plus haut, corps unicellulaires comme tous les ovules quelconques, sont dans les animaux les seuls éléments anatomiques qui anatomiquement et physiologiquement doivent être comparés aux *Spores* des cryptogames, à celles du moins qui sont dites *Stylospores*.

Celles-ci, il est vrai, évoluent d'abord par développement et par allongement tubuleux de leur contenu, qui se divise en cellules par scission transversale, cellules juxtaposées bout à bout, tandis que pour les ovules agamiques le contenu ou vitellus s'individualise par segmentation ou par gemmation superficielle (page 361) avant que commence tout accroissement ou développement proprement dit. Mais dans l'un et l'autre cas le résultat est la formation immédiate ou médiate seulement d'un nouvel individu qui se reproduit par un ovule végétal ou animal, et par des spermatozoïdes ou par les cellules du pollen leurs homologues s'unissant matériellement.

Quant aux corps reproducteurs multicellulaires primitivement, tels que ceux des végétaux, etc., qu'ils soient ou non entourés d'une paroi propre, ce ne sont que des gemmes ou *bourgeons* proprement dits (c'est-à-dire des gemmes se développant dans le tissu où ils sont nés); ou bien ce sont des bulbilles (c'est-à-dire des bourgeons croissant ailleurs que sur l'être qui les a produits, à la manière de ce que les spores font à cet égard, ainsi que les ovules fécondables).

4° *De la reproduction* par *des germes* ou *germinipare* (*voy.* GERME).

5° *Reproduction ovulaire* dite *sexuelle* ou *oviparité*. La comparaison des unes aux autres des données qui précèdent nous amène à comprendre nettement ce qu'est un ovule soit femelle ou embryonnaire, soit mâle (spermatoblaste) ou à spermatozoïdes (*voy.* ŒUF et SPERME). Chacun est un élément anatomique, une cellule dont le contenu ou vitellus est soit fécondable, soit fécondant, mais toujours susceptible d'individualisation en cellules, soit par segmentation simultanée (p. 356), soit par gemmation progressive de la substance de sa superficie (*voy.* p. 361, et l'article FÉCONDATION, p. 360).

Quant aux phénomènes ultérieurs qui conduisent ces cellules à leur groupement en feuillets blastodermiques d'abord, en systèmes organiques ensuite, l'étude de leurs conséquences appartient à la théorie même de la formation de l'organisme (*voy.* ORGANISATION et SYSTÈME).

C'est par le fait de cette segmentation ou de cette gemmation conduisant à

une individualisation avec groupement cellulaire que cette cellule, l'ovule, porte
en elle-même ce qu'a de son côté tout bourgeon multicellulaire ou tout fragment
isolé par fissiparité. Que ce soit dans l'organe (ovaire) où naît cette cellule que
son vitellus présente toutes ces phases évolutives, comme sur tous les phanérogames, que ce soit après isolement et transport dans quelque autre organe du
même être ou loin de lui, dans un milieu différent tout se passe sans qu'il y ait
nulle part continuité de substance entre l'œuf et l'individu qui le produit. Il n'y
a qu'échange et emprunt endosmo-exosmotique avec simple contiguïté avec le
milieu ambiant, quel qu'il soit, des principes servant à la nutrition et à l'augmentation de la masse du nouvel être dérivant du vitellus ; contact immédiat d'abord,
puis plus ou moins médiat ultérieurement (placenta, etc.).

Nous avons déjà dit (SEXE, p. 476-477) quelle est la manière dont naît généralement ce corps unicellulaire d'origine ectodermique et, soit mâle, soit
femelle, dont le contenu (vitellus) passant de l'état d'homogénéité à l'état multi-
cellulaire, comme il vient d'être rappelé, amène la génération d'un être semblable à celui dont il dérive, sans lien substantiel direct. Il ne nous reste par
conséquent plus ici qu'à signaler les principaux cas particuliers de l'*oviparité*.

Dans le cas de la génération d'un ou de plusieurs ovules, il faut distinguer le
fait de la production de ceux-ci de celui de leur maturation, de leur arrivée à
un plein développement.

L'apparition de l'ovule indique l'arrivée de l'animal embryonnaire ou larvaire
(*voy.* SEXE, p. 467) à un certain degré d'accroissement. Sa maturation en
indique une autre. Rien de plus remarquable à cet égard que le cas des mammifères et des oiseaux dans lesquels naissent dès l'âge embryonnaire tous les
œufs qui seront pondus et beaucoup plus encore ; dans lesquels au contraire la
maturation lorsqu'elle survient indique l'arrivée de l'organisme à une autre
phase de son évolution, et n'a lieu périodiquement que pour un petit nombre
d'entre eux à la fois. Dans tous les cas, l'apparition de l'ovule indique l'arrivée
de l'organisme embryonnaire ou larvaire à un certain degré de développement,
qui est généralement celui où cet être cesse non toujours de grandir, mais de pouvoir se reproduire par scission ou par gemmation ; cela est surtout dans le cas des
organismes ou paucicellulaires. Il en serait sans doute encore ainsi pour les vertébrés considérés dans leur période blastodermique, si l'on pouvait alors les
soumettre à une scission expérimentale sans empêcher la continuité de leur
évolution. Sur eux, en effet, l'apparition des ovules marque la fin de l'*évolution
blastodermique* et le début des *phases embryonnaires* proprement dites bientôt
fœtales.

L'oviparité sur les animaux se manifesterait déjà, d'après quelques-uns,
dans les protozoaires, sur les infusoires ciliés, animaux dits aussi nuclées.
L'oviparité s'associerait de la sorte à la fissiparité et à la gemmiparité sur les
mêmes espèces, mais survient durant d'autres époques. Mais cette oviparité n'y
est aucunement simultanément mâle et femelle (*voy.* SEXE, p. 465).

C'est l'organe qui se comporte en eux, anatomiquement et lors de leur fissiparité,
comme un noyau cellulaire qui en d'autres circonstances grandit, présente une
enveloppe hyaline et un contenu granuleux qui se segmente comme le font
ailleurs les ovules fécondés, mais ici spontanément. Chaque sphère de segmentation (au nombre de 2, 4, 8, etc., suivant les espèces) devient un ovule avec
une membrane vitelline et le vitellus pourvu de son noyau ou vésicule germinative. Ces ovules sont pondus après l'accouplement. Ce *noyau* ou *nucléus* des

infusoires ciliés a été appelé *ovaire*, *ovule primitif* et *embryogène*. Les globules sus-indiqués en provenant et pondus ont été appelés *œufs secondaires* et *ovules* (Balbiani, *Journal de la physiologie*, 1861).

Ils comptent avec les Infusoires enkystés (p. 473) parmi les corps reproducteurs de ces animaux (*gemmes*, *kystes*), qui sont considérés comme entraînés en tant que poussières et les propageant d'un lieu dans l'autre. Il n'est pas toujours possible de bien les distinguer des gemmes et des kystes tant qu'on n'a pas vu plusieurs des infusoires au nombre de 2, 4, etc., provenir des kystes, tandis qu'un seul se développe dans chaque *ovule*, directement à l'aide et aux dépens de la totalité de sa substance, pour s'échapper ultérieurement de son enveloppe considérée comme *zone transparente* ou *membrane vitelline* (*voy.* Œuf, p. 566). Ce développement consiste ici en l'apparition d'un noyau, de la vésicule pulsatile, d'une couche tégumentaire avec des cils, pourvue ou non d'un ou de plusieurs orifices ou bien des flagellums, et plus tard parfois d'un pédicule contractile, etc. Cette genèse successive des parties qui n'existaient pas a pour résultat de faire que l'être devient de plus en plus différent de ce qu'il était d'abord. C'est en cette succession de genèses intimes et locales que consiste cette évolution ; c'est là ce que les auteurs allemands et leurs imitateurs appellent une *différenciation* de parties, comme s'il s'agissait de parties préexistantes devenant de plus en plus faciles à démêler. Mais *différenciation* ne signifie rien, si l'on ne spécifie pas d'une part que ce terme exprime uniquement *un résultat* et de l'autre qu'elle est le résultat de cette succession d'apparitions, de genèses des parties organiques absentes d'abord ; faits sur lesquels l'article Cellule s'est expliqué suffisamment aux pages 590-593 et 665-667.

Parmi les animaux multicellulaires ayant un mésoderme, les Spongiaires ont des cellules qui à certaines époques de l'année prennent graduellement les caractères d'ovules mâles et d'ovules femelles portés par un même individu. Ces cellules dériveraient de l'endoderme dont les cellules ciliées tapissent les canaux ramifiées. Les spermatozoïdes fécondent l'ovule femelle tombé dans ces canaux. Par segmentation de son vitellus celui-ci conduit à la formation d'embryons ciliés, nageant çà et là, possédant déjà des spicules, et qui vont se fixer ensuite loin de l'individu qui les a produits pour en constituer de nouveaux ou de nouvelles colonies.

Sur les Hydres d'eau douce, on voit aussi un même individu produire des ovules mâles donnant des spermatozoïdes et des ovules femelles sous la couche externe des cellules. Mais déjà on trouve certains individus qui ne donnent que des ovules mâles et les autres des ovules femelles seulement, c'est en général près du pied que les uns et les autres se développent ; c'est à compter des polypes Zoanthaires qu'on trouve les ovules mâles et femelles naissant toujours dans des organes spéciaux, plus ou moins simples, siégeant eux-mêmes dans des parties spéciales, les lames mésentéroïdes faisant saillie dans la cavité générale du corps. Pour quelques genres, les deux ordres d'éléments sexuels se trouvent encore sur les mêmes individus. Mais sur un plus grand nombre l'hermaphrodisme n'existe plus et les sexes sont portés par des individus distincts, soit libres, soit associés en colonies. Dans ce dernier cas, il y a des espèces sur lesquelles naissent des colonies de mâles et d'autres de femelles (*voy.* Sexe).

Victor Carrus a donné le nom de néométie à l'ensemble des actes accomplis par des êtres produisant des œufs ou d'autres corps reproducteurs, actes qui ont pour résultat d'amener les jeunes à pouvoir se reproduire eux-mêmes. Tantôt ce sont les parents qui interviennent directement par leurs soins pour empêcher la mort des jeunes, comme on le voit chez les vertébrés, divers articulés et mollusques ; tantôt l'intervention est indirecte, en quelque sorte, comme on le voit lorsque les jeunes sortis de l'œuf n'arrivent pas à être semblables à leurs parents, à être sexués, mais se reproduisent en donnant des êtres de forme et de structure différente qui deviennent la souche directe ou indirecte d'individus sexués.

Les phénomènes de la *métagenèse* rentrent dans l'ensemble de ceux que désigne le mot *néomélie*.

Le mot de *métagenèse* est dû à Richard Owen ; il avait employé d'abord le nom de *parthénogenèse* (παρθένος, vierge), qui désigne, à proprement parler, non la métagenèse, mais plutôt les phases d'une naissance intermédiaire aux fonctions sexuelles ayant lieu sans intervention des sexes. Elle est caractérisée par ce fait, qu'un être né d'un ovule *donne naissance*, sans être fécondé et avant d'avoir des organes génitaux (avant d'être adulte en quelque sorte), à des embryons, des corps reproducteurs, ovules ou bourgeons (*germes*) *nouveaux*. Ceux-ci interrompent la série du développement en ce que l'être né de l'ovule meurt après avoir fourni ces *germes*, et c'est sur ces derniers que se continue l'évolution. Ainsi, par exemple : 1° d'un œuf fécondé de *méduse* sort un animal qui a non pas les caractères de ses parents, mais ceux des êtres dont on a fait la classe des polypes : cet animal est né par *oviparité*; 2° ce *polype*, avant de mourir, donne : *a.* par *gemmiparité*, des polypes semblables à lui ; *b.* et même, après ces *gemmes*, il peut donner du sperme et des œufs d'où sortent des *polypes* également semblables à lui ; 3° puis c'est de ces polypes (tant de celui qui est né le premier que des formes 2° *a.* et 2° *b.*) que naissent des *gemmes* qui, en se développant, constituent des méduses à sexes séparés. Il est des acalèphes dans lesquels la phase 2° *a.* manque ; l'inverse peut se rencontrer ailleurs.

Chez les animaux, on a observé la métagenèse : 1° sur les infusoires (Pineau et Stein) ; les observations de Dujardin et de Laurent sur les éponges doivent être rapprochées des phénomènes de métagenèse ; 2° sur les polypes et les acalèphes : ils ont été l'objet des premières observations faites par Chamisso, de Sars, Steenstrup, Dujardin, Krohn, Vogt, etc., lesquelles furent systématisées en premier lieu par Steenstrup et de Sars ; 3° sur les échinodermes par J. Müller ; 4° sur les *vers* par Küchenmeister, de Siebold, Wagner, etc. Ici même le phénomène quelquefois est plus compliqué qu'ailleurs. Ainsi : *a.* les *distomes*, par des œufs fécondés (*oviparité*), donnent naissance à des *grand'nourrices* (grand'-mères nourrices) sans sexe, prises souvent pour des espèces particulières de vers intestinaux ; *b.* la grand'nourrice donne naissance par *gemmation*, etc., sans organes sexuels, à d'autres êtres appelés *nourrices* (mères nourrices), pris souvent aussi pour d'autres espèces de vers parasites ; *c.* la nourrice donne enfin naissance, d'une manière analogue ou autrement, mais toujours sans sexe, à des vers appelés *cercaires*, puis elle meurt ; *d.* ces cercaires s'enkystent, forment une sorte de chrysalide dont ils sortent sous forme de *distomes sexués*, par suite d'une *métamorphose* comparable à celle des insectes. Ces divers êtres, représentant diverses phases d'évolution, passent souvent de l'intestin ou autre appareil d'un animal dans celui d'un autre, pour présenter ces reproductions qui sont suivies de leur mort, et peuvent rester des mois, etc., à l'état de grand'-nourrice, nourrice ou cercaire, tant qu'ils ne trouvent pas les occasions d'émigration : ce sont là autant de faits importants pour l'étude des parasites ; 5° la métagenèse a été observée sur les articulés les plus élevés, sur des insectes, par Victor Carus, qui a montré que les pucerons doivent leur reproduction sans fécondation (Réaumur, Bonnet) à ce que : *a.* les œufs fécondés des pucerons ou *aphis* femelles ailées donnent naissance aussi à des *nourrices ; b.* ces nourrices sont les *individus sans ailes ;* ils ont pourtant un ovaire allongé, mais il est sans *réceptacle du sperme.* Durant l'été, tant qu'il fait chaud, dans cet organe naissent des *œufs* comme dans l'ovaire des insectes sexués, mais sans micropyle ; l'embryon s'y produit comme dans les œufs fécondés (p. 356) ; chacun de ces nouveaux insectes donne naissance à une deuxième génération de ces nourrices (*b*) ; celles-ci à une troisième ; ces dernières à une quatrième, jusqu'à dix ou douze et plus, si l'on tient les animaux en lieu chaud. Puis, à l'automne, naissent des individus ailés mâles et femelles, donnant des œufs pourvus d'un micropyle, ou *œufs d'hiver*, qui sont fécondés, puis pondus et déposés à l'aisselle des feuilles, etc., où ils passent l'hiver.

La métagenèse s'observe sur des *végétaux* de tous les groupes, soit naturellement, soit accidentellement. Ainsi, dans les cryptogames, l'*ergot de seigle* en est un exemple. Dans les phanérogames, l'*ail vivipare*, le *lis bulbifère* et la *saxifrage granulée* ou *à bulbilles* (*Saxifraga granulata* L.), etc., en sont des exemples. Seulement, dans les phanérogames, l'être qui a donné naissance à ces *gemmes* est semblable à son parent et porte lui-même des organes sexuels. En un mot, ici les phases sont moins nombreuses que dans les animaux précédents ; elles sont plus concentrées, si l'on peut ainsi dire.

La *métamorphose* est un mode d'évolution très-différent de la métagenèse. Elle s'observe sur des êtres d'organisation plus complexe ; elle diffère de la *métagenèse* en ce que c'est l'individu même sorti de l'œuf de ses parents qui, plus tard, leur ressemblera et portera lui-même des œufs, après avoir seulement eu des organes provisoires qui tombent ou se résorbent. Il en résulte, il est vrai, pour lui, des formes diverses ; mais il ne donne naissance, pendant la persistance de ces formes, à aucun être destiné à le remplacer et à porter des œufs (*voy.* MÉTAMORPHOSE).

La métagenèse s'observant sur les végétaux comme sur les animaux, ses phénomènes semblent montrer que : 1° toute espèce végétale naît d'un *sac embryonnaire*, ou *ovule* proprement dit, chez les phanérogames et les cryptogames élevés ; ou bien elle naît d'une *spore* proprement dite, individualisée, née dans une thèque ou dans un sporange qui, représentant l'ovule par la *segmentation* de son contenu, finit par donner naissance de la même manière à un être semblable à son producteur ; 2° chez les animaux toutes les espèces naissent d'un ovule, et finissent par reproduire aussi (à l'aide d'un ovule dont le contenu se fractionne) un individu semblable aux parents.

Les différents modes d'après lesquels s'opère la *reproduction* d'éléments anatomiques, émettant et abandonnant une portion de leur substance existant déjà, sont : 1° la *segmentation* ou *fractionnement ;* 2° la *fissiparité*, la *scission* ou *cloisonnement intra-utriculaire*, Mirbel ; 3° la *gemmation* ou *surculation* (*super-utriculaire*, Mirbel), ou *bourgeonnement* ou génération de *propagules* (*super-utriculaire*, Mirbel). Leur *genèse* a lieu dans les conditions dites : 1° d'*interposition* ou *accrémentition* (*inter-utriculaire*, Mirbel) ; 2° de *substitution* chez les animaux seulement ; 3° d'*apposition* ou *sécrémentition*. Or les naissances d'individus souvent différents de leur *nourrice* (par : 1° fissiparité ; 2° gemmation et propagules) sur un être né d'un œuf dont le contenu s'est segmenté seraient des modes accessoires ou intermédiaires de génération, tels qu'en présentent, durant toute la vie de l'individu, certains éléments anatomiques des plantes et de quelques invertébrés pris isolément. Ces modes accessoires assurent la reproduction définitive par œuf ou ovule, mais leur constatation ne doit plus suffire, comme elle a suffi jusqu'à présent, dans la détermination des espèces de champignons, d'algues et d'animaux les plus simples ; il faut de plus avoir observé l'être adulte ; il faut avoir observé cet être dans sa phase de reproduction ovipare. Quant aux faits de reproduction par fissiparité, gemmiparité et propagulaire, ils n'indiquent, au contraire, que des états intermédiaires entre la sortie hors de l'œuf d'un être et la production d'ovules par cet individu lui-même, mais il n'implique nullement qu'on a affaire à des individus spécifiquement distincts (*voy.* ORGANISATION).

CH. ROBIN.

BIBLIOGRAPHIE. — Outre les ouvrages cités dans le cours de cet article et les Traités de physiologie, *voy. la bibliographie* des art. FÉCONDATION, FŒTUS, MENSTRUATION et SEXE. Voy. aussi : LICETI. *Il ceva overo dell' eccellenza e uso dei génitali dialogo.* Bologne, 1598, in-8°. — STÉPHANI (Joh. Nic.). resp. D. DUVERNOY. *Diss. de partibus corporis humani, quæ faciunt ad speciei conservationem.* Bâle, 1661, in-4°. — HORST (Greg.) et SCHOLZ. (L.). *Diss. de membris in utroque sexu generationi inservientibus.* Wittemberg, 1606, in-4°. In *Recus. in ejusd. exercitat. de corp. hum.* Giessen, 1606, in-12. — PREIBICUS (Chr.) resp. BACHMANN. (V.). *Diss. partium generationi inservientium, nec non artuum declarationem continens.* Leipzig, 1621, in-4°. In *Recus. in ejusd. Fabrica c. h. 8 disp. comprehensa.* — PLAZZONI. *De partibus generationi inservientibus libri II, quibus omnium et singulorum organorum utruisque sexus ad generationem concurrentium structura, actiones et usus, perspicua brevitate explicantur.* In *Adjicitur Diss. Arantii de humano fœtu.* Geg. *Nyamani de vita fœtus in utero, et Adr. Spigelii de incerto tempore partus.* Padoue, 1621, in-4°; Leyde, 1644, in-4°; 1664, in-12. — LICETUS. *De spontaneo viventium ortu.* Vicetiæ, 1618, in-4°. — MORO. *Dissertaz. intorno alla generazione degli animali e le vegetabili.* Baddano, 1753, in-4°. — MÜLLER et PLATNER. *Meditationes in œconomiam generationem animalium.* Lipsiæ, 1715, in-4°. — ORCHAMUS. *De generatione animantium conjectura*, etc. Coloniæ Brandenburg., 1667, in-12. — SAVOIS. *De generatione hominis et ammalium ex ovo*: Franequeræ, 1711, in-4°. — SMITH. *Disput. inaugur. quædam de generatione complectius.* Lugd. Batav., 1786, in-4°. — LAUREMBERG. *Diss. de partibus generationi inservientibus, imprimis de testibus et de utero.* Rostock, 1635, in-4°, et in *Ejud. colleg. anat.* Rostock, 1636, in-4°, ant. *Anat. c. h.* Francfort, 1665, in-12. — HOFFMANN (Gasp.). *Progr. de generatione et usu partium eidem inservientium.* Altorf, 1648, in-4°. — HARVEY (Guil.). — *Exercitationes de generatione animalium ; quibus acced. quæd. de partu, de membranis ac humoribus uteri, et de conceptione.* Londres, 1651, in-4°; Amsterdam, 1651, in-12; 1662, in-12; Padoue, 1666, in-12; La Haye, 1680, in-12; Leyde, 1757, in-4°. — EVERARDI (Ant.). *Novus et geminus hominis brutique animalis exortus.* Milan, 1661, in-12. — ROLFINK (Gerner.). *Ordo et methodus generationi dicatarum partium, per anatoma cognoscendi fabricam, liber unus, ad normam, veterum et recentiorum scriptorum exaratus.* Iena, 1664, in-4°. — DEUSING (Ant.). *Genesis microcosmi, s. de generatione fœtus in utero diss. acc. curæ secundæ de generatione et nutritione.* Amsterdam, 1665, in-12. — ORCHAM (Jan.). *De generatione animantium confectura, observationi cuidam Harveanæ, ne vetus pervulgataque omnium gentium opinio per hanc concidat, submissa.* Cologne, 1667, in-12. — SINIBALDI (Io. Ben.). *Geneanthropœiæ, s. de hominis generatione decateuchon; acc. hist. fœtus Mussipontuni extra uterum in abdomine reperti et lapidescentis c. adjectis varior. excellentiss. virorum commentis, vindiciis, ut et judiciis variis de Laur. Straussii, explicatione.* Francfort, 1669. — MALPIGHI (Marc). *De formatione pulli in ovo dissertatio epistolica.* Londres, 1673, in 4°. In *Appendiæ de ovo incubato.* Londres. — DU MÊME. *La génération de l'homme par le moyen des œufs, et la production des humeurs par l'action des sels, défendues par Eudoxe et Philotime contre Antigène.* Rouen, 1676, in-8°, par Ph. de Houppeville. — DU MÊME. *La génération de l'homme ou tableau de l'amour conjugal, divisé en IV parties*, par Nic. Venette. Amsterdam, 1687, in-12 (1688), sous le speudonyme de Nic. Salonichus, Parme, 1689, in-8°; 7ᵉ édit. revue, corrig. et aug. par l'auteur, Cologne, 1696, in-12; fig. 1712, in-12; Paris, 1732; Hambourg, 1751, in-12, vol. I, II; Lyon, 1748, in-12, vol. I, II. — ROLFINCK (Guerneri). *Sacra Eleusinia patefacta, s. tractatus anatomicus novus de organorum generationi dicatorum structura admirabili in utroque sexu, veterum atque neotericorum hypothesibus et inventis incommodatus, indiceque rerum copioso completatus.* Francfort-sur-le-Mein, 1684, in-4°. — DU MÊME. *Admiranda anatomica, sive tractatus anatomicus novus, in quo organa generationi dicata utriusque sexus tam* *accurata, quoad structuram admirabilem, nexum, situm et alia curiositatem spectantia examinantur, ut cuique anatomiæ studioso inservire poterunt. Nunc luci publicæ cum veterum tum modernorum sententiis commissa ac indice rerum completissimo exornata.* Francfort et Leipzig, 1686, in-4°. — Du même. *De sexus utriusque partibus genitalibus specimen.* Leipzig, 1675, in-12. — De Graaf (Regnier). *Histoire anatomique des parties génitales de l'homme et de la femme qui servent à la génération, avec un traité du suc pancréatique, des clystères, et de l'usage des syphons;* traduite en français par N. P. D. M., enrichie de 41 planches en taille douce. Bâle, 1679, in-8°. — De Graaf (Regnerus). *Epistola ad. L. Schacht de nonnullis circa partes genitales inventis novis.* Leyde, 1673, in-8°. — King (Edmund) and De Graaf (Regnerus). *Some Observations concerning the Organs of Generation.* In *Phil. Trans.*, 1668, p. 672. — Horne (Io. van). *Prodromus observationum suarum circa partes genitales in utroque sexu.* Leyde, 1668, in-12 ; *cum notis Swammerdamii*, Leyde, 1672, in-4°; in *opusc. I. v. Horne*, Leipzig, 1707, in-8°; *Espitolica dissertatio ad Cu. Rolfincium, suarum circa partes generationis in utroque sexu observationum synops in exhibens.* In *R. d. Graaf partium genitalium defensio.* Leyde, 1673, in-8°; *cum J. M. Hofmanni commentariis in microscosum.* Leyde, 1717, in-4°. — Barles (Louis). *Les nouvelles découvertes sur les parties principales de l'homme et de la femme, avec des dissertations sur chacune en particulier.* Lyon, 1673, in-8°; 1675, in-8°; 1680, in-12. — Sterre (Dion van der). *Tract. nov. de generatione ex ovo, nec non de monstrorum productione epistolis II comprehensus.* Amsterdam, 1687, in-12. — Garmann (Chr. Fr.). *Oologia curiosa, part. II absoluta, ortum corporum naturalium ex ovo demonstrans.* Cygnex, 1691, in-4°. — Du même. *Homo ex ovo, s. de ovo humano.* Cygnex, 1682, in-4°. — Du même. *Traité raisonné sur la structure des organes des deux sexes destinés à la génération.* Paris, 1696, in-12. — Ortlob (Io. Fr.) resp. J. H. Helcher. *Diss. de subjectis et organis generationis.* Leipzig, 1697, in-4°. in *Recus. in ejusd. hist. part. et œcon. hom. sec. nat., s. dissertationes anat.-physiol.* Leipzig. — De Launay (Charles Den.). *Nouveau système concernant la génération de l'homme et de l'oiseau.* Paris, 1698, in-12; 1726, in-12; 1754, in-12. — Geoffroy (Steph. Fr.) et De Cerf (Claude). *An hominis primordia vermis?* Aff. Paris, 1704, in-4°. — Schelhammer (Gunth. Chr.) resp. E. F. Dobelius. *Theses selectæ de partibus generationi dicatis, et earum usu.* Kiel, 1704, in-4°. — Du même. *Dissertations anatomiques sur la génération de l'homme et la nourriture du fœtus, dans l'une desquelles on combat le système des ovaristes, et dans l'autre on fait voir que le fœtus n'est point nourri par la bouche,* par le sieur*** Paris, 1706, in-12. — Nigrisoli (Fr. Mar.). *Considerazione intorno alla generazione di vivente, e particolarmente de' mostri.* Ferrare, 1712, in-4°. — Camerarius (Rud. Jac.). *De generatione hominis et animalium.* Tubingue, 1715, in-4°. — Du même. *Dissertation sur la génération, sur la superfétation, et la réponse au livre intitulé. De l'indécence aux hommes d'accoucher les femmes, et sur l'obligation aux mères de nourrir leurs enfants de leur propre lait;* par le sieur de La Motte. Paris, 1718, in-8°. — Hoffmann (Dan.). *Annotationes medicæ ad hypothesis Gouyanas de generatione fœtus ejusque partu, tum naturali, tum violento; præmissa est diss. epist. de utilitate peregrinationis gallicanæ junctumque methodi studium experimentale physicum applicandi ad studium medicum specimen.* Francfort sur-le-Mein, 1719, in-8°. — Valionieri (Ant.). *Istoria della generazione dell' uomo e degli animali se sia da vennicelli spennatici, o sia dalle uvoa.* Venise, 1721, in-4°. — Paitoni (J. B.). *Discorso academico, t. I e II, della generazione dell' uomo.* Venise, 1722, in-4°; t. III et IV, Venise, 1726, in-4°. — Leeuwenhœck (Ant. v.). *Opera omnia.* Leyde, 1722, in-4°, vol. I-IV. *In vol. II, de animalculis variorum animalium spermaticis agitatur.* — Lischwitz (J. C.). *De ortu et propagatione hominum.* Leipzig, 1723, in-4°. — Stentzel (Chr. Godofr.) resp. Ekebrecht (Melch. Guil.). *Diss. de genitalium munere et pathematibus organorum.* Wittemberg, 1726, in-4°. — Massuet (Petr.). *Diss. med. de generatione ex animalculo in ovo.* Leyde, 1729, in-4°. — Hartsœker (Nic.). *Cours de physique, accompagné de plusieurs pièces concernant la physique, et d'un extrait critique de lettres de Leeuwenhœck.* La Haye, 1730, in-4°. — Bianchi (Jo. Bapt.). *De naturali in humano corpore vitiosa morbosaque generatione historia.* Turin, 1741, in-8°. — Du même. *A Philosophical Essay on Fecondation; or an Impartial Enquiry into the first Rudiments, Progression and Perfection of Animal Generations; particularly of the Human Species; comprehending some Conjectures and Disquisitions concerning the Time and Manner, when and how the Human Soul is intromitted or impress'd in the Body.* Londres, 1742, in-8°. — Du même. *Venus physique, contenant deux dissertations, l'une sur l'origine des hommes et des animaux, et l'autre sur l'origine des Noirs.* La Haye, 1746, in-8° (René-Louis-Moreau de Maupertuis). — Nicolai (Ern.-Ant.). *Gedanken von der Erzeugung des Kindes im Mutterleibe und der Harmonie, welche die Mutter während der Schwangerschaft mit demselben hat.* Halle, 1746, in-8°. — Crossons. *De generatione hominis dissert. physiologica.* Montpellier, 1750, in-4°. — Du même. *Zoögénésie, ou génération de l'homme et des animaux,* par Gauthier d'Agoti (Arn.-Eloy.). Paris, 1750, in-12. — Moreau (Edm.-Th.) resp. Solier (Jo.-Lud. Mar.). *An ex utriusque sexus siminis miscela fœtus?* Aff.

Paris, 1753, in-4°. — Kuhlemann (Gc.-Fr.). *Observationes quæd. circa negocium generationis in ovibus factæ.* Leipzig, 1754, in-4°. — Wolff (C. Fr.). *Theoria generationis.* Halle, 1759, in-4°; 1774, in-8°. — Jeanroy (Nic.) et Thiery de Bussi (Fre.). *An generatio naturæ arcanum?* Aff. Paris, 1762, in-4°. — D'Agoti (Gauthier). *Anatomie des parties de la génération de l'homme et de la femme.* Paris, 1778, in-4°. — Du même. *La génération ou exposition des phénomènes relatifs à cette fonction naturelle,* tirée de M. Haller, avec des notes. Paris, 1774, in-8°, vol. I-II, trad. Deleuryc. — Huber (J.-J.). *De Ortu hominis.* Cassel, 1777, in-4°. — Nürnberger. *Diss. de organis et actionibus sexus in œconomia animali.* Wittemberg, 1784. — De Lepinay (Jo. Bapt. Jos. Ægid. Lodin.). *Quæst. phys. fierine potest conceptio sine coïtu?* Montpellier, 1784, in-4°. — Spallanzani. *Expériences pour servir à l'histoire de la génération des animaux et des plantes, avec une ébauche de l'histoire des êtres organisés avant leur fécondation,* par Senebier. Genève, 1785, in-8°. — Hencke's (Joh. Eph.). *Völlig entdecktes Geheimniss d. Natur sowohl in Erzeugung des Menschen, als in der willkürlichen Wahl des Geschlechts der Kinder.* Brunswick, 1786, in-8°; réimpr. sous ce titre : *Die Erzeugung des Menschen und Heimlichkeiten der Frauenzimmer, wie auch von der Erzeugung der Söhne und Töchter* von Riolan, 1788, in-8°. — Hemmer (Jo. Jac.). *Disquisitio doctrinæ Henkianæ de generatione hominis,* in *Act. acad. Theod. Palat.,* t. IV, p. 217. *Schreiben an einen Freund über das neuentd. Geheimn. im ganzen Thierreiche, das männl. und weibl. Geschlecht nach Willkür zu erzeugen, worin Hrn. Henke's Vorschlag kurz u. vollständig dargestellt wird.* Strasbourg, 1786, in-8°. — Morel (L. G.). *De generatione.* Strasbourg, 1787, in-8°. — Du même. *A Collection of Engravings tending to illustrate the Generation and Parturition of Animals and of the Human Species,* by Th. Denman. Londres, 1787, in-8°. — Du même. *Zweifel gegen die Entwickelungstheorie. Ein Brief an Hrn. Senebier* (v. L. P. Patrin) a. d. Franz. Handschrift übers. von G. Forster. Gottingue, 1778, in-8°. — Mohrenheim (Jos. A.). *Nova conceptionis atque generationis theoria.* Kœnigsberg, 1789, in-4°. — Grasmayer (P. T. H.). *De conceptione et fecondatione humana.* Gottingue, 1789, in-8°. — Du même. *Supplementa quædam ad dissertationem de conceptione.* Gottingue, 1789, in-8°. — Clauss (Jo. Bern.). *De conceptione impossibili sine prædispositione.* Jena, 1789, in-4°. — Bœmerh (G. R.). *Progr. analecta œconomiæ animalis et vegetabilis circa organa et actiones sexus analogiam illustrantia.* Wittemberg, 1789, in-4°. — Du même. *Speculations on the Mode and Appearances of Impregnation in the Human Female with an Examination of the Present Theories of Generation, by a Physician.* Edimbourg, 1789, in-8°. — Cretzschmar. *Die Entstehungslehre.* Frankfurt, 1843, in-8°. — Demangeon. *Théorie der Zeugung,* etc. Weimar, 1836, in-8°. — Besecke. *Versuch einer Gesch. der Hypoth. über die Zeugung der Thiere,* etc. Milan, 1791, in-8°. — Blumenbach. *Ueber den Bildungstrieb,* etc. Göttingen, 1791, in-4°. — Nalle. *Die Isogenesis.* Bonn, 1844, in-8°. — Bohn. *Dissertatio de generationis doctrina.* Regiomonti, 1854, in-8°. — Burnett. *The Relations of Embryology and Spermatology,* etc. In *Silliman's Americ. Journal,* 1852, t. XIII, p. 281. — Calza. *Memor. dei varii gradi d'analogia tra lo sviluppo e la riproduzione dei germi nei vegetabili,* etc. In *Saggi academic.* Padova, 1794, t. III, p. 36. — Schmalz (C. F.). *Diss. system. examen nuperæ theoriæ de absorptione seminis vaginali.* Jena, 1792, in-4°. — Du même. *Einzig mögliche Zeugungstheorie, oder die Erzeugung des Menschen. Ein Leseb. f. Eheleute, Ehelustige, Jünglinge,* etc. *Von einem ausüb. Arzte.* Berlin, 1792, in-8°. — Gruner (Chr. Gdfr.). et Kircheisen (Jo. Paul Glo.). *De coïtu ejusque variis formis quatenus medicorum sunt.* Jena, 1792, in-4°. — Heinlein (J. W.). *De fecondatione et conceptione,* sect. I-II. Erlang., 1793, in-8°. — Du même. *Ueber den Beischlaf und die verschiedenen Arten, auf welche derselbe ausgeübt werden kann; für Aerzte.* Leipzig, 1796, in-8°. — Ludwig (C. F.). *Pr. Diss. de nisu formativo.* Resp. J. G. Becker. Leipzig, 1801, in-4°; accedit Haase (J. G.) *Progr. de diathesi sanguinis phlogistica in synocho inflammatoria.* — Muller und Schultz. *Heimlichkeiten oder Begattung und Fortpflanzung am Himmel und auf Erden;* II Theile. Berlin, 1804, in-8°. — Oken. *Die Zeugung.* Bamberg et Wurtzbourg, 1805, in-8°. — Millot. *L'art de procréer les sexes à volonté,* etc. Paris, 18.., in-8°. Nouvelle édit., avec une préface sur *les divers systèmes physiologiques de la génération* par M. Breschet. Paris, 1829, in-8°. — Wolstein (J. G.). *Ueber das Paaren der Menschen und Verpaaren der Thiere, nebst einer Abhandlung über die Folgen und Krankheiten die aus den Verpaarungen entstehen.* Altona, 1815, in-8°. — Hœsch (von Ben.). *Versuch einer neuen Zeugungstheorie.* Lemgo, 1801, in-8°. — Schnœgass (Chr. Polyk.). *Ueber die Erzeugung oder Aufzählung und Beurtheilung aller bisherigen Zeugungstheorien, nebst einer neuen und vollständigen Erklärung.* Jena, 1802, in-8°. — Schweigheuser. *Sur quelques points de physiologie relatifs à la conception et à l'économie organique du fœtus.* Strasbourg, 1842, in-8°. — Berger (Fr. Guill.). *Ad. theoriam de fœtus generatione analecta.* Leipzig, 1818, in-4°. — Fangen (Olig.). *Commentatio de generatione.* Kiel, 1821, in-8°. — Van der Boon. *Comment. de recent. laboribus in ovi genesi illustranda.* Lugd. Batav., 1833, in-4°. — Burdach (Karl Fried.). *Physiologie,* trad. franç. Paris, 1838, in-8°, t. II, etc. — F. A. Pouchet. *Hétérogénie ou traité des générations spontanées.* Paris, 1859, in-8°. — Schenck.

Lehrbuch der vergleich. Embryologie. Wien, 1874, in-8°. — Kölliker. *Embryologie de l'homme.* Paris, traduction française, 1880, in-8°. — Dalton. *Human Physiology.* Philadelphia, 1864, in-8°, p. 570. — A. Flint. *Physiology of Man.* New-York, 2° édit., 1879, in-8°. — Cadiat. *Leçons d'anatomie générale.* Paris, 1878, in-8°, p. 25, et *Anatomie générale.* Paris, 1879, in-8°, t. I, p. 78. — Delaunay. *Coup d'œil sur la génér. dans les végétaux et les animaux.* Tours, 1858, in-8°. — Vogt. *Lettres physiologiques,* édition française, 1875, in-8°, p. 500. — Schenck. *Lehrb. der vergleichenden Embryologie.* Vienne, 1874, in-8°. — Sappey. *Anat. descriptive,* 3° édit. Paris, 1879, in-8°, t. IV, p. 821. — Warneck. *Ueber die Bildung und Entwickel. des Embryo bei Gasteropoden.* In *Bulletin de la Soc. des naturalistes de Moscou,* 1850, in-8°, t. XXIII. — Fol. *Ueber die Entwickel. des Geryonideneies.* In *Jenaisch. Zeitschr. für Medicin und Naturwissenschaft.,* 1873, t. VII. — Du même. *Sur les phénomènes intimes de la fécondation.* In *Comptes rendus de l'Acad. des Sciences.* Paris, 1877, t. LXXXIV, p. 269, et *Sur le premier développement d'une étoile de mer,* ibid., p. 358. — Du même. *Recherches sur les Ptéropodes.* In *Archives de zoologie expérimentale.* Paris, 1875, t. IV. — Auerbach. *Organologische Studien.* Breslau, 1874, Heft II, p. 177, 262, et ibid., 1876. — Brandt. *Ueber active Formveränderungen des Kernkörperchens.* In *Archiv für mikrosk. Anatomie,* 1874, t. X, S. 505. — Bütschli. *Vorläufige Mittheilung über..... von Nematoden und Schnecken.* In *Zeitschr. für wiss. Zoologie.* Leipzig, 1875, t. XXV, p. 201, et ibid., p. 426. — Villot. *Zellenbildung bei Gordiaceen.* In *Generat.-Lehre,* 1874, t. I, p. 54. — Zienlonko. *Entwickelung und proliferation von Epithelien.* In *Archiv für mikrosk. Anatomie,* 1874, t. X, p. 351. — Strasbürger. *Ueber Zellbildung und Zelltheilung.* Jena, 1875, p. 256, et trad. franç. p. 200, et 2° édition allemande augmentée. Jena, 1878. — Hertwig. *Beiträge zur Kenntniss des Bildung des Eies.* In *Morphologisches Jahrbuch,* 1875, t. I ; ibid., 1876, t. II, p. 63 ; ibid., 1878, t. IV.— Bütschli. *Studien über die Entwickelung der Infusorien,* 1876, p. 4. — Mayzel. *Ueber Theilung des Kerne.* In *Centralblatt,* 1875, n° 50. — Tschistiakoff. *Theilung der Zelle.* In *Botanische Zeitung,* 1875, n°° 1 et 7. — Selenka. *Befruchtung des Eies,* etc. In *Zoologische Studien,* 1878, t. I. — Eberth. *Ueber Kern- und Zelltheilung.* In *Archiv für pathol. Anatomie.* Berlin, 1876, t. LXVII. — Flemming. *Beob. über die Beschaff. des Zellkerns.* In *Archiv für mikr. Anat.,* 1876, t. XIII, p. 633 ibid., 1878, t. XVI, p. 302, et *Centralblatt,* 1877, n° 20. — Cimer. *Ueber den Bau des Zellenkerns.,* etc. In *Arch. für mikrosk. Anatomie,* 1877, t. XIV, p. 94. — Mayzel. *Weitere Beiträge...* In *Gazeta lekarska,* 1877, t. XXII, n° 26. — Stricker. *Enstehung des Zellkernes.* In *Wiener acad. Sitzungsber.,* 1877, n° 14. — Auerbach. *Ueber Theilung der Zellenkerne.* In *Ber. der Münchener Naturf.-Vers.,* 1878, p. 3. — Peremeschko. *Ueber die Theilung der Zellen.* In *Centralblatt für die med. Wissenschr.,* 1878, n° 30. — Schleicher. *Du mode de division des cellules cartilagineuses.* In *Bulletin de la Soc. de méd. de Gand,* 1878, p. 331. — Ch. Robin. *Recherches sur la reproduction des noctiluques.* In *Journal de l'anatomie et de la physiologie,* 1878, p. 589. — Unger. *Ueber amöboide Kernbewegungen.* In *OEsterreich. med. Jahrbuch,* 1878, Heft III. — Mayzel. *Sur les phénomènes qui accompagnent la segmentation de l'œuf.* In *Bulletin de la Soc. de méd. de Gand,* 1879. — Perez. *Recherches sur les phén. de la segmentation de l'œuf chez l'hélice.* In *Journal de l'anat. et de la physiologie,* 1879, p. 329.

Ch. R.

GENÈSE. *Voy.* Génération.

GENEST (Jean-Louis). Médecin français, né à Montrichard, dans le Loiret-Cher, vers le commencement du siècle, fit ses études à Paris et se fit recevoir interne. Il obtint le diplôme de docteur le 26 février 1827 et devint chef de clinique à l'Hôtel-Dieu ; il se fixa définitivement dans la capitale, où il exerça la médecine avec succès pendant un assez grand nombre d'années ; il remplit en outre les fonctions de médecin-adjoint au lycée Louis-le-Grand. De 1832 à 1838 il prit part à la rédaction de la *Gazette médicale de Paris* pour la partie médicale. C'est tout ce que nous avons pu savoir sur sa carrière.

I. *Exposition du système naturel des nerfs.* Trad. de l'angl. de Ch. Bell. Paris, 1825, in-8°. — II. *Tableau des maladies observées à la clinique de M. le prof. Récamier pendant le dernier trimestre de 1826, avec des réflexions sur ces maladies.* Thèse de Paris, 1827, in-4°. — III. *Recherches sur quelques points de la gangrène pulmonaire.* Paris, 1837, in-8°. — IV. A publié : *Chomel. Leçons de clinique médicale faites à l'Hôtel-Dieu de Paris,* t. I. *Fièvre typhoïde.* Paris et Londres, 1834, in-8°. — V. *De l'aortite.* In *Revue médicale,* sept. 1829, et *Journ. des progr. des sc. méd.,* t. XVIII, p. 197, 1829. — VI. *Recherches sur l'af-*

fection épidémique qui règne maintenant à Paris. In Arch. gén. de méd., 1re sér., t. XVIII, p. 232, 1828, et t. XIX, p. 63, 357, 1829. — XII. *Anévrysme vrai de la sous-clavière opéré d'après la méthode de Wardrop, mort,* etc. Ibid., t. XX, p. 566, 1829. — VIII. *Recherches sur le rhumatisme articulaire considéré spécialement dans le cas où il se fixe sur une seule articulation.* Ibid., t. XXII, p. 66, 1850. — IX. *Obs. d'un anévrysme du tronc brachio-céphalique.* Ibid., t. XXVI, p. 205, 1851.

L. Hn.

GENÊT (*Genista* T.). Genre de plantes de la famille des Légumineuses, sous-famille des Papilionacées, qui a donné son nom à une série ou tribu des Génistées. Les Genêts ont des fleurs hermaphrodites et irrégulières, avec un réceptacle concave, doublé du tissu glanduleux, sur les bords duquel s'insère le calice. Celui-ci est gamosépale, avec cinq divisions inégales et inégalement profondes. Les trois antérieures sont d'égale longueur à peu près, rapprochées en une sorte de lèvre, légèrement échancrée au sommet dans le bouton très-jeune. Les deux supérieures sont en arrière séparées l'une de l'autre par une fente tellement profonde, qu'elle s'étend même dans bien des espèces jusque tout près du bord du réceptacle. La corolle est irrégulière et papilionacée, avec un étendard ovale, des ailes oblongues, et une carène oblongue, droite ou incurvée, dont les deux pièces sont unies dans une étendue variable de leur bord inférieur. Souvent les angles de ces pétales sont adnés dans une faible étendue avec les filets staminaux. Ceux-ci sont monadelphes, unis dans une grande étendue en un tube clos, libres seulement près du sommet. Les anthères sont biloculaires, introrses, déhiscentes par deux fentes longitudinales. Celles qui sont superposées aux pétales sont plus courtes et versatiles ; les cinq étamines alternipétales sont plus allongées et basifixes. L'ovaire est sessile, surmonté d'un style incurvé, infléchi ou circiné dans sa partie supérieure, terminée par une tête stigmatifère globuleuse, ou plus rarement allongée, oblique. Les ovules sont au nombre de deux ou trois, ou plus souvent en nombre indéfini, disposés sur deux rangées contre la paroi postérieure de l'ovaire, campylotropes, descendants, avec le micropyle tourné en haut et en dehors. Le fruit est une gousse ovale, oblongue, linéaire ou presque globuleuse, indéhiscente ou bivalve, à valves convexes, turgides, rarement presque planes, contenant un nombre variable de graines dépourvues d'arille. Les Genêts sont des arbustes ou des sous-arbrisseaux des régions tempérées de l'Europe, de l'Asie occidentale et de l'Afrique du nord ; on en compte environ soixante-dix espèces. Leurs feuilles sont simples, trifoliolées, ou plus souvent unifoliolées, et accompagnées de stipules peu développées ou même tout à fait nulles. Leurs fleurs sont jaunes ou blanches, disposées en grappes ou en épis, parfois courts, capituliformes, tantôt simples, tantôt composés ; elles sont accompagnées de bractées et de bractéoles foliacées et persistantes, ou petites et caduques.

Un grand nombre de Genêts ont été employés comme médicaments ; la plupart sont aujourd'hui peu usités. Le plus connu est le Genêt à balais (*Genista scoparia* Lamk), souvent décrit comme type d'un genre particulier, sous le nom de *Sarothamnus scoparius* Wimm., et qui est aussi le *Cytisus scoparius* Lamk. C'est un arbuste très-commun dans nos bois, les lieux incultes, les landes, les bruyères, etc., haut de 1 à 2 mètres, très-rameux, à rameaux glabres, dressés, effilés et anguleux. Les feuilles alternes sont, les inférieures pétiolées, trifoliolées, avec des folioles obovales-oblongues, pubescentes-soyeuses sur les deux faces, et les supérieures presque sessiles ou sessiles, petites, souvent réduites à une foliole. Les fleurs, d'un beau jaune d'or, sont réunies sur un axe commun figurant une sorte de grappe terminale, en groupes définis. La gousse est ordinairement velue-hérissée sur ses bords et renferme un petit nombre de graines. On employait jadis ses feuilles, ses fleurs et ses graines (*Herba, flores* et *semina Spartii* s. *Genistæ* Off.); aujourd'hui l'on ne vend plus guère dans les herboristeries que ses fleurs desséchées. Les branches, souples et flexibles, servent de lien et surtout à fabriquer des balais; d'où le nom de *Genêt à balais;* on le nomme aussi, dans certaines provinces, *Genettier* et *Juniesse.* Il sert fréquemment de combustible; en Italie, on fait rouir ses rameaux et l'on obtient ainsi une filasse rude qui sert à fabriquer des tissus, notamment une toile grossière. On a comparé les propriétés de cette plante à celles des Sénés; elle est, en effet, évacuante et, suivant les parties, purgative ou éméto-carthartique. Dioscoride, Pline et les anciens en général la prescrivaient comme purgative et diurétique, antiscrofuleuse, hydragogue. Cardan, Cullen, Rayer, l'ont préconisée contre les hydropisies, albuminuries, etc. On emploie généralement les feuilles ou les sommités fleuries en décoction, à la dose de 30 à 60 grammes pour un litre d'eau. On prescrit parfois aussi le suc des feuilles et des inflorescences, principalement comme diurétique, à la dose de 20 à 30 grammes, dans le lait, l'infusion des fruits du Genévrier commun, etc. Les fleurs se prescrivent surtout en infusion, à la même dose que les feuilles, dans les cas de rhumatisme chronique, goutte, anasarque, engorgements du foie, du mésentère, scrofules, affections cutanées chroniques, etc. On prépare aussi une conserve des fleurs, un sirop et un vin diurétique. Les fleurs du Genêt à balais font partie d'une préparation dite *Décoction composée de la Pharmacopée de Londres*, recommandée comme purgative, dépurative et hydragogue. Borellus faisait prendre aux malades affectés d'ictère un verre, chaque matin, d'un vin blanc dans lequel on faisait infuser du Souci et du Genêt à balais. A une certaine époque on préférait à ces préparations de feuilles ou de fleurs du *Genista scoparia* une lessive, dans l'eau ou le vin, de cendres de la plante, vantée contre les hydropisies, l'albuminurie. C'est l'usage de cette cendre qui, au rapport des historiens, aurait guéri le célèbre Maurice de Saxe d'une hydropisie de cause non indiquée contre laquelle tous les autres remèdes étaient demeurés impuissants. Sydenham, dont Cullen ne partage pas la manière de voir, a vanté les cendres de Genêt comme un diurétique puissant, désobstruant les viscères abdominaux et faisant disparaître les épanchements séreux de l'abdomen. On a donné jusqu'à 50 grammes de ces cendres par litre d'eau, de vin blanc, de bière ou de cidre, et les malades consommaient ce litre en une semaine ou deux. Sumarie, médecin de Marignan, a traité par les cendres de Genêt à balais les anasarques survenant à la suite des fièvres éruptives, et Cazin cite, après tous les auteurs classiques, cette relation consignée dans les *Mémoires de l'Académie des sciences de Stockholm*, d'après laquelle, « en 1757, l'armée suédoise, ayant beaucoup souffert d'une épidémie catarrhale qui se terminait par l'anasarque, dut sa guérison à une infusion lixivielle des cendres de Genêt donnée à la dose de une pinte par jour ». Dans beaucoup de circonstances, c'est la graine du *Genista scoparia* qu'on a préférée aux autres parties de la plante. C'étaient les *Semina Genistæ angulosæ* des officines. On les signalait, d'après l'*Ancien Journal de Médecine* (LXI, 209), comme « un remède souverain, infusées dans du vin blanc, contre l'hydropisie, à la dose d'un gros tous les deux jours ». En présence de ces propriétés, si accentuées d'après plusieurs auteurs, il n'est peut-être pas prudent de manger les fleurs du Genêt à balais en salade ou d'employer les boutons confits au vinaigre, en guise de câpres, comme on l'a fait en France et en Allemagne. Lobel parle des semences comme succédanées du Café, mais alors elles sont employées après torréfaction.

Les diverses parties du *Genista scoparia* ont été prescrites comme médicament externe. En mai, l'on récolte les jeunes pousses qu'on fait sécher pour les conserver ; on emploie aussi topiquement les fleurs, les fruits et les graines, soit en décoctions, soit en cataplasmes. On dit qu'appliquées sur les abcès, les tumeurs de nature scrofuleuse, les collections hydropiques, etc., elles en amènent la résolution ; on assure avoir obtenu des résultats analogues avec des fumigations de fleurs ou de feuilles. Au temps de Levret, on appliquait sur les seins engorgés, notamment chez les accouchées, des compresses imbibées d'une lessive de cendres de Genêt à balais, et Cazin dit avoir employé ces applications avec succès contre toutes sortes d'engorgements mammaires et articulaires, des tumeurs blanches, des œdèmes, « dans tous les cas, ajoute-t-il, où les fomentations, les douches et les bains alcalins sont prescrits ». Ces propriétés étant dues, paraît-il, à la *Scoparine* ($C^{20}H^{11}O^{10}$) et à la *Spartéine* que Stenhouse a retirée du *Genista scoparia*, on a expérimenté ces substances elles-mêmes, et l'on a constaté que la première double la quantité d'urine rendue dans un temps donné, et que la dernière est un poison violent qui tue rapidement les lapins, à la dose d'une seule goutte.

Le Genêt d'Espagne, si recherché dans nos jardins pour la beauté et le parfum suave de ses fleurs, a aussi été employé comme médicament. C'est le *Genista juncea* Desf., plus connu sous le nom de *Spartium junceum*. C'est un arbuste de la région méditerranéenne, dont les feuilles lancéolées sont peu nombreuses et dont le calice est subbilabié. Son écorce a servi aussi à préparer une filasse textile. Il a les propriétés des Genêts en général, mais il était surtout employé et préconisé comme diurétique.

Le Genêt purgatif (*Genista purgans* L.) est une espèce des Cévennes, de l'Auvergne, de l'Anjou, etc. C'est le *Spartium purgans* de Linné, plante inerme, à feuilles toutes simples, lancéolées, à fleurs axillaires et solitaires, à gousse chargée de poils serrés. Son nom indique qu'il était employé comme purgatif ; il ne sert plus maintenant de médicament évacuant que dans quelques campagnes.

Le Genêt herbacé, nommé *Genista sagittalis* L. (*Spec.*, 998) et *G. herbacea* Lamk (*Fl. franç.*), espèce humble, commune dans nos bois et remarquable par les ailes membraneuses de ses rameaux et ses courts épis terminaux, a toutes les propriétés du G. à balais. On désignait dans les anciennes pharmacopées ses parties employées par les noms de *Herba et summitates Genistellæ s. Genistæ alatæ*.

Le Genêt des teinturiers, Génestrelle ou Génestrolle (*Genista tinctoria* L.), très-commun chez nous, était et est encore employé pour teindre en jaune vif. Ses diverses parties sont évacuantes, purgatives ou vomitives, principalement les semences. On a fait, à diverses époques, grand bruit de la prétendue propriété qu'aurait cette espèce de guérir la rage. On l'employait, paraît-il, depuis longtemps à cet usage dans plusieurs provinces russes, associée surtout au *Rhus coriaria*. On affirmait que le remède n'agissait que lorsqu'il amenait sous la langue, au bout de quelques jours, l'apparition de pustules qu'on cautérisait pour parfaire la guérison du mal. En 1825, Chabanon affirma même qu'il avait guéri à Uzès plusieurs cas de rage par l'emploi de ce remède, mais à Paris et ailleurs le remède a échoué. Marochetti, médecin de Moscou, a prétendu que les fleurs agissent aussi bien que les feuilles de la plante ; mais Salvatori croit que c'est la cautérisation des pustules sublinguales qui seule suffit à guérir de la rage.

On a attribué les propriétés du *G. tinctoria* aux *G. nervata* Kit., *ovata* Waldst. et Kit., *mantica* Poll., *sibirica* L., *hispanica* L. Le *G. canariensis* L. a passé, mais à tort, pour donner le *Bois de Rhodes* ou *de roses*. On a encore signalé comme espèces médicinales, aujourd'hui délaissées : le *G. Scorpius* L., le *G. virgata* DC., de Madère, le *G. acanthoclada*, de Grèce, qu'on croit être le Μέλαινα ρίζα d'Hippocrate, et qu'on a vanté comme antidysentérique, et le *G. horrida* DC., de l'Europe méridionale.   H. Bn.

Bibliographie. — T., *Inst.*, 643, t. 412. — L., *Gen* , n. 859. — Lamk, *Dict. encycl.*, II, 616, t. 619. — DC., *Mém. Légum.*, 204, t. 36 ; *Prodr.*, II, 54. — Mér. et Del., *Dict. Mat. méd.*, III, 353. — Endl., *Gen. plant.*, n. 6509.— Benth. et J. Hook., *Gen. plant.*, I, 482, 1002 , n. 62. — Rosenth , *Synops. pl. diaphor.*, 984, 986. — H. Bn, *Hist. des pl.*, II, 226, 331, 580, fig. 191.   H. Bn.

GENESTROLLE. GENESTRELLE. Noms vulgaires du *Genista tinctoria* (*voy.* Genêt).

GÉNÉTHLIOLOGIE (de γενέθλιος, qui est relatif à la naissance, et λόγος, discours). Branche de l'astrologie qui traite de l'influence des astres sur les naissances. Les êtres nés sous tel ou tel signe sidéral participent et participeront toute leur vie des qualités propres à ce signe. Né sous le signe du Lion, l'enfant sera courageux ; sous le signe du Taureau, il sera robuste, etc. A l'influence du zodiaque se joignent celles des différentes planètes, de Vénus, de Jupiter, de Saturne, etc., et de leurs rapports avec les signes du zodiaque lui-même. Le peu qu'il convient de dire sur ce sujet dans un ouvrage comme celui-ci, surtout après l'article général sur l'astrologie, se trouve au mot Sidérales (*Influences*). Nous nous contentons de rappeler que la généthliologie, si respectée au moyen âge, est loin d'avoir perdu tout son empire ; non-seulement elle règne encore avec autorité dans des contrées éloignées de nous, principalement en Orient, mais on la retrouve aussi en Europe dans les classes populaires, sans être même bannie tout à fait des classes élevées. « Le professeur Wuttke, dit Ed. B. Tylor, dans son remarquable ouvrage sur *la Civilisation primitive* (t. I, p. 155, traduit par Mlle Brunet), nous apprend qu'il y a beaucoup de contrées en Allemagne où l'on conserve régulièrement dans l'armoire de la famille l'horoscope des enfants avec les actes de baptême. » Et Tylor ajoute : « Il m'arriva à moi-même d'habiter (en Angleterre) à un mille d'un *astrologue*, et j'ai vu dernièrement un grave mémoire sur les nativités offert de bonne foi à l'Association britannique » (*voy.* Astrologie et Sidérales [avec la *note*]).   D.

GENETTE. La famille des Viverridés (*Viverridæ*) comprend un si grand nombre de Mammifères carnivores (*voy.* les mots Carnivores, Viverridés et Civette), que feu le docteur J.-E. Gray a proposé de la subdiviser, pour la commodité de l'étude, en deux sections : les Viverridés à pattes de Félins ou *Æluropoda* et les Viverridés à pattes de Chiens ou *Cynopoda*. Dans ce système de classification les *Æluropoda* sont partagés à leur tour en deux groupes, *Æluropodes typiques* ou *digitigrades* et *Æluropodes aberrants* ou *subplantigrades*, qui comprennent chacun un certain nombre de genres caractérisés par les dimensions relatives de la tête, des pattes et de la queue, par la présence ou l'absence d'une crête de poils sur la ligne dorsale et par la disposition du cadre orbitaire, tantôt complet, tantôt incomplet. C'est dans le premier groupe, parmi les Æluropodes typiques ou digitigrades que prend place le genre Genette (*Genetta* Cuv.), tout à côté du genre *Fossa* et à la suite des Protèles, des Civettes, des *Bassaris* et des *Viverricula*.

Ces derniers constituent pour M. Gray la petite tribu des Viverriens (*Viverrina*), tandis que les Genettes et les *Fossa* forment la tribu des Genettiens (*Genettina*), et que deux autres genres (*Poiana* et *Prionodon*), différant un peu des précédents par leur dentition et par leur corps très-allongé, sont désignés sous le nom de Prionodonticns (*Prionodontina*).

Chez tous les Genettiens le corps est svelte, mais robuste, et couvert d'un pelage doux, marqué de taches plus ou moins distinctes qui sur la queue se transforment en anneaux, et la face plantaire du tarse, au membre postérieur, présente une ligne dénudée. En outre, chez les Genettes proprement dites (genre *Genetta*), le milieu de la région dorsale est occupé par une bande de poils plus ou moins relevés et de couleur noire, la queue est longue, grêle, distinctement annelée, les pattes de longueur médiocre, terminées chacune par cinq doigts, armés d'ongles courts et rétractiles, le crâne est étroit et allongé et les dents sont au nombre de quarante, la mâchoire supérieure ayant une paire de tuberculeuses de plus que la mâchoire inférieure.

On sait que la plupart des Viverridés possèdent des glandes odorantes situées dans la région anale. Chez les Genettes ces glandes sont assez réduites et le réservoir dans lequel s'accumule leur produit est représenté par une simple dépression linéaire comprise entre la verge et l'anus, au lieu de consister, comme chez les Civettes asiatiques et africaines, en une vaste poche précédée d'un vestibule. Sur les parois de cette anfractuosité s'ouvrent, chez la Genette du Sénégal, de petits orifices dans chacun desquels on peut introduire une soie de sanglier et d'où l'on fait découler, par une légère pression, une matière sébiforme, d'un jaune d'or. Ce produit présente, d'après M. J. Chatin, une grande analogie, dans ses propriétés et dans sa composition chimique, avec le produit des glandes sébacées. Il exhale une odeur des plus pénétrantes : aussi Carus avait-il pensé que la Genette pouvait se servir de cette sécrétion comme moyen de défense ; mais c'est là une simple hypothèse que les observations récentes de M. Chatin ne semblent point justifier. En effet, une Civette du Sénégal qui a vécu pendant un certain temps dans un des laboratoires du Muséum d'histoire naturelle, en compagnie d'un jeune chien, n'a jamais eu recours à un semblable procédé pour échapper aux taquineries de son turbulent compagnon.

Dans la même espèce de Genette, M. Chatin a reconnu l'existence d'un autre appareil, d'une paire de glandes anales s'ouvrant, à la marge de l'anus, par un double orifice. Chacune de ces glandes est de forme sphérique et se trouve enveloppée par une couche musculaire très-épaisse; par sa constitution, elle ressemble aux glandes anales des autres mammifères, et présente au centre un réservoir ovcïde, dans lequel fait saillie une sorte de papille qui n'est autre chose que l'origine du canal excréteur. Celui-ci est très-court et débouche dans le vestibule anal. Le produit de ces glandes est filant, jaunâtre et doué d'une odeur repoussante; il s'écoule avec une grande facilité et sous une faible pression peut jaillir à 20 ou 30 centimètres. En l'examinant au microscope, M. Chatin y a découvert des cellules épithéliales, comme celles qu'on trouve dans les sécrétions sébacées.

Le genre Genette est répandu sur la plus grande partie du continent africain et se trouve aussi en Syrie, en Palestine et dans le midi de l'Europe. Il comprend cinq ou six espèces qui ne diffèrent guère les unes des autres que par les proportions des diverses parties du corps, par la forme et par la coloration de la queue. Chez la Genette vulgaire, chez la Genette féline et chez la Genette du Sénégal la queue est aplatie et garnie de poils allongés et un peu redressés ; elle est ornée de nombreux anneaux alternativement blancs et noirs et se termine par une mèche blanche ; chez la Genette tigrine la queue est à peu près cylindrique, couverte de poils courts, ornée d'anneaux mal définis et toujours noire à l'extrémité ; enfin chez la Genette panthérine la queue n'offre dans sa portion basilaire qu'un petit nombre d'anneaux de couleur blanche, la portion terminale étant colorée comme dans l'espèce précédente.

La Genette vulgaire (*Viverra genetta* L., *Genetta vulgaris* Less., *G. afra* F. Cuv.), qu'on appelle aussi communément *Chat d'Espagne, Chat genette* ou *Chat de Constantinople*, a le corps élancé, long de 50 à 60 centimètres, et couvert d'un pelage bien fourni, d'un gris jaunâtre avec des taches noires qui, sur les flancs, sont disposées en séries longitudinales et qui, sur l'échine, se fondent en une bande continue; sa tête est petite, son museau effilé, d'un brun foncé, tourne au blanc vers la lèvre supérieure et se trouve masqué d'une raie claire sur le dessus du nez; ses oreilles sont courtes et arrondies ; ses yeux, encadrés en dessus et en dessous par une bande blanchâtre, ont leur pupille disposée comme chez les chats ; ses pattes, relativement basses, sont armées d'ongles rétractiles, et sa queue, presque aussi longue que le corps, est blanche à la pointe et ornée dans le reste de son étendue de sept ou huit anneaux noirs se détachant sur un fond grisâtre. On constate du reste dans cette espèce, comme chez la plupart des animaux du même genre, de nombreuses variations de pelage qui ne correspondent pas à des différences d'habitat.

C'est principalement dans les pays baignés par la Méditerranée, en Algérie, au Maroc, en Tunisie, en Syrie, en Espagne et en Provence, que se rencontre la Genette vulgaire; mais elle s'avance parfois jusque dans la France centrale et occidentale, et a été signalée notamment dans le Poitou. Elle fréquente aussi bien les vallées humides que les flancs dénudés des montagnes et ne montre aucune prédilection pour les endroits arides où croissent les genêts. Il me semble donc bien difficile, pour le dire en passant, d'accepter l'étymologie proposée par Buffon qui fait dériver le nom de Genette, employé déjà par Belon et par Gesner, du mot Genêt (*Genista*), et l'on doit plutôt, je crois, se ranger à l'opinion qui se trouve relatée dans la *Faune populaire* de M. Rolland, et d'après laquelle Genette ne serait qu'une corruption du mot arabe *Djerneyth*.

Le régime de la Genette est exclusivement carnassier : les petits rongeurs, les oiseaux, les œufs, les insectes constituent la nourriture de cet animal aux mouvements souples et élégants qui se glisse silencieusement entre les rochers, au milieu des buissons, traverse les rivières à la nage, grimpe sur les arbres, et tout à coup s'élance sur sa proie, l'égorge et la dévore. En général, c'est seulement à la tombée de la nuit que la Genette sort de sa retraite, et comme elle est fort agile et que par la couleur de son pelage elle se confond avec les objets environnants, il n'est pas facile de la surprendre. En captivité elle s'apprivoise aisément et vit en bonne harmonie avec ses semblables; mais, quand on l'irrite, elle hérisse ses poils en grondant et en soufflant à la manière du chat domestique. Dans les États Barbaresques elle remplace même, dit-on, ce dernier animal en faisant dans les maisons une chasse active aux rats et aux souris ; mais chez nous l'odeur de civette qu'elle exhale la ferait certainement considérer comme un hôte assez désagréable.

Jadis la peau de la Genette était fort estimée et les historiens rapportent que, après la bataille de Tours, en 732, les soldats de Charles Martel trouvèrent dans le camp sarrasin une grande quantité de vêtements garnis de cette fourrure qui, au treizième siècle, du temps d'Albert le Grand, avait encore une valeur considérable. Au moyen âge on fonda, si l'on en croit Pennant, un ordre de la Genette dont les grands seigneurs s'honorèrent de faire partie, et jusqu'au moment où l'industrie songea à tirer parti des peaux de lapin teintes et préparées, les peaux de Genette servirent à la confection de manchons fort élégants. Enfin il semble résulter de quelques passages des poètes anciens que le corps incinéré de la Genette était employé comme remède dans la fièvre quarte.

Au cap de Bonne-Espérance se trouvent la Genette féline (*Genetta felina* Smith) et la Genette tigrine (*Genetta tigrina* Gr.) que les colons désignent toutes deux par le nom de Chat musqué (*Musk Cat*) et qui diffèrent de la Genette vulgaire par les teintes ici plus foncées, là plus claires, de leur queue et des différentes parties de leur corps. La Genette tigrine est encore appelée Genette d'Abyssinie (*G. abyssinica* Rüpp.), parce qu'elle remonte sur la côte orientale d'Afrique jusqu'en Abyssinie. Dans cette dernière région habite aussi la Genette du Sénégal (*Genetta senegalensis*, Fisch.) qui se rencontre d'autre part sur la côte occidentale, en Sénégambie et peut-être même au Gabon, concurremment avec la *Berbe* de Bosman ou Genette panthérine de Frédéric Cuvier (*G. pardina* Is. Geoff.).   E. OUSTALET.

BIBLIOGRAPHIE. — GESSNER. *Quadrup.*, p. 619 et 1102, et *Thierbuch*, 1563, p. 243. — BELON. *Observat.*, p. 76. — ALDROVANDE. *Digit.*, p. 337 et suiv. — JOHNSTON. *Quadr.*, p. 157 et pl. 72. — FUNES. *Historia general de Aves y Animales*, 1621, p. 388. — LINNÉ. *Syst. Nat.*, 1766, t. I, et édit. GMELIN, 1788, t. I, p. 90, n° 6. — BUFFON. *Hist. nat.*, t. IX, pl. 36, édit. 1832, t. XVI, p. 128, supplément par F. CUVIER, édit. 1832, p. 409. — SCHREBER. *Säugethiere*, 1775, t. III, p. 113. — LESSON. *Manuel de Mammalogie*, 1827, p. 173. — GRAY. *Proc. Zool. Soc.*, 1832, p. 63, et *Revision of the Genera and Species of Viverridæ*. In *Proc. Zool. Soc.*, 1864, p. 502 et suiv. — PUCHERAU. *Rev. et mag. de zool.*, 1855, p. 154. — ROLLAND. *Faune populaire de la France, Mammifères sauvages*, 1877, p. 50.   E. O.

GENÉVRIER. *Juniperus* L. ♀ I. **Botanique.** Genre de plantes Dicotylédones, appartenant à la famille des Conifères, tribu des Cupressinées.

Les Genévriers sont des arbustes ou des arbres à rameaux alternes, à feuilles simples, petites, persistantes, rapprochées, opposées, verticillées ou imbriquées, à fleurs unisexuées, portées sur des rameaux différents, tantôt sur le même pied, tantôt sur des pieds distincts. Les fleurs mâles forment des chatons ovoïdes ou cylindroïdes, composés d'écailles imbriquées et stipitées, qui portent à leur partie inférieure et interne de 3 à 6 anthères uniloculaires. Les fleurs femelles sont disposées en un chaton court, ovoïde, formé de 3 écailles concaves, accrescentes, soudées inférieurement et portant à leur base une sorte de cupule. Le fruit devient bacciforme par la soudure des écailles accrescentes et charnues, qui renferment à leur aisselle une nucule osseuse. On l'appelle vulgairement baie ; mais c'est en réalité un fruit composé provenant de plusieurs fleurs et qui n'a rien de commun que sa consistance charnue avec la baie telle que la définissent les botanistes. On l'appelle plus justement *malacône* ou *cône charnu*.

On distingue un certain nombre d'espèces utilisées en médecine ou dans industrie :

1° Le *Genévrier commun* (*Juniperus communis* L.) Cette espèce est d'une extension géographique considérable. On la trouve en effet dans toute l'Europe, depuis la Méditerranée jusqu'aux régions arctiques, en Asie dans les hautes régions de l'Himalaya et dans la Sibérie, enfin dans l'Amérique du Nord. — C'est un arbuste dioïque, à rameaux diffus, à feuilles ternées, assez rapprochées, rigides, linéaires acuminées, aiguës au sommet, glaucescentes et canaliculées en dessus, carénées sur le dos ; les chatons sont petits, axillaires. Les fruits d'abord verdâtres deviennent d'un violet noirâtre à la maturité, qui n'arrive qu'à la seconde année : ils sont alors de la grosseur d'un pois et contiennent une pulpe succulente aromatique, d'une saveur résineuse, amère et un peu sucrée.

On utilise dans cette espèce le bois, qui ressemble à celui du cyprès, et les baies dont on fait dans les pays du Nord une eau-de-vie très-employée, et dont on extrait par distillation une huile volatile ; les pharmaciens préparent aussi un extrait avec les baies.

2° Le *Genévrier oxycèdre* ou *Cade* (*Juniperus Oxycedrus* L). C'est une espèce qui croît principalement dans la région méditerranéenne. Elle ressemble à la précédente par ses feuilles, mais s'en distingue par ses gros fruits, de dimensions deux ou trois fois plus grandes, et d'une couleur brun rouge, jamais noir violacé ; en outre les nucules sont renflées à la base, comprimées à la partie supérieure et tronquées au sommet.

L'oxycèdre fournit, par la combustion incomplète de son bois dans un fourneau sans courant d'air, un liquide brunâtre, huileux, d'odeur résineuse et empyreumatique, qu'on appelle *huile de cade*.

3° Le *Genévrier Sabine* ou la *Sabine* (*Juniperus Sabina* L.) appartient à une section des Genévriers, dans laquelle les feuilles, au lieu d'être linéaires aiguës et espacées, sont toutes petites, écailleuses et imbriquées comme dans le Cyprès.

C'est un arbuste odorant, de petite taille, ayant une grande tendance à s'étaler sur le sol ou, dans certains points, dressé et arborescent. Les rameaux sont cylindriques, à ramilles nombreuses, recouvertes de feuilles rhomboïdales, aiguës ou mutiques, très-petites, opposées, rapprochées, étroitement imbriquées et couvrant entièrement les ramilles sous forme d'écailles : sur les rameaux ces feuilles sont lâchement imbriquées, opposées ou ternées, lancéolées subulées et décurrentes. Les fruits sont arrondis, de la grosseur d'une groseille, d'un bleu noirâtre : ils ne contiennent généralement qu'une nucule, par l'avortement des deux autres. Les rameaux ont une odeur très-forte et très-caractéristique.

On a distingué deux variétés de cette espèce : l'une dite *Sabine mâle* ou à *feuilles de cyprès*, haute de 3 à 4 mètres, dont les rameaux à angles accentués portent des feuilles à pointes déjetées en dehors ; l'autre, plus petite, *Sabine femelle* ou à *feuilles de tamarix*, dont les rameaux sont presque arrondis et garnis de feuilles squamiformes, épaisses, à pointe non déjetée extérieure. Dans l'une et l'autre forme, le dos des écailles foliaires porte une glande vésiculeuse elliptique.

La Sabine est une plante des Alpes de l'Autriche, du Piémont et du Dauphiné ; on la trouve aussi dans les Pyrénées, en Espagne, en Italie, en Crimée, dans la Sibérie.

Il ne faut pas la confondre avec le *Juniperus Phœnicea* L., espèce méditerranéenne, à laquelle on donne improprement ce nom. C'est un arbuste monoïque facile à distinguer de la vraie Sabine, parce que les rameaux n'ont point l'odeur caractéristique de cette espèce ; en outre les feuilles sont creusées d'un simple sillon sur le dos et ne portent point la vésicule résinifère du Juniperus Sabina ; enfin les fruits sont plus gros, dressés et non pendants, et d'une belle couleur rouge, luisante.

Une espèce qui ressemble davantage à la Sabine et qu'il faut signaler spécialement est :

4° Le *Genévrier de Virginie* (*Juniperus Virginiana* L.), qui porte aux États-Unis le nom de *Cèdre rouge*, *Red Cedar* ou *Sabine* (*Savin*). On le trouve abondamment aussi bien dans les États du Nord que dans ceux du Sud. C'est un arbre de 15 mètres de haut, étalé, et qui par son port est très-différent de la vraie Sabine. Il présente deux formes de rameaux qui rappellent celles que nous avons indiquées plus haut pour le *Juniperus Sabina*, et qui ont une très-grande ressemblance avec ceux de son espèce, si bien qu'il est difficile de les distinguer. Une différence qu'on a signalée, c'est que dans la plante américaine la fossette glandulifère est beaucoup moins développée que dans notre plante européenne. Mais ce qui les distingue surtout, c'est l'odeur beaucoup moins développée de la première ; elle contient en effet bien moins d'huile essentielle et doit être d'une moindre activité.

Le bois de Genévrier de Virginie a une odeur assez prononcée : il est rougeâtre, léger, d'un grain fin et facile à travailler ; on s'en sert pour bien des usages, entre autres pour former de petits tubes cylindriques, dans lesquels on enferme les crayons de graphite. Son nom de *Cèdre rouge* l'a fait quelquefois confondre avec le *Cèdre*, dont il est très-différent.

Plusieurs espèces de Genévrier avaient été déjà remarquées et utilisées par les anciens. Le Genévrier commun paraît être l'ἄρκευθος de Théophraste, et sa forme naine (*Juniperus nana* de quelques auteurs), le κέδρις du même auteur ; quant à l'*oxycèdre*, c'est le κέδρος de Théophraste et de Dioscoride ; le *Juniperus Sabina* est désigné par ce dernier auteur sous le nom de βράθυς.   Pl.

Bibliographie. — Théophraste. *Historia*, I, 15, 16. — Dioscoride. *Materia medica*, I, 104, 105. — Linné. *Genera*, 1134; *Species*, 1470. — Endlicher. *Genera*. — De Candolle. *Flore française*, III, 278. — Grenier et Godron. *Flore de France*, III, 157. — Guibourt, *Drogues simples*, 7ᵉ édit., 259. — G. Planchon. *Déterminat. des drogues simples*, I, 127, 319. — Asa Gray. *Manual of Botany of the North Unit. States*, 425.   Pl.

§ II. **Emploi médical.** Les anciens connaissaient certainement le genévrier, très-répandu en Europe et en Asie. Il en est fait mention dans la Bible ; on lit, en effet, dans le *Livre de Job*, chap. xxx, 4 : « Ils coupaient des herbes sauvages auprès des arbrisseaux et la racine des genièvres pour se chauffer. » Et plusieurs passages des écrits de Théophraste, d'Hippocrate, de Dioscoride, de Pline, paraissent se rapporter bien évidemment à cette plante. Malheureusement, il existe plusieurs espèces de genévriers et les anciens confondaient avec ceux-ci diverses plantes assez voisines, de sorte qu'il nous est difficile de prouver d'une façon péremptoire que telle description d'un auteur grec ou romain se rapporte à notre *Juniperus communis* ou bien au *J. oxycedrus*, les deux variétés qui ont de nos jours des usages médicaux.

Il est toutefois fort probable que les médecins de l'antiquité prescrivaient indifféremment les deux espèces désignées ci-dessus et encore le *J. Phœnicea*, très-commun en Grèce, qui serait peut-être l'ἄρκευθος d'Hippocrate.

Théophraste parle d'un *Juniperus* mâle et d'un *Juniperus* femelle, ce qui s'applique fort bien au *J. communis* : « *Alii esse Juniperi species, alteram florere quidem sed sterilem esse, alteram non quidem florere sed fructum ferre....*

Dioscoride décrit seulement deux genévriers : un grand et un petit ; il attribue au premier des vertus stimulantes et diurétiques. Ses graines, dit-il, servent aux faiblesses d'estomac, à la toux, aux ventosités et tranchées, et sont bonnes contre les morsures de serpent, comme les feuilles du reste. Enfin, la cendre de l'écorce était usitée dans le traitement de la gale et de la lèpre.

L'auteur grec désigne sous le nom d'*arcenthides* (ἄρκενθος) les baies de ce genévrier, et il indique qu'elles offrent la grosseur d'une noix ou d'une aveline.

Je ne vois guère que le *J. oxycedrus* qui ait des fruits de cette dimension, de sorte qu'il faudrait admettre que le grand genévrier de Dioscoride est notre G. oxycèdre. A moins de supposer avec Matthiole que ces grosses baies appelées arcenthides provenaient de petits genévriers cultivés. Par la culture, en effet, ces arbrisseaux deviennent des arbres qui produisent de gros fruits.

Mais cette question n'offre qu'un faible intérêt ; je passe outre, suivant en cela l'exemple du célèbre commentateur de Dioscoride, très-embarrassé par les descriptions de son auteur et qui, pour se tirer d'affaire, suppose que le texte du médecin grec a été horriblement maltraité. Après cette boutade, Matthiole nous indique que l'huile de genévrier est bonne contre le mal de dents, que les cendres de son bois sont diurétiques et qu'enfin les sujets affectés de sciatique se trouvent bien des bains de genièvre. Je passe sur les propriétés ecboliques de l'arbrisseau, assez mal définies par l'habile commentateur.

A côté de Dioscoride, il nous faut naturellement citer Pline l'Ancien, son contemporain, qui, lui aussi, parle de deux espèces de genévriers, dont l'une est plus grande que l'autre. Tous deux feraient fuir les serpents lorsqu'on les brûle.

Pline donne comme usages des baies les suivants : elles calment les douleurs d'estomac, de poitrine, de côté. Elles dissipent les gonflements, mûrissent la toux, et, appliquées topiquement, arrêtent les progrès des tumeurs.

Bues dans du vin, elles resserrent le ventre, dissipent les tumeurs abdominales, sont diurétiques et réussissent en collyre dans les fluxions des yeux.

On les donne à la dose de quatre dans du vin blanc pour les convulsions, les ruptures, les tranchées, les affections de matrice, la coxalgie, ou de vingt, bouillies dans du vin.

Il en est, ajoute Pline, qui se frottent le corps avec ces baies pour se préserver des serpents.

En définitive, l'illustre naturaliste fait du genièvre un stomachique, un diurétique, un résolutif, un alexipharmaque, un stimulant, un balsamique, — vertus que la médecine contemporaine attribue encore à cette plante.

L'usage du genévrier en médecine s'est continué jusqu'à nos jours, et aujourd'hui encore quelques médecins prescrivent ses préparations, qui ont une réelle valeur et me semblent trop négligées. J'ai dit plus haut que deux espèces seulement faisaient partie de notre matière médicale, le *J. communis* et le *J. oxycedrus*. Ce dernier nous fournit l'huile de cade, excellent médicament qui rend les meilleurs services dans les dermatoses ; c'est la seule application que je lui connaisse en propre. L'huile de cade a été longuement étudiée dans le remarquable article de Bazin (*voy.* ce mot), c'est pourquoi ma description portera uniquement sur le genévrier commun, l'espèce en quelque sorte officinale et certainement la plus ordinairement usitée entre ses congénères. — La sabine,

Juniperus sabina, rangée parfois parmi les genévriers, figurera plus avantageusemement à une place spéciale (*voy.* ce mot); quant au *J. Virginiana*, il n'a pas d'applications médicales, quant à présent.

PROPRIÉTÉS PHYSIQUES. On peut tirer profit en médecine de toutes les parties du *J. communis*, mais généralement on n'emploie guère que ses *baies*, ses *sommités* et plus rarement son *bois*.

Tout le monde connaît les fruits du genévrier, ces petits cônes verts ou noirâtres suivant leur degré de maturité, vulgairement appelés baies de genièvre ou simplement *genièvre*. Je rappellerai seulement que ces baies, du volume d'un petit pois, ont, telles qu'on les trouve dans les pharmacies, une couleur noire ou violacée, une odeur balsamique forte, une saveur douceâtre, légèrement amère, térébinthacée. Elles sont arrondies et plus ou moins ridées par la dessiccation, enfin elles offrent à l'un de leurs pôles trois petites rainures et à l'autre de petites écailles bractées en étoile. Ces caractères physiques permettent de les reconnaître facilement. Le commerce tire les baies de genévrier de Rotterdam, Hambourg, Leghorn, Trieste, etc.

Leur *composition* a été donnée, en 1822, par Trommsdorff (*Gmelin's Handb. d. Ch.* II, 133), c'est la suivante:

Huile volatile	1,0
Poix	4,0
Résine	10,0
Sucre particulier, acétate et malate de chaux	38,8
Gomme, sels de potasse et chaux	7,0
Ligneux	35,0
Eau	12,9
	103,7

En somme, les baies contiennent environ 15 pour 100 de matières balsamiques, ce qui est une assez forte proportion de principes actifs. Je parlerai plus loin de l'essence. Quant à la résine, elle est verte et incristallisée, suivant Trommsdorff, cristallisée, d'après Nicolet, et aurait pour formule chimique $C^5H^2O^1$. La poix, dit ce dernier chimiste, est cassante et composée de $C^{13}H^{8.5}$.

J'appelle encore l'attention sur la proportion de sucre contenue dans les baies : 23 pour 100, suivant l'analyse de Donath (1873). Trommsdorff le dit analogue à celui de raisin, Nicolet à la mélasse.

Outre les substances que nous avons indiquées, Donath signale encore dans les baies de petites quantités d'acides prussique, acétique et malique, plus une substance particulière qu'il nomme *junipérine*, non cristallisable, soluble dans l'eau.

Essence de genévrier. On la connaît depuis fort longtemps déjà, car en 1556 Schnellenberg la préparait par distillation des baies (*Artzneybuch*, Königsberg, 1556, 35), et Matthiole la signale. Elle se trouve dans toutes les parties de la plante, mais surtout dans les fruits verts, qui en fournissent 1 à 2 pour 100 par distillation. Recluz a montré qu'elle se trouve en nature dans des utricules fusiformes supportées par les graines incluses dans ces fruits. Les fruits mûrs contiennent plutôt de la térébenthine, car pendant la maturation une partie de l'essence se résinifie.

Cette huile essentielle est limpide, transparente, presque incolore, d'une densité de 0,839, donc plus légère que l'eau ; son odeur rappelle celle du fruit et sa saveur est balsamique. Elle est peu soluble dans l'alcool et dévie à gauche la lumière polarisée.

Blanchet la considère comme formée de deux huiles isomères, ayant la formule C²⁰H¹⁶ : l'une incolore et assez volatile, l'autre colorée peu volatile. La première composerait presque entièrement l'essence obtenue par distillation des baies. Elle est soluble dans l'alcool et aussi dans l'acide chlorhydrique avec lequel elle forme un camphre artificiel. Elle dissout l'iode ou mieux se combine avec lui, car celui-ci ne réagit plus sur l'amidon et ne jaunit plus la peau. Si l'on ingère cette combinaison, on retrouve l'iode dans l'urine, la salive et le mucus nasal (Heller).

Je n'ai rien de bien spécial à mentionner concernant *le bois* et *les sommités*. Ils reproduisent les propriétés atténuées des baies.

Dans le *bois*, qui n'a point d'odeur et de saveur, on ne trouve jamais de résine en nature, au moins en Europe. Il paraît toutefois que dans les pays chauds on en a vu. Ces parties du genévrier sont à peu près inusitées et ne servent guère que pour les usages domestiques. Les anciens taillaient, dit-on, dans ce bois des images de leurs dieux, probablement parce qu'il est incorruptible. On en retire par distillation une huile essentielle. Le bois de genévrier a donné à Stoltz par distillation (*Traité des Essais*, de Berthier, t. I, p. 248) :

A. pyroligneux	45,80
Huile empyreumatique	19,75
Charbon	22,70
Gaz	20,77

Les *sommités* ont une odeur balsamique, une saveur amère et térébenthinée et passent pour laxatives. Brûlées, elles répandent, comme le bois et les baies, une odeur aromatique très-forte prisée par certains odorats et qui masque absolument les mauvaises senteurs. Je dis « masque », parce que le genévrier n'est rien moins qu'un désinfectant dans le sens que nous assignons aujourd'hui à ce mot, c'est-à-dire qu'il est incapable de *détruire* les émanations fétides.

I. PROPRIÉTÉS PHYSIOLOGIQUES. Elles n'ont pas été recherchées d'une façon spéciale par les auteurs, ou du moins je n'ai pas trouvé dans les traités ou mémoires que j'ai consultés, relatifs à l'histoire du genévrier, ces résultats d'expériences physiologiques telles qu'on les pratique aujourd'hui, qui déterminent nettement la valeur d'un médicament par ses effets sur les principales fonctions. Je vais essayer, en rapprochant les faits connus, de commencer cette histoire physiologique.

Lorsqu'on mâche des baies de genièvre en petit nombre, il se produit sur les premières voies une action stimulante. La salive est sécrétée en plus grande abondance et la bouche est humidifiée à ce point qu'un botaniste de beaucoup de verve, Roques, a pu dire que ces baies pouvaient tenir lieu du verre d'eau de l'orateur. La sécrétion gastrique est elle-même stimulée, la digestion devient dès lors plus rapide et plus complète, aussi bien l'appétit s'accroît-il. En langage physiologique nous pouvons dire que le genièvre produit sur les premières voies une excitation sécrétoire, en même temps qu'il sollicite les contractions de l'estomac. Pareils faits s'observent sur les intestins, qui sécrètent et se contractent plus activement. Cette action a pour conséquences souvent l'expulsion des gaz et des matières qui remplissent cette partie du tube digestif. Les anciens avaient d'ailleurs bien vu que les préparations du genévrier dissipent les flatuosités abdominales et peuvent avoir des effets laxatifs; c'est pourquoi ils déclaraient le genévrier stomachique, carminatif, à dose faible.

Après absorption, les préparations simples de cette plante produisent quelques effets diffusés bien connus.

Elles stimulent la circulation et donnent lieu à de l'accélération du pouls, puis à une fébricule passagère.

Mais on note surtout une action importante sur‚les reins, la peau et les poumons.

L'urine est rendue en plus grande abondance et elle sent manifestement la violette, ce qui indique des *propriétés diurétiques*.

La sueur également, ou plutôt la transpiration insensible, la diaphorèse, comme on disait autrefois, est plus considérable, — d'où la *propriété diaphorétique*.

Enfin, l'haleine des sujets prend une odeur balsamique, ce qui indique que certains principes du médicament s'éliminent par les poumons, aussi bien verrons-nous déclarer le genévrier *béchique*, *antiasthmatique*, etc.

En somme, ces faits nous apprennent qu'à petite dose ses préparations sont stomachiques, carminatives, stimulantes, diurétiques, diaphorétiques et qu'elles peuvent agir sur les poumons et les voies pulmonaires.

A *dose élevée*, les préparations deviennent excitantes au lieu de stimulantes. C'est-à-dire qu'elles agissent violemment sur les organes et appareils, troublent leurs fonctions et provoquent chez l'homme des accidents plus ou moins désagréables. Du côté des voies digestives, ce sont des vomissements, de la diarrhée, de la dyspepsie douloureuse; la circulation et la respiration sont accélérées et du côté des reins il y a des phénomènes congestifs avec dysurie, anurie et même hématurie (Pison).

Ce dernier va jusqu'à dire que ceux qui abusent des baies de genièvre peuvent devenir diabétiques, ce qui me paraît inadmissible (*Act. nat. curios*, vol. X, obs. 52).

Enfin, je signalerai parmi les effets des doses fortes la stimulation des organes génitaux chez la femme, qui peut aller jusqu'à brusquer l'apparition des règles. On sait qu'un autre *Juniperus*, la sabine, possède à un très-haut degré cette action excitante, puisqu'elle est considérée comme un emménagogue réel, mais dangereux.

Tels sont les principaux faits relatifs à l'action pharmacodynamique du genévrier.

Nous expliquerons ses effets stomachiques par une action stimulante locale sur la muqueuse des voies digestives, et nous pensons qu'il provoque la diaphorèse et la diurèse, grâce à l'élimination de quelques-uns de ses principes volatils et résineux par la peau et les reins. Enfin nous croyons qu'il doit encore à son huile essentielle ses qualités stimulantes générales.

Topiquement, les préparations de genévrier se montrent stimulantes et excitantes. Ces effets sont manifestes sur la peau dépouillée de son épiderme, et nous verrons que ces propriétés ont été quelquefois mises à profit dans le traitement des plaies. Grâce à la résine, à l'essence, elles peuvent avoir des vertus balsamiques et vulnéraires d'une certaine valeur.

Elles sont certainement parasiticides, car on les a vantées comme remède contre la gale et la teigne.

II. APPLICATIONS MÉDICALES. A. USAGES A L'INTÉRIEUR. Les applications dérivent des effets physiologiques que nous venons de rapporter. En raison de ses effets stomachiques, le genévrier a été conseillé dans certaines *affections des voies digestives*, la dyspepsie atonique plus particulièrement. Il stimule l'estomac et l'intestin, chasse les flatuosités, excite la sécrétion des sucs digestifs et tonifie les organes, — de sorte qu'il soulage d'abord les patients et les amène peu à peu à la guérison. Hoffmann vantait beaucoup le rob contre l'atonie du tube digestif.

Évidemment, ses préparations pourraient devenir *anthelmintiques* et chasser des voies digestives les ascarides et peut-être les oxyures, mais nul praticien ne recherchera cette application, puisque nous possédons des médicaments vermifuges d'une action plus sûre et agissant sous un plus faible volume. Ici, en effet, il faudrait de fortes doses pour obtenir un bon résultat.

Est-ce à titre de stimulant et de diaphorétique? est-ce parce qu'on l'a considéré comme un bon succédané du gaïac et du sassafras, qu'on l'a administré dans le *rhumatisme et la goutte* (Bruch), dans la *syphilis* (Brassavola, Ettmüller, Léon l'Africain, Hanin, etc., Sylvius)? c'est ce que je ne saurais dire, — ce serait au moins rationnel. Quoi qu'il en soit, ces applications sont aujourd'hui tombées complétement en désuétude.

C'est surtout comme diurétique et balsamique que le genévrier mérite de rester dans notre matière médicale; il est là sur son veritable terrain, champ bien vaste déjà où ses bonnes propriétés trouvent suffisamment à s'exercer.

En provoquant la diurèse, les préparations de genévrier rendent de très-grands services dans les hydropisies, comme l'ont indiqué Van Swieten, Hoffmann, Rosenstein, Duverney, Hegewick, au siècle dernier.

Aussi, de nos jours, Trousseau n'a-t-il pas manqué de faire entrer les baies de genièvre dans la formule du vin diurétique qui porte son nom, l'un de nos meilleurs médicaments dans les hydropisies, comme chacun sait.

C'est surtout dans les hydropisies généralisées, dans l'anasarque, qu'il faut faire intervenir les préparations de genévrier. En provoquant une abondante diurèse elles feront rentrer dans la circulation, puis disparaître avec l'urine la sérosité des œdèmes. Toutefois, dans l'emploi de ces actifs médicaments, il y a d'utiles précautions à prendre pour réussir, et si leurs indications sont nombreuses, cependant quelques contre-indications doivent être mentionnées.

J'ai dit, en effet, qu'à dose élevée on avait vu l'anurie, la dysurie, l'hématurie, résulter de l'emploi du genévrier. C'est donc qu'il peut congestionner les reins et empêcher leur fonctionnement. Par conséquent, on se gardera de prescrire un pareil médicament toutes les fois qu'on soupçonne une hyperémie rénale; mieux vaudrait alors user des sels neutres, du bromure de potassium, etc.

Van Swieten conseillait volontiers la formule que voici :

	grammes.
Eau distillée de genévrier	1000
Extrait.	120
Esprit de genévrier	60

Dose : Une ou deux cuillerées à soupe quatre à huit fois par jour.

J'indiquerai plus loin les principales préparations diurétiques à base de genévrier, tirées d'un certain nombre d'ouvrages généraux ou des pharmacopées.

Maladies des organes génito-urinaires. Son action spéciale, stimulante sur l'appareil urinaire, l'a fait encore employer dans les affections catarrhales de la vessie et de l'urèthre, et de plus il a été souvent prescrit pour favoriser l'expulsion de graviers ou de petits calculs arrêtés dans les voies génito-urinaires.

Ces applications ont leur importance, je m'y arrête un instant.

On conçoit facilement que grâce à sa résine le genévrier peut devenir un balsamique utile dans le *catarrhe vésical* et dans la *blennorrhagie*. Mais ce ne sera évidemment qu'un adjuvant de nos grands balsamiques, le copahu, l'essence de santal, le cubèbe, etc., d'un usage si général aujourd'hui. A. Fréd. Hecker, Jourdan, conseillaient l'extrait de genièvre dans la blennorrhagie, surtout à la première période, et Plagge l'essence, qu'il considère comme un excellent succédané du cubèbe et du copahu.

Je croirais plus volontiers à ses bons effets dans la *gravelle rénale*, et c'est sur cette question intéressante que je vais dire quelques mots. Ettmüller est un de ceux qui ont le plus préconisé les préparations de genévrier, surtout l'extrait et l'eau distillée de baies, contre les coliques néphrétiques. Après lui, divers médecins se sont également bien trouvés de les prescrire contre cet accident. Demangeon, particulièrement, a rapporté deux faits d'un grand intérêt, dont voici le résumé succinct. Un enfant de dix-huit mois offrait des signes manifestes de gravelle et souffrait cruellement. On lui fit prendre la simple préparation que voici :

Eau.	2 litres.
Orge mondée.	1 cuillerée.
Baies de genièvre.	1 poignée.

On fait d'abord la décoction d'orge et l'on jette dans cette décoction bouillante les baies de genièvre.

Bientôt le petit malade rendit des calculs, dont quelques-uns avaient le volume d'une lentille, et il fut guéri.

Un autre enfant, âgé de trois ans, expulsa, après avoir pris cette tisane, un calcul de $0^{gr},15$ et du volume d'un petit haricot. Ce calcul dut être extrait de l'urèthre.

Le genièvre est diurétique, il stimule les contractions des fibres lisses, donc il est apte à favoriser l'issue au dehors d'un calcul engagé dans l'uretère ou tombé dans la vessie; par conséquent la théorie comme la pratique nous indiquent qu'il peut être fort utile dans la gravelle rénale.

On aurait tort néanmoins de lui attribuer des vertus lithontriptiques. Si quelques agglomérats de sable urique ou de petits graviers ont pu être désagrégés et ensuite expulsés sous son influence, ce n'est pas à dire qu'on puisse compter sur lui pour dissoudre une pierre dans la vessie. Mais je conviens que par ses qualités diurétiques et stimulantes, par ses vertus balsamiques, il est indiqué chez les sujets prédisposés à la gravelle, pour tenir libres de tout sédiment les voies urinaires et empêcher la formation des calculs. On prescrira donc aux sujets affectés de gravelle urinaire les préparations de genièvre ou même les baies en nature qui, rapporte Geoffroy (*Mat. méd.*, t. VIII, p. 128), réussirent si bien à Laurentius, — non-seulement pour débarrasser leurs voies urinaires des calculs qui peuvent s'y trouver, mais encore à titre de prophylactique, pour empêcher la formation d'autres calculs. Je répète que l'action de ce remède n'est rien moins que mystérieuse; il agit comme diurétique stimulant.

Hoffmann faisait prendre le rob de genièvre, et Vogel simplement les baies en nature. Un pharmacien, Durand, prétend avoir vu de bons effets d'un *éthérolé de genièvre*, qu'il prépare en faisant agir l'éther sur l'huile de cade. Il le donne à la dose de 4 à 5 gouttes matin et soir. C'est précisément cette qualité de stimulant qui contre-indique son usage toutes les fois qu'on soupçonne un état inflammatoire un peu aigu des organes génito-urinaires.

On met quelquefois à profit cette vertu stimulante dans un trouble fonctionnel des organes génitaux, je veux parler de l'*aménorrhée*. Le genièvre, comme la sabine, peut devenir un emménagogue efficace chez quelques malades.

Mais ici il faut s'entendre et limiter cette application à certains cas seulement d'aménorrhée. C'est surtout dans l'aménorrhée symptomatique de chlorose, d'anémie, de troubles dyspeptiques que le médicament peut réussir. Dans ces cas il agit à la fois comme stomachique, reconstituant indirect et comme stimulant direct de la fonction de menstruation.

C'est dans des conditions analogues que Cazin s'est bien trouvé de faire prendre les préparations de genévrier aux femmes affectées de *leucorrhée*.

Roques donne comme formule d'*infusion emménagogue* la suivante :

Baies	1 pincée.
Thé.	1 —

Pour une tasse d'eau bouillante.

Je ne comprends pas du tout son emploi dans l'*orchite blennorrhagique*, préconisé au siècle dernier, c'est pourquoi je me borne à mentionner le fait à titre de renseignement historique.

Maladies des voies respiratoires. L'huile essentielle de genévrier s'élimine par le poumon; elle peut donc agir sur cet organe et sur les bronches, comme le font bon nombre de balsamiques journellement ordonnés dans les affections catarrhales pulmonaires : le baume de Tolu, la térébenthine, l'essence d'*Eucalyptus globulus*, le goudron, la créosote, l'huile de Gabian, etc.

On ne s'étonnera donc pas des succès signalés à l'actif du genévrier dans l'*asthme humide* et les *catarrhes bronchiques subaigus ou chroniques*. L'essence me paraît plus particulièrement indiquée.

On comptera moins sur ce médicament dans la *phthisie pulmonaire* (contrairement à l'opinion de Deckberg), si ce n'est peut-être pour combattre un élément catarrhal et relever les forces digestives.

B. Usages divers. Je comprends sous ce titre quelques applications d'un moindre importance.

La médecine populaire, dans certains pays marécageux, combat les accès de *fièvre intermittente* à l'aide des baies de genévrier en nature. Cinq à six sont ingérées par le patient avant l'accès, puis il se met au lit bien enveloppé dans des couvertures imprégnées de vapeur de ces baies. Bientôt une sudation considérable s'établit et la fièvre guérit. Cazin a suivi cette pratique et s'en est très-bien trouvé contre les *fièvres automnales* avec engorgement splénique, et il a vu que le vin de genièvre et absinthe réussissait alors que le sulfate de quinine avait échoué.

D'autres médecins ont conseillé ce médicament dans la *cachexie consécutive aux fièvres intermittentes*, tantôt seul, tantôt associé à la gentiane, à l'absinthe, aux amers d'une façon générale, à la digitale, etc.

J'indique cette ressource aux confrères qui pratiquent dans les pays pauvres, désolés par la fièvre.

C'est également le *diaphorétique du pauvre*, qu'on pourra prescrire dans tous les cas où la médication diaphorétique est indiquée. A l'exemple de Cazin on formulera :

Bois de genévrier râpé	125 grammes.

Faites bouillir dans 1500 grammes d'eau jusqu'à réduction à 1000 grammes; ajoutez 125 grammes de vin blanc.

C'est encore un *stimulant* administré jadis contre les *morsures d'animaux venimeux ;* d'où les noms de *thériaque allemande*, *thériaque des campagnards*, donnés à l'extrait de genièvre. Aujourd'hui on n'y compte plus guère.

Enfin les préparations de genévrier ont été indiquées dans le traitement de la *scrofule* et le *scorbut* (Pisone). Dans la première de ces maladies, l'extrait de baies était administré en pilules, associé à l'extrait de gentiane et de centaurée.

C. USAGES HYGIÉNIQUES. Ils sont assez nombreux et ont une réelle importance. J'ai dit déjà qu'on brûlait souvent les baies ou les sommités du genévrier pour désinfecter les appartements, les amphithéâtres de dissection et, en somme, tous les locaux où se développent des odeurs fétides. Ce n'est pas là, je le répète, une bonne application ; on se borne dans cette petite opération à substituer une odeur agréable à une mauvaise odeur, mais on n'agit pas autrement sur celle-ci. Je veux dire qu'on détruit peu les gaz odorants ou les émanations nuisibles, on masque simplement leur senteur.

Les baies étaient autrefois très-usitées à titre de condiment dans la cuisine allemande, surtout dans la préparation de la choucroûte ; c'était, au dire d'Ettmüller, la principale épicerie des classes pauvres. Les Lapons, suivant Scheffers, boivent l'infusion des baies comme nous prenons du café ou du thé. A Paris, anciennement, les confiseurs dragéifiaient ces baies et les vendaient sous le nom de *dragées de saint-Roch*, comme préservatifs en temps d'épidémie.

Ces fruits ont, en effet, joui pendant longtemps d'une certaine réputation comme agents de prophylaxie contre certaines maladies infectieuses. On en faisait mille préparations : confitures, vin, eau-de-vie, ratafia, etc., toutes plus ou moins vantées, comme aptes à protéger contre les miasmes ou bien à prolonger l'existence (Tackius).

Nous en reparlerons dans un instant.

Sans attribuer une confiance extrême aux vertus antimiasmatiques du genévrier, je crois néanmoins qu'on peut, à l'exemple de Tissot et de Cazin, recommander ses baies, ou les préparations auxquelles elles servent de base, aux gens qui habitent des contrées marécageuses où les fièvres intermittentes sont endémiques.

Un médecin français qui écrivait à la fin du siècle dernier, Daignan, a fait un petit livre consacré uniquement à mettre en relief les effets salutaires de l'eau-de-vie de genièvre dans les pays bas, froids, humides et marécageux. Il démontre que, grâce à un heureux instinct, les peuples du nord de l'Europe ont pour boisson habituelle l'eau-de-vie de genièvre, dont ils font une grande consommation. Cette eau-de-vie, tout en facilitant les digestions chez ceux qui la boivent, gros mangeurs très-avides d'une nourriture abondante et succulente, est encore pour eux un préservatif de la goutte et du rhumatisme dans bien des cas.

On a conseillé les préparations de genièvre contre le scorbut déclaré ; je pense que ces préparations agiraient peut-être aussi sûrement comme moyen de prophylaxie à l'égard de cette cruelle maladie. Les baies du genévrier sont très-riches en principes balsamiques et en sels de potasse, tous agents que l'expérience recommande comme préservatifs du scorbut.

Voici maintenant quelques renseignements pratiques sur les boissons à base de genièvre, employées pour les usages domestiques, principalement chez les populations du nord de l'Europe et en Allemagne.

On prépare avec le genièvre, pour les usages domestiques ou hygiéniques, une boisson fermentée appelée *genevrette*, une *eau-de-vie* et *diverses liqueurs*. Voici quelques indications sur leur fabrication.

Genevrette. Le *Journal économique* de 1768 indique la préparation suivante : « Prenez trois boisseaux de baies de genièvre bien noires, autant d'orge de mars et deux livres de fruits sauvages cuits au four. Remplissez d'eau à moitié un tonneau. Ceci fait, mettez l'orge dans un chaudron assez plein d'eau et faites-lui jeter deux ou trois bouillons ; retirez du feu et jetez dedans cette décoction les baies et les fruits sauvages, puis versez le tout dans le tonneau. Laissez infuser deux jours et alors versez quotidiennement un peu d'eau dans le tonneau, de manière à le remplir. On couvre alors simplement l'ouverture de la bonde. La fermentation ne tarde pas à s'établir, puis le calme apparaît et l'on peut commencer l'usage de la boisson. On ajoute autant d'eau qu'on a pris de genevrette et la liqueur se perpétue ainsi plusieurs mois de suite. »

Il y a diverses variantes à cette préparation. Helvetius conseillait une dose double de genièvre, supprimait l'orge et lui substituait quatre poignées d'absinthe bien épluchée.

Royer ajoutait 10 ou 12 livres de miel commun ou de sirop de mélasse.

Roques donne une formule plus simple :

	grammes.
Baies de genièvre contusées	60
Rameaux coupés menus	30
Vin blanc	1000

Ce dernier vin est plutôt médicamenteux et usité comme diurétique.

En y ajoutant une pincée d'absinthe et 30 grammes de racine de raifort, on a un excellent tonique qui excite l'appétit et réveille les fonctions digestives. Il faut laisser infuser trois jours et ajouter 60 grammes de sucre.

L'*esprit de genièvre* s'obtient en distillant le vin de genièvre ; il n'est guère usité ; c'est le *genièvre des Allemands*.

L'*eau-de-vie de genièvre* ou *genièvre*, le *gin* des Anglais, est au contraire le stimulant ordinaire, la liqueur habituelle, nationale, si j'ose ainsi dire, chez les peuples du nord de l'Europe.

Elle se prépare le plus souvent à l'aide d'eaux-de-vie de grain qu'on distille sur les baies du genévrier.

Cette liqueur doit être d'une limpidité parfaite.

Le genièvre, dit Daignan, convient dans les pays bas et humides ; il restaure, anime, échauffe, aide à la digestion, dissipe les vents et pousse aux urines ; il excite la transpiration, fortifie les viscères, ranime toutes les fonctions de l'économie. On voit que l'auteur ne lui ménage pas les compliments et qu'il en fait un cordial de premier ordre.

Le *ratafia de genièvre* est une bonne liqueur stomachique, cordiale, apéritive. Roques a donné le mode de préparation que voici :

Baies de genièvre	300 grammes.
Semences d'anis	8 —
Cannelle fine	4 —
Eau-de-vie de Cognac	4 litres.
Eau de rivière	300 grammes.
Sucre	1000 —

Laissez infuser les baies dans l'eau-de-vie huit ou dix jours, avec l'anis et la cannelle ; passez à travers un tamis, ajoutez le sucre et filtrez.

D. Usages a l'extérieur. La décoction de genévrier passe pour résolutive, détersive, tonique, vulnéraire, et a joui autrefois d'une certaine vogue bien diminuée aujourd'hui, comme agent propre à résoudre les engorgements œdémateux et à cicatriser les ulcères atoniques ou scorbutiques. On faisait aussi parfois servir les cataplasmes préparés avec les fruits aux mêmes usages, et Daignan a conseillé de préférence, en pareils cas, l'esprit de genièvre.

Les fumigations de baies de genièvre ont été également recommandées pour hâter la cicatrisation des ulcères phagédéniques (Pentzin), dissiper une atonie générale comme dans la scrofule, soulager les douleurs de la goutte et du rhumatisme, résoudre l'anasarque, rétablir les fonctions cutanées chez les sujets infiltrés, et combattre le coryza chronique (Cazin), etc.

Ces fumigations se font simplement en faisant brûler les baies dans une bassinoire qu'on porte dans le lit des malades, ou bien ceux-ci exposent directement les parties affectées aux vapeurs balsamiques. Ou bien encore, à l'exemple de Hufeland, on recueille la fumée des baies de genièvre sur une flanelle et l'on pratique des frictions avec cette flanelle bien imprégnée de vapeurs aromatiques.

Parfois on fait brûler les baies dans la chambre des phthisiques, pour agir sur un élément catarrhal des bronches en créant une atmosphère médicamenteuse propre à éteindre l'irritation bronchique surajoutée à la tuberculose.

Je terminerai cette énumération en disant que le genévrier a été utilisé anciennement contre la *gale* (Rosenstein), et que c'est un remède populaire contre la *teigne* dans les campagnes. Les paysans écrasent ses baies, les mélangent à l'axonge et appliquent cette pommade bouillie sur la tête des sujets affectés de teigne. Nous sommes actuellement mieux armés qu'autrefois contre ces deux dermatoses parasitaires, c'est pourquoi on n'a plus recours au genévrier, remède utile, mais peu énergique, recommandé cependant par un médecin du nom de Chomel.

E. Modes d'administration. Doses. Formulaire. A l'intérieur, on administre les préparations suivantes : *Infusion, décoction de baies ou de sommités et leur eau distillée ; vin de fruits, vin de cendres, teinture, extrait, huile essentielle, alcoolat, poudre, fruits entiers.*

L'*infusion* se prépare, en vase clos, avec 20-30 grammes de baies ou de sommités pour 1000 grammes d'eau ou de vin blanc. On passe après refroidissement. A prendre par verre.

La *décoction* est obtenue en faisant bouillir de 40 à 80 grammes de copeaux de genévrier dans un litre d'eau. Mêmes doses que l'infusion.

L'*eau distillée*, produite par distillation de une partie de baies ou de sommités sur 4 d'eau, sert de véhicule à diverses préparations de genièvre ou bien à d'autres médicaments dont on veut masquer la saveur.

Le *vin de fruits* a pour formule la suivante :

	grammes.
Genièvre.	30
Vin très-chaud	500

Laissez infuser une demi-heure et passez.

Dose : 30 à 60 grammes. — Est parfois employé pour le pansement des ulcères indolents.

Vin de cendres. On traite 150 grammes de cendres de bois par un litre de bon vin ou de cidre. S'administre aux doses de 30, 60 et 100 grammes, comme diurétique, dans les hydropisies.

Teinture. Baies de genièvre, 1 partie; alcool à 33 degrés, 2 parties. Dose : 2 à 10 grammes en potion ou dans du vin. Très-peu usitée.

Extrait. Faites infuser pendant vingt-quatre ou quarante-huit heures 1 partie de genièvre dans 4 d'eau et réduisez à consistance d'extrait. Dose : 4 à 8 grammes en potion, pilules.

On prépare aussi un extrait par décoction. Si l'on évapore la décoction jusqu'à ce qu'elle ait pris la consistance du miel et qu'on ajoute un peu de sucre pour conserver le produit, on a le *rob de genièvre*, préparation très en honneur dans la pratique comme en hippiatrique au siècle dernier. La dose est de 30 à 90 grammes.

Huile essentielle. Elle se prescrit à la dose de quelques gouttes : 3 à 6 en potion, oléo-sucre, capsules, pilules. L'oléo-sucre se formulera ainsi :

Huile essentielle de genévrier.	3 gouttes.
Sucre.	4 grammes.

Alexander prescrivait cette huile à la dose de quelques gouttes dans une infusion de thé vert comme un excellent diurétique applicable dans l'hydropisie.

Pour administrer l'essence en capsules, en pilules, on aura bien soin de l'incorporer à une substance inerte qui la divise bien, de manière à empêcher son action topique irritante sur les voies digestives. Dissoute dans l'esprit-de-vin, l'huile de genévrier est un bon emménagogue, un carminatif et un diurétique (Daignan).

L'*alcoolat* se prescrit aux doses de 2 à 4 grammes. Il est également peu usité.

La *poudre* est rarement prescrite seule. On peut en donner de 2 à 20 grammes, en bols ou pilules.

Les *fruits entiers* se prennent à la dose de 15 à 25 grammes à la fois, sous forme de dragées ou en nature.

Voici maintenant quelques formules qui m'ont paru bonnes à connaître. Je les tire de la *Pharmacopée universelle* de Jourdan :

TISANE CARMINATIVE

	grammes.
Genièvre	
Anis ‹ ââ	29
Sel ammoniac	
Camomille	57
Eau.	780

Faites bouillir et ajoutez à la colature :

Eau-de-vie	345

ÉLIXIR DE GENIÈVRE

	grammes.
Rob de genièvre.	120
Vin de Madère	360

ÉTHÉROLÉ D'OLÉULE DE GENIÈVRE

	parties.
Huile de genévrier.	1
Éther sulfurique.	7

INFUSION DIURÉTIQUE DE LANGE

	grammes.
Baies de genièvre concassées.	45
Lait de chèvre bouillant	1000

Laisser infuser une demi-heure, passer avec expression et sucrer.

Lange conseillait cette infusion aux malades atteints de gravelle et prétendait qu'elle les débarrassait sans causer la moindre irritation.

MIXTURE DIURÉTIQUE DE QUARIN

	grammes.
Baies de genièvre	60
Eau commune.	750

Faites digérer à une douce chaleur pendant trois heures, passez et ajoutez :

Rob de genièvre.	60

Quelquefois Quarin additionnait cette mixture de 60 grammes d'esprit de Minderer et la prescrivait à la dose de deux ou trois cuillerées à soupe.

RATAFIA DU COMMANDEUR DE SAINT-MARTIN

		grammes.
Arrête-bœuf, cynorrhodon, guimauve, sceau de Salomon, chardon Roland.	ââ	61
Genièvre et grande consoude	ââ	30
Muscade.		25
Anis		5,8
Eau-de-vie		50

Passez au bout de quinze jours et ajoutez :

Sucre.	1000

Un petit verre matin et soir dans la gravelle.

Les baies de genièvre entraient dans une foule de vieilles recettes dont le nom est à peine connu aujourd'hui : l'élixir de Sennert et de Zwelfer; dans l'opiat de Salomon, l'orviétan de Charras et d'Hoffmann, l'eau thériacale, le baume vert, etc.

Elles servent à la préparation du vin diurétique de Trousseau, excellente drogue dont je n'ai pas à faire l'éloge, du baume de Fioravanti, etc.

Préparations pour l'usage externe. L'infusion de fruits et de sommités, la décoction de ces parties servent pour les lotions, fomentations détersives, résolutives, pour les bains stimulants. On les emploie comme véhicules dans la préparation de gargarismes, d'injections vaginales.

La teinture est quelquefois prescrite en frictions, pour résoudre des engorgements, dissiper des œdèmes.

Voici maintenant quelques formules d'un certain intérêt :

CÉRAT DE GENÉVRIER

	parties.
Feuilles de genévrier.	1
Cérat résineux	6

Mêlez par broiement.

LINIMENT DIURÉTIQUE

	grammes.
Esprit de genièvre.	30
Esprit de savon	92

En frictions matin et soir sur le bas-ventre, dans l'ascite.

L'esprit de genièvre se prépare en mélangeant 1 partie de genièvre, 2 parties d'alcool à 33 degrés et distillant au bout de vingt-quatre heures.

LINIMENT RÉSOLUTIF DE ROSENSTEIN

	grammes.
Esprit de genièvre.	60
Huile de girofle	} 2
Baume de muscade.	

grammes.

Alcoolat de genièvre.	90
Essence de girofle. . . . . } āā 5
Huile de muscade.	

Cette formule du *Codex* a été modifiée par Vigier, qui ajoute 1 gramme d'huile de ricin.

Usité contre le marasme des enfants ou dans la chorée, en frictions 2 fois par jour le long de la colonne vertébrale.

En frictions pour dissiper les ecchymoses et résoudre les humeurs froides.

ERNEST LABBÉE.

BIBLIOGRAPHIE. — BAPST (M.). *Juniperatum...* Eisleben, 1601 ; *id.*, 1605 ; *id.*, 1675. — DIOS-CORIDE. *Commentaires de Matthiole.* 1670. Trad. Ant. du Pinet. — SCHARFIUS. *Akrentologia, sen juniperi descriptio.* Francofurti et Lipsiæ, 1672, in-8°.; *id.*, 1676. — DUVERNEY. *Mém. Ac. sc.* 1705, p. 172. — BANG (A. O.). *De junipero ; Resp. Heldwader.* 1708. — CAMERARIUS (R. J.). *De cervaria nigra et junipero, Resp. G. A. Camerarius.* Tubingæ, 1712, in-4°. — WILHELM (J. G.). *Diss. tradens juniperum.* Argentorati, 1718, in-4°. — KLEIN (J. C.). *De junipero.* Altdorfii, 1719. — LUNDMAN (P.). *De junipero.* Harderovici, 1727. — BRUCH (F. D.). *Diss. med. inaug. sistens observ. quasdam practicas de radici fruticis juniperi decocto.* Argentorati, 1736. — *Encyclopédie Diderot.* 1757. — KALM (P.). *Dissert. sur les propriétés et usages du genévrier* (en suédois). Stockholm, 1770. — VALMONT DE BOMARE. *Dict. d'hist. nat.* 1775, t. II, 45. — DAIGNAN, *Mém. sur les effets salutaires de l'eau-de-vie de genièvre, dans les pays bas, froids, humides et marécageux, tant en santé que dans la plupart des incommodités, et dans plusieurs maladies, confirmés par l'expérience et par des observations multipliées.* Dunkerque, 1780. — MACQUART. *Encycl. méthodique.* Médecine, 1793. — DE-MANGEON. *Journ. de médecine,* 1806, t. XXVI. — HEGEWICK. *Horn's Arch. für Med. und Klin.,* Bd. III, 1807. — ALEXANDER. *Dict. des sc. méd.,* 1818, t. XXII, p. 407. — RECLUZ. *Journ. de pharm.,* 1827, t. XIII. — MÉRAT et DE LENS. *Dict. de Mat. méd.,* 1831. — ROQUES. *Traité des plantes usuelles,* 1838, t. IV, p. 22. — JOURDAN. *Pharmacopée universelle,* 1840. — PLINE (l'Ancien). Édit. et trad. de Littré. 1850. — PEREIRA (J.). *The Elements of Materia Medica.* 1855, vol. II, 1re partie. — DURAND. *Du genévrier ; ses caract. botan., sa composition chimique, son action physiologique, applications thérapeutiques de l'éthérolé de genièvre au traitement de la gravelle, des calculs vésicaux, biliaires, de la goutte, du rhumatisme et des névralgies.* Gray, 1864. — THÉOPHRASTE. *Hist. des plantes.* Trad. latine de Wimmer. Paris, 1866. — DORVAULT. *Officine.* 1872. — SCHRAGEL (PIERRE). *Vom Nutzen und Gebrauch... Ziller-thal* (sans date). E. L.

GENGA (BERNARDINO). Médecin italien de mérite, né vers 1655 à Mandolfi, dans le duché d'Urbino, mort le 7 avril 1734. « Ses études terminées, il alla enseigner la chirurgie et l'anatomie à Rome, et fut chirurgien de l'hôpital du Saint-Esprit de cette ville. Homme d'un esprit ferme, il défendait la doctrine de la circulation du sang dans un temps où elle n'était pas encore reçue en Italie, mais il attribuait cette découverte à Paul Sarpi, qui n'avait fait que l'indiquer. Il s'éleva plusieurs fois contre Hippocrate, en l'accusant d'ignorance sur plusieurs points de chirurgie. Mais lui-même n'était pas exempt de préventions : ainsi il rejetait le débridement de l'anneau dans la hernie inguinale étranglée, et l'application du trépan sur les sutures du crâne. » Nous devons lui reconnaître cependant le mérite d'avoir l'un des premiers associé dans ses écrits l'anatomie et la chirurgie et d'avoir rendu de très-grands services à la peinture et à la sculpture au point de vue de la connaissance exacte des formes humaines. Ses ouvrages ont pour titre :

I. *Anatomia chirurgica, ossia istoria anatomica dell'ossi e moscoli del corpo umano, con la descrizzione de' vusi.* Roma, 1672, 1675, in-8° ; Bologna, 1687, in-8°. — II. *Anatomia per uso ed intelligenza del disegno ricercata non solo su gli ossi e moscoli del corpo umano, ma demonstrata ancora sulle statue antiche più insigni di Roma.* Roma, 1691, in-fol., avec de bonnes figures de statues antiques. Genga préparait les cadavres en disposant les os et les muscles suivant les attitudes des statues célèbres. Le texte joint aux planches est de G. M. Lancisi. — III. *Commentaria in Hippocratis aphorismos ad chirurgiam pertinentia.* Romæ, 1694, in-8°; Bononiæ, 1717, 1725, in-8°.   L. Hn.

GENGER-GRASS. *Voy.* GINGER-GRASS.

GÉNI (APOPHYSE). *Voy.* MAXILLAIRE INFÉRIEUR (*Os*).

GENICULARIS. Nom donné par quelques auteurs à la Valériane (Mérat et de Lens. (*Dict. des mat. médicales*, III, 353).   PL.

GENICULÉ (GANGLION). *Voy.* FACIAL (*Nerf*).

GENIÈVRE. *Voy.* GENÉVRIER.   PL.

GÉNIOGLOSSE (MUSCLE). *Voy.* LANGUE.

GÉNIO-HYOÏDIEN (MUSCLE).   Ce muscle est sous-jacent au mylo-hyoïdien et recouvre l'hyoglosse. Il se compose de deux faisceaux, quelquefois réunis assez étroitement pour qu'on puisse en former un seul muscle médian; d'autres fois assez bien séparés par une cloison celluleuse pour constituer deux petits muscles pairs. Ils naissent des tubercules inférieurs de l'apophyse géni (*voy.* MAXILLAIRE SUPÉRIEUR), d'où ils se rendent de haut en bas et d'avant en arrière à la partie supérieure de l'os hyoïde.

Ce muscle reçoit ses nerfs de l'hypoglosse.

Il contribue avec le mylo-hyoïdien, le ventre postérieur du digastrique, le stylo-hyoïdien, à élever l'os hyoïde. Par son action spéciale il le porte aussi en avant. Quand cet os est rendu fixe par les muscles de la région sous-hyoïdienne, le génio-hyoïdien contribue à abaisser la mâchoire inférieure.   D.

GÉNIO-HYOÏDIEN (NERF). *Voy.* HYPOGLOSSE.

GÉNIPAYER. *Genipa* Plumier.   Genre de plantes Dicotylédones appartenant à la famille des Rubiacées. Les plantes de ce groupe sont des arbres, à feuilles opposées, ovales ou oblongues, pourvues de stipules caduques. Leurs fleurs sont axillaires ou terminales, solitaires ou groupées en petit nombre, blanches ou jaunâtres. Elles ont un calice ovale, à limbe tubuleux tronqué ou denté; une corolle hypocratériforme, à limbe quinquepartite; 5 anthères sessiles linéaires, exsertes. Le fruit est une baie enveloppée par le calice, subquadriloculaire, contenant au milieu de la pulpe de nombreuses semences horizontales, à albumen cartilagineux.

Les *Genipa* fournissent plus d'une espèce intéressante. Tout d'abord, le *Genipa americana* L., qui porte plus spécialement le nom de *Genipayer*. Il croît aux Antilles, peut-être aussi au Brésil. Il porte des feuilles oblongues lancéolées, glabres, des fleurs blanches, en cymes axillaires, formant comme un corymbe; des fruits de la grosseur d'une orange, contenant sous une écorce blanc verdâtre une pulpe d'un noir violacé.

Ce fruit est comestible et les chasseurs le mangent pour se désaltérer; le suc violet peut servir d'encre, mais la couleur s'efface rapidement. On fait avec la pulpe un sirop qui est employé dans les diarrhées. D'après Descourtilz, la racine de cette espèce est purgative.

Le *Genipa Caruto* H. B. K., à feuilles ovales obtuses, tomenteuses en dessous, à corolle blanche, à tube soyeux, croît sur les bords de l'Orénoque et du Rio Negro. Les indigènes emploient les fruits pour se barbouiller le visage et le corps en noir. On emploie de même au Pérou le *Genipa oblongifolia* Ruiz et Pavon, dont le fruit a la grosseur d'une pêche.

On mange aussi les fruits de quelques espèces, moins connues par leurs caractères botaniques que les précédentes : le *G. Merianæ* de Cayenne et de Surinam ; le *G. esculenta* Lour. de la Cochinchine, enfin le *Genipa edulis* Rich., qui est devenu l'*Alibertia edulis* Ach. Richard.   Pl.

Bibliographie. — Plumier. *Catalogue*, 20. — Tournefort. *Institutions*, t. 436, 437. Linné. *Genera*, 240. — De Candolle. *Prodromus*, III, 378. — Endlicher. *Genera*. — Bentham et Hooker. *Genera*. — Descourtilz. *Flore médicale des Antilles*, II, 8.   Pl.

GENIPI et **GENEPI**. § I. **Botanique.** On donne ce nom à un certain nombre d'espèces alpines de la Suisse, de la Savoie et du Tyrol, qui appartiennent à la famille des Composées et se rapportent pour la plupart aux *Artemisia* (voy. Armoise). C'est généralement vers la limite des neiges éternelles qu'on les rencontre. Les principales espèces sont :

1° Le Genipi vrai. *Artemisia glacialis* L. Plante de 8 à 13 centimètres de haut, poussant de sa racine ligneuse deux à trois tiges aériennes, sortant d'une touffe de feuilles presque radicales, longuement pétiolées, à trois segments tripartites, couvertes, comme tout le reste de la plante, d'un duvet très-fin, argenté. Les feuilles caulinaires sont sessiles, très-espacées et très-petites. Les capitules sont globuleux, serrés et rassemblés en tête ; les fleurs sont jaunes. Toute la plante est aromatique, d'une odeur agréable.

2° Le Genipi blanc. *Artemisia mutellina* Villars. Cette espèce diffère de la précédente par son duvet moins abondant, moins blanchâtre, non argenté ; par ses capitules plus petits, oblongs, solitaires à l'extrémité de longs pédoncules qui sortent de l'aisselle des feuilles, formant ainsi une grappe grêle et allongée. On la trouve fréquemment au mont Cenis et sur les Alpes du Dauphiné. Son odeur est fortement aromatique.

3° Le Genipi noir. *Artemisia spicata* Jacq. Cette espèce est plus grande que les précédentes ; atteignant 22 centimètres de hauteur ; elle est d'un blanc un peu grisâtre, les feuilles radicales ont trois segments multifides ; les caulinaires, plus rapprochées que dans l'espèce précédente, sont multifides ou trifides ; les capitules sont assez gros, globuleux, axillaires, courtement pédonculés, et forment un épi non interrompu.

Une forme de Genipi noir, plus petite que la précédente, qui croît sur le mont Cenis près des graviers de torrents, a été rapportée par Guibourt à la même espèce.

4° Le Genipi musqué ou iva, qui se rapporte non plus à une Armoise, mais à un *Achillea* de la section des *Ptarmica*. C'est l'*Achillea moschata* Jacq. *Ptarmica moschata* DC. La plante pousse de sa racine fibreuse plusieurs tiges simples de 11 à 13 centimètres, parsemées de poils rares. Les feuilles sont glabres : les radicales pétiolées, profondément pinnatifides ; les caulinaires plus petites, sessiles ; le haut de la tige nu est terminé soit par une ombelle de six capitules, soit par un corymbe de sept capitules. L'involucre est campanulé, formé de bractées à marge brune ; les corolles du rayon sont ligulées, peu nombreuses, grandes, planes, élargies et arrondies à l'extrémité.

5° Le Genipi batard, qui appartient au même genre que le précédent. C'est l'*Achillea nana* L. (*Ptarmica nana* DC.). Jolie plante, couverte d'un duvet laineux dont les feuilles radicales sont pinnatifides, à segments réguliers, linéaires, entiers ou incisés ; les tiges hautes de 8 centimètres, souvent nues par le haut, sont terminées par une ombelle de capitules presque sessiles, serrés presque en tête. La plante est âcre et très-aromatique. On l'appelle en Italie *Herba rota*, nom qui lui est commun avec une autre espèce du même genre, le *Ptarmica herba rota* DC., *Achillea herba rota* Allioni. A ces espèces indiquées spécialement par Guibourt, il en faut ajouter un certain nombre d'autres sans nom vulgaire spécial :

L'*Artemisia valesiaca* All., plante de 30 centimètres de haut, entièrement blanche et tomenteuse, à feuilles radicales bipennatipartites, à feuilles caulinaires supérieures linéaires, à capitules presque sessiles ;

L'*Achillea atrata* L. (*Ptarmica atrata*), petite plantes à feuilles pinnatipartites, oblongues dans leur pourtour, à segments linéaires étroits, la plupart trifides, à capitules en corymbe serré.   Pl.

Bibliographie. — Linné. *Genera*, 945 ; *Species*, 1187. — De Candolle. *Flore française*, IV, 191 ; V, 476. — Villars. *Flore du Dauphiné*, III, 243. — Gaudin. *Flora Helvetica*, V, 229. — Grenier et Godron. *Flore de France*, II, 130.   Pl.

§ II. **Emploi médical.** Les diverses plantes des Alpes sont très-connues sous le nom de *Genipi* ou *Genepi*, en honneur dans la médecine populaire. Chaque localité de ces montagnes prétend posséder seule le vrai Genipi, et, lorsqu'on détermine les espèces vendues sous ce titre, on trouve le plus souvent les noms suivants :

a. *Artemisia spicata* L. (*A. genipi* Stechm.), *A. glacialis* L. ; *A. rupestris ; A. mutellina* (Will) ; *A. vallesiaca* (All.).

b. *Achillea nana* L. ; *A. herba rota* Allioni ; *A. moschata* (Jacq.). *A. genepi* (Murr) ; *A. atrata* L.

De sorte qu'il y aurait donc en réalité neuf Genipis. Dans la pratique on en distingue quelquefois deux variétés : le blanc et le noir. Le premier est fourni par le genre *Artemisia*, le second par l'*Achillea nana*. Pour être exact, nous dirons encore que les deux Artemisia, *glacialis* et *rupestris*, figurent plus souvent sous l'étiquette genepi que les autres espèces citées plus haut. Enfin certains auteurs n'admettent sous ce nom que la seule *A. glacialis* (V. *Lyon méd.*, 1878). Voilà donc, en somme, un nom qui ne désigne rien de précis, qui s'applique à des plantes de genres différents et tantôt à une espèce, tantôt à une autre : d'où la nécessité de le rayer du vocabulaire scientifique.

Pour parler des propriétés médicales des Genipis, il nous faudrait entrer sur le terrain de l'empirisme populaire, qui seul aujourd'hui recherche les vertus de ces simples.

Les montagnards les vantent beaucoup comme d'excellents stimulants, des sudorifiques et des vulnéraires d'une grande utilité contre les chutes, et ils les emploient d'une façon banale à l'intérieur, dans toutes les affections causées par un refroidissement ou bien lors d'un traumatisme.

Les Genipis constituent, par exemple, la base des *Falltrank*, ces paquets de plantes appelés tantôt vulnéraires ou thés suisses, qui servent, comme l'indique leur nom, de boissons contre les chutes : *Fall*, chute, et *trank*, boisson.

On conçoit que le *Genipi blanc*, constitué par des espèces du genre Artemisia, puisse être excitant, emménagogue, stomachique, fébrifuge, toutes propriétés attribuées avec juste raison aux plantes de ce groupe, particulièrement à l'absinthe et à l'armoise. Mais personne n'admettra qu'il puisse être un vulnéraire efficace dans un cas de traumatisme.

Pas davantage je ne saurais croire aux bons effets d'une infusion de Genipi contre les affections dites de refroidissement, la pleurésie ou la pleuropneumonie particulièrement. C'est pourquoi l'étonnement de J.-J. Rousseau, en présence d'un échec absolu de ce médicament dans un cas d'affection pulmonaire contractée par un de ses amis, le botaniste Anet, nous fait volontiers sourire aujourd'hui. Voici le récit du grand écrivain rapporté dans le livre V des *Confessions :*

« Dans une course qu'Anet avait faite au haut des montagnes pour aller chercher du Genipi, plante rare qui ne croît que sur les Alpes, et dont M. Grossi avait besoin, ce pauvre garçon s'échauffa tellement qu'il gagna une pleurésie dont le Genipi ne put le sauver, quoiqu'il y soit, dit-on, spécifique... » (Roques, *Tr. des plantes usuelles*, 1838, t. II).

Le *Genipi noir*, souvent la millefeuille noire, *Achillea atrata* L., passe pour tonique, stimulant, sudorifique. D'où son usage contre les débilités, les affections catarrhales des voies respiratoires, la dyspepsie atonique, la diarrhée et même la dysenterie.

Je ne conteste pas que les Genipis puissent être d'une certaine importance secondaire dans les maladies que je viens d'énumérer, mais ils ont pour moi le grave défaut de jouir d'une réputation surfaite qui trompe les malades et leur donne une fausse sécurité. Cette croyance fâcheuse à des vertus thérapeutiques puissantes conduit les malheureux malades à perdre souvent un temps précieux; ils attendent des effets salutaires impossibles, quand une médication plus puissante est indiquée formellement, qui eût pu les tirer d'affaire.

En définitive, la médecine populaire fera donc bien de laisser de côté les Genipis, *simples* d'une action insuffisante dans les affections souvent sérieuses contre lesquelles un empirisme vulgaire les a préconisés.

On les administre généralement en infusion, quelquefois en décoction, pour le pansement des plaies.   Ernest Labbée.

GENISTA. *Voy.* Genet.

GENISTELLE. *Voy.* Genestrolle.

GENISTROLLE. *Voy.* Genestrolle.

GÉNITAUX (Organes). La disposition générale des organes génitaux dans la série animale est décrite au mot Génération (*Organes de la*). La génération elle-même, la fonction génératrice, est étudiée à ce même mot, auquel il faut joindre les mots Fécondation et Œuf. Pour le détail, on voudra bien recourir aux articles spéciaux indiqués ci-après :

1° Pour l'*homme* : Crémaster, Dartos, Pénis, Prostate, Scrotum, Spermatiques (*Voies*), Sperme, Testicule, Urèthre;

2° Pour la *femme* : Ovaire, Utérus, Vagin, Vulve.   D.

GENITO-CRURAL (Nerf). *Voy.* Lombaire (*Plexus*).

GENNETÉ ou GENTÉ (Claude-Léopold). Physicien français que ses travaux sur l'aérage et la ventilation des maisons, des hôpitaux et des navires, nous font un devoir de mentionner dans ce Dictionnaire. Il naquit à Eulmont, près de Nancy, le 3 janvier 1706. Grâce à la bienveillance de Jameray Duval, il put lire les meilleurs livres scientifiques de l'époque ; il apprit seul la géométrie et dès l'âge de vingt-cinq ans devint l'aide du professeur de physique de l'Académie établie à Lunéville pour l'instruction des cadets gentilshommes. Quand François-Étienne, duc de Lorraine, devint empereur d'Allemagne, il appela Genneté à sa cour, à Vienne, et le nomma directeur de son cabinet de physique. Par ordre de ce prince, il visita les principales mines de l'empire, afin de rechercher les moyens d'en perfectionner l'exploitation. Enfin, fatigué de cette vie laborieuse, il se retira à Nancy, s'honorant du titre de *premier physicien de feu Sa Majesté impériale*, et mourut dans cette ville le 21 avril 1782. Nous citerons de lui :

I. *Construction (nouvelle) de cheminées qui garantit du feu et de la fumée...* Paris, 1760 ; 3e édit., 1764, in-12 (Mémoire approuvé par l'Acad. des Sc. et imprimé pour la première fois sur son ordre en 1759). — II. *Expér. sur le cours des fleuves.* 1760, in-8°. — III. *Manuel des laboureurs,* etc. Nancy, 1764, in-12. — IV. *Purification de l'air croupissant dans les hôpitaux, les prisons et les vaisseaux de mer, par le moyen continuel d'air pur et frais.* Nancy, 1767, in-8°, fig. (avec le précédent). — V. *Connaissance des veines de houille et leur exploitation,* etc. Nancy, 1774, in-8°, fig. (ouvrage fort loué par le naturaliste Guettard).

L. Hn.

GÉNOPLASTIE (de *gena, joue,* en latin, et de πλάσσειν, *former, restaurer,* en grec). Opération par laquelle on répare les pertes de substance qu'éprouvent les joues, ou les difformités congénitales ou acquises de cette même région.

L'étendue même que présentent les joues en surface et en épaisseur, la diversité et la multiplicité des tissus qui entrent dans leur composition, les exposent à des imperfections de développement ainsi qu'à des destructions quelquefois très-profondes, telles que nous en avons vu par les brûlures, par la pustule maligne, l'anthrax et d'autres affections gangréneuses, d'où résulte non-seulement une difformité extrêmement choquante, mais encore le défaut de clôture de la cavité buccale et par suite l'écoulement continuel de la salive, l'impossibilité d'une mastication, d'une insalivation et d'une déglutition régulières, enfin le resserrement ou la constriction permanente des mâchoires, ou des déviations, des inclinaisons en divers sens des lèvres, du canal de Stenon, de la langue, des piliers du voile du palais, et de toute la face que nous avons vue inclinée vers le cou et détournée d'un côté par des cicatrices profondes, quelquefois même par des cicatrices simplement cutanées comme par une rétraction musculaire, un véritable torticolis.

La *destruction de la joue par une altération organique* est l'indication la plus fréquente de la génoplastie.

La destruction de la joue entraîne une destruction plus ou moins profonde des lèvres, de la commissure, et la plupart des mêmes accidents qui sont causés par la destruction de l'une ou de l'autre lèvre ou de leur commissure. Aussi la génoplastie produit-elle, dans ce cas, simultanément le redressement de la lèvre et la restauration de l'orifice buccal, ou s'associe-t-elle à une cheiloplastie.

Elle fait d'autre fois sentir son influence jusque sur la paupière inférieure qu'elle dévie partiellement ou en totalité, jusqu'à découvrir la partie inférieure du globe oculaire et à donner lieu aux graves accidents que produirait un véritable ectropion. Pour faire cesser ce tiraillement qui, transmis de proche en proche jusqu'à la paupière inférieure, produit des effets si désastreux, la génoplastie, en même temps qu'elle répare la joue, procure au malade le bénéfice plus précieux encore de la réparation de l'orifice palpébral et s'associe à la blépharoplastie soit comme opération préliminaire, soit comme opération équivalente.

Aussi a-t-on dû se préoccuper de la possibilité de réparer les difformités et les pertes de substance de la région génienne et rechercher les moyens, sinon de restituer à la joue sa forme et ses dimensions naturelles, au moins de lui rendre la possibilité d'accomplir ses fonctions.

Il est rare que la destruction de la joue ne comprenne pas en même temps la destruction d'une partie des lèvres; suivant que ces destructions coexistent ou qu'elles se présentent séparément, les moyens de réparation diffèrent beaucoup. C'est en effet un point très-important que d'avoir le contour de la bouche conservé, comme le contour des narines et celui des paupières. C'est aussi un point important, tout en ayant une perte de substance au milieu de la joue, de rencontrer tout autour de cette perte de substance des tissus souples, épais, qui peuvent fournir des lambeaux bien nourris et susceptibles d'adhérer l'un à l'autre du premier coup, sans donner naissance à des rétractions vicieuses.

Les procédés autoplastiques des joues différeront donc suivant que la destruction de la joue sera accompagnée ou non accompagnée de celle d'une partie des lèvres, des narines, des paupières, suivant que la perte de substance des joues sera environnée de tissus parfaitement sains, ou, au contraire, de tissu inodulaire rétractile, ajoutant sa propre difformité à celle de la destruction partielle, plus ou moins grande, de la joue.

Un point particulier à la région et auquel il faut porter toujours une attention spéciale, c'est la conservation du canal de Stenon, qui déverse dans la bouche la salive parotidienne et qui s'ouvre vis-à-vis de la seconde petite molaire au sommet d'une papille muqueuse. On est quelquefois tenu de déjeter ce canal, généralement vers le haut plutôt que vers le bas. D'autres fois, on doit en reconstituer l'ouverture dans la bouche et fermer sur la joue une *fistule salivaire* communiquant avec ce canal et donnant lieu, par intermittence, à un écoulement de salive plus ou moins abondant. Quand on a assuré par divers moyens la liberté de l'orifice du canal de Stenon sur la muqueuse buccale, on obtient facilement l'oblitération de la fistule en en rafraîchissant les bords et les tenant affrontés par une ou deux épingles autour desquelles on entre-croise le fil, de manière à faire un ou deux points de *suture entortillée*.

Lorsque la destruction de la joue existe chez une jeune fille, à la nécessité de compléter la cavité buccale s'ajoute assurément celle de réparer un pareil désordre, au point de vue esthétique, car l'aspect du visage dans de pareilles conditions est véritablement hideux. C'est ce qui explique les efforts auxquels les chirurgiens se sont livrés, de nos jours, depuis Delpech et Lallemand (*Archives générales de médecine*, t. IV, p. 242), pour réparer à tout prix de pareilles difformités.

Ce qui en fait la difficulté, c'est que la joue est entourée d'orifices cutanés à peau fine, délicate, les orifices des organes des sens, qu'on ne dénature, qu'on ne déforme que trop aisément, lorsqu'on fait des tentatives de réparation de la joue. On risque d'abaisser la paupière inférieure, de produire un ectropion et de causer un écoulement continu des larmes et une exposition permanente de la cornée à l'air extérieur; ou d'attirer à soi une narine, d'en faire perdre le jeu, de l'aplatir, etc., ou bien d'élever ou d'abaisser la commissure des lèvres et de l'attirer vers la région malaire, ou parotidienne ou sous-maxillaire. –

C'est pour éviter toutes ces conséquences des opérations pratiquées sur la joue que l'on doit avant tout, outre les règles générales de l'autoplastie, créer un certain nombre de règles fixes, particulières à la génoplastie, comme de ne réparer les joues qu'avec des lambeaux cutanés qu'on puisse doubler de muqueuse; de ne jamais réunir des lambeaux entre eux de manière à produire une cicatrice qui s'étende de la partie moyenne de la joue à la paupière inférieure, surtout en un point trop limité, ou à la commissure buccale, à une des lèvres, etc.; de disposer les lambeaux de manière que les cicatrices inévitables se trouvent être parallèles aux orifices sensoriels (lèvres, narines, paupières), au lieu de leur être perpendiculaires, ou de former, par rapport à ces orifices, des cordes au lieu de flèches, seul moyen de les soustraire aux tiraillements du tissu inodulaire; d'avoir soin, lorsqu'on a fait concourir plusieurs lambeaux à la réparation de la joue, de les disposer de telles façons que leurs tractions en sens inverse se compensent ou se neutralisent, par exemple, que, si la commissure buccale est déviée en haut par un de ces lambeaux, elle soit déviée en bas par un autre et que l'effet de l'un neutralise l'effet de l'autre. Sans doute cela demande beaucoup d'habitude et de sagacité; il faut pouvoir comprendre d'avance l'effet que produira l'application d'un procédé autoplastique associé à un autre; il est même bon de s'exercer sur le cadavre avant de pratiquer l'opération sur le malade et de tenir compte des effets de la rétraction cicatricielle qui s'ajoutera sur le vivant aux autres causes de déformation.

On a eu recours dans maintes circonstances à l'emploi de la *méthode française*, c'est-à-dire au simple glissement des lambeaux, facilité par les divers moyens mis en usage en pareil cas, tels que le décollement par la dissection, les incisions libératrices, etc.

C'est ainsi que Franco avait déjà de son temps compris et pratiqué la génoplastie. Il est le premier qui ait restauré une joue presque entièrement perdue. « Un Jacques Janot, dit-il, eut une défluxion qui lui descendit en la joue et tomba la dite joue ou la plus grande partie d'icelle, et pareillement des mandibules dont il perdit plusieurs dents et demeura un pertuis par lequel un œuf d'oie eust pu passer. Pour venir à la cure, je prins un petit rasoir et coppay le bord ou cuir tout à l'environ. Après je fendoys la peau contre l'oreille et vers l'œil et vers la mandibule inférieure; puis je coppay au dedans en long et à travers pour allonger les labis, me gardant toutefois de venir jusques au dehors, car il ne falloit pas copper le cuir. J'appliquai incontinent sept aiguilles enfilées, desquelles, au bout de quatre ou cinq jours, en tombèrent trois dont il fallut en remettre d'autres. Bref, il fut guéri dedans quatorze jours. » Ainsi Franco disséqua les téguments de tous côtés jusqu'à ce qu'il put en affronter les bords. Sa description permet de présumer qu'il avait taillé plusieurs lambeaux et qu'il les avait mobilisés par la dissection, de manière à pouvoir les faire cheminer l'un vers l'autre par glissement, comme dans les *procédés* dits *à tiroir* de la *méthode française*.

C'est dans la mise en pratique de ces procédés et de cette méthode que l'on peut avoir à pratiquer des incisions libératrices semi-lunaires ou angulaires, à une certaine distance d'un ou plusieurs lambeaux, pour en faciliter le glissement, soit que la laxité du tissu cellulaire sous-jacent suffise à ce glissement, soit qu'on ait séparé tout à fait la face profonde du lambeau des tissus sous-jacents, ne le laissant adhérer que par les bords, s'il faut obtenir un rapprochement entre lambeaux éloignés, à l'aide d'un glissement beaucoup plus étendu.

Roux (*Revue médicale*, 1828, t. I, p. 50) eut à traiter un malade atteint d'un cancer qui avait détruit la joue gauche et une partie des lèvres, formant un ulcère de deux pouces de haut en bas et de un pouce et demi transversalement. Deux incisions semi-lunaires, allant des lèvres au masséter, effectuèrent l'excision de l'ulcère cancéreux et y substituèrent une plaie fraîche, elliptique, un peu plus large que haute. Toute la lèvre inférieure, ayant été disséquée jusques auprès des masséters et au-dessous du menton, put être élevée jusqu'à la rencontre du bord supérieur de la solution de continuité avec lequel on l'affronta à l'aide de la suture entortillée, des bandelettes agglutinatives et du bandage contentif : la guérison fut rapide.

Dans un autre cas, Roux parvint encore à faire une génoplastie, mais il ne lui fallut pas moins de sept opérations successives et d'une année de durée. Velpeau (*Médecine opératoire*, t. I, p. 676), qui raconte le fait dont il a été témoin, admire autant l'habileté du chirurgien que la patience de la malade, jeune fille de vingt ans, dont l'aile du nez, la moitié de la lèvre supérieure et de la joue, avaient été détruites par la gangrène. Une portion du maxillaire supérieur nécrosé faisait communiquer la plaie avec les fosses nasales et le sinus maxillaire et laissait sortir continuellement la langue de la bouche. Roux commença par isoler le côté gauche de la lèvre inférieure, le déplaça en le portant en haut et s'en servit pour refaire la portion détruite de la lèvre supérieure ; l'ouverture buccale se trouva dès lors complétement séparée de la plaie, réduite elle-même à un large ulcère de forme arrondie, et qu'on ne parvint à fermer, après plusieurs tentatives infructueuses, qu'aux dépens du lambeau qui avait déjà servi à refaire la lèvre supérieure. Il ne resta à la malade d'autre trace de son ancienne difformité qu'une certaine étroitesse de la bouche et quelques traces cicatricielles sur la joue, comme à la suite d'une brûlure.

Chez une femme d'environ cinquante ans, qui avait eu la joue gauche gangrenée à l'âge de neuf ans et qui présentait au côté gauche de la joue une énorme perte de substance laissant à découvert une grande partie des mâchoires, les deux dents incisives latérales, les deux canines et les trois premières molaires de ce côté, le tout fortement dévié en dehors, et la mâchoire inférieure ankylosée, Gensoul (*Journal des hôpitaux de Lyon*, t. I, p. 16), après avoir séparé des os et avivé la circonférence de l'ulcère, détacha le reste de la joue jusqu'au cou d'une part et sur le masséter de l'autre, après avoir enlevé, à l'aide de la gouge et du maillet, la partie saillante de la mâchoire, ainsi que les dents proéminentes qui s'y trouvaient implantées, put ensuite rapprocher les deux bords de la plaie et en pratiquer la suture. Une petite fistule salivaire à peine visible est tout ce qui resta à cette femme d'un aussi vaste délabrement, dont la cure fut due à une génoplastie opérée, comme l'on voit, par simple décollement et glissement ou par la méthode française.

Presque toutes les autres tentatives de génoplastie ont été faites de même par décollement, par la méthode française. Plusieurs malades que nous avons vu opérer par Serre (*Compte rendu de la clinique de Montpellier*, 1837), ou que nous avons opérés nous-mêmes par cette méthode, ont parfaitement guéri.

Dieffenbach, qui a joint souvent les incisions à distance ou libératrices de

Thévenin aux décollements de Franco, a obtenu aussi plusieurs succès. Velpeau en cite plusieurs obtenus par lui-même, à l'aide de la même méthode. Toutes les manières de pratiquer la génoplastie, comme la cheiloplastie, la blépharoplastie et généralement toutes les réparations, ayant été imaginées pour autant de cas particuliers et dissemblables, il serait superflu de les comparer pour en faire ressortir les différences : aussi est-on obligé de rapporter au moins le sommaire de chaque observation, si l'on veut que les succès obtenus par nos devanciers puissent servir, par l'imitation, à faire obtenir de pareils succès par nos contemporains ou par nos successeurs.

C'est pourquoi je rapporterai encore les plus saillantes de ces observations, sauf à donner comme conclusions les règles générales dont les principales ont été exposées au commencement de cet article. Pour le moment, je me contenterai d'ajouter que la méthode italienne, essayée une fois par Roux, qui tenta de réparer la joue au moyen des téguments de la paume de la main, n'est probablement pas d'une application heureuse. Mais, si le glissement, le décollement, les incisions libératrices de la méthode française, sont insuffisants pour la génoplastie, on trouvera dans la méthode indienne par l'enjambement du lambeau, la torsion du pédicule, ajoutés aux décollements et aux glissements des téguments voisins, des ressources précieuses qu'il ne faut pas négliger, auxquelles Lallemand et Dupuytren ont dû des succès, dont plusieurs sont très-remarquables, et auxquels je puis en ajouter quelques autres, obtenus dans ma pratique et dans celle de plusieurs autres chirurgiens, par des opérations dont j'énumérerai, chemin faisant, les principales circonstances.

Voici d'abord comment Lallemand s'y prit pour pratiquer cette opération de *génoplastie*, dont il consigna les résultats dans les *Archives générales de médecine*, t. IV, p. 242 : « Une jeune fille de dix ans avait au bas de la joue gauche une plaie, suite de gangrène, irrégulièrement circulaire, large de deux pouces en tout sens, comprenant à peu près un demi-pouce de la lèvre inférieure et quelques lignes seulement de la lèvre supérieure. Pour combler ce vide, Lallemand commença par en aviver toute la circonférence en lui donnant la forme d'une ellipse un peu plus courbe par le haut que par le bas, et dont l'extrémité externe du grand diamètre allait tomber entre le masséter et le muscle triangulaire des lèvres, tandis que l'interne venait se rendre au-dessus et en dehors de la houppe du menton. Il alla tailler ensuite, sur le côté du cou, au-dessous de l'angle maxillaire inférieur et au devant du muscle sterno-mastoïdien, un

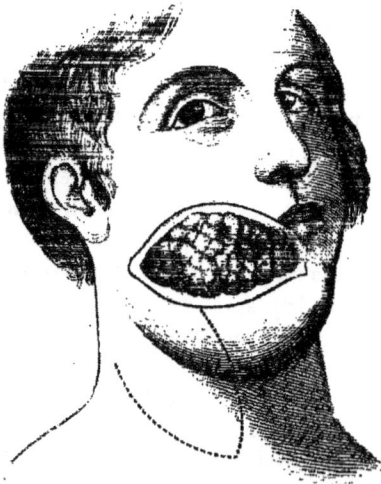

Fig. 1. — Génoplastie par la méthode indienne. Procédé de Lallemand.

lambeau de même forme, mais d'un bon tiers plus large. Ce lambeau, oblique de haut en bas et d'arrière en avant, ne tenant plus aux parties vivantes que par une espèce de racine, un pédicule, large d'environ un pouce, dont le bord supérieur faisait d'ailleurs partie de la plaie, fut conduit peu à peu et sans torsion, par un mouvement de totalité de bas en haut, dans cette dernière (plaie) où l'opérateur le fixa par plusieurs points de suture entrecoupée, des bandelettes emplastiques, des gâteaux de charpie et quelques tours de bande. La forme elliptique fut préférée dans le but de faciliter la réunion de la plaie du cou, et la torsion évitée de crainte que la gangrène s'emparât du lambeau, comme il était arrivé à Delpech. Cette opération ne réussit qu'après divers accidents. La plaie se déchira plusieurs fois, par suite des cris, de l'indocilité de l'enfant, plus encore peut-être par la présence d'une dent canine déviée en dehors et qu'il fallut arracher. La guérison néanmoins finit par se compléter. »

Quelque temps après, Dupuytren (*Journal hebdomadaire*, t. V, p. 110) fit une tentative du même genre, dans un cas plus compliqué, sur un enfant de neuf ans, dont il fallait réparer à la fois la joue et la moitié gauche de la lèvre inférieure détruites par la gangrène. Le lambeau, pris au devant du sterno-mastoïdien, tordu à son pédicule, fut fixé aux bords rafraîchis de la solution de continuité par cinq points de suture entortillée, adhéra par sa partie supérieure et se mortifia à la partie inférieure, où l'on s'efforça, mais en vain, de combler le vide par une opération analogue à celle d'un bec-de-lièvre simple.

Il n'en résulte pas moins de ces deux faits la preuve qu'on peut aller chercher au cou les téguments nécessaires pour réparer la joue, qu'on peut les déplacer par enjambement, d'après la *méthode indienne*, et même sans redouter d'une manière absolue la torsion du pédicule.

Dans ces deux premiers exemples de génoplastie par la méthode indienne, il s'agissait de réparation de joues détruites par des lésions organiques. Or les génoplasties peuvent être indiquées par des difformités congénitales et par des difformités acquises.

Les *difformités congénitales* ou les vices de conformation des joues consistent uniquement en des fissures congénitales : tel est le bec-de-lièvre qu'on appelle commissural, telle est la division congénitale des parties latérales des joues, habituellement d'une seule joue, s'étendant depuis la lèvre jusqu'au milieu de la joue, quelquefois jusqu'à l'oreille, par suite du défaut d'adhérence de deux des bourgeons primitifs voisins dont l'union en convergeant vers l'orifice buccal donne à cet orifice la forme et les dimensions qui lui sont propres.

Ce *bec-de-lièvre génien* ou *commissural* est une anomalie rare, que l'on pourrait ranger au nombre des maladies des joues, bien étudiée par Debout (*Sur un cas des formes les plus rares du bec-de-lièvre*, in *Bulletin de thérapeutique*, 1862) et Pelvet (*Mémoires sur les fissures congénitales des joues*, in *Mémoires de la Société de biologie*, 3e série, t. V, p. 181), et qui offre deux variétés distinctes : dans l'une l'anomalie est uniquement constituée par l'exagération du diamètre transversal de l'orifice buccal dont la commissure est portée en arrière, parfois à une distance telle que la bouche se trouve formée par une large fente étendue d'une oreille à l'autre ; dans l'autre, la fissure congénitale des joues partant de la commissure labiale se dirige obliquement en dehors et en haut vers la région temporale ou vers l'angle externe de l'œil en décrivant une courbe à concavité supérieure. La fissure génienne peut être plus ou moins longue, plus ou moins profonde, comprenant l'épaisseur entière de la joue ou réduite à un sillon superficiel, le canal de Stenon s'ouvrant parfois au voisinage de la lèvre supérieure, ce qui donne lieu alors à un écoulement incessant de salive, nouvelle indication de génoplastie. Dans ces cas une simple réunion par la suture entortillée suffit pour la génoplastie. Malheureusement ces fissures géniennes coïncident souvent avec d'autres divisions et font partie d'un bec-de-lièvre complexe, et leur traitement rentre dans le traitement même du bec-de-lièvre plutôt que dans la génoplastie.

Les *difformités acquises* sont la suite de plaies, de brûlures, de gangrène, comme dans les cas dont j'ai parlé, et dans ces cas de mortification étendue de la muqueuse buccale connue sous le nom de *noma*. Ces difformités consistent en *pertes de substance* d'une part, plus ou moins étendues, portant inégalement sur la peau et la muqueuse; d'autre part en *adhérences* anormales de la joue et des lèvres avec les gencives ou avec des parties plus éloignées des maxillaires, d'où résulte la difficulté et même l'impossibilité d'écarter les mâchoires et d'ouvrir la bouche. On peut également observer des *cicatrices extérieures*, avec ou sans perte de substance, souvent compliquées d'adhérences avec les gencives et par conséquent aussi de resserrement permanent des mâchoires.

Que l'on ait à extirper quelque production morbide de la joue, ou que l'on se trouve en présence de pertes de substance de la joue à bords cicatriciels, inextensibles, rétractiles, adhérents, empêchant le malade de retenir la salive, immobilisant les mâchoires et créant de sérieuses difficultés pour manger et pour boire ainsi que pour parler, ou bien enfin qu'on ait affaire à une cicatrice vicieuse ôtant à la joue toute extensibilité et aux mâchoires toute faculté de s'écarter l'une de l'autre, il faut, dans tous ces cas, pratiquer la génoplastie et souvent combiner la génoplastie avec la cheiloplastie. La formation du tartre dentaire et l'odeur infecte de la bouche dans ces cas ajoutent aux souffrances des malades et forment une indication de plus à l'urgence de l'opération. Dans la plupart des cas l'ankylose cicatricielle des mâchoires, qui menace de se produire, à la suite de suppuration de la plaie, si elle n'existe déjà, est le point délicat, difficile du traitement.

Dans les opérations génoplastiques, il faut considérer avant tout qu'une joue sans muqueuse offre peu d'avantages aux malades, parce qu'elle entraîne l'ankylose cicatricielle. Le plan de l'opération doit donc être conçu de telle sorte que, si la muqueuse correspondante à la peau de la joue vient à manquer, l'on puisse utiliser la muqueuse environnante des parties latérales. Si les lèvres sont encore abondamment pourvues de peau et de muqueuse, le moyen le plus simple de remédier aux difformités en question consiste à décoller la muqueuse des lèvres et à faire glisser ou à transplanter, par enjambement, la partie décollée du côté de la joue. On a soin de faire la suture de la muqueuse à la peau pour éviter qu'elle se recroqueville et que le lambeau ne double pas exactement le tégument qu'elle est destinée à recouvrir dans la bouche. On est souvent obligé d'enlever plusieurs dents molaires, surtout si elles ne peuvent plus fonctionner librement par suite de la diminution d'écartement des mâchoires; du reste, on ne peut rien préjuger, et c'est seulement pendant l'opération qu'on peut décider ce qu'on fera.

Dans un cas caractérisé par une grande perte de substance et où malgré les décollements, les glissements, on ne pouvait amener au contact les bords de la solution de continuité, Mütter, cité par Roser (*Manuel de chirurgie anatomique*, 2ᵉ édition, traduction française, p. 145, Paris, 1870), pratiqua une opération autoplastique ingénieuse, à l'aide des incisions courbes indiquées sur la figure ci-contre. En inclinant les quatre lambeaux, deux à deux, les uns vers les autres, ceux de la partie inférieure vers ceux de la partie supérieure, on obtint un agrandissement assez considérable des téguments de cette région pour refaire réellement la joue. Il resta en haut et en bas une surface dénudée triangulaire qui se couvrit plus tard d'une cicatrice ; la malade guérit.

Roser donne en même temps le dessin d'une génoplastie nécessitée par l'existence d'une cicatrice large et dure, consécutive à une gangrène mercurielle de la joue, fixant les deux mâchoires l'une contre l'autre. La bouche étant flasque et promettant de la peau en excès, on pouvait aisément transplanter un lambeau, comprenant toute l'épaisseur de la lèvre supérieure, du côté de la joue, en divisant préalablement par une incision en X le pont cicatriciel situé entre les mâchoires, et l'insérer entre les bords écartés de cette solution de continuité, de manière à rendre à la mâchoire inférieure toute sa mobilité. La pusillanimité du malade empêcha Roser d'exécuter dans ce cas cette génoplastie.

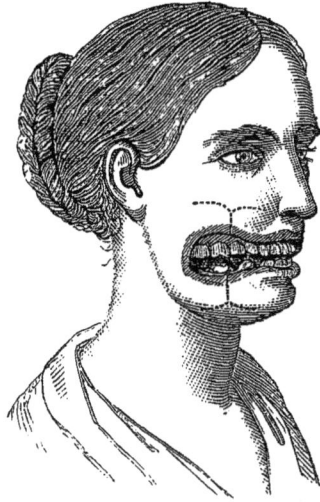

Fig. 2. — Génoplastie par la méthode française. Procédé de Mütter.

Généralement il ne faut pas compter trouver dans le pourtour de la bouche assez de tégument pour faire un emprunt aux lèvres ; autant que possible, il faut respecter l'orifice buccal dont les fonctions sont si importantes et dont la moindre déformation est si préjudiciable. Aussi j'ai pris le parti, lorsque le cas s'est présenté dans ma pratique de faire une génoplastie, d'emprunter le lambeau au-dessus, et de préférence au-dessous de la région à réparer, le long du bord de la mâchoire inférieure ou même au-dessous du menton, dans la région sus-hyoïdienne, où la cicatrice résultant de l'emprunt du tégument est à la fois moins visible et moins gênante, à cause de l'extrême mobilité de la peau dans cette région, sauf à faire enjamber au lambeau l'angle de la solution de continuité par une faible torsion du pédicule, presque un simple glissement, application de la méthode indienne dans son rapprochement le plus intime et comme dans ses points de contact avec la méthode française, le bord inférieur de la brèche à réparer étant disséqué et même l'angle commun à la brèche et au lambeau, mobilisé de manière à faciliter l'insinuation du lambeau dans cette brèche à bords nouvellement rafraîchis et à faire arriver exactement le point extrême du lambeau au point buccal de la brèche. En outre on peut faciliter la formation d'une cicatrice à la place où a été fait l'emprunt du lambeau en diminuant l'étendue de la perte de substance qu'on vient de faire, à l'aide de deux ou trois points de suture dans l'angle inférieur. La mobilité de la peau du cou facilite singulièrement l'opération. On a l'immense avantage de laisser à l'ouverture buccale toute son amplitude, toute sa mobilité, de l'avoir augmentée même au lieu de la diminuer.

Dans un mémoire sur l'autoplastie faciale (*Mémoires de la Société de Chirurgie*, t. III, p. 1, Paris, 1853, vers la même époque Michon publiait sur le même sujet un travail renfermant des observations pleines d'intérêt), Chassaignac rapporte des observations d'autoplastie palpébrale, orbitaire, lacrymale, labiale et enfin parotidienne, laquelle se rapporte indirectement à notre sujet en ce sens que ce n'est pas précisément de réparation de la joue qu'il s'agit, mais de

lambeau emprunté à la joue pour fournir à la réparation des téguments de la
région parotidienne. Après l'ablation d'une tumeur de la parotide qui a nécessité l'ablation simultanée du tégument, on peut tailler un lambeau antérieur
génien, un postérieur mastoïdien, et les réunir de manière à leur faire recouvrir
la région parotidienne, non en forme de pont, ce qui dispose à la mortification
ou au moins à la suppuration des lambeaux, mais en forme d'angle rentrant,
la ligne de réunion des deux lambeaux étant refoulée par une douce compression,
à l'aide de plumasseaux de charpie, au fond de l'excavation parotidienne où elle
peut parfaitement contracter adhérence en même temps qu'amener la réunion
des lambeaux; il faut ôter les fils après vingt-quatre heures.

La crainte peu justifiée, d'après ce que je viens de dire, du manque de soutien des lambeaux couvrant comme un pont l'excavation temporo-maxillaire,
avait inspiré à Chassaignac un procédé ingénieux qu'il appelle le *procédé de la
cravate*, lequel consiste effectivement à tailler et à disséquer une cravate cutanée
de trois doigts de largeur, passant au devant de l'hyoïde, s'étendant, concentri-
quement à la courbe de l'os maxillaire inférieur, jusqu'à l'oreille du côté opposé,
et à la faire glisser peu à peu jusqu'à recouvrir et remplir le vide produit dans
la région parotidienne. On facilite l'arrivée du lambeau jusqu'au fond de cette
région en imprimant à la tête du malade un mouvement de flexion et de rotation
du côté où le lambeau en cravate a été taillé. Mais la description de ce procédé
nous éloignerait de la génoplastie proprement dite.

Les difformités congénitales et acquises ne consistent pas seulement en pertes
de substance, cicatrices vicieuses, adhérences, etc. Il y a encore des difformités
acquises d'une autre espèce, pour lesquelles la génoplastie peut être utile, notamment la constriction des mâchoires.

Le professeur Rizzoli (de Bologne) a appliqué la génoplastie au traitement du
resserrement permanent des mâchoires. Non-seulement l'ostéotomie du maxillaire
inférieur et la formation d'une fausse articulation imaginée et pratiquée par
Baroni, Rizzoli, Esmarch, aident puissamment à la restitution des mouvements
qui se passent entre les deux mâchoires, mais encore la section sous-cutanée
du masséter rétracté, le détachement des adhérences de la muqueuse ou de la
peau aux surfaces osseuses, la formation d'un lambeau autoplastique dont le
déplacement entraîne entre les organes de nouveaux rapports, sont souvent
nécessités par le traitement de la constriction permanente des mâchoires, et voilà
comment la génoplastie, dans laquelle on peut bien faire entrer la massétero-
tomie, devient un moyen non-seulement de combler une perte de substance,
d'oblitérer une fistule salivaire, de relever la paupière inférieure, de reconstituer une partie des parois buccales et du bord des lèvres, de donner plus
d'étendue à l'ouverture buccale souvent gênée par la présence de brides cicatricielles, mais encore de traiter efficacement soit à elle seule, soit en l'associant
à l'ostéotomie et à la formation d'une pseudarthrose, le resserrement permanent
des mâchoires.

Entre autres cas, M. Rizzoli (*Clinique chirurgicale, Opérations dans différents cas d'immobilité de la mâchoire inférieure*, p. 207, Paris 1872) cite
celui d'une petite fille de sept ans chez qui, à la suite de la cicatrisation vicieuse
d'un ulcère gangréneux qui s'était formé huit mois auparavant pendant le cours
d'une fièvre typhoïde, un tissu cicatriciel rétractile, siégeant au niveau de la
commissure labiale droite et adhérant aux gencives des deux maxillaires, les
maintenait dans un état de rapprochement permanent. Le chirurgien tailla sur

la joue un lambeau quadrangulaire *a b c*, adhérant en bas aux téguments, et en l'inclinant vers la bouche, de manière à en réunir le bord supérieur *a b* à la lèvre supérieure, il obtint que le bord interne fibreux *b c* continuât le bord libre de la

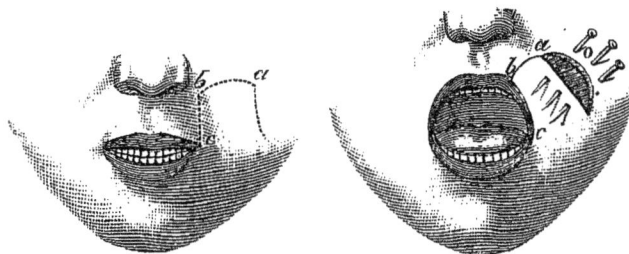

Fig. 3. — Génoplastie par la méthode française. Procédé de Rizzoli.

lèvre supérieure et agrandit l'ouverture buccale, ce qui permettait déjà un certain degré d'écartement, tandis que la destruction des adhérences de la cicatrice avec les maxillaires donnait aux mâchoires la possibilité de s'éloigner l'une de l'autre.

Sur un petit paysan âgé de dix ans, atteint de la même maladie, par suite du même accident survenu dans le cours d'une fièvre typhoïde, M. Rizzoli obtint également, par plusieurs opérations successives de génoplastie analogues, un résultat aussi satisfaisant.

Il n'y a pas jusqu'à la myotomie, la *massétérotomie*, qui n'ait pu devenir entre des mains habiles un procédé particulier de génoplastie. Dans un autre cas d'ankylose temporo-maxillaire droite, chez un enfant de neuf ans, survenue à la suite de suppuration s'étant écoulée pendant plusieurs semaines par l'oreille, le resserrement permanent des mâchoires paraissant dû à la *rétraction du masséter*, qui formait une masse dure et saillante, le chirurgien passa des ciseaux au-dessous de la muqueuse et, en rasant l'os, il sectionna tout le faisceau fibreux massétérin. A la suite de cette génoplastie, c'est-à-dire restitution d'une partie des tissus normaux de la joue avec leurs propriétés naturelles, le resserrement céda et le mouvement du maxillaire fut récupéré par le malade.

Enfin, quelquefois, au lieu d'un cas simple d'application de la méthode indienne, comme celui de Lallemand déjà cité, et comme plusieurs autres que j'ai opérés par cette méthode, parce que l'abondance de téguments qu'elle fournit à la joue me l'a fait préférer dans des occasions où la méthode française, plus simple, paraîtrait très-praticable, on peut avoir à effectuer une *double génoplastie* sur le même sujet, et même cette génoplastie peut n'être qu'une opération préliminaire, eu égard à une *cheiloplastie* qui est elle-même le but final qu'on se propose.

J'eus à opérer une jeune fille dont le nez et la bouche avaient été rongés par un lupus au point qu'après guérison la rétractilité du tissu cicatriciel avait réduit l'ouverture buccale à un orifice par lequel on ne pouvait pas même introduire une sonde de femme de moyen calibre (il fallait alimenter la malade en lui faisant boire du lait, du bouillon et du vin, à l'aide d'une paille par laquelle elle aspirait ces liquides) et duquel s'exhalait une odeur infecte. Il fallait, pour refaire une bouche, donner aux joues un excédant d'étoffe, sous peine de voir la peau de ces organes insuffisante pour la reconstruction des lèvres. Voici dès lors l'opération dont je conçus le plan et que j'exécutai avec un plein succès, laquelle n'était qu'une double génoplastie destinée elle-même à faciliter une cheiloplastie. La génoplastie fut faite par la méthode indienne, avec enjambement d'un lambeau pris de chaque côté au-dessous de la mâchoire, légèrement tordu autour d'un pédicule parotidien et venant combler une perte de substance produite au milieu de la joue par une incision partant du siége probable de la commissure et s'étendant jusqu'au devant du tragus. La peau disséquée, en haut et en bas, au delà des bords de l'incision, de manière à permettre à ceux-ci de s'écarter autant que possible, j'eus grand soin de ne pas intéresser la muqueuse, qui fut laissée par l'incision parfaitement intacte et en état de doubler complétement le grand lambeau cutané dont la face profonde fut appliquée sur la face externe, cruentée, de cette muqueuse génienne. Après avoir largement ouvert l'orifice buccal par une incision de 3 centimètres à droite et à gauche, je pus introduire les instruments dans la bouche et aller détacher la muqueuse génienne à ses attaches au maxillaire supérieur et au maxillaire inférieur, immédiatement au delà du tissu gingival, mais sans traverser la joue et simplement de manière à donner à cette muqueuse détachée dans tout son pourtour une mobilité extrême. J'appliquai alors, dans le vide que j'avais fait à chaque joue, sur la face externe de la muqueuse doublée de son tissu conjonctif, la face saignante du lambeau cutané taillé sous le maxillaire, ce qui fut très-aisé, et je l'assujettis par des points de suture. — Je renversai en dernier lieu la muqueuse de chaque lèvre vers la peau de manière à *ourler* la lèvre nouvellement formée et j'eus soin de tailler dans cette muqueuse un triangle pour le renverser en dehors et l'attacher par une bonne suture au niveau de chaque commissure, seul moyen d'en assurer la réparation et d'empêcher le retrait graduel de cet angle et le rétrécissement consécutif de la bouche. — Tous ces temps de l'opération furent singulièrement facilités par l'emprunt que j'avais fait sous la mâchoire en faveur de la joue, et la guérison de la malade fut définitive. Je l'ai vue un an après, en bon état.

Je crois donc que l'emprunt d'un lambeau cutané sous la mâchoire, son transport par enjambement avec torsion légère du pédicule, par la méthode indienne, sur la perte de substance de la joue, son application sur la muqueuse lorsqu'on a pu conserver celle-ci dans toute son intégrité et en détacher seulement les adhérences maxillaires, enfin la suture des bords du lambeau aux bords cutanés de la solution de continuité, en ayant soin de faire pénétrer quelques points assez profondément pour qu'ils puissent rattacher la muqueuse elle-même à la face profonde du lambeau, constituent le meilleur procédé de génoplastie lorsqu'on a à réparer des pertes de substance très-larges, à la restauration desquelles la méthode française, même aidée de toutes ses ressources (dissection, décollement, incisions libératrices, etc.), pourrait bien ne pas suffire.

Ainsi, pour nous résumer et pour conclure :

1° La génoplastie peut se faire quelquefois par une simple suture entortillée dans les cas les plus simples ;

2° La méthode française, c'est-à-dire la dissection et le décollement de lambeaux bien dessinés, aidés par le glissement et les incisions libératrices dans les cas compliqués ou difficiles, doit suffire, dans la plupart des circonstances, pour la génoplastie, seule ou associée à la cheiloplastie ;

3° Enfin la méthode indienne, en ayant soin de prendre le lambeau de préférence en dessous, même sous le maxillaire inférieur, en en facilitant la rotation sur le pédicule, avec le moins de torsion possible, surtout en conservant la muqueuse génienne pour bien doubler ce lambeau, mais en décollant cette muqueuse, dans l'intérieur de la bouche, de toutes ses attaches aux maxillaires, pour la bien mobiliser : telle est la méthode qui doit suffire aux cas les plus graves ;

4° Dans quelques circonstances, la génoplastie doit précéder la cheiloplastie ou même la blépharoplastie, comme opération préliminaire;

5° Outre les autres difformités, le resserrement permanent des mâchoires trouve encore dans la génoplastie un moyen de traitement et, réciproquement, la massétérotomie, en guérissant ce resserrement permanent, vient, à son tour, en aide à la génoplastie;

6° Dans aucun cas les lambeaux ni les cicatrices comblant les pertes de substance des lieux d'emprunt, ni leurs lignes cicatricielles de réunion, ne doivent prendre point d'appui sur la paupière inférieure ni sur les lèvres, de crainte que la rétraction du lambeau ou de la cicatrice n'entraîne la déformation de l'orifice palpébral ou de la bouche. A. COURTY.

GENOU. § I. **Anatomie.** La région du genou est limitée par deux lignes circulaires, l'une, supérieure, passant à deux travers de doigt au-dessus de la rotule (*voy.* CUISSE, t. XXIV, 2e sér., p. 185), l'autre, inférieure, passant au niveau de la tubérosité antérieure du tibia.

On divise généralement l'étude anatomique du genou en deux régions, l'une antérieure, l'autre postérieure ou creux poplité. Ces deux régions sont délimitées par deux lignes verticales passant en dehors et en dedans du genou, le long des bords postérieurs des condyles du fémur et du tibia.

Il résulte de là que l'étude de la région antérieure comprend les parties molles qui se trouvent en avant et sur les côtés du genou, le squelette et l'articulation. La région postérieure ne comprend que des parties molles, parmi lesquelles les vaisseaux et nerfs poplités, et les bourses séreuses et synoviales si bien étudiées par Foucher en 1856.

Nous ne nous occuperons ici que de la région antérieure, renvoyant tout ce qui concerne la région postérieure à l'article POPLITÉ.

La partie essentielle de la région antérieure est représentée par l'articulation ; c'est elle qui détermine les différences d'aspect et de forme de la région suivant que le membre est étendu ou fléchi à un degré plus ou moins considérable: c'est donc par elle que nous commencerons.

Articulation. L'articulation du genou, appelée aussi articulation tibio-fémorale, est constituée par trois os : fémur, tibia, rotule ; cette articulation a surtout pour but l'union de la jambe avec la cuisse par l'intermédiaire du tibia et du fémur, la rotule n'étant en quelque sorte qu'un os sésamoïde développé dans un tendon qui joue le rôle de ligament antérieur. Hâtons-nous d'ajouter que la rotule diffère des sésamoïdes ordinaires par la constance de sa situation et de sa forme; Paulet remarque qu'elle fait partie du plan général de l'organisme et qu'elle est, au membre inférieur, l'analogue de l'olécrane au membre supérieur.

Le squelette de l'articulation étant étudié dans des articles spéciaux (*voy.* TIBIA, FÉMUR, ROTULE), nous ne nous occuperons ici que de détails indispensables à l'intelligence de l'articulation proprement dite.

L'extrémité supérieure du tibia est très-volumineuse; elle mesure sept centimètres et demi dans son diamètre transversal. Dans le sens antéro-postérieur, elle mesure sept centimètres dans sa partie la plus épaisse, c'est-à-dire au niveau de la tubérosité antérieure du tibia, mais trois centimètres et demi seulement sont consacrés aux surfaces articulaires. Cette extrémité s'articule avec le fémur par une sorte de plateau horizontal présentant deux excavations revêtues de cartilages, excavations séparées l'une de l'autre, d'avant en arrière, par une surface rugueuse et non cartilagineuse destinée à des insertions. Ces excavations désignées sous le nom de cavités glénoïdes sont destinées à supporter les condyles du fémur; elles sont peu profondes, d'autant plus que les cartilages de revêtement sont plus épais au centre que sur les bords. La cavité glénoïde interne est moins large et plus longue que l'externe.

Sur la partie moyenne de la surface rugueuse, un peu plus près cependant de la partie postérieure que de la partie antérieure, se trouve une éminence surmontée de deux tubercules aigus, éminence connue sous le nom d'épine du tibia.

En avant et en arrière de l'épine existent des dépressions rugueuses destinées à l'insertion des ligaments croisés et des cartilages semi-lunaires.

L'extrémité inférieure du fémur est un peu plus large que l'extrémité supérieure du tibia sur laquelle elle repose : en effet, dans sa partie la plus large, c'est-à-dire au niveau de l'insertion des ligaments latéraux, elle mesure 9 centimètres et demi; un peu plus bas, au niveau même de l'interligne articulaire, elle s'amincit, mais mesure encore 8 centimètres et demi, c'est-à-dire 1 centimètre de plus que la partie correspondante du tibia, qui ne mesure que 7 centimètres. Le condyle externe est à peu près sur la même ligne que le corps du fémur; le condyle interne, au contraire, est fortement déjeté en dedans et en arrière de l'axe du fémur; de plus, il descend sensiblement plus bas que le condyle externe : il résulte de cette double disposition que le fémur reposant, par une ligne oblique de haut en bas et de dehors en dedans, sur la surface horizontale que lui fournit le tibia, s'incline dans son ensemble de haut en bas et de dehors en dedans, si bien que, au niveau de l'articulation du genou, il existe un angle saillant en dedans, ouvert en dehors, formé par la jonction du tibia et du fémur. Cet angle est d'autant plus prononcé que la saillie en bas du condyle interne est plus accentuée d'une part et que, d'autre part, l'extrémité supérieure du fémur est plus éloignée de l'axe du corps, en raison de la plus grande ampleur du bassin; cela explique pourquoi l'inclinaison du fémur est plus accentuée chez la femme que chez l'homme.

Les condyles sont revêtus par un cartilage s'élevant un centimètre plus haut sur la face antérieure du condyle externe que sur celle du condyle interne. Les deux condyles sont séparés par une dépression antéro-postérieure large de 4 centimètres environ, superficielle en avant, très-profonde en arrière, dépression à laquelle on donne le nom de trochlée fémorale. Cette dépression est recouverte de cartilage dans son tiers antérieur seulement; en arrière de cette surface cartilagineuse, elle donne insertion aux ligaments croisés; plus en arrière encore au ligament postérieur de l'articulation.

Au-dessus de la trochlée, sur la partie inférieure de la face antérieure du fémur, on constate une dépression à laquelle on donne le nom de creux sus-condylien, creux correspondant à la fossette olécranienne de l'humérus et destiné à loger les deux tiers supérieurs de la rotule pendant l'extension.

L'excavation des cavités glénoïdes du tibia fournirait un point d'appui peu stable aux surfaces arrondies des condyles du fémur, si elle n'était complétée par deux ménisques fibreux, en forme de croissant, s'interposant entre les surfaces correspondantes du fémur et du tibia. Ces ménisques, auxquels on donne le nom de cartilages semi-lunaires ou falciformes, sont placés en forme de demi-lune sur le pourtour des cavités glénoïdes du tibia. A leur partie périphérique, ils mesurent une hauteur de 5 millimètres environ ; leur bord interne est mince, tranchant, irrégulièrement festonné ; leurs faces supérieures et inférieures sont encroûtées de cartilage et se moulent l'une sur les condyles du fémur, l'autre sur les cavités glénoïdes du tibia.

Les cartilages semi-lunaires sont fixés au tibia par leurs extrémités ou cornes, qui viennent s'insérer en avant et en arrière de l'épine tibiale. Les cornes du ménisque externe s'attachent au tibia immédiatement en avant et en arrière de l'épine ; les cornes du ménisque interne, en avant et en arrière des insertions du précédent. Cependant les insertions antérieures des deux ménisques sont séparées l'une de l'autre par un espace auquel s'attache le ligament croisé inférieur.

Il résulte de ces points d'insertion que le ménisque externe entoure plus complétement la cavité glénoïde correspondante que le ménisque interne ; il forme un cercle presque complet, tandis que l'interne prend plus spécialement la forme d'un croissant.

Les ménisques sont en outre maintenus en place par les adhérences de leur bord externe aux tissus fibreux qui environnent l'articulation ; ces adhérences périphériques expliquent combien sont rares, si même ils existent, les déplacements de ces cartilages.

Rien n'est plus impropre que le nom de ligaments imposé aux cartilages ou ménisques semi-lunaires par quelques auteurs : en effet, adhérant intimement avec le tibia, ils suivent cet os dans tous ses mouvements, même en cas de luxation. Cependant ils contribuent puissamment à la solidité de l'articulation en amoindrissant la violence des chocs entre le tibia et le fémur, et surtout en augmentant la profondeur insuffisante des cavités glénoïdes du tibia.

La rotule, légèrement convexe sur sa face externe, est divisée sur sa face profonde ou articulaire en deux fossettes légèrement concaves de haut en bas, séparées par une arête verticale correspondant à la trochlée fémorale. La fossette externe, un peu plus étendue transversalement et un peu plus profonde que la fossette interne, se moule exactement sur la convexité du condyle externe ; la facette interne ne s'applique pas aussi exactement sur la partie correspondante du condyle interne, surtout pendant l'extension ; l'inégalité entre la correspondance des surfaces tend à disparaître au fur et à mesure que la jambe se fléchit sur la cuisse, si bien qu'elle n'existe plus pendant la flexion complète.

Le bord externe de la rotule fait une saillie très-légère au-dessus du condyle correspondant, tandis que le bord interne fait une saillie d'un centimètre au-dessus du condyle interne, saillie que l'on constate dans l'extension, mais non dans la flexion. Ce fait explique pourquoi les luxations en dehors sont plus fréquentes que les luxations en dedans ; il explique aussi pourquoi les luxations de la rotule sont à peu près impossibles quand le membre est en demi-flexion.

La rotule affecte des rapports différents avec l'extrémité inférieure du fémur, suivant que le membre inférieur est en extension ou en flexion. Nous reviendrons sur ce point quand nous aurons étudié les moyens d'union de l'articulation, moyens d'union consistant en ligaments intra-osseux et en ligaments périphériques.

Les ligaments intra-osseux, connus sous le nom de ligaments croisés, en raison de leur disposition en forme de X, sont au nombre de deux ; ils remplissent en partie l'échancrure intercondylienne et vont du tibia au fémur. Ils se croisent dans le sens antéro-postérieur et dans le sens transversal. Le ligament antérieur s'insère en avant de l'épine du tibia, dans l'espace laissé libre entre les

attaches antérieures des ménisques semi-lunaires, et se dirige de là en haut et
en dehors, vers la partie postérieure de l'échancrure intercondylienne, à laquelle
il s'insère en arrière de la surface articulaire du condyle externe.

Le ligament postérieur s'insère au tibia immédiatement en arrière de l'insertion postérieure du cartilage semi-lunaire interne, et se dirige de là, presque
verticalement, en haut et en avant, pour s'insérer à la partie externe du condyle
interne du fémur.

Le ligament croisé antérieur fournit inférieurement un faisceau qui se confond
avec la partie antérieure du cartilage semi-lunaire interne; le ligament croisé
postérieur s'unit de la même façon avec le cartilage semi-lunaire externe.

Il reste à remarquer que les insertions au tibia de ces deux ligaments sont
situées sur une même ligne antéro-postérieure, et que les insertions au fémur sont
situées sur une même ligne transversale. Paulet fait observer que cette dernière
ligne prolongée à travers les deux condyles atteindrait le point d'implantation
des deux ligaments latéraux externes. Les ligaments croisés sont disposés de
façon à ne gêner en rien la flexion, mais à limiter l'extension. La face antérieure des ligaments croisés est en rapport avec la membrane synoviale de l'articulation; la face postérieure est séparée du ligament postérieur de l'articulation par un bourrelet cellulo-graisseux.

Les ligaments périphériques sont latéraux, postérieur et antérieur.

Les ligaments latéraux sont au nombre de deux, un interne et un externe.

Le ligament latéral externe est cylindrique; supérieurement il s'insère sur la
face externe du condyle externe à une tubérosité située au-dessous d'une dépression destinée à l'attache du jumeau externe et au-dessus d'une autre dépression à laquelle s'insère le tendon du muscle poplité; inférieurement il se fixe sur
la tête du péroné, où son insertion est embrassée par celle du tendon du biceps.

Le ligament latéral interne, une fois et demie plus large que l'externe, de
forme rubanée, à bords mal définis, surtout en arrière, s'attache supérieurement
au condyle interne sur une tubérosité située au-dessous du tubercule sur lequel
se fixe le grand adducteur de la cuisse; en bas il s'insère à la partie la plus
élevée du bord interne du tibia; sa direction est légèrement oblique en bas et
en arrière. Par sa face externe, le ligament interne est en rapport avec les
tendons de la patte d'oie; par sa face interne, il se soude intimement avec la
périphérie du ménisque semi-lunaire correspondant, puis recouvre le tendon
antérieur du muscle demi-membraneux et les vaisseaux articulaires inférieurs et
internes. Les ligaments latéraux sont tendus pendant l'extension; ils se relâchent
pendant la flexion; le ligament interne ne se relâche cependant jamais au même
degré que l'externe.

Il est à remarquer que les deux ligaments latéraux s'insèrent plus près de la
face postérieure que de la face antérieure de l'articulation. Cette insertion se
fait à l'union des deux tiers antérieurs avec le tiers postérieur.

Le ligament postérieur, très-mince, s'insère supérieurement au-dessus des
condyles du fémur, et inférieurement en arrière de l'extrémité supérieure du
tibia. Par sa partie moyenne, ce ligament ferme l'échancrure intercondylienne:
sur les côtés il représente deux coques fibreuses enveloppant la partie postérieure
des deux condyles. Latéralement ces coques fibreuses se continuent avec le
surtout fibreux qui enveloppe antérieurement l'articulation; cette continuité se
fait surtout par l'intermédiaire des ligaments latéraux ou ailerons de la rotule.

Le ligament postérieur est composé de deux ordres de fibres : fibres verticales et fibres obliques. Les fibres verticales lui appartiennent en propre ; les fibres obliques sont une forte expansion du muscle demi-membraneux. Il est en outre renforcé par quelques expansions fibreuses venues du poplité et des muscles jumeaux.

Entre ces fibres existent un grand nombre de petits orifices par lesquels passent des tractus cellulo-graisseux, ainsi que des nerfs et des vaisseaux destinés à l'articulation. Ces orifices peuvent aussi donner passage à des hernies de la synoviale, hernies devenant l'origine de kystes séreux analogues aux ganglions du poignet.

Le ligament antérieur n'existe pas à proprement parler, aucun lien articulaire ne s'étendant directement ici du fémur au tibia. L'articulation est consolidée en avant par un ensemble très-complexe constitué par le tendon qui émane des trois portions du triceps fémoral, la rotule et le ligament rotulien ; cet ensemble est éminemment actif, puisqu'il est placé sous l'influence directe des contractions du muscle triceps. Les détails anatomiques relatifs à cette question ont été exposés de main de maître dans ce Dictionnaire (voy. ROTULE, t. V, 3e série, p. 240 et suiv.).

Nous nous bornerons à rappeler ici que le ligament inférieur de la rotule, ligament qui porte aussi le nom de ligament rotulien, immédiatement au-dessus de son insertion aux rugosités de la tubérosité tibiale antérieure, est séparé de la portion lisse de la même tubérosité par une bourse séreuse ne communiquant jamais, disent Beaunis et Bouchard, avec la synoviale articulaire ; cependant Blandin affirme avoir constaté cette communication à titre exceptionnel.

On désigne généralement cette bourse séreuse sous le nom assez impropre de bourse sous-rotulienne. Trendelenburg (de Rostock) lui a imposé le nom de bourse séreuse prétibiale ou intra-patellaire.

Au-dessus de cette bourse séreuse le ligament rotulien repose sur un peloton cellulo-adipeux considérable qui le sépare de la synoviale articulaire. Ce peloton cellulo-graisseux mesure 4 centimètres de hauteur sur autant de largeur et 2 centimètres et demi d'avant en arrière. Le centimètre supérieur de ce peloton remonte jusqu'au-dessous du bec de la rotule, dont la face postérieure est rugueuse en ce point.

Le ligament rotulien mesure 45 millimètres de longueur : il résulte de là que la rotule, ne pouvant s'écarter du tibia de plus de 45 millimètres, doit suivre tous les mouvements de cet os, de même que l'olécrane suit tous les mouvements du cubitus dans l'extension et la flexion. Les diverses situations affectées par la rotule relativement au squelette du genou sont exposées dans ce Dictionnaire à l'article ROTULE, p. 247.

Indépendamment des ligaments que nous venons de décrire, l'articulation est maintenue, en avant et sur les côtés, par un enchevêtrement de tissus fibreux. enchevêtrement constitué par l'aponévrose d'enveloppe, les ligaments latéraux ou ailerons de la rotule (voy. ROTULE, p. 219), la terminaison du fascia lata et les expansions aponévrotiques des tissus fibreux qui continuent en bas le vaste externe et le vaste interne. A tous ces tissus fibreux il convient d'ajouter des fibres partant des condyles du fémur pour se rendre les unes sur les bords latéraux de la rotule, les autres sur les tubérosités du tibia, en s'unissant, chemin faisant, avec les cartilages semi-lunaires. Toutes ces couches fibreuses se mêlent si intimement les unes avec les autres qu'il est absolument impossible de les séparer nettement par une dissection minutieuse. Leur ensemble constitue une sorte de capsule fibreuse qui n'est pas sans analogie avec la capsule coxo-fémorale, mais qui est loin d'avoir la même régularité.

Maintenant que nous connaissons les surfaces osseuses et l'ensemble des ligaments constituant la cavité articulaire du genou, il importe d'étudier les parties qui comblent cette cavité, parties constituées par une synoviale très-étendue et une grande quantité de tissus adipeux.

La synoviale tapisse l'articulation en suivant un trajet assez compliqué. De la face postérieure de la rotule elle descend derrière le ligament rotulien et le tissu adipeux situé en arrière de ce ligament ; ensuite elle se réfléchit sur la partie supérieure du tibia, revêt les deux faces et le bord tranchant des bourrelets semi-lunaires, rencontre les ligaments croisés qu'elle tapisse en avant et en dehors, se déploie sur les faces postérieure et inférieure des condyles, puis remonte en avant de ces derniers, et tapisse la partie antérieure du fémur ; de là elle se réfléchit une dernière fois pour venir rejoindre la face postérieure de la rotule en formant un cul-de-sac entre le fémur et le triceps fémoral. Il est utile d'observer que, sur les parties latérales de l'articulation, la synoviale déborde l'interligne articulaire de façon à recouvrir la face sous-cutanée des condyles fémoraux sur une hauteur de 15 millimètres, et la partie correspondante des condyles du tibia, sur une hauteur de 7 millimètres.

Après cette vue d'ensemble, revenons sur quelques particularités importantes présentées par la synoviale. Au moment où la synoviale abandonne le tissu adipeux qui tapisse la partie supérieure du ligament rotulien, elle rencontre un cordon fibreux très-grêle traversant l'articulation pour se rendre vers la partie antérieure de l'échancrure intercondylienne, immédiatement derrière la trochlée ; elle fournit un diverticulum qui enveloppe ce cordon auquel on donne le nom de ligament adipeux. Ce ligament, tendu pendant l'extension, relâché pendant la flexion, semble avoir pour but de ramener le paquet adipeux sous-rotulien entre les surfaces osseuses pendant l'extension.

En tapissant les ligaments croisés sur leur face antérieure et latérale, la synoviale forme un relief qui divise la cavité synoviale en deux loges latérales, une pour chaque articulation condylienne, loges communiquant largement entre elles au devant du ligament croisé antérieur.

En arrière des insertions du ligament croisé, la synoviale envoie sous les tendons des muscles jumeaux et poplités des prolongements longs de 2 centimètres environ ; on remarque aussi un prolongement de la synoviale sous le tendon du muscle demi-membraneux. Il convient de faire remarquer que très-souvent il n'existe sous ce dernier tendon qu'une bourse séreuse indépendante de l'articulation.

La composition du cul-de-sac que nous avons signalé au-dessus de la rotule, entre le fémur et la partie inférieure du triceps, mérite une attention toute particulière. Ce cul-de-sac s'élève en général 5 centimètres au-dessus du bord supérieur de la rotule : il tapisse donc la face antérieure du fémur au delà des cartilages diarthrodiaux dans une étendue de 3 centimètres au-dessus du condyle interne et de 4 centimètres au-dessus du condyle externe ; sur les côtés des condyles, la synoviale se prolonge jusqu'au devant des insertions fémorales des ligaments latéraux : il résulte de là, ainsi que le fait observer Paulet, que la synoviale forme au-dessus de la rotule, outre son cul-de-sac supérieur, deux prolongements qui correspondent aux faces profondes du vaste interne et du vaste externe. Cette disposition, dit Paulet, explique comment les épanchements remontent toujours à une certaine hauteur au-dessus de la rotule où ils constituent deux saillies latérales séparées par le tendon du triceps ; elle explique aussi pourquoi la saillie externe est toujours plus considérable que l'interne. Au niveau de ce cul-de-sac, la synoviale ne forme pas une membrane distincte en arrière du tendon du triceps ; là, elle n'est représentée que par une couche d'épithélium juxtaposée à la face profonde du tendon : il résulte de là que toute rupture du tendon du triceps entraîne forcément l'ouverture de l'articulation.

Du côté du fémur, la synoviale du cul-de-sac sus-rotulien n'est adhérente au périoste que dans une étendue de 15 millimètres au-dessus des condyles. Plus haut, elle adhère à un paquet graisseux sous-synovial interposé entre elle et le fémur, paquet graisseux mesurant, d'après Panas, 2 centimètres dans sa plus grande épaisseur, sur 10 de hauteur et 4 ou 7 de largeur à sa base, qui est en bas.

Le cul-de-sac sus-rotulien ne communique pas toujours avec la synoviale articulaire ; Sappey, puis Richet, ont mis ce fait en doute, bien que Cruveilhier ait affirmé d'une manière positive avoir constaté l'indépendance du cul-de-sac sus-rotulien. Beaunis et Bouchard, puis Tillaux, ont confirmé l'opinion de Cruveilhier. Bouquet, élève de Tillaux, a soumis, sous la direction de cet anatomiste, quinze genoux à un examen minutieux, et a constaté une fois l'indépendance de la synoviale. Dans ce cas, la synoviale s'arrêtait à 2 centimètres au-dessus de la poulie condylienne. Au-dessus existait une cavité, haute également de 2 centimètres, parfaitement close et exempte de tout cloisonnement.

Tout dernièrement Schwartz, prosecteur des hôpitaux, a publié sur ce sujet (*Archives générales de médecine*, juillet 1880) un mémoire très-intéressant portant sur un grand nombre de constatations anatomiques.

Sur 210 genoux d'enfants d'âges divers (nouveau-nés à six ans), 145 avaient un cul-de-sac non indépendant ; 125 fois la communication était large ; 20 fois elle était étroite et l'orifice de communication était presque régulièrement circulaire et rejeté vers le bord externe du genou ; 65 fois il n'existait aucune communication.

Sur 54 genoux d'adultes, Schwartz a constaté 11 fois l'indépendance absolue du cul-de-sac.

En résumé, d'après les faits précédents, l'indépendance du cul-de-sac existerait 19 fois pour 100 chez les adultes et 30 fois pour 100 chez les enfants.

Un fait intéressant à noter, c'est que les dissections faites sur l'adulte ont porté sur 34 hommes, 16 femmes, et que l'indépendance existait 5 fois chez la femme et 6 fois chez l'homme.

Quand la communication n'existe pas, le cul-de-sac se continue avec la synoviale par un orifice quelquefois très-étroit, quelquefois au contraire largement ouvert ; mais, dans tous les cas, on retrouve l'existence d'un repli à forme semilunaire, vestige d'une séparation primitive. C'est qu'en effet, chez le fœtus, les deux cavités sont indépendantes ; Amodru (Thèse de 1878) a même démontré que le développement de la bourse séreuse est tout à fait indépendant de celui de l'articulation proprement dite. Schwartz a pu suivre sur une série de genoux d'enfants les différentes phases par lesquelles passe la cloison de séparation pour arriver jusqu'à la perforation.

Il importe de remarquer que les dispositions anatomiques sur lesquelles nous venons d'insister ne sont pas symétriques : une indépendance d'un côté peut s'accompagner d'une large communication du côté opposé.

Nous verrons ultérieurement, à propos des épanchements intra-articulaires, que la clinique a enregistré plus d'un fait en parfaite harmonie avec l'anatomie.

Autour de la synoviale on rencontre une grande quantité de tissus adipeux remplissant tous les intervalles. Nous avons déjà signalé les paquets adipeux que l'on rencontre en arrière du ligament rotulien et entre le cul-de-sac sus-rotulien et le fémur. On rencontre encore une masse adipeuse considérable en arrière des ligaments croisés dans l'échancrure inter-condylienne. Tout autour de la rotule et des cartilages interarticulaires le tissu adipeux relie la synoviale, de façon à former à l'intérieur de sa cavité des saillies plus ou moins prononcées connues sous le nom de franges synoviales et aussi sous le nom de glandes de Clopton Havers.

Maintenant que nous connaissons le squelette et l'articulation du genou, il est facile d'aborder l'examen des parties molles de la région antérieure, région qui comprend, ainsi que nous l'avons dit en commençant, non-seulement la face antérieure du genou, mais encore les deux faces latérales.

L'aspect extérieur de la région antérieure varie suivant que le genou est étendu ou fléchi. Dans l'extension cette région offre la forme générale d'un demi-cylindre présentant des creux et des reliefs, creux et reliefs variant suivant le relâchement ou la contraction des extenseurs.

Quand ces muscles sont relâchés, on remarque en avant et à peu près au milieu de la région un relief arrondi, formé par la rotule, relief accentué surtout le long du côté interne de cet os qui proémine beaucoup plus au-dessus du condyle correspondant. Au-dessus et au-dessous de la rotule on constate une dépression transversale ; la dépression supérieure correspond au tendon du triceps ; chez les sujets vigoureux elle est limitée en dedans et en dehors par deux saillies dues au vaste externe et au vaste interne ; cette dernière saillie descend un peu plus bas que la première.

La dépression inférieure est due à l'affaissement du ligament rotulien.

Si au contraire les muscles sont contractés, les dépressions supérieure et inférieure disparaissent et sont remplacées par des saillies allongées formées, la supérieure par le tendon du droit antérieur, l'inférieure par le ligament rotulien, qui soulève la peau et affecte la forme d'un ruban obliquement dirigé de haut en bas et de dehors en dedans, en se rétrécissant de haut en bas.

On observe alors au-dessus de la rotule de chaque côté du cordon formé par le tendon du droit antérieur une fossette parfaitement accusée. Les deux fossettes sus-rotuliennes correspondent au cul-de-sac synovial supérieur. Des fossettes sous-rotuliennes existent aussi, alors, de chaque côté du ligament rotulien ; elles ne sont bien prononcées que chez les sujets maigres. Chez les sujets doués d'un certain embonpoint, chez les femmes et chez les enfants surtout, elles sont remplacées par des saillies molles dues au développement du peloton adipeux existant au-dessous du ligament rotulien. Ces saillies constituées par une graisse très-molle donnent au toucher une sensation de fausse fluctuation qui pourrait induire en erreur un chirurgien non prévenu. En tout cas, au-dessous de ces saillies graisseuses on remarque toujours à l'état normal deux dépressions profondes pouvant disparaître à l'état pathologique, quand l'articulation est remplie par du liquide ou par des fongosités.

La face interne de la région du genou est saillante en dedans, tandis que la face externe est concave dans le sens vertical, disposition qui tient à l'obliquité du fémur sur le tibia.

Sur la face interne on remarque la saillie du condyle interne du fémur, surmontée par le tubercule d'insertion du grand adducteur ; au-dessous du condyle interne, la saillie de la tubérosité interne du tibia. Rien n'indique, à la vue, l'interligne articulaire, mais on peut le sentir avec le doigt en déprimant les parties molles.

Sur la face externe on remarque, quand les muscles sont contractés, une corde oblique en bas et en avant formée par la bandelette du fascia lata, corde qui cache à la vue la saillie du condyle externe ; plus bas, la tubérosité externe du tibia, puis la tête du péroné, dont le sommet est situé à un centimètre au-dessous de l'interligne articulaire.

L'aspect de la région antérieure varie au fur et à mesure que la jambe se fléchit.

Pendant la demi-flexion, la peau est tendue ; la rotule change de place et fait une saillie considérable en avant des condyles fémoraux. Quand la flexion est complète, la rotule disparaît en quelque sorte et le genou ne présente plus en avant qu'une surface arrondie.

Pendant la flexion, le déplacement de la rotule démasque la trochlée fémorale, limitée en dehors par une arête. appartenant au condyle externe, et en dedans par une saillie arrondie appartenant au condyle interne ; le ligament rotulien fait une saillie des plus accentuées et, de chaque côté de lui on sent, même chez les sujets amaigris, des bourrelets formés par le tissu adipeux.

L'interligne articulaire est bien plus appréciable pendant la flexion que pendant l'extension ; du côté externe on constate une dépression, visible à l'œil nu chez les sujets amaigris, en tout cas facilement appréciable au toucher, surtout en avant où les deux os présentent un léger écartement angulaire.

La peau qui recouvre la région est épaisse à la partie antérieure, un peu plus mince sur les côtés ; chez les sujets qui se tiennent souvent à genoux, la peau est ridée, brunâtre, couverte d'un épiderme très-épais dans la portion placée en avant du ligament rotulien, portion qui dans cette situation supporte tout le poids du corps.

La peau glisse très-facilement sur le plan sous-jacent, circonstance que Goyrand a ingénieusement utilisée en proposant sa méthode d'extraction des corps étrangers.

Au-dessous de la peau on rencontre le fascia superficialis, fin et très-lâche en avant, un peu plus serré sur les côtés, en sorte que, lorsque de l'œdème se produit, il s'accuse surtout dans la partie antérieure de la région. Cette couche cellulaire ne renferme pas de graisse, si ce n'est sur les côtés où ce tissu existe en petite quantité.

Il existe aussi chez un petit nombre de sujets une bourse séreuse rudimentaire sous-cutanée en avant de la tubérosité antérieure du tibia.

Au-dessous du fascia superficialis on rencontre l'aponévrose qui, continuant l'aponévrose d'enveloppe de la cuisse, descend en entourant le genou pour se continuer avec l'aponévrose d'enveloppe de la jambe.

C'est au-dessous de cette aponévrose qu'existe la bourse séreuse prérotulienne, cavité close, généralement uniloculaire, quelquefois multiculaire, occupant les deux tiers inférieurs de la face antérieure de la rotule, et toute la largeur de cet os, moins cependant une légère zone au voisinage du bord interne.

Chez quelques sujets cette cavité est rudimentaire ; elle n'est représentée que par de grandes lacunes communiquant entre elles et occupant la même étendue que la bourse normale ; quelquefois même ces lacunes n'existent pas et la bourse séreuse n'est représentée que par un tissu cellulaire très-lâche.

Padieu a aussi signalé, au-dessous de l'aponévrose, l'existence d'une petite bourse séreuse au niveau de l'angle supéro-externe de la rotule; cette bourse n'existe qu'à titre exceptionnel.

La plupart des anatomistes placent la bourse prérotulienne entre l'aponévrose et la peau; une dissection attentive prouve que Tillaux a eu raison de rectifier cette manière de voir et d'assurer qu'elle est sous-aponévrotique.

Revenons sur l'ensemble de l'aponévrose. Elle recouvre, sur la ligne médiane, le tendon du droit antérieur, puis la face antérieure de la rotule et le ligament rotulien, et vient au-dessous de ce ligament prendre quelques points d'appui sur la tubérosité interne du tibia avant de se continuer avec l'aponévrose jambière. Latéralement, elle recouvre les parties inférieures du vaste interne et du vaste externe, descend sur les condyles fémoraux, se confond en quelque sorte avec les ligaments latéraux ou ailerons de la rotule, après avoir contracté de nombreuses adhérences avec les expansions fibreuses qui descendent du vaste interne et du vaste externe, adhérences déjà signalées à propos du ligament antérieur de l'articulation; prenant ensuite des points d'appui sur les tubérosités interne et externe du tibia et sur le péroné, elle ne tarde pas à se continuer avec l'aponévrose jambière.

Sur la face externe de l'articulation l'aponévrose, renforcée par l'extrémité inférieure de la bandelette fascia lata, recouvre le tendon du biceps séparé du ligament latéral externe par une petite bourse synoviale. Sur la face interne l'aponévrose recouvre tout à fait en arrière le tendon du muscle demi-membraneux, tendon divisé à son extrémité en trois portions (voy. Demi-membraneux). puis les trois tendons du couturier, du droit interne et du demi-tendineux, concourant à former l'expansion tendineuse à laquelle on donne le nom de patte d'oie. Cette expansion, de forme triangulaire, s'insère à la tubérosité antérieure du tibia et à la partie correspondante de la crête du même os. L'aponévrose ne se borne pas à recouvrir la patte d'oie, mais elle se confond en quelque sorte, ainsi que le fait remarquer Panas, avec son plan superficiel, constitué par le tendon du couturier, tandis que le plan profond est formé par les tendons du droit interne et du demi-tendineux, confondus sous la forme d'une bourse tendineuse. La patte d'oie est séparée du ligament latéral interne et du tibia par une bourse muqueuse facilitant ses glissements.

L'aponévrose enlevée, nous rencontrons sur la ligne médiane, en procédant de haut en bas, le droit antérieur terminé par un tendon large et aplati dont les fibres profondes s'insèrent au bord supérieur de la rotule, tandis que les fibres superficielles passent au devant de la rotule et vont constituer au-dessous de cet os le ligament rotulien. Il est à remarquer que le tendon du triceps est oblique de haut en bas et de dehors en dedans, tandis que le ligament rotulien se dirige en sens inverse : il résulte de là que ces deux tendons et ligaments forment un angle dont la rotule est le sommet; le triceps, en se contractant, redresse cet angle et tend à porter la rotule en dehors.

A droite et à gauche du droit interne, nous trouvons le vaste interne et le vaste externe; de la partie inférieure de ces muscles descendent deux larges expansions fibreuses qui enveloppent la rotule, puis les condyles du fémur, et se perdent inférieurement sur la tubérosité du tibia.

Enfin, au-dessous des tendons du triceps, entre ce muscle et le fémur et au-dessus de la rotule, apparaît le prolongement ou cul-de-sac supérieur de la synoviale articulaire, recouvert par des tissus adipeux et par un petit muscle auquel on donne le nom de sous-crural. Les fibres de ce petit muscle s'attachent inférieurement au cul-de-sac synovial et supérieurement à la partie antérieure du fémur ; elles ont pour rôle d'attirer la séreuse en haut, pendant l'extension de la jambe, et de l'empêcher d'être pincée entre la rotule et le fémur.

Plus profondément, on rencontre le squelette et l'articulation.

Il nous reste à dire quelques mots des vaisseaux et nerfs de la région antérieure du genou.

Parmi les vaisseaux des couches superficielles, la veine saphène interne, montant le long du condyle interne pour gagner la face interne de la cuisse, mérite seule d'attirer l'attention.

Les lymphatiques sont nombreux, surtout du côté interne.

Les nerfs superficiels sont tous sensitifs ; ils proviennent du plexus lombaire. Le plus important est la branche sous-rotulienne du nerf saphène interne, branche dont les rameaux couvrent toute la face antérieure de l'article.

Les vaisseaux profonds sont constitués par les quatre artères articulaires, venues de l'artère poplitée. Les articulaires supérieures entourent l'extrémité inférieure de la diaphyse fémorale, au devant de laquelle elles s'anastomosent soit entre elles, soit avec la grande anastomotique. Les articulaires inférieures entourent la moitié inférieure de l'article, au devant duquel elles s'anastomosent entre elles et avec les branches de la récurrente tibiale. Le tronc des articulaires inférieures interne et externe passe au-dessous des ligaments latéraux correspondants.

§ II. **Physiologie.** L'articulation du genou considérée dans son ensemble représente un ginglyme permettant la flexion et l'extension. Ce ginglyme est incomplet, puisque dans certaines situations il ne fait pas opposition à un léger degré de rotation.

L'extension est complète lorsque le tibia et le fémur forment une ligne droite. La tension des ligaments croisés et des ligaments latéraux limite ce mouvement.

Dans l'état de flexion extrême, les ligaments croisés, surtout le ligament postérieur, sont également tendus, ainsi que le ligament latéral interne ; l'externe est seul relâché. Il est à remarquer que ce degré de flexion extrême ne saurait exister que chez des sujets d'une excessive maigreur, le contact des faces postérieures de la cuisse et de la jambe ne permettant pas de l'obtenir chez les sujets normalement développés.

Les mouvements de flexion et d'extension se font autour d'un axe horizontal traversant les condyles du fémur au niveau de l'insertion des ligaments latéraux.

Pendant l'extension les surfaces articulaires du tibia, renforcées par les ménisques intercartilaires, glissent d'arrière en avant sur les condyles du fémur ; elles exécutent un mouvement inverse pendant la flexion. Ces mouvements ne se font pas par une rotation simple du tibia sur le fémur, car la surface des condyles ne représente pas une circonférence exacte ayant dans tous ses points un même degré de courbure. Tillaux a figuré dans son remarquable *Traité d'anatomie topographique* une coupe qui démontre que la section de l'un des condyles faite suivant un plan vertical antéro-postérieur représente, à peu de chose près, deux arcs de cercle, l'un antérieur, l'autre postérieur, appartenant à deux circonférences d'un rayon différent, reliés entre eux par une portion d'ellipse très-aplatie. Il résulte de là que dans un mouvement de flexion il y a d'abord rotation pure autour de l'axe antérieur ; vers le milieu de la flexion, glissement et rotation tout à la fois sur la portion ellipsoïde intermédiaire aux deux arcs de cercle ; à la fin de la flexion, de nouveau rotation pure.

Outre l'extension et la flexion, l'articulation du genou possède des mouvements de rotation bien étudiés par les frères Weber, mouvements pouvant aller jusqu'à 59 degrés. Ces mouvements, en vertu desquels le pied se porte en dedans ou en dehors, s'exécutent autour d'un axe vertical passant par la partie interne de l'épine du tibia. La rotation se fait au niveau du condyle interne jouant le rôle de pivot et tournant sur place pendant que la tubérosité externe gravite autour de lui. La rotation est impossible dans l'extension absolue et à peu près nulle dans la flexion forcée, en raison de la tension des ligaments, qui est à son maximum dans ces deux situations extrêmes; elle est assez considérable au contraire dans les situations intermédiaires. Ainsi, la rotation possible, quand la flexion de la jambe répond à un angle de 150 degrés, est de 20 degrés environ; elle est de 50 degrés pour un angle de flexion de 90 degrés, et de 40 pour un angle de flexion de 60 degrés. La rotation en dedans est limitée par la tension des ligaments croisés, dont elle exagère encore le croisement; la rotation en dehors est limitée par la résistance des ligaments latéraux.

L'articulation du genou possède encore des mouvements de latéralité assez peu étendus, mouvements qui ne sont pas spontanés, mais peuvent être déterminés par une action extérieure; ces mouvements ne peuvent se produire qu'en demi-flexion quand les ligaments sont relâchés. Si donc on pouvait imprimer ces mouvements au genou, la jambe étant dans la flexion ou l'extension complètes, il faudrait conclure à un état pathologique.

Les muscles qui contribuent à produire l'extension sont le triceps et le tenseur du fascia lata. Les fléchisseurs sont le biceps, le demi-tendineux, le demi-membraneux, le couturier, le droit interne, le jumeau et le poplité.

La rotation en dehors est produite par l'action du biceps et du tenseur du fascia lata.

La rotation en dedans a pour agents les muscles demi-tendineux, demi-membraneux, couturier, droit interne et poplité.

Nous nous bornons à cette énumération sommaire, l'action de chaque muscle étant minutieusement indiquée aux articles consacrés, dans ce Dictionnaire, à chaque muscle en particulier.

§ III. **Pathologie.** I. Contusions. Les contusions du genou sont directes ou indirectes.

Les contusions directes sont déterminées par l'action d'un corps contondant agissant sur le pourtour de l'articulation avec plus ou moins de violence; souvent aussi elles sont occasionnées par des chutes sur les genoux; alors c'est le squelette lui-même qui, jouant le rôle de corps contondant, froisse les parties molles, y compris la synoviale, contre le sol demeuré immobile.

Les contusions indirectes résultent de chutes sur les pieds; elles se produisent souvent quand la chute a lieu à l'improviste, le membre inférieur se trouvant en extension complète. Plus rares que les contusions directes, les contusions indirectes s'accompagnent généralement d'un certain degré d'entorse.

Les contusions indirectes se distinguent des contusions directes par la nature des tissus contus. Dans les premières les parties molles qui enveloppent l'articulation sont indemnes; les principales lésions sont le froissement des surfaces articulaires et du fémur, l'écrasement des cartilages semi-lunaires, quelquefois l'enfoncement du tissu spongieux des extrémités osseuses, souvent des érosions de la membrane synoviale, dont les franges peuvent être meurtries entre les surfaces osseuses.

Quand la contusion est directe, les parties constitutives de l'articulation ne peuvent être intéressées que consécutivement à la contusion des parties molles périphériques (peau, tissu cellulaire, aponévroses, bourses séreuses et synoviales, etc.); si le corps contondant a agi avec une violence modérée, les lésions peuvent ne pas atteindre la synoviale.

C'est ainsi que l'on voit souvent une contusion du genou se borner à provoquer une ecchymose dans le tissu cellulaire sous-cutané. Si la contusion a porté un peu au-dessus de la partie médiane du genou, l'ecchymose a une grande tendance à se propager vers la racine du membre; dans le cas contraire, elle se propage surtout vers la jambe.

Quelquefois, mais rarement, au lieu d'une infiltration sanguine on rencontre un véritable épanchement de sang, soit dans le tissu cellulaire sous-cutané, soit même dans le tissu cellulaire profond; c'est ainsi que Malgaigne rapporte que, du sang s'étant épanché entre le fémur et la synoviale, les caillots se formèrent avec une telle intensité et une telle irrégularité que l'on put croire un instant à une fracture du fémur.

Velpeau a aussi rapporté un exemple très-curieux d'épanchement de sang sous-aponévrotique observé chez un malade au sujet duquel il eut à faire une leçon dans un concours. La tumeur datait de huit mois et avait été causée par un coup assez léger; elle avait son point de départ au niveau du condyle interne du tibia droit et s'étendait à la moitié inférieure de la région externe du genou en croisant la face antérieure du ligament rotulien; elle était le siége d'une fluctuation vague et d'une crépitation manifeste. Se fondant sur cette crépitation, Velpeau affirma l'existence d'un foyer sanguin alors que d'autres chirurgiens diagnostiquaient un abcès. Une ponction déterminant l'issue d'un demi-litre de liquide couleur chocolat démontra l'exactitude du diagnostic de Velpeau. L'autopsie qui eut lieu, trois mois plus tard (le malade étant mort d'une maladie accidentelle), démontra que l'épanchement était contenu dans une sorte de kyste qui, encadrant en quelque sorte la rotule, s'étendait jusqu'à la tubérosité du tibia par en bas et communiquait de droite à gauche par une sorte de branche transversale passant au devant du tendon du triceps.

On peut aussi rencontrer dans le tissu cellulaire périphérique à l'articulation du genou un épanchement de sérosité étudié par Morel-Lavallée, et, fait plus extraordinaire, un épanchement de sucs huileux sans aucune lésion du squelette. Gosselin rapporte un fait de ce genre extrêmement remarquable : dans cette observation, il s'agit d'un homme qui fit une chute du haut d'une voiture dans une situation telle que la roue avait frôlé la région externe du genou, tandis que la région interne était poussée vers le trottoir. Cet homme présentait un épanchement intra-articulaire, des écorchures à la partie interne du genou, écorchures qui devinrent l'origine d'un phlegmon, et enfin une collection bien fluctuante située sous la peau de la région externe et ne communiquant en aucune façon avec l'article. L'épanchement intra-articulaire et le phlegmon avaient disparu depuis longtemps alors que l'épanchement sous-cutané existait encore et avait même augmenté de volume. Croyant à un épanchement sanguin non résorbé, Gosselin fit une ponction. « Quelle ne fut pas sa surprise, dit-il, en voyant, au lieu de sang ou de sérosité, s'écouler un liquide huileux tachant le papier à la manière d'un corps gras, et présentant au microscope des cristaux d'acide margarique ! » Le liquide se reproduisit après une première ponction et ne fut définitivement tari qu'après une ponction suivie d'injection iodée. Gosselin a cherché diverses explications de ce fait singulier qui compte maintenant un assez bon nombre d'observations recueillies sur diverses régions du corps ; cet éminent chirurgien pense que « le mécanisme de la pression oblique a formé une poche dans laquelle s'est accumulé un liquide huileux résultant ou de la sécrétion spéciale des parois de la cavité, ou de l'écrasement du tissu cellulo-adipeux au moment de l'accident » ; il complète cette interprétation par les réflexions suivantes : « Il y a dans cette poche une tendance à la sécrétion d'une matière huileuse, et de même que Morel-Lavallée explique par une altération de sécrétion l'épanchement primitif de sérosité, de même il peut se faire que, par une anomalie aussi bizarre qu'insolite, le liquide secrété dans la poche traumatique, au lieu d'être de la sérosité, soit de l'huile. »

Les contusions peuvent aussi devenir la cause d'abcès du tissu cellulaire sous-cutané et du tissu cellulaire profond ; il n'est pas très-rare de constater, à la suite de chutes violentes, une tuméfaction douloureuse bientôt suivie d'abcès prenant leur source dans le tissu cellulaire avoisinant le tendon rotulien.

Il est généralement facile de distinguer les épanchements et les abcès péri-articulaires des collections intra-articulaires en se basant sur ce fait que dans le premier cas la rotule conserve ses rapports normaux avec la poulie fémorale, tandis qu'elle est soulevée dans le second cas.

Les épanchements et les abcès siégeant en dehors de la capsule articulaire suivent ici la même marche que dans toute autre région. Cependant l'inflammation des parties périphériques doit toujours être surveillée de près, car on l'a vue, à titre exceptionnel, il est vrai, se propager jusqu'à la synoviale articulaire.

Les contusions directes déterminent des effets variables par leur intensité dans les séreuses périarticulaires et dans les synoviales, telles que celles de la patte d'oie, qui environnent l'articulation. Quelquefois ce n'est qu'une légère irritation se traduisant par une sorte de dépoli de la surface séreuse, dépoli qui explique la sensation de crépitation éprouvée par la main du chirurgien pendant les mouvements alternatifs de flexion et d'extension de la jambe. Ce fait a beaucoup attiré l'attention de Gosselin dans son travail sur la périarthrite.

Il est à remarquer que, dans les cas de ce genre, la contusion ne limite pas ses effets à une bourse séreuse, mais qu'il y a en même temps froissement des parties périphériques, surtout de celles qui entourent le tendon rotulien ; cela s'explique parfaitement, puisque la crépitation sèche attribuable à un dépoli de la bourse séreuse n'a été observée jusqu'ici qu'à la suite d'une chute sur le sol, c'est-à-dire à la suite d'une cause impliquant la contusion simultanée de la bourse prérotulienne, du tissu cellulaire entourant le tendon rotulien et la tubérosité tibiale antérieure, et probablement aussi la bourse séreuse intra-patellaire.

C'est ainsi qu'à la suite d'une chute sur le genou Gosselin constate une douleur assez vive au niveau de la tubérosité antérieure du tibia et sur le trajet du tendon rotulien. Bientôt une contracture évidente des muscles fléchisseurs se manifesta, le genou se fléchit et la main appliquée sur la bourse séreuse prérotulienne sentit une crépitation fine et sèche. Le malade guérit rapidement. Une observation presque identique à la précédente est celle de cette danseuse qui dans l'exercice de sa profession fit une chute sur le genou ; ici encore contracture et crépitation fine et sèche qui s'étendit jusqu'à la synoviale de la patte d'oie. Moins heureuse que la précédente, cette malade n'était pas guérie deux ans après son accident ; il est juste de dire qu'elle était syphilitique.

La contracture des fléchisseurs accompagnant le léger degré d'inflammation que nous venons d'exposer est un fait des plus remarquables. Nous rencontrons dans cette flexion du genou succédant à une contusion même légère une grande analogie avec ce qui se passe à l'articulation du coude. Là aussi on observe, sans lésion bien manifeste de l'articulation, une contraction des muscles fléchisseurs de l'avant-bras : témoin les observations que Dubreuil et l'auteur de cet article ont consigné dans les *Bulletins de la Societé de chirurgie*, année 1873.

A un degré plus intense, et surtout à limitation plus précise, la contusion, portant sur un point où existe une bourse séreuse, peut déterminer une inflammation plus vive caractérisée par la production d'un épanchement séreux plus ou moins abondant. Dans la grande majorité des cas, cet épanchement disparaît assez rapidement sous l'empire de moyens très-simples ; quelquefois au contraire il passe à l'état chronique, en imprimant aux parois des bourses séreuses, et en subissant lui-même des modifications qui ont déjà été étudiées dans ce Dictionnaire (*voy.* BOURSES SÉREUSES). Quelquefois on a observé dans la synoviale des tendons de la patte d'oie la formation de grains riziformes identiques à ceux qui existent souvent dans les synoviales tendineuses de la région radio-carpienne.

Parfois, au lieu de sérosité, on voit se former dans les bourses séreuses des épanchements de sang qui se résorbent le plus souvent, mais qui peuvent persister en subissant diverses modifications (*voy.* BOURSES SÉREUSES).

Il convient ici de faire remarquer que quelquefois le cul-de-sac sus-rotulien de la synoviale articulaire, constituant une cavité close absolument indépendante de l'articulation, peut devenir le siége des divers accidents que nous venons d'exposer, bien que l'articulation proprement dite soit demeurée parfaitement saine. C'est à cette exception anatomique qu'il convient de rapporter l'observation de Dehame citée par Ficatier. Dehame rapporte, en effet, qu'à la suite d'une chute sur le genou un garçon de café continua son service pendant vingt jours ; lorsqu'à cette époque il consulta un médecin, son genou présentait l'aspect suivant : il existait deux tuméfactions distinctes ; l'une avait son siége sur la face antérieure de la rotule et suivait tous les mouvements de cet os ; l'autre, en forme de croissant, occupait toute la région de la bourse séreuse sous-tricipitale. L'articulation proprement dite était absolument intacte. En pressant ces deux tumeurs, on éprouvait la sensation d'une crépitation due à l'écrasement de caillots sanguins. L'épanchement disparut en peu de temps sous l'influence d'une compression méthodique secondée par des applications de teinture d'iode. L'épanchement avait eu lieu manifestement dans la bourse prérotulienne d'une part, et d'autre part dans le cul-de-sac supérieur de la synoviale qui, dans ce cas particulier, était complétement isolé de la séreuse articulaire.

C'est aussi à l'isolement absolu de la bourse sous-tricipitale qu'il convient de rapporter le fait de Laugier cité par Broca : cette bourse étant devenue le siége d'une inflammation suppurative, Laugier l'avait incisée pour l'empêcher de verser son contenu dans l'articulation ; le malade guérit sans complication d'arthrite, comme cela serait arrivé à la suite d'un abcès intra-articulaire.

Broca a eu l'occasion de rencontrer plusieurs faits du même genre.

Un épanchement sanguin peut être confiné dans le cul-de-sac sous-tricipital de la synoviale, bien que celui-ci communique réellement avec la cavité articulaire par une ouverture très-étroite ; un caillot peut en effet obstruer cette ouverture, puis se déplacer sous l'influence d'un mouvement ou de toute autre cause ; c'est là un fait sur lequel on ne saurait trop insister, car alors une incision, ou même une simple ponction, pourrait déterminer l'inflammation de l'articulation du genou. C'est à cet ordre de faits qu'il convient de rapporter l'observation première de la thèse de Piéchaud. Il s'agit, dans cette observation, d'un homme qui fut transporté dans le service de Broca, à la suite d'une contusion violente du genou présentant les symptômes suivants : « la rotule n'est pas soulevée et la tuméfaction siége en haut sans s'étendre en bas de chaque côté du tendon rotulien. En effet, il existe au-dessus de la rotule une tuméfaction faisant saillie sous le triceps dans une hauteur d'à peu près trois travers de doigt et diminuant en dedans et en dehors, pour se terminer par deux extrémités amincies de chaque côté de l'articulation. La fluctuation est évidente; c'est là aussi que la douleur est vive, mais toute exploration pour retrouver dans l'articulation elle-même les mêmes phénomènes (épanchement, fluctuation, douleur) reste absolument infructueuse. » Une première ponction est faite et donne issue à 40 grammes de liquide : le soir même le blessé éprouve des douleurs spontanées dans l'articulation; l'épanchement s'est reproduit, mais cette fois il a envahi la synoviale articulaire : la rotule est soulevée et la fluctuation s'étend à toute la synoviale du genou.

Un corps contondant peut aussi atteindre la synoviale, presque directement, en certains points. En effet la synoviale, protégée au-dessus de la rotule par le tendon du triceps, au-dessous par le tendon rotulien et la masse cellulo-adipeuse, n'est protégée sur les côtés de cet os que par la peau et les plans aponévrotiques. Sur la région latérale, elle déborde un peu la rainure interarticulaire, en dedans surtout; là elle est beaucoup moins protégée encore que sur les côtés de la rotule. Dans ces divers points, elle peut être aplatie contre le squelette et même rompue. S'appuyant sur ses expériences, Bonnet affirme même que tout choc violent portant sur les côtés de la rotule détermine la rupture de la membrane synoviale.

Les contusions portant sur la synoviale articulaire donnent lieu à des phénomènes analogues à ceux qui se produisent dans les séreuses périarticulaires.

Quelquefois il n'existe qu'un léger degré d'irritation qui se traduit par de la douleur, de la gêne dans les mouvements sans aucun épanchement. C'est à ce degré que l'on a observé ce bruit particulier auquel Velpeau a donné le nom de bruit cataire, bruit tout à fait analogue à la crépitation fine des gaînes tendineuses.

Le bruit cataire s'observe de préférence quand la jambe est légèrement fléchie; il échappe habituellement quand la jambe est dans la flexion ou dans l'extension complète; il est, le plus souvent, déterminé par les frottements de la rotule sur les condyles; quelquefois il s'observe dans une étendue considérable, tandis que dans d'autres cas il est limité à une surface de quelques lignes. Un fait remarquable, c'est que cette sensation, qui résulte évidemment d'un léger degré de dépoli des surfaces séreuses, ne s'accompagne pas toujours de douleur.

Un observateur prévenu ne confondra pas le bruit cataire avec la crépitation résultant d'une fracture, d'une altération des cartilages, d'un épanchement sanguin ou d'un emphysème.

D'autres fois, à la douleur et à la gêne des mouvements succède un épanchement séreux qui commence à apparaître au bout de vingt-quatre heures en moyenne et qui augmente ensuite graduellement.

L'épanchement séreux s'accompagne presque toujours d'une flexion plus ou moins accentuée de la jambe. Le degré de la flexion n'est pas déterminé par la distension de la synoviale, comme le soutient Bonnet, mais par ce fait que le blessé cherche instinctivement à placer les ligaments articulaires dans le plus grand degré de relâchement possible.

Quand la contusion détermine de l'épanchement, l'inflammation est toujours

plus vive que dans le premier cas. On remarque alors que les mouvements spontanés de l'articulation sont devenus difficiles ou même impossibles, en raison de
la douleur ; la main appliquée sur le genou éprouve une sensation de chaleur et
de tuméfaction. A la vue, on constate que la rotule est plus saillante que de
coutume, et que les enfoncements qui l'environnent à l'état normal, sont remplacés par des reliefs ; de chaque côté du ligament rotulien on observe une
proéminence due à la distension du cul-de-sac inférieur de l'articulation. Alors
on peut percevoir une fluctuation profonde facilement appréciable par le procédé
indiqué par Gosselin. Le chirurgien embrasse le bord supérieur et les deux
moitiés supérieures des deux bords latéraux de cet os avec la main gauche dont
le plein repose sur le cul-de-sac synovial sus-rotulien ; la main droite prend la
même situation sur le pourtour inférieur de la rotule. Les mains ainsi disposées, l'index droit exerce une pression sur la portion centrale de la rotule :
celle-ci se laisse refouler jusqu'aux condyles fémoraux et, pendant cette manœuvre,
les autres doigts éprouvent un soulèvement prononcé causé par le liquide que la
pression de la rotule fait refluer sur les bords.

Ces épanchements cèdent en général rapidement sous l'influence d'une thérapeutique très-simple ; il n'est pas rare de les voir disparaître, alors même qu'ils
ont acquis un volume considérable, dans l'espace de huit ou dix jours ; cependant ils persistent souvent cinq ou six semaines. Dans d'autres circonstances, la
terminaison est plus lente et la maladie oscille pendant longtemps entre l'état
aigu et l'état chronique ; on observe alors un gonflement indolent accompagné
de gêne dans les mouvements, gonflement qui, de temps en temps, devient le siége
de paroxysmes de douleur et de chaleur. Ce n'est alors qu'après une série prolongée d'alternatives de bien et de mal que l'on arrive à la guérison ou au passage à l'état chronique, état qui peut avoir l'ankylose pour résultat définitif.

Hâtons-nous de dire que ces terminaisons lentes sont tout à fait exception-
nelles chez les sujets jeunes ou adultes jouissant d'une bonne constitution.

Chez le vieillard, la force de résorption étant très-notablement diminuée, l'arthrite dépasse souvent le premier degré (congestion) pour atteindre le deuxième
degré dans lequel il y a formation de néo-membranes et ankylose consécutive.
Il en est de même chez les sujets rhumatisants.

Chez ces derniers, si l'articulation était malade au moment de la contusion,
on devrait craindre la rupture des fausses membranes déjà existantes et la formation d'un épanchement sanguin dû à cette rupture. On aurait aussi à redouter
la fracture de productions ostéophytiques ou de cartilages altérés, fragments
qui pourraient jouer ultérieurement le rôle de corps étrangers intra-articulaires.

C'est chez les sujets rhumatisants que l'on voit souvent les arthrites légères produites par des contusions se transformer en arthrites sèches. La même terminaison
est à redouter chez les sujets minés par l'alcool, les excès ou un travail exagéré.

Les arthrites légères ne sont pas moins redoutables chez les sujets scrofuleux ; ici elles sont l'origine fréquente de tumeurs blanches.

Rien n'est plus rare que de voir une contusion produire une arthrite suppurante, à moins qu'elle n'ait causé d'énormes désordres profonds, une sorte de
broiement.

Un accident fréquent, à la suite de la contusion, est l'épanchement de sang
dans la synoviale. L'épanchement de sang se produit immédiatement après
l'accident, tandis que l'épanchement de sérosité est toujours plus tardif. Si
l'épanchement sanguin est assez considérable, il se traduit comme l'épanche-

ment séreux par le soulèvement de la rotule, la disparition du creux périphérique à cet os et la fluctuation. Souvent, en recherchant ce dernier caractère,
on éprouve une sensation de crépitation toute spéciale due à l'écrasement des
caillots sanguins.

Si l'épanchement est léger, la peau peut conserver sa couleur naturelle. Pour
peu que l'épanchement soit considérable, la peau est tendue, luisante, d'une
couleur rosée ; souvent même elle prend une couleur ecchymotique, ayant pour
point de départ la partie latérale interne du genou. En même temps on rencontre
sur la périphérie du genou les traces d'une contusion violente des parties molles.

Les mouvements sont gênés ou rendus impossibles par une douleur s'exaspé-
rant à la pression ; cette douleur à la pression a son summum d'intensité sur les
parties latérales au niveau du point où la synoviale déborde l'interligne articulaire. Thévenot, qui a écrit sa thèse sous l'inspiration de Gosselin, affirme que le
maximum de la douleur est à la partie interne de l'articulation ; il attribue ce
fait à ce que, en ce point, la synoviale est plus comprimée que partout ailleurs,
en raison de la largeur et de la résistance du ligament latéral interne qui adhère
au ménisque articulaire en même temps qu'il est bridé par les tendons de la
patte d'oie.

Quelquefois la synoviale contient seulement une petite quantité de sang
mélangé à une grande quantité de synovie. Il est alors assez difficile de bien
apprécier la nature du liquide épanché ; cependant, en se basant sur ce fait que
l'épanchement sanguin est primitif, que l'épanchement séreux, nécessitant un
certain degré d'inflammation, ne survient guère qu'au bout de vingt-quatre ou
quarante-huit heures, on peut affirmer, avec une certitude à peu près complète,
l'existence d'un épanchement hydro-hématique, quand un épanchement primitif
léger prend des proportions considérables pendant la deuxième journée.

L'épanchement du sang peut reconnaître diverses causes : la rupture de la
synoviale au moment de l'accident ; le sang provient alors des vaisseaux périphériques ; — l'écrasement des franges synoviales qui, dans leurs replis, contiennent une grande quantité de vaisseaux ; — la rupture des néo-membranes dans
les cas où l'articulation était malade au moment de la contusion.

Il peut arriver qu'un épanchement sanguin soit compliqué d'un épanchement
huileux ; aucun symptôme ne permet de diagnostiquer cette complication tant
qu'une ponction n'a pas été faite. Si alors on reçoit le sang dans un verre, sa
surface est recouverte d'une couche manifestement graisseuse.

La thèse de Ficatier relate une observation très-curieuse recueillie dans le
service de Broca : en quelques heures le genou d'un homme de cinquante-neuf
ans acquit, à la suite d'une chute, un volume énorme. Deux aspirations faites
avec l'aspirateur Potain déterminèrent chacune l'issue d'un liquide sanguino-
lent surnagé par une couche huileuse. A l'analyse, le liquide a fourni, pour la
première ponction, 50 grammes de matière huileuse sur 122 grammes de
liquide ; pour la seconde ponction, faite huit jours plus tard, 8 grammes de
matière huileuse et 80 grammes de liquide.

Ficatier pense que cette huile était fournie par le tissu osseux mis à nu par l'arrachement d'un ligament. Cette origine nous semble peu probable, car, en admettant une lésion aussi grave, la guérison n'aurait pu avoir lieu en quarante jours.

Les exemples d'épanchements sanguins, même considérables, disparus en
trois ou quatre semaines, ne sont pas très-rares ; Guedney en a rapporté plusieurs
dans sa thèse. Plusieurs chirurgiens pensent que les épanchements de sang

mêlés d'huile ne peuvent se résorber ; c'est là une simple hypothèse dont il faut se méfier, car elle conduirait à faire la ponction dans tous les cas d'épanchement sanguin, puisque le diagnostic de la présence de l'huile est impossible.

Quand l'épanchement ne se résorbe pas, il peut subir les mêmes modifications qu'en toute autre partie du corps. Il n'est pas très-rare de voir la partie liquide se résorber tandis que la partie solide demeure seule. Legouest attribue à ce fait l'origine de certains corps étrangers : « Lorsque l'épanchement est peu considérable, dit ce chirurgien, il peut se résorber ; lorsqu'il l'est davantage, il peut subir les transformations de toutes les collections sanguines et donner lieu, dans ce cas particulier, à la formation ultérieure de corps mobiles articulaires, comme l'a constaté Hunter et comme nous l'avons constaté nous-même. » Velpeau admet aussi que des grumeaux sanguins non résorbés et refoulés vers les confins de la synoviale deviennent l'origine d'une bonne partie des corps étrangers intra-articulaires.

Nicaise a communiqué à la Société de chirurgie (15 novembre 1876) un fait remarquable dans lequel un épanchement de sang, à l'état de caillot, existait encore quatorze mois après l'accident. Il s'agit d'un charretier âgé de soixante ans qui fit une chute sur le genou le 31 août 1875 ; cet homme fut dirigé sur le service de M. A. Guérin, qui diagnostiqua une hydro-hématocèle du genou et traita cette affection par les moyens généralement usités. Cet homme mourut le 31 octobre 1876 à la suite d'une maladie du cerveau et des reins. A l'autopsie, le genou fut trouvé dans l'état suivant :

« Le genou est un peu plus volumineux que le droit, les saillies osseuses sont moins apparentes, il est dans l'extension complète. Sur la peau, autour de la rotule, existent une vingtaine de cicatrices circulaires, produites par une cautérisation au fer rouge ; le tissu cicatriciel est vasculaire, noirâtre.

« Le tissu cellulaire sous-cutané et les parties molles périarticulaires ne présentent rien à signaler.

« L'articulation est ouverte au-dessus de la rotule par une incision en fer à cheval ; elle est troublée, remplie par un caillot sanguin uni aux surfaces articulaires par une adhérence glutineuse. En soulevant le lambeau rotulien, on détache les adhérences glutineuses qui unissaient la face postérieure de la rotule et le caillot aux surfaces articulaires du fémur. Ce caillot occupe la partie antérieure de l'articulation, il est adhérent en avant à la synoviale ; sur la rotule, il n'y a que de très-minces lamelles ; en haut, il remplit exactement le cul-de-sac supérieur de la synoviale ; en arrière, il est adhérent aux surfaces articulaires du fémur et s'enfonce un peu dans l'interligne articulaire.

« Ce caillot a partout la même consistance, il est ferme, résistant, mais il présente des colorations diverses ; fibrineux et jaunâtre en certains points, en d'autres noir, cruorique. La portion qui remplit le cul-de-sac supérieur est noirâtre et entourée d'une couche fibrineuse plus pâle, grisâtre, peu épaisse. Au-dessous de la rotule et sur les parties latérales, le caillot qui recouvre la face interne de la synoviale se présente sous la forme d'une lamelle épaisse, fibrineuse, jaunâtre en certains points, cruorique en d'autres.

« La face postérieure de la rotule était unie au fémur, avons-nous dit, par des adhérences glutineuses, aux points de contact des deux os ; il n'y avait pas de caillot, mais de minces lamelles. Le cartilage du fémur a perdu son poli et est recouvert, par places, de petits débris lamelleux. Sur la face postérieure de la rotule, on trouve aussi de petits débris de fausses membranes et, *vers les bords*, des petits caillots adhérents. En un point, le cartilage est dépoli, ramolli, comme vel-vétique ; le point correspondant du cartilage fémoral présente la même altération.

« Les cartilages ont leur épaisseur normale, mais toute leur surface est colorée en jaune, coloration qui va jusqu'à plus d'un millimètre de profondeur.

« En écartant le tibia du fémur, on voit que les parties profondes de l'arti-culation renferment aussi des caillots et que les cartilages sont colorés. »

Il est à remarquer que les épanchements de sang sont surtout abondants quand il existe une fracture intra-articulaire ; si, en ce cas, l'épanchement ne se résorbe pas rapidement, il nuit à la consolidation.

Le pronostic est donc sérieux, bien qu'en règle générale les épanchements sanguins n'aient pas pour résultat une arthrite intense se terminant par suppu-ration. Cette terminaison, que Velpeau dit n'avoir jamais rencontrée, ne s'observe guère que chez les sujets prédisposés par les fatigues, les excès ou la scrofule. Alors les symptômes sont peu accusés pendant les trois ou quatre premiers jours ; vers le quatrième jour, survient un frisson intense ; la fièvre s'allume ; l'ar-ticulation devient rouge, chaude, tendue et douloureuse. Si à cette époque on pra-tique une ponction exploratrice, on voit s'écouler un mélange de pus et de sang.

Plus violente encore, la contusion peut atteindre le squelette et déterminer des fractures de la rotule (voy. Rotule), des fractures des condyles du fémur (voy. Cuisse), des fractures des condyles du tibia (voy. Jambe). Il est à remarquer que ces lésions, malgré la violence qui les a produites, s'accompagnent rare-ment d'arthrite allant jusqu'à la suppuration. Nous parlons toujours, bien entendu, des contusions non compliquées de plaie.

En dehors de ces grandes fractures qui sont infiniment plus souvent de cause directe que de cause indirecte, on constate parfois l'arrachement de petits frag-ments osseux ou cartilagineux pouvant devenir l'origine de corps étrangers. Telle nous semble être l'origine du corps étranger enlevé par Bachelet, médecin en chef de l'hôpital de Coléah.

Le corps étranger enlevé par Chipault (d'Orléans) reconnaissait bien plus mani-festement encore cette origine (Bulletins de la Société de chirurgie, 15 no-vembre 1878). En effet, un homme âgé de vingt ans étant tombé sur le genou droit, la jambe étant en abduction, Chipault constata, cinq semaines plus tard, la présence d'un corps mobile en tous sens, de la grosseur d'un noyau d'abricot légèrement aplati sur une de ses faces. Ce corps enlevé trois mois après l'acci-dent présentait les caractères suivants : il mesure 2 centimètres de longueur et 1 centimètre d'épaisseur en son point central ; il présente une surface convexe, lisse, blanchâtre, cartilagineuse, et une surface aplatie, mais légèrement rugueuse et recouverte de tractus formés par le tissu spongieux : c'est manifestement une portion d'os recouverte de cartilage.

Sans aller jusqu'à la fracture proprement dite, les contusions peuvent avoir pour résultat, ainsi que Bonnet l'a mis hors de doute, d'enfoncer la lame externe de l'os dans le tissu spongieux. Ce fait, que l'on ne peut pas constater directe-ment sur le vivant, a toujours une certaine gravité, car il ne saurait se pro-duire sans fracture intra-lamellaire : de là ces douleurs si souvent persistantes, que l'on observe parfois longtemps après la contusion.

Il est vrai que ces douleurs peuvent être aussi le résultat d'une simple ostéite chronique, ostéite qui peut devenir l'origine d'abcès froids.

Les contusions qui prédisposent le plus à l'ostéite, à la carie ou à la nécrose, sont celles qui s'exercent sur les parties latérales des condyles, là où le squelette est en quelque sorte sous-cutané. M. Gosselin fait remarquer que les chutes en avant déterminent parfois une hypérostose de la tubérosité antérieure du tibia, hypérostose qu'un observateur inattentif, et non prévenu, pourrait attribuer à une origine syphilitique. Nous avons eu tout récemment à traiter un cas de ce genre.

Rien de plus rare que d'observer des accidents aigus du côté du squelette à la suite d'une contusion; cependant on retrouve ce traumatisme à l'origine de quelques ostéites suraiguës de forme inflammatoire ou de forme typhique. Il existe, en effet, dans la science quelques observations analogues à celle rapportée par Boeckel, en 1869 : un enfant de douze ans, d'une belle constitution, trapu, bien musclé, fait, en dansant avec sa sœur, une chute sur le genou. Il se relève et continue à danser; le lendemain une ostéite suraiguë se déclare et il meurt trois jours après. On ne peut certes nier, dans les faits de ce genre, une certaine connexion entre la contusion et la maladie; cependant, le manque absolu de proportion entre la cause et l'effet, en quelque sorte foudroyant, démontre que la contusion ne peut être considérée que comme un élément bien secondaire au point de vue de l'étiologie de l'ostéite suraiguë à laquelle l'auteur de cet article a donné le nom de typhique (*Des différentes formes de l'ostéite aiguë*, in *Archives générales de médecine*, mai et juin 1873).

Nous nous bornerons ici à signaler ces faits, qui sont étudiés d'une façon complète dans les articles consacrés au système osseux et au périoste.

Traitement. Une contusion du genou existant, l'indication capitale est de prévenir et de combattre l'arthrite qui peut en être le résultat. Lors même que la contusion n'atteindrait en apparence que les parties molles périphériques, il conviendrait d'agir avec la même circonspection que si l'articulation proprement dite était lésée. En effet les symptômes de l'arthrite ne se manifestent pas immédiatement; d'ailleurs, en admettant que la synoviale n'eût pas été atteinte, l'inflammation peut se propager de la périphérie au centre.

La première condition est l'immobilité absolue du membre dans la situation étendue, immobilité qui sera assurée par des gouttières. Si, appelé tardivement, on trouvait la jambe maintenue en demi-flexion par l'inflammation, il ne faudrait pas hésiter à la redresser.

Une pratique répandue consiste à recouvrir le genou contus de compresses trempées dans un mélange froid d'eau et d'eau-de-vie camphrée ou de teinture d'arnica ; cette pratique est généralement avantageuse, sauf chez les rhumatisants.

Au genou, il convient de se méfier de l'irrigation continue qui provoque trop souvent des complications viscérales; d'ailleurs, il est bien difficile de limiter l'irrigation continue au genou, si l'on n'a pas à sa disposition des appareils spéciaux.

Le meilleur moyen peut-être de prévenir l'inflammation ou de la maintenir dans des limites peu dangereuses consiste à entourer l'articulation de bandelettes de ouate maintenues par des bandes roulées exerçant une pression douce et uniforme. Gosselin insiste beaucoup sur ce procédé qui lui a donné d'excellents résultats.

Si malgré l'emploi de ces moyens simples l'inflammation prend un caractère d'acuité inquiétant, il convient de recourir à la médication antiphlogistique en la proportionnant à la constitution du malade.

Par cette thérapeutique les accidents sont prévenus ou cèdent assez rapidement dans l'immense majorité des cas. Si des épanchements séreux ou sanguins résistent à ce traitement, le chirurgien a à sa disposition les vésicatoires répétés, les applications de teinture d'iode, voire même les pointes de feu. Ce n'est qu'après avoir persisté longtemps et inutilement dans cette méthode thérapeutique que la plupart des chirurgiens se décident à faire des ponctions qui peuvent être suivies d'injections iodées suivant la pratique de Bonnet et de Velpeau. Nous ne faisons qu'indiquer ici cette méthode réservée à l'état chronique, car son action, son mode d'emploi et son indication, très-exceptionnels d'ailleurs, sont étudiés à l'article HYDARTHROSE.

Depuis la précieuse découverte des instruments si délicats de l'aspiration sous-cutanée (appareil de Dieulafoy, aspirateur Potain, aspirateur Tachard), on a conseillé de faire des ponctions dès que l'épanchement était constaté ; on espérait agir ainsi avec une rapidité et une innocuité parfaites. C'est ainsi que Panas, dans le remarquable article GENOU du *Dictionnaire pratique*, rejette les ponctions faites avec un trocart ordinaire, la suppuration pouvant en être le résultat, mais affirme que « rien n'est plus simple et plus inoffensif que de vider le liquide par des petits trocarts à aspiration pneumatique, telle qu'elle a été réalisée par l'aspirateur Dieulafoy, l'appareil Potain, etc. C'est donc, ajoute-t-il, à cette dernière méthode, que nous donnons incontestablement la préférence. »

Il importe de jeter un rapide coup d'œil sur cette question et de voir si la ponction capillaire est véritablement aussi utile et aussi inoffensive qu'on pourrait le supposer *à priori*, soit dans les épanchements séreux, soit dans les épanchements sanguins.

1° *Épanchements séreux.* Nous avons vu tout à l'heure que la sérosité produite par l'irritation qui succède à une contusion disparaît avec l'arthrite, sous l'influence des moyens ordinaires, dans un délai qui varie entre dix jours et quatre à cinq semaines, sauf chez les vieillards et les sujets chétifs ou à constitution détériorée par une cause quelconque.

Dans de pareilles conditions, on se demande quelle peut être l'utilité d'une intervention opératoire toujours effrayante pour le malade, — dont l'efficacité s'explique mal théoriquement, — dont l'innocuité est fort loin d'être démontrée d'une manière absolue.

Comment s'expliquer, en effet, l'efficacité de la ponction primitive? Elle ne saurait empêcher l'irritation de la synoviale d'exister et, par conséquent, la reproduction d'une nouvelle quantité de liquide. Aussi voit-on dans les observations qu'une première ponction doit être suivie d'une seconde, puis d'une troisième, et qu'en définitive les blessés guérissent en quinze ou vingt jours quand ils sont placés dans de bonnes conditions, c'est-à-dire quand la ponction est appuyée par l'immobilité absolue et la compression méthodique. Eh bien, ce résultat, on l'obtient sans ponction chez les sujets de bonne constitution ; chez les autres, la ponction peut échouer tout aussi bien que les autres méthodes.

Depuis plus de vingt ans que nous faisons de la chirurgie dans les hôpitaux nous n'avons employé dans les cas de ce genre que l'immobilité, la compression, les vésicatoires, rarement les sangsues, et nous ne nous rappelons pas avoir vu l'hydarthrose chronique ou tout autre accident succéder aux épanchements séreux. Després, présentant à la Société de chirurgie un rapport sur un mémoire dans lequel Dieulafoy préconisait la ponction capillaire dans les épanchements du genou, a fait une expérience comparative très-concluante.

Comparant les observations dans lesquelles il a employé les anciennes méthodes aux observations de Dieulafoy, Després arrive à cette conclusion : « Vous voyez les résultats de cette comparaison dans les faits de M. Dieulafoy. La durée totale du mal traité presque au début est de quinze à vingt jours. La durée moyenne du mal chez nos malades de l'hôpital Cochin traités dès le début est de dix à dix-huit jours. Les ponctions capillaires, évacuatrices dans toutes les hydarthroses traumatiques, ne sont donc pas plus efficaces que les anciennes méthodes ; l'avantage, s'il existe, n'est réel que pour les hydarthroses anciennes, mal soignées par les malades eux-mêmes » (*Bulletins de la Société de chirurgie*, 14 mai 1873).

On ne saurait considérer la ponction dans les épanchements aigus consécutifs à une contusion que comme une opération de complaisance. En effet, ainsi que l'a fait observer Verneuil dans la même discussion, la ponction capillaire peut quelquefois soulager temporairement, mais elle ne guérit pas. Ce chirurgien, en effet, a vu la douleur soulagée par une ponction faite par l'un de ses internes, mais l'épanchement ne tarda pas à se reproduire et, avec lui, la douleur. Verneuil s'opposa à une deuxième ponction et employa la compression et l'immobilisation, qui calmèrent la douleur tout aussi bien que la ponction.

La ponction, dans de telles conditions, ne saurait être acceptée que si elle était parfaitement inoffensive, ce que nous ne pouvons admettre, malgré les nombreux et incontestables succès annoncés à la Société de chirurgie ; ces succès démontrent seulement que le plus souvent, mais non toujours, il ne survient aucun accident. Nous demeurons convaincus que la ponction détermine le plus souvent un certain degré d'irritation qui peut aller à la longue jusqu'à la purulence. Nous n'en voulons d'autres preuves que les résultats que nous avons obtenus en ponctionnant des kystes du foie : presque toujours la première ponction nous a donné un liquide clair et transparent ; la deuxième ponction un liquide louche ; la troisième ponction un liquide opaque, et la quatrième un liquide manifestement purulent. C'est ce résultat qui nous a empêché de pratiquer la ponction du genou dans les hydarthroses aiguës, et nous nous en félicitons en lisant l'observation de Jessop (de Londres) : ce chirurgien fit une ponction évacuatrice, et tira environ 60 grammes de liquide. Six semaines après, l'articulation se gonfla de nouveau et le chirurgien retira du pus. « Si je ne me retenais, dit Després, je dirais que le pus de la deuxième ponction évacuatrice est le fruit de la première. » Pour nous, d'après ce que nous avons observé dans les kystes du foie, le doute n'existe pas. Du reste, les faits observés par nous et le fait observé par Jessop ne sont pas isolés. Duplay rapporte, en effet, avoir observé deux cas de suppuration de la tunique vaginale après plusieurs ponctions aspiratrices.

En présence de pareils faits, nous ne pouvons que nous rallier à l'opinion des chirurgiens qui pensent que la ponction capillaire n'a aucune supériorité réelle sur les anciennes méthodes et que, de plus, elle peut être dangereuse.

Nous ferons remarquer que dans cet article nous n'avons eu en vue que les épanchements aigus et subaigus consécutifs à la contusion.

Nous renvoyons à l'article *hydarthrose* tout ce qui concerne l'étude thérapeutique des épanchements chroniques.

2° *Épanchements sanguins.* Jarjavay a proposé de traiter les épanchements sanguins du genou par la ponction immédiate pratiquée avec une lancette en suivant les règles opératoires exposées dans ce Dictionnaire, t. VI, Ire série. p. 371.

D'autres chirurgiens font la ponction avec un trocart ordinaire de moyen calibre enfoncé hardiment le long du bord interne de la rotule. Le liquide écoulé, la canule est retirée avec précaution, le parallélisme entre l'ouverture cutanée et l'ouverture de la synoviale est détruit, puis la plaie extérieure hermétiquement close par du taffetas collodionné. Les ponctions ainsi pratiquées ne donnent que des garanties insuffisantes contre l'entrée de l'air : aussi le plus grand nombre des partisans de la ponction donnent la préférence aux aspirateurs sous-cutanés.

Cette pratique compte de nombreux partisans parmi les chirurgiens les plus distingués : elle a été suivie avec succès par Voillemier dans un cas d'épanchement sanguin compliqué de fracture de la rotule. Labbé affirme n'avoir jamais vu aucun accident résulter de son emploi. Broca préconise la ponction d'une manière absolue. Dieulafoy a affirmé dans son mémoire à la Société de chirurgie (1872) la prééminence et l'innocuité de la ponction. Gosselin a adopté une pratique analogue à celle de Jarjavay. Si l'épanchement est constitué par du sang, s'il est très-abondant, il fait la ponction immédiate parce qu'il craint que cet épanchement, en raison même de son abondance, ne se résorbe pas, et que, agissant comme un corps étranger, il entretienne une irritation permanente et devienne une cause principale du passage à l'état chronique simple ou à l'arthrite sèche.

Si, au contraire, l'épanchement est peu abondant, si, surtout, il s'est produit assez lentement pour qu'on puisse le croire formé par de la synovie, au moins autant que par du sang, Gosselin ne fait pas la ponction immédiate; il ne se décide que vers le vingtième jour si la résorption n'est pas en voie de se faire assez rapidement.

Théoriquement la ponction présente des avantages incontestables, car les épanchements de sang disparaissent généralement avec plus de lenteur que les épanchements séreux; nous avons vu qu'ils laissent parfois, à leur suite, un coagulum pouvant devenir (disent quelques chirurgiens) l'origine de corps étrangers intra-articulaires et, en tout cas, entretenant une irritation chronique, cause de tumeur blanche ou d'arthrite sèche. Ces avantages sont contrebalancés, en demeurant sur le terrain théorique, par cette considération qu'il doit être bien difficile, sinon impossible, de vider complètement un épanchement sanguin par une étroite ponction et surtout par un trocart, même avec l'aide de l'aspiration. En effet, bien peu de temps s'écoule entre l'accident et la formation de caillots qui ne peuvent trouver passage par la canule : or ce sont précisément ces caillots qui, s'ils ne sont pas résorbés, deviennent l'origine des corps étrangers ou des accidents chroniques que l'on redoute. Cette objection théorique est confirmée par des faits dans lesquels la ponction n'a donné issue à aucun liquide, malgré la présence d'un épanchement sanguin évident : témoin le fait de Dubreuil (*Bulletins de la Société de chirurgie*, 1872, page 138).

Si, passant de la théorie à la pratique, nous examinons les observations, nous trouvons annoncés un grand nombre de résultats favorables. Dans la plupart, on voit la douleur cesser immédiatement après la ponction; souvent l'épanchement ne se reproduit pas, ou ne reparaît que dans des limites très-modérées, en sorte qu'une deuxième ponction est loin d'être toujours nécessaire; enfin on voit la guérison se faire avec une grande rapidité, quinze jours ou trois semaines.

Certes, de tels résultats, s'ils étaient constants, entraîneraient toutes les convictions; cependant nous ferons remarquer que des guérisons aussi rapides peuvent être obtenues par les moyens ordinaires (immobilisation, compression, vésicatoires, etc.) ; nous ferons remarquer aussi que les cas cités où des caillots sanguins ont persisté sans ponction sont, à tout prendre, une exception, et qu'en tout cas, même dans cette hypothèse, la vie n'est pas mise en péril, tandis qu'elle peut l'être par une ponction.

Il suffit que cette opération puisse devenir l'origine d'une arthrite aiguë suppurée quand elle est opposée aux épanchements sanguins traumatiques, pour qu'elle soit légitimement repoussée par des chirurgiens prudents. Or ce danger est tout aussi certain ici, bien que très-rare, qu'il l'est dans les épanchements séreux aigus et subaigus.

C'est ainsi que sur les dix observations de la thèse de Thévenot (1866), interne de Jarjavay, il est un cas de mort. Cette mort est attribuée à la perte de sang occasionnée par des piqûres de sangsue chez un hémophile, mais il n'en est pas moins vrai qu'un vaste abcès s'est formé et a donné issue à une grande quantité de pus sorti par la piqûre même. On affirme, il est vrai, que cet abcès était seulement périarticulaire, et on se fonde pour soutenir le fait sur l'exploration pratiquée avec un stylet et surtout sur ce que les mouvements ont toujours pu s'exercer sans douleur. Cette dernière assertion ne concorde peut-être pas exactement avec ce fait que, la ponction ayant été pratiquée le 19, le blessé a souffert du genou pendant toute la nuit du 19 au 20 et que l'inflammation a été assez vive pour nécessiter l'application de vingt sangsues. D'ailleurs, il nous est arrivé de constater des mouvements peu douloureux de l'articulation du genou, alors que la suppuration était énorme, à la condition que le pus eût une issue au dehors. Le fait est exceptionnel, mais il existe. Une autopsie seule eût pu nous convaincre que la ponction n'était pour rien dans ce cas ; l'hémorrhagie a pu favoriser le mauvais résultat, mais il est, jusqu'à un certain point, permis de se demander si une influence septicémique n'a pas contribué à la rendre si abondante.

On pourrait attribuer cet insuccès à ce que la ponction fut faite à la lancette sans précaution suffisante contre l'entrée de l'air ; mais Dubreuil a observé un fait analogue déterminé par les méthodes aspiratrices (*Bulletins de la Société de chirurgie*, 1872, page 438). En résumé, nous dirons que les avantages de la ponction, même au point de vue théorique, ne sont pas suffisants pour contrebalancer les dangers d'arthrite suppurante qu'elle peut faire courir. Pour notre compte, nous n'oserions y recourir que si une inflammation très-vive nous donnait des raisons suffisantes pour croire à la présence du pus ; alors la ponction exploratrice serait indiquée.

Si l'arthrite devenait suppurante, fait rare à la suite des contusions, à moins que celle-ci n'eût déterminé des désordres internes d'une rare violence, la ponction serait manifestement insuffisante, et il faudrait traiter cet accident, plus redoutable ici qu'en toute autre articulation, en se conformant aux principes généraux posés par Ollier (*voy.* ARTHRITE, t. VI, Iᵉ série, p. 349).

II. PLAIES. Les plaies sont ici, comme en toute autre région, distinguées en plaies par instruments piquants, tranchants et contondants.

Plaies par instruments piquants et tranchants. Les plaies par instruments piquants, dont nous nous occuperons en premier lieu, sont dites pénétrantes ou non pénétrantes, suivant qu'elles atteignent ou non la cavité articulaire proprement dite.

Les plaies non pénétrantes ne présentent pas, en général, une plus grande gravité qu'en toute autre région ; cependant il ne faut pas oublier que, sur tout le pourtour de l'articulation, il existe des bourses séreuses qui peuvent s'enflammer sous l'influence du traumatisme.

Il ne faut pas oublier non plus que toute plaie, quelque légère qu'elle puisse être, entraîne, quand elle ne se réunit pas par première intention, un certain degré d'inflammation qui peut se propager à la synoviale, d'autant plus que celle-ci n'est protégée que par une couche peu épaisse de parties molles sur les côtés de la rotule et sur les parties latérales de l'articulation, au niveau de l'interligne articulaire. Quand la synoviale est atteinte par l'instrument vulnérant, l'arthrite est à redouter. Cependant le danger est minime et est même souvent écarté quand l'instrument piquant a glissé sous la peau, par un trajet assez long pour faire à la synoviale une ouverture sous-cutanée à l'abri du contact de l'air ; il en est de même quand le parallélisme de la plaie, de la peau et de l'ouverture synoviale, peut être détruit en imprimant au genou une situation différente de celle qu'il occupait au moment de la blessure. C'est en effet le contact de l'air qui constitue la cause la plus efficace de l'inflammation; nous n'en voulons d'autre preuve que l'innocuité, dans l'immense majorité des cas, des opérations qui sont faites sur les séreuses quand le chirurgien réussit complétement à éviter la pénétration de l'air.

Les plaies par instrument tranchant réalisent très-rarement ces conditions heureuses : aussi déterminent-elles le plus souvent l'arthrite traumatique, à moins que le chirurgien ne soit parvenu, par un traitement habile, à préserver l'articulation de la pénétration de l'air.

Dans ces cas heureux, la plaie guérit sans complication et rapidement comme une plaie non pénétrante.

Généralement les blessés souffrent très-peu dans les premiers temps de la blessure : ils remuent même la jambe avec facilité. Cette innocuité apparente en conduit un certain nombre à négliger l'accident dont ils viennent d'être la victime. Les choses peuvent rester dans ce calme trompeur pendant deux, trois jours et même davantage; puis le blessé éprouve de la gêne et de la douleur rendant les mouvements pénibles et même impossibles; il se couche alors et instinctivement il place son genou dans une situation modérément fléchie, non pas tant en raison de la distension de la synoviale que pour obtenir la plus grande somme possible de relâchement des ligaments.

Le genou se tuméfie; la peau est généralement pâle, le tissu cellulaire sous-cutané œdématié; les lèvres de la plaie s'infiltrent et se gonflent; entre elles paraît un liquide qui n'est autre que de la synovie, sécrétée en excès sous l'influence de l'irritation inflammatoire; bientôt cette synovie devient louche, opaque, en raison du pus auquel elle est mêlée. Quand le pus est formé, l'articulation se gonfle de plus en plus; la peau, qui jusque-là était demeurée pâle, devient rouge, tendue, douloureuse; une fièvre violente s'allume; si une thérapeutique convenable n'intervient pas, les cartilages s'altèrent, finissent par se détacher et baigner dans le pus; les extrémités articulaires se nécrosent.

Nous n'insisterons pas sur ces phénomènes qui ont déjà été étudiés dans ce Dictionnaire aux articles ARTHRITE et ARTICULATION.

Nous nous bornerons à faire remarquer qu'ils sont plus graves au genou que dans toute autre articulation, en raison de la vaste étendue de la synoviale, de ses nombreuses anfractuosités et des véritables culs-de-sac résultant de la communication, par une ouverture très-étroite, de la synoviale avec certaines bourses séreuses environnantes. Nous ferons remarquer aussi qu'au genou l'inflammation de l'articulation est plus grave que partout ailleurs, en raison de la propagation de l'inflammation aux parties voisines. C'est ainsi que l'arthrite purulente du genou s'accompagne souvent de fusées purulentes, se propageant dans toute la hauteur de la cuisse, dans le creux poplité et la région profonde de la jambe. Ces fusées purulentes peuvent provenir d'une rupture de la synoviale distendue et ulcérée, mais le plus souvent elles résultent de phlegmons ou d'abcès déterminés dans les environs de l'articulation par propagation du processus inflammatoire.

La suppuration entraîne à sa suite des accidents redoutables; dans les circonstances les plus heureuses, la guérison n'est le plus souvent obtenue qu'au prix d'une ankylose. Cependant tous les auteurs citent des exemples dans lesquels cette fâcheuse conséquence a pu être évitée.

Ces graves complications peuvent se produire, malgré le traitement le mieux dirigé. Quelquefois au contraire, mais à titre très-exceptionnel, on voit des plaies de l'articulation du genou guéries très-simplement alors que l'accident a été en quelque sorte abandonné à lui-même. Richerand, dans sa nosographie chirurgicale, dit avoir vu, dans une blessure de la partie interne du genou, la plaie réduite à de très-petites dimensions demeurer quelque temps fistuleuse; un filet de synovie sortait à chaque pansement. Au bout de deux mois de repos, cette liqueur cessa de couler et la plaie se cicatrisa parfaitement.

Velpeau a aussi observé des exemples dans lesquels l'inflammation se bornait à produire un gonflement légèrement douloureux, caractérisé par un peu d'épanchement. La plaie agglutinée cédait en laissant couler une petite quantité de synovie quelquefois mélangée de quelques gouttes de pus, puis elle se renfermait de nouveau pour se rouvrir plus tard, et enfin survenait la guérison définitive.

Le fait de Manoury, relaté dans ce Dictionnaire, tome VI, 1re série, est plus extraordinaire encore.

De pareils faits ne peuvent s'expliquer que par un boursouflement des bords de la plaie formant en quelque sorte soupape et empêchant l'air de pénétrer.

Diagnostic. Il n'est pas toujours facile de distinguer si une plaie par instrument piquant ou tranchant est pénétrante ou non; l'écoulement de synovie par la plaie, surtout quand cet écoulement est abondant, est un signe de présomption, mais de présomption seulement, car l'articulation est environnée de toutes parts par des bourses séreuses.

L'écoulement de la synovie peut être continu; le plus souvent il s'arrête pour se reproduire quand on fait mouvoir l'articulation. Quand la synovie provient d'une bourse séreuse, elle est généralement moins abondante que quand elle provient de l'articulation; c'est là un signe de plus au moins parfois très-difficile à apprécier.

Nélaton rapporte à ce sujet une erreur de diagnostic observée dans le service de Denonvilliers, erreur constatée par l'autopsie: tous les chirurgiens qui avaient examiné le malade pendant la vie avaient pensé que la plaie, située au côté interne du genou, communiquait avec l'articulation; l'autopsie démontra que celle-ci était intacte; le liquide synovial provenait de la bourse séreuse placée entre le ligament rotulien et le tibia, et c'était l'inflammation développée dans cette bourse qui avait amené la mort.

D'ailleurs, l'écoulement de la synoviale peut manquer, bien que l'articulation soit ouverte.

La profondeur à laquelle l'arme a pénétré, la direction qu'elle a suivie, peuvent donner de précieuses indications; il faut tenir grand compte aussi de la partie de la périphérie du genou qui a été touchée. C'est ainsi qu'en arrière une plaie ne sera pénétrante que si elle a plongé à une très-grande profondeur, mais là elle peut rencontrer sur son chemin des organes importants, tels que les nerfs et les vaisseaux poplités; directement en avant, une plaie qui atteindra la rotule ne sera pas pénétrante; au-dessus et au-dessous de cet os, elle ne le deviendra que si elle est profonde, puisqu'elle doit traverser le tendon du triceps ou le ligament rotulien; sur les bords latéraux de la rotule, la synoviale, beaucoup plus superficielle, sera plus facilement atteinte. Sur les parties latérales du genou, la synoviale est facilement atteinte dans les points où elle déborde l'interligne articulaire.

Dans les cas incertains, il faut savoir rester dans le doute et bien se garder de sonder la plaie, pratique éminemment dangereuse, car la sonde peut ouvrir un passage à l'air alors que la plaie se refermait en quelque sorte d'elle-même; elle peut aussi compléter la pénétration, dans les cas où l'instrument vulnérant n'a fait qu'effleurer la synoviale sans l'ouvrir. D'ailleurs, à quoi servirait la connaissance de la pénétration? à surveiller les accidents, à prévenir leur développement, à les combattre. Mais dans le doute, un chirurgien prudent opérera comme si la plaie était pénétrante et sera ainsi à l'abri de toute surprise. Du reste, une plaie même non pénétrante peut aussi se compliquer d'arthrite, si des moyens préventifs convenables ne sont pas employés.

Le traitement étant le même dans les deux cas, le diagnostic importe peu.

Pronostic. Quelque légère que soit une plaie de l'articulation du genou, le pronostic est d'une haute gravité, puisque cette plaie peut devenir l'origine d'une arthrite purulente.

Une plaie par instrument piquant, ouvrant un accès moins facile à l'air et se réunissant facilement par première intention, est moins grave qu'une plaie par instrument tranchant. Quand les bords de cette dernière sont nets et se rapprochent facilement, le pronostic s'atténue aussi, la réunion par première intention pouvant être espérée. Velpeau fait remarquer à ce sujet que les plaies en long sont moins graves que les plaies en travers parce que, ne coupant perpendiculairement aucun tendon, aucun ligament, aucun muscle, elles se prêtent mieux à la réunion par première intention.

Même alors que la réunion par première intention échoue, la guérison survient encore dans un nombre de cas très-considérable. Les observations de guérison, regardées autrefois comme des exceptions, se multiplient chaque jour.

Il serait difficile, pour ne pas dire impossible, de produire une statistique à cet égard; mais les statistiques recueillies à l'occasion des plaies pénétrantes du genou par instrument contondant, en particulier par projectiles de guerre, alors même qu'elles intéressent la rotule en respectant le fémur et le tibia, plaies certainement plus graves que celles dont nous nous occupons en ce moment, établissent que de grandes chances de guérison existent même après suppuration de l'article (consulter à ce sujet ce que nous écrivons à l'article ROTULE).

Un accident qui aggrave toujours le pronostic est l'hémorrhagie ou l'épanchement de sang. L'hémorrhagie est assez fréquente dans les plaies profondes de l'articulation du genou, en raison du réseau artériel très-riche qui entoure cette articulation. Les manœuvres nécessaires pour arrêter le sang gênent la réunion par première intention et donnent un nouvel aliment à l'inflammation.

L'hémorrhagie peut s'arrêter d'elle-même, mais alors il y a souvent épanchement de sang dans l'articulation, complication toujours fâcheuse, le sang étant un liquide éminemment putrescible quand il se trouve en contact avec l'air, surtout dans une cavité anfractueuse comme l'articulation du genou.

Traitement. Le traitement comporte deux indications capitales : 1° prévenir l'arthrite; 2° la combattre, si elle vient à se produire. Les règles générales exposées dans ce Dictionnaire (tome VI, pages 599 et suivantes, 1re série) sont parfaitement applicables à l'articulation du genou.

Que la plaie soit pénétrante ou non, la première condition est l'immobilité absolue. En supposant la plaie non pénétrante, les mouvements du membre empêcheraient la plaie de se réunir par première intention et favoriseraient la production d'une inflammation qui pourrait se propager à l'articulation; en la supposant pénétrante, ces mouvements auraient en outre le fâcheux résultat de faire jouer à l'articulation le rôle d'un soufflet, attirant et repoussant l'air extérieur dont on redoute tant la pénétration. Il faut donc que le membre inférieur tout entier soit immobilisé de façon que ni l'articulation de la hanche, ni celle du cou-de-pied elle même, ne puissent remuer. Le membre doit être immobilisé dans une situation étendue sans roideur; cette situation doit être préférée par une infinité de raisons. C'est celle dans laquelle il y a le moins de chances de pénétration de l'air, puisque c'est celle dans laquelle la cavité articulaire présente la moindre dimension; c'est celle aussi dans laquelle le membre rendra le plus de services, si une ankylose survient ultérieurement. Il importe aussi de placer le membre dans la situation étendue pour éviter des difformités qui pourraient résulter de l'altération des tissus fibreux périarticulaires. Ceux-ci, en effet, quand l'inflammation est de longue durée et surtout quand elle devient purulente, ne tardent pas à se gonfler, à se dissocier et à s'affaiblir; si la maladie rétrograde et si le membre a été maintenu dans une bonne situation, ils peuvent revenir à l'état primitif; si, au contraire, la maladie continue sa marche, ces tissus se rétractent et le redressement ne peut plus s'obtenir qu'au prix de très-grandes difficultés.

L'immobilisation assurée, il faut se préoccuper de soustraire la synoviale au contact de l'air. Le procédé le plus sûr pour obtenir ce résultat est la suture qui, en cas de succès, remet la plaie dans les conditions d'une plaie sous-cutanée.

C'est ainsi que Nélaton a obtenu un succès rapide en faisant la suture et en immobilisant le membre dans un cas où un coup de serpe, porté transversalement sur le bord supérieur de la rotule, avait atteint la synoviale articulaire après avoir divisé la peau et la presque totalité des tendons extenseurs de la jambe.

Bonnet recommande en pareil cas d'employer la suture entortillée, qui assure mieux que toute autre l'occlusion absolue de la plaie. Péan recommande aussi l'emploi des sutures sèches.

La suture doit-elle être faite même quand il existe un épanchement de sang? En pareil cas, Lisfranc voulait que la jointure fût largement ouverte et que le sang fût évacué à l'aide de lavages. Les chirurgiens modernes pensent, avec raison, qu'il est plus sage de réunir la plaie sans tenir compte de l'épanchement, que l'on abandonne à la résorption naturelle. Si la suture réussit, on doit s'estimer fort heureux de se trouver devant un cas comparable à celui d'une contusion suivie d'épanchement, cas dans lequel la guérison est la règle générale.

Dans ces derniers temps, on a aussi préconisé l'occlusion, à l'aide de l'appareil ouaté ; cette pratique compte un certain nombre de succès parmi lesquels nous citerons surtout celui de Gosselin : Un jeune homme de dix-neuf ans s'étant fait à l'articulation du genou une plaie pénétrante de 13 millimètres de longueur, Gosselin fit l'occlusion de cette plaie au moyen de bandelettes collodionnées croisées et formant cuirasse ; il recouvrit le tout d'une épaisse couche de ouate et d'une bande roulée serrée sur la ouate ; cette bande s'étendait du tiers inférieur de la jambe au tiers supérieur de la cuisse ; il plaça ensuite le membre dans une gouttière. Le malade souffrit très-peu ; la température ne s'éleva pas au delà de 58 degrés, et, quand l'appareil fut enlevé au bout de douze jours, la plaie était entièrement cicatrisée ; l'articulation un peu gonflée ne donnait pas de chaleur à la main ni de fluctuation. Un bandage roulé fut remis par précaution, mais dès le seizième jour le malade fut laissé libre d'exercer des mouvements volontaires dans son lit, dans le but d'éviter la rigidité qui survient habituellement à la suite de ces lésions. Dans le cas où il existerait un épanchement de sang dans l'articulation, il faudrait pratiquer l'occlusion absolument comme si l'épanchement n'existait pas et livrer l'épanchement aux forces de la résorption ; en cas de succès de la réunion, le blessé se trouve dans des conditions analogues à celles d'un épanchement provoqué par une contusion, cas où la guérison est la règle.

Si malgré les moyens précédents l'articulation commence à s'enflammer, ce que l'on reconnaît au gonflement de l'articulation, si celle-ci est restée découverte, à la douleur, à la fièvre, à l'élévation de la température, dans le cas opposé, il faut combattre l'inflammation en suivant les règles générales exposées dans ce Dictionnaire par Ollier (t. VI, 1re série, p. 380).

En insistant sur les sangsues, sur les saignées surtout et sur les vésicatoires répétés que recommande Legouest, on pourra encore arriver à maintenir l'inflammation dans de sages limites et à prévenir la suppuration.

Si la suppuration survient, il ne faut pas craindre d'agrandir la plaie et d'assurer une large issue au pus, bien que Percy ait recommandé une manière de faire tout opposée. « L'indication est formelle, dit Velpeau, le pus doit être évacué ; l'incision de la synoviale ne peut rien amener de pire que ce qui existe et la détente du foyer fait parfois cesser l'orage : il faut donc inciser, non pas seulement pour débrider, pour faire cesser l'étranglement supposé des parties, mais encore et bien plus pour que le pus ne puisse être retenu nulle part : on aura donc soin d'ouvrir l'articulation largement et partout où le moindre clapier pourrait exister. C'est avec de petites ouvertures qu'on permet à l'air de s'enfourner et de rester au fond de l'articulation. Le but que l'on se propose en admettant cette indication étant de prévenir le contact trop prolongé de fluides plus ou moins altérés avec les surfaces osseuses ou cartilagineuses, il est en outre nécessaire que des injections et des lavages soient faits à chaque pansement et poussés jusque dans les parties les plus reculées de la cavité articulaire ». Au besoin on fera des ouvertures et des contre-ouvertures, et on placera des tubes à drainage pour faciliter l'écoulement du pus et les lavages. Il ne faudrait cependant pas aller jusqu'à imiter la conduite de Reybard, qui n'a pas craint de trépaner les condyles pour faciliter l'écoulement du pus.

Les injections sont dans le principe constituées tout simplement par des liquides émollients, telles que l'eau de guimauve, l'eau de sureau; plus tard on emploie des liquides antiseptiques ou légèrement excitants, tels que le vin aromatique, l'alcool camphré plus ou moins étendu d'eau, les solutions phéniquées, etc. Sous l'influence de cette pratique, dans les cas heureux, peu à peu le pus devient séreux, puis la cicatrisation se fait quelquefois avec une grande rapidité. Dès que la cicatrisation est faite, dès que l'on ne craint plus de réveiller l'inflammation, il faut imprimer à l'articulation de légers mouvements dont on augmente chaque jour l'étendue afin de prévenir l'ankylose.

Autrefois on pensait que l'ankylose était une conséquence presque fatale de la suppuration; des faits nombreux ont démontré qu'elle pouvait être souvent limitée : c'est ainsi que Nélaton, ayant eu à traiter une large plaie par instrument tranchant de l'articulation du genou, vit la suppuration se tarir en six semaines; des mouvements méthodiques ayant alors été imprimés à l'articulation, trois mois plus tard celle-ci présentait tous ses caractères normaux au point de vue anatomique et fonctionnel. Les mouvements du genou blessé étaient aussi étendus que ceux de l'autre genou.

Si des abcès ou des fusées purulentes se forment autour de l'articulation, il faut les ouvrir dès leur apparition, afin d'assurer partout un libre écoulement au pus et d'éviter les clapiers.

Plaies par instrument contondant. Ces plaies peuvent n'intéresser que les parties molles ou au contraire s'accompagner de lésions osseuses plus ou moins étendues. Quand les parties molles seules sont lésées, les règles générales du traitement sont les mêmes que pour les plaies par instrument tranchant; si les bords de la plaie ne sont pas trop contus, on peut tenter la suture. En tout cas, à moins que la plaie n'ait une longueur trop considérable, il convient de tenter l'occlusion par des bandelettes collodionnées disposées en forme de cuirasse. Si cette tentative échoue, la suppuration est probable et le traitement sera celui que nous venons d'indiquer.

Si la contusion a déterminé des fractures osseuses, elle peut être assimilée aux plaies par armes à feu.

Plaies par projectiles lancés par la poudre à canon. Les gros projectiles déterminent habituellement des pertes de substance si considérables que, au point de vue scientifique, ces blessures ne présentent pour ainsi dire aucun intérêt. L'amputation immédiate s'impose d'une façon absolue et évidente.

Cependant, il peut arriver que ces projectiles, ne faisant en quelque sorte qu'effleurer la région, déterminent des lésions peu importantes. Il peut même arriver qu'ils n'entament pas les téguments et se bornent à produire une contusion plus ou moins intense.

Legouest rapporte des exemples de ce genre très-remarquables observés par lui pendant la guerre de Crimée. « Un militaire, assis sur un sac à terre dans les tranchées de Sébastopol, reçut au-dessous du genou, sur la tubérosité du tibia, un boulet qui lui luxa directement la jambe en arrière sans plaie ni fracture. Un autre, fléchissant la jambe droite pour descendre d'un tertre, fut frappé par un large éclat d'obus qui lui fractura la rotule verticalement et luxa en dehors le fragment externe de l'os, sans entamer les téguments. Tous deux guérirent avec ankylose après de formidables accidents ».

Les petits projectiles produisent des blessures qui peuvent être pénétrantes ou non pénétrantes.

Il est possible qu'une balle, atteignant la région du genou, se borne à léser les parties molles et même le squelette sans intéresser l'articulation proprement dite. Elle peut, en effet, former un sillon superficiel; elle peut aussi former un simple séton en glissant entre la peau et les parties fibreuses qui enveloppent l'articulation. Jobert de Lamballe cite plusieurs faits de ce genre, mais ils sont assez contestables, au moins en ce qui regarde les régions latérales et antérieures du genou; en tout cas, nous ne pensons pas qu'ils puissent se produire avec les projectiles cylindro-coniques en usage actuellement. A la région postérieure, l'épaisseur des parties molles est assez considérable pour permettre la formation d'un séton, mais alors il y a lieu de redouter la blessure du nerf sciatique ou des vaisseaux poplités.

Les projectiles peuvent aussi atteindre et traverser les extrémités inférieure du fémur ou supérieure du tibia, sans qu'il y ait nécessairement ouverture de l'articulation.

Jobert de Lamballe cite dix exemples de ce genre, mais rien ne démontre que dans aucun de ces cas il n'y ait eu pénétration réelle. Le plus souvent, en effet, les projectiles qui pénètrent dans les extrémités articulaires, bien que celles-ci soient très-spongieuses, font éclater les os et déterminent des fêlures qui s'étendent jusqu'à l'articulation.

Les figures 64 et 65 du Traité de Legouest, page 446 (2ᵉ édition), donnent une excellente idée de ces désordres; ici la balle a fait éclater l'extrémité de l'os et déterminé la séparation des condyles.

Cependant il existe des exemples incontestables de balles traversant un condyle, la surface articulaire demeurant intacte. C'est ainsi que la figure 61, page 445, du Traité de Legouest (2ᵉ édition), représente un écrasement, par une balle, du condyle interne du tibia; la surface articulaire est intacte, une fente se prolonge vers la diaphyse.

Les plaies pénétrantes peuvent être osseuses ou sans lésion des parties osseuses. Hoffmann (*Revue de Hayem*, t. VIII, p. 372) divise à ce point de vue les blessures de l'articulation du genou en quatre classes distinctes :

1° Ouverture simple de la capsule, sans trou de sortie et sans blessure des os et des cartilages ;

2° Ouverture de la capsule avec orifice de sortie sans lésion d'os;

3° Ouverture de la capsule avec fracture de la rotule;

4° Ouverture de la capsule avec fracture des condyles du fémur ou du tibia soit simple, soit compliquée d'esquilles, de fissures, etc.

Cette distinction est rationnelle. Les blessures de la synoviale par plaies par armes à feu, sans lésion des os, sont plus fréquentes qu'on ne le croirait au premier abord : c'est ainsi que Legouest rapporte avoir traité en Orient un soldat qui eut manifestement l'articulation du genou ouverte par une balle, le projectile étant passé au-dessus de la rotule, entre le tendon de cet os et les condyles du fémur, sans fracturer ni les uns ni les autres, ni même déterminer d'accidents sérieux.

Simon, ayant eu la bonne fortune de voir pendant la guerre de 1870-1871 25 cas de plaies du genou guéries dans l'espace de trois à quatre semaines, fit à ce sujet des expériences dont il a exposé le résultat dans les nᵒˢ 29 et 30 de la *Deutsche Klinik*, 1872. Il faisait congeler les genoux des cadavres dans un mélange de glace et de sel, puis il perçait l'articulation au moyen d'une barre de fer rougie à blanc, dont le diamètre était exactement celui d'une des balles usitées pendant la guerre. Cette expérience se fait facilement et nous l'avons répétée, mais elle n'imite que très-imparfaitement ce qui se passe dans les plaies par armes à feu. Quoi qu'il en soit, on remarqua d'abord que l'on pouvait traverser avec la plus grande facilité l'articulation du genou dans la direction antéro-postérieure sans léser les os, lorsque la jambe formait avec la cuisse un certain angle (170 degrés pour la balle de chassepot et 150 degrés pour la balle prussienne). Or cet angle est précisément celui que présente l'extrémité inférieure chez les cavaliers ou chez les fantassins dans l'attitude de la marche.

Dans la direction transversale, il est possible aussi de traverser l'articulation entre la rotule et les condyles du fémur, mais seulement lorsque la jambe est étendue sur la cuisse.

Ces expériences expliquent l'innocuité attribuée autrefois aux plaies en séton, c'est-à-dire aux plaies dans lesquelles la balle aurait contourné l'articulation en passant sous la peau sans entamer l'articulation; il est infiniment probable que dans ces cas il s'agissait tout simplement de plaie dans lesquelles le genou, en raison de son inclinaison, pendant la marche ou pendant l'équitation, est traversé par la balle sans lésion osseuse. Le déplacement de la peau produit par l'extension de la jambe transforme, en pareil cas, la plaie ouverte à l'air libre en une blessure sous-cutanée infiniment moins grave.

Dans son important mémoire sur le traitement des blessures de l'articulation du genou, Simon ne cite pas moins de 25 cas d'ouverture de la synoviale sans lésions du squelette observés par lui dans les hôpitaux Badois et guéris dans un espace de trois à quatre semaines.

Heinzel signale dans sa statistique (*Deutsche militair-ärztliche Zeitschrift*, année 1875, p. 305), 88 cas de simples ouvertures de la capsule avec 13 morts seulement, soit une mortalité de 14,7 pour 100.

Les plaies pénétrantes avec fracture de la rotule seule sont aussi assez fréquentes; tous les auteurs les ont signalées. Paul Berger en cite 29 observations dans son excellent article ROTULE; Heinzel, dans sa statistique, arrive au chiffre de 30, dont 24 observées pendant la guerre 1870-1871; sur ces 24 cas de fractures de la rotule avec ouverture de l'articulation la mort n'est survenue que trois fois, soit une mortalité de 12,5 pour 100.

Nous n'insisterons pas sur les phénomènes qui accompagnent ces fractures (*voy.* ROTULE, t. V, 3e série, p. 313).

Quand les projectiles atteignent les condyles du fémur ou du tibia, la lésion est toujours infiniment plus sérieuse.

Le projectile, suivant qu'il arrive dans une direction tangentielle ou centrale, peut ne faire qu'un léger sillon ou au contraire pénétrer le condyle profondément, ou même le traverser d'un côté à l'autre en déterminant des fêlures plus ou moins étendues et la production d'esquilles le plus souvent très-nombreuses, esquilles qui peuvent être libres ou adhérentes. Le musée du Val-de-Grâce contient un grand nombre de pièces anatomiques établissant ces diverses lésions; les principaux types sont reproduits par d'excellentes figures dans le Traité de chirurgie de Legouest, pages 444 et suivantes (2e édition).

Des plaies extérieures, petites en apparence, cachent souvent des dégâts osseux très-étendus et quelquefois impossibles à apprécier. En effet, les os peuvent alors être réduits en fragments multipliés maintenus en place par des tissus fibreux, si bien que l'articulation conserve son aspect extérieur normal et qu'il est même possible de lui imprimer des mouvements sans déterminer de crépitation; l'arthrite suppurée s'accompagnant de nécrose et d'expulsion plus ou moins rapide des fragments détachés est la conséquence de ces blessures.

Les plaies par armes à feu du genou présentent quelquefois une apparence de bénignité remarquable qui trop souvent laisse le blessé dans une fausse sécurité ; les accidents inflammatoires se font souvent attendre plusieurs jours. C'est ainsi que Legouest et Larrey rapportent des cas dans lesquels, le squelette étant fracturé, l'arthrite n'a éclaté que le septième et même le dixième jour. Dans ces cas, la plaie est trop souvent considérée comme de peu d'importance par les chirurgiens qui n'ont pas encore une grande expérience des plaies par armes à feu. D'autres fois, l'arthrite venant au contraire dès les premiers jours est d'emblée d'une violence que rien ne peut combattre ; c'est ainsi que l'on cite des exemples de gangrènes produites très-rapidement par l'intensité de l'inflammation.

Les plaies pénétrantes sont souvent compliquées par la présence de corps étrangers constitués par les projectiles eux-mêmes, des portions de l'équipement qu'ils ont entraînées à leur suite ou par des esquilles, les unes encore adhérentes, les autres complétement libres, jouant le rôle de véritables corps étrangers.

Souvent aussi il existe des hémorrhagies dues à la lésion des artères qui environnent l'articulation, et des épanchements de sang, phénomènes plus graves encore que lorsqu'il s'agit des plaies par instrument tranchant.

Diagnostic. S'il n'existe qu'une ouverture d'entrée de petite dimension ou une ouverture d'entrée et de sortie se présentant dans la même condition, il devient difficile d'apprécier si la synoviale est lésée et si le squelette est atteint.

L'issue d'une notable quantité de synovie a lieu habituellement quand la synoviale est atteinte. Quand les os sont lésés, on constate, soit en exerçant des pressions ménagées, soit en imprimant à la jambe de légers mouvements de flexion et d'extension, de la crépitation et une mobilité anormale. Quelquefois un corps étranger interposé entre les surfaces articulaires empêche la flexion et l'extension. Quand ces différentes circonstances se présentent, le diagnostic est évident, mais leur absence n'implique pas qu'il n'y ait ni pénétration, ni fracture. Nous avons eu l'occasion de dire à la fin du chapitre précédent que les tissus fibreux pouvaient maintenir la forme de l'articulation et prévenir toute crépitation, alors que les dégâts osseux étaient considérables.

C'est alors qu'il faut s'entourer des renseignements les plus minutieux sur les circonstances qui ont accompagné la blessure et surtout sur la situation occupée par le membre au moment où il a été frappé. D'après les expériences de Simon, en effet, des balles peuvent traverser l'articulation sans intéresser le squelette, suivant que celle-ci est plus ou moins fléchie ou étendue. Du reste, les chirurgiens avaient dès longtemps recommandé de tenir compte de la situation du membre au moment de la blessure. C'est ainsi que, poussant les choses à l'extrême, Hennen faisait replacer sur son cheval un cavalier blessé.

Le cathétérisme peut seul lever les doutes en ce qui concerne l'étendue des dégâts osseux, la présence des esquilles adhérentes ou mobiles, et l'existence des corps étrangers. Pour rendre cette exploration vraiment fructueuse, il importe de placer le membre dans la situation qu'il occupait lors de la blessure. Le cathétérisme est fait trop souvent avec des stylets, tout au plus avec une sonde de femme. Legouest rejette à bon droit tous ces instruments ; le doigt, dit-il, est beaucoup plus apte à reconnaître l'état des parties ; si l'ouverture n'est pas assez grande, il ne craint en aucune façon de l'agrandir, car, en supposant l'article même intéressé, l'incision des tissus périarticulaires constitue à elle seule un excellent mode de traitement.

Cependant on ferait peut-être bien de négliger le cathétérisme, si la direction de la blessure, comparée à la situation occupée par le blessé, indiquait que le squelette est probablement intact, ou que tout au moins il n'est le siége que d'une lésion très-peu étendue; il vaudrait peut-être mieux alors rester dans le doute. Nous avons vu en effet que, dans les cas de ce genre, la guérison sans grave accident est due à ce que le parallélisme de la plaie cutanée avec la plaie de la synoviale est détruit par le changement de situation du membre. Une exploration minutieuse par le cathétérisme ne pourrait se faire sans provoquer l'entrée de l'air. Cette abstention pourra conduire à des mécomptes, mais les faits heureux annoncées par Simon et Heinzel commandent une certaine réserve.

Traitement. Le diagnostic établi, le chirurgien voit s'ouvrir trois routes différentes : la conservation, l'amputation ou la résection.

Les plaies du genou par projectile de guerre ont été considérées, quelles que fussent les parties atteintes, comme si graves, que des chirurgiens tels que Ledran, John Bell, Dupuytren, proposaient toujours l'amputation immédiate et ne se décidaient à faire des tentatives de conservation qu'à la demande formelle du blessé.

Cependant Larrey, Percy et la plupart des chirurgiens du premier Empire, ont posé en principe que l'amputation ne devait pas être pratiquée quand la synoviale était seule intéressée; ils admettaient même la conservation dans les cas de fracture de la rotule. C'est ainsi que J. D. Larrey écrit dans sa clinique chirurgicale : « Lors même que des portions de la rotule sont emportées par des projectiles, et bien que l'articulation soit ouverte, on peut encore espérer de conserver le membre. »

Percy poussait encore plus loin les limites de la conservation, puisque, tout en considérant les blessures du genou comme très-souvent mortelles, il fait des réserves à un principe trop absolu en ajoutant : « Si la rotule seule était brisée, il faudrait l'emporter ainsi qu'un condyle, s'il était seul intéressé. » Les exemples rapportés dans la thèse de Couste, élève de Percy, démontrent que ce chirurgien n'amputait pas habituellement, même dans les cas d'ouverture de l'article avec fracture de la rotule.

La thèse de Couste prouve aussi qu'en 1803 la plupart des chirurgiens militaires français ne considéraient pas la fracture de la rotule avec ouverture de l'articulation comme une indication suffisante d'amputation.

Ces doctrines sont restées de nos jours en honneur parmi les grands maîtres de la chirurgie militaire française : c'est ainsi que Legouest écrit dans son Traité de chirurgie d'armée la phrase suivante : « Quand la blessure respectant les os, tout en pénétrant dans l'article, n'intéresse que les parties molles, il est indiqué de chercher à conserver le membre par tous les moyens que nous avons indiqués en traitant des blessures articulaires. »

Ces préceptes si sages sont aujourd'hui confirmés par les faits publiés en France par Chenu, par Champenois et surtout par les faits produits en Allemagne par Simon et par Heinzel.

Les résultats statistiques que nous avons indiqués page 561 (mortalité 14,7 pour 100, dans les cas d'ouverture simple de la capsule, et 12,5 pour 100, dans les cas compliqués de fracture de la rotule) ne sauraient être mis en parallèle avec aucune statistique d'amputation. Même en admettant que des faits malheureux n'aient pas figuré dans ces statistiques, les faits heureux sont trop nombreux pour qu'un chirurgien se décide à amputer en pareil cas.

La conservation est ici la règle absolue et l'amputation ou la résection ne peuvent être justifiées que par des accidents ultérieurs.

La question est beaucoup plus controversée dans les cas où l'ouverture de l'articulation se complique de fracture des condyles du fémur ou du tibia, et à plus forte raison des deux os à la fois.

Pour l'immense majorité des chirurgiens, toute plaie intra-articulaire du genou compliquée de fracture du fémur ou du tibia, alors même que la fracture aurait déterminé très-peu de dégâts, nécessite impérieusement l'amputation.

J. D. Larrey et tous les chirurgiens de la première République et du premier Empire sont absolus à cet égard. Ils ne nient pas la possibilité de la guérison, mais ils considèrent le fait comme tellement rare qu'ils pensent qu'en pratique il convient de n'en tenir aucun compte. Malgaigne, si peu partisan des amputations traumatiques, les admet sans réserve quand l'articulation du genou est lésée par des projectiles de guerre.

Les auteurs du *Compendium de chirurgie* disent que, si l'on peut hésiter dans une blessure articulaire du coude ou de toute autre articulation, le doute n'est guère permis quand il s'agit de l'articulation du genou.

Et, remarquons-le bien, les chirurgiens que nous venons de citer considèrent l'amputation comme indispensable alors même que la plaie paraît peu considérable. Ils fondent alors cette doctrine sur ce qu'il est le plus souvent difficile, pour ne pas dire impossible, de préciser l'étendue des dégâts, quand une articulation comme celle du genou est atteinte ; nous avons, à propos du diagnostic, insisté sur ce point.

Blandin résume parfaitement ces craintes dans les phrases suivantes : « Je ne saurais trop le redire, écrit ce chirurgien, ce qui a souvent abusé, ce qui abuse encore tous les jours, ce qui abusera encore longtemps les chirurgiens dans le jugement qu'ils portent sur le peu d'urgence des amputations dans certaines plaies articulaires, c'est l'état simple de la partie extérieure de ces plaies et le peu d'accidents que les blessés éprouvent souvent au début de leur maladie. Combien de fois n'a-t-on pas eu à se reprocher semblable erreur et combien de fois n'a-t-on pas éprouvé le regret de ne pouvoir réparer cette méprise! »

Notre éminent maître Legouest n'est pas moins affirmatif : « Au genou, dit-il, les cas où l'on a tenté la conservation ne présentent qu'exceptionnellement des exemples de guérison plus propres à faire ressortir les dangers que les avantages de la conduite qui a été suivie. » Aussi, il engage un peu plus loin les jeunes chirurgiens à se méfier ici des principes de la chirurgie expectante et temporisatrice : « Ces principes, dit-il, sont généralement suivis de déplorables mécomptes, soit que les malades succombent aux accidents d'inflammation et de suppuration, soit, comme le dit Dupuytren, qu'ils guérissent avec un membre ankylosé, courbé, couvert de fistules et de cicatrices, source continuelle d'irritation et de douleur et dont la conservation a été achetée au prix de souffrances horribles pendant plusieurs mois et de risques très-grands pour la vie. »

Cependant la conservation dans les cas de fractures intra-articulaires du genou compte des partisans dont le nombre semble s'augmenter considérablement. Ces chirurgiens amputent quand il existe de vastes dégâts des parties molles, quand les extrémités articulaires sont fracassées ou divisées en fragments multiples et détachés ; ils amputent encore quand il existe des hémorrhagies provenant de l'artère ou de la veine fémorale, mais ils tentent le traitement conservateur dans tous les cas où la fracture semble moins considérable et où la complication de destruction très-étendue des parties molles où d'hémorrhagies abondantes ne se produit pas.

Les exemples de guérison ne manquent pas dans la science à l'appui de cette doctrine. Percy, page 263, relate le fait remarquable de Belmas, fait si souvent cité depuis : « Un capitaine d'un vaisseau algérien, étant retiré dans sa chaloupe, après un combat violent, fut blessé à la partie supérieure de la jambe par un petit boulet. La plaie était à la partie supérieure de la jambe, et anticipait sur le genou. Les téguments, une partie de l'aponévrose des extenseurs de la jambe, la portion antérieure du ligament capsulaire, étaient intéressés ; environ trois pouces de la partie supérieure du tibia, une petite portion de la partie inférieure de la rotule, la tête du péroné et une petite portion des condyles du fémur, étaient emportés. Les douleurs vives, l'inflammation, la fièvre, le gonflement, l'engourdissement du membre, les convulsions, firent tout craindre pour la vie du malade. M. Belmas, pour prévenir la gangrène et ranimer le membre qui était déjà froid, eut recours aux résolutifs spiritueux, sépara les esquilles, et fit un pansement convenable. La fièvre fut opiniâtre pendant cinq semaines, malgré les saignées réitérées, la diète et autres secours, et elle ne cessa qu'après la formation d'un abcès à la partie inférieure et externe de la cuisse. Les accidents étant dissipés, l'exfoliation des os se fit, et fut suivie d'une prompte cicatrice avec ankylose à cette articulation. » Les auteurs du *Compendium*, grands partisans de l'amputation, relatent cependant l'observation d'un blessé de juillet 1830, qui conserva son membre inférieur, bien que le genou eût été traversé d'avant en arrière par une balle et que, du même coup, l'artère poplitée eût été ouverte.

S'appuyant sur trois succès obtenus sans opération à la suite de plaies pénétrantes du genou par armes à feu, Richet a affirmé que l'amputation n'était pas indispensable.

Le 21 juin 1871, Tarnier, Dolbeau, Larrey, ont affirmé des faits de guérison devant la Société de chirurgie.

Le 6 février 1872, Champenois a soumis à la Société de chirurgie une série nombreuse de blessures de l'articulation du genou guéries sans opération. Cette série comprend 14 blessures des condyles du fémur ou du tibia avec ouverture de la capsule ; la guérison dans tous ces faits a été relativement rapide.

Dans le *Recueil des mémoires de médecine militaire*, Coustans, 1876, a publié deux observations des plus remarquables. Dans l'une, il s'agit d'un marin qui a le genou droit brisé par une balle traversant l'articulation de dehors en dedans ; dans l'autre, la rotule seule est brisée avec ouverture de l'article. L'amputation est mise plusieurs fois en question, mais enfin le blessé survit et guérit assez bien pour marcher sans claudication et faire, chaque jour, 3 kilomètres à pied. Dans la seconde observation, il s'agit également d'un marin dont le genou est traversé par une balle le 15 octobre ; le 23 février, il peut appuyer sans douleur le pied sur le sol.

Cuignet (*Recueil des mémoires de médecine et de pharmacie militaires*, année 1872) relate 8 cas de plaies pénétrantes de l'article avec fractures suivies de guérison en plusieurs mois.

Heinzel cite 44 cas de fractures du fémur ou du tibia avec 27 morts, soit 61 pour 100 (*Deutsche militairärtztliche Zeitschrift*, 1875).

Sur 18 cas de blessures par armes à feu, Langenbeck n'a compté que 4 morts, dont 1 de pourriture d'hôpital, 1 de septicémie, 2 d'infection purulente à la suite de résections secondaires.

Sédillot a rapporté, dans son mémoire sur les fractures par armes à feu, 10 observations de guérisons de plaies, par coups de feu, de l'articulation du genou. Paul Berger a relaté deux faits de succès. Antoine, dans sa thèse, publie une observation de même ordre recueillie dans notre service, 1871-72. En fouillant les journaux et les revues, il serait facile d'ajouter à cette liste déjà longue. Elle suffit à établir que les blessures les plus graves de l'articulation du genou sont susceptibles de guérison sans opération, et cela dans une proportion plus considérable qu'on ne le croyait autrefois.

Il convient de remarquer que, quelque nombreux que soient ces faits, ils ne constituent que des séries isolées donnant un grand espoir à la chirurgie conservatrice, mais ne permettant aucune conclusion légitime, le point de comparaison faisant défaut.

La statistique de Heinzel seule fournit un point de repère, puisqu'elle comprend tout à la fois les cas de succès et de guérison et arrive à dire combien pour 100 de succès ont été obtenus.

Ce qu'il importe de savoir en effet, c'est le nombre de blessés sauvés par l'expectation, comparé au nombre de blessés sauvés par l'amputation ou la résection.

En compulsant les statistiques de Chenu relatives à la guerre de Crimée, de façon à éliminer autant que faire se peut les cas afférents aux blessures périarticulaires, nous sommes arrivés au résultat suivant (*Études statistiques sur les résultats de la chirurgie conservatrice comparés à ceux des résections et des amputations*, in *Archives générales de médecine*, 1868) : Par la conservation 8 hommes guéris et 89 morts, c'est-à-dire une mortalité de 91,35 pour 100, tandis que la mortalité de l'amputation de la cuisse au tiers inférieur a été de 90 pour 100. Si nous admettions dans cette statistique 4 fractures dans lesquelles la pénétration nous a paru douteuse, la mortalité s'abaisserait à 89,63 pour 100.

On peut tirer de ces détails la conclusion que la conservation ne s'est pas montrée beaucoup plus meurtrière dans l'armée française de Crimée que l'amputation, mais qu'elle n'a pas eu sur cette dernière d'avantages sérieux.

En consultant la statistique des Anglais pour la guerre de Crimée, on pourrait croire au premier abord qu'ils ont obtenu de bons résultats par la conservation : ils accusent en effet 29 blessures directes de l'articulation du genou par armes à feu ; de ces blessures, 15 furent traitées sans amputation ni résection avec 6 morts seulement. La mortalité fut donc de 40 pour 100 seulement, tandis que, dans le même temps, la chirurgie anglaise perdait 50 pour 100 à la suite de l'amputation de la cuisse.

Mais, en analysant les détails qui accompagnent cette statistique, on s'aperçoit que dans aucun des cas où la guérison a été obtenue les os n'avaient été fracturés. En effet, dans les cas où ils ont diagnostiqué les fractures, les chirurgiens anglais se sont hâtés d'opérer, pensant que l'amputation secondaire de la cuisse est presque toujours fatale.

Les faits observés dans l'armée américaine sont peu favorables à la cause de la conservation. Nous trouvons en effet dans la circulaire n° 6 que 718 hommes atteints de coups de feu à l'articulation du genou avec ou sans fracture furent traités par l'amputation avec les résultats suivants : 121 guérisons, 331 morts; le sort de 266 est demeuré inconnu. En ne tenant compte que des cas bien déterminés, nous arrivons à une mortalité de 73,23 pour 100.

D'autre part, 454 hommes atteints des mêmes lésions furent traités sans opération avec les résultats suivants : 50 guérisons, 258 morts, 146 cas indéterminés. La mortalité qui incombe ici à la chirurgie conservatrice est de 83,76 pour 100.

Ces chiffres assurent une prééminence énorme, pour l'armée d'Amérique, à l'amputation sur la conservation. On peut à bon droit leur objecter l'incertitude qui résulte du grand nombre de cas indéterminés. Mais le témoignage de Chilson, rapporté dans l'excellent travail de Berger (*Union médicale*, année 1871, p. 85), vient affirmer la prééminence de la pratique de l'amputation dans l'armée américaine.

En effet, d'après Chilson, l'amputation primitive n'a donné qu'une mortalité de 46 pour 100, tandis que la conservation a donné une mortalité de 51 pour 100, mortalité très-considérable, si l'on considère que les chiffres de Chilson comprennent non-seulement les cas de plaie de l'articulation avec fracture du tibia ou du fémur, mais encore les plaies sans fractures de ces os, c'est-à-dire ceux où l'on obtient très-souvent, ainsi que nous l'avons vu, d'heureux résultats sans opération.

En 1866, après la guerre de Bohême, Langenbeck eut à traiter 18 blessures du genou accompagnées de fractures sur lesquelles il ne perdit que 4 hommes, soit une mortalité de 22,2 pour 100, résultat évidemment plus favorable que celui qu'aurait pu donner l'amputation de la cuisse.

Les résultats heureux annoncés par Langenbeck se trouvent contre-balancés par les faits que Heine a fait connaître après la guerre du Sleswig-Holstein. Ce chirurgien a traité 22 blessures de l'articulation du genou; il n'a fait l'amputation primitive qu'une seule fois et par conséquent a tenté 21 fois la conservation. Sur ces 21 faits un seul blessé conserva son membre en état utile, 16 durent subir l'amputation secondaire et 1 la résection secondaire, et, en somme, 15 d'entre eux succombèrent. Le même Heine relate que, pendant la guerre d'Italie, la mortalité de la conservation dans les cas de plaies du genou avec lésions partielles du squelette s'est élevée à 76 pour 100.

Pendant la guerre de 1870-71 Mac-Cormac eut à traiter 12 cas de plaies pénétrantes du genou, 3 guérisons, 9 morts; il est vrai qu'alors il se trouvait dans de si mauvaises conditions qu'il perdait en même temps 18 hommes sur 21 amputés de la cuisse (*Gazette médicale de Paris*, 8 juillet 1871).

Heinzel, dans son mémoire, qui est certainement le plus important à ce point de vue qui ait paru depuis la dernière guerre, donne les chiffres suivants :

117 amputations primitives ont eu pour résultat 60 morts, 59,4 pour 100, tandis que la conservation, 241 cas, 109 morts, a donné une mortalité de 45,2 pour 100.

Heinzel a soin de décomposer les faits de conservation en ceux où il y a eu simple ouverture de la capsule avec ou sans fracture de la rotule, et en ceux où il y a eu fracture des condyles du fémur ou du tibia.

Or cette dernière catégorie, qui nous occupe seule en ce moment, on compte 44 observations avec 27 morts, soit 61,3 pour 100 : l'avantage est donc ici de 2 pour 100 en faveur de l'amputation. Il importe de faire remarquer que la statistique de Heinzel est loin de comprendre toutes les blessures du genou qui se sont produites dans l'armée allemande pendant la guerre de 1870-71, puisque le conseiller Fischer affirme que dans cette armée on a constaté 1731 cas de blessures du genou.

En compulsant ces faits, on voit que les résultats de l'amputation et de la conservation se balancent jusqu'à un certain point au point de vue de la mortalité ; cependant une différence manifeste, sauf en ce qui concerne les 18 cas de Langenbeck, est partout accusée en faveur de l'amputation.

Cependant il faut convenir qu'en présence des faits de guérison si nombreux relevés dans ces dernières années, qu'en présence des statistiques que nous venons de fournir, il existe une large place pour le doute.

Nous n'oserions plus affirmer aujourd'hui, comme nous l'avons fait autrefois (*Archives générales de médecine*, année 1868), la nécessité absolue de l'amputation du genou, même dans les cas où l'ouverture de l'articulation coïncide avec des fractures peu considérables des condyles du tibia ou du fémur. Nous l'oserions d'autant moins que les progrès faits chaque jour dans l'art des pansements tendent de plus en plus à réduire la mortalité. Il est vrai que cette diminution de la mortalité semble jusqu'ici plus accentuée à la suite des opérations méthodiques qu'à la suite des plaies accidentelles.

On comprend donc, jusqu'à un certain point, les chirurgiens qui, à l'exemple de Champenois et de Langenbeck, réservent l'amputation pour les cas où il existe des fractures très-étendues, une grande perte des parties molles ou des hémorrhagies considérables. Cependant les chirurgiens qui voudront tenter la conservation feront bien de tenir compte des difficultés du traitement conservateur, qui devient à peu près impossible en campagne quand le blessé ne peut être soigné sur place, à moins que l'armée ne dispose de moyens de transport tout à fait exceptionnels. Ils feront bien aussi, avant de faire une telle entreprise, de consulter leur degré d'expérience chirurgicale. « Si le chirurgien est encore inexpérimenté, dit avec beaucoup de raison Heinzel, et qu'il ne soit pas familiarisé avec les difficultés du traitement conservateur, il fera mieux d'amputer les blessés, alors même que leur état justifierait une tentative de conservation, que de les exposer à des accidents qu'il serait impuissant à conjurer et qui conduiraient tôt ou tard à la mort. »

Le chirurgien devra tenir grand compte aussi dans ses décisions de la longueur du traitement qui dans les cas les plus heureux est, en général, de plusieurs mois. Ainsi, dans la guerre des États-Unis, la moyenne du traitement dans les cas de guérison a été de cent soixante-six jours ; le plus court traitement a duré quatre-vingt-seize jours ; le plus long deux cent quatre-vingt-cinq. — Pendant la guerre de 1870-71, d'après Heinzel, la durée moyenne du traitement fut de quatre-vingt-dix-neuf jours ; la plus courte de vingt-cinq jours, la plus longue de trois cents jours.

Il est bon de faire remarquer que, dans les chiffres généraux fournis par les Américains et les Allemands, au sujet de la durée du traitement, les cas de simple ouverture de la capsule sont confondus avec ceux de fracture. Dans ces derniers, le traitement dure toujours plusieurs mois.

Il est en outre important de réfléchir aux accidents qui, éclatant dans l'immense majorité des cas, peuvent forcer à une amputation secondaire, amputation presque toujours fatale à la suite des blessures du genou.

A l'article CUISSE nous avons vu que beaucoup de chirurgiens admettent que l'amputation de la cuisse faite secondairement est moins grave que l'amputation primitive. Nous avons essayé de combattre cette doctrine en nous appuyant sur la statistique. Les faits observés dans l'armée allemande pendant la guerre de 1870-71 sont tout à fait en faveur de l'amputation primitive ; en effet, 1148 amputations de cuisse, motivées par des traumatismes divers, ont donné 281 guérisons, 181 cas indéterminés, soit une mortalité de 76, 9 pour 100. Si l'on décompose ces chiffres en amputations primaires et secondaires, on arrive au résultat suivant :

Amputations primaires : 353. dont 119 guérisons, 179 morts, 55 résultats indéterminés : mortalité = 60,6 pour 100.

Amputations secondaires : 734, dont 140 guérisons, 486 morts, 108 résultats indéterminés : mortalité 77,6 pour 100.

Heinzel comprend en outre dans sa statistique 61 faits d'amputation dont l'époque n'a pas été bien déterminée, parmi lesquels on compte 21 guérisons, 22 morts et 18 résultats indéterminés.

Quoi qu'il en soit, il est certain que les blessures du genou, quand elles demandent une amputation secondaire, plongent le blessé dans un état septicémique laissant bien peu de chances de salut.

Il faut tenir compte aussi des douleurs que le blessé éprouve pendant la durée du traitement, et enfin du résultat définitif. Parmi les blessés auxquels on conserve le genou, il en est qui marchent assez facilement avec un membre ankylosé en situation rectiligne. Quelques-uns, évidemment dans les cas où la fracture a été peu considérable, ont la bonne fortune de retrouver des mouvements plus ou moins étendus de l'articulation, soit qu'il y ait une ankylose fibreuse lâche, soit même qu'il n'y ait pas d'ankylose du tout ; mais il en est un bien plus grand nombre qui, malgré les soins les plus patients et les plus habilement dirigés, conservent un membre amaigri, déformé, ankylosé en situation vicieuse, en un mot, un membre avec lequel ils ne marchent qu'avec une extrême difficulté et qui est de beaucoup inférieur à une jambe de bois.

Il suffit de jeter les yeux sur les observations de la guerre de Crimée, pour se convaincre que plus de la moitié des pensionnés n'ont conservé qu'un membre atrophié, déformé, manifestement nuisible.

Quoi qu'il en soit de la valeur de ces réflexions, il est certain que la cause de la chirurgie conservatrice a fait depuis la dernière guerre un grand progrès.

Nous croyons en effet qu'à l'heure actuelle il n'est plus un seul chirurgien qui amputerait de prime abord pour une ouverture de la capsule par projectile de guerre, alors même que cette ouverture s'accompagnerait d'une fracture de la rotule. Il est utile de faire remarquer que les statistiques récentes n'ont fait que confirmer en cela les règles posées à ce point de vue, dès longtemps, par les chefs de la chirurgie militaire française, Larrey, Percy, et, à une époque plus voisine, Legouest.

Quant aux plaies articulaires compliquées de fracture du fémur ou du tibia, plus d'un chirurgien se croira autorisé à tenter la méthode conservatrice alors qu'il eût certainement amputé il y a peu de temps encore.

Cependant nous ne saurions trop mettre le jeune chirurgien en garde contre un certain engouement ; les guérisons sont nombreuses, mais il ne faut pas oublier qu'en dehors de la pratique de Langenbeck les revers le sont plus encore.

Il y aurait lieu ici d'établir une distinction dans les indications d'amputation ou de conservation, suivant les milieux hygiéniques où se trouvent les blessés, ainsi que nous l'avons fait à propos de la *cuisse.*

Il est bien certain que d'une manière absolue une plaie du genou, comme
une fracture compliquée de l'extrémité inférieure du fémur, aura d'autant plus
de chances de guérir que le blessé sera dans de meilleures conditions hygiéniques. Mais ce problème peut changer de face quand on compare les chances
relatives de vie ou de mort entre la conservation et l'amputation.

Voyez dans l'armée française de Crimée, les chances sont égales à peu de
chose près entre les deux méthodes et les conditions hygiéniques sont déplorables.
Voyez au contraire la grande proportion de guérison due à l'amputation dans
l'armée américaine où les conditions hygiéniques sont aussi excellentes que
possible !

Entre la conservation proprement dite et l'amputation vient se placer une
opération intermédiaire, la *résection*.

Pour bien juger cette question, il importe de séparer, ainsi que nous l'avons
fait pour la première fois en 1868 (*De la résection du genou de cause traumatique*, in *Archives générales de médecine*, n° de juin 1868), les opérations faites
à l'occasion des blessures déterminées en campagne par des projectiles de
guerre, des opérations faites dans la vie civile par les projectiles des armes à
feu ordinaires, ou par d'autres causes traumatiques.

Dès 1864, Legouest et H. Larrey, se plaçant surtout au point de vue théorique,
ont repoussé la résection du genou de la pratique militaire. En 1868, après
avoir réuni toutes les observations publiées à cette époque et constaté deux
succès seulement sur 19 opérations, nous écrivions la phrase suivante : « Toutes
les illusions doivent tomber devant une pareille expérience ; la résection du
genou ne peut s'appliquer à la chirurgie d'armée, si ce n'est dans des circonstances très-exceptionnelles. »

M. Legouest nous a fait l'honneur de reproduire dans son Traité de chirurgie
d'armée (2° édit., p. 580) cette phrase qui ne faisait que confirmer par des faits
ses savantes prévisions.

Depuis lors, un nombre considérable de résections du genou ont été pratiquées dans les guerres qui se sont succédé, et les chirurgiens ont porté des
jugements différents basés sur les succès ou les revers qu'ils avaient éprouvés.

L'immense majorité des chirurgiens français conservent une grande répugnance
à l'égard de cette opération. A la Société de chirurgie (séance du 1er avril 1874)
M. Perrin affirme que dans les conditions de la guerre la résection du genou
ne doit que très-rarement être choisie, et cela, non-seulement à cause du préjudice que causent aux opérés des transports plus ou moins incommodes, mais
encore et surtout à cause des fêlures qui se prolongent souvent fort loin, qui ne
sont point appréciables au moment de l'opération, et qui sont extrêmement fréquentes à la suite des plaies causées par des projectiles aussi volumineux que
ceux que l'on emploie.

Després (séance de la Société de chirurgie, 6 mai 1874) a rejeté complétement la résection du genou en chirurgie d'armée en se fondant sur une statistique empruntée à Chenu : 69 résections partielles, 5 guérisons, 64 morts ;
57 résections totales, 3 guérisons, 34 morts.

Cette statistique suffirait à elle seule à juger la question ; malheureusement
les détails manquent absolument, de telle sorte qu'il est impossible de préciser
si, pour l'immense majorité des cas, il s'est agi bien réellement de résection et
non pas de tentatives de conservation, avec simple extraction d'esquilles. Il ne
faut pas oublier en effet que les circonstances dans lesquelles Chenu a établi

son rapport sur la guerre de 1870-71 ne lui ont pas permis une exactitude comparable à celle qu'il avait donnée à ses travaux précédents.

Parmi les chirurgiens étrangers les uns se sont montrés hostiles à la résection du genou, tandis que d'autres l'ont vantée outre mesure.

Mac-Cormac s'est montré très-hostile aux résections du genou en campagne ; Stromeyer, dans les notes qui suivent le travail de Mac-Cormac, évite de se prononcer sur la valeur réelle de la résection du genou, opération à laquelle il consacre la phrase suivante (Mac-Cormac, *Souvenirs d'un chirurgien d'ambulance*, traduits par Morache, p. 159) : « Je n'en ai point vu en campagne. Après mon retour à Hanovre, je pus en voir un cas suivi de succès ; les docteurs Becker et Lindemann, anciens médecins militaires, avaient fait l'opération. L'articulation avait été ouverte, et la rotule fracturée, le diagnostic était aggravé par la coexistence d'une dysenterie. Lorsque je le vis, il avait bonne mine, sa jambe n'était que fort peu raccourcie, l'adhésion était complète. Le docteur Lindemann a déjà pratiqué plusieurs fois la résection du genou à l'hôpital Henriette et avec grands succès. Mac-Cormac se prononce peu favorablement sur ce sujet, du moins dans la chirurgie de guerre. Il avait sans doute eu connaissance de ces vingt ou trente résections du genou qui s'étaient faites dans son voisinage, et dont le dernier survivant se trouve porté comme mourant dans le tableau du docteur Franck. »

Nussbaum, au contraire, vante la résection du genou outre mesure en se fondant exclusivement sur les faits de sa pratique personnelle, qui est très-étendue.

« J'ai fait, dit ce chirurgien, pendant les trois guerres auxquelles j'ai assisté, dans l'espace de seize ans, 64 amputations de la cuisse avec 57 cas de mort, et 41 résections de genou avec 22 cas de mort : j'ai donc perdu 89 pour 100 pour ceux-là, et 53 pour 100 pour ceux-ci.

« Maintenant, si l'on ne veut pas adopter la statistique que fournit mon expérimentation de seize années, et si on ne veut écouter que ce que j'ai observé à l'armée pendant la guerre de 1870-71, je ne puis faire entrer en ligne de compte que 26 cas de résection de guerre dont 25 opérés sur le champ de bataille et dans les ambulances, et 1 plus tard à l'hôpital. Comme il me manque pour quelques-uns, à l'heure actuelle encore, les renseignements nécessaires, je ne puis citer que 5 cas de guérison : 1 officier et 4 soldats ; le lieutenant Brueckner, les soldats d'infanterie Dorfner, Karl et Wieser, un soldat de marine, Berthram. Il faut ajouter 2 autres à ces 5 dont la guérison m'a été annoncée par les docteurs Metzler et Regler, mais dont je n'ai pu me procurer les noms. Voici donc, pour 26 opérations, 7 guérisons.

« Je dois encore mentionner 3 soldats opérés par moi et évacués de Bazeilles à Remilly, qui, étant guéris presque complètement, furent atteints de dysenterie et moururent de cette maladie. Il y a donc lieu de compter 10 cas de guérison, ce qui ferait une mortalité de 61 pour 100.

« Quant aux amputations de la cuisse, un seul a pu être sauvé, ce qui donne une mortalité de 92 pour 100.

« De toutes les façons la résection du genou présente un résultat meilleur que l'amputation de la cuisse. »

Voici maintenant les détails fournis par M. Nussbaum :

« Le lieutenant prussien *Brückner*, opéré le 18 novembre 1870 à Châteaudun, deux heures après la bataille, sur le plancher d'une école ; le fémur était brisé.

Un linge mouillé et un morceau de bois pour tout bandage. Excellente guérison.

« Dorfner, chasseur bavarois, opéré dans un hôpital; guérison lente. On lui avait ôté trop tôt mon pansement *de plâtre;* déformation de la jambe. L'ankylose ne se forme pas. Six fistules. Ne put s'appuyer sur sa jambe. Fut admis aux Invalides. Mourut le 4 avril 1874.

1er septembre 1870. « Karl, fantassin bavarois, résectionné deux heures après la bataille. Pansement au plâtre. Évacué de suite. Rien connu de sa cure. Invalide. Guéri. Marche avec une canne.

11 octobre 1870. « Wieser, fantassin bavarois. Balle dans la tête du tibia, résectionné, pansement au plâtre. Bonne guérison. Marche sans canne et travaille.

« Berthram, soldat de marine, résectionné à Remilly. Pansement au plâtre. Pas de détails. Guérison. »

Les résultats merveilleux annoncés par Nussbaum seraient de nature à entraîner la conviction en faveur de la résection. Malheureusement ces résultats optimistes sont encore beaucoup moins prouvés que les résultats pessimistes de Chenu; ils ont rencontré une vive opposition même en Allemagne.

Gurlt, que nous traduisons textuellement, s'exprime dans les termes suivants à cet égard :

« En lisant attentivement ce que disent les témoins cités par M. Nussbaum (MM. Metzler et Regler), il résulte malgré tout son dire que, sur les 25 résections exécutées par lui, il y a un seul cas dont la guérison soit bien prouvée. Les deux témoins, MM. Metzler, médecin militaire à Darmstadt, et Regler, médecin à Stierling, eurent la bonté de me faire les communications suivantes sur les cas de résection qu'ils avaient vus à Orléans :

« M. le médecin Metzler écrit (1er juin 1875) : « Nussbaum me cite comme témoin, et avec raison. J'ai rencontré en décembre 1871 dans l'orphelinat du faubourg Bourgogne un soldat bavarois résectionné du genou droit, dont la guérison marchait très-bien. Cette résection avait été opérée par sections externes avec extraction de la rotule à la suite d'une blessure de guerre pendant la première invasion des Bavarois. Le malade ne put me donner le nom de l'opérateur. Malheureusement je ne connais pas ce nom. »

« M. le médecin Regler écrit (2 février 1875) : « Pour ma part je ne puis soutenir rien autre que, peu de temps avant notre départ d'Orléans (le 24 décembre), j'ai vu audit orphelinat deux soldats prussiens avec la résection traumatique de l'articulation du genou. Tous les deux avaient été transférés là venant de maisons particulières.

« L'un d'eux, qui n'avait plus besoin d'aucun soin et dont la situation était excellente, me dit que c'était M. le médecin Nussbaum qui l'avait opéré et qu'il pouvait déjà lever son pied qui était dans un bandage au plâtre probablement posé par M. le médecin Port : j'étais étonné de trouver déjà une soudure des os avant que les parties molles fussent guéries. Je ne suis pas sûr si c'était précisément un Mecklembourgeois, mais la plupart des malades de cet hôpital étaient des Mecklembourgeois.

« L'autre avait été opéré par un médecin prussien, et chez lui aussi le succès paraissait être extrêmement favorable, car plusieurs semaines s'étaient déjà passées depuis l'opération. Tous les deux devinrent prisonniers après notre départ d'Orléans, 9 novembre, parce qu'il était impossible de les transporter, à cause de l'opération qu'ils avaient supportée. Par suite de notre départ subit d'Orléans, au matin du 24 décembre, je ne pus recueillir d'autres notices sur eux. Ils restèrent placés audit hôpital, qui fut géré ensuite par un corps médical prussien.

« Les recherches faites par moi au Ministère de la guerre de Prusse m'ont donné pour unique résultat qu'à Orléans il n'y a eu qu'une seule résection du genou, concernant l'adjudant Schuet, le 16 décembre, mort le 19 janvier suivant.

« Il résulte donc de toutes ces recherches qu'*on ne peut prouver avec sûreté qu'un seul cas de guérison sur les 25 résections du genou faites par Nussbaum*, car dans l'armée prussienne on ne cite aucun cas de guérison resté inconnu jusqu'à ce jour, par suite de résection du genou, et de même dans l'armée bavaroise : je puis citer à ce sujet la personne la plus compétente, M. le docteur Schrœder, chargé de la partie médicale au Ministère de la guerre du royaume de Bavière, qui dit : excepté le sergent Knöchenberger, aucune résection du genou opérée dans l'armée bavaroise ne s'est fait connaître, et on peut admettre comme à peu près certain que tous ceux sur lesquels on a opéré la résection du genou sont morts. »

« Sans doute il est possible que parmi les cas de résection guéris concernant des soldats français, cas cité par Chenu, il y en ait qui ont été opérés par Nussbaum ; cela est surtout possible pour les 2 soldats français (n° 4 et n° 7) qui ont été blessés à Sedan et à Chevilly, mais la preuve n'en peut pas être établie.

« D'après tout cela, la mortalité concernant les 25 résections faites par Nussbaum se présenterait avec 24 morts, soit 96 pour 100 ; ou bien, si nous voulons ajouter aux 75 cas cités par nous ceux de M. Nussbaum (dans lesquels sont englobés 4 cas des nôtres, 1 guéri, 4 morts) et le cas de Metz mentionné ci-dessus, nous trouvons un total de 97 cas avec 15 guérisons et 82 morts, c'est-à-dire 84,53 pour 100 ; ou bien, en ôtant le cas concernant le soldat bavarois (n° 1) et n'appartenant pas aux blessures de guerre proprement dites, nous trouvons 85,41 pour 100. »

En présence de pareilles divergences, on ne peut se baser pour formuler une opinion motivée que sur des statistiques appuyées par des observations complètes ou tout au moins conduites pendant un temps assez long pour que l'existence du blessé puisse être considérée comme assurée.

Les chirurgiens allemands Heinzel (1875) et Gurlt (1879), le dernier surtout, ont publié à cet égard des travaux qui sont entourés de garanties d'authenticité incontestables.

Heinzel résume ainsi les résultats qui, d'après ses recherches, ont été obtenus pendant la guerre de 1870-71. Nous traduisons textuellement :

« Pendant la campagne de 1870-71, ont subi, d'après la statistique précédente, la résection primaire : 17 blessés dont 7 sont guéris, 10 morts ; mortalité 58 pour 100. On ne trouve que sommairement indiqués dans les ouvrages les 26 cas opérés par Nussbaum pendant cette campagne avec 10 guérisons ; si l'on compte les cas de Nussbaum, moins 4 toutefois cités dans notre liste nominative sous le n° 1 guéri, et les n°s 15, 16, 17, morts, ainsi que les deux résections connues opérées avec résultat mortel par Demarquay à Paris, on arrive, pour la guerre de 1870-71, à un total de 41 résections primitives dont 16 cas de guérisons, 25 de morts, mortalité 60,9 pour 100.

« Ont subi la résection secondaire 37 blessés, dont 3 ont été guéris, 34 sont morts, mortalité 91,8 pour 100. En outre, selon Lotzbeck, ont été faites, pendant la campagne de 1870-71 : par Lucke à Darmstadt, 3 résections, par Mac-Cormac à Sedan, 1, par Rupprecht (sans indication de lieu), 1, par Arnault à Metz (d'après Grellois), 1, par Christian à Bischweiler, 2, par Franck à Bazeilles, 1 suivie d'amputation consécutive. Si l'on compte ces opérations toutes suivies de mort, on a, pour la campagne de 1870-71, 44 résections secondaires dont 3 suivies de guérisons, 41 de mort, mortalité 93,1 pour 100. »

En 1879 Gurlt a publié un immense travail contenant l'histoire de toutes les résections articulaires pratiquées en chirurgie d'armée depuis que ces opérations sont en honneur.

Il résulte des recherches de Gurlt que pendant les grandes guerres du Danemark (1848-1851), des Indes (1857), d'Italie (1859), d'Amérique (1861-1865), du Danemark (1864), Mexique (1865), d'Autriche — Allemagne — Italie (1866), guerre franco-allemande (1870-71), 132 résections du genou ont été pratiquées avec les résultats consignés dans le tableau suivant que nous reproduisons textuellement en faisant remarquer que ce tableau divise les opérations en quatre classes : 1° résections primaires, c'est-à-dire faites immédiatement après la blessure; 2° résections intermédiaires faites en période inflammatoire; 3° résections secondaires faites à une époque rapprochée de la blessure, mais alors que la période inflammatoire a disparu; 4° résections tardives, c'est-à-dire faites longtemps après la blessure, mais avant que la résection pût être considérée comme étant d'ordre pathologique; 5° résections dont la date relativement à la blessure est inconnue.

En méditant ce tableau on voit que sur 132 résections du genou pratiquées en chirurgie d'armée on ne compte que 24 guérisons; un résultat inconnu et 109 morts, ce qui donne une mortalité de 81,68 pour 100.

Les résections primaires ont donné d'après le tableau de Gurlt une mortalité de 68,75 pour 100. Toutes les résections médiates, à l'exception d'une, ont été suivies de mort. La mortalité des résections secondaires s'est élevée au chiffre effrayant de 88,35 pour 100, tandis que celle des résections tardives, opérations qui n'ont été faites que 7 fois, chiffre insuffisant pour motiver un jugement certain, s'est abaissée, 66,6 pour 100.

Ces chiffres disent éloquemment combien grave est la résection du genou, combien est légitime la réserve que les chirurgiens militaires français ont toujours mise à accepter cette opération.

Mais il ne suffit pas de lancer des masses de chiffres pour repousser la résection.

Il ne faut pas oublier que l'amputation de la cuisse est aussi une opération très-meurtrière et l'on pourrait dire, à tout prendre, qu'une mortalité de 88 pour 100 du côté de la résection est encore préférable à la mortalité de 94 pour 100 que les chirurgiens français ont obtenue de l'amputation de la cuisse pendant la guerre de Crimée.

Il faut donc comparer la résection à l'amputation en établissant cette comparaison sur une guerre présentant des chiffres assez considérables.

Laissant de côté les faits des guerres du Danemark, d'Amérique, etc., nous n'étudierons à ce point de vue que ceux résultant de la dernière guerre (franco-allemande), parce que le résultat des amputations est ici bien connu, et le nombre des résections très-grand.

En nous plaçant à ce nouveau point de vue, nous trouvons que la mortalité de la résection primitive a été de 57,14 pour 100 et celle des résections secondaires

RÉSECTIONS

GUERRES	PRIMAIRES.				INTERMÉDIAIRES.				SECONDAIRES.				TARDIVES.				ÉPOQUE INCONNUE.			
	Total.	Guéris.	Résultats inconnus.	Morts. Mortalité pour 100.	Total.	Guéris.	Résultats inconnus.	Morts. Mortalité pour 100.	Total.	Guéris.	Résultats inconnus.	Morts. Mortalité pour 100.	Total.	Guéris.	Résultats inconnus.	Morts. Mortalité pour 100.	Total.	Guéris.	Résultats inconnus.	Morts. Mortalité pour 100.
D'Allemagne	21	9	»	12 = 57,14	10	1	»	9 = 90,0	61	6	»	55 = 90,16	1	»	»	1 = 100,0	3	2	»	1 = 33,33
D'Amérique.	9	1	»	8 = 88,88	»	»	»	»	9	2	»	7 = 77,77	1	»	»	1 = 100,0	1	»	»	1 = 100,0
Autres guerres	2	»	»	2 = 100,0	2	»	»	2 = 100,0	7	1	»	6 = 85,71	5	2	1	2 = 50,0	»	»	»	»
Total	32	10	»	22 = 68,78	12	1	»	11 = 91,66	77	9	»	68 = 88,31	7	2	1	4 = 66,6	4	2	»	2 = 50,0

GÉNOU (PATHOLOGIE).

575

prises en bloc de 90 pour 100, chiffres à peu de chose près identiques à ceux fournis par Heinzel, ce qui est une nouvelle garantie d'authenticité.

Or, dans la même guerre, des calculs de Heinzel que l'on peut considérer comme suffisamment exacts établissent que la mortalité de l'amputation primitive de la cuisse a été 59,4 pour 100 et celle de l'amputation secondaire, prise en bloc, de 77,16 pour 100.

D'après ces chiffres, on peut admettre, *au point de vue de la mortalité*, la résection primitive, mais on est conduit à repousser d'une façon absolue la résection secondaire, qui s'est montrée de beaucoup inférieure à l'amputation secondaire.

Mais alors quelles seront donc les indications d'une résection primitive? peut-elle être faite comme on le voulait autrefois au lieu et place de l'amputation? Les partisans de la résection sont fort embarrassés devant cette question. Il est impossible de préciser, dit Heinzel, les indications de la résection primitive, car elles concernent les cas particuliers qui repoussent le traitement conservateur expectatif et qui ne se prêtent pas à l'amputation immédiate; ce qui revient à dire qu'elles concernent les cas où les lésions des parties molles et de l'os sont un peu plus graves que celles dans lesquelles Langenbeck veut la conservation et un peu moins graves que celles qui, d'après ce même chirurgien, exigent l'amputation. Quel est le chirurgien sérieux qui, sur des données aussi difficiles à apprécier, osera décider d'emblée de faire une opération dont la mortalité est à peine au-dessous de celle que Heinzel attribue à la conservation, dans les cas où il existe une lésion du genou ou du tibia (61,3 pour 100)? On comprendrait la préférence donnée à la résection, si elle pouvait se substituer à l'amputation, mais il ne saurait en être ainsi pour le genou; la résection ne peut s'opposer, et c'est là l'explication de la plupart de ses succès, qu'aux cas à lésions osseuses limitées, à ceux surtout qui ne s'accompagnent pas de fêlures prolongées vers la diaphyse, fêlures si difficiles à reconnaître même pendant le cours de l'opération. Dans de pareilles conditions on préférera tenter la conservation pure et simple qui conserve le membre aussi bien que la résection et qui, toujours d'après Heinzel, ne semble pas plus dangereuse.

Envisageant les choses à ce nouveau point de vue, il y a lieu de se demander si, dans les cas douteux, dans les cas intermédiaires, comme le disent les Allemands, où la résection intervient en quelque sorte comme un compromis entre la résection proprement dite et l'amputation, le blessé a plus d'avantages réels à retirer de la résection que de l'amputation. En admettant même, comme le veut la statistique de Heinzel, l'égalité de mortalité entre l'amputation et la résection primitive, nous serions peu disposé à accepter cette dernière, en nous fondant sur le peu d'espoir qu'elle donne au point de vue du résultat fonctionnel et surtout sur la longueur et la douleur du traitement. En nous en tenant aux statistiques de Heinzel les deux opérations sont de même valeur, mais au point de vue des fonctions, nous n'hésitons pas à dire que la résection est, en général, inférieure à l'amputation. En effet, tous les jours on rencontre sur son chemin des amputés de la cuisse vaquant facilement à leurs affaires, soit avec un pilon, soit avec un membre artificiel perfectionné. Il est bien loin d'en être de même des réséqués; ils sont sujets pour la plupart à une gêne des plus pénibles. Il suffit, pour s'en convaincre, de jeter les yeux sur les résultats accusés dans les observations dont Heinzel a pu recueillir les détails (Heinzel, *Statistique*, pages 531 à 551).

Résections primitives.   Numéro 1. Ankylosé du genou, marche bien sans canne avec un soulier à haute semelle.

Numéro 2. Marche péniblement avec des béquilles, à jamais impotent et incapable de travailler, à cause de la difformité de son membre et de l'impossibilité de s'en servir.

Numéro 3. Guéri, mais amputé plus tard.

Numéro 4. Atrophié des muscles de la cuisse et de la jambe, ne marche qu'avec des béquilles et fait peu usage de l'appareil de soutien qui lui a été délivré en raison de la fatigue qu'il lui cause.

Numéro 5. On n'a pas de détails sur les fonctions du membre; ce blessé a été remis à une ambulance française avant guérison définitive (il est à remarquer cependant qu'il figure dans les statistiques parmi les cas de guérison établie).

Le Numéro 6 a guéri, mais après une amputation consécutive de la jambe.

Le Numéro 7 peut marcher, mais avec un appareil modelé muni d'attelles et prenant son point d'appui sur l'ischion. Cet appareil ne le dispense pas de se servir de béquilles. Demarquay nous a appris que ces résultats s'étaient améliorés avec le temps; ce malade a fini par se passer de béquilles et même par pouvoir reprendre son métier de servant de maçon, mais en conservant un appareil Mathieu (*Bulletins de la Société de chirurgie*, t. III, 3ᵉ série, p. 167).

Résections secondaires.   Numéro 1. Heinzel donne le résultat définitif dans les termes suivants puisés dans un travail de Cuignet : « Le membre se trouve dans une extension rigide; cependant l'ankylose n'est pas complète, quelques petits mouvements peuvent se faire entre les surfaces de section grâce à des liens fibreux qui les unissent. La jambe est grêle, mais aucun muscle n'est atrophié; l'articulation du cou-de-pied est ankylosée, le pied est dans l'extension (pied-bot équin), la pointe légèrement tournée en dedans. Le patient ne peut marcher qu'avec deux béquilles, le pied ne reposant pas sur le sol.

Numéro 2. Genou ankylosé; raccourcissement de 6 centimètres; peut marcher avec un appareil de soutien.

Numéro 3. Ce malade finit par marcher sans canne avec une botte à semelle très-épaisse.

Gurlt, il est vrai, est beaucoup plus encourageant. Sur les 12 faits qu'il a pu étudier au point de vue des résultats fonctionnels, il signale 7 très-beaux résultats, 4 résultats satisfaisants et 1 fait de membre ballottant dans lequel on dut débarrasser le blessé, par l'amputation, d'un membre devenu trop gênant. Ces 12 faits sont puisés dans l'histoire générale des résections, puisqu'ils concernent des Allemands, des Autrichiens, des Danois, et non pas seulement des Français et des Allemands. Que sont devenus les autres opérés? Pourquoi l'histoire de ces hommes que les opérateurs suivent avec tant d'intérêt en raison même de la nouveauté et de la rareté de l'opération est-elle demeurée si obscure? N'en serait-il pas de beaucoup d'entre eux comme du blessé présenté en 1874 à la Société de chirurgie, qui certainement a été compté par plus d'un au nombre des résultats favorables, puisqu'il marchait bien, alors que sa guérison était plus que douteuse ?

Quoi qu'il en soit, les résultats annoncés par Heinzel sont peu encourageants ; à trois exceptions près, les réséqués sont dans des conditions infiniment moins

bonnes qu'ils ne l'auraient été à la suite d'une amputation, car le membre
réséqué ne peut être considéré que comme une source de gêne et de douleurs
plaçant le blessé dans la catégorie des impotents. Et au prix de quelles douleurs,
de quels risques incessants pour l'existence, de quel traitement prolongé, ont-
ils obtenu de si tristes résultats définitifs ! Il suffit, pour s'édifier à cet égard,
de lire la navrante histoire (rapportée par Cuignet) du soldat qui fait le sujet
de l'observation numéro 1 des résections secondaires de Heinzel.

« Le Numéro 10, dit Cuignet, reçut à la bataille de Wissembourg, le 4 août
1870, un coup de feu qui perça le genou de dehors en dedans. Il fut recueilli
par les Prussiens, et, le 9 de ce même mois, transporté en Allemagne, péniblement couché sur de la paille. Il arriva le 14 à Berlin. Le genou était très-gros
et très-douloureux. Le chirurgien qui le reçut voulait l'amputer de suite, mais
un confrère proposa la résection de l'article. Elle fut acceptée et pratiquée le
16 août dans l'état de chloroformisation. A la suite de cette opération, le sujet
fut très-malade ; pendant longtemps on désespéra de le sauver ; il se forma des
abcès multiples à la cuisse et même à la paroi abdominale et à la jambe. Ce ne
fut que vers le mois de février qu'il commença à aller un peu mieux.

« On avait enfermé le membre dans un appareil en plâtre fenêtré à plusieurs
endroits. Le blessé commença à se lever vers la fin du mois de juillet. En août
on retira une portion de tibia longue de 8 centimètres et appartenant au bord
interne de l'os, à sa partie moyenne.

« Le pauvre diable nous est apporté le 30 novembre 1871. Il est alors dans
l'état suivant : le membre a perdu 5 centimètres de sa longueur totale,
mesurée depuis le sommet du trochanter jusqu'à la malléole externe ; le fémur
a perdu 2 centimètres et demi et le tibia autant. Le péroné a toute sa longueur.

« L'articulation coxo-fémorale est libre. Le membre est en extension rigide.
La portion qui correspond au genou est peu volumineuse et représente deux
cônes adossés par leurs sommets et ayant leurs bases l'un vers la cuisse, l'autre
vers la jambe. Le corps du fémur, ayant son volume ordinaire, vient comme
s'implanter directement dans le corps du tibia, qui paraît plus gros à cause de
l'adjonction latérale de la tête du péroné.

« L'ankylose entre ces deux bouts osseux n'est pas absolue ; quelques légers
mouvements de flexion et d'extension ont lieu entre les liens fibreux qui unissent
le fémur et le tibia au niveau de leur section. Sur la face antérieure de cette
partie du membre règne une cicatrice en croissant qui court transversalement
d'un côté à l'autre, épaisse, adhérente et un peu convexe en bas. Pas de trace de
rotule. La jambe est mince, mais elle possède tous ses muscles. L'articulation
tibio-tarsienne est en ankylose très-prononcée ; le pied est en équin léger, avec
déviation de la pointe en dedans ; les tendons des muscles s'aperçoivent bien et
les orteils sont mobiles. Le tibia est sensiblement accru de volume dans ses 3/4
supérieurs.

« Le sujet ne peut aller qu'avec deux béquilles, sans poser le pied ; il a souvent des douleurs dans toute la jambe.

« Il nous est impossible d'apprécier les motifs qui ont décidé nos confrères de
Berlin à préférer la résection à l'expectation ; mais nous constatons que ce second
traumatisme a failli emporter le blessé et qu'il n'a guéri de son opération qu'au
prix d'immenses dangers, de longues souffrances et d'un état d'infirmité plus
considérable que dans la moyenne des guérisons spontanées des plaies du genou ;

que cependant elle est moindre que celle qui résulte de la suppression du membre. »

Nous ne saurions partager l'optimisme de notre collègue Cuignet quand il déclare que l'infirmité est moins considérable que celle qui résulterait de la suppression du membre. Il est évident que le blessé est incapable de rien faire d'une telle jambe et qu'il est à tous égards cent fois plus impotent qu'un amputé.

Le 1er avril 1874 Després a fait à la Société de chirurgie un rapport très instructif au sujet d'une note de M. le docteur Vidal intitulée : *Fracture de la rotule et du condyle externe du fémur par coup de feu traversant l'articulation. Sortie de la balle dans la région poplitée en dehors de la ligne médiane. Résection du genou. Suture osseuse. Guérison.*

« L'observation concerne un homme âgé de vingt-deux ans, soldat au 35e de ligne, blessé le 30 septembre 1870 au combat de Chevilly, par une balle au genou gauche. Cette balle avait fracturé la rotule et pénétré dans l'espace inter-condylien et était sortie par le creux poplité. Trente-six heures après la blessure, M. Vidal, aux soins duquel était confié le malade, appela M. Lannelongue qui, en présence de Nélaton, pratiqua la résection du genou par le procédé à un lambeau antérieur ovale. La rotule fut enlevée, puis les deux condyles ont été réséqués, et une esquille a été enlevée du fond de l'espace inter-condylien. Un centimètre de l'épaisseur de l'extrémité supérieure du tibia a été ensuite réséqué. Puis M. Lannelongue procéda à la suture osseuse et appliqua trois points de suture métallique en argent. Le membre a été immobilisé dans trois attelles plâtrées.

« La plaie, qui n'avait point été réunie entièrement par première intention, s'était refermée en partie le 5 octobre. La suppuration commença le 7 octobre et, le lendemain, un drain fut passé dans la plaie, qui était arrosée et lavée avec un mélange d'eau alcoolisée. Un débridement, pour faciliter l'écoulement du pus, a été nécessaire. Le 22 octobre, l'œdème de la jambe annonce la formation d'une fusée purulente qui apparut bientôt dans le mollet. M. Vidal ouvrit, à cette époque, en ce point, un abcès profond. Le 10 novembre, la suppuration continuait son cours et la plaie bourgeonnait. La consolidation osseuse, à cette date, était parfaite, quoique les fils ne fussent point retirés.

« Le 5 janvier, la cicatrisation était presque complète, mais il restait une fistule sur le côté externe, et par cette fistule on arrivait sur le fémur dénudé.

« Le 20 janvier, suppuration abondante par l'orifice fistulaire. Fusée purulente vers la cuisse, drainage.

« Le 3 février, fusée purulente dans la longue portion du biceps, ouverture.

« Le 5 mars, issue d'un séquestre par la fistule de la région externe.

« Le 10 mars, fistule sur la cicatrice de la plaie de l'opération au niveau des points de suture. Extraction de ces fils.

« Le 20 mars, le blessé est transféré à l'ambulance de Saint-Cloud. Il peut déjà s'appuyer sur son membre, mais il restait une fistule à la partie externe.

« Ici, il y a une lacune de trois ans et demi, pendant lesquels il n'y a aucunes nouvelles du malade. M. Vidal a revu son opéré dernièrement, et celui-ci était dans l'état où il vous l'a présenté. Il y a, vous vous le rappelez, un raccourcissement de 5 centimètres. Le malade boite surtout parce qu'il a le membre inférieur rigide, et il dit qu'il peut faire une longue course, appuyé seulement sur une canne. Le tibia et le fémur sont soudés. Il y a deux fistules, une au niveau d'un des anciens points de suture, l'autre au niveau d'une des anciennes ouvertures d'abcès, et par cette dernière, d'après M. Vidal, on pénètre profondément jusqu'au fémur. L'os que j'ai palpé est notablement tuméfié. Le malade ne souffre pas en dehors de la fatigue et des changements de temps, mais les fistules se sont ouvertes et refermées à plusieurs reprises, après avoir causé des douleurs et une inflammation chronique que vous connaissez tous, et qui est due à la rétention du pus provenant du foyer d'une nécrose.

« M. Vidal nous demande quel appareil il serait possible d'appliquer à ce malade pour empêcher la claudication. Il y a, messieurs, une question préalable. Ce malade en est-il là? eh bien, je n'hésite pas à répondre non.

« Il y a des fistules, au nombre de deux, qui sont la conséquence d'une nécrose du fémur; le blessé est dans les conditions d'un malade ayant eu une fracture avec plaie du tégument et atteint consécutivement de nécrose du cal et des parties de l'os voisines du cal, fait extrêmement fréquent, pour ne pas dire constant, après les fractures par projectiles de guerre. Avant de songer à faire porter un appareil au malade, il faut le guérir de la nécrose, et cela n'est pas facile. A dire la vérité, et pour ne rien déguiser de ma pensée, j'estime que tôt ou tard le chirurgien aura à se poser la question de l'amputation de la cuisse, absolument comme s'il s'agissait d'une fracture articulaire avec ankylose consécutive et nécrose des os près de l'articulation. Oui, sans doute, aujourd'hui l'état des parties n'est pas mauvais, mais considérez que le malade vous est montré dans un de ses bons moments. Il a, en effet, subi pendant près de quatre ans des alternatives de mieux et de pire. Les fistules se sont taries, fermées, puis rouvertes, et ont présenté tous les caractères des fistules de la nécrose, et quand, depuis quatre ans, il existe une nécrose, il est bien peu probable que le séquestre du fémur soit limité et qu'on puisse l'extraire. »

M. Lannelongue a soutenu que son malade était guéri, mais la plupart de ses collègues ont émis des inquiétudes pour son avenir.

Quoi qu'il en soit, il nous suffit de constater qu'après un traitement de quatre années, qu'après avoir traversé des accidents formidables, ce malade était encore exposé à des inquiétudes sérieuses, ce qui ne lui serait certes pas arrivé, si on l'avait amputé; il n'aurait pas couru de plus grandes chances de mort, bien au contraire, et en cas de succès tout aurait été terminé en un temps relativement très-court.

Dans les cas les plus heureux le blessé ne guérit qu'au bout de plusieurs mois après avoir traversé des accidents formidables tels que phlegmons, abcès, suppuration profuse, nécrose partielle, etc. Dans plusieurs observations nous voyons des fistules persister encore après quatre et cinq ans.

En résumé, l'étude des faits de résection pratiqués en chirurgie d'armée amène aux conclusions suivantes:

1° Considérée dans son ensemble, la résection est certainement plus grave que l'amputation.

2° La résection primitive semble donner des résultats à peu près égaux, au *point de vue de la mortalité*, à ceux de l'amputation primitive. Cependant la démonstration de ce fait est loin d'être établie; *en tout cas il convient de remarquer que cette égalité n'existe que quand la résection se pratique pour ainsi dire sur place, sans que le blessé ait subi de transports. En consultant le travail de Gurlt on voit en effet la mortalité de la résection augmenter au fur et à mesure que le blessé subit des transports plus lointains même avant l'opé-ration.* Or c'est là un fait important à signaler, les transports étant pour ainsi dire la règle en temps de guerre.

3° La résection secondaire donne des résultats beaucoup plus défavorables que l'amputation secondaire.

4° La résection, qu'elle soit primitive ou secondaire, demande un traitement très long et donne, à quelques rares exceptions près, des résultats fonctionnels assez fâcheux pour que le blessé ne regrette pas une bonne jambe de bois.

Si nous avions le malheur, dans une campagne, d'avoir l'articulation du genou brisée par une balle, nous opposerions un refus énergique au chirurgien qui nous proposerait de nous réséquer.

Avant de terminer ce qui a trait à la résection, il nous importe de faire remarquer, comme nous l'avons fait déjà en 1868 (*De la résection du genou de cause traumatique*, in *Archives générales de médecine*, juin 1868), puis en 1874 (*Bulletins de la Société de chirurgie*, tome III, 3° série, page 247), que la résection du genou de cause traumatique ne constitue pas par elle-même une mauvaise opération.

« Ce sont, écrivions-nous alors à la Société de chirurgie (*Bulletins de la Société de chirurgie*, t. III, 3° série, p. 247), les circonstances au milieu desquelles se trouvent placés les blessés, ce sont la gravité et l'étendue des dégâts qui la rendent presque fatalement mortelle.

« Lorsqu'un lourd projectile, comme celui que lancent les armes actuelles, atteint le fémur ou le tibia, très-souvent il les brise en plusieurs morceaux, très-souvent des fêlures s'étendent au loin sur la diaphyse, et ces fêlures sont loin d'être faciles à reconnaître pendant l'exploration qui précède l'opération, lors même que les os ont été mis à nu par l'incision des parties molles ; il résulte de là qu'en pratiquant la résection le chirurgien est exposé à ne pas enlever toutes les parties lésées.

« Dans tous les cas, indépendamment de ces fêlures, un os résistant comme le fémur ressent, lorsqu'il est frappé par un lourd projectile, un ébranlement considérable qui, se communiquant de proche en proche, détermine tous les effets d'une contusion interne qui doit singulièrement favoriser la production d'une ostéomyélite aiguë, affection dont les symptômes ont de nombreux points de ressemblance avec ceux de l'infection purulente.

« Mais, quand les conditions générales de la vie des camps n'existent plus, quand des causes traumatiques plus légères, tels que des plombs, des balles de petit calibre, des corps contondants ordinaires, des instruments tranchants ou piquants, ont provoqué une arthrite, suivie d'accidents exigeant impérieusement une opération, la résection, croyons-nous, peut être avantageusement substituée à l'amputation.

« Les observations de résection du genou, faites dans ces dernières circonstances, appuient cette manière de voir, ainsi que je l'ai fait remarquer dans les *Archives générales de médecine* ; pratiquée treize fois par divers chirurgiens, entre autres par M. Verneuil, cette opération n'a causé que trois fois la mort. De plus, ces observations permettent de supposer que la résection opérée en période inflammatoire, c'est-à-dire à une époque où l'amputation est presque fatalement suivie de mort, présente de grandes chances relatives de succès.

« Nous pouvons résumer ces réflexions dans les trois propositions suivantes :

« 1° La résection du genou, en chirurgie d'armée, donne des résultats déplorables ;

« 2° La résection du genou, opposée aux traumatismes plus légers, que l'on rencontre habituellement dans la vie civile, est une excellente opération ;

« 3° Opposée à cette dernière classe de traumatismes, la résection médiate offre de nombreuses chances de succès, tandis que l'amputation médiate est presque toujours suivie de mort.

« Je vous ferai remarquer, en terminant, que cette dernière conclusion, surtout si elle était confirmée par des faits plus nombreux, aurait une importance des plus considérables. Elle permettrait, en effet, une certaine temporisation dans ces cas douteux, si fréquents en pratique, où le chirurgien hésite entre l'amputation et la conservation. »

Lors de la discussion qui eut lieu à la Société de chirurgie à la suite de notre communication, plusieurs membres éminents de cette société se sont élevés contre cette distinction des indications de la résection du genou, suivant qu'il s'agissait de chirurgie d'armée ou de pratique civile ; d'autres, au contraire, parmi lesquels M. Larrey et M. Perrin, l'ont admise.

Il est évident que dans certaines circonstances, dans la guerre de siége, par exemple, certaines conditions défavorables à ces opérations, celles surtout qui résultent des transports et des évacuations lointaines, disparaissent, mais il reste toujours la gravité du traumatisme évidemment plus considérable avec une balle de gros calibre qu'avec une balle de petit calibre ou avec du plomb ; il reste surtout cet ébranlement considérable, cette commotion qui détermine une sorte de contusion interne se propageant au loin sur la continuité de l'os, contusion qui a pour résultat une inflammation qui ne tarde pas à enlever les blessés, ou, comme cela semble être arrivé dans l'observation présentée par M. Vidal à la Société de chirurgie du 1er avril 1874, à produire une nécrose interminable. C'est dans cet ébranlement profond de l'os, c'est dans l'incertitude où se trouve le chirurgien sur le point où doit porter réellement la scie, que se trouve la véritable cause de la différence qui existe entre les blessures par armes de guerre et les blessures par des balles ou du plomb de petit calibre, ou des corps contondants agissant avec moins de violence que les balles. Cela est tellement vrai que, quand le traumatisme qui détermine les plaies du genou est autre qu'un projectile de guerre, mais quand il agit avec une violence qui lui est comparable, la mort est le résultat le plus fréquent de l'opération. Ainsi dans la thèse remarquable de Penières nous trouvons (page 104) cinq exemples de résections faites pour des plaies compliquées de fractures extra-articulaires, par contre-coup ou par écrasement (faits comparables à l'action des projectiles), et sur ces cinq opérations on ne compte qu'un seul fait de guérison relatif à un enfant de seize ans, époque à laquelle toutes les lésions peuvent guérir.

La distinction que nous avons établie dès 1867 dans les *Archives générales de médecine*, puis en 1874 dans notre communication à la Société de chirurgie, après avoir été confirmée par les recherches de Penières, 1869, vient de recevoir une nouvelle sanction dans le livre de Gurlt publié en 1879.

Ce chirurgien, qui semble ignorer que cette importante question a été signalée dès 1868 par un chirurgien militaire français, rapporte en effet 12 faits de résections traumatiques motivées par des blessures reçues en dehors des faits de guerre, et cette petite statistique confirme pleinement ce que nous avions écrit dans les *Archives*.

En effet ces 12 résections se décomposent de la façon suivante : 4 résection primitives avec un seul mort; 3 résections médiates avec un seul mort; 3 résections secondaires avec 3 guérisons, une résection tardive, une guérison, une résection de date inconnue, un mort. En résumé, pour les résections traumatiques en dehors de la chirurgie d'armée, une mortalité de 25 pour 100; fait digne de remarque, cette mortalité est à peu près identique à celle qui nous avait été fournie par nos recherches de 1868, 3 morts sur 13 opérés.

Conclusions générales relatives à la conservation, l'amputation et la résection. L'étude raisonnée des indications de la conservation, de l'amputation et de la résection dans les cas de blessures par projectiles lancés par la poudre à canon, ou par causes traumatiques analogues, conduit aux conclusions suivantes :

1° Les plaies qui n'intéressent que la capsule articulaire ont de grandes chances de guérison sans opération ;

2° Il en est de même des plaies qui ouvrent l'articulation en fracturant la rotule ;

3° Quand les blessures intéressent les extrémités du fémur ou du tibia, en ouvrant l'articulation, la guérison est très-difficile à obtenir sans opération ;

4° Il y a lieu de maintenir le précepte posé par l'immense majorité des chirurgiens militaires et en particulier par Legouest, chirurgiens qui considèrent ces dernières blessures comme une indication impérieuse d'amputation immédiate.

Cependant les faits assez nombreux de guérisons recueillis dans ces derniers temps peuvent autoriser des dérogations à cette règle générale, mais seulement dans les cas où le projectile n'a fait qu'écorner en quelque sorte les os sans produire de grands délabrements.

5° On sera d'autant plus prudent dans ces tentatives de conservation que l'expérience apprend que, quand on n'a pas amputé primitivement dans les blessures du genou, il est presque toujours trop tard de le faire quand l'inflammation et la fièvre sont survenues ; l'amputation à cette période est le plus souvent suivie de mort.

6° En chirurgie d'armée, la résection est généralement une déplorable opération. La mortalité générale est plus grande que celle de l'amputation. Les résections primitives seules, c'est-à-dire pratiquées aussitôt après l'accident, peuvent à ce point de vue soutenir jusqu'à un certain point le parallèle avec l'amputation faite à la même période. Mais, en admettant même des chances égales, ce qui est loin d'être démontré d'une façon absolue, la résection devrait encore être repoussée en raison de la longueur du traitement et des mauvais résultats fonctionnels définitifs.

7° Dans la pratique civile, quand le corps contondant n'a pas déterminé d'ébranlement profond de l'os, comme cela a lieu dans les fractures par écrasement ou par contre-coup avec plaie, la résection peut être avantageusement substituée à l'amputation.

Ce grave débat élucidé autant que possible, nous devons nous préoccuper du traitement à suivre dans les cas où l'on se propose la conservation.

Traitement dans les cas où l'on tente la conservation. Le diagnostic établi, si la conservation est décidée, tous les efforts devront être dirigés vers un double but : prévenir une arthrite suraiguë; la guérir, si elle survient.

Avant tout, il convient de rechercher et d'extraire les corps étrangers et les esquilles dont la présence dans l'articulation ne peut que devenir une cause d'aggravation de l'inflammation; à tout moment ils peuvent réveiller ou stimuler l'arthrite traumatique et faire renaître les accidents.

Quelques chirurgiens voudraient différer cette recherche en se fondant sur la tolérance de l'articulation pour les corps étrangers et sur la crainte de développer, par l'irritation que cause l'exploration, l'inflammation que l'on veut précisément prévenir.

On cite dans tous les auteurs, à propos de l'innocuité des corps étrangers métalliques articulaires, le fait heureux de Framboisier, qui a vu une balle abandonnée dans le genou sans qu'il en résultât d'accidents graves. Longtemps après que la plaie fut cicatrisée, cette balle se fit jour au-dessous de la peau et une simple incision suffit pour l'extraire sans aucun danger.

Morel-Lavallée, dans sa thèse de concours, a cité un fait observé par Velpeau : Une balle de calibre avait séjourné dans l'articulation du genou pendant vingt-huit ans, sans déterminer d'accidents. Six mois avant l'entrée du malade à l'hôpital était survenu du gonflement articulaire avec gêne des mouvements; l'extraction du projectile, qui était libre et allait dans divers points du cul-de-sac de la synoviale, fut faite par la méthode sous-cutanée; le malade guérit parfaitement au bout de douze jours.

Le 21 juin 1871, Tarnier, Dolbeau, Larrey, ont cité devant la Société de chirurgie des exemples dans lesquels, le projectile n'ayant pas été enlevé, la guérison était survenue. Ces résultats exceptionnels ne sauraient faire loi; d'ailleurs, en les analysant, ils sont peu probants. Nous voyons en effet que le projectile, dans le cas de Tarnier, est sorti de l'articulation comme dans le cas de Framboisier, mais il est venu se fixer au tendon du droit antérieur; il gêne le blessé et pourra devenir plus tard une source d'accidents; et pourtant on n'ose pas l'enlever, car M. Legouest redoute de voir se développer une inflammation au voisinage de l'article lui-même. Il en est à peu près de même du fait de Dolbeau, relaté dans la même séance. Si la balle reste implantée dans le squelette, elle pourra ne pas s'opposer toujours à la guérison de l'arthrite proprement dite, mais ensuite elle provoquera une suppuration interminable et la formation de séquestres qui nécessiteront une opération susceptible de mettre en péril le bon résultat primitivement obtenu. C'est ainsi que les choses se sont passées dans une observation relatée par Panas (article Articulation du *Dictionnaire de médecine pratique*, p. 326) : Un homme, ayant reçu un coup de feu au genou guérit, après avoir traversé de sérieux accidents, avec une ankylose incomplète; un an plus tard, Nélaton dut, pour tarir un trajet fistuleux interminable, aller avec le gouge et le maillet rechercher le projectile implanté à 9 centimètres de profondeur.

Cependant il est des exceptions aux règles générales, exceptions placées aux deux extrémités de l'échelle de gravité. Si la plaie de l'articulation n'a compris que la capsule, s'il existe deux ouvertures rendant probable l'issue du corps étranger, si une palpation douce exercée dans les environs de la plaie ne révèle pas la présence d'un corps étranger, il pourrait être plus dangereux qu'utile de chercher à sonder la plaie, et cela d'autant plus qu'en faisant cette manœuvre on pourrait donner issue à l'entrée de l'air que le glissement de la peau avait pu empêcher. Dans ces conditions relativement simples, on ne doit pas augmenter la plaie par des incisions pour rendre l'exploration plus facile : ce serait s'exposer à donner à l'air une plus large pénétration.

D'autre part, il serait puéril de déterminer des souffrances inutiles pour rechercher un projectile, alors que l'étendue des dégâts indique clairement la nécessité d'une amputation immédiate.

En toute autre circonstance, on doit faire l'exploration et employer autant que possible le doigt, qui donne toujours des indications plus précises qu'une sonde métallique. Si cela est nécessaire, il ne faut pas hésiter à agrandir la plaie dans une proportion suffisante pour permettre l'introduction du doigt.

Les esquilles devront être enlevées soigneusement au même titre que les corps étrangers, mais les esquilles libres seulement; celles qui sont adhérentes au périoste peuvent vivre et contribuer à la réparation de l'article ; d'ailleurs on ne pourrait les enlever qu'au prix d'efforts et de manœuvres quelquefois aussi dangereuses que la blessure elle-même.

Les corps étrangers et les esquilles enlevés, s'il y a lieu, le chirurgien doit s'occuper du traitement proprement dit. Ce que nous avons dit du traitement des plaies par instrument tranchant nous permettra d'être très-bref.

Le but du traitement est de prévenir l'inflammation et de la guérir, si elle se développe. La première condition pour atteindre ce double but est de maintenir le membre dans une immobilité absolue depuis le début jusqu'à la fin du traitement.

Beaucoup de chirurgiens allemands conseillent d'immobiliser le membre par l'appareil plâtré. Ils commencent par entourer le membre d'une couche de ouate et d'une bande de flanelle, puis recouvrent le tout par un appareil plâtré. Si le blessé est traité sur place, ils font immédiatement des fenêtres en regard des ouvertures cutanées ; si, au contraire, il doit être transporté, ils se bornent à indiquer les endroits auxquels, plus tard, on devra établir des fenêtres. Ils attribuent à cet appareil les avantages suivants : il empêche tout mouvement et l'irritation qui en peut résulter; par sa compression uniforme, il est antiphlogistique et active la résorption du sang épanché dans l'articulation. Aussi ils recommandent de ne pas faire les fenêtres trop grandes, parce qu'elles diminueraient l'uniformité de la compression et faciliteraient la hernie des parties molles.

Ces appareils solidifiés nous semblent dangereux quand ils sont appliqués dès le début. Ils ne sauraient prévenir l'inflammation d'une façon absolue, et par conséquent ils exposent à tous les dangers d'une compression qui peut dépasser le but, malgré la couche de ouate dont le genou est entouré. De plus, ils ne permettent pas une surveillance active et rendent ultérieurement impossible l'extraction méthodique des corps étrangers ou des esquilles qui auraient échappé à une première investigation.

Nous préférons de beaucoup immobiliser le membre dans la grande gouttière de Sarazin, qui joint aux avantages d'une exacte contention la possibilité d'une incessante surveillance; l'appareil de Sarazin est décrit et représenté par des figures à l'article Cuisse.

Il est impossible de tenter la suture, qui ne réussirait pas, en raison de la contusion des bords de la plaie ; en général on se borne à recouvrir celle-ci d'un pansement simple. Quand l'inflammation survient, elle est combattue par les mêmes moyens que quand la plaie est faite par instrument tranchant.

C'est surtout au genou que l'on a employé l'eau froide et la glace pour prévenir l'arthrite. Nélaton n'accepte pas ces moyens en ce qui concerne l'articulation du genou; il pense qu'ils ne sont pas proportionnés à la gravité de la lésion, et qu'en tout cas leurs avantages possibles ne sont pas contre-balancés par leurs inconvénients, car ils exposent le malade à un refroidissement général et à des phlegmasies viscérales. Legouest est assez peu favorable aussi à ce mode de traitement. « Ici plus que partout ailleurs, dit-il, cette méthode ne fait souvent que masquer les accidents et, quand elle est impuissante à les prévenir, ceux-ci se montrent avec une intensité plus grande que s'ils n'avaient pas été combattus par ce moyen. Ce que nous disons de l'eau froide s'applique à plus forte raison à l'eau glacée et à la glace pilée que Baudens a voulu lui substituer. »

Champell et quelques chirurgiens américains ont affirmé avoir réussi à prévenir des arthrites graves par la ligature de l'artère fémorale employée à titre antiphlogistique. Il est à peine utile de faire remarquer combien il serait dangereux de chercher à prévenir un danger par une opération qui, par elle-même, peut entraîner la mort et qui expose à la gangrène.

Les chirurgiens américains préconisent aussi, à titre préventif de l'arthrite, l'opium et ses dérivés employés à très-haute dose. Cet agent thérapeutique peut avoir de l'efficacité surtout en prévenant la douleur cause de mouvements intempestifs.

Quand l'inflammation est survenue, le chirurgien doit redoubler de précautions pour la maintenir dans de sages limites ; c'est alors qu'il importe de constater l'importance de l'inflammation en tenant compte de la douleur, de la chaleur, du gonflement du genou et de l'état général, en particulier de la fièvre. Les saignées générales et les sangsues peuvent être employées avantageusement quand la constitution du malade le permet. Quand la suppuration survient, il faut immédiatement lui donner issue par de larges incisions, faites autant que possible dans les endroits les plus déclives. Langenbeck préfère les petites incisions, mais il est difficile de saisir le motif de cette préférence.

Au besoin, on pratiquera des contre-ouvertures en n'hésitant pas, si cela est utile pour assurer le libre écoulement du pus, à recourir au drainage. A cette période, le chirurgien doit donner la plus grande attention à faciliter l'issue des esquilles et des corps étrangers qui auraient pu échapper à ses premières investigations.

Nous n'insisterons pas davantage sur les indications qui peuvent se présenter dans la suite du traitement; ce serait nous exposer à répéter ce qui a été dit aux articles Articulation et Rotule.

Nous nous bornerons à appeler l'attention sur les grands avantages que peut présenter le pansement fait d'après la méthode de Lister, méthode qui semble destinée à augmenter dans une immense proportion la puissance de la chirurgie et, peut-être, à modifier les termes du problème qui se pose aujourd'hui encore au sujet de la conservation, de la résection et de l'amputation.

Quand le squelette n'est pas intéressé, ou encore quand le projectile s'est borné à tracer un sillon à la surface d'un condyle, on peut tenter d'immobiliser le membre et de le mettre en même temps à l'abri du contact de l'air par le bandage ouaté ; cette pratique a donné des succès dans le traitement des plaies par instrument tranchant, ainsi que nous l'avons déjà dit. Blanchet rapporte dans sa thèse un exemple instructif dans lequel le traumatisme peut être assimilé à celui d'une blessure par projectile de guerre. Une plaie contuse de 4 centimètres de longueur a été faite par la roue d'un omnibus au côté interne de l'articulation tibio-fémorale d'un homme de trente-sept ans. De la synovie s'écoule par la plaie et on en retire deux ou trois morceaux de cartilage articulaire. La blessure a lieu le 8 avril au soir; le 9, Tillaux applique le pansement ouaté de Guérin; le 29, on enlève l'appareil que l'on trouve imbibé de pus; la plaie est bourgeonnante et de très-bel aspect. Le 20 mai, le malade est guéri, sauf un peu de raideur dans l'articulation. Le 20 juin, l'articulation a recouvré l'intégrité de ses fonctions.

III. FRACTURES. L'auteur de cet article a étudié les fractures de l'extrémité inférieure du fémur à l'article CUISSE et exposera dans l'article JAMBE les questions relatives aux fractures de l'extrémité supérieure du tibia.

Les fractures de la rotule ainsi que toutes les questions relatives aux traumatismes et aux maladies de la rotule ont été l'objet d'un article important écrit par Paul Berger (voy. ROTULE. *Rupture du ligament rotulien. Ruptures du tendon du triceps (tendon rotulien)*.

IV. ENTORSE. L'articulation du genou est une des articulations dans lesquelles on rencontre le plus souvent l'entorse, affection caractérisée ici, comme dans toute autre articulation, par la distension, la rupture ou l'arrachement des ligaments qui quelquefois entraînent avec eux des fragments osseux plus ou moins considérables, par des écartements temporaires des os et des épanchements de synovie ou de sang.

L'arthrite qui peut résulter de ces lésions arrive rarement à la période de suppuration, mais passe assez souvent, chez les sujets prédisposés, à l'état chronique, et devient ainsi une cause occasionnelle de tumeurs blanches (voy. dans ce Dictionnaire l'article ENTORSE).

D'après Panas, l'articulation du genou serait, après l'articulation tibio-tarsienne, celle dans laquelle se rencontrerait le plus souvent l'entorse.

Pour la plupart des autres auteurs, l'entorse du poignet et du coude serait plus fréquente que celle du genou, qui elle-même serait plus fréquente que celle de la hanche et de l'épaule. Il est difficile d'établir à cet égard des données qui, du reste, ont assez peu d'importance.

Les phénomènes anatomiques de l'entorse : distension, rupture ou arrachement des ligaments à leurs points d'insertion, peuvent être déterminés par des mouvements forcés d'extension et des mouvements forcés de latéralité ou de rotation.

Les mouvements de flexion, quelque étendus qu'on les suppose, sont impuissants à déterminer l'entorse, car le contact de la face postérieure de la jambe avec la face postérieure de la cuisse survient avant que les ligaments aient pu être distendus outre mesure.

L'entorse se produit habituellement dans les exercices violents tels que la course ou la marche rapide sur un plan incliné ou irrégulier, le gymnase, l'escrime; les frotteurs de parquets y sont tout spécialement prédisposés. Dans ces exercices, en effet, les faux pas sont fréquents et les blessés, faisant un effort violent pour empêcher une chute en avant ou sur les côtés, peuvent exécuter des mouvements exagérés d'extension ou de flexion latérale.

L'entorse se produit assez souvent aussi dans les chutes et en particulier dans les chutes de cheval, en sorte qu'elle coïncide avec une contusion. Le même fait peut survenir sous l'empire de causes directes. C'est ainsi qu'un corps pesant frappant sur l'articulation du genou, en avant, en arrière ou sur les côtés, peut déterminer une flexion de la jambe en avant ou une flexion latérale, phénomènes qui ne sauraient exister sans amener la distension des ligaments situés à l'opposé de cette impulsion, c'est-à-dire, dans le premier cas, des ligaments postérieurs, dans le second, de l'un ou l'autre des ligaments latéraux.

L'entorse du genou ne s'observe, en règle générale, que chez les adultes bien constitués : il résulte en effet des expériences cadavériques de Bonnet, expériences confirmées à ce point de vue par la clinique, que chez les jeunes sujets les mouvements forcés de l'articulation du genou déterminent plutôt des décollements épiphysaires, accompagnés ou non de fracture, et chez les sujets adultes de constitution débile, ainsi que chez les sujets avancés en âge, des fractures.

Anatomie pathologique. Les occasions de faire l'autopsie de sujets atteints d'entorse du genou étant extrêmement rares, l'anatomie pathologique de cette lésion est basée surtout sur des expériences cadavériques, faites pour la première fois par Bonnet. Les études expérimentales des lésions observées pendant l'extension ont été conduites de la façon suivante par le chirurgien de Lyon : une pression vigoureuse était exercée sur la partie antérieure de l'articulation du genou, qui n'était pas soutenue en arrière au niveau de sa partie moyenne, tandis que les parties postéro-supérieure de la jambe et postéro-inférieure de la cuisse reposaient sur un plan solide. Chez les sujets adultes et bien constitués cette pression déterminait des craquements multiples après lesquels on remarquait que la jambe faisait un angle rentrant en avant de 60 degrés, angle rentrant auquel correspondait en arrière une saillie accentuée facile à sentir au travers des téguments fortement distendus; disséquant alors le membre, on trouvait le ligament postérieur déchiré à sa partie moyenne, les ligaments croisés arrachés de leurs insertions fémorales (quelquefois, mais très-rarement, de leurs insertions tibiales) ; il en était de même des ligaments latéraux. Quant aux cartilages semilunaires, on les trouvait le plus souvent fixés au tibia ; quelquefois leur extrémité postérieure entraînée par le fémur avait provoqué la rupture des adhérences de ces fibro-cartilages aux portions périphériques de la capsule articulaire, de telle façon qu'ils étaient en quelque sorte flottants dans l'articulation. Quand l'extension forcée est poussée jusqu'à sa plus extrême limite, les muscles jumeaux, demi-tendineux et poplités, peuvent être déchirés ou arrachés en même temps que les ligaments. Jamais on n'a observé dans ces expériences de lésions sérieuses des vaisseaux ou nerfs poplités.

Il est utile de faire remarquer que les lésions que nous venons de relater d'après les expériences de Bonnet se rapportent aux cas les plus extrêmes. Il est évident qu'avant la production des craquements dont parle Bonnet les ligaments se sont distendus à une limite dépassant la limite de la distension normale, puisque les déchirures ligamenteuses peuvent être plus ou moins limitées suivant que l'effort lui-même est plus ou moins accentué, et surtout suivant qu'il agit avec plus ou moins de brusquerie. C'est ainsi que Richet a constaté la déchirure du ligament postérieur seul.

Noulis, qui a fait des expériences graduées, a constaté que dans les déchirures partielles la lésion commence toujours par la déchirure des fibres postérieures des ligaments croisés postérieurs.

Les mouvements de latéralité n'existent pas à l'état normal dans l'articulation du genou, mais on conçoit que des violences extérieures directes ou indirectes puissent tendre à fléchir le genou en dehors ou en dedans et à déterminer la rupture des ligaments qui s'opposeraient à cette flexion. Bonnet a fait des expériences à cet égard soit en maintenant la cuisse fixée sur un plan horizontal et en portant ensuite la jambe dans l'adduction ou dans l'abduction, soit en faisant reposer les extrémités supérieure et inférieure du membre sur un plan solide et en exerçant des pressions sur l'un des côtés de l'articulation portant à faux sur sa partie moyenne.

En amenant la jambe dans l'adduction forcée portée assez loin pour qu'elle fît avec la cuisse un angle de 90 degrés ouvert en dedans, il a obtenu les lésions suivantes : les ligaments croisés, le ligament postérieur et le ligament latéral externe, sont arrachés à leurs insertions du fémur ; le muscle poplité est détaché de cet os et reste adhérent à la capsule articulaire. La courte portion du triceps est en partie déchirée. Le condyle externe du fémur fait saillie sous la peau, tandis que la face interne et non articulaire de son condyle interne repose sur le condyle externe du tibia. Après ce mouvement forcé, la jambe reste dans l'adduction, fléchie modérément sur la cuisse et légèrement tournée en dehors ; l'extrémité inférieure du fémur fait saillie en avant.

Dans une de ses expériences, Noulis a constaté que le ligament latéral externe ayant résisté à l'effort de l'adduction forcée avait arraché la tête du péroné.

Dans une autre expérience d'adduction forcée, Hémand a obtenu l'arrachement d'un fragment du condyle externe, arrachement qu'il attribue à l'action du ligament croisé, qui avait été trouvé adhérent au fragment osseux, tandis que le le ligament latéral externe n'avait aucune relation avec ce même fragment.

En portant la jambe dans l'abduction au point de déterminer un angle de 45 degrés ouvert en dehors, Bonnet a observé les lésions suivantes : le ligament latéral interne est arraché à son insertion fémorale ; le ligament postérieur est déchiré dans sa moitié interne ; le ligament croisé antérieur est détaché du fémur, tandis que le postérieur conserve des adhérences avec cet os et avec le tibia ; le muscle jumeau interne est déchiré.

« Après ce mouvement forcé, dit Bonnet, la jambe reste dans l'abduction et portée légèrement dans la rotation en dedans. La face antérieure de la rotule est inclinée en dehors ; elle repose, par sa face postérieure, sur le condyle externe du fémur ; sa direction est en rapport avec l'axe de la jambe. A travers la peau distendue on sent, au côté interne, l'écartement du tibia et du fémur. Le condyle interne de cet os est saillant sous les téguments. Il est placé au devant et en dedans des muscles demi-tendineux, droit, interne, demi-membraneux, qui croisent la direction du fémur, le jumeau interne est déchiré. Le ligament latéral interne est arraché à son insertion fémorale ; le ligament postérieur est déchiré dans sa moitié interne ; le ligament croisé antérieur est détaché du fémur ; le postérieur conserve encore des adhérences avec cet os et avec le tibia, il est fortement appliqué sur la surface articulaire du condyle externe du fémur, et s'oppose ainsi à un déplacement plus considérable en retenant le bord inférieur de ce condyle contre l'épine du tibia. Les os ont une certaine fixité dans les nouveaux rapports que je viens de décrire ; elle m'a paru être due à la tension des muscles postérieurs internes de la cuisse qui, ainsi que je l'ai dit, se placent dans l'espace intercondylien, par suite de la saillie en dedans du condyle interne. La réduction s'opérait facilement, si l'on imprimait à la jambe un léger mouvement de flexion et d'adduction.

« Alors le condyle interne du fémur se reportait en dedans et en bas, et les muscles postérieurs internes de la cuisse reprenaient leurs rapports normaux. »

Nous ferons remarquer ici, comme à propos de l'extension forcée, que Bonnet décrit les résultats extrêmes produits par un degré de flexion violent que l'on ne peut observer que bien rarement en clinique.

Il est évident, en suivant la série des phénomènes exposés, qu'il existe un premier degré constitué par le tiraillement, la déchirure incomplète des ligaments; un degré de plus, il y a rupture des ligaments, et les os maintenus écartés par les diverses circonstances indiquées par Bonnet, maintenus aussi par la contraction des muscles situés du côté opposé à celui de la rupture, restent légèrement éloignés l'un de l'autre; c'est alors le diastasis dont nous parlerons dans le paragraphe suivant, affection décrite par Cooper, par Malgaigne, et depuis par un grand nombre de chirurgiens, sous le nom de subluxations latérales, bien qu'il n'y ait pas déplacement réel.

Que la distension arrive aux [dernières limites que décrit Bonnet, nous nous trouvons en présence des lésions anatomiques de la luxation latérale incomplète.

Les mouvements de rotation de la jambe sur la cuisse n'exercent généralement aucune action violente sur l'articulation du genou; leur résultat constant a été la fracture des os de la jambe; cependant une fois Bonnet a obtenu une luxation incomplète sur laquelle nous reviendrons en étudiant la luxation des cartilages semi-lunaires. Faillet a constaté l'arrachement du ligament latéral interne par la rotation en dehors. Joessel (de Strasbourg) et Michel ont produit par la rotation en dehors, le membre étant fléchi, la déchirure du ligament latéral interne et celle des deux ligaments croisés, ainsi que d'une portion de la capsule.

Les lésions de l'entorse s'accompagnent souvent d'épanchement sanguin périarticulaire ou interarticulaire. Noulis explique la présence d'une petite quantité de sang par la déchirure de la synoviale et d'une quantité plus considérable (120 à 150 grammes) par la rupture des vaisseaux périphériques vidant leur contenu dans l'articulation.

La rupture d'un ligament n'implique pas nécessairement la déchirure de la synoviale et, par conséquent, la production d'un épanchement articulaire. Noulis cite une autopsie intéressante faite chez une femme atteinte en même temps d'une fracture du bassin : Le genou présente deux ecchymoses, l'une en dedans, l'autre en dehors; l'insertion inférieure du ligament latéral externe est arrachée avec quelques parcelles osseuses. Un épanchement de sang considérable existe dans les interstices musculaires, mais la cavité articulaire est absolument intacte.

Cependant la rupture du ligament latéral interne entraîne presque forcément un épanchement de sang, en raison des rapports immédiats de ce ligament avec la synoviale et avec les branches de l'artère et de la veine articulaires supérieures.

Symptômes. On observe au genou les symptômes généraux des entorses : douleur, difficulté ou même impossibilité de la marche, gonflement périphérique et intra-articulaire dû à l'inflammation.

Dans les entorses du genou l'ecchymose est fréquente; elle peut être causée simplememt par la déchirure ou l'écrasement des vaisseaux contenus dans le tissu cellulaire, et alors elle occupe autour de l'articulation une place indéterminée. Quand il existe un point spécialement douloureux au lieu où siège l'ecchymose, il y a lieu de penser qu'il s'est produit une rupture musculaire ou l'arrachement d'une portion plus ou moins étendue du squelette.

Dans les cas d'entorse du genou, il est parfois possible de faire exécuter des mouvements anormaux à l'articulation. Nous n'insisterons que sur ce dernier phénomène, renvoyant le lecteur pour les autres symptômes à l'article ENTORSE, et au paragraphe de cet article relatif aux contusions.

Les mouvements de latéralité sont dus à la rupture des ligaments ; on peut les obtenir en fixant la cuisse et cherchant à porter la jambe en dedans ou en dehors. Noulis, écrivant sa thèse sous l'inspiration de Panas, a fait des expériences intéressantes pour déterminer la part qui revient à la déchirure de chaque ligament dans ces mouvements.

La section du ligament latéral interne permet d'obtenir pendant l'extension complète l'abduction de la jambe et l'écartement du condyle interne du fémur, de la cavité glénoïde interne du tibia ; alors l'air comprime la peau et il se forme, sur la partie latérale interne, un sillon transversal appréciable au niveau de l'interligne articulaire ; de plus, en ramenant la jambe à sa situation normale, on obtient souvent un choc produit par le contact des deux surfaces articulaires.

La section sous-cutanée du ligament latéral externe permet, pendant l'extension complète, l'adduction de la jambe et l'écartement du condyle externe de la cavité glénoïde externe. Si, en même temps que ces ligaments, les ligaments croisés sont rompus, les mouvements de latéralité dans l'extension deviennent beaucoup plus considérables.

Diagnostic. Le diagnostic de l'entorse est généralement facile. Quand les symptômes généraux que nous avons énoncés se présentent à la suite d'un mouvement forcé ou d'une chute, la première pensée du chirurgien est de rechercher s'il existe une fracture ou une luxation de l'un des os composant l'articulation ; s'il ne constate aucune de ces lésions, l'entorse est évidente. Dans le cas de chute sur le genou, il peut exister tout à la fois entorse et contusion ; la distinction est peu importante à établir, les symptômes et les moyens thérapeutiques étant les mêmes dans les deux cas.

On pourrait affirmer que l'entorse l'emporte sur la contusion, si l'on constatait l'un des mouvements de latéralité dont nous parlions il y a un instant. C'est ainsi que Gosselin (*Clinique chirurgicale*, t. II, p. 154) a pu constater que la lésion prédominante était une entorse chez un homme qui, en sautant de son cheval, était tombé sur le genou en éprouvant la sensation d'une torsion de la jambe. Les symptômes fonctionnels et physiques étaient les mêmes que ceux que l'on observe dans la contusion, mais en fixant la cuisse et en cherchant à imprimer des mouvements à la jambe, il fut facile de constater que celle-ci pouvait faire des mouvements de latéralité, et que par conséquent il y avait des déchirures ligamenteuses.

Pronostic. La marche et la durée d'une entorse sont variables en raison de la gravité des lésions anatomiques, en raison du degré plus ou moins considérable de contusion concomitante, en raison de l'intensité de l'arthrite et de l'abondance de l'épanchement. Quand il n'y a qu'une simple distension des parties fibreuses qui entourent l'articulation, la maladie peut ne durer que quelques jours. Quand il y a des déchirures ligamenteuses permettant la mobilité latérale, il faut au moins soixante jours d'immobilité pour obtenir la consolidation des ligaments.

Quelquefois on n'arrive pas à ce résultat, soit parce que le malade n'a pas voulu supporter l'immobilité, soit parce que la réunion des ligaments ne s'est pas opérée par un motif quelconque, soit parce qu'un épanchement considérable et persistant a distendu l'articulation. C'est dans ces circonstances que l'on rencontre des malades qui, des années après l'accident, éprouvent encore des difficultés dans la marche, dues soit à la douleur, soit à une mobilité anormale enlevant de la précision aux mouvements.

Il est excessivement rare que l'arthrite consécutive à l'entorse devienne suppurante, mais il peut arriver qu'au lieu de se résoudre en cinq ou six semaines, comme cela a lieu le plus habituellement chez les sujets bien constitués, elle passe à l'état chronique et se termine par une ankylose; chez les malades prédisposés, elle peut devenir l'origine d'une arthrite sèche ou d'une tumeur blanche.

Toutes choses égales d'ailleurs, le pronostic est plus grave dans le cas de rupture permettant des mouvements de latéralité; il est possible que les ligaments ne se consolident pas et que le blessé conserve pendant longtemps une mobilité des plus gênantes.

Traitement. Nous glisserons rapidement sur ce chapitre; les règles générales se trouvent exposées à l'article ENTORSE.

En ce qui concerne plus spécialement le genou, les moyens thérapeutiques sont à peu près les mêmes que ceux que nous avons indiqués à propos de la contusion.

Il s'agit ici, en effet, comme dans la contusion, d'empêcher l'arthrite d'éclater ou de la maintenir dans de justes limites quand on n'a pu la prévenir. Il s'agit aussi de remédier aux épanchements séreux, séro-sanguinolents ou sanguins, qui peuvent être le résultat de l'entorse.

Nous ne reviendrons donc pas sur les considérations que nous avons fait valoir en faveur de l'immobilisation, de la compression, des vésicatoires, etc. Les critiques que nous avons adressées à la méthode de la ponction pour enlever les épanchements de sérosité ou de sang conservent ici toute leur valeur.

L'immobilisation doit être faite, comme dans toutes les lésions du genou, dans la situation étendue ou très-légèrement fléchie, suivant la méthode de Bonnet, qui a posé la règle suivante généralement adoptée : « Choisir la position dans laquelle la jambe n'est que médiocrement étendue sur la cuisse et où le talon descend moins bas de 1 ou 2 centimètres que celui du côté opposé. »

Noulis, se fondant sur quelques faits heureux, recommande une pratique opposée, la demi-flexion; nous doutons que cette pratique ait beaucoup d'imitateurs, car, en cas d'arthrite avec production pseudo-membraneuse et ankylose, le blessé se trouverait dans de déplorables conditions.

Avant d'immobiliser le membre, Bonnet recommande de fléchir la jambe aussi complétement que possible et de l'étendre ensuite. Il fonde cette pratique sur l'arrachement possible des ligaments croisés à l'une de leurs insertions et l'arrachement partiel des cartilages semi-lunaires. « Ceux-ci, dit-il, séparés du tibia et de la capsule dans une étendue plus ou moins considérable, s'interposent souvent entre le tibia et le fémur, et l'expérience démontre que c'est en fléchissant le tibia sur la cuisse et en l'étendant ensuite que l'on parvient à remettre les cartilages en place et à faire cesser leur interposition anormale, qui est sans doute une cause principale de déviation et de gêne dans les mouvements. »

Quoi qu'il en soit de l'explication sur laquelle nous reviendrons dans le chapitre consacré aux luxations des cartilages semi-lunaires, il est constant que cette manœuvre produit des résultats favorables. Bonnet et Panas en citent d'heureux exemples.

On a aussi préconisé le massage contre l'entorse du genou : cette pratique doit être employée ici avec une extrême réserve, en raison du danger de l'arthrite qu'elle pourrait provoquer.

Quand il n'existe plus aucune crainte d'inflammation, on permet au malade de marcher ; mais il arrive assez souvent que la marche devient difficile, en raison de la faiblesse de l'articulation, faiblesse due, comme nous avons eu l'occasion de le dire, à la consolidation incomplète ou nulle des ruptures ligamenteuses, surtout des ruptures latérales. Si cette faiblesse n'est pas trop prononcée, on pourra y remédier en faisant porter au malade des genouillères élastiques ou en peau. Si elle est très-prononcée, il est utile de se servir d'un tuteur métallique à deux branches latérales se prolongeant jusqu'au pied et emboîtant parfaitement la cuisse jusqu'à l'ischion.

V. Diastasis. — Sous ce nom un peu vague nous entendons décrire une affection caractérisée par la rupture de l'un des ligaments latéraux du genou, rupture qui peut avoir pour résultat, sans qu'il y ait à proprement parler luxation, l'écartement des surfaces articulaires situées du côté où existe la lésion.

Il s'agit donc là d'une lésion qui est pour ainsi dire intermédiaire à l'entorse et à la luxation.

Le fait est tellement vrai que nous n'avons pu parler de l'entorse du genou sans parler de ces ruptures ligamenteuses et des lésions qui en sont la conséquence. Ce que dit Bonnet des résultats anatomiques qu'il a obtenus, en portant la jambe dans l'adduction à 90 degrés ou dans l'abduction à 45 degrés, se rapporte parfaitement au diastasis tel que nous l'entendons.

D'autre part, Samuel Cooper, Malgaigne, Follin, Duplay et un grand nombre d'auteurs, considérant sans doute l'écartement des surfaces articulaires et la déviation de la jambe qui en résulte, décrivent cette lésion sous le nom de subluxation latérale de la jambe.

Cette expression, comme le fait parfaitement remarquer Bœckel (article Dia-stasis, *Nouveau dictionnaire*), est très-impropre. En effet, le mot subluxation indique une luxation incomplète, c'est-à-dire un glissement des surfaces articu-laires qui cessent de se correspondre : or ce glissement n'existe pas ici.

Les auteurs qui décrivent le diastasis sous le nom de luxation en conviennent implicitement, puisqu'ils font suivre l'étude de ce qu'ils appellent subluxation par celle de la luxation latérale incomplète.

Ainsi donc le diastasis n'est qu'une variété d'entorse. Si nous en faisons un chapitre à part, c'est uniquement pour éviter toute confusion dans l'esprit du lecteur qui connaîtrait déjà cette maladie sous le nom de subluxation latérale.

Le diastasis interne, c'est-à-dire le diastasis dû à la rupture du ligament interne, est de beaucoup le plus fréquent. Paréa en a observé un cas en 1784 ; A. Key un autre en 1836 ; Malgaigne en a observé 3 cas qu'il signale dans son *Traité des luxations*. Bœckel (*Union médicale*, 1869, page 388) en rapporte deux cas sous la rubrique suivante : « Entorse du genou gauche avec diastasis de la partie interne de l'articulation et production d'un genou valgus. »

La cause la plus fréquente est une violence qui, poussant le genou en dedans, distend le ligament latéral interne jusqu'à en déterminer la rupture. C'est ainsi que, dans le premier cas de Bœckel, il s'agit d'un homme robuste qui raconte qu'en soulevant un moellon il lâcha prise et reçut le fardeau sur la partie externe et supérieure de la jambe gauche.

Dans le deuxième cas du même chirurgien, il s'agit d'un jeune homme robuste aussi qui reçoit sur la face externe du genou une balle de coton lancée du deuxième étage d'une usine. Dans le cas de Paréa, c'est une poutre qui frappe le genou en dehors.

Dans d'autres observations, il s'agit d'une chute sur le genou, la jambe étant portée en dehors outre mesure.

L'un des blessés de Malgaigne attribuait l'accident à ce qu'ayant voulu porter un sac trop lourd il avait senti sa jambe fléchir fortement et était tombé. Ces lésions, surtout quand elles sont produites par chocs directs, s'accompagnent souvent d'un gonflement et d'un épanchement qui pendant les premiers temps peuvent masquer les symptômes pathognomoniques.

Ceux-ci sont une douleur vive au niveau des attaches du ligament latéral interne, surtout au niveau de l'attache fémorale plus souvent arrachée que l'insertion tibiale; cette douleur entraîne l'impossibilité de mouvoir le membre.

Le genou blessé fait une plus forte saillie en dedans que le genou sain. En explorant son côté interne, on constate un écartement des surfaces articulaires, écartement dans lequel la pulpe du doigt peut s'engager; on peut augmenter beaucoup cet écartement en portant la jambe dans l'abduction.

Dans le cas rapporté par Bœckel, ces difformités étaient très-apparentes; l'axe de la jambe se trouvait plus dévié en dehors qu'à l'état normal, de telle sorte qu'il formait avec celui de la cuisse un angle obtus manifeste à sommet interne; il était facile de faire disparaître cette difformité en ramenant la jambe vers l'axe du corps pendant que la cuisse était fixée, mais dès que la jambe était livrée à elle-même l'écartement se reproduisait.

Bœckel attribue ce fait à ce que les tissus fibreux et musculaires du côté externe font ressort et écartent les condyles internes.

Il est à remarquer que dans ces lésions le ligament latéral interne n'est pas seul intéressé; les ligaments croisés et la capsule fibreuse sont déchirés en dedans dans une étendue plus ou moins considérable indiquée du reste par les expériences de Bonnet, expériences que nous avons rappelées à propos de l'entorse. La fig. 2 de la planche XXXIX de l'atlas de Malgaigne fait connaître le résultat de la dissection d'un diastasis interne tout récent : le ligament latéral interne est complétement rompu; de plus, la capsule est déchirée en travers jusqu'à l'insertion du jumeau interne en arrière, jusqu'à l'insertion rotulienne du vaste interne en avant. De là la déchirure remonte assez haut sur l'aponévrose jusqu'à la partie antérieure du *fascia lata*.

Le pronostic du diastasis interne est assez sérieux au point de vue du rétablissement complet des fonctions.

Le blessé de Paréa et celui de Key se sont rétablis rapidement et d'une façon complète, mais les faits relatés par Malgaigne sont moins favorables. « L'un d'eux, resté au lit six semaines, ne put reprendre son métier de frotteur qu'au bout de trois mois et avec une telle faiblesse qu'il faisait moitié moins d'ouvrage qu'auparavant. Je le vis six mois après son accident; la jambe s'inclinait en dehors, de manière à former avec la cuisse un angle de 150°; le talon était écarté de 18 pouces de la ligne médiane; la flexion était incomplète et avait pour effet de porter le condyle interne du fémur plus en avant qu'à l'état normal; enfin, déjà la rotule commençait à se dévier en dehors. L'autre sujet s'était levé au bout d'un mois, mais en s'essayant à marcher il avait vu peu à peu la jambe s'incliner en dehors jusqu'à l'angle de 145°; la rotule avait abandonné tout à fait le condyle interne. Dans la marche, pour rapprocher les deux pieds, il fallait que le genou malade se portât en avant du membre sain, et celui-ci se tenait fléchi en avant pour se mettre au niveau de la longueur de l'autre.

« Ici, l'écartement des surfaces articulaires en dedans était comblé par une sorte de coin osseux de formation nouvelle, qui paraissait adhérer au tibia, et qui n'avait pas moins de 2 centimètres et demi de hauteur à sa surface interne. »

Le premier blessé de Bœckel guérit sans accident et recouvra complétement l'usage de son membre, mais le genou resta légèrement dévié en dedans.

Le diagnostic est généralement des plus aisés; cependant Bœckel cite une observation dans laquelle au premier abord on aurait pu confondre un diastasis avec une fracture de la partie supérieure du tibia et du péroné (*voy.* Jambe Fracture]).

Le traitement implique le redressement du membre et son maintien dans l'immobilité pendant un temps assez long, quarante jours au moins.

Pour redresser le membre, il suffit d'étendre la jambe et de la ramener à sa direction naturelle; Malgaigne conseille l'emploi d'une large et longue attelle extérieure appuyant sur la cuisse et sur la jambe à l'aide de coussins inter-médiaires et restant écartés du genou en dehors; une double cravate, embras-sant le côté interne du genou, est serrée sur cette attelle de manière à mettre les os et les ligaments rompus dans le contact le plus parfait possible.

Bœckel pense que l'on ne peut pas arriver à corriger complétement la dévia-tion en maintenant le membre dans l'extension, cette situation permettant mal de lutter contre la force élastique qui tend incessamment à reproduire le dia-stasis. De plus, il pense que les blessés traités dans l'extension doivent, après guérison, conserver un genou dévié pour la raison suivante : dans l'extension, tous les ligaments du genou, au moins les latéraux et les croisés, sont dans la tension maximum, puisqu'ils sont destinés, entre autres fonctions, à limiter l'extension. Si donc après leur déchirure on les laisse guérir dans cette posi-tion, ils resteront allongés malgré les meilleurs appareils contentifs et le genou conservera une légère déviation en dedans proportionnée à leur allongement.

Partant de ce point de vue, Bœckel a traité son deuxième blessé en situation demi-fléchie maintenue au moyen d'un appareil amidonné ployé à angle droit et remontant jusqu'à la racine du membre. L'appareil resta en place pendant cinquante-deux jours; on trouva alors l'articulation solide et en *direction nor-male*, mais l'extension était un peu bornée; il fallut faire des mouvements d'extension graduée, pendant huit jours environ, pour lui rendre sa mobilité complète dans la flexion et l'extension.

A. Key avait déjà traité son blessé en demi-flexion parce qu'il s'était aperçu que l'extension ne lui permettait pas de faire cesser complétement l'écartement des condyles.

Il est certain que théoriquement la pratique préconisée par Bœckel est ration-nelle. Nous doutons cependant qu'elle compte beaucoup d'adeptes. La crainte d'une ankylose à angle droit arrêtera certainement l'immense majorité des chirurgiens.

Pour qu'une pareille méthode fût adoptée, il faudrait démontrer que la déviation du genou en dedans ne peut pas survenir après un traitement en demi-flexion : or le deuxième fait de Bœckel n'est pas démonstratif à cet égard, puisque l'observation s'arrête au moment où le blessé commence à marcher, huit jours après que l'appareil a été enlevé. C'est plusieurs mois après l'accident que l'on peut seulement juger le résultat définitif.

Dans le cas où la jambe persisterait à s'incliner en dehors, il faudrait, suivant le conseil de Malgaigne, faire porter au blessé une bottine mécanique qui tendrait à la reporter en dedans.

Diastasis externe. Cette affection est beaucoup plus rare que le diastasis interne; Malgaigne n'en cite qu'un seul fait observé par Norris.

« Un individu âgé de vingt ans avait été surpris par un éboulement qui, heurtant le côté externe du genou, l'avait violemment poussé en dedans. Immédiatement, vive douleur, impossibilité de mouvoir le genou; cependant rien ne paraissait dérangé dans l'articulation, lorsqu'en soulevant la jambe Norris s'aperçut qu'elle pouvait être portée en dedans outre mesure, avec un écartement notable de l'articulation à son côté externe; l'écartement disparaissait par le retour de la jambe à sa direction normale. Le membre fut tenu conséquemment en ligne droite, à l'aide d'un appareil à fracture; un mois et demi après, il restait encore un peu de mobilité anormale au côté externe; on appliqua des vésicatoires volants, et l'on ne permit au sujet de marcher qu'après deux mois et demi de repos. Un mois plus tard, il se servait parfaitement de son membre. »

J'ai eu l'occasion d'observer un fait analogue au Mans pendant la guerre 1870-1871 chez un soldat entré dans mon ambulance quinze jours après une chute de cheval : cet homme ne pouvait pas marcher; lorsqu'il essayait de se tenir debout, le genou fléchissait latéralement; rien n'était plus facile que de plier la jambe en dedans en déterminant, comme dans l'observation de Norris, un écartement notable de l'articulation à son côté externe.

Je fis placer un appareil inamovible maintenant le genou dans l'immobilité et l'extension, puis j'évacuai le blessé, qui fut perdu de vue.

Tout dernièrement, Duplay a fait connaître à la Société de chirurgie deux faits dans lesquels le ligament latéral externe, au lieu de se rompre, a arraché la tête du péroné, phénomène déjà observé expérimentalement dans les expériences de Noulis, expériences que nous avons relatées dans le paragraphe consacré à l'anatomie pathologique de l'entorse.

Dans les deux cas, le mécanisme a été à peu près le même. Il s'agit de deux hommes, l'un de quarante-huit ans, l'autre de soixante ans, qui ont été pris le premier par l'arbre de couche d'une machine, le second par une courroie de transmission, et dont le corps, entraîné dans un mouvement rapide, est venu frapper plusieurs fois contre un mur voisin. Aussi portaient-ils, l'un et l'autre, des lésions multiples, parmi lesquelles celle qui nous occupe en ce moment.

Au niveau de la tête du péroné on constatait sous la peau une petite tumeur osseuse de la grosseur d'une noisette très-mobile latéralement, s'élevant dans la flexion de la jambe sur la cuisse, s'abaissant dans l'extension. Cette saillie osseuse se continuait directement avec le tendon du biceps.

L'articulation du genou jouissait d'une mobilité anormale; on pouvait fortement plier la jambe en dedans et l'on arrivait, en exagérant ce mouvement, à produire une luxation en dedans, fait dû évidemment au défaut du ligament latéral externe dont l'insertion inférieure a lieu sur la portion arrachée de la tête du péroné.

Le mécanisme de l'arrachement était très-bien expliqué par l'un des blessés, qui disait que dans les mouvements de rotation qu'il avait subis les jambes venaient heurter le plafond de telle sorte que le membre inférieur droit, où existe l'arrachement, frappant de dehors en dedans, tendait par conséquent à être violemment plié en dedans.

L'un des blessés observé par Duplay mourut subitement. Chez le second on remarqua quelques jours après la blessure que les muscles de la région antérieure de la jambe et les péroniers latéraux étaient complétement paralysés et ne répondaient plus à l'excitation électrique ; en même temps Duplay constata l'existence de plaques anesthésiques et analgésiques sur la face dorsale du premier et du second orteil, sur la face dorsale du pied et au-dessus de la malléole externe. La consolidation osseuse ne se fit pas, et plus d'un an après la paralysie ne s'était en aucune façon amortie.

Cette paralysie, ainsi que l'a démontré l'autopsie du malade qui a succombé, était due à la lésion du nerf musculo-cutané répondant exactement au foyer de la fracture et pouvant, par conséquent, être déchiré ou contusionné.

M. Perrin, dans la même séance de la Société de chirurgie, a cité un fait identique au précédent : « Il s'agissait d'un cavalier dont la jambe a été prise entre le sol et le corps de son cheval qui s'était abattu. La tête du péroné a été arrachée. Il y a eu, en outre, un diastasis de l'articulation du genou et un peu d'épanchement intra-articulaire. Mais ce qui a surtout attiré mon attention, c'est la lésion du sciatique poplité externe, caractérisée par la paralysie de tous les organes où ce nerf va se distribuer.

« La chute avait eu lieu deux mois avant mon examen, et la paralysie était encore telle que le premier jour. Le diagnostic de la lésion avait été difficile au début, en raison d'un épanchement sanguin considérable qui masquait toute la région du genou. »

VI. LUXATIONS. Nous n'avons à nous occuper ici que des luxations de la jambe, les luxations de la rotule ayant été étudiées à l'article ROTULE (voy. ROTULE).

LUXATIONS DE LA JAMBE. Ces luxations sont relativement fort rares ; plus d'un chirurgien après avoir parcouru une longue carrière n'en a pas observé un seul cas, ce qui explique l'obscurité qui a régné sur cette question jusqu'au moment où Velpeau l'étudia dans l'article genou du *Dictionnaire en 30 volumes*. Depuis lors, les travaux de Malgaigne, le Mémoire de Deguise, le Mémoire de Désormeaux, sur lequel Richet fit un savant rapport à la Société de chirurgie, les Thèses de Verolot, puis de Lamblin, et des observations publiées dans les collections scientifiques, ont beaucoup éclairé l'étude des luxations.

On a beaucoup discuté pour savoir si c'était le fémur qui se déplaçait sur le tibia ou le tibia qui glissait sur le fémur. Hippocrate considérait le fémur comme l'os déplacé ; Celse pensait, au contraire, que la jambe quittait ses rapports avec la cuisse. En analysant les observations publiées aujourd'hui, il faut admettre que l'un et l'autre genre de déplacement sont possibles. Cependant l'usage a prévalu de donner à la luxation un nom en rapport avec le déplacement du tibia relativement au fémur, et cet usage doit être suivi sous peine de tomber dans une inextricable confusion.

La luxation est dite en avant quand l'extrémité supérieure du tibia occupe un plan antérieur à l'extrémité inférieure du fémur ; — en arrière dans le cas opposé ; — la luxation est dite latérale quand le tibia se porte en dedans ou en dehors des condyles fémoraux.

Malgaigne admet sept types de luxation du genou, types qui se subdivisent eux-mêmes en quinze variétés :

1° Luxations en avant. — Incomplètes et complètes ;

2° Luxations en arrière. — Incomplètes et complètes ;

3° Subluxations latérales. — En dedans et en dehors ;

4° Luxations en dehors. — Trois degrés formant trois variétés ;

5° Luxations en dedans. — Incomplètes et complètes ;

6° Luxations antéro-latérales. — En avant et en dedans, en avant et en dehors ;

7° Luxations par rotation. — En dehors et en dedans.

Nous avons déjà étudié le troisième type sous le nom de diastasis, en nous efforçant de démontrer qu'il ne constituait pas une luxation proprement dite, mais une variété d'entorse. Les luxations antéro-latérales ne sont que des variétés des autres types.

Nous en retenons donc de cette classification, à l'exemple de Follin et Duplay et de la plupart des chirurgiens, que les cinq types suivants :

1° Luxation en avant ;

2° Luxation en arrière ;

3° Luxation en dehors ;

4° Luxation en dedans ;

5° Luxation par rotation.

1° LUXATION EN AVANT. Il est aujourd'hui démontré par les faits que cette luxation, qui avait été considérée pendant longtemps comme impossible (Duverney-Richerand), ou tout au moins comme très difficile (Chélius, Boyer, Roche et Sanson), est, au contraire, la plus fréquente de toutes.

Étiologie. Cette luxation est beaucoup plus fréquente chez l'homme que chez la femme. Elle survient, en général, chez des sujets adultes et bien constitués ; on ne l'a jamais observée chez les enfants. En faisant des expériences sur des cadavres de sujets de douze à seize ans, Deguise n'a jamais pu déterminer de luxation ; l'extrémité inférieure du fémur s'arrachait avant de se luxer. Cependant Bonnet aurait rencontré une luxation incomplète en avant chez un enfant de douze ans.

Parmi les observations publiées, on rencontre quatre faits de luxations observées chez des hommes âgés de plus de soixante ans ; le blessé le plus âgé est un homme de soixante-huit ans observé par Mayo.

Évidemment ici, comme en toute autre articulation, le relâchement des liens articulaires, qu'il soit acquis ou congénital, prédispose à la luxation.

Quant aux causes efficientes, elles peuvent être directes ou indirectes. Velpeau n'admet que des causes directes : « Que la jambe, dit-il, soit solidement fixée d'une manière quelconque pendant qu'une violence extérieure pousse avec force le tronc et la cuisse, en avant, en arrière, en dedans ou en dehors, et la luxation, soit complète, soit incomplète, pourra s'effectuer dans l'une ou l'autre des quatre directions indiquées. Elle peut survenir encore, et presque par le même mécanisme, lorsque c'est la jambe qui reçoit l'effort pendant que la cuisse, retenue par un point d'appui, se trouve dans l'impossibilité de suivre le mouvement imprimé au reste du membre. Dans le premier cas, c'est le tibia qui glisse sur les condyles du fémur, tandis que dans le second, c'est le fémur qui glisse sur les facettes du tibia : voilà toute la différence. Il faut du reste que de toute façon le bas de la jambe soit maintenu dans l'immobilité au moment où la violence tend à déplacer le genou ; mais il faut de plus qu'elle trouve un point d'appui vers les mollets ou près de l'articulation quand la luxation s'opère par le mouvement de la cuisse. »

Pour Velpeau les mouvements d'extension et de flexion, quelle que soit leur exagération, sont incapables d'amener une luxation du genou. « En avant, dit ce chirurgien, la jambe se couderait au point de former un angle droit avec la cuisse qu'il n'y aurait point de luxation, parce que la surface cartilagineuse se prolonge jusque sur le plan antérieur du fémur. »

Velpeau conclut que c'est en agissant sur la jambe ou sur la cuisse comme sur un levier du troisième genre que les violences accidentelles luxent le tibia, tandis que les autres os du membre représentent presque toujours un levier du premier genre au moment où ils se déplacent.

Velpeau avait à peine formulé cette opinion dans le *Dictionnaire en 30 volumes*, en 1836, que Malgaigne en 1837, dans une lettre écrite dans les *Archives générales de médecine*, soutenait au contraire que dans la luxation en avant la cause était toujours indirecte et résultait de l'extension forcée du membre, c'est-à-dire de la flexion en avant de la jambe sur la cuisse. Dans ce mouvement, le fémur est transformé en un levier du premier genre; la puissance est représentée par le poids du corps qui, entraînant en avant l'extrémité supérieure de cet os, pousse en arrière son extrémité inférieure qui rencontre un point d'appui représenté par la partie antérieure du condyle du tibia et une résistance limitée aux ligaments postérieurs et latéraux.

Depuis cette discussion, les chirurgiens adoptèrent, les uns la théorie de Velpeau (causes directes), les autres la théorie de Malgaigne (causes indirectes).

Deguise (Mémoire lu à la Société de chirurgie, 1848) et Désormeaux (Mémoire lu à la même Société, 1853) soutinrent surtout l'opinion de Malgaigne. Deguise s'appuyait sur des expériences cadavériques desquelles il résultait qu'il lui avait été impossible de produire la luxation en avant en poussant en sens contraire la jambe et la cuisse, tandis qu'il lui avait été facile d'obtenir ce résultat en imprimant à la jambe une flexion en avant assez prononcée, c'est-à-dire une extension forcée.

Désormeaux, dans son Mémoire, explique la facilité du déplacement dans l'extension forcée, c'est-à-dire dans la flexion en avant de la jambe sur la cuisse, en faisant remarquer que dans ce mouvement les cavités glénoïdes du tibia forment une surface inclinée en arrière et en bas, surface sur laquelle glissent les condyles pour se porter vers le jarret; les condyles sont entraînés dans cette direction par les muscles fléchisseurs de la jambe sur la cuisse, par le poids du corps et par la force même qui préside au déplacement.

Allant beaucoup plus loin que le maître, Désormeaux ne craignit pas d'affirmer que dans cette situation d'extension forcée la luxation du tibia en avant se produirait alors même que le tibia serait soumis à l'action directe d'un corps agissant avec puissance sur sa partie antéro-supérieure.

Les opinions exagérées de Désormeaux furent combattues à la Société de chirurgie par Richet, qui n'eut pas de peine à démontrer qu'une force exagérée agissant sur la face antéro-supérieure du tibia déterminait toujours une luxation en arrière. Richet, termine son rapport par les conclusions suivantes : la luxation en avant peut avoir lieu suivant deux modes différents : 1° par extension forcée ou flexion en avant de la jambe sur la cuisse; 2° par choc direct de la partie antérieure et inférieure du fémur.

Malgaigne lui-même, dans son *Traité des fractures et des luxations*, est revenu sur ce que sa doctrine avait d'excessif et a admis pour les luxations en avant les deux ordres de causes exposés magistralement par Richet.

La luxation par cause indirecte reste, dans sa pensée, la plus fréquente, et les faits publiés prouvent qu'il en est ainsi; tels sont ceux, par exemple, de Rogère, de Jacquot, de Gardé, de Peutlaud, de Drogheda, de Dillon, de Houston. Mais il admet aussi la luxation de cause directe due à une puissance agissant fortement sur la partie antérieure du fémur et la repoussant en arrière.

On peut citer à l'appui de cette nouvelle manière de voir les faits de Percy, de Faye, de Hore, de Thomassin, etc. Dans tous ces exemples, le membre inférieur était dans la situation étendue, en sorte que l'on pourrait soutenir à la rigueur que la luxation s'était produite par excès d'extension, toute pression agissant dans cette situation tendant nécessairement à plier le genou en avant; mais Malgaigne lui-même cite un fait dans lequel un coup porté sur le tiers inférieur et antérieur de la cuisse eut pour résultat une luxation en avant : il s'agit ici d'une jeune fille de vingt-six ans observée par M. Verriest et qui, jetée à terre dans une lutte, la cuisse demi-fléchie sur le bassin, reçut dans cette situation un violent coup de pied trois pouces au-dessus du genou (Verriest, *Gazette médicale de Paris*, 1848, p. 819). Ici il était impossible de faire intervenir l'extension forcée.

La luxation en avant, déterminée par les causes que nous venons d'indiquer, peut être complète ou incomplète.

La luxation incomplète est fort rare. Malgaigne n'en cite que trois cas assurés, l'un appartenant à Percy, le second à Bonnet, le troisième à lui-même. Désormeaux en a cité un qui ne saurait laisser aucun doute, puisque l'autopsie l'a démontré.

La luxation complète est relativement beaucoup plus fréquente. Vérollot en cite vingt-huit cas dans le tableau annexé à sa thèse.

Anatomie pathologique. 1° *Luxation complète.* « Ces luxations s'accompagnent toujours de désordres considérables. Sur la pièce représentée planche XXIX de l'*Atlas* de Malgaigne, on aperçut en dehors de la rotule une vaste déchirure, comprenant la capsule, le ligament latéral externe et l'aponévrose du vaste externe; la capsule était pareillement déchirée en dedans et en arrière, ainsi que le ligament latéral interne et le ligament croisé antérieur; les muscles biceps et jumeau externe étaient rompus en travers ; le jumeau interne, le soléaire et le vaste interne offraient aussi quelques déchirures. Le nerf poplité était soulevé par le condyle fémoral interne, les vaisseaux logés dans l'échancrure condylienne et sans lésion apparente. »

« Dans un cas de luxation compliquée où l'amputation fut pratiquée deux heures après l'accident, Stewart trouva tous les ligaments déchirés, à l'exception du latéral interne; le tendon du poplité rompu, le jumeau externe déchiré en partie. Après une amputation du même genre, Birkett a vu les ligaments croisés et latéral externe arrachés du tibia ; les muscles jumeau externe, plantaire, poplité, complétement déchirés. Ballingal a noté seulement la rupture des ligaments croisés, mais on peut douter que l'observation soit complète. »

Le plus souvent les ligaments croisés sont rompus tous deux; quand il n'y en a qu'un seul de rompu, c'est toujours l'antérieur. Les ligaments latéraux peuvent demeurer intacts tous deux; d'autres fois on trouve le ligament latéral externe seul rompu, l'interne étant intact.

Outre ces lésions (Thèse de Vérollot), on rencontre encore des fractures partielles par arrachement de parcelles osseuses au point d'insertion des ligaments latéraux ou par éclatement des condyles du tibia. C'est ainsi que dans une observation de Bucquet il est dit que le bord inférieur du condyle interne était écorné, mais que le fragment adhérait encore au périoste.

On a aussi rencontré une fracture de la tête du péroné.

On constate en faisant l'autopsie les déplacements suivants entre les os : la face antéro-supérieure du fémur descend derrière la face postéro-supérieure du tibia, et la distance qui sépare le niveau des surfaces articulaires de ces deux os varie dans une moyenne de 3 à 6 centimètres.

Quant à la rotule, elle suit nécessairement le mouvement ascensionnel du tibia.

Les lésions des vaisseaux poplités doivent au plus haut point attirer l'attention, en raison des chances de gangrène qu'elles peuvent faire courir aux blessés.

Le plus souvent, les vaisseaux sont comprimés par l'extrémité inférieure du fémur descendue en arrière du tibia, mais l'entrave portée à la circulation cesse après la réduction. Quelquefois on rencontre des lésions matérielles sérieuses. C'est ainsi que Malgaigne a trouvé sur un vieillard de soixante-deux ans l'artère criblée de petits dépôts calcaires et offrant trois petites déchirures transversales de 3 à 4 millimètres d'étendue, comprenant seulement l'épaisseur de la tunique interne sans entamer la tunique musculaire. Lamblin (Thèse de 1869) rapporte une observation recueillie dans le service de Jarjavay, dans laquelle il existait également deux petites éraillures de la tunique interne ; au niveau de ces petites éraillures on trouva dans l'artère un caillot de 4 centimètres de longueur.

Dans le cas de luxation compliquée du genou rapporté par Stewart, cas pour lequel Turner pratiqua l'amputation trois heures après l'accident, on trouva les lésions suivantes : l'artère poplitée était rétrécie, réduite au tiers de son diamètre dans un espace de 6 millimètres. Environ à 12 millimètres au-dessus, les tuniques internes se terminaient brusquement dans toute leur circonférence par un bord mince et frangé ; au-dessous de cette rupture, la tunique externe ecchymosée ne renfermait plus que des fragments des autres tuniques ; à l'endroit du rétrécissement elle était amincie, revenue sur elle-même, à ce point qu'on ne pouvait lui rendre sa longueur naturelle, et le canal de l'artère était oblitéré.

Dans quelques observations, la rupture est complète : c'est ainsi que Turner, dans une autopsie faite le deuxième jour, a constaté les lésions suivantes : chaque bout de l'artère poplitée était enveloppé dans l'étendue de 5 centimètres d'une sorte de bulbe formé par un tissu cellulaire très-dense ; le bord supérieur était rétréci et oblitéré ; à une extrémité, dans l'étendue de 12 millimètres, il ne restait plus que la tunique celluleuse dont la surface interne adhérait à elle-même ; au-dessus, dans un espace de près de 4 centimètres, on retrouvait les tuniques internes et le canal artériel remplis par un caillot blanc, dur, adhérent.

Dans la première observation de la thèse de Lamblin, on voit un exemple de rupture complète de l'artère :

« Le creux poplité est rempli par une masse de lymphe plastique épaissie, à demi organisée, assez dure, criant sous le scalpel et d'un blanc grisâtre. Cette masse englobe l'artère, la veine et le nerf poplité.

« La veine poplitée n'est pas rompue, mais elle est remplie de caillots fibreux qui se prolongent dans la veine fémorale en haut, et en bas dans la veine saphène externe, les veines jumelles et la veine tibiale postérieure.

« L'artère poplitée est rompue, déchirée complétement un peu au-dessous de l'interligne articulaire, les deux bouts sont séparés par un intervalle de 3 centimètres, comblé par de la lymphe déjà organisée et formant un tissu blanc, dur et résistant. Dans le bout supérieur il y a un caillot rouge noirâtre de 4 centimètres de longueur, et remontant jusqu'à l'une des artères articulaires supérieures où il s'arrête brusquement. Dans le bout inférieur de l'artère il y a également un caillot de 2 centimètres 1/2 de hauteur, rouge noirâtre, moins volumineux que le précédent. »

Enfin on a observé une complication redoutable : la déchirure des téguments, déchirure toujours produite par les condyles du fémur. Malgaigne en relate six exemples pour la luxation en avant : deux fois le condyle fémoral externe seul avait fait une déchirure peu étendue à la peau ; une fois il était seul à découvert au fond d'une rupture transversale de trois pouces d'étendue ; trois fois les deux condyles étaient sortis à travers les téguments.

2° *Anatomie pathologique de la luxation incomplète.* Dans le cas de luxation incomplète, les désordres sont beaucoup moins considérables. Dans l'observation de Désormeaux, le tibia et le fémur se correspondaient encore dans une grande étendue ; la capsule articulaire était intacte ; les ligaments rotuliens, les ligaments latéraux et postérieurs, étaient sains, ainsi que les cartilages semilunaires ; seul, le ligament croisé antérieur présentait quelques éraillures sur ses parties latérales.

Symptômes. Le plus souvent le membre inférieur est dans l'extension, la jambe étant cependant légèrement inclinée de haut en bas et d'avant en arrière. La pointe du pied conserve sa direction normale ; c'est à peine si dans quelques observations on parle d'une légère déviation en dehors ou en dedans. Mayo et Blizard ont cité chacun un fait dans lequel la jambe luxée était en demi-flexion.

Le genou est considérablement déformé ; en avant on aperçoit une saillie volumineuse formée par la partie supérieure du tibia ; au-dessus de cette saillie un enfoncement dans lequel on peut sentir le ligament rotulien et les deux cavités glénoïdes du tibia, à moins que les parties molles ne soient considérablement tuméfiées ; la rotule a perdu sa situation verticale, elle est couchée à plat sur la surface articulaire du tibia, en sorte qu'elle regarde en haut par sa face antérieure, tandis que son bord supérieur est devenu postérieur ; ce bord est séparé de la face antérieure de la cuisse par un sillon demi-circulaire à concavité inférieure dû au refoulement des parties molles par le tibia ; quand la luxation est complète, la rotule occupe généralement la situation horizontale que nous venons d'indiquer ; quand elle est incomplète, la rotule est plus ou moins inclinée. Cependant il n'y a pas dans la situation de la rotule un signe absolu permettant à lui seul de distinguer la luxation complète de la luxation incomplète. Malgaigne est revenu à ce sujet de l'opinion trop absolue qu'il avait émise en 1837 ; il cite dans son livre de 1855 des cas où la rotule, au lieu d'être couchée à plat sur la surface articulaire du tibia, était seulement inclinée vers le fémur à angle de 45 degrés environ, sa face antérieure regardant à la fois en haut et en avant. D'ailleurs l'épanchement intra-articulaire qui survient à la suite de la luxation peut refouler la rotule en avant et faire varier son degré d'inclinaison. Généralement la rotule est mobile et flottante, les muscles de la région antérieure étant dans un relâchement complet.

En arrière, on observe des phénomènes inverses ; le creux poplité est effacé, étant rempli par les condyles du fémur; les muscles fléchisseurs sont tendus et sensiblement portés en avant avec le tibia; la peau est tendue à un point extrême dans la luxation complète ; quelquefois elle cède et se rompt transversalement en livrant passage aux condyles du fémur.

Les faces latérales du genou sont notablement élargies quand la luxation est complète ; le diamètre antéro-postérieur du genou peut acquérir 5 centimètres d'augmentation du côté luxé; il est nécessaire pour bien faire cette mensuration d'employer le compas d'épaisseur, une pointe reposant sur la tubérosité tibiale et l'autre sur le condyle interne ; dans la luxation incomplète, cet élargissement est nécessairement moins accentué.

Examiné dans son ensemble, le membre présente antérieurement l'aspect suivant : la cuisse semble plus courte qu'à l'état normal, tandis que la jambe a conservé sa longueur habituelle; postérieurement, c'est au contraire la jambe qui semble diminuée de longueur. Si la luxation est incomplète, le raccourcissement n'est pas réel; il est le résultat du changement de perspective dû à la déformation du genou. Si la luxation est complète, il est réel, puisque les deux os ont glissé l'un sur l'autre, et il peut atteindre jusqu'à 6 centimètres au maximum.

Les raccourcissements dépassant 6 centimètres n'ont été observés que dans les cas où la luxation était compliquée de rupture des téguments; quelquefois, bien que la luxation soit complète, le raccourcissement peut être très-peu étendu, à peine sensible.

Les mouvements communiqués sont toujours douloureux; quelquefois le membre est fixé par la douleur dans une immobilité presque absolue; d'autres fois on peut encore lui imprimer des mouvements assez étendus, soit dans le sens de la flexion, soit dans le sens de l'extension; quelques observateurs ont noté des mouvements de latéralité. Deguise a fait connaître un cas dans lequel la jambe ballottait dans tous les sens.

La compression exercée par les condyles du fémur a très-souvent pour résultat de diminuer la circulation dans les vaisseaux poplités; quelquefois même elle l'arrête complétement et alors on ne sent plus ni les battements de l'artère pédieuse ni ceux de l'artère tibiale postérieure. Cette compression explique l'œdème du pied et de la jambe, l'engourdissement et les fourmillements, la diminution de température et de sensibilité du mollet et du pied, signalés par plusieurs observateurs.

C'est là un phénomène dont le chirurgien doit tenir grand compte, car il implique une menace de gangrène dont il est bon de prévenir la famille, pour que l'accident ne soit pas mis ultérieurement sur le compte des manœuvres de la réduction.

Quand, après la réduction, les battements reparaissent, il y a lieu d'espérer que cette grave complication sera écartée; cependant il ne faut pas oublier que dans plus d'une observation on a vu la circulation s'arrêter de nouveau par suite de la formation de caillots dans la veine ou dans l'artère poplitée.

Diagnostic. Les caractères de la luxation en avant sont, en général, tellement tranchés, qu'il est bien difficile de méconnaître cette lésion. Cependant, dans certains cas, le gonflement des parties molles peut faire hésiter entre une fracture et une luxation.

Il est aussi quelquefois difficile de constater si une luxation s'accompagne ou non de fracture. Lamblin, dans sa thèse, conseille de mesurer avant toute chose le fémur et le tibia du membre blessé et de comparer ces mesures avec celles que donne le membre sain. Le raccourcissement constaté de l'un des os du côté malade mettra en garde contre la possibilité d'une fracture.

Le diagnostic entre la luxation complète et la luxation incomplète peut être entouré de quelques difficultés.

Malgaigne avait fondé, en 1837, ce diagnostic sur la situation de la rotule couchée horizontalement sur la face articulaire du tibia en cas de luxation complète, occupant une situation oblique à l'axe du fémur en cas de luxation incomplète; nous avons vu qu'il était revenu lui-même sur l'exagération de ce caractère différentiel dans son *Traité de fractures et de luxations*.

Cependant il est certain que, si la situation inclinée ne prouve pas que la luxation soit incomplète, la situation horizontale prouve qu'elle est complète.

Des caractères différentiels plus importants sont les suivants :

Dans la luxation complète on peut sentir par la palpation, si le gonflement des parties molles ne s'y oppose pas, toute la surface des cavités glénoïdes, tandis que dans la luxation incomplète on ne peut en sentir qu'une portion plus ou moins étendue.

Dans la luxation complète l'augmentation du diamètre antéro-postérieur de l'articulation est au moins de 5 centimètres; il est moindre dans la luxation incomplète.

Dans la luxation complète les mouvements de flexion et d'extension de la jambe sont généralement difficiles; en tout cas, ils sont très-douloureux. Dans la luxation incomplète ils sont généralement faciles et peu douloureux.

Dans la luxation complète le raccourcissement est réel; dans la luxation incomplète il n'est qu'apparent.

Pronostic. Le pronostic d'une luxation de la jambe en avant est plus grave dans la luxation complète que dans la luxation incomplète.

Dans cette dernière, les lésions des ligaments sont moins étendues, et les fractures concomitantes des extrémités articulaires plus rares; on n'a pas à redouter au même degré les effets de la compression et de la distension des vaisseaux et des nerfs du creux poplité; alors même que la réduction n'a pas été faite, le blessé peut guérir et se servir ultérieurement de son membre, dont les fonctions sont nécessairement altérées.

Malgaigne rapporte à cet égard une observation intéressante : « La luxation eut lieu à la suite d'une chute de cheval et ne fut pas réduite. Trois semaines plus tard, le blessé put marcher avec des béquilles; quinze jours plus tard encore, avec une canne. Six mois ultérieurement, Malgaigne, consulté par ce blessé, constata que les cavités articulaires du tibia débordaient le fémur en avant de 2 ou 3 centimètres, tandis que les condyles fémoraux faisaient saillie en arrière. L'extension était complète, mais la flexion n'allait pas au delà de quelques degrés; le blessé marchait en fauchant; le pied se dirigeait directement en avant et ne portait aucune trace d'œdème.

Le pronostic de la luxation complète est beaucoup plus sérieux. Il a paru assez grave à des chirurgiens tels que Percy, Heister, J.-D. Larrey, pour nécessiter l'amputation immédiate; proposition que personne aujourd'hui n'oserait soutenir, à moins qu'il ne s'agisse d'une luxation compliquée, de rupture des parties molles périphériques.

Il n'existe pas dans la science, à notre connaissance du moins, d'exemples de ces luxations abandonnées à elles-mêmes; il est probable que dans ce cas les fonctions du membre ne se rétabliraient pas, même d'une manière incomplète. En tout cas le blessé courrait de grandes chances de gangrène due à la gêne de la circulation provoquée par la pression des condyles du fémur sur les vaisseaux.

Quand la réduction a été faite, la guérison est la règle générale; cependant, en parlant de l'anatomie pathologique, nous avons cité plusieurs cas où la mort a été le résultat de la gangrène causée par des lésions vasculaires.

En compulsant les observations publiées, on voit que plusieurs blessés ont recouvré toutes les fonctions du membre blessé après un temps plus ou moins long. D'autres ont conservé une grande faiblesse et un degré de claudication plus ou moins prononcé, dû sans doute à l'absence de réunion des ligaments rompus par l'accident; d'autres, parmi lesquels le célèbre député B. Constant traité par Dupuytren, ont conservé le genou roide et une claudication très-sensible.

Pour éviter l'absence de réunion, il faut, ainsi que l'indique Malgaigne, tenir le membre dans l'immobilté pendant au moins deux mois.

Si la luxation s'accompagne de fracture, le pronostic s'aggrave nécessairement; l'irritation causée par la fracture peut déterminer l'arthrite, et d'autre part l'immobilité absolue nécessitée par cet accident peut avoir pour résultat définitif l'ankylose.

Enfin, dans le cas de rupture des parties molles avec plaie permettant l'accès de l'air dans l'articulation, les dangers de mort deviennent considérables, puisqu'à tous les délabrements produits par la luxation vient s'ajouter un accident qui, même dans les conditions les plus favorables, c'est-à-dire dans celles où la plaie est déterminée par un instrument tranchant, cause trop souvent des accidents mortels. Cependant le fait rapporté par Thomassin (Thèses de la Faculté de médecine de Paris, 1866, n° 2) prouve que, même dans ce cas, la guérison est encore possible après réduction. Nous croyons devoir résumer en quelques mots cette remarquable observation, intéressante non-seulement au point de vue des luxations, mais encore et surtout au point de vue des résultats que l'on peut oser espérer de la chirurgie conservatrice dans les vastes plaies de l'articulation du genou.

La luxation a été déterminée le 10 décembre 1861, chez un mécanicien âgé de soixante-deux ans, par un cylindre de fonte du poids de 500 kilogrammes qui a frappé l'articulation du genou. L'extrémité inférieure du fémur, poussée en arrière et en bas, a déchiré les ligaments postérieurs de l'articulation ainsi que la capsule et est sortie au travers des téguments de la région poplitée déchirée transversalement dans une étendue de 12 centimètres. L'artère poplitée et le nerf sciatique sont distendus et à cheval, en quelque sorte, sur l'échancrure intercondylienne. M. E. Parisot réduit la luxation et le lendemain le professeur de clinique de l'École de Nancy, E. Simonin, qui a constaté la réduction, se contente de maintenir le membre tout entier dans l'immobilité au moyen d'un appareil de Scultet. Un peu plus tard, pour mieux assurer l'immobilité, le blessé est placé sur un lit mécanique de Daujon. Le 29 janvier suivant, l'appareil de Scultet est enlevé; le 6 février, la plaie du jarret est cicatrisée; le 15 février, le malade est guéri en conservant un peu de roideur articulaire.

Traitement. Ce que nous venons de dire à propos du pronostic nous dispense de discuter l'opinion des chirurgiens qui proposaient autrefois l'amputation dans tous les cas de luxation.

Velpeau n'admet que trois indications d'amputation : 1° la rupture de tous les ligaments et des vaisseaux; 2° la solution de continuité des téguments et la communication de l'articulation avec l'air extérieur; 3° une infiltration sanguine avec épanchement considérable rendant la gangrène inévitable. Hormis ce cas, il recommande de faire la réduction et de mettre en usage tous les moyens propres à assurer la conservation.

Le fait de Simonin prouve que l'on peut concevoir quelque espérance de conserver le membre, même quand une large plaie ouvre l'articulation. Du reste, ce fait n'est pas sans précédent, puisque Adams, Galli, Miller et Hoffmann, ont obtenu quatre succès par la conservation. Dans un cas analogue, Anthony White, au dire de Gallwey, a réséqué les condyles et conservé au blessé un membre très-utile (Malgaigne, *Traité des luxations*, p. 967).

Si l'ouverture de l'articulation était compliquée de lésion de l'artère, la conservation n'aurait aucune chance de succès.

La troisième indication de Velpeau, qui suppose l'intégrité des téguments, prête bien à quelques interprétations, puisqu'en 1848, lors d'une discussion qui eut lieu à la Société de chirurgie à propos d'une présentation faite par Deguise, M. Huguier émit l'opinion qu'alors même qu'il existerait un anévrysme faux primitif en même temps que cessation des battements de la tibiale et de la pédieuse, on devrait réduire, puis faire la ligature de l'artère et attendre. Nélaton combattit vivement cette doctrine et soutint la nécessité de l'amputation immédiate.

Il peut arriver que la lésion de l'artère poplitée ne soit révélée que par la cessation des battements des artères tibiale et pédieuse : alors Nélaton propose de réduire et d'attendre pour prendre une décision, car il espère que l'artère peut s'oblitérer par retrait de la tunique celluleuse. Cette conduite semble plus rationnelle que celle qui a été proposée par Morel-Lavallée, qui a proposé de pratiquer la ligature aussitôt après la réduction.

La conservation décidée, il faut procéder à la réduction, qui est en général facile.

Le procédé le plus simple consiste dans une extension modérée de la jambe, combinée avec une impulsion directe en sens contraire des extrémités déplacées.

Si ce moyen échoue, il faut recourir au procédé de la flexion. Nous citerons textuellement le texte de l'observation de Champion qui fait parfaitement comprendre la manœuvre de ce procédé : « Le malade étant couché sur le dos, M. Champion saisit la cuisse à sa partie moyenne entre ses mains, tandis que M. Stève, placé à gauche du malade, prit de la main gauche la jambe à sa partie inférieure et appliqua la partie antérieure et moyenne de son avant-bras à la partie postérieure de cette jambe ; alors il fit exécuter à celle-ci un mouvement de flexion afin de relâcher les muscles de sa partie postérieure (la jambe servait de levier du premier genre) ; en appuyant fortement la main gauche qui était la puissance, et soulevant avec l'avant-bras, servant de point d'appui, la partie supérieure de la jambe, il parvint à la fléchir de manière à lui faire former un angle aigu avec la cuisse. Aussitôt que cette flexion fut assez forte, par l'effort de la contraction musculaire et la direction des surfaces osseuses, les condyles du fémur glissèrent de bas en haut derrière le tibia et revinrent prendre place sur la tête de cet os... » (Thèse de Vérollot).

La réduction opérée, il est convenable de maintenir le membre dans l'immobilité absolue pendant quarante jours environ, suivant le précepte de Malgaigne, pour donner aux ligaments le temps de se consolider.

Quelques chirurgiens, se fondant sur des observations dans lesquelles les blessés ont pu marcher librement quinze jours ou trois semaines après leur accident, veulent que dès le quinzième jour on fasse exécuter des mouvements de flexion et d'extension, si toute menace d'arthrite a disparu. Cette conduite est imprudente, car il vaut certes mieux s'exposer à avoir un genou roide qu'un genou trop mobile latéralement.

2° LUXATION EN ARRIÈRE. Beaucoup plus rare que la précédente, la luxation en arrière peut être complète ou incomplète. Les deux variétés semblent d'une fréquence à peu près égale. C'est ainsi que dans son *Traité des luxations* Malgaigne relève sept exemples de luxation incomplète et six de luxation complète.

Étiologie. La cause la plus habituelle de cette luxation est un choc direct porté à la partie supérieure de la jambe, celle-ci étant fléchie sur la cuisse : par exemple, un éboulement ou un corps pesant tel qu'un tonneau venant heurter la partie supérieure et antérieure de la jambe. Une chute sur le genou peut agir de la même manière.

Dans son *Traité de chirurgie d'armée*, Legouest rapporte deux faits curieux dans lesquels la luxation a été produite par le choc d'un boulet.

Dans une observation de Blanchard, la luxation a eu lieu par un mécanisme tout différent, un choc porté sur la partie postérieure et inférieure du fémur; une femme, fuyant un embarras de voitures et voulant se réfugier dans une maison voisine, engagea son pied sous un décrottoir en fer assez élevé, contre lequel le tibia vint s'arrêter ; une petite voiture à bras vint alors heurter en arrière la partie inférieure du fémur qui fut ainsi poussée en avant.

Anatomie pathologique. A priori, les lésions ligamenteuses doivent être ici beaucoup moins considérables que dans la luxation en avant, en raison de l'insertion postérieure des ligaments et de leur relâchement dans la flexion.

Il n'existe pas d'autopsie pouvant indiquer les lésions qui se produisent dans la luxation incomplète; la seule pièce que l'on possède à ce sujet est celle qui se trouve au musée Dupuytren, pièce relative à une luxation datant de nombreuses années avant la mort, et qui est figurée dans l'*Atlas* de Malgaigne, planche XXIX, figure 4.

Quant à la luxation complète, le fait publié par Robert (fait dans lequel une gangrène produite par la rupture de l'artère poplitée nécessita l'amputation) permet de se faire une juste idée des désordres anatomiques. Tous les ligaments étaient intacts ; la capsule seule offrait en arrière des condyles fémoraux deux déchirures de 3 centimètres d'étendue, par lesquelles s'étaient échappés les condyles du tibia, et une autre déchirure égale, en avant de l'insertion fémorale du ligament latéral externe. Le muscle poplité était éraillé dans sa portion externe; tous les autres muscles, de même que la veine et le nerf, avaient été respectés.

Symptômes. L'attitude du membre est variable quand la luxation est incomplète, le membre peut rester dans l'extension, ou, au contraire, arriver à un degré de flexion plus ou moins prononcé. Dans le cas de Guillon, la jambe était en demi-flexion et ne pouvait ni s'étendre ni se fléchir. En général, la pointe du pied garde sa direction normale ; cependant, elle peut subir une légère déviation en dedans ou en dehors due à ce que l'un des condyles s'est porté plus en arrière que l'autre.

Les condyles fémoraux font saillie en avant pendant que ceux du tibia font saillie en arrière ; la rotule entraînée par le ligament rotulien, attiré en haut et en arrière par le tibia, glisse au-dessous du fémur, de sorte que son bord inférieur fait une saillie plus considérable que de coutume et semble plus éloigné du tibia qu'à l'état normal.

Ce caractère est d'autant plus prononcé que le degré de flexion lui-même est plus accentué ; plus la jambe est fléchie, plus la rotule s'incline et plus son angle inférieur fait saillie sous les téguments qu'il soulève. Cette inclinaison ne dépasse jamais un angle de 45 degrés quand le membre est placé dans l'extension. Il existe un raccourcissement apparent, comme dans la luxation en avant, mais pas de raccourcissement réel. Le diamètre antéro-postérieur du genou est augmenté ; cette augmentation ne peut être de plus de 3 à 4 centimètres, ainsi que le fait remarquer Panas, car, la portion articulaire ou glénoïdale du tibia ne mesurant pas plus de 3 à 4 centimètres, il est évident qu'un déplacement qui atteint 4 centimètres produit une luxation complète.

Quand la *luxation est complète*, le membre est dans l'extension ; quelquefois même l'extension est exagérée. C'est ainsi que dans les observations de Wiseman, de Walshman, de Blanchard, la jambe était légèrement fléchie en avant. La saillie des condyles du fémur en avant et des condyles du tibia en arrière est plus considérable que dans la luxation incomplète ; dans l'observation de Robert, les condyles du tibia avaient exercé une pression suffisante pour rompre l'artère poplitée. La rotule, couchée au-dessous des condyles du fémur, devient tout à fait horizontale, sa face antérieure regardant directement en bas.

Il existe un raccourcissement réel du membre ; la cuisse regardée en avant a conservé sa longueur normale pendant que la jambe est raccourcie ; en regardant la partie postérieure du membre, on observe un phénomène inverse.

Le raccourcissement avait été porté assez loin, chez le malade de Robert, pour que le talon fût remonté au niveau de la malléole externe du côté opposé.

Le diamètre antéro-postérieur du genou est toujours augmenté au moins de 4 centimètres.

Diagnostic. Aux signes que nous venons de retracer, il semble difficile de méconnaître une luxation postérieure de la jambe.

La luxation complète se distingue de la luxation incomplète aux caractères suivants : raccourcissement réel du membre, situation horizontale de la rotule, augmentation du diamètre antéro-postérieur porté au delà de 4 centimètres.

Pronostic. Le pronostic de la luxation complète est généralement favorable, car la réduction est facile, sauf le cas de lésions vasculaires, complication qui n'a été observée qu'une seule fois par Robert ; les suites sont généralement peu graves. Les ligaments n'étant pas rompus ou déchirés au même degré que dans la luxation en avant, il est moins à craindre de voir, après guérison, l'articulation douée d'une mobilité exagérée lui enlevant une partie de sa force.

Les faits manquent pour permettre de dire ce qu'il adviendrait des fonctions du membre, au cas où la luxation complète n'aurait pas été réduite.

Malgaigne a eu l'occasion de voir deux malades atteints de luxations incomplètes non réduites : l'un d'eux avait pu marcher avec des béquilles au bout de trois ou quatre jours, et avec un bâton au bout de cinq semaines ; l'autre ne put se lever qu'au bout d'un mois et quitter les béquilles qu'après vingt-deux mois environ.

Chez ces deux blessés les fonctions se rétablirent parfaitement, puisque l'un d'eux faisait douze lieues et l'autre jusqu'à dix-huit lieues par jour.

Un blessé observé par Lassus, atteint également de luxation incomplète non réduite, fut obligé de garder le lit deux ans, en raison d'un gonflement opiniâtre du genou, mais les fonctions se rétablirent ultérieurement; il pouvait étendre et fléchir la jambe presque aussi bien qu'à l'ordinaire.

Traitement. La réduction se fait comme dans la luxation en avant, à l'aide de l'extension préalable de la jambe combinée avec des pressions en sens contraire sur le fémur et le tibia.

On peut aussi réduire par flexion.

Les précautions à prendre sont les mêmes qu'après la luxation en avant; cependant on pourrait essayer plus tôt les mouvements méthodiques de l'articulation, puisque les ligaments ne sont point rompus et déchirés au même degré.

3° Luxations latérales. Beaucoup plus rares encore que les luxations postérieures, les luxations latérales se font en dehors ou en dedans.

A. *Luxation en dehors.* Cette luxation, un peu moins rare que la luxation en dedans, est toujours incomplète; cependant Malgaigne cite, sur la foi d'un auteur inconnu, auquel il n'ajoute du reste qu'une médiocre confiance, un fait de luxation complète.

Étiologie. La cause est quelquefois, mais rarement, une violence extérieure agissant sur la jambe ou sur la cuisse, de façon à chasser le tibia en dehors ou le fémur en dedans. Le plus souvent la cause agit sur les deux os à la fois et tend à plier en dedans l'articulation du genou de manière à produire un diastasis externe suivi du glissement en dehors du tibia. La cause peut aussi être tout à fait indirecte et agir en fléchissant latéralement la jambe sur la cuisse.

Le sujet d'A. Cooper est un exemple de cette luxation de cause indirecte; il avait été jeté, par un écart de son cheval, par-dessus une barrière, de telle sorte que la jambe resta prise d'un côté entre la barrière et l'animal, la cuisse étant entraînée de l'autre côté par le poids du corps.

Anatomie pathologique. Jusqu'ici l'anatomie pathologique de cette lésion n'est basée que sur l'autopsie faite sur un malade de Hargrave, qui succomba au cinquante-troisième jour après une arthrite suppurée. On put constater que le ligament latéral interne était complétement rompu, l'externe déchiré en partie; le ligament croisé antérieur rompu en travers, le postérieur intact; les ligaments de la rotule sains.

Chez un malade de Wells ayant succombé à la gangrène, on rencontra une esquille volumineuse détachée de la partie interne du condyle fémoral interne.

A. Bonn, dans un cas de luxation ancienne et non réduite, a rencontré tous les ligaments intacts et seulement déplacés; le condyle externe du fémur reposait sur la crête qui sépare les deux cavités tibiales.

Symptômes. Les symptômes sont plus ou moins accentués, suivant que le déplacement est lui-même plus ou moins prononcé.

Quelquefois en effet le tibia se contente de glisser sur le fémur de façon à faire en dehors une saillie à laquelle correspond une saillie en dedans du condyle interne du fémur; d'autres fois, au contraire, le glissement est assez prononcé pour que le condyle externe du fémur repose sur la cavité glénoïdale interne du tibia : alors le condyle externe du tibia fait une saillie considérable en dehors, tandis que le condyle interne du fémur fait en dedans une telle saillie qu'il semble prêt à percer la peau. Dans une observation présentée par Larrey à l'Académie de médecine en 1835, il était sorti à moitié au travers d'une déchirure des téguments. Malgaigne fait observer que, quand la luxation est portée à ce point, le tibia subit un mouvement de rotation qui ramène son condyle externe plus ou moins en arrière.

La rotule subit en même temps un déplacement plus ou moins prononcé, soit qu'elle se borne à se dévier pour suivre le mouvement du tibia quand celui-ci est léger, soit qu'elle se luxe complétement dans le cas de déplacement étendu et qu'elle vienne s'appliquer par sa surface articulaire contre la face externe du condyle externe du fémur.

La jambe est généralement fléchie et portée dans l'adduction, faisant avec la cuisse un angle à sommet saillant en dehors au niveau de l'articulation; les surfaces articulaires, au sommet de cet angle, sont écartées l'une de l'autre comme dans le cas de diastasis. Quelquefois, au contraire, la jambe est très-inclinée en dehors et c'est au côté interne de l'articulation qu'existe l'écartement des surfaces articulaires; dans une observation de Hargrave, la surface articulaire du tibia regardait obliquement en dedans et en haut. Sur une pièce anatomique recueillie plusieurs années après la luxation (A. Bonn), la jambe était pliée en dehors jusqu'à former un angle droit avec le fémur.

Les mouvements volontaires sont généralement impossibles, mais la main du chirurgien peut déterminer l'extension et la flexion.

Les symptômes que nous avons étudiés jusqu'ici se rapportent à la luxation incomplète; il est impossible de faire l'histoire de la luxation complète, puisqu'il n'en existe dans la science qu'un seul cas rapporté par Malgaigne, qui ne le regarde pas lui-même comme parfaitement authentique.

« Le tibia, dit Malgaigne, était jeté en dehors du fémur, où il était remonté un peu au-dessus du niveau de la surface articulaire, la rotule luxée en dehors; les condyles du fémur en dedans trahissaient leur forme à travers les téguments amincis. Le pied était porté en dedans, avec une légère rotation dans le même sens. La réduction fut opérée sans difficulté. Malgré une fracture compliquée de l'autre jambe, le blessé guérit, et vers la fin du quatrième mois il commençait à marcher avec des béquilles, le genou étant roide et faible à la fois. »

Pronostic. Sauf le cas de complication d'ouverture de l'articulation, le pronostic n'est pas grave pour la vie; cependant on cite un cas (Wells) dans lequel la gangrène envahit le membre inférieur trois jours après l'accident et détermina la mort.

Si la réduction n'est pas faite, les fonctions du membre demeurent toujours entravées même dans les déplacements les plus légers.

Le blessé observé par Malgaigne marchait sur la pointe du pied tourné en dedans et ne pouvait ni étendre ni fléchir la jambe, qui cependant n'était pas ankylosée.

Un blessé observé par Désormeaux six ans après l'accident avait la jambe inclinée en dehors à 45 degrés; le pied pour poser sur le sol par sa face plantaire s'était fortement renversé en dedans et ne pouvait plus être ramené à sa rectitude naturelle; toutefois, l'extension du membre était possible et les mouvements de flexion assez étendus. Le sujet ne pouvait marcher sans un appareil spécial.

Diagnostic. Les symptômes sont généralement assez nets pour que le diagnostic soit évident. Cependant dans les déplacements légers, quand le gonflement est considérable, on conçoit que dans les premiers temps on puisse confondre une luxation avec une entorse ou un diastasis.

Traitement. La réduction doit s'opérer par extension et pression directe des extrémités articulaires en sens inverse ; elle se fait généralement avec une grande facilité.

La réduction opérée, il est indispensable de placer le membre dans l'immobilité pour prévenir des récidives qui se produisent assez facilement et pour donner aux ligaments le temps de se consolider. L'immobilité doit durer environ quarante jours, puis le chirurgien commence à imprimer des mouvements méthodiques et enfin il ne permet la marche qu'avec les plus grandes précautions. En ne suivant pas ces règles, on s'exposerait à des mécomptes du genre de ceux arrivés à Hargrave, qui eut à déplorer deux récidives dans le cours du même traitement, et à Bruch, qui vit le même accident survenir le vingt et unième jour.

B. *Luxation en dedans.* Plus rare encore que la luxation précédente, la luxation en dedans peut être incomplète ou complète.

Étiologie. Elle est analogue à celle de la luxation en dehors : un choc direct poussant le tibia en dedans, ou une cause indirecte tendant à plier le genou latéralement. En même temps que le tibia se porte en dedans, il subit quelquefois un mouvement de rotation sur son axe qui porte sa surface articulaire obliquement en dedans et en avant. C'est à cette variété que Malgaigne donne le nom d'antéro-latérale.

Anatomie pathologique. Il existe à cet égard une grande pénurie de faits. Une seule autopsie, celle de A. Cooper, faite après amputation de la jambe, est citée dans les auteurs ; elle est relative à une luxation incomplète. La dissection montra une large déchirure du vaste externe, immédiatement au-dessus de son insertion à la rotule ; la capsule et les jumeaux déchirés en arrière ; les ligaments latéraux et croisés étaient intacts. La rotule avait suivi le fémur en dehors, en s'écartant de la tubérosité du tibia.

Symptômes. Les symptômes caractéristiques de la luxation incomplète sont la saillie du condyle interne du tibia en dedans pendant que le condyle externe du fémur fait saillie en dehors ; ces saillies sont plus ou moins prononcées suivant le degré de déplacement. La situation de la jambe est des plus variables. « Costallat, dit Malgaigne, a vu la jambe inclinée en dehors, faisant avec la cuisse un angle rentrant tel que le pied droit s'écartait de trois à quatre pouces du gauche ; le pied était en même temps tourné en dedans, et l'on éprouvait une forte résistance lorsqu'on voulait fléchir la jambe. Le sujet d'A. Key avait bien aussi le tibia tourné en dedans, mais la jambe, fléchie presque à angle droit, faisait avec la cuisse un angle saillant en dehors, et était ramenée en dedans à ce point que sa face interne regardait en haut, et que la plante du pied faisait face à l'autre jambe. »

On peut aussi observer à titre exceptionnel un déplacement en dedans et en avant tout à la fois (Luxation antéro-latérale de Malgaigne). On peut citer comme type de cette variété le fait suivant emprunté à la pratique de Gerdy.

« M. Gerdy avait affaire à un déplacement plus considérable. Le tibia était projeté en dedans au point que le doigt, en déprimant la peau, parcourait sa cavité articulaire interne et arrivait jusqu'à son épine supérieure. La tubérosité externe, en rapport avec la gorge qui sépare les condyles, était recouverte par le ligament rotulien et la rotule elle-même, couchée obliquement sur la cavité articulaire correspondante. Le condyle fémoral interne, plus reculé en arrière que l'externe, tendait violemment les muscles du jarret. La jambe était raccourcie d'un demi-pouce, très-légèrement fléchie, immobile sur la cuisse; enfin l'artère poplitée était comprimée à tel point que ses battements n'étaient plus perceptibles au jarret. »

Malgaigne a aussi observé une luxation en avant et en dedans compliquée de fracture de l'extrémité articulaire du tibia. Tout mouvement volontaire était impossible; on pouvait toutefois étendre la jambe, la fléchir en arrière à angle droit et en dehors à angle obtus. Alors se produisait de la crépitation; une arthrite purulente survint et le blessé succomba à l'infection purulente.

Quant à la luxation complète, elle n'est connue que par deux faits observés l'un par Miller et Hoffmann, l'autre par Galli. Dans le premier, le fémur complétement séparé du tibia était projeté en dehors et en bas; son condyle externe sortait à travers les téguments déchirés dans une étendue d'environ trois pouces. Cette déchirure laissait à nu l'artère poplitée, qui était cependant demeurée intacte. Cette horrible blessure guérit en quatre mois.

Dans le deuxième fait, l'extrémité inférieure du fémur était passée presque tout entière au travers des téguments du côté externe; la guérison eut lieu également après une réduction qui se fit sans difficulté.

Diagnostic.   Il présente des caractères si évidents que toute confusion semble impossible.

Pronostic.   La réduction est généralement facile et les suites ne semblent pas avoir une grande gravité. Quand la réduction a été faite, la guérison est en général assez rapide; cependant il est difficile d'admettre la guérison absolue en trois semaines ou un mois; si l'on se rappelle le temps nécessaire à la guérison absolue, c'est-à-dire à la reprise totale des fonctions après un simple diastasis, on n'acceptera une telle assertion qu'avec les plus grandes réserves.

Dans les observations de Costallat et de Key, le membre n'avait pas encore recouvré toute sa force plusieurs mois après l'accident. Dans une observation de Cooper, dix-huit mois après l'accident il existait un mouvement de latéralité anormale qui probablement aura persisté toute la vie.

Il est à remarquer que dans cette variété de luxation les sujets sont tout particulièrement exposés aux récidives. Cet accident est surtout à redouter après la luxation complète. Ainsi le blessé de Galli, deux ans après la luxation, pouvait monter à cheval; mais le genou était exposé à s'enflammer et éprouvait de fréquents déplacements auxquels il fallait s'opposer à l'aide d'un appareil mécanique que le blessé portait encore trois ans plus tard.

Traitement.   La première indication à remplir est la réduction qui s'opère par extension directe et pression des extrémités articulaires en sens inverse. Généralement la pression des mains du chirurgien suffit à obtenir la coaptation; cependant Costallat ne put réussir ainsi; il dut appuyer son genou sur l'extrémité inférieure du fémur pour la repousser en dedans, tandis que les deux mains appuyées sur l'extrémité supérieure du tibia la ramenaient en dehors. Ces manœuvres doivent être faites le membre étant au préalable ramené à l'extension. Cooper ayant voulu les faire, le membre étant fléchi, dut employer plusieurs aides et soutenir la traction plus d'une demi-heure. C'est sans doute à ces violences qu'il convient d'attribuer l'excès d'inflammation qui se produisit ultérieurement. Quand la luxation est en même temps en dedans et en avant (luxation antéro-latérale de Malgaigne), la réduction s'opère suivant les mêmes règles, mais elle est plus difficile à obtenir. C'est ainsi que Gerdy fut obligé d'employer trois aides pour faire la traction ; que Malgaigne, ne pouvant faire la coaptation, même en se servant du genou, à l'exemple de Costallat, dut fournir au fémur un point d'appui plus solide, c'est-à-dire un billot de bois garni de linge.

C. *Luxation par rotation du tibia.* La rotation du tibia peut avoir lieu soit en dehors, le côté externe de cet os regardant en arrière, soit en dedans, le côté externe regardant alors en avant.

La rotation du tibia n'est pas rare à titre de complication d'autres variétés de luxations. Dans la luxation en avant et en dedans que nous venons de décrire, il existe évidemment un certain degré de rotation du tibia.

Malgaigne cite quelques exemples de luxation du tibia par rotation en dedans ayant compliqué soit une luxation en arrière, soit une luxation en dehors et en arrière.

La luxation par rotation franchement en dehors n'est connue que par une observation complète prise par MM. Dubreuil et Martellière dans le service de Malgaigne.

« C'était une femme de cinquante et un ans, qui avait été frappée à la partie moyenne et postérieure de la jambe par une échelle poussée horizontalement ; elle avait été renversée du coup, puis, sa jambe engagée entre deux échelons, elle avait été entraînée ainsi l'espace de plusieurs pas. La jambe, complétement étendue, était tournée en dehors, et le pied appuyait sur le lit par son bord externe ; le tibia avait subi un mouvement de rotation sur place qui avait porté sa tubérosité interne en avant, au-dessous de la trochlée fémorale, sa tubérosité externe en arrière, dans l'échancrure intercondylienne, et la tête du péroné, qui l'avait suivi, faisait une saillie en dos d'âne à la place du creux poplité. Enfin la tubérosité antérieure, devenue externe, avait entraîné avec elle la rotule, qui s'était luxée complétement en dehors. Les deux condyles fémoraux faisaient saillie en dedans et en dehors, avec une dépression au-dessous. Malgré la complication d'une fracture du tibia et du péroné, la luxation fut réduite deux heures après l'accident par un seul aide qui, embrassant des deux mains la partie supérieure de la jambe, exerça d'abord une traction légère, puis opéra un mouvement de rotation de dehors en dedans. Mais la fracture retint la malade au lit quatre mois et demi ; alors le genou était roide, douloureux, incapable de supporter le poids du corps, et, dix-neuf mois après l'accident, il n'était pas sensiblement amélioré. »

Il est à remarquer que dans toutes les observations publiées qui ont quelque analogie avec celle de Dubreuil et Martellière, la rotule était fixée à plat, par sa face articulaire, contre la face externe du condyle externe.

La luxation par rotation interne n'a d'autre histoire que celle de l'observation assez obscure de Pâris et de l'observation plus obscure encore publiée par Malgaigne. En effet, dans l'observation de Pâris la forme de la luxation n'est accusée que par ces mots : « Le condyle interne du tibia avait glissé derrière le condyle correspondant du fémur. Le membre était raccourci de 5 à 9 centimètres, et la jambe décrivait avec la cuisse un arc de cercle. »

Un certain degré de rotation du tibia est évident ici, mais il semble qu'il s'agit là d'une complication de luxation en arrière bien plutôt que d'une luxation vraiment par rotation.

L'observation de Malgaigne n'est pas non plus une luxation franchement par rotation en dedans ; du reste les caractères de la lésion n'ont été observés que cinq à six ans après l'accident.

La réduction de ces luxations semble ne pas devoir présenter de grandes difficultés.

4º LUXATION DES CARTILAGES SEMI-LUNAIRES. On a beaucoup discuté sur cette lésion étudiée aussi sous le nom de dérangement intérieur de l'articulation du genou par Key, sous le nom de luxation du fémur sur les cartilages semi-lunaires par Cooper, et sous le nom de luxation du fibro-cartilage interarticulaire par Velpeau.

En compulsant les observations fournies à ce sujet, il semble qu'elles comprennent, sous une même dénomination, deux lésions bien différentes : l'une, dans laquelle les cartilages semi-lunaires, chassés entre les condyles du fémur et les condyles du tibia, en quelque sorte comme un noyau de cerise pressé entre l'extrémité de deux doigts, subiraient un déplacement plus ou moins complet, duquel il résulterait que fémur et tibia, tout en n'ayant subi aucun déplacement, se rencontreraient dans une étendue plus ou moins considérable sans l'intermédiaire des cartilages ; l'autre, dans laquelle, outre le déplacement des cartilages, il y aurait dérangement plus ou moins considérable des rapports du tibia et du fémur, c'est-à-dire luxation incomplète de la jambe.

Au premier ordre de faits appartiendraient les observations de Bassius, de Malgaigne, de Dequevauviller, de Bromefild, etc. Dans les observations de Bassius et de Malgaigne, le cartilage déplacé fait une saillie appréciable : en effet, Bassius trouve le cartilage très-saillant en dehors et triplé de volume ; sous la pression, il rentrait en place avec une certaine crépitation ; la pression enlevée, il se reportait en dehors avec le même bruit. Dans l'observation de Malgaigne on signale une saillie à la partie interne semblant appartenir au cartilage semi-lunaire.

Dans d'autres observations citées comme des exemples de luxation des cartilages, on ne sent à l'extérieur aucune saillie, aucun déplacement appréciable : telle est la première observation de Bonnet.

« Un homme très-vigoureux, âgé de quarante-cinq ans, se fit une entorse du genou dans un mouvement de rotation de la jambe en dehors. Je le vis deux jours après cet accident ; on ne pouvait reconnaître dans le genou aucun dérangement physique ; il y avait seulement un peu d'épanchement de liquide dans la cavité synoviale. Le malade ne pouvait marcher qu'avec une peine extrême, il souffrait beaucoup et ne pouvait étendre que très-incomplétement la jambe sur la cuisse. Cette disproportion entre la gêne des mouvements, qui était portée très-loin, et l'inflammation, qui était peu intense, me fit penser qu'il y avait peut-être luxation des cartilages semi-lunaires. Je fis alors fléchir le genou aussi fortement que possible ; cette flexion fut douloureuse. Après l'avoir effectuée une première fois, j'étendis la jambe et je fléchis de nouveau. Cette manœuvre fut suivie d'un soulagement immédiat ; le malade put marcher avec moins de peine et étendre complétement la jambe sur la cuisse. L'inflammation se dissipa avec rapidité. »

Il est à remarquer qu'aucune autopsie n'a jamais constaté la réalité de ce déplacement, si l'on excepte le fait de Beid, qui a trouvé sur un cadavre le cartilage semi-lunaire externe arraché en partie du tibia, déchiré dans sa moitié antérieure et déplacé en dedans et en arrière ; ce cartilage paraissait aplati et élargi, en sorte que son déplacement devait être d'une certaine ancienneté. On n'avait aucun renseignement sur l'état du sujet avant la mort.

Dans ses expériences sur le cadavre, Bonnet a obtenu par l'extension forcée les lésions des cartilages semi-lunaires que nous avons rappelées en étudian l'entorse ; mais ces lésions n'ont rien de commun avec la luxation telle que l'entendent les auteurs, luxation qui précisément n'a été observée que dans des mouvements sans grande violence.

Le second ordre de faits, celui dans lequel il y a déplacement simultané de cartilages semi-lunaires et des extrémités articulaires, est démontré possible par une expérience cadavérique de Bonnet.

« L'expérience fut faite, dit Bonnet, sur un homme adulte, mort d'une maladie chronique, et dont les articulations présentaient une laxité assez grande. Le sujet étant étendu horizontalement sur sa face antérieure et la jambe étant fléchie à angle droit sur la cuisse, je portai brusquement le pied dans la rotation en dehors. A la suite de ce mouvement forcé pour la production duquel je n'avais employé que la force des mains, j'éprouvai la sensation d'un soubresaut particulier. Puis le pied demeura tourné en dehors, et la jambe fléchie sur la cuisse de 45 degrés environ. A la partie antérieure et interne du genou, on sent une saillie formée par le condyle interne du tibia, saillie qui dépasse en avant le condyle interne du fémur ; la tête du péroné est portée en arrière et en dedans. La rotation de la jambe, mesurée par la déviation du pied, atteint presque un quart de cercle. En étendant avec un léger effort la jambe sur la cuisse, on éprouve de nouveau la sensation d'un soubresaut, et les rapports normaux des surfaces articulaires se rétablissent. La dissection du genou ne montre pas de déchirure appréciable des ligaments ni des muscles. J'enlevai alors la rotule et, reproduisant le mouvement forcé de torsion en dehors, j'examinai ce qui se passait dans l'intérieur de la jointure. Je vis que le soubresaut était produit par le passage du condyle interne du fémur derrière le cartilage semi-lunaire, qui se trouvait ainsi refoulé en avant sur la cavité glénoïde interne du tibia, sans qu'il y eût cependant rupture de la capsule articulaire. Du côté externe, le condyle fémoral n'avait pas éprouvé de déplacement important ; bien qu'il fût porté un peu en avant de la partie moyenne de la cavité glénoïde, il était toujours entouré du cartilage semi-lunaire externe. En étendant la jambe avec un peu d'effort, je réduisis encore facilement cette espèce de luxation que je reproduisis plusieurs fois afin d'en bien étudier le mécanisme. »

Des faits analogues à celui de Bonnet ont été observés plusieurs fois sur le vivant. Ils ne constituent pas à proprement parler une luxation du cartilage semi-lunaire, mais bien plutôt une luxation incomplète de la jambe par rotation, puisque la jambe reste fixée dans la rotation en dehors, puisque le condyle du tibia fait en avant une saillie prononcée sur le condyle du fémur.

La possibilité du second ordre de faits ainsi interprété ne saurait être contestée, tandis que celle du premier ordre a paru peu probable à la plupart des auteurs modernes ; anatomiquement elle semble à peu près impossible, car les cartilages semi-lunaires ont des adhérences si intimes avec le tibia, la capsule fibreuse du genou, les ligaments latéraux et les ligaments croisés, que leur déplacement ne semble pas pouvoir s'effectuer sans de larges déchirures, c'est-à-dire sans une violence extrême dont on ne retrouve aucune trace dans les observations. Il faudrait, pour comprendre un tel déplacement, admettre un allongement et un affaiblissement considérables de toutes les parties fibreuses qui entrent dans la composition de l'articulation du genou.

Panas (*Dictionnaire de médecine pratique*) fait remarquer que toutes les observations qui relatent des faits de luxation des cartilages semi-lunaires appartiennent à une époque où l'on ne connaissait ni les corps flottants articulaires, ni l'arthrite sèche ou déformante, et qu'il est probable qu'elles ne sont que des exemples mal interprétés de ces lésions. Telle était déjà l'opinion de Velpeau ; telle est aussi l'opinion de Malgaigne, qui fait observer que même dans les faits comme ceux de Bassius et de Dequevauviller où l'on a observé une saillie anormale cette saillie prééxistait aux accidents. De fait, dans le cas qui lui est personnel, la saillie anormale existait au membre sain à un degré moins prononcé, il est vrai.

L'observation de Gimelle établit que la confusion avec un corps étranger est très-facile. En effet, ce chirurgien déclara à l'Académie de médecine, à propos d'une observation de luxation des cartilages présentée par Londe, avoir vu un fait semblable à celui de cet auteur, avec brusques récidives ; plus tard un examen attentif fit reconnaître qu'il s'agissait non d'une luxation, mais d'un corps étranger dont Larrey fit l'extraction.

Cependant Lannelongue et Le Fort ont présenté à la Société de chirurgie en 1879 des faits dans lesquels il semble que l'on ne puisse invoquer d'autres lésions qu'une subluxation des cartilages semi-lunaires.

Dans le fait de Lannelongue il s'agit d'une jeune fille de onze ans entrée à l'hôpital Sainte-Eugénie le 14 juin 1879 ; elle est grande, d'une bonne santé habituelle, ni rhumatisante, ni arthritique ; dix mois avant son entrée, en se promenant avec sa mère, sans cause appréciable (ni chute, ni mouvement brusque) elle eut subitement le sentiment d'un craquement dans son genou. Ce craquement se reproduisit en outre à chaque mouvement de flexion de la jambe sur la cuisse, mais sans être accompagné de gêne ou de douleur ; deux mois plus tard, la marche devint gênée, mais les douleurs ne se manifestèrent qu'au bout de huit mois. Ces douleurs vives, surtout quand l'enfant fait passer sa jambe de la flexion à l'extension, rendent la marche à peu près impossible.

L'examen du membre donne les résultats suivants : au repos, le genou ne présente absolument rien d'anormal ni à la vue, ni au toucher ; les pressions sont absolument indolores, il n'existe aucun mouvement de latéralité. Si l'on fléchit graduellement la jambe étendue, on perçoit, après avoir parcouru 20 degrés environ, un bruit de craquement sensible à l'oreille, et en même temps la sensation d'un ressaut appréciable à la main. Si ensuite on ramène graduellement le membre dans l'extension, à peine a-t-on dépassé d'une vingtaine de degrés l'angle droit que l'on perçoit un nouveau bruit plus fort que le premier avec ressaut énergique et on arrive à l'extension complète sans grande difficulté. À l'oreille et au toucher, on reconnaît facilement que les bruits et les ressauts se passent entre le condyle externe du genou et la cavité glénoïde du tibia. A la vue, on constate entre les condyles un déplacement particulier qui semble bien appartenir au cartilage semi-lunaire.

« En conduisant la jambe dans la flexion au moment où se produit le premier ressaut, on voit dans le creux placé en dehors du ligament rotulien correspondant à l'interligne articulaire, on voit, dit Lannelongue, la peau brusquement soulevée comme par une pulsation d'une assez grosse artère. Ce soulèvement se fait suivant une ligne transversale qui se perd en arrière ; il est plus fort en avant et en dehors qu'en dehors et en arrière. Si on met le doigt sur le point de la peau qui va être soulevé, on perçoit au moment du soulèvement une sensation brusque et vibrante comme celle d'une lame élastique.

« La peau reste ainsi légèrement soulevée jusqu'au moment où, le membre ramené dans l'extension, le bruit de ressaut qui se produit alors indique que la lame est rentrée à sa place. L'expérience que mes collègues font en ce moment est toujours identique à elle-même. Ces phénomènes se passent entre le condyle externe et la tubérosité externe du tibia, tout est normal en dedans. »

Lannelongue fait remarquer qu'il n'existe ici aucun symptôme d'arthrite déformante et qu'il ne peut être question d'un corps étranger, celui-ci ne pouvant effectuer un déplacement régulier et toujours identique à lui-même. Il ne peut expliquer ces faits que par une subluxation des cartilages semi-lunaires, subluxation apparaissant pendant la flexion et se réduisant pendant l'extension ; c'est la réduction qui s'accompagne de douleurs.

A la séance suivante, 2 juillet 1879, Le Fort fit connaître à la Société deux nouveaux faits attribués à la subluxation des cartilages semi-lunaires, l'un observé sur un tapissier, l'autre observé sur lui-même ; la première observation ne présente pas de caractères assez tranchés pour que l'on en puisse tirer parti ; la seconde, au contraire, observée sur Le Fort lui-même, présente le plus grand intérêt.

« La cause première de l'accident, dit Le Fort, est peu poétique. Ceux d'entre nous qui aiment la chasse ou la campagne savent qu'il est des moments où l'on aime à s'isoler dans cette attitude qu'on appelle « coin de bois. » Or, à l'École pratique de la Faculté de médecine, par un oubli complet des données de l'hygiène, on pourrait même dire des plus vulgaires convenances, cette attitude en cas de nécessités urgentes, est imposée aux professeurs aussi bien qu'aux élèves. Or, il y a trois ans, me trouvant ainsi la jambe fortement fléchie sur la cuisse, je sentis que quelque chose se déplaçait à la partie externe du genou droit ; lorsque je me relevai, le genou restait fléchi et je ne le redressai que par un assez violent effort musculaire accompagné d'une vive douleur et d'un craquement très-fort, comme si quelque chose de déplacé se remettait en place. Une fois la jambe redressée et le craquement effectué, toute douleur disparaissait et les mouvements redevenaient libres. J'eus pendant plusieurs mois l'occasion d'étudier ces phénomènes toujours identiques, car ils se reproduisaient toutes les fois que je fléchissais fortement le genou, soit pour ramasser quelque chose, soit en m'agenouillant pour pratiquer une opération ou l'examen d'un malade.

« J'avais dans ces cas la sensation très-nette du moment où, sans secousse, sans craquement, quelque chose se déplaçait, et toujours le redressement volontaire de la jambe amenait le craquement de retour et la disparition de la douleur. Je ne fis aucun traitement, mais je finis par m'abstenir de toute flexion forcée du genou droit. Je me croyais à l'abri de ce petit accident, lorsque l'année dernière, au moment des concours d'agrégation, le même phénomène se reproduisit, mais cette fois le cartilage, au lieu de se porter en avant, se porta en arrière ; j'éprouvai pour redresser la jambe une douleur atroce qui persista pendant plus de huit jours, quoique avec moins de violence ; je ne pouvais marcher, même dans l'appartement, qu'avec une canne, et si l'accident ne s'est pas reproduit, c'est que j'évite la flexion forcée, surtout accompagnée d'un effort musculaire, car j'ai la sensation que, si je pliais en ce moment fortement le genou, je déplacerais de nouveau mon cartilage semi-lunaire.

« Malgaigne rapporte plusieurs cas assez analogues, entre autres un fait également observé par M. Londe sur lui-même. Il ne saurait être question dans ces cas d'un corps étranger, l'identité constante des accidents ne permet pas d'invoquer cette cause. Dans plusieurs cas assez semblables, les malades conservèrent une flexion permanente du genou. J'ai tout lieu de croire que cette terminaison fâcheuse doit être attribuée à ce fait que le malade n'a pas osé redresser le genou, puisque ce redressement devait lui occasionner et lui occasionnait de la douleur, et que plus tard ce redressement a été difficile ou impossible, soit parce qu'il y avait rétraction des muscles fléchisseurs de la jambe sur la cuisse, soit parce que le cartilage non réduit s'était trouvé fixé, par quelques adhérences dues à l'inflammation, dans la position anormale. Redresser de force la jambe, éviter ensuite la flexion forcée du genou, me paraît être la conduite à conseiller. »

Les observations de Lannelongue et de Le Fort réunissent bien les caractères rationnels que l'on pourrait attribuer à la luxation des cartilages semi-lunaires ; cependant elles ne suffisent pas encore pour établir l'existence de cette lésion.

Plusieurs des membres de la Société de chirurgie ont attribué ces phénomènes à d'autres causes qu'à une luxation : c'est ainsi que pour Duplay le phénomène observé par Lannelongue appartiendrait non à la subluxation des cartilages semi-lunaires proprement dits, mais à la subluxation du tibia.

Desprès, qui a observé des faits analogues à ceux présentés par Lannelongue et Le Fort, les attribue à un pincement de la synoviale dans un faux mouvement, pincement dont nous avouons ne comprendre ni le mécanisme, ni la possibilité. Verneuil, qui lui aussi a observé un fait analogue aux précédents, a attribué les phénomènes à une synovite.

« Il est bien difficile, dit Verneuil, de discourir fructueusement sur une question dont l'anatomie pathologique n'est pas faite. Je me rappelle avoir traité un malade très-maigre, à peau fine, chez lequel on pouvait voir tout ce qui se passait dans son genou. Or, dans les mouvements de flexions énergiques, on assistait au développement d'une petite saillie formée par la grande circonférence du fibro-cartilage externe. On reproduisait cette saillie un grand nombre de fois ; et, d'autre part, au toucher, on sentait une crépitation manifeste, enfin l'articulation était douloureuse en tout temps ; je crois que dans mon fait on ne peut pas trouver une luxation du fibro-cartilage, car la mobilité de ce cartilage est une chose normale : il faut donc y ajouter un élément nouveau que je crois être une synovite. »

Verneuil croit d'autant plus à l'existence d'une synovite qu'il a observé plusieurs faits analogues et toujours chez des rhumatisants. Forget appuye l'opinion de Verneuil par une observation faite sur lui-même.

Quoi qu'il en soit de l'existence de la luxation du cartilage semi-lunaire, les symptômes suivants lui sont attribués par les auteurs.

L'accident succède ordinairement à une rotation de la jambe exercée sans grande violence ; c'est ainsi que dans l'observation de Key l'accident se produisit pendant que le malade se retournait dans son lit ; une douleur subite survient aussitôt ; le malade se trouve dans l'impossibilité d'étendre volontairement la jambe qui est ordinairement dans un léger degré de flexion ; d'autres fois, la jambe reste dans l'extension, mais ne peut être fléchie volontairement.

En examinant les jointures, le chirurgien ne constate aucune déformation ; parfois la réduction s'opère instantanément par un léger degré de flexion, comme cela est arrivé dans le cas de Key, et les blessés se mettent immédiatement à marcher comme si rien n'était arrivé ; d'autres fois il survient du gonflement et de l'épanchement articulaire qui ne disparaissent que fort lentement. La récidive de ces accidents est fréquente ; elle peut même survenir à chaque mouvement, ainsi qu'on le voit dans les observations de Lannelongue et de Le Fort.

En pesant avec soin les symptômes que nous venons de résumer, on voit qu'ils peuvent aussi bien se rapporter à des corps étrangers contenus dans l'articulation, ou à l'entorse du genou, qu'à un dérangement des cartilages.

Quoi qu'il en soit, si l'on soupçonne une luxation des cartilages interarticulaires, il convient de fléchir la jambe, puis de l'étendre rapidement en lui imprimant un mouvement de rotation.

Pour prévenir d'imminentes récidives, le malade devra porter une genouillère.

Ces moyens ne sauraient évidemment suffire dans les cas comme celui de Lannelongue où la lésion reparaît à chaque mouvement. Lannelongue a placé le membre de sa petite malade dans un appareil assurant une extension complète, mais permettant la marche, dans l'espoir de rendre plus fixes les rapports du fibro-cartilage avec le tibia. Au bout d'une douzaine de jours d'application de cet appareil, Lannelongue a observé une amélioration notable. « En effet, dit-il, j'ai pu fléchir la jambe sur la cuisse plusieurs fois sans voir se reproduire la subluxation du fibro-cartilage externe, sans bruit particulier, par conséquent. Mais il est arrivé que dans un mouvement de flexion un peu brusque la subluxation s'est reproduite non plus au début de la flexion comme auparavant, mais tout à fait à la fin après avoir dépassé l'angle droit. J'ai alors cessé toute expérience et fait replacer le membre dans un nouvel appareil. Cette remarque vient donc confirmer encore le diagnostic et nous assure selon toutes les probabilités une guérison plus prompte que je ne l'avais pensé. » Ne pourrait-on pas dire tout aussi bien que l'immobilité de la jointure a amélioré la synovite?

Il est, en effet, à remarquer que Verneuil, qui admet cette dernière hypothèse, a obtenu d'excellents résultats en immobilisant le genou dans un appareil percé d'une fenêtre permettant de faire une révulsion légère sur l'articulation.

5° LUXATIONS PATHOLOGIQUES. Les luxations pathologiques ne sont pas rares au genou à la suite d'hydarthroses aiguës ou chroniques, d'arthrites suppurées et de diverses maladies osseuses, parmi lesquelles la carie, la nécrose et la tumeur blanche tiennent le premier rang. On a même cité des faits de luxation déterminée par l'anévrysme de l'artère poplitée. Les formes les plus habituelles des luxations pathologiques du genou sont exposées dans cet article à propos des tumeurs blanches.

Nous n'insisterons pas davantage sur cette question élucidée d'ailleurs dans diverses parties de ce Dictionnaire.

6° LUXATIONS CONGÉNITALES DU GENOU. — Les causes générales des luxations congénitales sont étudiées à l'article LUXATION (t. III, 2ᵉ sér., p. 341).

Les luxations congénitales du genou sont extrêmement rares; elles peuvent avoir lieu en arrière, en dehors, en dedans et en avant. La luxation en arrière n'est connue que par une observation assez incomplète de Chaussier dans laquelle il est dit que les deux genoux étaient luxés en arrière, c'est-à-dire que l'extrémité du tibia se trouvait contre la face poplitée du fémur. Bouvier, Robert et Guérin ont cité des faits de subluxations latérales, mais l'interprétation de ces faits est contestée par Malgaigne.

La luxation en dedans a été constatée par Bouvier et par Robert. Dans ce dernier fait, le condyle interne du fémur était porté en arrière où il remplissait le creux du jarret, en sorte que le condyle externe seul paraissait en rapport avec le tibia. En conséquence, le fémur présentait une forte rotation en dedans, l a jambe une rotation légère en dehors; la rotule, petite, immobile et comme soudée, était à demi luxée en dedans. La jambe se fléchissait à peine; au contraire, on pouvait lui communiquer des mouvements latéraux étendus.

La luxation en avant est beaucoup plus fréquente : aux faits (cités par Malgaigne) de Bard, de Châtelain, de Kluberg, de Cruveilhier, de Bouvier, de J. Guérin, Guéniot a ajouté tout récemment (*Bulletins de la Société de chirurgie*, séance du 7 juillet 1880) trois nouvelles observations, deux personnelles et une tirée de la pratique du docteur Motte de Dinant.

Dans trois de ces observations, la luxation s'est produite chez un fœtus monstrueux (J. Guérin), chez un fœtus atteint de nombreux vices de conformation (Cruveilhier et Bouvier). Dans le fait de J. Guérin et de Bouvier, il s'agit aussi d'un fœtus monstrueux d'environ six mois, présentant de nombreuses difformités.

Dans le fait de Cruveilhier, le fœtus était à terme, mais affecté, outre la luxation du genou, de mains et de pieds-bots, d'une luxation congénitale du fémur et d'une conformation vicieuse du rectum qui s'ouvrait dans la vessie.

Dans les six observations de Bard, de Châtelain, de Kluberg, de Guéniot et de Motte, la luxation au contraire constitue l'unique lésion et elle se manifeste chez des enfants bien vivants, bien constitués, accouchés à terme et sans aucune violence; un seul de ces enfants (2ᵉ observation de Guéniot) a été extrait au forceps, mais l'usage de cet instrument, en étudiant l'observation, n'a eu certainement aucune influence sur la production de la luxation.

Les symptômes de cette lésion sont indiqués dans les termes suivants par Guéniot : le membre est le siége d'une déformation considérable caractérisée par la flexion de la jambe sur la cuisse dans un sens opposé à la flexion naturelle, c'est-à-dire dans le sens de l'extension. La face antérieure de la jambe correspond à la face antérieure de la cuisse, et la rotule représente le sommet de l'angle rentrant formé par les deux segments du membre; le creux du jarret n'existe plus et il est remplacé par une saillie osseuse. Dans les observations de Guéniot, si pour rendre visible le sommet de l'angle rentrant on écartait la jambe de la face antérieure de la cuisse, on apercevait dans la région rotulienne plusieurs plis transversaux et profonds; ce dernier détail est fort important, car il établit que la luxation n'est pas récente et n'est pas par conséquent le fait d'un accident survenu pendant l'accouchement.

Au premier abord, une telle lésion paraît effrayante; cependant le pronostic est des plus favorables; en effet, pas un léger effort, Guéniot (première observation) a pu rendre au membre ses rapports normaux. La réduction opérée, il a suffi de serrer le maillot en accolant les deux membres inférieurs très-étroitement l'un à l'autre.

A l'aide de cette simple précaution, la tendance aux récidives disparut très-rapidement, si bien que seize jours après la naissance la guérison pouvait être considérée comme un fait accompli. Loin d'être atrophié, le membre luxé semblait d'un volume un peu supérieur à celui de son congénère, et les divers mouvements de la jambe paraissaient presque aussi libres que ceux du côté opposé. La permanence de la guérison a été constatée un an après la naissance.

La conséquence a été tout aussi heureuse dans la 2ᵉ observation de Guéniot et dans les observations de Châtelain, de Bard, de Kluberg et de Motte. Dans presque toutes ces observations, on signale un léger gonflement du genou succédant aux manœuvres de la réduction, mais disparaissant rapidement sous l'influence de l'immobilité et de quelques applications émollientes.

Il est difficile d'assigner une cause réelle à une pareille luxation qui, par ses symptômes, par la facilité de la réduction et surtout par le rétablissement constant de l'intégrité des fonctions, se rapproche bien plus des luxations traumatiques que des luxations pathologiques.

Châtelain attribue la luxation à une chute grave faite par la mère à la fin du septième mois de la grossesse ; Kluberg accuse une cause analogue, le choc du bas-ventre contre un lit, deux mois avant l'accouchement. Motte pense que la luxation, dans le fait constaté par lui, a dû s'effectuer sous l'influence de pressions extérieures répétées, la femme dont il parle ayant eu l'habitude d'appuyer contre son ventre une énorme marmite.

Guéniot ne pense pas que des violences extérieures soient capables de produire des luxations, et il fonde cette opinion sur des expériences cadavériques.

« Sur trois enfants, morts au quinzième jour de leur naissance et dont le corps avait été assoupli par un bain d'eau chaude, je tentai de produire artificiellement la luxation du tibia en avant. Je procédai avec lenteur à l'aide d'une extension progressivement forcée de la jambe, pendant que le fémur se trouvait immobilisé. Chaque fois, il me fut impossible de faire glisser l'extrémité du tibia au devant des condyles fémoraux. Je ne parvins à obtenir la flexion de la jambe sur la face antérieure de la cuisse qu'au prix d'un effort plus considérable qui sépara tantôt l'épiphyse du tibia, tantôt celle du fémur. Une fois sur six, la tension des téguments du jarret devint telle que ceux-ci se déchirèrent largement avant que l'épiphyse du tibia se fût décollée. Une autre fois, grâce à la section préalable de ces mêmes téguments, ainsi que du ligament postérieur de l'articulation, la luxation put se produire sans rupture osseuse. »

« Comme on le voit, quelque attention que j'aie prise pour effectuer, sans déchirure de tissus, la flexion anormale de la jambe sur le devant de la cuisse, il me fut impossible d'y parvenir. Cependant cette flexion existait, sans aucune de ces lésions, dans les différents exemples que j'ai rapportés. »

Cependant ce chirurgien accepte, avec Malgaigne, que les traumatismes survenus pendant la grossesse puissent devenir des causes occasionnelles en provoquant chez le fœtus des mouvements désordonnés. Ces mouvements désordonnés pourraient déterminer une contraction violente du muscle triceps, contraction portant la jambe dans l'extension forcée ; alors l'utérus réagissant sur le membre maintiendrait ou exagérerait son attitude vicieuse pendant que la contraction répétée des extenseurs effectuerait peu à peu la disjonction des os.

Guéniot, prenant pour exemple sa deuxième observation dans laquelle la jambe luxée se trouvait comme bridée par le cordon ombilical, attribue aux tractions opérées par le cordon une certaine influence étiologique.

Quoi qu'il en soit, l'essentiel pour l'accoucheur est de savoir qu'il se trouve en présence d'une lésion peu grave et facilement curable, malgré son aspect quelque peu effrayant.

Nous ne terminerons pas l'étude de cette question sans faire remarquer avec Lannelongue et Guéniot lui-même qu'il ne s'agit pas ici d'une luxation en avant, exactement semblable à la luxation traumatique de l'adulte. En effet, dans une luxation en avant proprement dite, l'extrémité supérieure du tibia, quittant complétement les surfaces articulaires du fémur, vient se placer en avant de ces surfaces. Ici il n'en est pas ainsi : le tibia bascule au niveau de l'articulation du genou, de manière que la pointe du pied vienne se placer dans le pli de l'aine ; la surface articulaire du tibia regarde successivement en arrière, puis en bas, sans qu'il y ait luxation proprement dite : aussi Lannelongue propose de donner à ce déplacement le nom plus exact de *renversement de la jambe en avant*.

VII. MALADIES DU GENOU. Nous serons très-bref sur cette question qui se trouve traitée dans diverses parties de ce Dictionnaire, où la région du genou, en raison de son importance, en raison surtout de la fréquence des lésions morbides dont elle peut être le siége, a été choisie comme type (*voy*. ARTICULATIONS, ARTHRITE, ANKYLOSE, BOURSES SÉREUSES et SYNOVIALES, HYGROMA, HYDARTHROSE, BLENNORRHAGIE, CORPS ÉTRANGERS, etc.).

Nous nous bornerons à appeler l'attention sur quelques détails qui n'ont pu trouver place dans ces articles, soit en raison de leur nouveauté, soit en raison de leur application plus spéciale à la région du genou.

1° ARTHRITE et HYDARTHROSE. L'articulation du genou est de toutes les articulations de l'organisme celle qui est le plus souvent atteinte d'arthrite et d'hydarthrose de cause interne soit à l'état aigu, soit à l'état chronique; c'est ainsi, par exemple, que l'arthrite blennorrhagique du genou est rencontrée quatre fois plus souvent que l'arthrite blennorrhagique de toutes les autres articulations réunies. Nous n'entrerons pas ici dans le détail des symptômes de l'arthrite du genou et des épanchements qui en peuvent résulter ; ce serait répéter ce qui a été dit d'une façon si magistrale par Ollier dans les articles ARTHRITE et ARTICULATION, et répéter aussi ce que nous avons dit des symptômes des épanchements en parlant des contusions.

Quant aux données thérapeutiques, nous ne pourrions que redire ce qui a été écrit par Ollier dans ces mêmes articles et dans l'article HYDARTHROSE. Nous insisterons seulement sur les deux phénomènes suivants, fréquents et prononcés surtout dans les arthrites du genou : 1° dans l'inflammation du genou, il y a une grande tendance à la flexion plus ou moins prononcée, flexion qui très-souvent arrive à l'angle droit ; 2° à l'état aigu succède souvent un état subaigu presque indolore suivi d'un état chronique qui a la plus grande tendance à se terminer par ankylose. Cet état d'ankylose est généralement annoncé par deux symptômes précurseurs : une crépitation et une mobilité anormale pendant les mouvements, en particulier pendant les mouvements de latéralité.

Gosselin attribue le premier symptôme à la destruction partielle des cartilages diarthrodiaux et le second au ramollissement et à la destruction plus ou moins complète des cartilages semi-lunaires. On comprend en effet que, si ces corps intermédiaires viennent à manquer, les deux os se rapprochent et les ligaments perdent la tension qui est le principal obstacle à la mobilité latérale.

Les indications thérapeutiques à opposer à la flexion sont évidentes et, d'après les préceptes donnés par Bonnet, personne n'hésite plus à opérer le redressement, alors même que pour obtenir ce résultat il faudrait chloroformer le malade. Le redressement opéré, il faut maintenir le membre dans cette bonne situation au moyen d'un appareil convenable, en particulier d'une gouttière bien matelassée. Cependant il y a lieu, avant d'opérer le redressement, de tenir compte des expériences de C. Reyher, de Dorpat, (in *Revue de Hayem*, année 1874, t. IV, p. 680). Il résulte de ces expériences que, en cherchant à étendre le membre alors qu'il existe un épanchement et que la capsule est intacte, on augmente la tension intra-articulaire, et que, par conséquent, on s'expose à rompre la capsule. Ce chirurgien conseille donc, si l'arthrite se complique d'épanchement, de pratiquer avant tout la ponction avec l'aspirateur de Dieulafoy. La ponction faite, le redressement opéré, Reyher assure l'immobilité par une extension modérée qui joint, dit-il, à l'avantage d'immobiliser l'articulation, celui de changer les points de contact des cartilages et de diminuer la pression intra-articulaire. Si l'arthrite aiguë est suppurée et s'accompagne de perforation de la capsule, Beyher recourt sur-le-champ à la traction forcée permanente (30 livres chez l'adulte, quitte à diminuer au bout de 24 heures, temps suffisant pour produire l'allongement des ligaments); en agissant ainsi, il se propose de séparer les surfaces articulaires malades, d'éviter l'usure des cartilages et des os, de permettre au bourgeonnement des abcès osseux de se faire, et de favoriser l'écoulement du pus en facilitant le drainage de l'article.

Quant à l'ankylose, on doit chercher à la prévenir, soit en invitant les malades à faire des mouvements alternatifs de flexion et d'extension, soit en exécutant des mouvements directement par la main du chirurgien. Malheureusement ces manœuvres ne conduisent pas toujours au but, soit parce que les muscles ne se contractent pas spontanément, soit parce que les mouvements provoqués causent de la douleur bientôt suivie de réaction inflammatoire (voy. les articles ARTHRITE, ARTICULATIONS, HYDARTHROSE).

2º PÉRIARTHRITE. On s'est beaucoup préoccupé de la périarthrite engénéral, depuis le mémoire de Duplay et la lettre écrite à ce chirurgien par Gosselin dans les Archives générales de médecine (année 1873). D'une manière générale, on peut entendre par périarthrite toute inflammation située autour de l'articulation qui elle-même reste saine. En adoptant, à l'exemple de quelques auteurs, une définition aussi vaste, on arriverait à comprendre dans l'histoire de la périarthrite toutes les inflammations de la peau, du tissu cellulaire, des bourses séreuses, des os, en un mot, de toutes les parties qui environnent une articulation, depuis le simple furoncle jusqu'à l'ostéite aiguë. Cette dénomination doit être réservée aux cas où l'inflammation des parties périphériques à une articulation présente des phénomènes de nature à permettre de la confondre avec l'inflammation des parties constituantes de l'articulation.

Nous avons déjà eu l'occasion d'aborder cette question à propos des contusions. Ici nous ne nous occupons que des faits spontanés qui, mal interprétés autrefois, amenaient souvent le chirurgien à supposer une affection intra-articulaire et à porter un pronostic plus sérieux que ne le comportait la situation.

Parmi ces faits, les plus intéressants sont ceux que Gosselin a réunis sous le nom de périarthrite du genou chez les filles adolescentes; l'un des plus remarquables fait l'objet de la sixième leçon de ce professeur. Il s'agit d'une jeune fille de dix-huit ans qui depuis quelques jours boitait légèrement à la suite d'une cause inconnue; elle croyait s'être cogné le genou gauche, mais n'en était pas bien certaine; les douleurs devinrent assez vives en huit jours pour la forcer à s'aliter. Cette jeune fille était d'une bonne constitution, ni scrofuleuse, ni syphilitique; en dehors des symptômes fonctionnels, le genou ne présentait aucune altération extérieure; il semblait si indemne que la première pensée du chirurgien fut qu'il s'agissait d'une douleur symptomatique d'une coxalgie, mais un examen attentif démontra que cette hypothèse était sans fondement.

Alors, examinant le genou avec grande attention, on vit qu'il était fléchi à angle très-obtus et que l'on ne pouvait corriger cette flexion sans provoquer des douleurs; en examinant la région postérieure, on s'aperçut que la flexion était causée par la contraction des muscles fléchisseurs.

En présence de ces symptômes, on aurait diagnostiqué autrefois une arthrite à son début, mais Gosselin constata que l'articulation était saine. Si l'on ne pouvait redresser l'articulation sans douleur, on pouvait lui faire exercer tous les autres mouvements sans provoquer ni la moindre douleur, ni le moindre craquement. De plus, la malade indiquait comme point douloureux la région rotulienne et la tubérosité antérieure du tibia, et une pression sur ces points réveillait la douleur. En combinant cette pression avec quelques mouvements de latéralité on déterminait une crépitation semblable à celle que l'on observe dans les bourses synoviales légèrement enflammées.

Gosselin pense que ces symptômes ne pouvaient être attribués qu'à une inflammation subaiguë, occupant les bourses synoviales antérotuliennes, le ligament rotulien et le périoste de l'extrémité supérieure du tibia, notamment celui de la tubérosité antérieure et peut-être le nerf saphène interne. C'est par là que s'expliquent la contracture des fléchisseurs par action réflexe des nerfs irrités et enflammés.

Gosselin émet l'hypothèse assez plausible que cette singulière affection reconnaît pour point de départ la croissance et un certain degré de phlegmasie périostique partie de la ligne épiphysaire en voie d'ossification et de soudure. Cette hypothèse est des plus vraisemblables, mais on ne saurait la démontrer. Ce qu'il importe surtout de signaler dans ces observations, c'est la contracture et la douleur qui peuvent donner le change avec une arthrite. Or, une telle confusion conduirait à porter un pronostic grave à propos d'une affection qui, avec le repos, la chaleur, et une douce compression, guérit d'elle-même en quelques semaines. On pourrait aussi se laisser entraîner à des tentatives de redressement brusque qui, parfaitement justifiées dans l'arthrite, produiraient ici une irritation qui ne saurait avoir d'autre résultat que le redoublement de la contracture.

Les faits de la nature de ceux rapportés par Gosselin ne sont pas rares ; depuis que l'attention est éveillée sur ce point, ils se multiplient. Nous avons à soigner dans ce moment même une jeune fille de quatorze ans présentant les symptômes que nous venons d'énoncer sur les deux genoux. Il convient d'ajouter que cette affection, qui est bien spéciale à l'adolescence, n'est pas exclusive aux jeunes filles ; nous l'avons observée sur un garçon de douze ans.

Rien de plus fréquent que de rencontrer, dans la pratique, des jeunes gens, de l'un ou de l'autre sexe, atteints de douleur de l'une ou de deux articulations fémoro-tibiales, douleurs sans siége bien caractérisé, sans aucune difformité apparente, sans contracture, disparaissant par un traitement en quelques semaines. Ces douleurs, auxquelles le vulgaire donne le nom caractéristique de douleurs de croissance, semblent être un degré léger de la périarthrite des adolescents.

3° INFLAMMATION DES BOURSES SÉREUSES ET SYNOVIALES. Nous nous bornerons à signaler ces inflammations, renvoyant pour leur étude à ce qui a été dit dans ce Dictionnaire à l'article BOURSES SÉREUSES ET SYNOVIALES (tome X, page 590), et à ce que nous avons écrit dans cet article dans les pages précédentes à propos de la contusion du genou. Cependant nous devons attirer l'attention du lecteur sur l'hydropisie des tendons de la patte d'oie, sur l'inflammation de la bourse séreuse prétibiale ou intra-patellaire, et sur l'inflammation des bourses séreuses du creux poplité.

Nous ne faisons que signaler ces dernières dont l'histoire appartient à l'étude anatomo-pathologique de la région poplitée (voy. POPLITÉE).

En traitant des contusions, nous avons vu que la gaîne des tendons de la patte d'oie pouvait contenir des grains riziformes semblables à ceux que l'on rencontre plus habituellement dans les gaînes synoviales qui entourent le poignet. Cette gaîne peut aussi devenir, sans cause traumatique appréciable, le siége d'une hydropisie coïncidant avec une hydarthrose ; quelquefois même l'épanchement séreux réside pendant un certain temps dans la gaîne des tendons de la patte d'oie, puis l'inflammation se propage lentement jusqu'à l'articulation qui, à son tour, devient le siége d'une hydarthrose.

Trélat a rapporté dans la *Gazette des hôpitaux* une curieuse observation d'hydarthrose du genou dans laquelle cette affection semble avoir été déterminée par un kyste ne communiquant pas avec l'articulation et semblant s'être développé sous le tendon de la patte d'oie. L'irritation déterminée dans la région par la présence de ce kyste aurait été la cause principale de l'affection intra-articulaire. Une ponction faite dans la tumeur périarticulaire en fit sortir 20 grammes d'un liquide rosé, fluide, ne ressemblant en rien à du pus. Ce liquide est venu tout d'un jet et d'une seule fois. Après sa sortie, il a été facile de s'assurer qu'il existait une notable quantité de liquide dans l'articulation elle-même.

Bourse séreuse prétibiale ou intra-patellaire. Les inflammations de cette bourse séreuse n'avaient pas attiré l'attention avant la traduction, dans les *Archives générales de médecine* (décembre 1877), du travail publié par Trendelenburg (de Rostock) dans les *Archiv für clinische Chirurgie.*

Nous reproduisons ici cette traduction faite par Riklin, en raison de son importance :

« Jusqu'ici on n'a accordé que fort peu d'attention aux lésions de la bourse muqueuse intra-patellaire (synoviale du ligament rotulien), et Pitha entre autres, dans son *Traité de pathologie chirurgicale*, déclare que le siége profond de cet organe en rend les lésions primitives fort rares. Jamais jusqu'ici on ne s'était occupé de savoir si la bourse intra-patellaire pouvait être affectée de synovite séreuse. Et pourtant l'auteur en a tout récemment observé deux exemples, et il n'hésite pas à croire que cette synovite n'est pas aussi rare qu'on se l'imagine. C'est pourquoi il a jugé utile d'en tracer les principaux caractères. Trendelenburg commence par donner de la bourse intra-patellaire, ou synoviale du ligament rotulien, une description dont les éléments sont empruntés en grande partie aux classiques. La situation de la bourse fait que, quand un épanchement s'y forme, elle ne peut se distendre ni en avant, ni en arrière, ni en haut. Par contre, elle peut s'étaler de chaque côté du ligament rotulien, d'où résulte une modification assez notable de la conformation du genou. Chez les individus maigres, en particulier, cette synovite, lorsqu'elle est unilatérale, est très-facile à reconnaître. Mais, quand elle existe des deux côtés, elle peut sans peine passer inaperçue. Il faut alors avoir bien présent à l'esprit la conformation extérieure du genou, dans les différentes attitudes du membre inférieur.

« Ainsi, lorsque la jambe est dans la demi-flexion, les contours du ligament rotulien se dessinent très-nettement, et de chaque côté se voit une dépression d'autant plus accusée que le sujet est plus maigre. Quand, au contraire, la bourse sera le siége d'un épanchement, ces deux dépressions s'effacent et, si l'épanchement est notable, on pourra même constater en ce point l'existence d'une tumeur volumineuse et fluctuante. En outre, quand la bourse est distendue par de la sérosité, elle refoulera le ligament rotulien, et les mouvements de flexion, pendant lesquels le ligament est à son maximum de tension, deviendront douloureux. Le premier temps de la flexion se fait sans douleur et sans difficulté, mais, dès que l'angle formé par les deux segments du membre approche de 90°, il survient de la douleur avec impossibilité d'aller plus loin. Or, même dans les cas d'épanchement très-abondant de l'articulation du genou, les mouvements de flexion demeurent beaucoup plus libres.

« On note de plus, dans la région intra-patellaire, une douleur spontanée, mais que réveille surtout la pression. Les malades accusent aussi une sensation de tension dans le genou, quand celui-ci est légèrement fléchi.

« Chez les femmes, on s'expose beaucoup à diagnostiquer, en présence des symptômes mentionnés ci-dessus, une névrose articulaire.

« Dans les deux cas observés par l'auteur, la marche de cette synovite fut très-ente. Tous les moyens dirigés habituellement contre les inflammations chroniques des articulations furent infructueux; l'épanchement finit par céder à l'emploi d'une compression exercée à l'aide de bandelettes de caoutchouc.

« Enfin, l'auteur se demande si, dans les cas de tuméfaction douloureuse de la région intra-patellaire survenant à la suite d'un traumatisme, d'une distorsion de l'articulation, on n'a pas affaire à un épanchement hémorrhagique dans la bourse intra-patellaire. »

Les exemples de cette affection ne sont peut-être rares dans la littérature chirurgicale que parce que jusque-là l'attention n'avait pas été attirée sur ce point.

Il y a quelques jours à peine, nous avons été appelé à donner des conseils à une religieuse d'un ordre enseignant, atteinte de cette affection. Cette dame nous a dit que, en raison de la nature de ses fonctions, elle ne se mettait pas plus souvent à genoux que ne le font la plupart des femmes du monde, fait important à noter au point de vue étiologique. Elle souffre depuis quatre ans, peut monter un escalier sans trop de difficultés, mais non le descendre : alors elle manque souvent de tomber, si elle ne prend pas des précautions spéciales. En examinant le genou avec la plus grande attention, on ne constate pas la présence d'un épanchement intra-articulaire ; la rotule n'est en aucune façon soulevée, et tous les creux et reliefs qui l'entourent sont à l'état parfaitement normal ; mais sur chaque côté du tendon rotulien on constate, comme dans les faits de Trendelenburg, une tumeur volumineuse et fluctuante.

OSTÉITE. Nous n'entrerons pas ici dans les détails de l'ostéite aiguë ou chronique du fémur ou du tibia ; l'inflammation des os sera étudiée à son rang ; nous nous bornerons à rappeler que ces extrémités sont le siége de prédilection de cette ostéite aiguë bien étudiée pour la première fois par Chassaignac et à laquelle nous avons donné le nom de typhique (*Archives générales de médecine,* année 1873).

Dans les formes lentes, un abcès résultant d'une périostite chronique peut être confondu avec une arthrite, confusion des plus regrettables au point de vue thérapeutique. Dans les suppurations extra-articulaires, la rotule n'est pas projetée en avant et ne peut pas être poussée vers les condyles du fémur par les pouces, la repoussant en arrière, pendant que les mains l'entourent en cherchant à concentrer le liquide vers le milieu de l'articulation. On ne peut non plus constater le phénomène de la fluctuation passant d'un côté à l'autre de l'articulation.

Le diagnostic est généralement très-simple. Cependant il exige une extrême attention, quand une suppuration profonde provenant d'une périostite chronique à dévié la rotule, comme cela a été observé par Duplay (*Archives générales de médecine*, année 1876, tome II). Dans ce cas une tuméfaction partant du condyle interne du tibia, remontait sur la face interne du fémur dans une hauteur de 4 à 5 centimètres et se portait obliquement de dedans en dehors, de manière à recouvrir l'insertion du triceps au bord supérieur de la rotule, simulant ainsi le relief des culs-de-sac sous tricipitaux distendus par un épanchement intraarticulaire. La rotule n'est pas recouverte par cette tuméfaction ; elle n'est pas projetée en avant, mais rejetée en dehors, et, quelque soin que l'on mette à chercher le choc rotulien sur les condyles fémoraux, on ne peut le percevoir.

Ce signe surtout permet d'établir le diagnostic d'autant plus difficile dans cette circonstance que le genou était en situation demi-fléchie, comme cela arrive dans les affections intra-articulaires.

4°. Tumeur blanche. L'articulation du genou est l'une des articulations du corps humain dans lesquelles la tumeur blanche est la plus fréquente et la plus facile à observer : aussi a-t-elle été prise pour type de description dans tous les articles généraux (*voy.* Tumeurs blanches).

Nous n'avons donc à nous occuper ici que de quelques points particuliers relatifs à la symptomatologie et à la thérapeutique.

La tumeur blanche du genou débute par une douleur quelquefois étendue à toute l'articulation, quelquefois limitée à certains points déterminés, augmentant toujours par les mouvements et la pression. La douleur du genou peut être précédée ou accompagnée par des douleurs sympathiques se faisant sentir vers la jambe, le pied, les orteils, et beaucoup plus rarement le long de la cuisse.

Richet a fait observer que, quand la tumeur blanche débute par les parties osseuses (condyles du tibia ou du fémur) les douleurs du début sont plus violentes et plus localisées que quand elle débute par les parties molles. Les points les plus douloureux siégent alors au niveau du condyle interne du fémur ou du tibia, à la partie inférieure de la rotule ou de la tubérosité interne du tibia, très-rarement au niveau de la partie externe de l'articulation. Dans cette forme, la jambe se fléchit et se met en rotation en dehors, beaucoup plus rapidement que dans la forme débutant par les parties molles.

Combinant ces diverses circonstances, Richet pense que les douleurs fixes sont causées par les tiraillements exercés par les ligaments rotulien et latéral interne, sur les points osseux auxquels ils s'insèrent.

Quand la tumeur blanche débute par les parties osseuses, le gonflement général et la production de liquide intra-articulaire se produisent plus tardivement que quand le début réside dans les parties molles. Des cavités contenant des séquestres, du pus, quelquefois des matières tuberculeuses, ne tardent pas à se former dans les extrémités articulaires. Quand la tumeur blanche débute par les parties molles, le gonflement survient avec une rapidité extrême ; il est d'autant plus sensible que, sous l'influence de la diathèse morbide, la cuisse et la jambe ne tardent pas à acquérir une gracilité considérable, gracilité due à l'amaigrissement et aussi, pour une proportion notable, à un certain degré d'atrophie musculaire.

Indépendamment de ces phénomènes généraux, les altérations du tissu osseux se distinguent des altérations des parties molles par deux caractères qui ont une certaine valeur : 1° la pression ou le choc des extrémités osseuses les unes contre les autres déterminent plus de douleur dans le premier cas; 2° des soubresauts nocturnes dans les muscles de la jambe se manifestent surtout quand les lésions osseuses sont prédominantes.

Quoi qu'il en soit du début, les deux formes finissent, à la longue, par se confondre si intimement qu'il est impossible de les distinguer.

Alors le genou prend un volume assez considérable pour que la circonférence du genou malade, mesurée au niveau de la rotule, puisse dépasser de moitié la circonférence du genou sain. Les creux qui environnent la rotule et le tendon du triceps s'effacent si bien que la rotule peut sembler enfoncée entre les saillies qui l'entourent de toutes parts. Le tendon rotulien semble quelquefois former le fond d'un sillon, les dépressions longitudinales qui l'entourent à l'état normal étant remplacées par deux bosselures.

Ce gonflement général peut reconnaître trois causes principales : 1° l'augmentation de volume du squelette; 2° la production de fongosités; 3° la sécrétion d'un liquide séro-purulent qui est souvent confondu avec des productions fongueuses, productions donnant lieu à une sensation de fausse fluctuation parfois très-difficile à apprécier, malgré les signes différentiels indiqués dans les auteurs classiques. Ces signes différentiels sont les suivants d'après Nélaton : Si le gonflement est formé par une accumulation de liquide, on constate, en tenant une main appliquée sur les bosselures sus-rotuliennes, tandis qu'avec l'autre on presse les saillies sous-rotuliennes, que le liquide se déplace et soulève la rotule. Si au contraire le gonflement est produit uniquement par des fongosités, la fluctuation est moins franche; de plus, en saisissant entre le pouce et les autres doigts la bosselure sous-rotulienne, on constate que la fausse fluctuation est due à la présence de fongosités mollasses ne fuyant pas devant la pression, mais se laissant froisser entre les doigts.

Lorsque le gonflement est déterminé par du pus, la synoviale se perfore, soit lentement par ulcération, soit brusquement par rupture. La rupture se produit généralement à la partie supérieure de la bourse sus-rotulienne, et alors il n'est pas rare de voir les fusées purulentes, glissant entre les muscles et le fémur, arriver jusqu'à la région trochantérienne.

Si, au contraire, la perforation se fait lentement par ulcération, le pus se fait jour par des trajets fistuleux, dans le voisinage des condyles fémoraux internes ou externes, ou vers les bords de la partie inférieure de la rotule et des ligaments rotuliens.

Le membre peut rester dans l'extension, mais le plus souvent il prend un degré plus ou moins prononcé de flexion. La flexion de la jambe est surtout provoquée par l'impulsion instinctive qu'éprouve le malade à prendre la situation la moins douloureuse. Cette situation correspond à une flexion de 130 à 140 degrés, flexion dans laquelle l'articulation présente la plus grande capacité et dans laquelle aussi les mouvements de latéralité sont les plus faciles. Cette position provoquée au début par la contraction active des muscles est ensuite maintenue par leur contracture.

Souvent à la flexion succèdent des luxations pathologiques, luxations qui se produisent avant la période suppurative.

La luxation le plus habituellement observée est la luxation incomplète en dehors et en arrière, avec rotation du tibia en dehors. Vient ensuite la luxation en arrière.

On a aussi signalé, mais à titre exceptionnel, la luxation incomplète en dehors, la luxation incomplète en dedans et la luxation en avant.

La luxation en avant n'est connue que par un seul fait signalé par Cooper, fait dans lequel le tibia fléchi en avant, à angle droit, était soudé à la partie antérieure des condyles du fémur. Cooper attribue cet étrange déplacement à l'action musculaire ; Malgaigne fait remarquer avec beaucoup de raison qu'il est plus plausible de l'attribuer à une position vicieuse dans laquelle une pression lente aurait porté la jambe en avant.

Les luxations en dehors et en dedans ne comptent que quelques rares observations, parmi lesquelles celles de Duval, de Fleury et de Malgaigne. La luxation en arrière, un peu plus fréquente, est accusée par la saillie des condyles du fémur en avant et la saillie des condyles du tibia en arrière.

Le déplacement le plus fréquent (luxation incomplète en dehors et en arrière, avec rotation du tibia en dehors) est caractérisé par la situation du pied, dont la pointe est plus ou moins tournée en dehors, la saillie du fémur en dedans, la saillie du tibia en dehors, et par la rotation de la crête du tibia en dehors, crête qui prend la direction d'une ligne passant le long du bord externe de la rotule.

Les luxations sont généralement attribuées au relâchement ou à la destruction plus ou moins complète de quelques ligaments et à la rétraction des ligaments opposés ; — à la rétraction et à la contraction musculaires ; — à la rétraction des parties molles qui entourent l'articulation, surtout dans le sens de la flexion ; — à la déformation des surfaces articulaires ; — à la destruction plus ou moins considérable des surfaces articulaires et des ménisques interarticulaires ; — au poids des parties qui se déplacent ; — à la pression du plan du lit sur le talon et le bout du pied.

La discussion de l'influence réelle exercée par chacune des causes que nous venons d'énoncer rapidement trouvera sa place à l'article TUMEUR BLANCHE ; elle se rattache en effet à une étude d'ensemble que nous ne saurions aborder ici sans faire double emploi.

Cependant nous devons consacrer quelques mots à l'opinion de Sonnenburg, qui explique le déplacement en arrière et en dehors avec rotation du tibia en dehors, bien plutôt par une flexion du tibia lui-même au niveau de son cartilage épiphysaire, que par une véritable luxation. Cet auteur admet la possibilité de la luxation, quand la marche de la maladie a fait disparaître la partie postérieure des condyles fémoraux et les ménisques interarticulaires ; alors la partie supérieure du tibia peut glisser en arrière, sous l'influence de la contraction des muscles fléchisseurs de la jambe dont l'action est favorisée d'ailleurs par la flexion déjà existante de la jambe et par l'action de la pesanteur.

Mais, quand il n'y a pas destruction partielle de l'os et du ménisque, Sonnenburg n'admet comme possible qu'une flexion du genou, plus ou moins considérable, maintenue par la contraction et la rétraction des muscles périarticulaires, accompagnée d'une rotation du tibia en dehors, et surtout d'une flexion du tibia lui-même au niveau de son cartilage épiphysaire, flexion qui en impose pour un déplacement de l'os.

D'après cet auteur, le relâchement des ligaments croisés et latéraux peut amener un contact moins intime des surfaces articulaires, mais, tant que les ménisques persistent, ils s'opposent par leur enclavement à un déplacement du tibia en arrière.

Thorens (*Revue de Hayem*, t. VIII, p. 699) analyse dans les termes suivants la partie la plus saillante du travail de Sonnenburg : « Quant à la rotation en dehors, Sonnenburg adopte la théorie de Bonnet et fait jouer avec lui le rôle principal à la position du malade dans son lit. Cette rotation s'observe en effet chez les malades, et c'est le plus grand nombre qui demeurent couchés sur le côté malade, la hanche fléchie, le genou fléchi et un peu élevé, le pied reposant par la partie postérieure de son bord externe. Dans cette posture, le ligament latéral externe est distendu; les condyles internes du fémur et du tibia sont appliqués plus fortement l'un contre l'autre et, sous l'influence de la pesanteur, son ménisque l'empêchant de s'échapper en arrière, le condyle externe du tibia décrit, autour du ligament latéral interne devenu le plus résistant, un arc de cercle dont le centre correspond au centre du condyle interne.

« L'axe de la jambe forme avec celui de la cuisse un angle obtus ouvert en dehors; la cause en réside, comme l'a établi Bonnet, dans l'inclinaison du fémur en bas et en dedans et l'augmentation de saillie de son condyle interne, dispositions qui, les ligaments du genou une fois relâchés, permettent au fémur de s'échapper en dedans.

« Vient enfin le fait principal de Sonnenburg : la flexion du tibia dans sa ligne épiphysaire. L'extrémité supérieure de cet os est maintenue, solidement fixée dans la flexion, d'une part par l'enclavement des ménisques, de l'autre par la contracture des muscles, surtout des fléchisseurs, et la rétraction des parties fibreuses périarticulaires. La pesanteur, que nous avons vue agir pour déterminer la rotation du tibia, agit de la même façon sur le point voisin de la tête où l'os présente une moindre solidité, et ainsi se produit une flexion du tibia en arrière, au niveau de la ligne épiphysaire. Ce fait ne s'observe pas seulement chez les enfants; on le constate encore chez les adultes, après ossification complète des cartilages épiphysaires. Dans ces cas, il a été précédé d'une ostéite raréfiante de l'extrémité supérieure du tibia.

« Certains malades se couchent dans leur lit sur le côté sain, le pied du côté malade reposant sur leur couche par son bord interne, le genou soutenu par celui du côté opposé. Chez ceux-ci, Bonnet a prouvé que la rotation du tibia en dehors ne se faisait pas. Mais, quant à la flexion épiphysaire, elle peut se produire dès que l'extrémité supérieure du tibia est maintenue fixée. Enfin, il est des malades qui ne gardent pas le lit; chez eux, on observe aussi la rotation du tibia en dehors, avec la flexion épiphysaire.

« Le mécanisme en est facile à expliquer; ils marchent le genou fléchi, moins que dans la position couchée, pour relâcher le tendon du triceps; le pied étendu pour relâcher les jumeaux, et portant sur le sol par la pointe du gros orteil. Pour mieux assurer leur base de sustentation, ils portent le fémur dans l'adduction, la jambe dans la rotation en dehors. Plus tard, la contracture des muscles et la rétraction des parties fibreuses périarticulaires maintiennent solidement la tête du tibia dans cette position, et alors sous l'influence de la marche apparaît la même flexion en arrière du tibia, soit au niveau de son cartilage épiphysaire, soit au niveau d'un point raréfié. »

Le traitement de la tumeur blanche du genou ne présente rien de particulier à noter dans ses lignes générales.

Il convient ici, comme partout ailleurs, de donner au membre une direction convenable et par conséquent de le placer dans la rectitude en réduisant au besoin la luxation.

Les uns veulent que le redressement s'opère en une seule séance en s'aidant du chloroforme; les autres, qu'il se fasse par des mouvements lents et gradués.

Les uns, avec Bonnet, ne craignent pas d'opérer le redressement à la période aiguë; d'autres, avec Chassaignac, Marjolin, Giraldès, craignant une recrudescence des phénomènes inflammatoires, procèdent avec une plus grande prudence.

Quelques-uns cherchent à faciliter les manœuvres de redressement par la section des tendons, opération le plus souvent inutile, pour ne pas dire nuisible. Ces questions se reproduisant à propos de la plupart des tumeurs blanches, nous en renvoyons l'étude à l'article TUMEURS BLANCHES.

La seule question thérapeutique qui soit spéciale à l'articulation du genou est le parallèle entre le traitement sans opération, la résection et l'amputation.

Nous avons déjà eu l'occasion de toucher à cette question dans ce Dictionnaire (voy. article RÉSECTIONS, p. 485 et suiv.) et de dire que la résection d'ordre pathologique était certainement un progrès, mais que cependant elle constituait une opération grave par ses suites immédiates et ses conséquences ultérieures et qu'elle ne devait être résolue qu'après des méditations tout aussi sérieuses que celles qui doivent précéder une amputation.

Nous nous étions basé alors pour soutenir cette opinion sur ce fait que d'après les statistiques anglaises la résection était tout aussi grave que l'amputation au point de vue de la mortalité.

Le travail de Pénières semble ne laisser aucun doute à cet égard (voy. RÉSECTIONS, t. X, 2ᵉ sér., p. 485).

M. Picard, dans une thèse remarquable (Thèse de Paris, nᵒ 395, année 1875), est revenu sur ce parallèle, et en compulsant les chiffres qu'il fournit on arrive à une conclusion analogue à celle de Pénières, si toutefois on tient compte de ce fait, qu'il faut dans une statistique comparer des unités de même nature et, par conséquent, ne pas prendre pour terme de comparaison des résections pratiquées à Londres ou dans les hôpitaux anglais, les amputations faites à Paris ou en Crimée, comme on le fait dans presque toutes les statistiques.

Picard constate que la mortalité afférente à la résection a notablement diminué depuis 1869, époque à laquelle Pénières écrivait : « Cette diminution de la mortalité est attribuée à des modifications sérieuses apportées dans le manuel d'opération et dans la disposition des appareils; il est dû surtout, ajoute Picard, à l'adoption plus générale du pansement de Lister et à l'époque moins avancée de la maladie à laquelle on opère. »

Il est certain que la mortalité a notablement diminué depuis l'époque où la première résection du genou fut faite par Filkin, en 1762. Le tableau suivant que nous trouvons dans la thèse de Picard en fait foi :

	Opérés.	Morts.	Pour 100.	
1762—1830.	11	6	54,5	
1830—1850.	21	11	52,3	
1850—1860.	246	73	27	
1860—1869.	155	42	27	(Pénières)
1869—1875.	203	52	16,5	

Nous ferons remarquer que le chiffre 16,5 pour 100 attribué à la mortalité de la résection pour la période 1869-1875 est quelque peu optimiste. L'auteur lui-même, dans la première page de sa thèse, nous met en garde contre ce résultat en faisant remarquer que dans les quatre grands hôpitaux de Londres on trouve pendant les quatre dernières années 96 cas de résection du genou avec 18 morts

(19 pour 100). Il ajoute avec raison que le chiffre plus faible obtenu en réunissant les observations publiées dans les Recueils périodiques n'a pas la même
valeur que les chiffres officiels des hôpitaux, les chirurgiens malheureux étant
dédaigneux de la publicité.

D'après ce passage, il est clair que le chiffre 19 pour 100 se rapproche le plus
de la vérité.

Or, si nous faisons un parallèle entre ce chiffre et celui qui résulte de la statistique établie par Bryant et Mac-Cormac, pour des faits de même ordre que ceux
qui ont motivé la résection, et recueillis dans un même milieu, nous arrivons à
un résultat à peu près identique. Ces statistiques relèvent en effet pour l'amputation pathologique 325 cas, 66 décès ou 20 pour 100 de mortalité (British Med.
Journ., 1er janvier 1870).

Les statistiques ne doivent pas être étudiées uniquement dans leur résultat
général, mais surtout dans leur résultat suivant l'âge du malade.

Or, en étudiant la question à ce point de vue, Pénières a constaté la mortalité
suivante pour la résection :

	Opérés.	Morts.	Pour 100.
1 à 5	18	7	38,8
5 à 10	84	14	15,4
10 à 15	74	14	18,9
15 à 20	61	20	32,7
20 à 25	56	20	35,7
25 à 50	51	19	37,2
30 à 40	42	19	45,2
40 et au-dessus	17	8	47

Picard, réunissant tous les cas de résection dans lesquels l'âge est donné
exactement, est arrivé au résultat suivant :

	Cas.	Morts.	Pour 100.
Au-dessous de 5	18	1	5,5
5 à 9	41	3	7,8
10 à 14	38	4	10,10
15 à 19	16	2	12,5
20 à 29	47	10	21
30 à 59	13	2	15

Picard a soin de faire remarquer que ce dernier tableau comprend des faits de
résection pratiqués pour ankylose ou rhumatisme, et que ces faits abaissent la
moyenne de mortalité.

Eh bien, en comparant ces résultats à ceux de l'amputation, l'avantage serait
en faveur de cette dernière pendant le jeune âge.

En effet, les statistiques de Bryant et Mac-Cormac donnent les résultats suivants pour l'amputation (Med. Times, 2 janvier 1869) :

	Cas.	Morts.	Pour 100.
Au-dessous de 20 ans	63	3	4,3
Au-dessus	119	38	32

Si l'on acceptait la statistique à la lettre, il faudrait conclure que, au point de
vue de la mortalité, l'amputation opposée aux tumeurs blanches est moins grave
que la résection dans le jeune âge : or c'est là un fait d'une importance capitale,
puisque c'est précisément dans le jeune âge que la tumeur blanche du genou est
fréquente, ainsi qu'il résulte de l'observation journalière et en particulier de la
statistique de Bryant que nous reproduisons :

	Cas.
Au-dessous de 5 ans	98
à 10 ans	101
11 à 20	160
21 à 30	111
31 à 40	69
41 à 50	46
51 à 60	25

Picard, bien que grand partisan de la résection, fait remarquer que la statistique de l'amputation, d'après Bryant et Mac-Cormac, ne s'éloigne pas sensiblement des résultats donnés par la résection.

Il est facile d'arriver à des résultats tout opposés et éminemment favorables à la résection faite en cas de tumeur blanche, en groupant ensemble des faits disparates. C'est ainsi, par exemple, que nous trouvons, dans un travail tout récent établissant un parallèle entre la résection et l'amputation dans la tumeur blanche du genou, que la mortalité de la résection est à celle de l'amputation dans la proportion de 3 à 5.

Pour terme de comparaison, l'auteur choisit des statistiques d'amputation prises un peu partout, et pour toute cause; celles des hôpitaux de Paris et de la guerre de Crimée ne sont pas oubliées, et l'on arrive nécessairement à un chiffre de mortalité effrayant à la charge de l'amputation.

On ne saurait donc trop répéter que des parallèles ne peuvent être établis qu'autant que les opérations sont faites sur des sujets placés dans des conditions analogues par leur race, leur âge, leur constitution, les milieux hygiéniques au milieu desquels ils vivent, et atteints de lésions analogues.

Hors de là tout est confusion, et l'on peut faire dire aux statistiques tout ce que l'on veut. Du moment que les totaux ne sont pas constitués par des unités de même ordre, ils sont nuls de plein droit; c'est pour cela que produisant des statistiques de résection prises en Angleterre pour tumeur blanche, nous ne leur opposons que des statistiques d'amputation pathologiques recueillies dans le même pays.

Les faits nouveaux qui se sont produits ne sont donc pas de nature à modifier les opinions que nous avons émises en écrivant l'article RÉSECTION, opinions qui, du reste, sont loin de nous être personnelles; elles sont tout simplement l'expression de la doctrine de l'immense majorité des chirurgiens français, si nous en jugeons par le très-petit nombre de résections pratiquées dans nos hôpitaux dans les cas de tumeur blanche de l'articulation du genou.

Cette réserve est bien justifiée par les mauvais résultats obtenus par nos compatriotes. Ainsi que le disent Follin et Duplay : « La résection du genou a très-rarement réussi en France; presque toujours elle a donné des résultats détestables, laissant à sa suite des membres ankylosés, difformes et notablement raccourcis, surtout lorsque l'opération a été pratiquée chez de jeunes enfants, l'accroissement du membre inférieur ayant été arrêté par l'ablation des extrémités articulaires du fémur et du tibia. »

Aux résultats français on oppose, non sans quelque apparence de raison, les résultats anglais; il est certain que chez nos voisins la mortalité de la résection ne dépasse pas sensiblement celle de l'amputation; peut-être même reste-t-elle un peu au-dessous; il est certain aussi qu'elle donne des résultats fonctionnels très-souvent satisfaisants.

Cela s'explique par ce fait que les chirurgiens anglais opèrent de très-bonne heure, dès qu'ils reconnaissent la tumeur blanche ; ils opèrent sur des os presque sains, n'enlèvent qu'une très-petite portion des surfaces articulaires et respectent souvent le cartilage de conjugaison, se plaçant ainsi dans des conditions n'empêchant pas d'une manière absolue l'accroissement ultérieur du membre. Mais, en se plaçant dans de pareilles conditions, ce n'est pas avec l'amputation qu'il faut comparer la résection. Cette comparaison n'a de raison d'être que quand les deux opérations sont réservées, comme cela existe chez nous, pour les cas extrêmes où toutes les ressources thérapeutiques ont été employées sans résultat. Alors le mal a fait de tels progrès que la résection ne peut aboutir que par des dégâts opératoires énormes augmentant la gravité de l'opération et, en tout cas, permettant mal le rétablissement des fonctions.

Quand on suit les errements anglais, il faut comparer la résection à la conservation proprement dite, sans opération. En admettant que la résection faite de bonne heure ne cause qu'une mortalité de 19 à 20 pour 100, il faut se demander si la conservation, avec les moyens thérapeutiques employés en France, ne donne pas une mortalité moindre, même en comptant la mortalité afférente aux amputations de cuisse que l'on est obligé de faire en cas d'insuccès.

C'est là le véritable nœud de la question, le véritable terme de comparaison. Le but est difficile à atteindre, car, s'il est facile de compter le chiffre des morts à la suite d'une opération sanglante, il est moins facile de déterminer les résultats définitifs d'une méthode moins expéditive et ne permettant pas toujours de suivre la maladie jusqu'à un résultat absolument incontestable. Il faut donc savoir le plus grand gré à M. Eymery, interne des hôpitaux de Paris, d'avoir dirigé en ce sens d'intéressantes recherches.

Il est constant, d'après l'expérience de tous les chirurgiens, que les procédés employés habituellement : repos absolu, vésicatoires, teinture d'iode, cautère actuel, cautérisation profonde de Richet, compression, redressement et immobilisation dans une bonne situation, ténotomie même pour favoriser le redressement, ouverture d'abcès, etc., ne font courir que bien peu de risques au patient.

Eymery a cherché à établir ces faits par des chiffres. A l'hôpital Sainte-Eugénie et à l'hôpital des Enfants, on n'aurait observé que 6 cas de mort sur 250 tumeurs blanches du genou, et encore les morts étaient dues à des affections intercurrentes ; les cas dans lesquels l'amputation a été jugée nécessaire n'ont pas dépassé 12 sur 250, et sur ces 12, 9 malades ont guéri. Ce dernier chiffre, pour le dire en passant, confirme le fait établi par la statistique de Bryant du peu de gravité de l'amputation chez les jeunes sujets dans les cas de tumeur blanche.

Si l'on concluait en se basant uniquement sur ces chiffres, la résection serait battue par la statistique. Mais il faut voir les résultats définitifs ; compter avec les malades qui sortent sans être absolument guéris, avec ceux que l'on ne revoit pas toujours, ceux qui ont des récidives, ceux qui marchent avec des membres ankylosés en situation vicieuse, ceux qui marchent péniblement, et ils sont nombreux parce qu'ils n'ont qu'une ankylose fibreuse au lieu d'une ankylose osseuse. Or, ces résultats définitifs ne peuvent être appréciés aujourd'hui par aucune statistique pouvant servir de terme de comparaison.

Quoi qu'il en soit, tout en acceptant en principe la résection dans le cas où les lésions osseuses sont prédominantes et très-limitées, il nous semble peu logique de pratiquer une opération qui fait courir des chances sérieuses de mortalité (1 mort sur 5 d'après les statistiques les plus favorables), tant que l'on n'a pas épuisé tous les moyens thérapeutiques innocents pour la vie. Cela nous semble d'autant moins logique, qu'après avoir épuisé tous ces moyens thérapeutiques on a, en mettant les choses au pire, la ressource de l'amputation qui, opposée aux tumeurs blanches, n'est pas plus grave que la résection elle-même.

On ne saurait trop méditer à ce sujet les raisons pour lesquelles Ollier, qui certes n'est pas suspect de partialité à l'égard des résections en général, n'a pratiqué que bien rarement la résection du genou :

« Au membre supérieur la résection sous-périostée nous donnera des résultats toujours meilleurs que l'ankylose.

« Au membre inférieur il n'en est pas de même ; une ankylose, en bonne position, soit de la hanche, soit du genou, soit du cou-de-pied, sera généralement plus avantageuse que la mobilité qui suivra toute résection.

« Cette infériorité des résections du membre inférieur tient encore à plusieurs causes.

« Chez les enfants, les dangers du traumatisme sont bien moindres sans doute que chez les adultes ; mais l'arrêt de développement, qui suivra la résection, nuira beaucoup au fonctionnement du membre. Comme conséquence d'une résection du genou pratiquée sur un enfant de huit ou dix ans, on pourra observer, quand la croissance du sujet sera terminée, des différences de longueur de 15 et 20 centimètres entre les deux membres.

« Ces faits étaient à peine soupçonnés il y a quelques années ; l'observation clinique n'avait pu encore les constater. Je m'adressai alors à l'expérimentation, qui me permit de déterminer la loi d'accroissement des os des membres. Je démontrai que les os longs ne s'accroissent pas également par leur deux extrémités ; qu'il y a toujours une extrémité d'élection et que les os des membres supérieurs et inférieurs s'accroissent dans un rapport inverse.

« L'humérus s'accroît surtout par en haut ; le radius et le cubitus surtout par en bas ; de cette manière les extrémités qui forment le coude contribuent pour une faible part à l'accroissement du membre. Aussi peut-on emporter cette articulation chez les enfants sans crainte de ralentir notablement l'accroissement du membre supérieur.

« Pour le genou, c'est l'inverse. Une résection qui portera à la fois sur les extrémités contiguës du fémur et du tibia privera le membre de ses moyens d'allongement, et produira consécutivement un arrêt d'accroissement considérable.

« Ajoutez à cela que cet arrêt d'accroissement n'a pas la même importance pour le coude que pour le genou. Une diminution de 8 ou 10 centimètres n'empêche pas le membre supérieur de fonctionner activement. Un déficit proportionnel dans le squelette du membre inférieur amène des conséquences très-graves soit au point de vue de l'équilibre de la station, soit sous le rapport de la facilité de la marche.

« Pour toutes ces raisons, je ne me suis décidé que rarement à pratiquer les résections de la hanche et du genou, et je n'ai pas encore obtenu de résultats satisfaisants.

« Je n'ai pas eu les succès que signalent les opérateurs anglais et allemands, parce que je n'ai pas opéré dans les mêmes conditions. Ils interviennent de bonne heure ; j'ai toujours opéré très-tard.

« Comme l'ankylose rectiligne donne de meilleurs résultats au point de vue des fonctions du membre, je n'ai voulu recourir à la résection qu'après avoir épuisé toute la série des moyens de conservation. J'ai obtenu de l'expectation des résultats variables, tantôt bons, tantôt mauvais ; je la crois encore dans notre milieu, et pour les adultes, préférable à la résection, qui se fera toujours dans de mauvaises conditions tant qu'on n'y aura recours que tardivement et pour des cas à peu près désespérés. Il faudrait, pour réussir, se décider plus tôt, et agir sur des sujets plus jeunes, comme on le fait à Londres et à Berlin. Mais pour le moment, en pesant les faits que j'ai pu observer et recueillir, en calculant les chances de mort que je ferais courir à mes malades par une opération portant sur l'une ou l'autre des extrémités du fémur, je me sens peu disposé à accorder une part plus large aux résections de la hanche et du genou. A l'une, je préfère l'amputation de la cuisse ; à l'autre, l'expectation méthodique.

« Telles sont les conclusions auxquelles je suis arrivé en me guidant sur les données de ma pratique personnelle. Seront-elles définitives ? Je l'ignore encore. Des recherches que je poursuis en ce moment sur le sort ultérieur des malades que j'ai traités par les méthodes non sanglantes me fourniront probablement des arguments plus rigoureux. »

5° ANKYLOSE. L'articulation du genou est l'une de celles dans lesquelles l'ankylose se rencontre le plus souvent. Les considérations faites par M. Ollier (voy. article ANKYLOSE) au sujet de l'anatomie pathologique, des causes, des symptômes et du diagnostic des diverses variétés d'ankylose, nous dispensent d'entrer ici dans des détails qui feraient nécessairement double emploi. Les indications du traitement sont également exposées dans cet article avec une étendue et une supériorité qui nous permettent de nous borner à quelques points de détail plus spécialement applicables au genou.

Trois indications dominent le traitement de l'ankylose : 1° vaincre l'obstacle qui constitue l'ankylose ; 2° rendre à l'articulation la mobilité qu'elle a perdue ; 3° si la mobilité ne peut être rétablie, placer du moins les os dans une situation favorable à l'exercice des fonctions. Il faut donc avant toute chose ramener à l'extension le membre fléchi à angle plus ou moins prononcé.

On obtient ce résultat par des moyens différents suivant que l'ankylose est incomplète ou complète.

Si l'ankylose est incomplète, le redressement peut être obtenu par trois méthodes : le redressement progressif ou gradué, le redressement brusque ou immédiat, le redressement successif.

Redressement progressif. Il peut être effectué avec le secours des mains seules, le chirurgien s'efforçant d'imprimer des mouvements d'extension dont il augmente chaque jour l'étendue ; ordinairement, à moins que l'ankylose ne soit très-peu serrée, ces manipulations sont impuissantes et il faut recourir à l'emploi d'appareils spéciaux.

Les appareils peuvent être ramenés, ainsi que nous avons eu l'occasion de le dire ailleurs (voy. REDRESSEMENT), à trois types principaux : 1° appareils mus par des forces constantes et, par conséquent, agissant d'une manière continue ; 2° appareils mus par des forces n'agissant que pendant un temps limité, mais pouvant fixer le membre dans l'intervalle des séances au maximum d'extension obtenue : ces appareils sont dits à action intermittente ; 3° appareils de mouvement, agissant en déterminant alternativement l'extension et la flexion, tandis que les deux premiers ordres d'appareils n'ont en vue que l'extension.

Parmi les appareils mus par des faces constantes, il en est, comme ceux de Blanc, fondés sur l'élasticité du caoutchouc, et ceux de Bigg, dans lesquels le caoutchouc est remplacé par des ressorts métalliques, qui peuvent être appliqués même pendant la marche avec des béquilles. Dans l'appareil de Blanc, une courroie circulaire appuie sur l'extrémité supérieure du tibia, dans le but de prévenir la subluxation de cet os, toujours imminente dans les cas de flexion prononcée.

L'appareil de Bigg atteint le même résultat avec plus de certitude, car il est disposé de façon à agir en sens contraire sur l'extrémité inférieure du fémur qu'il tend à repousser en arrière, et sur l'extrémité supérieure du tibia qu'il tend à repousser en avant.

Delore a préconisé devant le Congrès médical de Lyon (2ᵉ session, 1864) des appareils à pression continue dans lesquels les forces extensives sont appliquées sur des bandages amidonnés, de telle sorte que leurs pressions ne puissent endolorir et blesser les parties molles. Un bandage amidonné coupé circulairement au niveau du genou entoure la cuisse et la jambe; un double V métallique dont les branches en ressort sont réunies par un frein de caoutchouc agissant d'une façon constante est fixé d'une part sur la portion jambière et d'autre part sur la portion fémorale de l'appareil.

Les appareils de Bonnet et de Palasciano, fondés sur le principe de l'extension continue, nécessitent le séjour des malades au lit. Il est important, quand on emploie ces appareils, de soutenir la portion postérieure du tibia par une large bande de caoutchouc placée à la partie supérieure de la portion jambière et plus ou moins tendue au moyen de courroies qui se bouclent derrière la gouttière. Une autre bande de caoutchouc placée en avant des condyles du fémur tend à les repousser en arrière.

La description des appareils que nous venons de citer a été faite à l'article REDRESSEMENT.

Dans le deuxième type d'appareils, les forces constantes sont remplacées par des vis de pression, des vis de rappel ou un engrenage à pignon. Les principaux appareils de cette classe applicables à l'articulation du genou sont ceux de Fabrice de Hilden, de Duval et de Bonnet, décrits à l'article REDRESSEMENT.

Le troisième groupe d'appareils ayant pour but de déterminer des mouvements alternatifs d'extension et de flexion jusqu'à ce que la mobilité et, par conséquent, la situation, soient revenues à l'état normal, est représenté par un appareil de Bonnet décrit et apprécié aussi à l'article REDRESSEMENT.

Ce dernier appareil réalise l'idéal que doit poursuivre le chirurgien, puisqu'il joint la mobilité au redressement.

Nous ferons remarquer que ces trois groupes d'appareils ne sont pas exclusifs les uns des autres. Si l'ankylose est peu serrée, les appareils à mouvement alternatif pourront suffire. Si l'ankylose est plus serrée, si surtout la flexion est très-prononcée, les appareils à action constante ou intermittente entreront en jeu, mais de temps à autre l'emploi de ces appareils pourra être suspendu et remplacé par celui d'un appareil à mouvement, ou par des mouvements alternatifs exercés avec les mains, dans le but de déterminer de la mobilité.

Redressement immédiat, c'est-à-dire opéré en une seule séance. Cette méthode a été inspirée par des guérisons accidentelles dues à des chutes ayant déterminé la rupture des brides fibreuses, et aussi par les manœuvres hardies de certains rebouteurs. C'est ainsi que Cazenave (de Bordeaux) et Nieles (de Mâcon) citent chacun un cas de guérison d'ankylose du genou survenue à la suite d'un choc violent. C'est ainsi que Mazon rapporte le fait d'un rebouteur qui guérit, sans déterminer d'accident grave, une ankylose du genou en sautant à cheval sur la jambe qui dépassait le bord d'une table sur laquelle il avait étendu son malade.

Le redressement immédiat peut se faire à l'aide des mains ou à l'aide des machines. Les circonstances dans lesquelles on peut tenter le redressement brusque, ainsi que les précautions dont le chirurgien doit s'entourer pendant et après l'opération, ont été indiquées par Ollier (t. V, 1re série, p. 201). Ces indications générales sont parfaitement applicables au genou. L'anesthésie qui supprime la douleur et paralyse en même temps l'obstacle résultant de la contraction musculaire peut être impuissante à obtenir ce dernier résultat quand le genou est fléchi depuis longtemps à angle prononcé : alors les muscles, en se rétractant, peuvent subir des altérations de texture susceptibles de rendre impuissantes les manœuvres de redressement manuel.

C'est pour les cas de ce genre que Dieffenbach, dès 1852, a proposé de faire précéder les manœuvres de redressement par la ténotomie. « Après avoir coupé, dit-il, les muscles rétractés, je plie le membre si fortement que le talon touche les fesses ; ensuite je le porte dans la direction opposée, l'étendant de plus en plus fortement, quelquefois le ramenant à la flexion, jusqu'à ce que, par des mouvements alternatifs, l'ankylose devienne tout à fait droite. Aussitôt cette extension faite, j'entoure l'articulation de compresses, je l'enveloppe d'une bande de flanelle et je place ensuite le membre dans une gouttière de fer battu bien rembourrée ; le tout est fixé par une seconde bande de flanelle. »

En portant la flexion aussi loin que possible avant de procéder à l'extension, Dieffenbach se proposait de mobiliser la rotule, si elle était déjà soudée au fémur, et de rendre libre la partie antérieure de l'articulation. Ce premier obstacle vaincu, il devenait plus facile de lutter par des mouvements alternatifs de flexion et d'extension contre la résistance des parties rétractées.

Dieffenbach se borna dans ses opérations à la section des tendons des muscles fléchisseurs.

Palasciano, de Naples, en 1847, imita la pratique de Dieffenbach. De même que ce chirurgien, il commence par opérer la flexion ou plutôt par l'exagérer avant de procéder à l'extension ; il affirme que par cette méthode on rompt avec moins de difficulté que par l'extension directe et immédiate les adhérences du tibia avec le fémur. De même que Dieffenbach aussi, il procède au besoin à la section sous-cutanée des fléchisseurs.

A cette section il ajoute la section sous-cutanée du tendon du biceps et du feuillet externe de l'aponévrose fémorale, feuillet qui pour lui constitue le tendon du muscle rotateur externe, c'est-à-dire du tenseur du fascia lata. C'est en effet ce muscle qui, d'après ses expériences, détermine la rotation de la jambe en dehors et la fixe dans cette situation en cas d'ankylose. Par la section de ce feuillet aponévrotique, jointe à celle du tendon du muscle biceps, il espère remédier du même coup à la rotation en dehors et à l'abduction de la jambe. Si en outre Palasciano éprouve un obstacle au redressement dans la luxation de la rotule sur le côté externe du fémur, il n'hésite pas à faire la section du tendon du triceps, muscle dont la rétraction pourrait d'ailleurs gêner la flexion forcée de la jambe qui, dans sa méthode, constitue le premier temps de l'opération. On arrive ainsi à faire la section sous-cutanée de la plupart des tendons qui entourent l'articulation.

Nous devons faire remarquer que M. Jules Guérin en 1844, c'est-à-dire avant Palasciano (1847), avait indiqué l'utilité de la section simultanée du tendon du biceps et du fascia lata pour remédier aux flexions de la jambe compliquées d'abduction et de rotation en dehors.

Bonnet à son tour fit au besoin des sections musculaires pour faciliter le redressement, mais il imprima d'importantes modifications aux procédés de ses devanciers. Il créa en réalité une nouvelle méthode à laquelle on donne le nom d'immédiate et progressive, bien que le redressement s'opère en une seule séance.[1]

Cette méthode consiste à anesthésier le malade, afin de mettre les muscles en résolution complète. Cela fait, Bonnet imprime à l'articulation des mouvements alternatifs d'extension et de flexion dont il augmente peu à peu l'amplitude, jusqu'à ce que le membre soit redressé; en même temps il imprime à l'articulation des mouvements de latéralité et de circumduction. Si la rétraction musculaire gêne ses manœuvres, Bonnet n'hésite pas à recourir à la section sous-cutanée; au besoin il va aussi loin que Palasciano; il accepte la section du tendon du triceps pour éviter la fracture de la rotule, accident qui lui est arrivé une fois.

Le redressement une fois obtenu, Bonnet enferme le membre dans un bandage amidonné, afin de maintenir l'immobilité et de prévenir l'inflammation. Vingt ou trente jours plus tard, quand l'inflammation ne semble plus à craindre, il cherche à rétablir les mouvements soit avec la main, soit avec son appareil de mouvement.

A l'action des mains on a proposé de substituer des machines à redressement brusque, telles que celles de Louvrier, de Mayor, et l'ostéoclaste de Maisonneuve (voy. les articles ANKYLOSE et REDRESSEMENT). Ces machines, agissant avec une énergie et une rapidité difficiles à bien régler, sont plus dangereuses au genou que partout ailleurs; il ne faut pas oublier, en effet, que, lorsque le genou est resté longtemps fléchi (surtout si la flexion a dépassé l'angle droit), les vaisseaux et les nerfs sont rétractés en même temps que les muscles; leur déchirure produite par une action trop violente pourrait produire d'effroyables désordres. Si une fracture menace de se produire plutôt que la rupture des liens fibreux, il est impossible de s'arrêter à temps, si l'on emploie une machine.

Si l'on évite ces accidents, on a toujours à craindre la production d'une luxation complète du tibia en arrière, au moment où s'opère la rupture des adhérences. Il est souvent impossible de réduire une telle luxation, et alors, les os se correspondant par des surfaces non articulaires, le genou peut conserver une mobilité anormale pendant un temps indéfini.

Redressement successif. Le redressement successif est une méthode qui prend place entre le redressement progressif et le redressement brusque ou immédiat. On lui donne quelquefois le nom de méthode de Verduc, ce chirurgien l'ayant mise en pratique pour la première fois avec un succès remarquable. Il rapporte dans les termes suivants le succès qu'il a obtenu :

« Je prenais des deux mains la jambe et la cuisse; je faisais l'extension autant que je le pouvais et que les forces de la petite fille le lui permettaient... Tous les jours, soir et matin, je faisais la flexion et l'extension avec violence; dans tous ces grands mouvements, l'on entendait le bruit qui venait du frottement des condyles du tibia et du fémur. Tout cela ne pouvait pas se faire sans une grande douleur, et il fallait bien ménager les forces de cette petite fille, car souvent, après l'avoir tourmentée, j'étais obligé de la laisser en repos pendant sept à huit jours; et d'abord qu'elle était rétablie, je recommençais à faire la

flexion et l'extension... Je faisais ensuite le bandage, mettant une attelle fort
mince, longue de huit à dix pouces, que j'enfermais dans une compresse; je
posais sous le jarret le milieu de cette compresse qui, par ses deux bouts, portait
sur la jambe et la cuisse... je mettais sur le genou une autre compresse garnie
d'une carte assez épaisse... je faisais cinq ou six circulaires autour du jarret,
par-dessus ces compresses... Elle fut, par ce moyen, si complétement guérie,
qu'elle marche sans boiter et sans ressentir aucune incommodité ».

L'essence de cette méthode que Malgaigne a reprise est de pratiquer la
rupture immédiate de l'ankylose, mais dans une petite étendue seulement. Cela
fait, on applique un bandage inamovible autant pour prévenir l'inflammation
que pour assurer le résultat obtenu. Cinq ou six jours plus tard, après avoir
coupé circulairement l'appareil au niveau de l'articulation, on provoque une
nouvelle rupture partielle. Ces manœuvres sont renouvelées autant de fois qu'il
est nécessaire pour obtenir le redressement complet.

Cette méthode n'est pas conciliable avec l'emploi du chloroforme, car c'est la
douleur qui doit arrêter les mains du chirurgien. Malgaigne recommande, en
effet, de déterminer le redressement par un mouvement rapide, mais sûr et
calculé, de façon à pouvoir s'arrêter quand on veut, à la limite précise de la
douleur supportable.

Si la roideur est considérable, Malgaigne emploie une machine de préférence
aux mains. Il place alors le membre inférieur dans une gouttière munie d'une
charnière au niveau de l'articulation du genou ; une roue dentée mue par un
pignon fait jouer la charnière. Ordinairement il ne fait faire à la clef qu'un
quart de tour, mais, quand une fois il connaît bien la résistance opposée par
l'articulation, il augmente ce mouvement en lui donnant une impulsion à laquelle
il donne le nom de tour de maître; la clef décrit alors rapidement un tour
entier.

Il importe de faire un choix entre les trois procédés de redressement que nous
venons de passer en revue.

Le redressement immédiat a l'avantage de procurer un redressement rapide
et sans douleur, si on recourt à l'anesthésie : aussi on peut l'employer pour
opérer le redressement même dans les cas où l'articulation est encore douloureuse, ce qui est impossible avec le redressement progressif. En revanche, il
peut devenir la source de quelques accidents tels que rupture de la peau,
rupture des muscles, fracture des os, subluxation, abcès.

Les déchirures de la peau sont peu graves par elles-mêmes ; du reste, quand
le redressement se fait avec les mains, il est facile de s'arrêter en temps utile.
Les déchirures musculaires ne seraient graves que si elles se faisaient au même
niveau que les déchirures internes; autrement elles bénéficieraient de l'immunité
des plaies sous-cutanées. Les fractures des os sont assez rares quand la rupture
de l'ankylose se fait avec les mains ; cependant Bonnet a cité un cas de fracture
de la rotule survenue entre ses mains ; d'autres chirurgiens, parmi lesquels
Nussbaum, ont observé des fractures ou des décollements de l'épiphyse inférieure
du fémur ainsi que la fracture du tibia à l'insertion du ligament rotulien ; ces
accidents jusqu'ici n'ont pas eu de suites fâcheuses.

Les subluxations sont plus redoutables, car elles substituent à l'ankylose angulaire une difformité nouvelle, le plus souvent incurable. On peut éviter cet
accident en ayant soin de diriger et de surveiller convenablement les manœuvres
de la rupture.

Une conséquence possible de la rupture immédiate est la production d'une inflammation qui peut s'accompagner d'abcès et d'infiltrations purulentes. Delore, au Congrès médical de Lyon, s'est efforcé de repousser cette crainte suivant lui chimérique; ce chirurgien a cherché à établir qu'alors il existait au préalable des abcès froids. Il est bien difficile de faire la preuve d'une pareille assertion.

Le redressement progressif n'expose pas aux mêmes accidents. Il a contre lui son extrême lenteur, la gêne et la douleur sourde qu'il impose souvent au malade; en outre, il échoue le plus souvent quand l'ankylose est quelque peu serrée. Ce procédé doit donc être réservé pour les cas les plus légers, dans lesquels il existe encore une certaine mobilité.

Il est à remarquer que ces cas légers sont avantageusement modifiés par le massage, les douches et l'usage des eaux minérales, telles que les eaux de Néris et d'Aix, en Savoie.

Le redressement successif de Verduc et de Malgaigne est une sorte de méthode intermédiaire plus active que le redressement progressif, moins rapide que le redressement immédiat. Cette méthode serait avantageuse, s'il était contre-indiqué d'anesthésier le malade, car le redressement immédiat serait alors impraticable en raison de trop vives douleurs; sauf ce cas, le redressement successif est inférieur au redressement immédiat avec lequel il partage le danger de faire naître une inflammation plus ou moins vive à chaque tentative de rupture partielle.

Cette dernière considération lui fera préférer, si l'on repousse le redressement brusque, les procédés de redressement progressif. Cependant le redressement successif s'imposerait comme nécessité, si, pendant les manœuvres du redressement immédiat, le chirurgien s'apercevait qu'une rupture de la peau ou une fracture est imminente. Il devrait s'arrêter, immobiliser le membre, et procéder ensuite par des tentatives nouvelles et graduées.

En résumé, aucune méthode ne doit être employée de préférence à une autre d'une manière absolue. Le redressement progressif, moins effrayant et moins dangereux, doit être tenté dans les ankyloses peu serrées. Dans les autres ankyloses, le redressement immédiat pratiqué par la méthode de Bonnet doit toujours être essayé en premier lieu, sauf à lui substituer, si les accidents surviennent, le redressement successif.

Avant de terminer cette question, il importe de dire quelques mots de l'utilité des sections tendineuses. Ces sections facilitent certainement le redressement; la théorie et les faits l'affirment : témoin l'observation suivante rapportée par Sédillot :

« Un jeune enfant de onze ans avait été atteint d'une double tumeur blanche dont il avait guéri avec une ankylose angulaire des deux genoux. Nous eûmes peu de peine à opérer le redressement du membre droit, après la ténotomie, et plusieurs de mes confrères, témoins de ce fait à la Clinique, mirent en doute l'utilité des sections tendineuses et aponévrotiques, et crurent qu'on aurait pu allonger l'autre membre sans ces opérations. Ils n'y réussirent pas cependant, et le fémur se fractura au-dessus des condyles pendant leurs efforts. Nous réduisîmes la fracture et, après la consolidation qui s'en fit heureusement, nous eûmes recours à la ténotomie, et le genou fut cette fois redressé sans accidents ».

Malheureusement, la ténotomie a été parfois suivie d'accident et même de mort.

Quelquefois, Delore en rapporte un exemple, on n'a pas réussi à éviter la section du nerf poplité externe, et une paralysie des muscles de la région antérieure de la jambe en fut le résultat. Nussbaum relate deux faits du même genre. Dans l'un, la paralysie consécutive a duré trois mois; dans l'autre, elle a duré cinq mois.

Des cas de mort ont été cités à la suite d'inflammations causées par la ténotomie. « Dans un cas d'ankylose, dit Delore, on fit un redressement incomplet, après avoir fait des sections sous-cutanées, puis on appliqua un bandage en carton. Les plaies des piqûres contusionnées par les parties rigides de cet appareil de contention, furent le point de départ d'un érysipèle phlegmoneux et de vastes abcès qui entraînèrent la mort du patient. Dieffenbach, Nélaton, Panas, ont cité des faits dans lesquels l'inflammation a nécessité l'amputation ou déterminé la mort. Certes, ce sont là des faits d'une grande rareté; cependant leur possibilité empêcherait un chirurgien prudent de faire appel à la ténotomie avant d'avoir essayé le redressement sous son secours.

Legouest, l'un des premiers, Langenbeck, Panas, Ollier, et la plupart des chirurgiens actuels, se sont efforcés de lutter contre les exagérations qui pourraient résulter des doctrines de Dieffenbach et de Bonnet.

Le plus souvent, quand le malade est plongé dans une résolution complète par l'éther et le chloroforme, les muscles longs dont les tendons entourent le genou cèdent peu à peu pendant les manœuvres du redressement immédiat et progressif.

Si la nécessité de la ténotomie était démontrée, il faudrait pratiquer l'opération en deux temps d'après la méthode de Barrier. Ce chirurgien commençait par faire les sections sous-cutanées; quand les orifices de celles-ci étaient bien cicatrisées, c'est-à-dire au bout de cinq à six jours, il pratiquait la rupture de l'ankylose. Il évitait ainsi d'ouvrir la plaie cutanée par la manœuvre du redressement et de permettre la pénétration de l'air.

Du rétablissement des mouvements après le redressement. A moins qu'il ne s'agisse d'une ankylose très-légère, résultat d'une inflammation peu intense, combinée avec la rétraction musculaire, on ne peut guère espérer le rétablissement des mouvements du genou. Le traumatisme qui suit la rupture provoque, a dit avec raison Desgranges (Congrès de Lyon), une inflammation adhésive qui fixe les surfaces articulaires dans leurs nouveaux rapports.

Si l'on voulait tenter le rétablissement des mouvements, il conviendrait de recourir aux appareils de Bonnet cités au commencement de cet article.

Ankylose complète. Quand l'ankylose est complète, c'est-à-dire quand il y a soudure des os et oblitération de la cavité articulaire, le traitement ne peut avoir, en ce qui concerne l'articulation du genou, qu'un seul but : ramener le membre à la direction rectiligne. Ce résultat obtenu par un moyen opératoire, les efforts du chirurgien doivent tendre à obtenir une nouvelle ankylose dans cette situation qui, du moins, permet la marche.

Les moyens par lesquels on peut ici opérer le redressement sont la rupture sous-cutanée ou la section des os.

La rupture s'effectue par la machine de Louvrier ou par l'ostéoclaste de Maisonneuve (*voy.* REDRESSEMENT, p. 15). Cette manœuvre, qui a été l'objet des critiques de Bérard, critiques que nous avons relatées déjà, épouvante en raison de sa violence et du danger qu'elle peut déterminer. En effet, entre les mains de Louvrier lui-même, on a vu des malades succomber aux suites de l'opération ; chez quelques-uns on a eu à déplorer des fractures du tibia ou du fémur, ne remédiant pas à la difformité ; chez quelques autres, les os se sont réunis d'une manière vicieuse ou trop peu solide pour permettre au membre de supporter le poids du corps. Cependant elle est rationnelle en soi, si l'on considère combien sont peu dangereuses l'immense majorité des fractures sous-cutanées : or ici, en supposant une ankylose vraie, il ne s'agit que d'une fracture, puisqu'il n'existe plus d'articulation. Il faudrait seulement, pour faire accepter la méthode en général, perfectionner les machines de Louvrier et de Maisonneuve, afin d'être sûr d'agir avec plus de précision et surtout de toujours déterminer la fracture au point où elle peut être réellement utile. Ollier (*Ankylose*, p. 209) relate que Max Langenbeck a pratiqué plusieurs fois, avec succès, la rupture forcée pour redresser l'ankylose osseuse du genou. Les mains ont suffi à Langenbeck pour produire cette rupture, ce qui fait penser à Ollier qu'il ne s'agissait pas là d'une ankylose osseuse proprement dite.

En tout cas, une telle opération ne saurait être entreprise avec quelques chances de succès que dans le cas où les dernières traces de la maladie qui a déterminé l'ankylose auraient disparu complétement, ce qui rejette l'opération à un terme très-éloigné.

Il est évident qu'une rupture violente produite sur des os où sommeille un travail inflammatoire latent ne saurait que déterminer, pour le moins, le retour de la maladie primitive.

Quoi qu'il en soit, la rupture forcée est complétement abandonnée ici et l'on n'a plus recours qu'à l'excision, à laquelle on donne parfois le nom tout aussi justifié de résection.

Rhéa-Barton, en 1839, fit le premier une excision cunéiforme sur un jeune médecin nommé Diaz, pour redresser une ankylose angulaire. Ce chirurgien ne fit pas porter l'excision sur le genou lui-même, mais sur l'extrémité inférieure du fémur, immédiatement au-dessus de la rotule. Il commença par disséquer un lambeau triangulaire à base externe ; ce lambeau comprenant toutes les parties molles, étant renversé en dehors, il enleva avec une petite scie un fragment osseux, en forme de coin, en respectant la lamelle postérieure du fémur. .

L'opération terminée, le membre fut placé sur un double plan incliné ; ou ouvrit peu à peu l'angle formé par le plan incliné, de sorte que le membre fut ramené à la rectitude en l'espace de deux mois ; deux mois plus tard le blessé, complétement guéri, était en état de faire de longues courses. Il est à remarquer que Rhéa-Barton avait laissé à dessein la jambe dans une très-légère flexion, afin que son opéré pût marcher sans faucher.

Rhéa-Barton fut vivement critiqué, malgré son beau succès, cependant il ne tarda pas à trouver des imitateurs en Amérique, puis en Allemagne, où l'excision cunéiforme du genou fut pratiquée pour la première fois par Muetter (1844). Bientôt après, Price introduisit cette opération en Angleterre, pendant que Bœckel (1865) et Richet (1868) la pratiquaient en France.

Rhéa-Barton avait porté l'excision sur la partie inférieure du fémur ; cette manière de procéder avait deux inconvénients : elle redressait le membre, mais laissait subsister la difformité du genou ; de plus, elle ouvrait le canal médullaire et exposait à l'ostéomyélite.

Gordon-Buck modifia l'opération en 1853, en faisant porter l'excision sur le genou lui-même. Il mit à nu la partie antérieure de l'articulation par une incision horizontale prenant sur le milieu de la rotule; de la partie moyenne de cette incision part une incision verticale descendant jusqu'à la tubérosité tibiale. Les lambeaux triangulaires résultant de ces incisions étant disséqués et écartés, les ligaments rotuliens et les tissus fibreux voisins furent coupés en travers, puis avec une scie ordinaire on fit sur le tibia, à 2 centimètres au-dessous de son rebord articulaire, une section en travers qui remontait obliquement en arrière vers le rebord articulaire postérieur; une autre section, pratiquée en haut à travers la partie supérieure de la rotule et les condyles fémoraux, et rejoignant la première, détacha un coin osseux qui laissait intacte la portion la plus postérieure de l'os. Celle-ci se trouvant trop épaisse pour être brisée facilement, on reporta la scie au fond de l'entaille déjà faite, et un léger mouvement de flexion en arrière opéra la fracture.

Rhéa-Barton avait exécuté, après son opération, un redressement progressif; Gordon-Buck au contraire procède à l'extension immédiate. Pour la rendre possible, il coupe cinq ou six jours avant l'opération, par section sous-cutanée, les tendons des muscles biceps, demi-tendineux, demi-membraneux et droit interne.

L'opération de Gordon-Buck est habituellement désignée sous le nom de résection cunéiforme. Elle a été faite aussi dans des cas où l'ankylose était incomplète; le procédé alors est un peu différent. On peut citer comme type du manuel opératoire, en ce cas, l'opération pratiquée par Richet sur une femme de vingt et un ans, fait dont on trouve l'histoire complète dans l'excellente thèse de Pénières (Paris, 1869) : « Une incision courbe, à concavité supérieure, met à nu les os. Section du tendon rotulien et des ligaments latéraux. Ce temps de l'opération est rendu difficile par la formation d'une fausse ankylose très-serrée. Il faut rompre autant que couper. Le fémur est scié séparément sur la sonde de Blandin aussi bien que la rotule, qui est intimement soudée à la partie antérieure des condyles. Puis le chirurgien détache le plateau du tibia. La double section est faite de manière que le fragment enlevé ait la forme d'un coin et que les os restent unis par le ligament postérieur incrusté de tissu osseux servant d'attelle. M. Richet, s'apercevant que la section du fémur porte sur un fragment non sain, répète la section de cet os. Il enlève en tout un segment d'une épaisseur de 4 centimètres 1/2. Comme après cela la rétraction des muscles postérieurs de la cuisse s'oppose à l'ajustement des os, il sectionne le tendon du biceps, puis il redresse le membre dans un appareil analogue à la boîte de Baudens. La malade a perdu peu de sang. »

La résection cunéiforme constitue évidemment une opération grave, aussi elle ne doit être pratiquée que sur les pressantes instances du malade, quand la difformité est portée à un point qui ne permettrait pas la marche, même avec un bon appareil. D'après les statistiques, la mortalité est évaluée à 10 ou 12 pour 100. En effet, Heyfelder cite 12 opérations suivies de 2 morts; Lyon, 11 opérations et 1 mort; Reck (de Fribourg), 13 opérations, 2 morts. Pénières a réuni 32 cas suivis 4 fois seulement de mort, ce qui donne une mortalité de 12,5 pour 100.

Ajoutant aux faits de Pénières des observations tirées de la pratique de Smith, de Fergusson, de Adams, de Holmes, de Morton et de Humphrey, Picard arrive à un total de 48 cas, suivis 5 fois seulement de mort, ce qui abaisse la mortalité à 10,4 pour 100.

Ce chiffre est-il l'expression de la mortalité réelle ? N'est-il pas amélioré, comme cela arrive si souvent, par le silence gardé sur quelques faits malheureux ?

Il est difficile de se prononcer à cet égard ; cependant nous ne pouvons nous défendre d'un mouvement de surprise, en voyant une opération si évidemment sérieuse réussir d'une manière aussi constante.

La statistique de Hodges est bien faite pour confirmer ces doutes : en effet, cette statistique porte sur 19 cas suivis 8 fois de mort et 2 fois d'amputation consécutive, dont l'une fut fatale.

Pénières, il est vrai, fait remarquer que dans les cas cités par Hodges ce n'étaient pas des ankyloses simples, mais bien des tumeurs blanches en train de se terminer par ankylose. Mais là précisément est l'un des dangers de cette opération, car il n'est pas toujours facile de distinguer si tout travail inflammatoire a disparu au moment où l'on opère. En tout cas, on peut se demander pourquoi on rejette de la statistique les faits malheureux de Hodges, tandis que l'on accepte d'autre part les faits heureux dans lesquels la tumeur blanche n'avait pas disparu complétement au moment de l'opération : c'est ainsi, par exemple, que le fait heureux de Richet compte parmi les succès constatés dans les 32 faits de Pénières et dans les 48 de Picard. Or, ici il est certain que les os étaient encore malades, puisque l'on fut obligé de faire une deuxième section du fémur, la première ayant porté sur des tissus non sains ; puisque, d'autre part, l'examen des os enlevés fit découvrir un certain nombre de cavités de la grosseur d'un pois remplies de matières jaunâtres et caséeuses. De plus, un séquestre existait dans l'une de ces excavations.

Ici, certes, il ne s'agissait pas simplement d'une résection cunéiforme opposée à une ankylose, mais bien d'une résection pathologique.

Quoi qu'il en soit, en admettant même comme exacte une mortalité de 10 à 12 pour 100, un chirurgien prudent n'oubliera pas que l'ankylose est une infirmité parfaitement compatible avec la vie et pouvant être palliée, dans l'immense majorité des cas, par un bon appareil de prothèse.

6° Corps étrangers.   L'articulation du genou est, de toutes les articulations, celle dans laquelle on rencontre le plus souvent des corps flottants étrangers.

Ordinairement il n'existe qu'un seul corps étranger ; cependant les observations dans lesquelles on en a constaté deux ou trois ne sont pas rares. A titre exceptionnel, on peut en rencontrer un nombre pour ainsi dire indéfini : c'est ainsi que Berry (du Kentucky) dit en avoir extrait 48 de l'articulation d'un nègre. Tout dernièrement Heurtaux de Nantes a extrait avec succès 35 corps étrangers situés dans le genou gauche d'un homme de 22 ans.

Le volume de ces corps est variable comme leur nombre. Dans la grande majorité des cas, le volume est celui d'un haricot ou d'une amande, mais il peut être beaucoup plus petit ou beaucoup plus considérable. Bernard (Thèse de Paris, 1877) dit que Parise (de Lille) a extrait du genou d'un gendarme un corps étranger gros comme une rotule.

D'après Barwell, les corps étrangers sont généralement biconvexes ou biconcaves, quelquefois ronds, ovales ou marronnés. On peut aussi rencontrer des corps agglomérés, muriformes ou piriformes ; ces derniers modèles sont fort rares.

Les questions relatives à l'origine des corps étrangers, à leur structure, à leur situation, suivant qu'ils sont adhérents ou libres, aux symptômes par lesquels ils se manifestent, à la thérapeutique qui peut leur être opposée, ont été étudiées d'une façon complète dans ce Dictionnaire par Ollier (voy. Articulations, t. VI, p. 486, 1re série), etc., et par Monot (voy. Corps étrangers, t. XX, 1re série, p. 654).

Cependant il importe de revenir sur le parallèle établi par Ollier entre le procédé sous-cutané de Goyrand et la méthode indirecte, car des faits nouveaux et des travaux importants ont peut-être renversé les termes du problème en attribuant la prééminence, même au point de vue de la mortalité, à la méthode directe.

En effet, à l'époque où Ollier écrivait son article (1867), on ne pouvait prendre d'autres termes de comparaison que les statistiques fournies par H. Larrey en 1861 à la Société de chirurgie, statistiques desquelles il résultait que la mortalité de la méthode directe (avec ou sans les modifications de Desault et de Bromfield) s'élevait à 22 pour 100, tandis que la mortalité de la méthode indirecte de Goyrand ne dépassait pas 15 pour 100. Ce dernier chiffre lui-même était exagéré, les observations démontrant que dans les cas opérés par la méthode de Goyrand la mort était résultée de ce que l'opérateur, ne pouvant faire sortir le corps étranger hors de la synoviale, avait, séance tenante, remplacé la méthode indirecte par la méthode directe.

Il résultait de cette dernière remarque que l'opération de Goyrand était d'une innocuité presque absolue et qu'on ne pouvait lui opposer que le grand nombre de cas (38 pour 100) dans lesquels elle s'était montrée impuissante à déterminer l'issue du corps étranger hors de la synoviale. Les causes de ces insuccès sont exposés t. VI, 1re sér., p. 596.

A la statistique de Larrey citée par Ollier sont venues se joindre les statistiques de Bendorff et de Barwell.

La première relate tous les faits que Bendorff a pu recueillir de 1858 à 1869 et donne les résultats suivants :

Sur 218 cas opérés par la méthode en un temps il donne :

	Proportion.
145 succès rapides	65,6
52 succès avec complications	11,6
41 morts	18,8
2 insuccès	0,9

Sur 51 cas opérés par la méthode sous-cutanée il donne :

	Proportion.
29 succès rapides	56,8
5 succès avec accidents	9,8
5 morts	9,9
12 insuccès	23,5

La statistique de Barwell est la suivante :
Sur 48 cas opérés par extraction directe il y a :

	Proportion.
44 succès	91,6
4 morts	8,4
Pas d'insuccès.	

Sur 40 cas opérés par la méthode sous-cutanée il a noté :

	Proportion.
29 succès	72,5
1 mort	2,5
10 insuccès	25

La moyenne de la mortalité est inférieure ici à celle de la statistique de Larrey, mais les conclusions sont les mêmes, puisque les statistiques de Bendorff et de

Barwell s'accordent à faire ressortir deux faits : l'innocuité relative de la méthode de Goyrand, l'impuissance de cette méthode à amener la guérison dans un nombre considérable d'observations.

Cette impuissance de la méthode de Goyrand était de nature à amener les chirurgiens à revenir au procédé ancien de l'incision directe en cherchant à la rendre moins périlleuse, car rien n'est plus pénible pour le chirurgien et pour le blessé qu'une opération demeurée sans résultat.

Aussi voyons-nous la question reprise dans une bonne thèse de Bernard (Paris, 1877, thèse publiée sous les auspices de Verneuil), puis à la Société de chirurgie en 1878 et 1880.

La révolution amenée dans les pansements par la méthode antiseptique (pansement ouaté de Guérin, pansement phéniqué de Lister) a offert aux chirurgiens un précieux concours. Pour la première fois en 1870, Tillaux combine l'extraction directe avec le pansement ouaté de A. Guérin, pendant que Lister, dès 1867, avait extrait un corps étranger par la méthode directe en suivant rigoureusement les règles de son nouveau mode de pansement.

Bernard, dans sa thèse, a réuni 27 observations d'opérations faites par la méthode directe, sur lesquelles il compte 25 succès, 2 morts, pas d'insuccès : soit une mortalité de 7,4 pour 100.

Nepveu (*Bulletin de la Société de chirurgie*, année 1880, p. 495) a réuni toutes les observations faites à ciel ouvert par la méthode antiseptique depuis 1875. Elles sont au nombre de 46, avec 2 morts seulement. L'un des blessés étant mort d'un phlegmon de la jambe, survenu après cicatrisation de la plaie, et l'autopsie ayant établi que l'articulation était absolument indemne de toute inflammation, la mort ne peut être attribuée à l'extraction du corps étranger. Nepveu est donc autorisé à dire, statistique en main, que la mortalité de l'extraction directe a été dans ces dernières années de 3 pour 100, chiffre bien inférieur à celui que les statistiques attribuent à l'opération de Goyrand.

La méthode ancienne, d'après ces faits, devrait donc être remise en honneur, puisqu'elle aurait sur celle de Goyrand le double avantage de déterminer une mortalité moindre et de donner une source de succès infiniment plus considérable.

Cependant il ne faut pas se hâter de porter ici un jugement définitif; il convient de peser les cas de mort attribués à la méthode de Goyrand et de réfléchir que généralement ils n'ont pas été le résultat de la méthode proprement dite, ainsi que le constate Ollier, p. 391, t. VI.

On comprend donc la réserve de Tillaux disant à la Société de chirurgie : « Malgré les garanties que peuvent donner les antiseptiques, je crois que l'on doit toujours éviter d'ouvrir une articulation : aussi, avant d'en arriver là, j'essayerai toujours la méthode de Goyrand (d'Aix). »

Verneuil partage la même opinion : « Je résumerai, dit-il, ma communication en disant qu'en présence d'un corps étranger articulaire mobile, situé en haut et en dedans, je serais disposé à essayer le procédé de Goyrand ; mais, si j'échouais, je n'hésiterais pas à pratiquer l'extraction à ciel ouvert et antiseptique. »

Il est vrai qu'au moment où Verneuil et Tillaux faisaient ces réserves la statistique de Nepveu n'était pas encore connue.

Nous étudierons les opérations d'extraction de corps étrangers dans le chapitre consacré à la médecine opératoire.

Remarque. Cet article était imprimé et déjà en feuilles, lorsque parut dans la *Revue de chirurgie* l'important mémoire, lu peu de temps auparavant à l'Académie de médecine, par M. le professeur Gaujot (*Du traitement des corps flottants du genou*, par G. Gaujot). Nous aurions désiré donner ici une analyse complète de ce travail, mais nous ne saurions le faire sans bouleverser la mise en pages du Dictionnaire. Nous nous bornerons donc à appeler l'attention du lecteur sur les conclusions les plus importantes au point de vue pratique, en l'invitant à méditer le travail original.

Ce professeur fait remarquer : 1° que l'extraction des corps articulaires du genou par incision directe n'est pas aussi renouvelée qu'on le croit généralement ; cette opération n'a jamais été abandonnée. Il le prouve en rappelant 5 opérations faites à l'hôpital de Metz par Isnard, et 3 faites au même hôpital par Ehrmann, de 1865 à 1869, opérations sur lesquelles on ne compte qu'un seul mort. Lui-même a pratiqué cinq fois l'extraction directe sans un seul décès ; 2° il pense que l'innocuité incontestablement plus grande aujourd'hui qu'autrefois de l'extraction par l'arthrotomie ne doit pas être attribuée exclusivement à l'introduction du pansement de Lister, ainsi que le prétendent les promoteurs de ce pansement. Tout en admettant que ce mode de pansement soit un progrès, il ne le regarde point comme indispensable, et il se fonde sur l'analyse des faits observés depuis une quinzaine d'années par les chirurgiens qui se sont occupés de cette question et par lui-même.

Ces faits donnent, en effet, les résultats suivants :

« En résumé, 29 opérations avec l'ensemble des moyens proposés par Lister ont donné 27 guérisons et 2 morts ;

« 3 opérations avec le pansement ouaté de A. Guérin, 3 guérisons ;

« 4 opérations avec le pansement mixte, antiseptique et ouaté, 3 guérisons, 1 mort ;

« 18 opérations avec les pansements adhésifs ordinaires 17 guérisons, 1 mort ;

« Au total 54 extractions par l'incision à découvert, pratiquées depuis 1865, ont eu pour résultat 50 succès et 4 insuccès, soit une mortalité de 7,4 pour 100.

« Ces chiffres, ajoute Gaujot, montrent combien la gravité de l'extraction directe a diminué de nos jours, comparativement à ce qu'elle était auparavant. Mais ils font voir aussi que l'immunité acquise ne dépend pas absolument des propriétés du pansement de Lister, puisqu'elle a été obtenue d'une façon équivalente par les autres modes de pansement similaire, voire même par les moyens ordinaires de réunion. »

Gaujot explique cette immunité relative par ce fait que les synoviales articulaires affectées d'hydarthrose acquièrent, comme les autres séreuses, au contact prolongé de productions morbides, un certain degré de tolérance qui les rend moins irritables, moins exposées à l'inflammation violente. Lorsque l'hydarthrose s'accompagne d'arthrophyte, la tolérance de la synoviale est encore accrue, dit Gaujot, par la nature même de l'altération articulaire primordiale, qui tient du rhumatisme et qui, par cela même, est peu disposée à produire la suppuration.

Après un exposé histologique de la nature des corps étrangers, exposé fondé sur des documents fournis par Poncet (de Cluny), Gaujot termine son important mémoire par les deux conclusions suivantes :

« 1° L'extraction des corps étrangers articulaires peut être pratiquée sans faire courir trop de risques. Néanmoins, elle ne doit être tentée que lorsqu'elle est justifiée par la gravité des troubles fonctionnels et l'insuffisance des moyens palliatifs.

« 2° L'extraction à découvert est préférable à l'extraction sous-cutanée, comme étant plus facile, d'un résultat plus sûr, sans être notablement plus dangereuse, si elle est exécutée, moyennant les précautions convenables avec ou sans le secours du pansement de Lister. »

7° TUMEURS. Les tumeurs des parties molles de la région du genou sont assez rares et ne présentent d'ailleurs aucune particularité importante à noter, si ce n'est en ce qui concerne la région postérieure ou région poplitée, qui fera l'objet d'un article spécial (voy. POPLITÉ).

Les maladies organiques du squelette du genou sont, au contraire, assez fréquentes; elles sont décrites aux articles FÉMUR, TIBIA, ROTULE.

8° GENU VALGUM. Cette lésion fait dans ce Dictionnaire l'objet d'un article spécial (voy. GENU VALGUM).

§ IV. **Médecine opératoire.** Dans ce chapitre nous ne nous occuperons que de l'extraction des corps étrangers, des résections et des désarticulations. Les opérations qui se pratiquent sur les tendons, les artères et les nerfs, sont étudiées dans une autre partie de ce Dictionnaire (voy. POPLITÉE).

CORPS ÉTRANGERS. Les opérations qui peuvent être nécessitées par les corps étrangers ont déjà été exposées dans ce Dictionnaire à l'article ARTICULATIONS (t. VI, première série, p. 394). Nous croyons cependant devoir revenir sur quelques points de détails relatifs à l'extraction par la méthode directe ou taille articulaire, en raison de l'importance prise par cette méthode pendant ces dernières années.

Au premier abord rien ne semble plus simple que le manuel opératoire indiqué par Breschet (Dictionnaire en 60 volumes), d'après la pratique de Simpson, Henil et Thenden. « L'opérateur, dit Breschet, explore la partie malade et fait glisser le corps étranger au côté interne de l'articulation, le saisit entre le pouce et l'index de la main droite ou gauche, selon le côté sur lequel il doit opérer. La peau est tendue sur le corps étranger, et l'on fait à ce niveau une incision longitudinale en rapport avec le volume du corps à extraire, de manière qu'au moment du passage les bords de la plaie ne soient ni contus ni meurtris ».

En pratique, il est souvent difficile et même impossible de diriger le corps étranger; il arrive souvent qu'en voulant agir ainsi on détermine la fuite du corps étranger dans quelque recoin de la synoviale où il devient momentanément inaccessible : de là la nécessité de remettre à un temps plus ou moins éloigné l'opération annoncée. C'est pour cela que les chirurgiens ont rejeté un lieu d'élection prévu d'avance et pratiquent l'incision sur le point dans lequel il est le plus facile de bien fixer le corps étranger. C'est ainsi qu'en compulsant les observations nous voyons que l'incision a été faite tantôt sur le côté externe, tantôt sur le côté interne; Barwell a fait ses incisions aussi bien sur la partie externe et supérieure du cul-de-sac de la synoviale que sur la partie supérieure et interne. Dans un cas exceptionnel, Lucas-Championnière a osé attaquer le corps étranger par le creux poplité.

Le lieu de l'incision choisi, il convient de fixer solidement le corps étranger, soit en le fixant entre les doigts, soit en le comprenant dans l'anneau d'une clef; malgré ces précautions le corps étranger peut s'échapper comme un noyau de cerise pressé entre le pouce et l'index, et alors force est de surseoir à l'opération.

Pour éviter cet inconvénient on a imaginé de fixer le corps étranger avec une forte aiguille à acupuncture qui le pénètre perpendiculairement après avoir traversé la peau. Cette aiguille ne donne pas une sécurité absolue, car il peut se faire que le corps étranger soit trop dur pour se laisser pénétrer, et, d'autre part, il peut se faire que l'aiguille n'atteigne pas le corps étranger, mais pénètre tout simplement dans une portion de la synoviale épaissie et indurée au niveau du point où le corps étranger se fixe le plus habituellement. Cette portion de la synoviale épaissie a été plus d'une fois prise pour le corps étranger lui-même. Une remarquable observation de Verneuil présente à cet égard des détails très-instructifs.

Le corps étranger ayant échappé une première fois, Verneuil prit soin de fixer avec une forte aiguille à acupuncture introduite, perpendiculairement. « Après avoir divisé la peau, l'aponévrose et une membrane qui semble être la synoviale, on aperçoit au fond de la plaie un corps dur, blanc, nacré, à surface lisse, que tous les assistants voisins prennent, comme nous-même, pour le corps étranger. J'y implante un tenaculum et tente de l'extraire, mais sans succès. Je cherche également en vain à le dégager en passant autour de lui un instrument mousse. Il n'y avait pas cependant à accuser les adhérences ni le pédicule, puisque ce corps était extrêmement mobile et voyageait encore deux jours avant à travers la jointure. N'arrivant à rien, je me décide à inciser avec le bistouri la masse blanche en question. A peine l'ouverture eut-elle un centimètre que le corps étranger, le vrai cette fois, s'échappa comme un noyau de cerise chassé entre les doigts. Le pseudo-corps n'était autre que la synoviale indurée en un point circonscrit, métamorphosée en tissu fibreux et ayant acquis plus d'un millimètre d'épaisseur ».

Un opérateur doit avoir cette circonstance présente à l'esprit, car, non prévenu, il pourrait, ou abandonner l'opération, ou produire des délabrements dangereux en s'efforçant d'arracher le pseudo-corps étranger constitué par la synoviale hypertrophiée.

Il est à remarquer aussi qu'après avoir enlevé un corps étranger réel on pourrait, si la synoviale était hypertrophiée partiellement, croire à la présence d'un deuxième corps étranger et poursuivre, séance tenante, des manœuvres opératoires qui ne sauraient aboutir, ou recourir ultérieurement à une nouvelle opération absolument inutile. C'est ce qui est arrivé à un chirurgien très-distingué de Strasbourg, E. Boeckel.

Le 4 décembre 1876, ce chirurgien avait enlevé un premier corps étranger chez une femme. Le 30 mai 1877 la malade rentra dans le service se plaignant de souffrir d'un autre corps étranger placé presque à la place de celui qui avait déjà été enlevé. En effet, en palpant le genou, on découvrit au bord supérieur et externe de la rotule, un peu en arrière de l'ancienne cicatrice, une saillie allongée glissant sous les doigts avec un soubressaut, mais ne pouvant être déplacée latéralement de plus de deux centimètres. Cette saillie semblait avoir la forme d'une petite amande aplatie.

Convaincu de l'existence d'un second corps étranger, E. Boeckel procéda à une seconde opération le 1er juin 1877 en suivant, comme la première fois, les règles de la méthode antiseptique. L'incision fut faite à quinze millimètres en arrière de la précédente. Arrivé sur le prétendu corps étranger, on s'aperçut qu'il était constitué tout simplement par une portion de la capsule épaissie et formant un bourrelet qui donnait exactement les soubresauts observés avant l'opération. La malade succomba aux suites de cette opération, résultant d'une erreur de diagnostic difficile a éviter, car, à cette époque, l'épaisisssement de la synoviale portée au point de simuler un corps étranger n'avait pas encore été signalé.

Les plus grandes précautions doivent être apportées au pansement qui, d'après les expériences, ne peut être qu'antiseptique.

A. Guérin et Tillaux ont dû chacun un succès au pansement ouaté établi en suivant rigoureusement les règles posées par A. Guérin.

Verneuil a dû deux succès au même mode de pansement. Il importe d'observer que ce chirurgien a combiné les méthodes de Lister avec celle de A. Guérin; en effet, avant d'inciser la peau, il avait soigneusement lavé le membre avec une solution thymolée à 5 pour 100. Pendant toute l'opération deux pulvérisations avaient couvert la région opérée de vapeurs thymolées plus faibles, 2 pour 100.

C'est au même mode de pansement que Paquet, de Lille, a dû les deux succès relatés dans le *Bulletin de la Société de chirurgie*, année 1878, page 729. Quelques autres chirurgiens, parmi lesquels nous citerons surtout Gillette et Heurtaux, ont obtenu d'excellents résultats du pansement ouaté soit seul, soit combiné avec les préparations antiseptiques. Gillette ayant enlevé par extraction directe un corps étranger de la forme d'une petite rotule et du volume d'une pièce de deux francs, réunit la plaie par des bandes collodionnées, puis plaça le membre dans un pansement ouaté qui resta trois semaines en place. Il n'y eut pas un seul jour de fièvre; le malade put se lever le vingt-troisième jour, la réunion par première intention étant obtenue (*Bulletin de la Société de chirurgie*, année 1878, p. 723). Heurtaux (de Nantes) fit le pansement suivant : après avoir suturé exactement la plaie, il plaça le membre dans une gouttière neuve garnie de coton, puis il appliqua sur la plaie plusieurs doubles de tarlatane neuve imbibée d'une solution phéniquée au cinquantième; par-dessus une épaisse couche de filasse également phéniquée, un morceau de taffetas gommé et enfin une pièce de ouate récemment apportée dans la salle. On ne découvrit la plaie que seize jours après l'opération, et alors on enleva les fils à suture; la plaie était complétement cicatrisée et il n'existait pas la plus légère trace de suppuration. Treize jours plus tard la malade sortait de l'hôpital marchant avec facilité.

Cependant ces exemples ont eu peu d'imitateurs et les chirurgiens qui ont fait, dans ces dernières années, des extractions de corps étrangers, ont eu surtout recours au pansement de Lister.

Après avoir pris pour les instruments, les éponges, leurs mains et celles des aides, en un mot, pour toutes les parties qui doivent se trouver en contact avec la plaie, les précautions prescrites par Lister, ils lavent soigneusement le champ opératoire et les parties voisines avec la solution forte d'acide phénique (50 grammes pour 1000 grammes d'eau). Puis l'opération est faite au milieu du nuage phéniqué.

Le corps étranger extrait, les petites artères liées, s'il y a lieu, avec du catgut, la plaie est lavée soigneusement avec la solution forte d'acide phénique ; un tube de Chassaignac, préalablement rendu aseptique, est placé debout dans la plaie dont les lèvres sont scrupuleusement réunies par une suture au fil d'argent ou au catgut.

La plaie ainsi suturée, sauf dans le point livrant passage au drain, est recouverte par la protective qui la défend contre l'action trop irritante de l'acide phénique ; le morceau de protective doit être taillé de façon à ne déborder que très-peu les lèvres de la plaie. La région opérée est ensuite recouverte par sept ou huit doubles de gaze antiseptique trempée dans la solution faible (25 décigrammes d'acide phénique pour 100 grammes d'eau). Entre le septième et le huitième double de gaze, on place l'imperméable Mackinstosh destiné à prévenir l'évaporation. Ces pièces de pansement qui doivent dépasser largement la surface de la plaie sont fixées à l'aide de bandes faites avec de la gaze antiseptique.

Le pansement est renouvelé ensuite tous les jours, ou un peu plus rarement suivant les indications. Chaque fois le drain est retiré et raccourci au fur et à mesure que la plaie se comble ; les sutures sont enlevées dès que la réunion paraît solide. Un pansement n'est jamais renouvelé en dehors de l'établissement préalable d'un nuage phéniqué.

Au bout de peu de jours, le tube, raccourci à chaque pansement, devient inutile, la réunion est faite et la guérison sans arthrite et sans roideur ne tarde pas à être obtenue.

Il est à remarquer que l'immobilité absolue de l'articulation n'est pas de rigueur quand on emploie le pansement de Lister. Lucas-Championnière prétend même qu'une trop grande immobilité est nuisible au prompt rétablissement des fonctions. Il se contente de placer le membre dans une gouttière dont il le sort à l'occasion de chaque pansement.

Lister et la plupart des partisans de sa méthode attribuent une très-haute importance à l'emploi du tube à drainage qui, assurant l'écoulement des liquides intra-articulaires dès leur formation, préviendrait le gonflement, l'étranglement et l'inflammation. Cependant tous les chirurgiens n'ont pas suivi cette pratique. C'est ainsi que Bernard relate, dans sa thèse, neuf observations de Saxtorph dans lesquelles il n'est pas fait mention de l'emploi d'un drain ; cet auteur fait remarquer que dans aucun des faits de Saxtorph la guérison n'a été aussi rapide et aussi simple que dans ceux dans lesquels le drain a été placé ; il attribue à l'omission du drain l'inflammation phlegmoneuse constatée dans l'une des observations de Saxtorph. C'est encore à l'omission du drain que plusieurs chirurgiens, entre autres Lucas-Championnière et F. Guyon, attribuent l'insuccès de Boeckel.

Avant de terminer, nous ferons remarquer que l'opération au milieu du nuage phéniqué permet au chirurgien de procéder à la taille articulaire sans prendre les précautions indiquées par Desault et Bromfield pour prévenir l'entrée de l'air dans l'articulation. Ces précautions sont, au contraire, de toute nécessité pour les chirurgiens qui se proposent d'employer comme unique moyen antiseptique le bandage ouaté.

Les procédés opératoires et les pansements applicables aux corps étrangers de nature organique le sont également aux corps étrangers venus du dehors. C'est ainsi que plus d'une fois on a extrait des balles de plomb ayant séjourné plus ou moins longtemps dans l'articulation. Plusieurs exemples de ce genre sont relatés dans le *Bulletin de la Société de chirurgie*, année 1878, page 759.

Résection.   Un chirurgien anglais, Filkin, pratiqua pour la première fois, en 1762, la résection du genou. Cette opération fut répétée en 1781 par Park, de Liverpool, qui ignorait l'opération antérieure de Filkin. Ce dernier avait fait une opération isolée sans la publier et sans en tirer aucune conséquence ; Park, au contraire, conclut du fait qu'il avait observé à la généralisation de la résection à toutes les articulations ; il osa même proposer cette opération pour la tête du fémur.

Nous avons étudié assez longuement les indications de la résection dans les cas traumatiques et dans les cas pathologiques pour n'avoir plus à nous occuper ici que du procédé opératoire proprement dit et du traitement consécutif.

Les procédés opératoires diffèrent surtout par la direction des incisions faites aux parties molles dans le but de mettre les os à découvert. Dans sa première opération Park fit, au devant de l'articulation, une incision cruciale dont la branche transversale, comprenant la moitié de la circonférence du membre, passait au-dessous de la rotule. Après avoir relevé les quatre lambeaux résultant de cette incision il mit largement l'articulation à découvert en extirpant la rotule. Cela fait, il fit la section des ligaments latéraux, luxa le fémur, incisa les ligaments croisés, puis glissa un couteau sous la face postérieure du fémur pour en séparer les parties molles en ayant grand soin de ménager les vaisseaux poplités. Il ne resta plus dès lors qu'à scier l'os au-dessus des condyles et à répéter une manœuvre identique sur l'extrémité supérieure du tibia.

Park proposa aussi de mettre l'articulation à découvert par une seule incision verticale longeant le bord interne de la rotule. Dans une lettre écrite à Pott, il émit l'idée d'un troisième procédé, consistant en une seule incision transversale. « Ne pourrait-on pas, dit-il, atteindre, en certains cas, le but désiré en faisant une simple incision tracée transversalement sur la moitié antérieure du genou, de façon à diviser les ligaments latéraux. »

Depuis Park, les procédés se sont multipliés ; ils peuvent se diviser en quatre groupes principaux : 1° procédés à une seule incision sensiblement parallèle à l'axe du membre ; 2° procédés à deux incisions placées sur les côtés de l'articulation et réunies entre elles par une incision transversale ; 3° procédés à une seule incision transversale, incision parfois curviligne et circonscrivant, par conséquent, un lambeau plus ou moins étendu ; 4° procédé circonscrivant la rotule entre deux incisions elliptiques se rejoignant par leurs extrémités.

Au premier groupe se rattachent les noms de Park, de Chassaignac, de Langenbeck et d'Ollier. Park a proposé une incision longeant le bord interne de la rotule ; Chassaignac une incision longeant le bord externe. Dans l'un et l'autre procédé il faut nécessairement, pour mettre l'articulation à découvert, soit faire l'extraction de la rotule, soit la luxer complétement en dehors ou en dedans.

Langenbeck fait l'incision sur la ligne médiane ; il la commence cinq centimètres au-dessus du bord supérieur de la rotule et la termine un peu au-dessous de la tubérosité antérieure du tibia, puis il extirpe la rotule ainsi que le ligament rotulien et la partie antérieure de la capsule.

Ollier fait aussi une seule incision sur le côté externe de l'article, mais cette incision n'est pas verticale ; elle a une direction sinueuse. La jambe étant légèrement fléchie sur la cuisse, ce chirurgien fait sur la face externe de cette dernière, à trois travers de doigt au-dessus de cette dernière, une incision commençant au niveau de la bandelette tendineuse du *fascia lata* et se dirigeant, dans le sens des fibres de la portion externe du triceps, vers l'angle supérieur de la rotule ; l'incision côtoie ensuite le bord externe de cet os et vient rejoindre le ligament rotulien dont elle longe le bord externe jusqu'à ce qu'elle ait dépassé son insertion à la tubérosité du tibia. Ceci fait, il devient facile de luxer la rotule en dedans pour mettre l'articulation à découvert.

Dans le deuxième groupe nous rencontrons les procédés de Moreau, de Fergusson et de Jones. Moreau pratiqua son opération, en 1792, par deux incisions longitudinales situées de chaque côté de l'articulation et réunies, un peu au-dessus de leur extrémité inférieure, par une incision transversale longeant le bord inférieur de la rotule ; il forma ainsi un vaste lambeau comprenant la rotule, lambeau qu'il lui suffit de relever pour mettre à nu l'extrémité inférieure du fémur. Pour découvrir plus facilement le tibia, Moreau fit tomber sur le milieu de l'incision transversale une incision parallèle à l'axe de la jambe ; il espérait ainsi faciliter la dissection du lambeau inférieur.

Fergusson adopta le procédé de Moreau en supprimant l'incision médiane inférieure, incision parfaitement inutile, du reste. Le tracé du lambeau prit donc exactement la forme d'un H.

Jones fait deux incisions longitudinales comme Moreau et Fergusson, mais il les réunit à leur extrémité inférieure par une incision transversale passant au niveau des attaches inférieures du ligament rotulien. Il obtient ainsi un unique lambeau quadrilatère comprenant la rotule et toute la hauteur du ligament rotulien.

Le troisième groupe comprend les procédés de Erichsen et de Mackenzie.

Erichsen conseille une seule incision transversale passant au-dessous de la rotule, allant d'un ligament latéral à l'autre, et pénétrant du premier coup jusque dans l'articulation. En fléchissant la jambe, on peut par cette unique incision couper les ligaments latéraux et croisés, puis faire sortir suffisamment le fémur pour le scier ; si l'on éprouvait quelque difficulté à couper les ligaments ou à isoler le fémur ou le tibia, on pourrait ajouter à l'unique incision transversale des incisions longitudinales analogues à celles de Moreau. En agissant ainsi, on mettrait en pratique le procédé préconisé par Sanson et Bégin. La manière de faire de ces chirurgiens est, en effet, décrite dans les termes suivants par Velpeau : « Au lieu de tailler d'abord un large lambeau quadrilatère, les nouveaux éditeurs de Sabatier commencent par une incision transversale au-dessous de la rotule, qui s'étend d'un ligament latéral à l'autre et pénètre du premier coup jusque dans l'articulation. Cela fait, on désarticule le fémur ou le tibia seulement, dans le cas où il n'y en aurait qu'un des deux de malade, en tirant deux incisions latérales des extrémités de la première pour les prolonger, en haut ou en bas, dans une étendue plus ou moins considérable, selon la longueur de la portion d'os affectée. »

Ainsi modifié, le procédé d'Erichsen présente l'avantage considérable de permettre de limiter les incisions latérales aux strictes limites commandées par la longueur de la portion osseuse à enlever. Cette pratique a été imitée par Joeger.

Mackenzie découvre aussi le squelette par une seule incision transversale, mais cette incision est curviligne, allant d'un condyle à l'autre, elle descend par son milieu jusqu'au-dessous de la tubérosité tibiale antérieure, de telle sorte que l'on puisse détacher les insertions du ligament rotulien au tibia, au lieu de le couper.

Le quatrième groupe ne comprend qu'un seul procédé, celui de Syme : ce chirurgien dirige du bord postérieur du condyle externe au bord postérieur du condyle interne deux incisions curvilignes se rejoignant par leurs extrémités et comprenant entre elles la rotule ; celle-ci est enlevée en même temps que toutes les parties molles comprises entre les deux incisions.

Les parties molles étant écartées par l'un des procédés que nous venons d'indiquer, il faut diviser les ligaments latéraux et les ligaments croisés, puis scier les os.

Pour diviser facilement les ligaments, il convient de fléchir fortement la jambe sur la cuisse ; alors, la cuisse étant fortement maintenue, un aide appuie l'une de ses mains sur le cou-de-pied, tandis que de l'autre main il pousse la tête du tibia d'arrière en avant de manière à tendre autant que faire se peut les ligaments latéraux et les ligaments croisés. Une fois les ligaments latéraux sectionnés, l'articulation est largement ouverte, et il devient facile d'attaquer les ligaments croisés. Ceux-ci ne doivent pas être divisés avec le tranchant du couteau glissé entre les surfaces articulaires ; une telle manœuvre exposerait à la blessure des vaisseaux fémoraux ; il convient, la jambe demeurant fortement fléchie sur la cuisse, de détacher les insertions supérieures de ces ligaments avec la pointe du bistouri qui demeure, pendant tout le temps nécessaire à l'opération, appuyée contre les condyles du fémur.

Les ligaments coupés, il devient facile de faire saillir l'extrémité inférieure du fémur hors de la plaie et de la dénuder des parties molles dans une étendue qui, dans aucun cas, ne doit dépasser la longueur du segment osseux que l'on se propose de réséquer, longueur variable suivant l'étendue des lésions qui ont motivé l'opération. En dénudant la partie postérieure du fémur le chirurgien doit raser l'os exactement, dans la crainte de léser les vaisseaux poplités ; pour éviter un tel accident, il convient d'appliquer le tranchant du couteau sous un angle très-obtus contre la surface osseuse. Le fémur peut être scié directement d'avant en arrière ; si l'on craignait de léser les vaisseaux, on pourrait le scier d'arrière en avant soit avec une scie à chaîne, soit, ce qui est plus commode et plus rapide, avec la scie à résection de Charrière ou de Mathieu (voy. article RÉSECTION, t. III, 3ᵉ série, page 504).

L'extrémité inférieure du fémur réséquée, on procède de la même manière pour l'extrémité supérieure du tibia en redoublant les précautions qui ont pour but d'éviter la lésion des vaisseaux. Si l'on sciait le tibia d'avant en arrière avec une scie ordinaire, il serait prudent, pour se mettre à l'abri d'une lésion vasculaire, de laisser intacte une petite lamelle osseuse que l'on briserait facilement en faisant basculer la jambe de haut en bas. La résection d'arrière en avant est toujours préférable.

Il est de la plus haute importance de scier le tibia perpendiculairement à son axe, sans quoi une coaptation exacte deviendrait absolument impossible. Quant au fémur, il doit être scié, non pas perpendiculairement à son axe (faute trop souvent commise à l'amphithéâtre), mais parallèlement au plan de la surface inférieure des condyles. En agissant autrement on enlèverait une hauteur trop considérable du condyle interne qui descend plus bas que l'externe ; après la coaptation, la jambe serait nécessairement déviée en dedans.

Si après une première section on constatait un défaut de correspondance entre les surfaces osseuses il conviendrait d'enlever, par un nouveau trait de scie, un morceau en forme de coin, soit sur le fémur, soit sur le tibia.

Billroth, quand la lésion morbide s'étend plus loin sur l'une des faces de l'os que sur l'autre, scie les os obliquement, en ayant soin que les surfaces de section soient bien parallèles et puissent se juxtaposer exactement.

Autant que possible la section doit être faite au-dessous du cartilage inter-dia-épiphysaire nécessaire chez les jeunes sujets à l'accroissement régulier du squelette. En sacrifiant ce cartilage on provoquerait un arrêt de développement : par conséquent, le raccourcissement provoqué par l'ablation des os irait chaque jour en augmentant. König a publié un tableau établissant la distance entre le cartilage inter-dia-épiphysaire et les surfaces articulaires suivant les différents âges, tableau qui peut être consulté très-utilement (*Archiv für Klinische Chir.*, 1867, p. 190).

	18 ANS.	16 ANS.	11 ANS.	NOUVEAU-NÉS.
Fémur.				
Fossette intercondylienne antérieure.	0,024	0,020	0,016	0,008
Hauteur latérale du condyle interne	0,035	0,052	0,024	0,016
Hauteur latérale du condyle externe.	0,032	0,030	0,021	0,013
Fosse intercondylienne postérieure	0,019	0,018	0,014	0,006
Tibia.				
Hauteur en avant	0,044	0,042	0,038	»
Hauteur en arrière	0,022	0,018	0,015	»
Hauteur latérale interne. .	0,021	0,019	0,015	0,001
Hauteur latérale externe. .	0,020	0,019	0,014	0,001

Avant d'aborder l'importante question du pansement et du traitement consécutifs, il importe de jeter un coup d'œil sur trois points importants de l'opération : la direction des incisions des parties molles ; l'utilité de la conservation ou de l'ablation de la rotule ; l'utilité de la conservation du périoste.

Les incisions du premier groupe (une seule incision au devant ou sur les bords de la rotule) rendent l'opération moins facile que les incisions des autres groupes ; elles ont en outre l'inconvénient d'être aussi mal disposées que possible pour permettre le libre écoulement du pus. Il convient, cependant, de faire une exception en faveur du procédé d'Ollier, qui peut assurer une assez libre issue au pus, à la condition que le point de départ de l'incision soit porté aussi loin en arrière que possible, mais alors il devient difficile de luxer la rotule.

Les incisions du deuxième groupe (Moreau, Fergusson, Jones) rendent l'opération très facile, mais elles sont aussi situées trop en avant pour permettre la libre issue du pus.

Les procédés du troisième groupe (Erichsen, Mackenzie) donnent une ouverture largement suffisante pour l'ablation des os et, de plus, ils assurent une grande facilité à l'écoulement du pus ; l'incision curviligne de Mackenzie présente surtout ces avantages. Ce chirurgien s'est en outre préoccupé de la conservation de toutes les fibres du tendon rotulien ; il espère que ces fibres se réunissant ultérieurement avec le périoste de la partie supérieure du tibia contribueront à faciliter la marche dans les cas où, au lieu d'obtenir une ankylose vraie, l'opérateur n'aurait réussi qu'à déterminer une ankylose fibreuse. Le procédé de Syme (quatrième groupe) détermine des pertes de substance rendant difficile l'affrontement des parties molles et expose, par conséquent, à la dénudation consécutive des extrémités osseuses.

L'ablation de la rotule a été diversement interprétée. Au premier abord la rotule semble absolument inutile après une résection, puisque, l'ankylose une fois obtenue, le tibia n'exécute plus aucun mouvement sur le fémur : la présence de cet os augmenterait donc inutilement les surfaces traumatiques.

Cependant Sédillot est d'avis que la rotule ne doit être extirpée que si le ligament rotulien a été détruit par la blessure ou par la production morbide ; en toute autre circonstance il conseille de la conserver. Les conditions de l'ankylose, dit cet illustre chirurgien, sont d'autant plus favorables que l'on a conservé plus de parties vivantes autour du squelette ; de plus, au cas où une fausse articulation s'établirait, l'action des muscles demeurés intacts par la conservation de la rotule prendrait une grande importance.

La dernière considération surtout a une valeur incontestable ; cependant, l'ankylose fibreuse étant une exception que le chirurgien doit chercher à prévenir à tout prix, il semble plus convenable d'enlever la rotule ; la présence de cet os augmentant notablement l'étendue des surfaces osseuses traumatiques doit être considérée comme une source de dangers. D'après une statistique de Hodges, la durée moyenne du traitement a été de 225 jours dans 48 cas où la rotule a été enlevée, tandis qu'elle a été de 255 jours dans 38 cas où cet os a été conservé. D'un autre côté, Penières a constaté une mortalité de 23 pour 100 dans les cas d'ablation de la rotule, la mortalité générale de l'opération s'étant élevée à 30 pour 100. L'ablation de la rotule diminuerait donc les chances de mort dans la proportion de 7 pour 100.

Quant à l'utilité de la conservation du périoste, nous n'avons rien à ajouter à ce que nous avons dit à ce sujet dans l'article général consacré aux résections (*voy.* Résections, 3e série, t. 3).

Quel que soit le procédé choisi, il importe au plus haut point d'assurer, pendant la durée du traitement, la coaptation exacte des fragments osseux, la bonne conformation du membre et surtout l'ankylose. Quelques chirurgiens emploient la suture osseuse pour obtenir ce résultat ; le plus grand nombre se contente de l'emploi de bons appareils.

Si l'opération est faite à propos d'une tumeur blanche, le chirurgien doit détruire, soit par excision, soit par raclage, les fongosités de la synoviale ; il convient d'enlever le plus possible de ces productions, sans cependant se montrer trop minutieux, l'expérience démontrant qu'elles peuvent disparaître spontanément après l'ablation des os malades. L'excision radicale des fongosités n'est de rigueur que si elles sont de nature tuberculeuse, mais en pareil cas, ainsi que l'a fort bien dit Ollier (*Revue mensuelle de médecine et de chirurgie*), pour peu que les fongosités s'accompagnent de lésions étendues et profondes des os et qu'il y ait un commencement de lésion pulmonaire, il vaut mieux renoncer à la résection et se décider à l'amputation.

Quelques chirurgiens veulent que l'on enlève dans tous les cas jusqu'aux derniers vestiges des fongosités. C'est ainsi que Volkmann recommande d'enlever jusqu'aux tissus fibreux qui gênent la réunion. Une telle opinion est exagérée ; en allant aussi loin on s'expose, suivant la remarque d'Ollier (résections et pansements antiseptiques), à détruire la capsule articulaire elle-même doublée de ses ligaments et, par conséquent, à pénétrer dans les espaces intermusculaires. Ce chirurgien expérimenté enlève la partie superficielle des fongosités, mais respecte la partie profonde quand il a lieu de penser que cette partie profonde est capable de recouvrer ultérieurement les caractères physiologiques qu'elle a momentanément perdus. Souvent il combine l'excision et le raclage avec la cautérisation au fer rouge, c'est-à-dire qu'après avoir enlevé la partie superficielle il touche la partie profonde avec le fer rouge dans le but de la modifier et de la transformer en tissu scléreux sous l'influence d'une excitation de bonne nature.

En poussant à l'extrême l'enlèvement de toute la couche granuleuse, comme le font les partisans outrés des pansements de Lister, on est plus sûr de prévenir la suppuration, mais, en revanche, on risque de ne pas se réserver des ressources suffisantes pour la réparation.

Les considérations qu'Ollier a fait valoir à cet égard (Ollier, *Résections et pansements antiseptiques*. In *Revue mensuelle de médecine et de chirurgie*) méritent d'autant plus d'être prises en sérieuse considération que ce chirurgien a confirmé sa pratique par de nombreux succès.

« L'ablation systématique de la couche granuleuse dans toutes les résections me paraît une erreur, dit Ollier. S'il est bon de poursuivre avec la curette toutes les fongosités tuberculeuses ou qui paraissent telles, il ne faut pas oublier que des fongosités exubérantes de certains trajets fistuleux s'atrophient ou s'organisent d'elles-mêmes, lorsque par l'ablation d'un corps étranger, d'un séquestre, etc., on a tari la source de la suppuration.

« Les expansions vasculaires de la synoviale et de la capsule sous-jacente se transforment, une fois stimulées par un irritant approprié, en tractus fibreux qui formeront les linéaments et les cloisonnements de l'articulation future. Il faut donc les respecter au moins dans la partie de leur tissu qui a conservé une certaine consistance.

« C'est parce que ce tissu granuleux est utile pour la réparation de l'os et de l'articulation que je ne l'enlève pas systématiquement. Je respecte les granulations inflammatoires, bien que leur présence dans la plaie doive donner un peu de pus.

« Qu'importe que cette partie de la plaie opératoire doive suppurer un peu, si les bords de la plaie et les tissus périphériques ne s'enflamment pas, s'il n'y a pas de fièvre ni de phénomènes d'absorption septique ?

« Si l'on a accusé le pansement de Lister d'empêcher les processus plastiques dans les plaies de résection, c'est que, par un abus du raclage, on a enlevé tous les éléments de la reconstitution des os et des articulations.

« C'est une erreur, d'après moi, que de rechercher la réunion immédiate dans ces cas, et de vouloir guérir des plaies de résection pour lésions chroniques sans que le pus apparaisse dans le pansement. On peut y arriver sans doute, mais en sacrifiant des tissus auxquels un traitement rationnel aurait rendu leurs propriétés plastiques et qui sont indispensables aux processus de réparation ».

Ces réflexions méritent d'être prises en sérieuse considération, car, loin d'être purement théoriques, elles s'appuyent sur une pratique des plus heureuses et des plus nombreuses.

L'opération terminée, le pansement définitif n'est exécuté que lorsque l'hémorrhagie est définitivement arrêtée; rien ne serait plus fâcheux que l'obligation de défaire l'appareil pour remédier à une hémorrhagie secondaire. Watson craint tellement cet accident qu'avant de suturer les parties molles il irrigue la plaie pendant deux ou trois heures; c'est là une pratique que l'on ne saurait ériger en règle générale.

Autrefois on .se bornait à placer quelques points de suture afin de diminuer l'étendue de la plaie des parties molles; les parties déclives demeuraient largement ouvertes pour permettre l'issue facile de la suppuration. Aujourd'hui ·le pansement de Lister permet d'essayer la suture sur toute l'étendue de la plaie, sauf dans les points qui livrent passage aux drains. Cependant, tout en se déclarant partisan convaincu de ce mode de pansement, Ollier pense qu'il n'est pas prudent de suturer toute la longueur de la plaie, en se contentant de placer un tube debout à chaque extrémité; il laisse toujours, au point le plus déclive, un espace non suturé dans l'étendue de 2 ou 3 centimètres, et dans cet espace il place plusieurs tubes à drainage.

Quoi qu'il en soit, il est incontestable que le pansement de Lister constitue un immense progrès sur les modes de pansements mis antérieurement en usage. Il est certain que cette méthode a diminué, dans une proportion énorme, les accidents consécutifs et les risques de mortalité. A l'heure actuelle, le chirurgien qui, sans son concours, ferait une opération aussi grave que la résection du genou, assumerait une lourde responsabilité.

Nous nous bornons à cette affirmation, la grande question des pansements devant être exposée dans un autre article de ce Dictionnaire avec tous les détails qu'elle comporte (voy. PANSEMENTS).

Nous n'avons pour le moment qu'à étudier les appareils les plus propres à faciliter les pansements, tout en observant l'immobilité et surtout la bonne conformation ultérieure du membre.

Avant de placer le membre dans un appareil, il convient de s'assurer de la coaptation exacte des surfaces osseuses. Cette coaptation peut être empêchée par la rétraction des muscles fléchisseurs, rétraction prononcée surtout quand l'affection qui a motivé l'opération s'accompagnait d'un degré plus ou moins prononcé d'ankylose. Alors on peut recourir à l'extension forcée en plongeant au besoin le malade dans le sommeil anesthésique. Si cette manœuvre est insuffisante, ce qui arrive surtout dans les cas où les tendons se sont transformés en véritables cordes inodulaires, le chirurgien est conduit à pratiquer la section sous-cutanée des tendons qui résistent; le tendon du biceps sera le plus souvent le siége de cette opération, car il est l'agent principal des déplacements ·du tibia en arrière. Textor, Duck, Syme, préfèrent l'extension progressive et graduée à la ténotomie; cette pratique, qui est de nature à réveiller à chaque instant les phénomènes inflammatoires, ne saurait être conseillée.

La coaptation faite et le pansement terminé, quelques chirurgiens se sont contentés d'appliquer des bandelettes de Scultet depuis les orteils jusqu'à l'aine, puis de fixer le membre, soit en le plaçant dans un appareil à fracture, soit en le mettant dans une gouttière bien matelassée. Un tel appareil est impuissant à assurer une immobilité suffisante, à prévenir des difformités et surtout à permettre des pansements faciles dans le cas où la suppuration serait abondante et nécessiterait des contre-ouvertures. Langenbeck se sert tout simplement d'un appareil plâtré.

Le Fort se contente d'appliquer, à l'amphithéâtre même, une gouttière plâtrée rétrécie au niveau du genou. Il la maintient en place jusqu'à guérison, à moins que l'apparition d'abcès sur la face postérieure du membre ne l'oblige à la remplacer par une gouttière métallique interrompue au niveau du genou; en ce point la gouttière est remplacée par deux tiges latérales· réunissant les deux parties dont l'une est destinée à recevoir la cuisse, l'autre à recevoir la jambe.

P.-H. Watson se sert aussi d'un appareil plâtré composé d'une attelle postérieure en forme de gouttière peu excavée, rétrécie au niveau du genou et
présentant une échancrure en face du talon. Cette gouttière peut être prolongée
jusqu'à l'os iliaque. Une tige de fer, longeant la partie antérieure du membre,
présente une courbure au niveau du genou et un crochet au niveau du cou-de-
pied, crochet destiné à la suspension du membre. Des bandes plâtrées réunissent
la tige de fer à la gouttière.

Packard a proposé de fixer le membre sur une attelle inférieure légèrement
excavée, attelle dont la portion médiane, située sous le genou, peut être enlevée
par glissement pour faciliter le pansement. La continuité entre la portion jambière et la portion fémorale de l'attelle est alors maintenue par deux tiges
latérales recourbées en haut.

Fergusson recommande l'emploi de la gouttière de Mac-Intyre. L'appareil de
Fergusson se compose d'une attelle de fer légèrement concave; cette attelle,
très-mince, destinée à être placée au-dessous de la cuisse et de la jambe, se
compose de deux pièces glissant l'une sur l'autre au niveau du jarret au moyen
d'une articulation à coulisse maintenue par une vis à écrou; cette disposition
permet d'accommoder l'appareil à toutes les tailles et aussi d'exercer l'extension,
si besoin en est. L'extrémité inférieure de la gouttière est munie d'une semelle
mobile à volonté, et articulée avec un support qui permet d'élever le talon;
deux attelles externes en bois réunies au niveau du genou par une tringle en
fer recourbée concourent à fixer la cuisse et la jambe tout en laissant le genou
à découvert. Fergusson conseille d'élever légèrement le membre pour que le
tibia presse par son poids sur le fémur.

Howse, qui emploie le pansement de Lister, place le membre dans un appareil
qui présente de l'analogie avec celui de Mac-Intyre. L'appareil de Howse se
compose de deux gouttières métalliques, l'une pour la cuisse, l'autre pour la
jambe, réunies par une tige étroite et résistante. Le genou est ainsi libre de
toute part, sauf en un très-petit espace situé en arrière. Au niveau du talon, la
gouttière inférieure présente une échancrure et se continue de chaque côté par
une lame munie d'une rainure, dans laquelle on peut faire glisser la semelle
destinée à soutenir le pied. Dans cette rainure on fait aussi passer la bande qui
soutiendra tout l'appareil. Plus bas encore, une traverse de bois sert à consolider l'appareil. Cette gouttière est garnie de compresses imbibées de cire encore
chaude (cire à cirer les paquets). La cire a l'avantage d'être résistante, mal-
léable, de ne pas se briser et de ne pas se laisser souiller comme le plâtre.

Au-dessus de l'échancrure du talon, une compresse pliée en plusieurs doubles
et également imbibée de cire sert à élever le talon. Afin de mieux prévenir
toute douleur de ce côté, avant de placer la jambe dans la gouttière, on a soin
de disposer une bandelette de diachylon en anse, maintenue par une autre bandelette en 8 de chiffre. Si le malade souffrait, on pourrait élever légèrement
le talon. La gouttière garnie et les bandes enduites de cire sont maintenues
auprès du feu jusqu'à ce que l'opéré soit prêt.

Le membre placé dans la gouttière, on remplit avec de la ouate imbibée de
cire fondue à une température modérée l'espace qui peut exister entre la gouttière et le membre, puis on assujettit la jambe et la cuisse avec deux bandes
souples imbibées de cire.

L'opéré transporté dans son lit, l'appareil, et par conséquent le membre, est
suspendu dans un berceau spécial (*Salter's cradle*), berceau ressemblant en

très-grand à nos cerceaux. Sur la tige médiane supérieure de ce cerceau glissent deux poulies réunies et soutenant un crochet; à ce crochet est attachée une bande qui rejoint la rainure de la gouttière et maintient le tout suspendu. Cette disposition permet dans une certaine mesure des mouvements de latéralité et des mouvements d'arrière en avant. Le matelas étant incomplet et laissant un espace vide au niveau du membre réséqué, celui-ci est maintenu horizontalement, au niveau du tronc, sans aucune élévation.

L'application de cet appareil nécessite du feu pour maintenir la gouttière et toutes les pièces imbibées de cire à une température convenable jusqu'à ce que le pansement soit complètement terminé. Si ces dispositions ne peuvent être prises dans la chambre où se pratique l'opération, il faut prendre pour le transport du blessé dans la pièce où il demeurera et où le pansement sera appliqué les dispositions suivantes, minutieusement indiquée par Picard, d'après Howse : on se sert pour le transport d'un drap solide, sorte de drap fanon sur lequel le malade a été couché avant l'opération ; ce drap présente de chaque côté une coulisse dans laquelle on glisse deux tiges de bois qu'on réunit ensuite, en avant et en arrière, par des tiges métalliques. On soulève l'opéré sans secousse, tandis qu'un aide maintient la jambe déjà pansée ; des éponges ou de la charpie reçoivent le sang qui peut s'écouler. Un second aide continue à donner le chloroforme jusqu'à ce que le malade soit couché et l'appareil posé.

Une fois tout terminé, on ne touche plus à l'opéré jusqu'au soir ou au lendemain. On donne de l'opium, du vin et la nourriture que le malade désire. Les pansements doivent être renouvelés toutes les fois que l'appareil est souillé par de la sérosité ou du sang, en moyenne toutes les vingt-quatre heures, plus souvent, si c'est nécessaire. Au premier pansement on coupe la bande qui entoure le genou, on en replace une autre par-dessus l'appareil et on n'a plus dès lors qu'à la dérouler. Pendant toute la durée du pansement, les pulvérisateurs doivent fonctionner. Après huit jours il suffit généralement de faire le pansement tous les deux jours. Les pansements sont toujours faits au milieu du nuage phéniqué.

Nous remarquerons que Howse dispose son appareil de telle façon que le matelas faisant défaut au niveau du membre malade celui-ci puisse reposer dans toute sa longueur sur un plan horizontal. En agissant ainsi il se propose de prévenir le déplacement de l'extrémité inférieure du fémur en avant, déplacement si fréquent après la résection du genou. Il pense que la situation horizontale de la jambe substituée à l'élévation du pied en usage dans la plupart des appareils, préviendra l'enfoncement du bassin dans le matelas, enfoncement qui, d'après lui, est la cause principale du déplacement du fémur en avant.

En plaçant la jambe dans une situation horizontale, Howse cherche aussi à empêcher le tibia de presser de son poids sur la surface de section du fémur ; il craint que cette pression ne gêne la nutrition et n'entrave la consolidation. Nous avons vu que Fergusson soutient une doctrine diamétralement opposée.

Esmarch se sert d'un appareil d'une application plus facile que celui de Howse, dans lequel la jambe est également maintenue horizontale.

L'appareil de Esmarch est constitué par une planche de un mètre de longueur sur 48 centimètres de largeur et 3 centimètres d'épaisseur. Aux deux extrémités de cette planche sont solidement fixés deux supports hauts de 50 centimètres, supports soutenant une tige de fer placée juste au-dessus du membre réséqué et parallèlement à lui. Trois gouttières à deux valves desti-

nées, l'une à recevoir la jambe, l'autre à recevoir la cuisse, la troisième à
soutenir le genou, sont reliées à la tige de fer par des montants disposés de
telle sorte que chaque gouttière puisse être enlevée isolément. Enfin une petite
semelle de bois portée par une tige métallique de 30 centimètres soutient le
pied et peut prendre toutes les directions, grâce à l'articulation en noix qui la
relie à l'appareil.

Esmarch recommande de placer la planche qui sert de support un peu plus
bas que le corps du malade, ce qu'il obtient en se servant d'un matelas présentant une échancrure au niveau du membre opéré. Le membre, avant d'être
placé dans les gouttières, munies chacune d'un petit coussin, est entouré
de bandelettes de Scultet; le pied est fixé sur la semelle par une bande roulée.

Rien de plus facile avec cet appareil que de changer les pansements : on
peut en effet déplacer et replacer successivement chaque gouttière sans rien
déranger à la situation du membre.

Quel que soit l'appareil employé, il importe de surveiller attentivement les
déplacements toujours possibles des extrémités osseuses. Il convient surtout de
se mettre en garde contre la saillie de l'extrémité inférieure du fémur en
avant, ou, ce qui revient au même, contre l'enfoncement de l'extrémité supérieure du tibia en arrière.

Knight Treeves conseille de repousser en avant l'extrémité supérieure du
tibia en disposant au-dessous d'elle des compresses d'une épaisseur suffisante;
si le fémur fait saillie en avant, il cherche à y remédier en exerçant sur lui
une pression d'avant en arrière.

Roser agit d'une manière plus efficace et qui ne semble nullement dangereuse en repoussant le fémur avec la pointe de Malgaigne. Billroth suit la
même pratique; il adapte la pointe à une gouttière articulée.

Le fémur peut avoir de la tendance à se porter dans la rotation en dehors,
surtout chez les sujets indociles qui cherchent à se coucher sur le côté, alors
que l'immobilité de l'appareil n'est pas suffisamment assurée. Il importe de
prévenir cette rotation à laquelle la jambe, en raison de sa fixité dans l'appareil,
ne saurait participer : il résulterait de là une difformité consécutive caractérisée par une rotation apparente du pied en dedans. Thomas et, à son exemple,
Jones, préviennent le mouvement de rotation de la cuisse au moyen d'une
attelle bien matelassée, large de 6 centimètres, partant de la cuisse pour
remonter jusqu'à l'aisselle et fixée en tronc pour un bandage de corps très-
large.

Pendant tout le temps du traitement, il faut surveiller, avec le plus grand
soin, la facile issue du pus qui peut se former; au besoin il ne faudrait pas hésiter
;faire des contre-ouvertures et à placer des tubes à drainage passant même au
travers du creux poplité. Holt et Hutchinson sont allés jusqu'à préconiser le
drainage, *à titre préventif*, du creux poplité; nous pensons que ce drainage
ne.doit être fait qu'en cas de nécessité absolue.

Dans les cas favorables, la consolidation est faite entre le troisième et le
quatrième mois et les blessés peuvent alors commencer à se soutenir sur leurs
membres. Le plus souvent il existe encore à cette époque, bien que la consolidation soit faite, des trajets fistuleux plus ou moins étendus; ces trajets ne
cèdent complétement, dans le cas où l'opération a été motivée par une tumeur
blanche, qu'à un traitement externe combiné avec une médication interne.

Quelquefois la maladie qui a déterminé la résection reparaît. Il ne reste alors d'autre ressource que de procéder à l'amputation de la cuisse; d'après la statistique cette amputation consécutive serait rarement suivie de mort, bien que rien ne puisse expliquer cette bénignité relative.

Au lieu de faire une amputation consécutive, Heusser a préféré recourir à une deuxième résection chez trois malades; une fois l'opération réussit, une fois il fallut amputer; une fois le malade mourut. Ces résultats sont peu encourageants.

Un grave écueil de la résection consiste en l'absence de consolidation. Tant que six mois ne sont pas écoulés, il ne faut pas désespérer, Fergusson ayant obtenu une consolidation complète à cette époque.

Les cas dans lesquels on n'obtient qu'une ankylose fibreuse, même très-serrée, ne permettent qu'une marche difficile, même quand le membre est soutenu par une gouttière en cuir moulé ou par un appareil à attelles métalliques.

Si la mobilité est étendue, il faut recourir à l'une des opérations indiquées par les pseudarthroses (voy. PSEUDARTHROSES) et, en cas d'insuccès, faire l'amputation de la cuisse.

Il n'existe dans la science qu'un seul exemple dans lequel la marche a été possible alors que la jambe jouissait d'une mobilité étendue sur la cuisse; il appartient à Barwell. Ce chirurgien a en effet présenté à la Société clinique de Londres (the Lancet, 10 juin 1876) une petite fille âgée de neuf ans qui avait subi la résection trois ans auparavant. Lorsque l'enfant est assise, la jambe pend, complétement flasque, comme si elle était incapable de tout mouvement; c'est ce qu'on appelle, dit Barwell, une articulation en fléau, c'est-à-dire qu'il y a une réunion par l'intermédiaire de bandes fibreuses entre le fémur et les os de la jambe. Cependant chez cette enfant la marche s'exécute bien, sauf la claudication résultant du raccourcissement du membre; le membre semble plus utile que s'il existait une ankylose complète.

Malgré cela Barwell exprime des appréhensions pour l'avenir; il craint que plus tard, quand l'enfant aura grandi, les parties fibreuses ne deviennent insuffisantes pour permettre la marche.

DÉSARTICULATION DU GENOU. Cette opération est repoussée par un grand nombre de chirurgiens parmi lesquels nous citerons J.-D. Larrey et Sédillot. Ces chirurgiens pensent que l'ampleur et l'irrégularité de l'articulation fémoro-tibiale doivent rendre l'inflammation exceptionnellement grave et favoriser la pyohémie ou des altérations osseuses consécutives; ils craignent que la peau, nécessairement dépourvue de muscles en cette région, ne se gangrène, en partie du moins, ce qui aurait pour résultat une cicatrice placée directement sur les condyles. Enfin ils pensent que dans aucun cas on ne saurait obtenir un moignon susceptible de supporter le poids du corps. « Nous avons vu faire assez souvent, dit Sédillot, la désarticulation du genou. La plupart des opérés succombèrent et les survivants avaient des moignons irréguliers et incapables de soutenir le poids du corps. Un opéré de Baudens, signalé comme guéri, était encore atteint de trajets fistuleux et obligé de garder le lit une année plus tard. » Cependant la désarticulation du genou a toujours compté des partisans. Macléod, Velpeau, Baudens, s'accordent à dire qu'elle est moins grave que l'amputation de la cuisse. Les faits recueillis dans ces dernières années ne sont pas de nature à infirmer cette opinion. Ainsi, dans les armées française et anglaise de Crimée, la désarticulation a donné un chiffre de mortalité à peu

de chose près égal à celui fourni par l'amputation de la cuisse au tiers inférieur : 90 pour 100 pour les deux opérations dans l'armée française, 55 et
57 pour 100 dans l'armée anglaise. Dans l'armée américaine les différences
ont été très-accentuées en faveur de la désarticulation. En effet, dans l'armée
américaine 49 amputations primitives du genou ne donnant lieu qu'à 16 décès,
la mortalité moyenne se traduit par le chiffre de 34,9 pour 100, tandis que
dans la même armée la mortalité de l'amputation de la cuisse au tiers inférieur
se traduit par 46 pour 100. Brinton dans l'*American Journal* de 1876 a
publié une statistique comprenant 164 cas avec 111 succès, soit une mortalité
de 32,3 pour 100. Ces chiffres sont loin d'être en harmonie avec ceux énoncés
par Panas dans le *Dictionnaire de médecine pratique* (article GENOU); cet
auteur réunit 170 cas suivis 137 fois de mort, ce qui donne une mortalité de
80,9 pour 100.

On ne peut pas baser une opinion sur les grandes statistiques produites jusqu'à ce jour, parce que ni les unes ni les autres ne contiennent l'ensemble des
faits qui se sont produits.

Laissant de côté ces accumulations de chiffres qu'il nous serait facile de
multiplier encore, nous nous contenterons de faire remarquer que dans les
circonstances où les deux opérations ont été faites pour la même cause, chez des
sujets de même âge, de même race, placés dans des conditions identiques
d'hygiène et de climat, c'est-à-dire dans les circonstances où un parallèle
sérieux a pu être établi, la désarticulation ne s'est nullement montrée plus
grave que l'amputation de la cuisse au tiers inférieur. Cela résulte clairement
des faits observés dans les armées française, anglaise et américaine.

La désarticulation du genou a trouvé un défenseur convaincu en M. Duplouy,
médecin de la marine, qui a présenté à la Société de chirurgie un mémoire
important sur lequel Després a fait un savant rapport, séance du 14 juillet 1874.

Tout en se montrant peu partisan de cette opération, M. Després n'est pas
éloigné d'admettre qu'elle peut rendre des services, chez les jeunes sujets
surtout, quand elle est opposée à des lésions traumatiques ou pathologiques
qui atteignent la jambe assez haut pour exiger l'amputation de la cuisse, mais
qui cependant laissent intacte l'articulation du genou. Cette manière de voir
mérite d'être prise en sérieuse considération, car il est à craindre certainement
qu'une affection qui siège sur l'articulation, si elle est traumatique surtout,
ne détermine une inflammation de la portion articulaire respectée. Les faits
cités par Després sont en parfait accord avec la théorie.

Dans les circonstances où elle est possible, circonstances que nous étudierons
à l'article JAMBE, la désarticulation mérite la préférence, car elle est excellente
au point de vue de la prothèse. La large surface du moignon fournit une base
de sustentation solide au poids du corps; de plus, les insertions musculaires
conservées directement ou indirectement, par l'intermédiaire de la cicatrice,
rendent les appareils solidaires des mouvements de la cuisse. Nous n'ignorons
pas que l'espoir d'obtenir un moignon très-large peut être déçu, les condyles
pouvant s'atrophier complétement, de telle sorte que l'extrémité articulaire
finisse par devenir aussi mince que la diaphyse du fémur sciée dans sa continuité, mais heureusement ce fait est bien loin d'être constant. Arlaud cite
l'exemple d'un soldat de vingt-trois ans qui, amputé dans l'articulation tibio-
fémorale, a pu marcher avec un appareil sur lequel les condyles reposaient

directement. Thomas Marko a cité le fait d'une femme de vingt-deux ans qui, plusieurs années après une désarticulation du genou, marchait parfaitement en se servant du pilon ordinaire des amputés de la jambe. Les chirurgiens américains (*New-York Medical Journal*, mars 1858) disent avoir observé beaucoup de faits analogues.

En admettant même que le moignon dût s'effiler et que l'appareil dût prendre son point d'appui sur l'ischion, le mutilé marcherait encore plus librement qu'après une amputation ordinaire de la cuisse. Le bras du levier qui projetterait l'appareil en avant serait nécessairement plus long, et de plus il serait mis en mouvement par le droit antérieur qui conserve son action après la désarticulation.

Dans le but de conserver aussi intacte que possible l'action du droit antérieur il importe de conserver la rotule, contrairement aux règles posées autrefois par J.-L. Petit et Brasdor; il importe aussi de ménager les ligaments latéraux de la rotule, puisque c'est par leur intermédiaire que le droit antérieur doit agir sur le fémur; si ces ligaments étaient coupés en totalité, le muscle droit antérieur se rétracterait et entraînerait la rotule vers le haut de la cuisse, à une élévation quelquefois très-considérable. Si on se décidait à enlever la rotule, il faudrait suivre avec soin le conseil de Farabeuf, c'est-à-dire raser de près cet os et respecter soigneusement les expansions latérales qui rattachent aux condyles les muscles vastes et le muscle droit lui-même.

Les procédés opératoires proposés pour la désarticulation du genou se rattachent aux méthodes elliptique, circulaire et à lambeau.

a. *Méthode elliptique.* Cette méthode ne comprend qu'un seul procédé, celui de Baudens. Le blessé étant couché au bout de la table d'opération, la jambe saine écartée, la jambe à amputer est maintenue dans un léger degré de flexion par un aide; le chirurgien reconnaît alors l'interligne articulaire toujours facile à sentir de chaque côté du tendon rotulien. Ceci fait, il trace avec l'encre un cercle ovalaire qui, partant de la crête du tibia, à trois travers de doigt au-dessous du ligament rotulien, doit être ramené en arrière, de bas en haut, vers l'espace poplité où il se termine à deux travers de doigt au-dessous d'une ligne correspondant au ligament rotulien. Ces indications répétées dans la plupart des auteurs manquent de précision; d'ailleurs le point précis que doit avoir l'ovale varie nécessairement avec le volume du membre. La description de Farabeuf nous semble plus nette : après avoir cherché l'interligne articulaire, ce chirurgien estime la longueur du diamètre antéro-postérieur du jarret, puis marque, en avant de la crête du tibia, le point inférieur de l'ellipse, à un diamètre au-dessous de l'interligne articulaire. En arrière du mollet, il marque le point culminant de l'ellipse à un demi-diamètre au-dessous de l'interligne, c'est-à-dire à égale distance de cet interligne et du point infime; cela fait, il trace l'ellipse en faisant attention qu'elle doit être inclinée à 30 degrés seulement sur un cercle qui comprendrait horizontalement la partie supérieure de la jambe.

Un aide tirant légèrement les téguments vers la racine du membre, le chirurgien les incise en suivant l'ovale qu'il vient de tracer; toutes les adhérences celluleuses coupées, les téguments sont relevés en avant et sur les côtés en forme de manchette jusqu'à ce que le bec de la rotule soit à découvert; en arrière la peau est simplement rétractée par glissement. Pendant la dissection nécessaire au relèvement de la manchette antéro-latérale, il faut avoir grand soin de raser avec le tranchant du bistouri l'aponévrose et le périoste, afin que le derme ne soit pas aminci et reste doublé de la couche cellulo-adipeuse dans laquelle rampent les vaisseaux nécessaires à sa vitalité.

Les téguments relevés, le chirurgien saisit lui-même la jambe et divise transversalement le tendon rotulien au niveau du bec de la rotule : dès lors il aperçoit l'articulation ouverte en avant ; il porte le tranchant du couteau sur le ligament latéral externe (nous supposons l'opération faite sur la jambe droite), qu'il coupe en totalité au niveau du rebord cartilagineux du condyle, puis il ramène, par un mouvement circulaire, le couteau sur le ligament latéral interne, qui est coupé de la même manière ; dans ce mouvement circulaire, il comprend en avant l'incision du ligament adipeux ; si celui-ci avait échappé, on le détacherait d'un coup de pointe. Dès lors il devient facile, après avoir augmenté la flexion de la jambe, d'en porter la partie supérieure en avant, double mouvement qui met à découvert les insertions des ligaments croisés sur le tibia et permet de les détacher. Le plein du couteau est alors porté sur le ligament postérieur au-dessus des cartilages semi-lunaires ; dès que ce ligament est coupé, le chirurgien incline son couteau de façon à raser la partie postérieure du tibia, puis il relève la jambe et termine son opération en taillant un petit lambeau musculaire postérieur formé aux dépens des muscles jumeaux et se terminant près d'un centimètre au-dessous du point où les téguments ont été sectionnés en arrière ; si les muscles étaient coupés exactement au même niveau que la peau, il se formerait en arrière un vide dû à leur rétraction.

Pendant la section des chairs de la partie postérieure, on peut faire comprimer l'artère, au-dessus du point de section, entre les doigts d'un aide, afin de prévenir toute chance d'hémorrhagie.

L'opération terminée, les vaisseaux sont liés, puis la portion antérieure des téguments est ramenée en arrière ; cette portion suffit à recouvrir les surfaces articulaires de telle sorte que la cicatrice se trouve reportée en arrière, au-dessus du niveau des condyles du fémur, c'est-à-dire en un point où elle ne pourra subir en aucune façon la pression des appareils de prothèse. Après la guérison les points d'appui seront donc pris sur la peau de la face antérieure du genou qui, par ses usages antérieurs, est parfaitement préparée à supporter le poids du corps.

Avant de terminer l'opération, il convient de prendre des mesures pour prévenir autant que possible l'accumulation du pus dans le cul-de-sac synovial situé au-dessus de la rotule, entre les muscles extenseurs de la jambe et la face antérieure du fémur. Ce vaste prolongement est souvent étranglé au niveau du bord supérieur de la rotule. Quelquefois il ne communique avec le reste de l'articulation que par une ouverture très-étroite, ouverture qui peut même faire défaut. Il résulte de là que, si du pus vient à se former, il ne trouve que difficilement une issue ; on pourrait éviter cet inconvénient en portant, aussitôt après l'opération, la pointe du couteau sur l'orifice du cul-de-sac synovial et en débridant à droite et à gauche. En tout cas, on devra se tenir prêt à faire une contre-ouverture et même à passer un drain pour éviter le croupissement du pus. Plus radical, Salleron fait la contre-ouverture à titre préventif ; aussitôt après la désarticulation, il pratique une incision verticale de 4 à 5 centimètres sur laquelle tombent deux incisions transversales de 1 à 2 centimètres, incisions limitées au tendon rotulien. Nous pensons que les incisions pratiquées sur l'orifice du cul-de-sac dispenseront le plus souvent de cette contre-ouverture, surtout si le pansement est fait d'après les règles de la méthode antiseptique.

D'autres plus radicaux encore ont proposé l'extirpation de la rotule; les inconvénients de cette extirpation au point de vue de la prothèse l'ont fait complétement abandonner.

b. *Procédés circulaires.* Velpeau, Cornuau et Blasius, ont préconisé ce procédé qui consiste à faire, à trois travers de doigt au-dessous de la rotule, une incision circulaire n'intéressant que la peau. La peau est disséquée et relevée en manchette jusqu'au niveau du bec de la rotule. A partir de ce moment l'opération se poursuit comme dans le procédé elliptique. Dans ce procédé la dissection de la manchette est très-difficile, aussi le plus souvent on est obligé de faire tomber sur l'incision circulaire une incision libératrice qui doit être autant que possible pratiquée en arrière, la présence d'une cicatrice prolongée en ce point étant sans inconvénient au point de vue de la prothèse.

La méthode circulaire ne saurait être employée que si les téguments faisaient défaut en avant, car elle est suivie d'une cicatrice placée au-dessous des condyles, c'est-à-dire au point où les appareils doivent s'appliquer.

c. *Procédés à lambeau.* Plusieurs procédés ont été employés.

Nous trouvons d'abord le grand lambeau postérieur de Hoin (de Dijon) qui, après avoir traversé l'articulation, d'avant en arrière, au niveau du bec de la rotule, terminait en taillant un large lambeau postérieur comprenant la largeur et la hauteur des muscles du mollet. Blandin avait adopté ce procédé, mais il commençait par tailler un lambeau postérieur de 18 centimètres de hauteur; il coupait ensuite circulairement la peau en avant et attaquait en dernier lieu l'articulation. Ce procédé est mauvais à deux égards; le lambeau postérieur qui comprend les nerfs et les veines poplitées recouvre mal la surface articulaire, malgré sa grande étendue; il est difficilement maintenu relevé en raison de sa mauvaise situation et de son poids. Au point de vue de la prothèse il a l'inconvénient de placer la cicatrice en avant, c'est-à-dire en un point où elle pressera douloureusement contre les appareils pendant la marche.

Leveillé a proposé de pratiquer un grand lambeau antérieur et un petit postérieur; le procédé poursuit le même but que le procédé elliptique de Baudens, n'ajoute aucune facilité à l'opération et fournit une cicatrice moins régulière et plus étendue. Il n'y a donc pas lieu de nous y arrêter.

Smith, Béclard et Günther ont conseillé deux lambeaux égaux coupés carrément. On obtient ces deux lambeaux en faisant une incision circulaire comme dans le procédé de Velpeau et en faisant tomber sur cette incision deux incisions verticales situées de chaque côté de l'article. Ces incisions simplifient la dissection des téguments assez difficile dans le procédé circulaire, mais elles ont pour résultat définitif une cicatrice située au bout et au centre du moignon, comme dans le procédé de Velpeau, partant une cicatrice incompatible avec l'emploi d'un bon appareil de prothèse. Ajoutons que ces lambeaux peuvent se rétracter et laisser ainsi la partie inférieure du fémur à découvert. Cet accident est moins à redouter dans la méthode circulaire, parce que les téguments forment une espèce d'entonnoir plus étroit en bas qu'en haut.

Rossi a pratiqué l'opération par deux lambeaux latéraux égaux pratiqués de la même manière que dans les procédés de Smith et de Béclard; les lambeaux sont exposés à se rétracter comme les lambeaux antérieur et postérieur; la cicatrice occupe aussi une situation centrale. Cependant elle est moins défectueuse parce que la cicatrice se trouve cachée dans la trochlée et l'échancrure condylienne ; c'est là cependant un résultat sur lequel il ne faudrait pas trop compter, la rétraction plus considérable de l'un des lambeaux latéraux pouvant dévier la cicatrice de la ligne médiane et la conduire sous l'un ou l'autre des condyles.

Stephen Smith a préconisé dans le *New-York American Journal*, mars 1858, un procédé à deux lambeaux latéraux infiniment supérieur à tous les précédents. Ce procédé consiste à faire une incision à convexité inférieure qui, partant de la tubérosité antérieure, contourne le côté interne de la jambe en descendant, au sommet de la convexité, trois travers de doigt au-dessous du point de départ pour aller regagner en arrière le milieu d'une ligne située au niveau de l'interligne articulaire ; une incision identique est faite sur le côté externe de la jambe. Ces petits lambeaux disséqués, rien n'est plus facile que de relever la peau jusqu'au niveau du bec de la rotule et d'attaquer ensuite l'articulation. La plaie résultant de cette opération est verticale et remarquablement petite ; la rétraction des chairs la rejette tout à fait à la partie postérieure de la cuisse, en haut de l'échancrure intercondylienne, dans une situation éminemment favorable à l'écoulement du pus et à la prothèse. Le résultat définitif presque identique à celui du procédé de Baudens est cependant un peu préférable, la cicatrice étant verticale et moins exposée encore aux frottements.

Nous ajouterons que l'exécution du procédé de Stephen Smith est facile et rapide.

En résumant les remarques critiques que nous ont inspirées la description des divers procédés de désarticulation du genou, on arrive à n'accepter que deux procédés qui se trouvent à peu de chose près égaux : le procédé elliptique de Baudens et le procédé à lambeaux latéraux de Stephen Smith.

AMPUTATIONS DANS L'ÉPAISSEUR DES CONDYLES. Nous nous bornons à rappeler ici cette opération que l'auteur de cet article a déjà étudiée dans ce Dictionnaire à l'article CUISSE, 1re série, t. XXIV, p. 280, et sur laquelle il reviendra de nouveau dans l'article OSTÉOPLASTIE.   É. SPILLMANN.

BIBLIOGRAPHIE. — VERDUC. *Traité des luxations et des bandages*, 1089. — PÉCHELIN. *Observ. natur. cur.* Hamburg, 1691. — BIERMAN. *De corporibus juxta articul. mobilibus.* Würzburg, 1606.—MONRO. *Med., Essays and Observ.*, 1726.—SIMPSON. *Med. Essays and Observ.*, 1736.— FILKIN. *In Jeffrey, Excis. of Carious Joints*, 1762. — PARK. *Account on Cutting on the Articulating and of the Elbow and Knee-joints.* Traduit en français par Lassus. 1784. — DU MÊME. *Account of a Method of Treating Diseases of the Knee and Elbow*, 1788. — DESAULT. *Cartilages flottants dans l'articulation du genou.* In *Journ. de chirurgie*, t. II, 1791. — CHAMPIGNY. *Corps étrangers dans les articulations.* Thèse de Paris, 1802. — MOREAU (père). *Observations pratiques relatives à la résection des articulations affectées de carie.* Thèse de Paris, 1803. — MOSNIER. *Tumeurs du genou.* Thèses de Paris, 1805. — WACHTER. *De articulis extirpandis.* Gröningen, 1810. — LÉVEILLÉ. *Nouvelle doctrine de chirurgie.* Paris, 1812. — BRESCHET. *Corps étrangers.* Dictionnaire en 60 volumes, 1815. — HEY. *Luxation du cartilage semi-lunaire.* In *Pract. Obs.*, p. 332, 1814. — VERDIER. *Journal de médecine de Leroux*, p. 586, 1814. — SCHREYER. *Ueber die beweglichen Concremente in den Gelenken.* Erlangen, 1815. — MOREAU (fils). *Essai sur la résection des os (Paris)* et *Dictionnaire des sciences médicales*, article RÉSECTION, 1816. — BUCQUET. *Luxation du genou en avant.* In *Bull. de la Faculté de médecine de Paris*, 1818. — LAVALETTE. *Luxation du genou.* In *Journ. complémentaire*, t. I, 1818. — PERCY. Article GENOU, Dictionnaire en 50 volumes, 1818. — LARREY. *Mémoires de chirurgie militaire et campagnes.* Paris, 1812-1817. — GUILLON (G.). *Luxation du genou.* Thèse de Paris, 1820. — GUTHRIE. *Ueber Schusswunden.* A. d. Engl. von Spangenberg. Berlin, 1821. — HENNEN. *Grundsätze der Militair-Chirurgie.* A. d. Engl. Weimar, 1822. — MALGAIGNE. *Leçons d'orthopédie.* Paris, 1822. — ROYÈRE. *Luxation du genou.* In *Mémoires de méd., chirurg. et pharm. militaires*, 1822. — CRAMPTON. *Résection.* In *Dublin Hospital Reports* t. IV, 1823. — BÉGIN. *Mémoire sur le traitement des plaies*

rticulaires. In *Mémoires de chirurgie et de médecine militaire*, 1825. — BELL (J.). *Traité*
es plaie*s. Paris, 1825. — LISFRANC. *Mémoire sur les tumeurs blanches*. In *Archives géné-
ales de médecine*, 1826. — ZOEHRER (A.-F.). *Die weisse Geschwulst am Kniegelenke.*
Vien, 1828. — COSTALLAT. *Luxation du genou*. In *Journ. hebdom.*, t. II, 1829. — DUVIVIER.
Luxation du genou. In *Arch. gén. de médecine*, t. XXII, p. 292. 1829. — MORGAN. *Luxation
du genou*. In *the Lancet*, t. IX, p. 843, 1829. — CRUVEILHIER. *Luxation congénitale du genou.*
In Anatomie pathologique du corps humain. Paris, 1830. — FAYE. *Luxation du genou*. In
Journ. complémentaire, t. XXIII, p. 365, 1830. — GARNIER. *Luxation du genou*. Thèse de
Montpellier, 1830. — ROBERT (Alph.). *Corps étrangers articulaires*. In *Revue médicale*, .t. II,
1830. — VELPEAU. *Sur la désarticulation du genou*. In *Arch. de médecine*. Paris, 1830. —
LARREY. *Chirurgische Klinik*, etc. A. d. Franz. von Sachs. Berlin, 1831. — SYME. *Excision of
Joints*. In *Edinburg. Monthly Journal*, July, 1833, p. 89, 1831. — TEXTOR. *Dis Wiedererzeugung
der Knochen nach Resectionen*, 1832. — WELS. *Amer. Journ. of Med. Sciences*, 1832. —
COULON. *De la carie*. Würzburg, 1833. — DUVAL. *Aperçu des principales difformités du
corps humain*. Paris, 1833. — BOURSE. *Gazette médicale de Paris. Observation des corps
étrangers*, 1834. — GARDÉ. *Luxation complète du genou réduite et guérie*. In *Bull. de thérap.*
Paris, 1834. — LOUYER. *Luxation du genou*. In *Gaz. médicale*, p. 728, 1834. — BARD.
Luxation congénitale du genou. In *Amer. Journ. of Med. Sciences*, 1835. — BLANCHARD.
Observation d'une luxation complète du tibia en arrière. In *Mémoires de l'Acad. de méd.*,
t. IV, 1835. — GERDY. *Luxation du genou*. In *Arch. de méd.*, 2ᵉ série, t. VII, p. 163, 1835.
— LARREY (J.-D.). *Observations sur une luxation grave du genou*. In *Mém. de l'Acad.
de méd.*, t. IV, 1835. — MELLET. *Manuel d'orthopédie*. Paris, 1835. — POULAIN. *Sur la crépitation des gaînes tend.* Th. de Paris, 1835. — SANSON. *Luxation du genou*. In *Gaz. méd.
de Paris*, 1835, p. 221 et 251. — SWETING. *Luxation du genou*. In *Gaz. méd. de Paris*, p. 329,
1835. — ROQUETTA. *Luxation du cartilage semi-lunaire*. In *Gaz. des hôp.*, p. 66, 1836. —
SCHNEIDER. *Bibliothèque de Richter*, t. VI, p. 41, 1836. — VELPEAU. Article GENOU. In *Dict.
de médecine en 30 volumes*. Paris, 1836. — BLIZARD. *Luxation du genou*. In *London Medic.
Gaz.*, t. VII, p. 74, 1837. — COOPER (A.). *OEuvres chirurgicales*, traduites de l'anglais par
E. Chassaignac et G. Richelot. Paris, 1837. — JACQUES. *Luxation du genou en avant*. In
Arch. gén. de méd., 1837. — MALGAIGNE. *Lettre à M. le professeur Velpeau sur la luxation
du genou*. In *Arch. gén. de méd.*, 1837. — BOUVIER. *Contractions musculaires sur un fœtus
de sept mois*. In *Bull. de l'Acad. de méd.*, t. II, p. 701, 1838. — ARNOTT. *Concrétions carti-
lagineuses libres dans l'articulation du genou*. In *Gaz. des hôp.*, 2ᵉ série, t. I, p. 181,
1839. — LISFRANC. *Corps étrangers de l'articulation du genou droit*. In *Gaz. des hôp.*,
2ᵉ série, t. I, p. 181, 1839. — DU MÊME. *Corps étrangers de l'articulation du genou droit*. In
Gaz. des hôp., t. I, p. 409, 1839. — LOUVRIER. *Instrument pour le redressement des membres.*
Paris, 1839. — GUÉRIN. (J.). *Mémoires sur les plaies sous-cutanées des articulations*. In
Gaz. médicale. Paris, 1840. — LARREY (H.). *Corps étrangers du genou*. In *Bull. de l'Acad.
de médecine*, 1840. — MALHERBERS. *Observ. de corps étrangers*. In *Gaz. des hôp.*, 1840. —
BÉRARD (A.). *Rapport à l'Académie de médecine sur la machine de Louvrier*, 1841. —
GOYRAND (d'Aix). *Extraction des corps étrangers*. In *Annales de la chirurgie française et
étrangère*, t. I. Paris, 1841. — MAYO. *Luxation du tibia en avant*. In *London Med. Gaz.*,
Mai, p. 870, et *Ann. de la chirurgie*, 1841, t. II, p. 90. — HOUSTON. *Luxation du genou*. In
Journ. de chir., 1843. — LACROIX. *Anatomie pathologique de l'ankylose*. In *Ann. de chir.*,
1843. — BERGERON. *Abcès extra-articulaire enkysté du genou*. In *Bull. de la Soc. anat.*,
1844. — BONNET (de Lyon). *Traitement des maladies des articulations*. Lyon, 1845. —
JACQUOT. *Luxation du genou*. In *Arch. gén. de méd.*, t. I, p. 474, 1846. — PALASCIANO. *Du
muscle rotateur de la jambe*. Lyon, 1847. — BAUMERS. *Des corps étrangers du genou*. Thèse
de Paris, 1848. — DEGUISE. *Luxation de la jambe. Mémoire lu à la Société de chirurgie*,
1848. — GUÉRIN (Jules). *Rapport sur les traitements orthopédiques*, in-4°. Paris, 1848. —
VERRIEST. *Luxation du genou*. In *Gaz. médic. de Paris*, p. 818, 1848. — DUMOULIN. *Traitement des corps étrangers*. In *Bull. de thérap.*, vol. XXXIX, 1849. — WIERRER. *Neueste Vorträge der Professoren der Chirurgie zu Paris*. Sulzbach, 1849. — BECK. *Die Schusswunden*, etc.
Heidelberg, 1850. — BIRKETT. *Luxation du genou*. In *the Lancet*, 1850. — DEQUEVAUVILLER.
Luxation du cartilage semi-lunaire. In *Revue médico-chirurgicale*, t. VII, 1850. — HORE.
Luxation du genou en avant. In *the Lancet*, 1850. — RICHET. *Des opérations applicables
aux ankyloses*. Paris, Thèse de concours, 1850. — STROMEYER. *Ueber die bei Schusswunden
vorkommenden Knochenverletzungen*. Freiburg, 1850. — ADAMS. *Luxation du genou*. In
Revue médico-chirurgicale, t. VI, p. 43, 1851. — BROCA et DEVILLE. *Corps étrangers*. In
Bull. de la Société anat., 1851. — DEGUISE (fils). *De la luxation complète en avant de
l'articulation fémoro-tibiale*. In *Mém. de la Soc. de chir.* Paris, t. III, p. 33, 1851. — ESMARCH
(Fried.). *Ueber Resectionen nach Schusswunden*. Kiel, 1851. — GALVEY. *Luxation du genou.*
In *the Lancet*, t. I, p. 109, 1851. — HOUEL. *Corps étrangers*. In *Bull. de la Société anat.*,
1851. — LEMAISTRE. *Luxation du genou*. In *Revue médico-chirurgicale*, t. VII, p. 259, 1851. —

Robert (Alph.). *Des vices congénitaux de conformation des articulations.* Paris, 1851. — Simon. *Ueber Schusswunden,* etc. Giessen, 1851. — Foucher. *Corps étrangers.* In *Bull. de la Soc. anat.,* 1852 et 1855. — Niese. *Namentliches Verzeichniss der Todten und Invaliden der Schleswig-Holsteinischen Armee, aus den Jahren 1848, 1849 et 1850-51.* Kiel, 1852. — Richet. *Mémoires sur les tumeurs blanches.* Académie de médecine, 1852. — Smith (Step.). *Résection.* In *New-York Journ. of Med. Sciences,* 1852. — Bonnet (de Lyon). *Thérap. des malad. articul.* Paris, 1853. — Désormeaux. *Luxation de la jambe. Mém. lu à la Soc. de chir.,* 1853. — Fergusson (W.). *Resect.* In *the Lancet,* 16 avril, 1853. — Morel-Lavallée. *Sur les corps étrangers articulaires.* Th. d'agrég., 1853. — Cotton. *Cas d'excision du genou suivi de guérison.* In *Association Medical Journal,* 4 août, 1854. — Jones (G.-M.). *De la résection du genou.* In *Dublin Medical Press,* 3 mai, p. 277, 1854. — Ludwig Fuchs. *Ueber Resection im Kniegelenk. Inaug. Diss.* Würzburg, 1854. — Mackenzie. *Resection.* In *Reports of the Medico-Chirurgical Society of Edinburgh,* et *Association Medical Journal,* 1854. — Schwartz. *Beiträge zur Lehre von den Schusswunden,* etc. Schleswig, 1854. — Butcher. *On Excision of the Kneejoint.* In *Dublin Quarterly Journ. of Med. Sc.,* 1855-1857. — Forget. *Communication à la Société de chirurgie sur un kyste à grains riziformes des tendons de la patte d'oie,* 1855. — Gendrin. *Fracture du cartilage diarthrodial du fémur.* In *Bull. de la Soc. anat.,* 1855. — Cullen. *De corporibus heterogeneis in articulis.* Berol., 1855. — Massard. *Conservative Chirurgie.* A. d. Franz. von Flies. Weimar 1855. — Roger. *Luxation du genou.* In Académie de médecine, séance du 24 septembre 1855. — Smith (H.). *On Excision of the Knee-joint.* In *Medical Times and Gaz.,* 26 Mai, 1855. — Stromeyer. *Maximen der Kriegsheilkunst.* Hannover, 1855, 2° édit., 1861. — Alquié. *De l'extraction des corps fibreux des articulations par la méthode sous-cutanée.* In *Bull. de thérap.,* t. XXXVII, 1856. — Diaz-Torriente. *Des corps étrangers des articulations.* Thèse de Paris, 1856. — Hutchinson (Jo.n). *Two Suggestions respecting Excision of the Knee-joint.* In *Med. Times and Gaz.,* 15 mars 1856. — Turnier. *Bull. de la Soc. anat., présentation de pièces relatives aux corps étrangers du genou,* 1856. — Wolf. *Gaz. des hôp. Traitement des corps étrangers, serre-fine,* 1856. — Marchat. *Entorse.* Thèse de Paris, 1857. — Balladonne. *Entorse du genou.* Thèse de Paris, 1858. — Fortsman. *De muribus in articulis.* Berol., 1858. — Macleod (G.). *Notes on the Surgery of the War in the Crimea,* etc. — Londres, 1858. — Du même. *Medical and Surgical History of the British Army wich served in Turkey and Crimea during the War against Russia in the Years 1854, 1855, 1856.* Londres, 1858. — Larée. *Traitement des corps étrangers de l'articulation du genou.* Th. de Paris, 1858. — Appia. *Le chirurgien à l'ambulance,* etc. Genève, 1859. — Billroth. *Historische Studien über Schusswunden.* Berlin, 1859. — Duval. *Trait. prat. du pied-bot. De la fausse ankylose du genou,* 3° édit. Paris, 1859. — Loeffler. *Grundsätze und Regeln für die Behandlung der Schusswunden im Kriege,* etc. Berlin, 1859. — Malgaigne. *Traité des fractures et luxations.* Paris, 1859. — Neudörfer. *Armée autrichienne,* 1859. — Paul. *Die conservative Chirurgie der Glieder.* Breslau, 1859. — Weber (O.). *Chirurg. Erfahrungen und Untersuchungen aus der chirurgischen Klinik zu Bonn,* 1859. — Larrey (H.). *Corps étrangers.* In *Bull. de la Soc. de chir.,* 1860. — Canton (Edw.). *Resection.* In *Dublin Quarterly Journ. of Med. Sc.,* t. XXXI, 1861. — Chassaignac. *Traité clinique et pratique des opérations chirurgicales.* Paris, 1861-62. — Crampton. *Case of Gunshot Wound of the Knee.* In *Med. Times,* 1861. — Doldeau. *Mémoire sur l'arthrite sèche avec épanchement.* In *Bull. de la Soc. de chir.,* 1861. — Hodges. *Excision of the Knee.* Boston, 1861. — Hutchinson (Jon.). *Excision of the Knee-joint.* In *the Lancet,* 1861. — Panas. *Dictionnaire de médecine et de chirurgie pratiques,* art. Articulations, 1861. — Sirus-Pirondi. *Corps étrangers.* In *Revue méd.,* 1861. — Canton (Edw.). *Resections.* In *the Lancet,* t. II, 1862. — Luecke. *Beiträge zur Lehre von den Resectionen.* In *v. Langenbeck's Archiv für klinische Chirurgie,* Bd. III, 1862. — Malgaigne. *Leçons d'orthopédie* par Guyon et Panas. Paris, 1862. — Sédillot. *Plaies de l'articulation du genou.* In *Bull. de thérap.,* 1862. — Demme. *Militair-chirurgische Studien.* Würzburg, 1863 und 64. — Heyfelder. *Traité des résections,* traduit par Boeckel. Strasbourg, 1863. — Jeunehomme. *Corps mobiles des articulations.* Thèse de Strasbourg, 1863. — Legouest. *Traité de chirurgie d'armée.* Paris, 1863. — Maisonneuve. *Clinique chirurgicale.* Paris, 1863. — Baudens. *La guerre de Crimée,* etc. Paris, 1857. A. d. Franz. von Menke mit Vorwort von Esmarch. Kiel, 1864. — Delore. *Traitement des ankyloses.* Congrès médical de France, 2° session. Lyon, 1864. — Desgranges. *Ankylose.* In *Congrès médical de France,* 2° session. Lyon, 1864. — Duval. *De la fausse ankylose.* Thèse de Paris, 1864. — Duval (fils). *De la fausse ankylose du genou.* Paris, 1864. — Fergusson (W.). *On Excision of the Knee.* In *Braithwaite's Restrospect of Medicine,* 1864. — Gurlt. *Militair-chirurgische Fragmente.* Berlin, 1864. — Hannover. *Fernere Mittheilungen über das Endresultat der Resectionen im Kriege 1864* in der dänischen Armee. In *Wochenblatt der k. k. Gesellschaft der Ärzte in Wien.* Vienne, 1875. — Le Fort. *De la résection du genou.* In *Mém. de la Soc. de chir.,* 1864. — Löffler. *Generalbericht,* etc.

Berlin, 1864 und 67. — Parise. *Mémoire sur la luxation du genou*. In *Arch. de méd.*, 1864. — Philipeaux. *De la valeur et des indications de la rupture des ankyloses*. Congrès médical de France, 2ᵉ session, Lyon, 1864. — Pirogoff. *Grundzüge der allgem. Kriegschirurgie*, etc. Leipzig, 1864. — Butcher. *Essays and Reports on Operative and Conservative Surgery*. Dublin, 1865. — Chenu. *Rapport au Conseil de santé sur le résultat du service médico-chirurgical aux ambulances de Crimée*, 1865. — Guillemin. *Résection du genou dans les cas d'ankylose*. Thèse de Paris, 1865. — Lücke. *Kriegschirurgische Aphorismen*, etc. Berlin, 1865. — Ochwadt. *Kriegschirurgische Erfahrungen*, etc. Berlin, 1865. — Surgeon General's *Report. War Department, Circular* nº 6. Philadelphia, 1865. — Tournier. *De la résection du genou*. Thèse de Strasbourg, 1865. — Biefel. *Kriegschirurgische Aphorismen von 1866*. In *Archiv für klinische Chirurgie*, Bd. II, 1869. — Broca. *Traité des tumeurs*. Paris, 1866. — Chisholm. *How should Wounds Perforating the Knee-joint be Treated*. In *Med. Times and Gaz.*, 1866, vol. II. — Doutrepont. *Resections*. In *Schmidt's Jahrbücher*, t. LXXX, p. 61, 1866. — Gurlt. *Referate über Kriegschirurgie und über Amputationen, Exarticulationen und Resectionen*. In *Jahresberichte über die Leistungen und Fortschritte in der gesammten Medicin*, Jahrg., 1866-1873. — Heine. *Blessures par armes à feu des membres inférieurs d'après l'expérience acquise dans la guerre du Slesvig-Holstein*. In *Langenbeck's Archiv*, 1866. — Du même. *Die Schussverletzungen der unteren Extremitäten*. Berlin, 1866. — Langenbeck. *Guerre de Bohême*, 1866. — Thévenot (A.). *De la ponction dans les épanchements traumatiques des articulations*. Thèse de Paris, 1866. — Thomassin. *Luxation du genou*. Thèse de Paris, 1866. — Woodhull. *Catalogue of the Surgical Section of the United-States Army*. In *Medical Museum*, Washington, 1866. — Beck. *Kriegschirurgische Erfahrungen*, etc. Freiburg, 1867. — Desgranges. *Leçon de clinique chirurgicale. Corps étrangers*. Paris, t. II, 1867. — Holmes (Coote). *On Joint-Diseases*. London, 1867. — König. *Archiv f. klin. Chirurgie*, 1867-68. — Lamblin. *De la luxation complète et traumatique du tibia en avant*. Thèse inaugurale. Paris, 1867. — Ollier. *Traité expérimental et clinique sur la régénération des os*. Paris, 1867. — Scholz. *Bericht über das Verwundeten-Spital Schloss Hradeck*, etc. In *Allgemeine Militairärztliche Zeitung*, 1867. — Sédillot. *Résection*. In *Gaz. médicale de Strasbourg*, 1867. — Stromeyer. *Erfahrungen über Schusswunden im Jahre 1866*. Hannover, 1867. — Verrollot. *De la luxation complète du tibia en avant*. Thèse inaug. Paris, 1867. — Virchow. *Pathologie des tumeurs*, t. I. Paris, 1867. — Waston (P.-H.). *On Excision of the Knee-joint*. In *Edinburgh Med. Journ.*, 1867. — Butcher. *Résection*. In *British Med. Journ.*, avril 1868. — Fischer. *Lehrbuch der allgemeinen Kriegschirurgie*. Erlangen, 1868. — Holmes. *Surgical Treatment of Children's Diseases*, 1868. — Langenbeck (v.). *Rede über die Schussfracturen der Gelenke und ihre Behandlung*. Berlin, 1868. — Maisonneuve. *Observation de désarticulation du genou*. In *Académie des sciences*, 1868. — Read. *Statistik der Resectionen*. Iéna, 1868. — Sédillot. *Résections*. In *Contributions à la chirurgie*, t. II. Paris, 1868. — Spillmann (E.). *De la résection du genou de cause traumatique*. In *Arch. gén. de med.*, 1868. — Du même. *Étud. statistiq. sur les résultats de la chirurgie conservatrice*, etc. In *Arch. génér. de méd.*, 1868. — Bryand. *Résections*. In *British Med. Journ.*, 1ᵉʳ janvier 1869. — Du même. *Des tumeurs blanches et de leur traitement*. Plusieurs articles in *Med. Times*, 1869-70. — Cameron (H.). *Des plaies articulaires*. In the *Lancet*, 1869. — Denières. *Résections du genou*. Thèse de Paris, 1869. — Humphry. *Résection*. In *Med. Chirurg. Transactions*, 1869. — Lafaurie. *Etude sur les luxations anciennes*. Th. de Paris, 1869. — Rosman. *Des corps étrang. articul. et de leur extract. par incis. direct*. Th. de Strasb., 1869. — Pénières. *Des résect. du genou*. Th. de Paris, 1869. — Pollock. *Sur la désarticul. du genou*. In the *Lancet*, déc. 1869. — Richet. *Résect. du genou dans un cas de tumeur blanche*. In *Bull. de l'Acad. de méd.*, 1869. — Schauenburg. *Erinnerungen aus dem preussischen Kriegslazarethleben von 1866*, etc. Altona, 1860. — Swain. *Injuries and Diseases of the Knee-joint*. London, 1869. — Amabile. *Nuovo studio sui corpi mobili articolari*. Naples, 1870. — Christian. *Relation sur les plaies de guerre observées à l'ambulance de Bischwiller 1870-71*. In *Gaz. méd. de Strasbourg*, 1872, nᵒˢ 22, 23, 24. — Geissel. *Kriegschirurgische Reminiscenzen von 1870 bis 1871*. In *Deutsche Zeitschr. f. Chirurgie*, Bd. V, 1874. — Holmes. *A System of Surgery*, vol. II. London, 1870. — Maas. *Kriegschirurgische Beiträge*, etc. Breslau, 1870. — Packard. *Résection*. In *American Journ. of Med. Sciences*, juillet 1870. — Sydney (Jones). *Résections*. In *Saint-Thomas Hosp. Reports*, 1870, 71 et 73. — Waston (E.). *Glasgow Royal Infirmary Reports*, p. 307, 1870. — Ant. v. Fillenbaum, Jul. Netolitzky, Franz Danek, Gottlieb Güttl. *Bericht über das Französische Baracken-Lazareth für Verwundete im Parke von Saint-Cloud im Jahre 1871*. Vienne, 1872. — Billroth. *Die Endresultate der Gelenksectionen*. In *Wiener med. Presse*, 1871. — Gant. *Resections*. In the *Lancet*, 13 mai et 2 juin 1871. — Goltdammer. *Bericht über die Thätigkeit des Reserve-Lazareths des Berliner Hilfsvereins in der Garde-Ulanen-Caserne zu Moabit*. In *Berl. klin. Wochenschr.*, 1871, p. 139-149. — Knight (Treves). *Resection*. In the *Lancet*, 30 septembre et 7 octobre 1871. — König. *Beiträge zur Würdigung der Resection des Kniegelenks*. In

Berl. klin. Wochenschr., 1871, n° 30. — FARABEUF. Thèse de doctorat. Paris, 1871. — LUECKE. *Kriegschirurgische Fragen und Bemerkungen.* Bern, 1871. — MAC-CORMAC. *Notes and Recollections of an Ambulance Surgeon*, etc. Londres, 1871; traduction allemande de Stromeyer. Hannover, 1871. — MORTON. *Resections.* In *Americ. Journ. of Med. Sciences*, p. 325, 1871. — NEUDÖRFER. *Handbuch der Kriegschirurgie*, etc. Leipzig, 1864-1872. — DU MÊME. *Die Endresultate der Gelenkresectionen,* etc. In *Wiener med. Presse*, 1871. — PIROGOFF. *Bericht über die Besichtigung der Militair-Sanitätsanstalten in Deutschland*, etc., im Jahre 1870. Uebersetzt von Iwanoff. Leipzig, 1871. — RUPPRECHT. *Militairärztliche Erfahrungen*, etc. Würzburg, 1871. — SCHUELLER. *Kriegschirurgische Skizzen*, etc. Hannover, 1871. — SIMON. *Kriegschirurgische Mittheilungen*, etc. In *Deutsche Klinik*, 1871, n° 20 et 30. — *War Department. Circular n° 3, Reports in Army.* Washington, 1871. — BECK. *Chirurgie der Schussverletzungen. Militairärztliche Erfahrungen*, etc. Freiburg, 1872. — BERTHOLD. *Statistik der durch den Feldzug 1870/71 invalide gewordenen Mannschaften des 10. A.-C.* In *Deutsche militairärztliche Zeitschr.*, 1872. — BILLROTH. *Chirurgische Briefe*, etc. Berlin, 1872. — BOEHR. *Zur Diagnose der Schussverletzungen des Knies.* In *Deutsche militairärztliche Zeitschr.*, Jahrg. I, 1872. — CHAMPENOIS. *Plaies de l'articulation du genou.* In *Bull. de la Soc. de chirurgie*, 1872. — CHIPAULT (Antony). *Fractures par armes à feu, expectation, résection sous-périostée, évidement, amputation (Armée de la Loire).* Paris, 1872. — CUIGNET. *Plaies pénétrantes du genou par coups de feu.* In *Mém. de médecine, de chirurgie et de pharmacie milit.*, 1872. — DIEULAFOY. *Ponction de l'articulation du genou.* In *Bull. de la Soc. de chir.*, 1872. — FEHR. *Ueber [die Resection im Kniegelenk.* In *Berl. klin. Wochenschr.*, 1872. — FISCHER. *Kriegschirurgische Erfahrungen*, I Theil. Vor Metz. Erlangen, 1872. — GEORG FISCHER (de Hanovre). *Kriegschirurgische Erinnerungen.* In *Deutsche Zeitschr. f. Chirurgie*, Bd. I, 1872. — GRAF. *Die königlichen Reserve-Lazarethe zu Düsseldorf während des Krieges 1870-71.* Elberfeld, 1872. — GRELLOIS. *Histoire médicale du blocus de Metz.* Paris et Metz, 1872. — HOLMES. *Resections.* In *British Med. Journ.*, 12 octobre 1872. — KIRCHNER. *Aerztlicher Bericht über das Feldlazareth in Versailles*, etc. Erlangen, 1872. — KLEBS. *Beiträge zur pathologischen Anatomie der Schusswunden*, etc. Leipzig, 1872. — KRATZ. *Resultate der während des letzten Feldzuges ausgeführten Gelenkresectionen.* In *Deutsche militairärztliche Zeitschr.*, Jahrg. I., 1872. — LARTIGUE. Thèse de Montpellier, janvier, 1872. — LEGOUEST. *Traité de chirurgie d'armée*, 1re édit. 1863; 2e édit. 1872. — LOTZBECK. *Zur Kniegelenksresection*, etc. In *Aerztliches Intelligenzblatt*, 1872, n° 31 et 32. — LUND. *Resections.* In *Manchester Med. Records*, 27 août 1872. — MIGNOT (Edmond). *Des corps étrangers de l'articulation du genou.* Thèse de Paris, 1872. — MOSSAKOWSKI. *Statistischer Bericht über 1415 französische Invaliden*, etc. In *Deutsche Zeitschr. f. Chirurgie*, Bd. I, 1872. — PANAS. Article GENOU in *Dictionnaire de médecine et de chirurgie pratiques*, 1872. — RITZMANN. *Ein Fall von geheilter Kniegelenksresection.* In *Berl. klin. Wochenschrift*, 1872, n° 23. — SEGGEL. *Resultate der während des Krieges von 1870-71 ausgeführten Gelenkresectionen.* In *Deutsche militairärztliche Zeitschr.*, Jahrg. I, 1872. — SOCIN. *Kriegschirurgische Erfahrungen*, etc. Leipzig, 1872. — SPILLMANN. *De la résection du genou*, etc. In *Bullet. de la Soc. de chir.*, juin 1872. — STETTER. *Beiträge zur Diagnose und Behandlung der Schussverletzungen des Kniegelenks.* Inaug. Dissert. Breslau, 1872. — ARNOLD. *Anatom. Beiträge zu der Lehre von den Schusswunden*, etc. Heidelb., 1873. — BOUQUEROT. *De la périarthrite du genou.* Thèse de Paris, 1873. — BRIK. *Beiträge zu den Resectionen.* In *Langenbeck's Archiv*, 1873. — CARTADE. *Traitement de l'ankylose incomplète du genou par la rupture.* Thèse de Paris, 1873. — CORTESE. *Reminiscenze di un viaggio in Germania per missione d'ufficio e per iscopo sanitario militare relativo alla campagna franco-germanica 1870-71.* Firenze, 1873. — CUIGNET. *Recueil des mémoires de médecine et de chirurgie militaires*, 1873. — DESPRÉS. *Bull. de la Soc. de chir.*, 14 mai 1873. *Ponction du genou.* — GOSSELIN. *Lettre à M. Duplay.* In *Arch. gén. de méd.*, 1873. — KNESTER. *Ueber die Resectionen des Kniegelenks im Kriege.* In *Deutsche militairärztliche Zeitschr.*, Jahrg. II, 1873. — LANGENBECK (V.). *Verhandlungen der militairärztlichen Gesellschaft zu Orleans im Winter 1870-71.* Ebendaselbst, Jahrg. II, 1873. — NOLLE. *Considérations sur les plaies articulaires et leur traitement.* Thèse de Paris, 1873. — NUSSBAUM (V.). *Ueber die Resection des Kniegelenks.* In *Aerztliches Intelligenzblatt*, 1873, n° 9. — REYER. *Ueber die Veränderungen der Gelenke bei dauernder Ruhe.* In *Deutsche Zeitschr. f. Chirurgie*, III, 1873. — REYER (C.), de Dorpat. *Zur Behandlung der Kniegelenkentzündungen mittelst der permanenten Distraction.* In *Deutsche Zeitschr. f. Chirurgie*, IV, n° 1, 12 décembre 1873. — VOLKMANN. *Die Resection der Gelenke.* In *Sammlung klin. Vorträge.* Leipzig, 1873. — BERGMANN. *Die Resultate der Gelenkresectionen im Kriege.* Giessen, 1874. — BLANCHET. *Diverses considérations sur les plaies pénétrantes des articulations.* Thèse de Paris, 1874. — BUSCH. *Sehr seltene Erkrankungsform des Hydrops Genu intermittens.* In *Zeitschr. der niederrh. Gesellsch. zu Bonn*, p. 217, 1874. — CHEEVER (David). *Resections.* In *Boston Med. and Surg. Journ.*, mars 1874. — CHENU. *Aperçu historique, statistique et clinique sur le service des ambulances et des hôpitaux de la Société française de secours aux blessés des armées de terre et de mer pendant la guerre de 1870-71.* Paris, 1874. — Overs. *Gelenkswunden und ihr Ausgang.* In *Deutsche militairärztliche Zeitschr.*, 1874, Heft 7 u. 8. — Després. *Rapport sur le mémoire de Duplay.* In *Bull. de la Soc. de chir.*, p. 4, 1874. — Duplay de Rochefort. *Mémoire sur la désarticulation du genou.* In *Bull. de la Soc. de chir.*, p. 4, 1874. — Heath (Christopher). *Resection.* In *Med. Times*, 1874. — Hennart. *De l'entorse du genou.* Thèse de Paris, 1874. — Langenbeck. *Ueber die Endresultate der Gelenksresectionen im Kriege.* In *Arch. f. klin. Chirurgie*, Bd. XXI, Heft 2. Berlin, 1874. — Du même. *Chirurgische Beobachtungen aus dem Kriege.* Berlin, 1874. — Merckel. *Deutsche Zeitschr. f. Chirurgie*, octobre 1874. — Newman (William). *Plaie par arme à feu du genou droit, datant de vingt-cinq ans. Ablation de la moitié inférieure de la rotule cariée et d'une balle logée dans le condyle interne du fémur.* In *Saint-Bartholomew's Hosp. Rep.*, vol. X, p. 592, 1874. — Pietro Vita. *Histoire clinique et anatomique de le tumeur blanche du genou.* In *Giorn. di med. farm. e veterinaria.* Florence, 1874. — Reyher (C. de Dorpat). *De l'extension dans l'arthrite.* In *Revue de Hayem*, t. IV, 1874. — Sydney (Jones). *Allongement du membre dans les affections articulaires du genou.* In *Saint-Thomas's Hosp. Reports*, 1874. — Dechaux (de Montluçon). *Des plaies pénétrantes des articulations.* Paris, 1875. — Hannover. *Das Endresultat der Resectionen im Kriege 1864 in den Unterklassen der dänischen Armee.* In *Wochenblatt der k. k. Gesellschaft der Aerzte in Wien.* Vienne, 1875. — Heinzel. *Ueber die conservirende Behandlung der Kniegelenksschüsse*, etc. In *Deutsche milit. Zeitschr.*, n° 6, 1875. — Hoffmann. *Ueber Verletzungen des Kniegelenks durch Kleingewehrprojectile und deren Behandlung.* In *Deutsche milit. Zeitschr.*, n° 5, 1875. — Howse. *Resections.* In *Guy's Hosp. Reports*, p. 431, 1875. — Hutchinson. *Synovite suppurée du genou consécutive à une entorse grave; traitement par la ponction aspiratrice et les applications de glace; guérison sans roideur de l'articulation.* In *the Lancet*, 29 mai, t. I, p. 757, 1875. — Notta (de Lisieux). *Luxation du genou en dehors compliquée de rupture de l'artère poplitée et de plaie extérieure.* In *Ann. méd. du Calvados*, n° 3, 1875. — Noulis (C.). *De l'entorse du genou.* Thèse de Paris, 1875. — Picard. *Essai sur la résection du genou de cause non traumatique.* Thèse de Paris, 1875. — Pick. *Plaie étendue de l'articulation du genou traitée par la méthode antiseptique.* In *the Lancet*, 16 octobre, vol. 11, p. 562, 1875. — Poussin (Alexandre). *Étude sur le pansement ouaté dans les plaies pénétrantes des articulations.* Thèse de Paris, 1875. — Richardson et Porter. *Deux cas de luxation congénitale du genou.* In *Amer. supp. to the obst. Journ.*, octobre 1875. — Schön (Edw.). *Luxation latérale du genou.* In *the British Med. Journ.*, p. 708, 1875. — Stromeyer. *Erinnerungen eines deutschen Arztes.* Hannover, 1875. Im 2 Bande, p. 128 u. 442. — Annandale (Th.). *Tumeur osseuse du genou située sous le ligament rotulien; ouverture de l'articulation; guérison.* In *Edinburgh Med. Journ.*, p. 744, février 1876. — Ashurst (John). *Excision of the Knee and Amputation of the Thigh for Diseases of the Knee-joint.* In *Transactions of the College of Physicians of Philad.*, vol. XI, p. 49, 1876. — Barwell (A.). *Singular Condition of the Knee-joint after Excision.* In *Clinical Society of London, the Lancet*, t. I, p. 851, 10 juin 1876. — Barwells. *Corps étrangers.* In *British Med. Journ.*, 1876. — Duplay. *Abcès périarticulaire du genou.* In *Arch. gén. de méd.*, 1876. — Emery (L.). *Considérations sur le traitement des tumeurs blanches du genou chez les enfants.* Thèse de Paris, 1876. — Guédeney. *Étiologie et symptomatologie des épanchements articulaires traumatiques.* Thèse de Paris, 1876. — Lenox-Hodge. *Cases of Excision of the Knee in Adults.* In *Transactions of the College of Physicians of Philadelphia*, vol. XI, p. 99, 1876. — Mesterton. *Ankylose du genou suite de traumatisme.* In *Upsala läkareförem Förhandlingar*, p. 377, 1876. — Moutard-Martin. *Entorse du genou gauche.* In *Bull. de la Soc. de chir.*, p. 85, 1876. — Nicaise. *Épanchement sanguin de l'articulation du genou.* In *Bull. de la Soc. de chir.*, p. 750, 1876. — Schlegel (L.). *Ankylose osseuse du genou; résection; guérison.* In *Upsala läkarefor. Förhandl.*, XI, H. 5. 1876. — Stokes. *Résection du genou pour une ankylose osseuse.* In *the Dublin Journ. of Med. Sc*, I, p. 334, 1876. — Sonnenburg. *Die spontanen Luxationen des Kniegelenks.* In *Deutsche Zeitschr. f. Chirurgie*, Bd. VI, n° 2, 21 avril 1876. — Thorens (H.). *Luxations spontanées du genou*, traduction de E. Sonnenburg. In *Revue des sc. méd. de Hayem*, 1876. — Wartenberg (A.). *Attelle pour la résection du genou.* In *the Lancet*, p. 481, 8 juillet 1876. — Annandale (T.). *Résection du genou suivie du rétablissement, de la mobilité et des usages du membre.* In *British Med. Journ.*, 21 avril 1877. — Ashurst (John). *De l'état des surfaces articulaires du fémur et du tibia dans un cas de résection du genou.* In *Philad. Med. Times*, 14 avril 1877. — Bernard (G.). *Étude sur les corps étrangers articulaires.* Thèse de Paris, 1877. — Brinton (J.-H.). *Désarticulation du genou.* In *Philad. Med. and Surg. Rep.*, janvier 1877. — Cooper (C.-W.). *Plaie pénétrante du genou guérie.* In *Boston med. and surg. Journ.*, 22 mars, 1877. — Davis (J.-D.). *Luxation compliquée du genou traitée par l'extension et la contre-extension.* In *Philad. Med. Times*, 17 mars, 1877. — König. *Lehrbuch der speciellen Chirurgie.* Berlin, 1877. — Marshall. *Gouttière pour la résection du* genou. In *the Lancet*, I, p. 628, 1877. — MAYER (L.). *Traitement de l'arthrite du genou*. In *Aerztliches Intellig.-Bl.*, 30 janvier 1877. — MESSENGER (S. Budley). *Sur quelques cas d'arthrite du genou considérés spécialement au point de vue de la résection*. In *British Med. Journ.*, 23 juin 1877. — OWEN. *Abcès de l'articulation du genou*. In *British Med. Journ.*, 3 mars 1877. — RICKMAN (Godlee). *Luxation congénitale du genou en avant*. In *the Lancet*, vol. I, p. 316, 1877. — RUSHTON (Parker). *Arthrites du genou traitées par les appareils combinés avec l'aspiration et l'incision*. In *British Med. Journ.*, 16 juin 1877. — SOCIN. *Résection pour ankylose, pansement de Lister; mort*. In *Soc. méd. de Bâle*, et *Corr.-Bl. f. schweiz. Aerzte*, n° 7, p. 130, 1877. — TRENDELNBURG. *Bourse séreuse intra-patellaire*. In *Arch. gén. de méd.*, 1877. — TREVES (W.). *Sur huit cas de résection du genou*. In *British Med. Journ.*, 3 février 1877. — SURGOR. *Contribution à l'étude de la chirurgie conservatrice dans les cas de plaies articulaires*. Thèse de Paris, 1877. — TYRRELL. *Résection du genou*. In *the Dub'in Journ. of Med.*, p. 388, avril 1877. — WALTER-SLIFFE. *Résection du genou pour tumeur blanche*. In *the Lancet*, I, p. 532, 1877. — BARRÉ (J.-P.). *Des déformations du membre inférieur suite de tumeur blanche du genou*. Thèse de Paris, 1878. — CHIPAULT. *Bulletin de la Société de chirurgie*, 13 novembre 1878. *Corps étrangers*. — FICATIER. *Contributions à l'étude du traumatisme du genou*. Thèse de Paris, 1878. — LAFARGUE (Aimé). *Des arthropathies du genou consécutives aux fractures de jambe et de cuisse*. Thèse de Paris, 1878. — LATOME (Louis). *Contribution à l'étude des périarthrites du genou*. Thèse de Paris, 1878. — GURLT. *Die Gelenksresectionen nach Schussverletzungen*, etc. Berlin, 1879. — LANNELONGUE. *Luxation du cartilage semi-lunaire*. In *Bull. de la Soc. de chir.*, 14 juin 1879. — LEFORT. *Luxation du cartilage semi-lunaire*. In *Bull. de la Soc. de chir.*, 2 juillet 1879. — DÉSORMEAUX. *Recherches sur la luxation incomplète du tibia en avant*. In *Mém. de la Soc. de chir.*, t. III, 1853. — RICHET. *Rapport sur le mémoire précédent*. Ibid. — LOEFFLER. *Präparat einer mit grosser Difformität geheilten Kniegelenksresection*. In *Verhandlungen der Deutschen Gesellschaft für Chirurgie*, I. Congress. — LOSSEN. *Kriegschirurgische Erfahrungen*, etc. Ebendaselbst, Bd. I u. II. — SONNENBURG. *Luxation pathologique du genou*, mémoire analysé par Thorens. In *Revue de Hayem*, t. VIII, p. 699, 1876. — Consultez en outre les indications bibliographiques contenues dans le texte et la bibliographie des articles RÉSECTION, ROTULE, CORPS ÉTRANGERS.

E. S.

Déviation en dedans du genou. Genou de cagneux. Genu valgum. Knoch-knee. Baeckerbein.

Cette difformité du membre inférieur est caractérisée par la projection de la jambe en dehors, et par la saillie en dedans du genou dont l'articulation, indemne de tout traumatisme (fractures condyliennes, luxations, entorses, etc.), de toute affection à processus irritatif ou inflammatoire (hydarthrose chronique, tumeur blanche, arthrite sèche), conserve l'entière liberté de ses mouvements. Les termes de cette définition fixent les limites de notre sujet. Il comprend tous les genoux en dedans, rachitiques ou non, chez lesquels existe une malformation du squelette articulaire; quant à ceux où la difformité résulte uniquement de la mauvaise direction des diaphyses, l'articulation étant parfaitement droite, ils n'ont que l'apparence du *genu valgum* et appartiennent à l'histoire du rachitisme.

ANATOMIE PATHOLOGIQUE. Les autopsies de *genu valgum* que nous possédons sont incomplètes et peu nombreuses; elles ont permis cependant de constater l'existence de certaines lésions auxquelles on peut, dans bien des cas, rapporter l'origine de la difformité. Les lésions du squelette sont les plus intéressantes; elles atteignent les leviers osseux dans leur direction et dans leur forme. C'est par elles que nous commencerons.

Le fémur présente en général une courbure à convexité interne plus ou moins prononcée, ayant son siège sur le tiers inférieur de l'os; l'inclinaison normale des condyles se trouve alors exagérée. Sur un enfant de sept ans, mort accidentellement après l'opération du redressement brusque, Delore a trouvé que le condyle interne descendait à 2 centimètres au-dessous de l'externe; la différence de niveau des deux condyles par suite de la courbure du fémur peut même atteindre 4 et 5 centimètres. Indépendamment de cette déviation latérale, cet os peut encore éprouver une torsion autour de son axe longitudinal qui porte en avant l'épiphyse inférieure. Ce phénomène aurait pour Volkmann, d'après Marchand et Terrillon (*Revue mensuelle de médecine et de chirurgie*, septembre 1877), la même signification que la torsion de l'axe vertébral dans la scoliose. Il serait dû à la résistance qu'oppose l'appareil ligamenteux de l'articulation à la rotation exagérée de la jambe.

Le tibia présente quelquefois une courbure à grand rayon concave en dehors ; chez les enfants rachitiques, il est souvent incurvé et tordu vers son tiers supérieur, formant un angle à sommet interne qui place la jambe dans l'abduction et tourne la pointe du pied en dehors. Peyre, chez un adolescent (thèse de Paris, 1879, *De la déviation en dedans du genou*), a trouvé le tibia droit aplati d'avant en arrière au niveau de son tiers supérieur et ayant un diamètre transversal de 4 centimètres ; il existait en outre, à l'union du tiers moyen et du tiers supérieur, une courbure à concavité externe et une rotation en dedans de l'extrémité supérieure de l'os, assez prononcées pour que la tubérosité antérieure regardât de ce côté et formât avec le plan antéro-postérieur passant par l'axe du pied et l'épine du tibia un angle ouvert en dedans de 47 degrés. Du côté gauche, le mouvement de rotation était moins prononcé et la déviation subie par la tubérosité antérieure du tibia n'était que de 33 degrés. Le péroné suit ordinairement la direction du tibia. Sur le sujet de Peyre il avait subi deux mouvements d'incurvation, l'un d'ensemble à concavité antérieure, l'autre à concavité externe prononcé surtout vers le tiers moyen.

Les lésions du squelette articulaire sont encore plus importantes que celles des diaphyses. Santi (*Du genu valgum*, thèse de Paris, 1876) a trouvé sur un adulte de trente-deux ans dont la difformité remontait à une quinzaine d'années une élongation verticale de 5 millimètres du condyle interne du fémur, sans augmentation du diamètre antéro-postérieur. Sur une fille de deux ans d'une forte constitution, bien développée et morte de petite vérole, Guéniot (*Bulletins de la Soc. anat.*, 1870) a constaté que le condyle fémoral interne était tout à la fois moins large et moins épais transversalement, plus saillant en avant que celui du côté sain ; par contre, le condyle externe était plus large transversalement, plus long d'avant en arrière que le condyle correspondant du côté sain : d'où résultait entre les deux condyles du fémur affecté des différences beaucoup plus marquées que celles qui existent normalement entre les deux condyles d'un même fémur.

Du côté du tibia, on a noté une malformation des épiphyses supérieures. Sur la pièce présentée par Lannelongue à la Société de biologie (1870) « la cavité glénoïde externe, *plus profonde que l'interne*, était oblique de haut en bas, d'arrière en avant et de dedans en dehors ; une horizontale menée, d'arrière en avant, à la face externe et partant du bord postérieur de l'articulation, se trouvait en avant à 1 centimètre et demi au-dessus du bord antérieur : aussi le condyle externe du fémur, au lieu de toucher la cavité glénoïde correspondante dans toute son étendue, s'appuyait seulement sur celle-ci de façon à donner au genou une direction angulaire à sinus dirigé en dehors. » Cette inclinaison du plateau tibial était encore plus accusée sur le genou droit du sujet de Peyre (*loc. cit.*) : « L'écrasement de la cavité glénoïde externe était tel que son rebord était situé à 33 millimètres au-dessous d'un plan horizontal passant par le rebord de la cavité glénoïde interne et par l'extrémité supérieure de l'épine du tibia, qui se trouvait située au même niveau.

« L'extrémité supérieure du péroné faisait partie de l'articulation fémoro-tibiale, et l'apophyse styloïde de cet os faisait en dehors une saillie de 3 millimètres au-dessus du plan de la cavité glénoïde, saillie contre laquelle le condyle externe du fémur devait prendre un point d'appui pendant la marche.

« Au genou gauche, le plateau du tibia avait une inclinaison moindre et dirigée de haut en bas, d'avant en arrière et de dedans en dehors ; le rebord de la cavité glénoïde externe était seulement à 17 millimètres au-dessous du plan passant par le rebord de la cavité glénoïde interne. L'extrémité supérieure du péroné ne faisait pas partie de l'articulation.

« Une coupe pratiquée sur les extrémités inférieure du fémur et supérieure du tibia, dans le sens du diamètre transversal, avait permis de constater les faits suivants :

« La diaphyse et l'épiphyse étaient soudées complétement sur le fémur, incomplétement sur le tibia du côté droit et à la partie externe.

« L'extrémité inférieure du fémur ne présentait rien de particulier et les condyles avaient une hauteur normale.

« L'extrémité supérieure du tibia droit présentait un écrasement de la partie externe. On apercevait très-bien sur la section la ligne correspondant à l'union de la diaphyse et de l'épiphyse.

« Les hauteurs de l'épiphyse mesurées comparativement avec celles d'un tibia normal différaient sensiblement :

Tibia malade, côté externe	18ᵐᵐ
— côté interne	23ᵐᵐ
Tibia sain de chaque côté	25ᵐᵐ

« Hauteur au niveau du centre de chacune des cavités glénoïdes :

Tibia malade, cavité glénoïde externe	11ᵐᵐ
— — interne	14ᵐᵐ
Tibia sain sur chaque cavité.	14ᵐᵐ

« Sur le tibia gauche les épiphyses avaient à peu près la même hauteur : 23 millimètres au côté interne, 20 à l'autre. »

Delpech, cité par Bouvier (*Dictionnaire de médecine pratique*, art. DÉVIATIONS DES GENOUX. Paris, 1835), a signalé un déplacement horizontal de l'extrémité supérieure du tibia, qui glisserait de dedans en dehors et laisserait à découvert une partie du condyle interne, embrassée seulement par le fibro-cartilage semi-lunaire distendu et élargi.

Guéniot a trouvé, sur le jeune sujet dont il a déjà été question, que la surface articulaire de la rotule était irrégulière, à facettes très-inégales et dirigée obliquement de haut en bas et de dehors en dedans.

Servier, Fisher, ont noté un grand déplacement en dehors de cet os. Sur de vieilles articulations déformées, Volkman aurait même observé une pseudarthrose véritable entre la rotule et le condyle externe du fémur (Marchand et Terrillon, *loc. cit.*).

Les ligaments n'ont pu être étudiés que dans quelques autopsies. Santi a trouvé les capsules fibreuses un peu épaissies et le ligament latéral interne allongé, un peu grêle, mais non relâché. Barbier (*Étude sur le genu valgum*, thèse de Paris, 1874) a constaté la même disposition. Quant à la rétraction du ligament externe, elle n'est pas mentionnée. Bouvier (*loc. cit.*) a signalé une élongation des ligaments croisés, surtout du postérieur. Sur la pièce de Lannelongue (*loc. cit.*) le ligament croisé antérieur n'existait pas et le ligament croisé postérieur était à l'état rudimentaire. Cet auteur attribue cette usure des ligaments « à ce que les cagneux marchent sur le côté interne du pied, position dans laquelle le ligament antérieur est le plus tendu : aussi est-il détruit à la longue. »

Quant aux muscles, ils ne présentent aucune modification particulière. Dans quelques cas on les a trouvés pâles et flasques. Lorsque la déviation est ancienne, le biceps, le tenseur du *fascia lata*, le poplité, éprouvent un degré de raccourcissement en rapport avec le rapprochement de leurs points d'insertion ; il se passe là un phénomène d'accommodation que l'on observe dans toutes les déviations.

Étiologie. La déviation en dedans du genou est rarement congénitale. Elle apparaît en général de deux à quatre ou cinq ans et continue à se montrer jusqu'à dix-huit ou vingt ans, rarement au delà. Le tableau suivant permet d'apprécier le rapport de la fréquence à l'âge. Il comprend 371 sujets que j'ai vus au Bureau central dans une période de dix ans (1870 à 1881) et dont on a noté l'âge :

15 sujets avaient.	1 an.
125 —	2 ans.
128 —	3 —
57 —	4 —
16 —	5 —
8 —	6 —
5 —	7 —
5 —	8 —
1 —	9 —
1 —	10 —
1 —	12 —
2 —	14 —
4 —	15 —
1 —	16 —
1 —	17 —
5 —	18 —
1 —	20 —
1 —	40 —

On voit que la deuxième et la troisième année fournissent un contingent de 253 cas, un peu plus des deux tiers de la totalité de ceux observés. Un autre fait qui frappe dans ce tableau, c'est le petit nombre des sujets adolescents ; il s'en trouve 11 seulement, 2,96 pour 100. A cet égard, je dois faire remarquer qu'il ne s'agit ici que des malades du Bureau central, en traitement par les appareils orthopédiques. Il faudrait, pour avoir un chiffre plus exact, ajouter les adolescents qui, pendant la même période de temps, ont été soignés dans les hôpitaux par une autre méthode. Cette rectification ne doit pas être faite pour les enfants au-dessous de dix ans, car il est assez rare qu'à Paris on les garde dans les services de chirurgie : on les envoie en général au Bureau central pour avoir des appareils.

La déviation paraît un peu plus commune chez les garçons que chez les filles. Sur 627 sujets, on trouve 348 garçons et 279 filles. Comme il s'agit ici, pour la plus grande partie, de jeunes enfants, on ne peut pas attribuer cette différence numérique à des stations debout plus prolongées, à des marches plus fatigantes chez les premiers. Quant à la fréquence absolue de l'affection, il n'existe aucun document qui permette de l'apprécier. Delore avait pensé que le nombre des exemptés du service militaire pour cagnosité pourrait offrir un élément de statistique intéressant, mais les conseils de révision ne réforment que les conscrits dont la difformité est choquante. Dans l'armée, il en est du *genou valgus* comme de la *scoliose*, il faut être très-contrefait pour ne pas être admis.

On ne s'étonnera pas de voir la fréquence du *genu valgum* à l'époque où l'enfant commence à se tenir debout, à s'essayer à la marche, si l'on tient compte de ce fait que très-peu d'enfants ont les membres inférieurs parfaitement droits. Saurel (*loc. cit.*), qui a examiné à ce point de vue vingt-cinq enfants de trois à quatorze ans, pris au hasard dans un service d'hôpital, n'en a trouvé qu'un seul régulièrement conformé. Sous l'influence du poids du tronc, l'angle normal à sinus externe formé par le fémur et le tibia tend incessamment à augmenter en profondeur, si la résistance des ligaments est insuffisante, si la tonicité musculaire est diminuée, si la consistance du squelette est amoindrie. Ces conditions étiologiques se rencontrent chez les rachitiques, chez les sujets d'une constitution molle, lymphatique, mal nourris, élevés dans des locaux insalubres, ou affaiblis par les orages de la dentition, chez ceux qui portent un tronc volumineux sur des membres inférieurs débiles, « ou que l'on fait marcher trop tôt à l'aide de lisières ou de chariots soutenant tant bien que mal le dessous des aisselles » (Bouvier, *loc. cit.*).

On voit par notre tableau que la déviation commence quelquefois pendant la première année de l'existence : c'est ordinairement à la suite du rachitisme, des scrofules ou d'autres maladies, que la difformité se produit. « Certaines situations du membre dans les attitudes de l'enfant, l'usage du maillot conservé dans beaucoup de localités, la simple pression du bras de la nourrice, lorsqu'elle porte toujours son nourrisson du même côté, peuvent alors suffire pour détourner la marche du développement régulier des parties, et il répugne d'admettre dans ce cas une modification primitive du phénomène nutritif qui préside aux formes, sans le concours de circonstances extérieures, mais il n'est pas toujours facile de découvrir à quel genre d'impulsion les os ont obéi » (Bouvier, *loc. cit.*).

L'influence du rachitisme sur la production du *genu valgum* dans l'enfance a été trop généralisée. Il est parfaitement démontré aujourd'hui que cette déviation peut se développer à cet âge sans qu'on trouve sur le squelette aucune trace de rachitisme. J'en ai vu bon nombre d'exemples. Dernièrement encore, j'ai eu occasion d'examiner au Bureau central un garçon de six ans et demi, non rachitique, affecté d'une double déviation en dedans des genoux. Les diaphyses étaient parfaitement droites et le volume des genoux normal. L'affection est survenue graduellement en huit mois après une maladie grave qui avait duré quinze mois.

Chez les adolescents la difformité est amenée par une croissance trop rapide et plus particulièrement par les professions qui exigent des courses fatigantes, une station debout prolongée accompagnée d'efforts plus ou moins pénibles des membres supérieurs, comme celle de boulanger, par exemple. « Dans cette circonstance, fait remarquer Bouvier, les membres inférieurs, tournés dans la rotation en dedans et à demi fléchis, s'arc-boutent fortement l'un contre l'autre, surtout lorsque le travail excède les forces, et la résistance des ligaments est vaincue par l'action oblique du poids du corps et peut-être aussi des muscles qui meuvent la jambe sur la cuisse. » Ajoutons que cette influence statique n'agit pas seulement sur les soutiens de l'article : elle porte principalement son action sur le squelette qu'elle déforme soit par des pressions directes, soit peut-être indirectement, en exagérant l'activité ostéogénique des extrémités inférieures du fémur ou supérieure du tibia, rarement des deux à la fois.

Dans quelques cas il est très-difficile d'apprécier la cause déterminante de la difformité. J'ai vu une jeune fille de dix-sept ans grande et bien portante dont le genou droit se déviait depuis six mois, sans qu'il se fût produit aucune douleur. Elle passait la journée assise, à coudre, dans un ouvroir. Tillaux a cité un fait analogue.

L'apparition du rachitisme dans l'adolescence est contestée par la plupart des auteurs. Delore cependant a trouvé des nodosités articulaires, des courbures du tibia, chez des jeunes gens cagneux. Lorsque ces traces n'existent pas, il pense ou que le rachitisme a guéri partout, persistant aux genoux seulement, ou bien que l'affection n'a atteint que les genoux, respectant les autres jointures (discussion à la Soc. des sciences méd. de Lyon, avril 1861). Dans son mémoire sur le *Traitement du genou en dedans*, il ajoute : « Il n'est pas toujours facile de constater l'action de la diathèse : si on observe les malades à temps, on peut en saisir la trace, mais, si le rachitisme est guéri et que le genou en dedans persiste, on peut se méprendre sur son origine et la considérer comme une déformation spéciale. » Léon Tripier, qui partage l'opinion de Delore, mentionne dans ce Dictionnaire (art. RACHITISME, p. 671) qu'il a pu recueillir cinq observations qui portent toutes sur de jeunes garçons chez lesquels le rachitisme était limité aux membres inférieurs : « Aussi, dit-il, jusqu'à preuve du contraire, admettons-nous que l'âge auquel la maladie pourra se montrer encore assez fréquemment est celui qui correspond à l'adolescence, *ce sera le rachitisme tardif* d'Ollier. » Pour lui « le rachitisme proprement dit peut apparaître à partir du troisième mois de la vie intra-utérine, jusqu'au moment de la soudure des épiphyses ou de la formation complète du squelette » (*ibid.*).

Santi (*loc. cit.*, p. 15), qui repousse l'influence de la diathèse rachitique sur la production du *genu valgum* chez les adolescents, admet celle de l'arthritisme. Il cite à l'appui de son opinion deux observations que nous résumons :

I. Homme de vingt-quatre ans, cartonnier : aspect robuste et vigoureux, jamais d'attaque rhumatismale franche, mais douleurs vagues articulaires, jointures métatarso-phalangiennes un peu déformées, crépitantes, douloureuses; souffle systolique à la pointe du cœur avec dédoublement du second bruit, traces d'acné, éruption ortiée. Dans les antécédents, nulle trace de rachitisme ni de scrofule. A seize ans, les genoux ont commencé à se porter en dedans. La difformité a augmenté pendant six mois. Après ce temps elle est restée stationnaire. Il travaillait toute la journée debout et portait de lourdes charges.

II. Jeune homme de dix-huit ans, garçon de restaurant depuis un an : aucune trace de scrofule ni de rachitisme. Depuis quatre ans coliques néphrétiques; acide urique en assez grande quantité, déviation en dehors très-prononcée de la jambe droite depuis un an, pas de douleur, jambe gauche peu déviée.

Dans ces observations l'influence diathésique peut être admise, mais celle des causes physiques est plus évidente encore. La fatigue seule suffit pour déterminer la déviation des genoux lorsque le squelette est encore en voie de formation. Corrieu (*De la fatigue*, thèse d'agrégation, Paris, 1878) fait remarquer avec raison que, si dans l'état de santé un adulte bien conformé peut marcher longtemps sans fatiguer ses articulations, il n'en est pas de même d'un enfant ou d'un adolescent dont les extrémités osseuses articulaires sont le siège d'un travail formateur exagéré avec vascularisation considérable. Le fonctionnement des muscles voisins tiraillés par l'allongement rapide du squelette peut être momentanément altéré, et les ligaments sont encore trop faibles pour maintenir l'article qui se dévie.

Dans certains cas, l'insuffisance musculaire et ligamenteuse est la seule cause prédisposante appréciable. Volkmann cite l'observation d'un jeune garçon qu'il avait soigné dans son enfance pour une plaie grave des muscles du mollet. Après un séjour au lit de plusieurs mois le malade guérit sans qu'aucun trouble apparent persistât. L'appareil musculaire resta cependant un peu plus faible du côté blessé. A quelque temps de là, le petit malade, mis en apprentissage chez un marchand, dut se tenir debout pendant de longues heures derrière un comptoir. En quelques mois le membre qui avait été blessé se dévia en dehors (Marchand et Terrillon, *loc. cit.*).

Pour compléter cette étude des circonstances qui peuvent contribuer à la production du genu valgum il nous reste à mentionner les affections articulaires (hydarthrose, rhumatisme, entorse, etc.), et le pied-bot valgus qui, forçant le sujet à marcher sur le bord interne du pied, fait saillir le genou en dedans.

PATHOGÉNIE. Il existe trois opinions pathogéniques du *genu valgum*. L'une place le point de départ de l'affection dans les ligaments, une autre met en cause les muscles, la troisième enfin admet une déformation primitive du squelette articulaire. Elle est aujourd'hui admise par la majorité des chirurgiens français et étrangers. Nous passerons rapidement en revue ces diverses opinions et nous rapporterons les critiques dont elles sont l'objet.

a. *Théorie ligamenteuse.* Cette théorie fait jouer aux ligaments deux rôles tout opposés : de là deux interprétations contraires. L'une voit une rétraction active du ligament latéral externe là où l'autre n'envisage qu'un relâchement primitif du ligament latéral interne et de la capsule articulaire. Dans le premier cas, le tibia et le péroné sont entraînés en dehors par le ligament rétracté, et le genou se dévie en dedans. Dans le second cas, le même effet se produit sous l'influence de la pesanteur, mais par un mécanisme inverse. Cette force, sans cesse agissante, pousserait le genou en dedans en pressant sur la moitié externe de l'articulation, et écarterait le condyle interne du fémur de la tubérosité correspondante du tibia. Ce changement des rapports articulaires normaux et cette répartition inégale de la pesanteur détermineraient l'atrophie du condyle fémoral externe et de la tubérosité tibiale correspondante, tandis que le condyle et la tubérosité internes augmenteraient de volume. J. Guérin en France, Reeves et Fisher en Angleterre, croient à la rétraction active, qui n'a jamais été constatée isolément, ni sur le cadavre, ni sur le vivant. La corde que l'on sent chez certains sujets au côté externe du genou est formée par le ligament et le tendon du biceps rétractés. L'opinion du relâchement a été presque généralement admise pendant longtemps; Malgaigne l'avait adoptée; aujourd'hui elle compte en France, parmi ses défenseurs, Dubrueil et Pingaud, qui assimilent le *genu valgum* à la tarsalgie, et à l'étranger, Billroth, Ed. Owen, etc. Elle explique deux faits qui se rencontrent souvent : la diminution du condyle et de la tubérosité externes et la laxité ligamenteuse, mais on lui reproche comme très-hypothétique cette *hypertrophie providentielle* portant sur le condyle et la tubérosité internes qui leur permet de se rejoindre (Marchand et Terrillon, *loc. cit.*).

b. *Théorie musculaire.* Dans cette théorie, l'action musculaire est interprétée de deux manières opposées. Pour les uns, il existerait une contraction primitive du biceps qui tournerait la jambe en dehors et ferait saillir le genou en dedans.

Pour les autres, ce serait l'affaiblissement primitif des antagonistes de ce muscle qui entraînerait *nécessairement* l'exagération de son action. Cette théorie, acceptée par J. Guérin, en partie seulement par Bonnet (de Lyon) et momentanément par Verneuil, a trouvé dans Duchenne (de Boulogne) un défenseur aussi ardent que convaincu : « J'ai constaté, dit-il, que chez les cagneux le biceps est considérablement développé, relativement aux muscles rotateurs en dedans; le genou cagneux est, il est vrai, favorisé par une certaine laxité lymphatique des ligaments, mais cette cause est secondaire, car j'ai observé plusieurs fois cette affection du genou, d'un seul côté, chez des sujets qui n'étaient ni lymphatiques, ni scrofuleux, ni rachitiques » (*Physiologie des mouvements*, p. 402).

Il est très-exact que chez certains cagneux le biceps est plus ou moins contracturé, mais ce sont ordinairement des adolescents, et l'on sait qu'à cette période de la vie le développement du *genu valgum* s'accompagne assez souvent de douleurs au niveau des épiphyses inférieure du fémur et supérieure du tibia. Chez les enfants, au contraire, où le début de l'affection est presque toujours indolent, il est très-rare de constater l'existence d'une contracture. Dans un cas cité par Duchenne (*loc. cit.*, p. 403), où le biceps se contractait avec énergie comparativement au demi-tendineux et au droit interne, l'affection durait depuis plus de deux ans, et le sujet âgé de neuf ans éprouvait de la faiblesse dans la marche, de la claudication et quelquefois un peu de douleur dans l'articulation, après une marche assez longue ou après la course, le saut. etc. On ne peut pas accepter ce fait comme preuve d'une contracture primitive; l'irritabilité du genou suffisait pour déterminer la contraction réflexe du biceps. Rien de moins prouvé cliniquement que la contracture primitive de ce muscle, à moins qu'on n'interprète dans ce sens la saillie assez prononcée que fait momentanément son tendon pendant l'extension complète de la jambe.

L'impotence primitive des rotateurs de la cuisse en dedans ne paraît pas plus démontrée. Lorsqu'on examine avec l'électricité les muscles de la cuisse chez les jeunes cagneux, on n'y trouve rien de particulier. Chez eux la contractilité électro-musculaire se comporte comme chez les autres enfants, à moins qu'il n'y ait une lésion spinale plus ou moins manifeste; mais alors ce n'est plus une impotence idiopathique, c'est une paralysie infantile qui détermine le *genu valgum*.

Aussi ne faut-il pas s'étonner de voir que la section du tendon du biceps faite par Bonnet, Tanplin, J. Guérin et autres, n'ait pas donné les résultats qu'on en attendait: la déviation, corrigée momentanément par la section, s'est reproduite aussitôt que l'enfant s'est remis à marcher. Cette opération est aujourd'hui presque abandonnée.

En résumé, la théorie musculaire repose sur un fait primitif dont l'existence n'est démontrée ni par les nécropsies, ni par la clinique, ni par les résultats thérapeutiques.

c. *Théorie osseuse.*   Nous avons déjà dit que cette théorie, toute moderne, trouve aujourd'hui de très-nombreux partisans en France et à l'étranger. Les lésions du squelette articulaire étaient mentionnées depuis longtemps, admises même par l'analyse clinique, avant que les recherches cadavériques eussent démontré leur existence, mais on les considérait comme des déformations mécaniques et consécutives. » On *devine*, écrivait Bouvier en 1833, les changements anatomiques qui se lient à cet état du membre abdominal... inclinaison de la surface articulaire du tibia sur l'axe de cet os dans un sens tel que sa tubérosité externe a perdu de sa hauteur; diminution analogue dans l'étendue du condyle externe

du fémur, et pareille inclinaison du plan articulaire de ce dernier os, etc. » (*loc. cit.*).
Quelques années plus tard, Mellet indiquait les mêmes déformations : « Ces deux
points (condyle et tubérosité externes), éprouvant seuls la compression, diminuent
d'épaisseur, tandis que les condyles internes, n'étant plus comprimés, augmentent
au contraire de volume » (Mellet, *Traité d'orthopédie*, Paris, 1835, p. 301 et suiv.).
J. Guérin était encore plus précis : « Le genou est le siège d'une déformation
considérable et consistant principalement en une saillie du condyle interne du
fémur et une dépression des condyles externes du fémur et du tibia » (*Rapport
sur les traitements orthopédiques* de M. J. Guérin, etc., 1847). Malgaigne n'est
pas moins explicite : « Le condyle tibial augmente de hauteur et le condyle
fémoral lui-même, prenant un accroissement pathologique, se déjette plus en
dedans, ce qui est l'exagération de la disposition normale ; cependant, c'est
surtout le condyle interne du tibia qui s'accroît en longueur pour rejoindre le
fémur, etc. » (*Leçons d'orthopédie*, p. 186, 1862).

Pour la théorie osseuse, ces déformations sont primitives, la déviation n'est
qu'un effet consécutif. On n'est pas d'accord sur le mode de formation de ces
dysmorphies. Pour les uns c'est le condyle interne du fémur qui s'accroît, mais
seulement dans le sens vertical ; les autres pensent au contraire que le condyle
externe subit un arrêt de développement. Dans la première opinion, le développement du condyle interne résulterait d'une augmentation d'activité nutritive
du cartilage épiphysaire inférieur du fémur. Il en résulterait une inclinaison
plus grande des surfaces condyliennes qui dévierait le tibia en dehors. Cette
hypertrophie ne serait que l'exagération d'un fait normal de nutrition, déterminée
par diverses causes qui se produisent fréquemment à l'époque de la croissance :
« Il n'est pas rare, en effet, dit un des défenseurs de cette théorie, lorsque
l'activité fonctionnelle des cartilages épiphysaires est en jeu, de voir cette activité se dévier dans sa marche ou s'altérer dans son mode ; la fatigue, les
marches, les traumatismes professionnels, peuvent l'exagérer au point de la faire
arriver à l'inflammation suppurative, ou bien, si le processus est plus faible, le
trouble de fonctionnement n'aboutit qu'à une ostéite hypertrophiante. D'autres
fois, le travail épiphysaire est dévié, non plus dans son intensité, mais dans sa
direction, et il se produit alors des saillies osseuses anomales, des exostoses
épiphysaires. De là, par conséquent, deux ordres de lésions résultant d'un trouble
qualitatif ou quantitatif de la fonction ostéogénique ; les premières, telles que
l'ostéite épiphysaire, la tarsalgie des adolescents, l'hyperostose des extrémités,
sont douloureuses, parce qu'elles s'accompagnent d'un processus phlegmasique ;
les secondes, lésions quantitatives, telles que l'exostose sous-unguéale et les
exostoses épiphysaires, sont indolentes, parce qu'elles ne sont qu'une anomalie
formatrice. Pourquoi le *genu valgum*, affection indolente produite par une hyperostose épiphysaire, ne rentrerait-il pas dans la classe des altérations quantitatives de la nutrition des épiphyses ? » (Santi, *loc. cit.*, p. 25 et suiv.).

Dans la seconde opinion l'arrêt de développement du condyle résulterait d'une
ossification prématurée de la moitié externe du cartilage de conjugaison. Les
recherches d'Ollier ont en effet démontré qu'une irritation inflammatoire
amène la soudure anticipée de ce cartilage. Cette condition se trouverait
réalisée alors que, par exemple, l'action de la pesanteur cessant de se répartir
également sur les condyles et les tubérosités internes et externes, les unes ou
les autres subiraient un excès de pression.

Tripier et d'autres ont cherché à concilier les deux opinions, et se sont demandé s'il ne pourrait pas se faire que le travail nutritif entravé d'un côté vînt à s'exagérer du côté opposé (Lecène, *Contribution à l'étude du genu valgum*. Paris, 1878, p. 21). C'est, on le voit, l'hypothèse de Duchenne (de Boulogne) appliquée au système osseux.

Quelque satisfaisante que soit la théorie osseuse, elle laisse encore plusieurs points indéterminés. « Comment comprendre, demandent Marchand et Terrillon, que la suractivité ostéogénique du cartilage dia-épiphysaire ne produise que l'allongement vertical du condyle interne? Quelle cause l'empêche d'agir aussi dans le sens antéro-postérieur? » D'ailleurs cet allongement du condyle est loin d'être un fait constant. Il fait défaut dans bien des cas. Chez le malade de Fisher, la surface articulaire du fémur était restée normale, et cependant la déviation était ancienne et très-forte, d'origine rachitique, et, de plus, il existait une disposition à l'hyperostose, ainsi que le prouvent les exostoses qui se trouvaient au tiers supérieur de la face interne du tibia. D'un autre côté, l'arrêt de développement du condyle externe par l'ossification prématurée de la moitié externe du cartilage dia-épiphysaire se trouve contredit par la pièce de Peyre (*Anatomie pathologique*, p. 676), où l'on voit le cartilage de conjugaison du tibia persister encore en partie du côté externe, même sur le tibia droit qui était le plus déformé, et l'ossification être au contraire complète sur le fémur, dont les condyles ont conservé cependant une hauteur normale. D'après la théorie, c'est le contraire qui devrait avoir lieu.

Les trois théories que nous venons de passer en revue s'appuient sur des preuves insuffisantes et sont très-incomplètes. Le problème pathogénique du *genu valgum* reste encore à résoudre. C'est ce que Marchand et Terrillon ont essayé de faire par une interprétation qui tient compte des altérations constatées sur le cadavre et des faits que fournit l'analyse clinique. Il lui reste à recevoir la sanction des recherches ultérieures. Nous la reproduisons textuellement :

« Deux conditions semblent devoir se prêter un mutuel concours.

D'abord une certaine malléabilité du squelette, comme celle que lui communiquent divers états pathologiques, ou qu'il possède au niveau des cartilages de conjugaison à l'époque de son accroissement ; en second lieu, des changements de l'équilibration normale entraînant une transmission vicieuse du poids du corps le long des leviers osseux qui forment le membre abdominal.

En raison de la configuration même de l'articulation du genou, de l'obliquité normale de l'épiphyse inférieure de l'os de la cuisse, le poids des parties supérieures du corps ne devrait pas se répartir également sur les condyles du tibia, et l'externe supporterait un excédant de charge très-notable, si l'action musculaire n'intervenait pas pour rétablir l'équilibre.

Que par son peu de développement, ou par suite de fatigues excessives, d'un mauvais état général de l'organisme, la tonicité musculaire vienne à baisser, la répartition du poids du corps se trouvera modifiée.

L'action verticale de la pesanteur que ne contre-balance plus la tonicité des muscles laisse la pression supportée par le condyle externe s'augmenter d'une quantité qui est corrélative au degré de l'insuffisance musculaire elle-même.

Les ligaments du genou et notamment le ligament latéral interne résistent d'abord. Mais chez les sujets jeunes ou rachitiques ils sont peu consistants, imbibés de sucs. Enfin, sans invoquer d'autre cause, la résistance des tissus fibreux est limitée ; ils finissent tous par se laisser distendre sous l'influence de forces même peu considérables, pourvu qu'elles agissent d'une façon continue.

Ils cèdent bientôt, et rien ne s'oppose plus à l'action de la cause, qui tout à la fois peut enrayer l'accroissement en hauteur du condyle externe et amener peut-être une hypertrophie verticale du condyle interne.

Ainsi se comprend la lenteur avec laquelle progresse l'affection. Tant que résiste l'appareil ligamenteux, il s'oppose efficacement à la mauvaise répartition de la charge ; quand il est vaincu, les phénomènes s'accentuent avec rapidité.

Plus tard, l'ossification s'achevant, la lésion s'immobilise, la déformation cesse de progresser, l'attitude se fixe. »

SYMPTÔMES. La déviation affecte tantôt les deux genoux, quoique rarement au même degré, tantôt un seul. Sur les 669 cas de *genu valgum* qui se sont présentés au service orthopédique du Bureau central des hôpitaux de Paris dans une période de dix ans (de 1870 à 1881), 366 étaient doubles et 303 simples, dont 178 à gauche et 125 à droite. Dans l'un et l'autre cas, la difformité se caractérise par un ensemble de signes physiques et fonctionnels que nous allons étudier.

L'obliquité normale de la cuisse est plus ou moins augmentée, ce qui fait saillir le genou en dedans ; la jambe au contraire est dirigée en dehors, entraînant le pied qui se trouve ainsi écarté de l'axe médian du corps. Il résulte de cette disposition des segments du membre inférieur que celui-ci figure un angle à sommet interne ou antéro-interne, formé soit par le condyle interne du fémur, soit par celui du tibia, quelquefois par tous les deux. Il existe souvent une légère déviation de la rotule qui se trouve plus en dehors que dans l'état naturel. Pendant la flexion, elle reprend sa place ; il peut cependant en être autrement : Fisher a publié récemment une observation de *genu valgum* chez un sujet de seize ans dont les rotules conservaient leur position anormale, quelle que fût l'étendue du mouvement de flexion de la jambe sur la cuisse (*the Lancet*, n° 12, vol. II, 1881). Je viens de constater le même fait sur une fille de quarante ans, affectée d'une double déviation rachitique des genoux datant de l'enfance ; les rotules sont en contact avec la face extérieure du condyle externe du fémur ; il s'est probablement formé là une pseudarthrose analogue à celle que Volkmann a observée dans un cas semblable.

La jambe n'a pas seulement une obliquité contraire à celle de la cuisse, elle subit encore un mouvement de rotation qui entraîne la pointe du pied en dehors. Cet organe, chez les cagneux, s'appuie ordinairement sur le sol par son bord interne ; il est en valgus, bien que les efforts du sujet pour poser à plat la face plantaire le portent fortement dans l'adduction ; il peut même se produire à la longue un pied-bot varus permanent par déformation de la poulie astragalienne, ainsi que Saurel (*Essai sur le genou en dedans*, thèse de Paris, 1872) l'a constaté sur le cadavre d'un homme d'environ cinquante ans. En général, chez les enfants et les adolescents cette inclinaison des pieds disparaît au lit, mais la déviation en dehors de la pointe persiste.

Le genou dévié perd ordinairement de sa solidité. Par suite du relâchement des ligaments, on peut exagérer l'extension et imprimer à l'article des mouvements anormaux de latéralité. Ces derniers s'observent fréquemment chez les jeunes enfants rachitiques ou non. Dans certains cas cependant où la déviation est unilatérale, ils sont nuls du côté malade et très-prononcés de l'autre. Quant à l'hyperextension, elle existe chez presque tous les cagneux. Hüter (Marchand et Terrillon, *loc. cit.*) a donné de ce phénomène une explication qui paraît assez satisfaisante :

« L'extension du genou, dit-il, ne dépasse pas normalement 180 degrés et elle est limitée par les dispositions ligamenteuses, qui sont très-bien disposées pour cela et se tendent à mesure que le membre inférieur se rapproche de la rectitude. Henle a désigné sous le nom de facette d'arrêt une empreinte triangulaire qui ne se voit que chez l'adulte et se trouve située au-dessous de la trochlée fémorale : les condyles présentent, en effet, le maximum de leur courbure en arrière; en avant et vers leur limite supérieure, au-dessous de l'angle très-appréciable qui limite en bas la trochlée, se voit une empreinte triangulaire toujours plus marquée au niveau du condyle externe que de l'interne.

« Physiologiquement, l'extension cesse quand cette facette d'arrêt vient se mettre en rapport avec la partie antérieure de la cavité glénoïde des condyles du tibia. Le contact, à la vérité, n'est pas immédiat, les ménisques de l'articulation forment un coussin élastique entre les surfaces articulaires. Néanmoins la pression exercée à ce niveau est assez énergique pour qu'à la longue se produisent les dispositions que nous venons de signaler.

« Dans le *genu valgum*, la facette externe se transforme, sinon en une cavité véritable, tout au moins en une dépression facile à sentir au travers des téguments quand le genou est fortement fléchi.

« Ces données étant admises, on conçoit que les appareils qui doivent limiter l'extension n'entrent jamais en jeu que plus tard qu'ils ne le devraient : d'où naturellement exagération variable de ce mouvement ».

Le *genu valgum* présente une particularité caractéristique qui a frappé tous les observateurs. La flexion, même modérée, fait disparaître la difformité; la jambe vient s'appliquer sur la cuisse, comme dans l'état normal. Lannelongue, s'appuyant sur la pièce déjà citée (p. 675) explique ce mouvement par l'absence des ligaments croisés, qui permet la rotation de la jambe sur la cuisse. Mais la disparition de ces ligaments est un fait particulier qui résulte d'une arthrite sèche. Or chez les enfants cagneux elle n'existe pas, et cependant la jambe s'applique exactement sur la cuisse. Tillaux (*Anat. topographique*, p. 1118) a donné une raison mathématique de ce phénomène; il assimile le mouvement du tibia sur le fémur immobilisé à celui d'une génératrice engendrant une surface conique. La direction de la cuisse et celle de la jambe représenteraient deux positions successives de cette génératrice. L'état anatomo-pathologique des extrémités articulaires du fémur et du tibia permet de comprendre le mécanisme de ce phénomène assez singulier en apparence. Nous avons vu, en effet (*Anat. pathol.*, p. 675), qu'en arrière les condyles fémoraux conservent leur courbure normale, et que, de son côté, le plateau tibial reste horizontal ou subit une dépression qui ne porte que sur sa partie antéro-externe : or pendant la flexion les surfaces articulaires ne s'affrontent que par les points qui n'ont subi aucune altération, rien ne s'oppose donc à l'exécution régulière de ce mouvement.

On rencontre assez souvent dans la déviation unilatérale une rotation en dedans du membre sain, comme pour diminuer l'intervalle des deux pieds. Il existe même quelquefois une courbure légère de toutes les articulations de ce membre de dehors en dedans, disposition qui semble amenée, ainsi que la rotation, par les efforts du malade pour rendre ses mouvements plus faciles.

Ce but n'est qu'imparfaitement atteint. La marche reste, en général, fatigante, à cause de l'arc de cercle que décrit le genou à chaque pas pour se porter en avant. Si la difformité est double, le sujet progresse en se balançant à la manière des palmipèdes, selon l'expression imagée de Saurel. Si elle n'affecte qu'un seul genou, il y a une boiterie très-apparente qu'un certain degré de flexion des membres inférieurs peut atténuer en partie. Aussi les cagneux prennent-ils souvent l'habitude de ne pas étendre complétement les jambes, position qui a l'avantage de rapprocher les malléoles, mais qui raccourcit la taille.

Dans le *genu valgum* unilatéral, le bassin s'incline du côté dévié, et il se produit une courbure de compensation de la colonne lombo-dorsale à convexité dirigée de ce même côté. Pendant longtemps, il n'existe qu'une flexion articulaire qui disparaît dans la position horizontale. Les choses se passent ici comme dans la luxation coxo-fémorale congénitale simple. A la longue, les vertèbres s'affaissent et la courbure devient permanente. Cette déformation est loin d'être constante : j'ai constaté un certain nombre de fois, chez des cagneux déjà assez âgés, et chez des femmes affectées de luxation congénitale d'une hanche, que le rachis était indemne de toute asymétrie des vertèbres. Dans les cas où l'affection est double, il est à peine nécessaire de dire que la courbure rachidienne de compensation n'existe pas, si le raccourcissement des membres inférieurs est à peu près égal des deux côtés.

La déviation en dedans des genoux débute ordinairement à l'époque où les enfants commencent à marcher. Elle progresse lentement sans éveiller l'attention des parents. L'enfant ne se plaint pas, il marche assez bien, mais il court moins facilement et tombe souvent ; c'est seulement après quelques mois que la difformité s'accentue et choque les regards. Chez les adolescents, assez souvent les choses se passent autrement. Il se produit alors dès le début une douleur plus ou moins vive, spontanée ou provoquée, et siégeant tantôt au niveau de la partie interne du cartilage dia-épiphysaire du fémur ou du tibia, tantôt au niveau du bord interne de l'interligne articulaire. Cette douleur disparaît ordinairement par le repos et reparaît avec la marche. Quelquefois elle persiste pendant longtemps. Je l'ai constatée trois ou quatre ans et même plus après le début de l'affection, mais ce fait est rare. Dans la majorité des cas, le *genu valgum* des adolescents s'arrête après un certain temps, quoique aucun traitement n'ait été fait ; la difformité est alors établie pour la vie, et cependant l'époque de l'ossification du cartilage dia-épiphysaire n'est pas encore arrivée.

Plusieurs modes de mensuration ont été proposés pour apprécier le degré de déviation du genou. Bouvier mesurait, dans certains cas, le complément de l'angle formé par la rencontre de la cuisse avec la jambe. Il suffit pour cela de prolonger l'axe du fémur et d'apprécier l'angle que cet axe fait avec le tibia, en déduisant la valeur de l'angle complémentaire normal qui est de 8 degrés. Peyre (*loc. cit.*) a proposé de mesurer l'angle formé par la jambe déviée en dehors avec la verticale : « Le malade étant couché, les jambes étendues, on mesurera bien exactement : 1° la distance qui sépare la malléole interne de l'axe du corps ; 2° la hauteur de la tubérosité interne au-dessus de la malléole du même côté. En reportant ces dimensions sur le papier, et en ayant soin que la ligne oblique s'éloigne de la verticale d'une distance égale à celle qui existe entre la malléole et l'axe médian, on aura la valeur de l'angle de la déviation ». Ce procédé a l'inconvénient d'être un peu compliqué et d'une application pas assez générale. Je ferai la même critique à la méthode préconisée par Santi (*loc. cit.*, thèse de Paris, 1876), qui a surtout pour objet d'apprécier l'élongation du condyle interne du fémur, lésion inconstante, ainsi qu'on a pu le voir à l'anatomie pathologique. Le procédé le plus simple et le plus expéditif consiste à prendre l'écartement bi-malléolaire, après que les genoux ont été rapprochés au contact. Mais les résultats obtenus ainsi sont incomplets, puisqu'ils ne permettent pas d'apprécier l'état de chacun des genoux dans les déviations bilatérales : il faudrait, pour combler cette lacune, mesurer séparément la distance de chaque malléole à l'axe médian du corps, et alors le moyen perdrait la simplicité qui est son seul avantage. Je lui préfère celui dont, pendant plus de vingt ans, j'ai vu Bouvier et Duval se servir au service orthopédique du Bureau central des hôpitaux de Paris. Il consiste à réunir par un cordon le grand trochanter à la malléole externe et à mesurer la distance qui sépare ce cordon du sommet de l'angle formé par le genou. Cette distance exprime le degré d'enfoncement du genou qui peut varier, suivant l'âge et la taille des sujets, de 0m,015 à 0m,10 et 0m,12. Peyre (*loc. cit.*) fait observer avec raison que, pour donner plus d'exactitude aux indications fournies par ce procédé, il faudrait aussi tenir compte de la longueur de la corde étendue du grand trochanter à la malléole externe. Quoi qu'il en soit, cette méthode a l'avantage d'indiquer l'état de déformation de chaque membre et, en fournissant des résultats comparables entre eux, de préparer les éléments d'une statistique très-intéressante, ainsi qu'on peut en juger par les tableaux page 690 et suiv.

TRAITEMENT. L'âge du sujet fournit au traitement ses indications les plus précises. Comme le *genu valgum* est surtout une difformité statique, il faut, dans l'enfance et dans la période d'accroissement, supprimer l'action de la pesanteur, ou l'empêcher d'agir dans le même sens que la déviation, sans négliger l'emploi des modificateurs généraux que réclame la constitution du sujet.

Plus tard, lorsque le squelette est complétement développé, la difformité ne peut plus être corrigée que par des moyens chirurgicaux.

De là deux ordres de méthodes : 1° *Méthodes de redressement lent;* 2° *Méthodes de redressement forcé.*

Les premières comprennent les moyens orthopédiques qui agissent d'une manière continue et les efforts intermittents faibles qui ne produisent pas de douleur.

Les secondes attaquent brusquement la difformité, soit par des sections ligamenteuses, tendineuses et aponévrotiques, soit par le décollement des épiphyses, soit par la rupture des os.

I. MÉTHODES DE REDRESSEMENT LENT. a. *Procédé par effort continu.* 1° *Bandages.* Chez les enfants trop jeunes ou trop faibles pour marcher, on doit prescrire le repos absolu et même l'immobilisation de l'articulation à l'aide d'une enveloppe en cuir moulé, lacée sur le côté externe et embrassant la cuisse et la jambe. Pour donner plus de résistance à ce petit appareil on le garnit, dans le sens de la longueur, d'étroites nervures en acier, fixées sur le cuir par des rivets dont la tête est arrondie en goutte de suif. Le membre se trouve ainsi maintenu nuit et jour dans l'extension et dans un état de redressement dont on détermine à volonté le degré par la disposition donnée aux nervures. Le mode d'action de ce bandage est le même que celui des appareils dont nous allons parler.

2° *Appareils mécaniques.* Vers l'âge de trois ans, les enfants, en général, ont acquis assez de force pour porter des appareils mécaniques.

Le plus simple est celui de Mellet (Mellet, *Manuel pratique d'orthopédie.* Paris, 1835, p. 311 et suivantes) ; il suffit au début de la déviation, et même dans les cas plus anciens, lorsque le genou peut se redresser sans trop d'effort avec la main. Cet appareil se compose d'une attelle externe en acier fixée en haut à une ceinture pelvienne, et en bas sous la chaussure à l'aide d'un prolongement en étrier. Cette attelle est articulée au niveau de la malléole et du genou; à son extrémité supérieure se trouve une rainure dans laquelle est engagé le pivot qui la relie à la ceinture. Pour ramener le genou en dehors on place à sa face interne une large plaque de cuir qui s'attache par des courroies à l'attelle externe; en raccourcissant les courroies on augmente le redressement du membre. Les enfants s'habituent très-facilement à ce brodequin à tuteur; après quelques jours ils n'en paraissent plus gênés.

Cet appareil maintient le membre dans la rectitude et, par conséquent, force les condyles internes à se rapprocher; il rend l'action de la pesanteur utile, puisqu'il la fait porter sur la partie interne de l'article; il ne gêne ni la flexion, ni l'extension. Cette liberté des mouvements devient un défaut lorsque l'affection est plus avancée. Il est alors nécessaire que le membre inférieur soit maintenu dans l'extension, afin de rendre l'action de l'appareil constante. Il ne s'agit plus, en effet, de se borner à empêcher le genou de se dévier davantage, on doit encore fixer les extrémités articulaires déformées dans une position telle que le travail de la nutrition puisse se faire librement dans les points où il avait été arrêté par des pressions nocives (voy. ÉTIOLOGIE, p. 678).

Pour obtenir ce résultat, on augmente la puissance de l'appareil en supprimant les articulations et en ajoutant au côté interne une seconde attelle enclavée aussi dans la chaussure et qui s'arrête à la moitié de la hauteur de la cuisse. Les deux attelles sont réunies et maintenues à distance par des demi-cercles métalliques embrassant la face postérieure de la cuisse et de la jambe. Il est indispensable de continuer le traitement pendant la nuit à l'aide d'un appareil semblable s'arrêtant au-dessus des malléoles. Les premières nuits sont assez mauvaises; les enfants dorment mal; ils sont agités, demandent en pleurant qu'on les débarrasse de leur mécanique; mais l'accoutumance se fait ordinairement assez vite, lorsque le soir on prend la précaution de desserrer la plaque du genou.

Les courbures du fémur et des os de la jambe, si communes chez les rachitiques, n'empêchent pas l'emploi de l'appareil à double montant. On applique sur le sommet de l'excurvation une plaque de cuir semblable à celle du genou et on la fixe de la même manière au montant externe.

Le traitement doit être continué jusqu'à ce que le membre conserve la rectitude acquise; il ne suffit pas en effet d'obtenir le redressement, il faut le rendre durable. Il y a donc deux périodes dans le traitement orthopédique : la période active et celle de consolidation. La seconde est souvent aussi longue que la première, et même, si le sujet est faible, si le tronc est lourd, il est prudent de prolonger nuit et jour l'usage des tuteurs. On comprend que la durée de ce traitement doit être très-variable, suivant le degré de la déviation, l'âge du sujet, sa constitution, et, par-dessus tout, suivant la manière dont les appareils sont appliqués. En ville, lorsque les parents sont soigneux, la guérison est la règle au-dessous de dix à douze ans. Plus tard le nombre des exceptions augmente, sans être cependant aussi grand que le disent certains auteurs. En me fondant sur une pratique de plus de vingt années, commune avec mon vénéré maître Bouvier, je me crois autorisé à dire que, même chez les adolescents, le redressement lent par effort continu appliqué avec méthode et régularité donne souvent un résultat favorable. Si la rectitude n'est pas obtenue, il se produit du moins une notable atténuation de la difformité qui en fait disparaître l'aspect discordant. Dans les cas les plus rebelles, les progrès du mal sont ordinairement arrêtés, et le *statu quo* est un bénéfice. Aujourd'hui avec les méthodes de force on peut aller plus loin. C'est un progrès réel qui ne doit pas faire perdre de vue les avantages d'une méthode à laquelle on est toujours obligé d'avoir recours, ne serait-ce que comme moyen de consolidation. Nous verrons en effet que le redressement forcé ne dispense pas de l'usage des appareils orthopédiques.

Le redressement lent par effort continu a été obtenu par divers autres procédés qui reposent sur le même principe que celui des appareils que nous venons de décrire : c'est toujours une traction sur le genou à l'aide d'un point d'appui sur un tuteur externe : tels sont les manchons silicatés de Verneuil avec attelle externe et bandes de caoutchouc, la planche à cheville d'Ollier et les bandages silicatés avec attelle externe de Tillaux. Ces divers moyens réussissent lorsque la déviation est peu avancée ; ils n'agissent pas mieux que les appareils orthopédiques et nécessitent un séjour prolongé au lit.

Grâce à l'obligeance de de Saint-Germain, j'ai pu relever sur les registres de son service orthopédique au Bureau central les résultats obtenus chez les malades qui, après avoir reçu des appareils, se sont représentés pour faire constater leur état ; le nombre en est très-restreint eu égard à celui des appareils délivrés gratuitement par l'Administration des hôpitaux ; il suffit cependant pour montrer que malgré l'incurie, parfois inouïe, des parents après un traitement de trois à six mois, 12 genoux ont été complétement redressés et 144 très-améliorés (*voy.* les tableaux, p. 690 et suiv.).

Le degré de la déviation a été apprécié par le procédé indiqué page 687.

b. *Procédé par effort intermittent.* Il consiste à soumettre le membre à des efforts de redressement brusques, mais faibles et ne déterminant aucune douleur. Delacroix (*Dictionn. des sc. méd. en 60 vol.*, 1819, t. XXVIII, p. 342) employait à cet effet un appareil de son invention, composé de deux pédales qui faisaient mouvoir latéralement un levier vertical surmonté d'une plaque rembourrée. Le malade se tenait debout, un pied dans chacune des pédales ; il agissait comme s'il marquait le pas et à chaque mouvement il recevait un petit choc qui poussait le genou en dehors.

Mellet pratiquait trois ou quatre fois par jour des manipulations qui consistaient à faire avec la main de petits efforts de redressement. [Fisher (*loc. cit.*) a adopté cet exercice et s'en loue beaucoup. Il pense obtenir par ce moyen le relâchement du ligament latéral externe, du tendon du biceps et du *fascia*, dont la rétraction est pour lui la cause du *genu valgum*. Il place ensuite le membre dans une gouttière matelassée qui le maintient dans le redressement. Il paraît très-probable que cet appareil est pour beaucoup dans les résultats remarquables que ce chirurgien a publiés. En effet, le tissu fibreux résiste à un effort momentané et se laisse au contraire distendre par une traction faible et continue.

La semelle d'Ambroise Paré que Malgaigne avait adoptée paraît avoir une action analogue. Elle était plus épaisse en dedans ; à chaque pas la jambe était déjetée en dehors et le genou subissait un effort. L'effet de cette chaussure est plus que douteux.

II. Méthodes de redressement forcé. a. *Sections sous-cutanées.* Ces sections ont porté sur le ligament latéral externe, sur l'aponévrose du *fascia lata* et sur le tendon du biceps. Les Allemands sont partisans des sections ligamenteuses. Langenbeck et Billroth ont coupé avec succès le ligament latéral externe dans plusieurs cas de *genu valgum*, dont un, entre autres, cité sans dé-

RÉSULTAT DU TRAITEMENT ORTHOPÉDIQUE APRÈS

NUMÉROS DU REGISTRE	AGE Garçons	AGE Fille	MESURES Genou droit	MESURES Genou gauche	3 MOIS droit	3 MOIS gauche	6 MOIS droit	6 MOIS gauche	9 MOIS droit	9 MOIS gauche	1 AN droit	1 AN gauche	15 MOIS droit	15 MOIS gauche	18 MOIS droit	18 MOIS gauche	21 MOIS droit	21 MOIS gauche	OBSERVATIONS
5103	»	4	0,30	0,25	»	»	0,30	0,15	»	»	»	»	»	»	»	»	»	»	Jambe droite déviée en dehors.
5104	»	4	»	0,55	»	0,18	»	0,18	»	»	»	Redr.	»	»	»	»	»	»	
5106	5	»	1,10	0,55	»	»	0,08	0,20	0,80	0,70	0,55	0,20	»	0,18	»	0,18	»	»	
5112	5	»	0,10	0,95	»	»	0,10	0,20	»	»	»	»	»	»	»	»	»	»	
5174	7	»	0,45	0,25	»	»	0,15	0,40	»	»	»	»	»	»	»	»	»	»	
5188	3	»	0,55	0,40	»	»	»	»	»	»	»	»	»	»	»	»	»	»	
5216	3	2	0,20	0,25	»	»	0,20	0,25	0,25	0,50	»	»	0,25	0,20	0,20	0,25	0,16	0,25	Complétement redressée après 2 ans. Redressé.
5221	4 1/2	»	0,50	0,45	»	»	0,20	0,20	0,55	0,90	»	»	0,15	0,15	0,20	0,13	»	»	
5225	3	»	0,40	0,0	»	»	0,15	0,25	»	0,55	»	»	»	»	0,40	0,50	»	»	
5234	4	»	0,50	0,50	»	»	0,30	0,20	0,53	»	»	»	»	»	»	»	»	»	
5243	»	»	0,40	0,55	0,50	0,15	0,20	0,15	»	»	»	»	»	»	»	»	»	»	
5263	5	»	»	0,40	»	»	0,10	0,15	»	»	»	»	»	»	»	»	»	»	
5269	2 1/2	»	0,55	0,40	»	»	0,25	0,55	»	»	»	»	»	»	»	»	»	»	
5270	2 1/2	»	0,25	0,15	»	»	0,80	Presque redressé.	»	»	»	»	»	»	»	»	»	»	
5274	2	»	0,25	0,25	»	»	»	»	0,96	»	0,25	0,25	»	»	»	»	»	»	Redressée après 2 ans 1/2. Courbure de la jambe droite en dehors.
5293	5	»	0,15	0,40	»	»	0,50	0,25	0,30	0,50	0,25	0,30	»	»	»	»	»	»	
5294	»	»	0,23	0,55	»	»	»	»	0,00	0,18	0,00	0,15	»	»	»	»	»	»	
5301	»	2 1/2	0,70	0,50	»	»	0,50	»	»	»	»	»	»	»	»	»	»	»	
5303	»	3	0,25	0,50	0,25	0,18	0,50	0,18	»	»	»	0,25	»	»	»	»	»	»	Courb. de la jambe gauche en dehors.
5308	»	5	0,50	0,25	0,00	»	0,50	0,25	»	»	»	0,18	»	»	»	»	»	»	
5317	5	»	0,40	»	»	»	0,50	0,55	Même état.	Même état.	»	»	»	»	»	»	»	»	A été malade. Traitement mal fait.
5318	2 1/2	5	0,50	0,40	»	»	0,50	0,20	»	»	»	»	»	»	»	»	»	»	
5320	»	»	0,40	0,5	»	»	»	0,32	»	»	»	»	»	»	»	»	»	»	
5325	»	3 1/2	0,50	0,30	»	»	0,20	0,25	»	»	»	»	»	»	»	»	»	»	
5336	3	5	0,10	0,55	»	»	»	»	»	»	»	»	»	»	»	»	»	»	
5341	16	»	0,10	0,10	»	»	»	»	»	»	»	»	»	»	»	»	»	»	
5346	»	»	0,50	0,50	»	»	»	»	»	»	»	»	»	»	»	»	»	»	
5349	»	5	0,60	0,55	»	»	»	»	»	»	»	»	»	»	»	»	»	»	
5372	2	5	0,30	0,50	»	»	»	»	»	»	»	»	»	»	»	»	»	»	
5385	»	»	»	0,25	»	»	»	»	»	»	»	»	»	»	»	»	»	»	
5395	»	2 1/2	»	»	»	»	»	»	»	»	»	»	»	»	»	»	»	»	Presque redressée après 2 ans
5412	»	»	»	»	»	»	»	»	»	»	»	»	»	»	»	»	»	»	

N°	Âge													Observations
5413	» 1,2	»	0,30	Même état.	»	0,25	»	»	»	»	»	»	Presque droit.	
5425	5 1/2	0,20	»	»	»	»	»	»	»	»	»	»	»	
5431	» 4	0,40	0,23	»	»	0,20	»	»	»	Rectitude incomplète.	»	»	»	
5438	1 1/2	0,65	0,30	»	0,45	0,20	»	»	»	»	»	»	»	
5441	5	0,30	0,40	»	»	0,50	0,50	»	»	»	»	0,25	»	
5446	4	0,35	9,40	»	»	0,20	0,22	0,20	0,20	»	»	»	»	
5448	» 2	0,35	0,55	»	»	»	0,30	»	»	»	»	»	»	
5449	T. F. 2	T. F.	0,30	»	Presque droit	Presque droit	»	Presque droit	»	Presque droit.	0,15	0,20	Presque droit.	Après 4 ans, même bon état.
5453	T. F. 2	T. F.	0,50	»	0,90	0,25	0,20	0,30	»	»	»	»	»	
5461	»	0,25	0,32	»	0,26	,051	0,30	0,25	»	»	»	»	»	
5464	4 1/2 5	0,50	0,55	»	0,20	0,30	»	»	»	»	»	»	»	
5469	» »	0,25	0,35	»	0,15	»	»	»	»	»	»	»	»	Rachitique.
5476	5 1/2	0,20	»	»	»	0,35	»	0,20	0,20	»	»	0,25	»	Rachitique.
5478	5 1/2	0,35	0,53	»	0,15	0,33	»	»	»	»	»	»	»	
5489	4	0,20	0,21	»	0,45	0,25	0,25	0,45	»	»	»	0,25	0,50	Après 2 ans 2 mois. 0,21.
5494	2 1/2	0,40	0,53	»	0,30	0,25	»	0,50	»	»	»	»	»	
5502	»	0,30	0,50	»	0,50	0,25	0,25	0,30	0,20	»	»	»	»	
5516	3 1/2	0,20	0,40	»	0,40	»	»	0,25	»	»	»	»	»	
5521	3	0,15	0,33	Redressé.	Même état.	Redressé.	»	Presque droit.	»	Même état.	»	»	Presque droit.	
5533	»	0,50	0,40	»	0,13	0,30	»	»	»	»	»	»	»	
5537	»	»	0,25	»	0,10	0,50	0,25	»	»	»	»	»	»	
5563	9 ans	Léger.	»	»	0,20	0,20	»	»	»	»	»	»	»	
5572	2	0,5	0,5	0,50	Presque redressé.	0,40	Redressé.	»	»	»	»	»	»	
5574	4	0,25	0,55	0,00	0,15	0,40	0,50	0,40	Même état.	»	Après 3 ans, même état.	0,20	»	
5598	6 1/2	0,50	0,53	»	0,25	0,10	0,25	0,10	»	»	»	»	»	
5603	3 1/2	0,40	0,50	»	»	»	»	»	»	»	»	»	»	
5629	2	0,30	0,20	»	0,10	0,15	0,25	0,45	»	»	»	»	»	
5632	2	0,15	»	»	0,25	»	»	»	»	»	»	»	»	
5640	2	0,20	0,50	»	0,15	0,45	0,45	0,12	»	Même état.	»	»	»	
5647	3 1/2	0,15	0,20	0,20	0,15	»	»	»	»	»	»	»	»	
5652	3 1/2	0,50	0,50	»	0,50	0,50	»	»	Même état. 0,44	»	»	»	»	
5672	5 1/2	0,55	0,55	»	0,90	»	»	»	Même état.	Même état.	1,20	»	0,95	Pas d'appareil depuis 3 mois.
5673	4 1/2	0,50	»	»	»	Presque re-dressé.	Presque re-dressé.	»	Même état.	Même état.	»	»	»	Courbure en dehors de la jambe droite améliorée.
5689	5	1,20	0,20	»	»	»	»	»	»	»	»	»	»	
5690	2 1/2	»	0,20	»	0,90	»	»	»	»	»	»	»	»	
5692	»	2 1/2	0,20	»	»	»	»	»	»	»	»	»	»	

Nota. — Les nombres expriment la longueur de la perpendiculaire abaissée du sommet de l'angle du genou sur un cordon tendu du grand trochanter à la malléole externe. — Les points d'interrogation indiquent le sexe des sujets dont l'âge n'a pas été noté. — Les unités sont des décimètres.

RÉSULTAT DU TRAITEMENT ORTHOPÉDIQUE APRÈS

NUMÉROS du registre	AGE DES Garçons	AGE DES Filles	MESURES AU DÉBUT Genou droit	MESURES Genou gauche	3 MOIS Genou droit	3 MOIS gauche	6 MOIS Genou droit	6 MOIS gauche	9 MOIS Genou droit	9 MOIS gauche	1 AN Genou droit	1 AN gauche	15 MOIS droit	15 MOIS gauche	18 MOIS droit	18 MOIS gauche	21 MOIS droit	21 MOIS gauche	OBSERVATIONS
5707	2 1/2	»	0,25	»	»	»	0,35	0,30	0,20	»	»	»	»	»	»	»	»	»	
5709	»	3	0,10	0,55	»	»	0,10	0,15	»	»	»	»	»	»	»	»	»	»	
5712	3	»	0,23	0,15	»	»	»	0,40	0,00	»	»	»	»	»	»	»	»	»	
5727	3 1/2	»	»	0,45	»	»	0,15	0,25	»	0,15	»	»	»	»	»	»	»	»	
5731	»	»	0,25	0,35	»	»	Même état.	Même état.	0,00	0,20	Même état.	Même état.	»	»	»	»	»	»	
5737	2	»	»	0,30	»	»	Redressé.	Redressé.	Redressé.	Redressé.	»	»	»	»	»	»	»	»	
5742	»	»	»	0,30	»	»	»	0,25	»	»	»	»	»	»	»	»	»	»	
5744	3	»	»	0,20	»	»	»	0,25	»	»	»	»	»	»	»	»	»	»	
5748	3	2 1/2	0,20	0,30	»	»	»	0,55	0,10	0,51	»	»	»	»	»	»	»	»	
5751	»	4 1/2	0,20	0,45	»	»	Redressé.	Redressé.	»	»	»	»	»	»	»	»	»	»	
5755	»	2 1/2	0,20	0,30	»	»	»	»	»	»	»	»	»	»	»	»	»	»	
5765	2 1/2	»	0,25	0,20	»	»	0,00	0,15	0,10	»	»	»	Même état.	»	»	»	»	»	
5766	4	»	»	0,20	»	»	0,15	0,20	»	»	»	»	»	»	»	»	»	»	
5769	»	»	0,30	0,50	»	»	»	0,40	0,50	0,30	0,50	»	»	»	»	»	»	»	
5776	»	»	0,35	0,50	»	»	0,30	0,40	»	»	»	»	»	»	»	»	»	»	
5784	4	4	0,25	0,40	»	»	Même état	0,40	Même état.	»	»	»	»	»	»	»	»	»	
5808	5	»	»	0,31	»	»	»	Même état	0,50	0,50	»	»	»	»	»	»	»	»	
5836	»	4	0,20	0,20	»	»	0,10	0,25	»	»	»	»	»	»	»	»	»	»	
5841	»	»	»	0,40	»	»	»	0,10	»	»	»	»	»	»	»	»	»	»	
5848	3 1/2	2 1/2	0,3	0,25	»	»	»	0,20	»	»	Redressé.	Redressé.	»	»	»	»	»	»	
5852	»	1 1/2	0,20	0,5	0,20	0,25	»	0,15	»	0,30	Redr. 0,25	0,55 0,20	»	Redr. 0,50	0,25	0,25	»	»	Scoliose D, gauche, 1 centimètre.
5864	»	5	0,50	0,40	»	»	Red. 0,25	0,40	0,50	0,50	0,20	0,20	»	»	»	»	»	»	
5868	3 1/2	2 1/2	0,50	0,35	»	»	0,25	0,25	»	0,30	Redr. 0,25	»	»	»	»	»	Même état.	»	
5874	2	2 1/2	T. F.	0,60	»	»	0,40	0,40	0,10	0,15	0,10	»	»	0,25 0,25	»	»	0,00	0,25 0,25	Le droit redressé.
5881	5	»	0,40	0,30	»	»	»	»	0,20 0,40	0,30	»	Même état.	Redr. 0,30	»	»	»	»	Même état. Même état.	Le droit redressé
5893	»	3 1/2	F.	0,40	»	»	0,20	0,25	0,65 Droit.	»	»	»	»	»	»	»	»	»	
5895	3	3 1/2	0,50	0,60	»	»	»	0,50	0,40	»	»	»	»	»	»	»	»	»	
5917	»	3	0,80	0,30	»	»	»	»	»	»	»	»	»	»	»	»	»	»	
5928	»	6 1/2		0,50	»	»	»	»	»	»	»	»	»	»	»	»	»	»	
5958	»	14		0,40	»	»	»	»	»	»	»	»	»	»	»	»	»	»	
5972	»	12		0,30	»	»	»	»	»	»	»	»	»	»	»	»	»	»	
5975	»			0,30	»	»	»	»	»	»	»	»	»	»	»	»	»	»	
5977	»				»	»	»	»	»	»	»	»	»	»	»	»	»	»	

Redressé après 30 mois, courbures des jambes.

Nouveau registre commencé le 3 novembre 1875.

Redressé complétement.

Redressé.

Redressé après deux ans.

Le droit redressé.

Le droit redressé.

5989	»	»	»	»	0,20
5991	»	»	»	»	0,50
6000	»	»	»	»	Droit.
6037	»	»	»	»	0,30
6040	»	»	»	»	»
6058	»	»	»	Même état.	»
6	»	»	»	Droit.	0,25
9	»	»	»	Presque droit. / Presq. droit.	0,45
11	»	»	»	»	»
24	»	»	0,25	Redressé.	0,20
27	0,30	»	Redressé.	0,25	
48	0,40	»	0,20	0,20	0,30	0,35
49	0,30	0,20	0,40	0,30	0,50	0,50
50					
56					
59					
60					
61					
62					
68					
86					
119					
120					
143					
146					
155					
190					
216					
241					
281					
290					
298					
312					
330					
352					
343					
349					
353					
364					
379					
388					

RÉSULTAT DU TRAITEMENT ORTHOPÉDIQUE APRÈS

NUMÉROS du registre	AGE Garçons	AGE Filles	MESURES AU DÉBUT — Genou droit	MESURES AU DÉBUT — Genou gauche	3 MOIS Genou droit	3 MOIS Genou gauche	6 MOIS Genou droit	6 MOIS Genou gauche	9 MOIS Genou droit	9 MOIS Genou gauche	1 AN Genou droit	1 AN Genou gauche	15 MOIS Genou droit	15 MOIS Genou gauche	18 MOIS Genou droit	18 MOIS Genou gauche	21 MOIS Genou droit	21 MOIS Genou gauche	OBSERVATIONS
394	»	?	0,3	0,4	0,5	0,3	0,15	0,25	»	»	»	»	»	»	»	»	»	»	
397	»	»	0,2	0,2	0,15	0,2	Même état.	Même état.	»	»	»	»	»	»	»	»	»	»	
405	?	»	0,2	0,2	»	0,4	»	»	»	»	»	»	»	»	»	»	»	»	
418	»	»	0,4	0,3	0,4	0,55	»	»	Même état.	»	»	»	»	»	»	»	»	»	
414	?	?	(1,7)	»	»	»	»	0,15	»	»	»	»	»	»	»	»	»	»	
425	?	»	0,2	0,35	0,15	»	»	0,25	»	»	»	»	»	»	»	»	»	»	
459	»	»	»	0,15	»	»	0,55	0,40	»	»	»	»	»	»	»	»	»	»	
464	»	»	»	0,3	»	0,25	0,3	0,25	»	»	»	0,4	»	»	»	»	»	»	
466	?	»	»	0,45	»	»	0,25	0,27	»	»	»	»	»	»	»	»	»	»	
469	»	»	0,5	0,4	0,4	»	0,2	0,3	»	»	»	»	»	»	»	»	»	»	
457 bis	»	»	0,4	0,5	0,25	»	0,2	0,2	»	»	0,3	0,2	»	»	»	»	»	»	
458 bis	»	»	»	0,55	0,3	»	0,4	0,15	»	»	»	»	»	»	»	»	»	»	
463 bis	?	»	0,2	0,4	0,3	0,42	0,15	0,5	»	»	»	»	»	»	»	»	»	»	
464 bis	»	»	0,3	0,55	0,75	0,50	0,75	0,00	0,25	0,25	»	»	0,25	»	»	»	0,25	0,3	le gauche redressé.
472 bis	?	»	0,4	0,4	»	0,25	0,25	0,55	0,7	0,6	»	»	»	»	»	»	»	»	
475 bis	»	3	0,4	0,55	0,15	0,5	»	0,15	0,3	0,35	»	»	0,22	0,35	»	»	»	»	
479 bis	?	»	0,25	0,4	»	0,55	0,3	»	»	»	»	0,3	»	»	»	»	»	»	
480	»	»	0,3	0,35	»	0,15	»	»	»	»	»	»	»	»	»	»	»	»	
484	»	»	0,6	0,3	»	0,55	»	0,35	»	»	»	»	»	»	»	»	»	»	
487	»	»	0,3	0,4	»	0,25	0,3	0,4	»	»	»	»	»	»	»	»	»	»	
496	?	»	0,1	0,3	0,15	0,45	»	0,35	»	»	»	0,22	»	»	»	»	»	»	
499	»	»	0,2	0,25	»	0,55	0,3	0,2	»	»	»	0,2	»	0,25	»	»	»	»	
500	?	»	»	0,25	»	»	0,2	»	»	»	0,2	0,2	»	0,25	0,25	0,17	0,25	0,5	
507	»	?	0,25	0,95	»	»	0,4	0,18	»	»	0,25	»	0,55	0,2	»	»	»	»	
508	?	»	0,4	0,45	»	0,45	»	0,15	»	»	0,5	0,2	»	»	»	»	»	»	
509	»	»	»	0,4	»	0,55	»	0,15	»	»	»	»	»	»	»	»	»	»	
510	?	»	0,4	0,1	0,55	»	0,5	»	»	»	»	»	»	»	»	»	»	»	
514	»	»	0,15	0,55	»	»	»	»	»	»	»	»	»	»	»	»	»	»	
518	?	»	0,4	0,55	»	0,25	»	»	»	»	»	»	»	»	»	»	»	»	
520	»	»	»	0,25	»	»	»	»	»	»	»	»	»	»	»	»	»	»	
523	?	»	0,1	0,5	0,55	»	»	»	»	»	»	»	»	»	»	»	»	»	
526	»	?	0,4	0,25	»	»	0,5	»	»	»	»	»	»	»	»	»	»	»	
530	?	»	»	»	»	»	»	»	»	»	»	»	»	»	»	»	»	»	
531	?	?	»	»	»	»	»	»	»	»	»	»	»	»	»	»	»	»	

»	»	»	»	»	»	»	»	»	»	»	»	»	»	»	»	»	»	»	»	»	»	»	»	»	»	»	»	»	»	»	»	»	»	»	»	»	»	»	»	»	»	»	»	»
»	»	»	»	»	»	»	»	»	»	»	»	»	»	»	»	»	»	»	»	»	»	»	»	»	»	»	»	»	»	»	»	»	»	»	»	»	»	»	»	»	»	»	»	»
»	»	»	»	»	»	»	»	»	»	»	»	»	»	»	»	»	»	»	»	»	»	»	»	»	»	»	»	»	»	»	»	»	»	»	»	»	»	»	»	»	»	»	»	»
»	»	»	»	»	»	»	»	»	»	»	»	»	»	»	»	»	»	»	»	»	»	»	»	»	»	»	»	»	»	»	»	»	»	»	»	»	»	»	»	»	»	»	»	»
»	»	»	»	»	»	»	»	»	»	»	»	»	»	»	»	»	»	»	»	»	»	»	»	»	»	»	»	»	»	»	»	»	»	»	»	»	»	»	»	»	»	»	»	»
»	»	»	»	»	»	»	»	»	»	»	»	»	»	»	»	»	»	»	»	»	»	»	»	»	»	»	»	»	»	»	»	»	»	»	»	»	»	»	»	»	»	»	»	»
»	»	»	»	»	»	»	0,25	»	»	»	»	»	»	»	Même état.	»	»	»	»	0,25	»	»	»	»	»	»	»	»	»	»	»	»	»	»	»	»	»	»	»	»	»	»	»	»
»	»	»	»	»	»	»	»	»	»	»	»	»	»	»	»	»	»	»	»	»	»	»	»	»	»	»	»	»	»	»	»	»	»	»	»	»	»	»	»	»	»	»	»	»
0,15	»	0,2	»	»	»	»	0,25	»	»	»	»	0,55	Redressé. 0,32 0,32	0,1	0,2	0,25	»	0,25	»	»	»	»	»																					
0,25	»	»	»	»	»	»	»	»	»	»	»	0,3 0,3	0,25	»	0,2	»	»	»	»	»	»	»	»																					
0,25 0,2 Redressé.	0,4 0,3 0,25 0,2 0,2 0,25 0,5	0,2	»	0,15 0,34	»	0,3	»	»	»	Redressé. 0,4	»	0,4	0,25 0,15 »																																			
0,25 « 0,25 0,25 0,2 0,2	»	0,2	»	»	»	»	»	»	»	»	0,3	»	0,3 » » »																																			
»	»	0,3 0,5 Même état. 0,3 0,3 0,3 0,4 0,1	»	0,3	»	0,15 0,1 0,3 0,5 0,53 0,15																																									
»	»	0,22 0,25 0,4 0,1 0,2 0,2																																									
0,5 0,5 0,5 0,55 0,4 0,25 0,55 0,2 0,5 0,4 0,7 0,5 0,5 0,4 0,55 0,5 0,4 0,55 0,25 0,25 0,4 0,4 0,5 0,5 0,4 0,5 0,25 0,2 0,3 0,25 0,5 0,5 0,55 0,4 0,5 0,2									
0,45 0,2 0,3 0,5 0,2 0,4 0,25 0,3 0,6 0,4 0,55 0,25 0,2 0,25 0,5 0,15 0,4 0,2 0,15 0,25 0,5 0,4 0																								
»	»	»	»	»	»	»	»	»	»	»	»	»	»	»	»	»	»	»	»	»	»	»	»	»	»	»	»	»	»	»	»	»	»	»	»	»	»	»	»	»	4	»	»	»
539	548	567	577	578	581	588	593	597	601	602	603	612	619	621	622	623	624	625	628	629	631	633	635	636	645	649	652	654	655	666	669	6:5	678	685	697	700	708	715	716	717	720	721	727	730

tails par Billroth, était bilatéral ; le redressement a été complet sur les deux genoux et sans aucun accident.

En France, Bonnet (de Lyon), qui pensait que le genou valgus est déterminé par la rétraction du biceps, coupa le tendon de ce muscle. « Cette section, dit-il, facilite le redressement, mais celui-ci ne tend pas à être permanent, il est bientôt détruit par la marche. Parmi les cas où je l'ai pratiquée, il m'est impossible d'en citer un seul où j'aie obtenu un succès véritable » (*Traité des sections tendineuses*, etc. Paris-Lyon, 1841, p. 575).

J. Guérin, conformément à sa théorie des phases successives que parcourt le *genu valgum*, a sectionné tantôt isolément, tantôt ensemble, le ligament latéral externe, l'aponévrose du *fascia lata*, le tendon du biceps.

En Angleterre, Tamplin, qui a pratiqué la ténotomie du tendon du biceps, a sectionné deux fois le sciatique poplité externe. La paralysie n'a duré que deux mois.

Les sections sous-cutanées, dont l'utilité est si rarement démontrée, sont presque abandonnées aujourd'hui, excepté en Allemagne, où Langenbeck pratique encore la ténotomie du ligament latéral externe, mais chez les enfants seulement. Ce chirurgien ne redoute pas chez eux la pénétration de l'air dans l'articulation. En France nous sommes plus timorés, surtout lorsqu'on possède des moyens moins dangereux que l'opération dont il s'agit.

b. *Ostéoclasie manuelle.*   Cette méthode a été mentionnée pour la première fois par Delore (de Lyon) en 1861. Plus tard, en 1873, il en fit l'objet d'une communication à la réunion de l'Association française pour l'avancement des sciences, et l'année suivante il présenta à la Société de chirurgie de Paris les résultats de sa pratique. Voici comment il décrit son procédé opératoire :

« Le malade (étant anesthésié) est placé sur le bord du lit. Au-dessous de la malléole externe, on dispose un coussin qu'un aide maintient solidement, pour élever le genou au-dessus du plan du lit. Dans cette situation, le genou en dedans se présente directement en haut, et le chirurgien passe sur lui avec les mains sur lesquelles il fait porter le poids du corps, donnant de petits secousses. Il ne faut pas employer une force trop grande. La malléole externe ne doit pas être soulevée trop haut, afin que le genou ne soit pas trop éloigné du plan du lit, qui est destiné à prévenir un trop grand effort fait par le chirurgien ; quand on éprouve un peu de fatigue, il faut se faire remplacer par un aide dont on dirige les manœuvres. On procède lentement, progressivement, sans se décourager, et au bout d'un temps variable suivant la force du sujet on voit le redressement s'opérer. Ce temps varie de cinq minutes à une demi-heure. Chez les enfants de deux à trois ans, encore en puissance de rachitisme, il faut une pression très-modérée, chez les individus de dix-huit à vingt ans, dont le ramollissement rachitique a disparu depuis longtemps, il faut user d'une grande force.

« Pendant l'opération, il est fréquent d'entendre des craquements plus ou moins accentués suivis du redressement immédiat » (Delore, *Du mécanisme du genou en dedans*, etc., *Compte rendu de l'Assoc. franç. pour l'avanc. des sc.*, Lyon, 1873, p. 796).

Tillaux a modifié de la manière suivante le procédé de Delore : « Le sujet profondément endormi repose sur une table couverte d'un seul matelas peu épais. Le membre inférieur est appliqué sur le rebord de la table de façon qu'il porte sur sa face interne. Le point d'appui doit être pris sur le condyle interne du fémur. La jambe tout entière dépasse donc la table. Il faut confier à un aide

vigoureux le soin d'immobiliser la cuisse dans cette position, de façon à l'empêcher de tourner. Saisissant alors de la main droite la jambe sur sa partie
moyenne, je m'en sers comme d'un bras de levier et, pendant que de la main
gauche je continue à bien maintenir le genou appuyé sur sa face interne (car de
là dépend le succès de l'opération), j'exerce des pesées successives et de plus en
plus fortes, jusqu'à ce que l'on perçoive un craquement caractérisque. Le membre
est ensuite placé bien droit dans un appareil silicaté avec attelles latérales, où
je le maintiens pendant soixante jours » (*Anatomie pathologique*, Paris, 1877,
p. 1119).

Ces deux procédés ont chacun leur avantage et leur inconvénient. Dans le
premier la puissance porte sur le genou lui-même, les diaphyses ne sont pas
exposées à être fracturées, ce sont les cartilages épiphysaires qui cèdent les
premiers. Par contre, il faut déployer une force considérable, et le concours de
plusieurs aides est souvent nécessaire pour obtenir le redressement. Dans le
second, la puissance appliquée à l'extrémité de la jambe qui fait office de levier
n'éprouve aucun déchet. Mais, si les os de la jambe n'offrent pas une résistance suffisante, ils peuvent se briser. Cet accident n'est cependant pas très
à craindre, parce que la main de l'opérateur l'avertit du moment où il doit
s'arrêter.

Aussitôt que le redressement est obtenu, il faut maintenir le membre dans un
appareil plâtré auquel on ajoute une longue attelle externe qu'on laisse en place
jusqu'à ce que le plâtre soit sec. Cette précaution empêche la déviation de se
reproduire, par l'effet de la tonicité musculaire. On réveille ensuite le malade,
qui est transporté sur son lit.

La réaction qui se produit après l'opération est très-légère : un peu de fièvre,
une élévation de température de 1 degré environ, un peu de douleur les premiers
jours, et puis le malade guérit suivant le mécanisme des fractures incomplètes ;
la solidité de l'os est complète après deux mois. Cependant les choses ne se
passent pas toujours aussi simplement ; j'ai vu plusieurs fois la douleur devenir
assez forte pour qu'on fût forcé d'enlever le bandage plâtré le lendemain de son
application.

Delore laisse le bandage en place pendant un mois, ensuite il applique un
tuteur qui immobilise le genou et l'empêche de fléchir sous le poids du corps.
Ce tuteur doit être porté pendant dix à quinze mois au moins. Tillaux n'enlève
l'appareil qu'après deux mois, après lesquels il mobilise l'articulation. Ollier,
qui pratique presque toujours le redressement forcé, même chez les enfants de
trois ou quatre ans, regarde, dans ce dernier cas l'état de l'articulation au bout
de trois semaines, et, s'il existe de la tuméfaction du genou ou de la région épiphysaire, il réapplique le même bandage, sinon il en met un plus léger et, après
sept ou huit jours, il fait porter l'appareil à tuteur qui doit être conservé pendant un
an environ. Chez les enfants plus âgés, il laisse le premier bandage pendant
cinq ou six semaines après lesquelles il le remplace par le tuteur. Ollier règle
sa conduite, au commencement du traitement, sur l'état de la portion juxta-
épiphysaire du fémur et de l'articulation correspondante, et, pendant la période
de consolidation, sur l'état constitutionnel du sujet. Chez les rachitiques, par
exemple, il prolonge l'usage du tuteur pour éviter les récidives et même des
déformations en sens inverse.

Delore, qui lors de sa communication à la Société de chirurgie avait déjà
pratiqué 200 fois l'opération, ne mentionnait que des succès. Deux de ses élèves,

Saurel (*loc. cit.*, p. 32) et Barbarin (*Contribution à l'étude des fractures chez les enfants.* Paris, 1873, p. 45) ont rapporté dans leur thèse quelques résultats éloignés qu'ils avaient pu constater. Le premier dit que deux fois le tuteur a pu être quitté au bout de huit mois et une fois au bout d'une année. L'enfant, âgé de sept ans, ne portait plus l'appareil depuis six mois lorsque Saurel l'a examiné ; la marche était facile ; les deux membres avaient exactement la même longueur, mais les malléoles présentaient encore un écartement de quatre travers de doigt. Le second rapporte que chez un assez grand nombre des anciens opérés de Delore la rectitude du membre n'était pas absolue, mais la déviation n'avait plus rien de gênant ni de choquant ; chez quelques-uns il subsistait un peu de faiblesse dans le genou, par suite d'une laxité très-grande des ligaments, et un peu de dislocation de la jointure. En somme, dans tous les cas, le malade avait bénéficié de l'intervention chirurgicale.

Jusqu'à quel âge peut-on opérer le redressement forcé ? D'après les expériences cadavériques et l'autopsie de Delore que nous rapportons plus loin, il est probable que le redressement se fait par un décollement du cartilage : or c'est vers vingt-cinq ans qu'il s'ossifie. On peut donc fixer de vingt à vingt-cinq ans l'époque au delà de laquelle cette opération redresserait le genou en déterminant une fracture.

Il nous reste maintenant à examiner quels sont les désordres produits pendant le redressement forcé. Delore a constaté les lésions suivantes sur le cadavre d'un enfant de trois ans, mort accidentellement dix jours après qu'il l'eut opéré d'un *genu valgum* :

« Les ligaments n'avaient pas été déchirés, les articulations n'avaient subi aucun traumatisme.

« Le système osseux, au contraire, portait des traces manifestes du redressement opéré. L'épiphyse du fémur droit avait été décollée dans sa moitié externe, et en bas, sur le périoste de la face antérieure, on constatait une ecchymose étendue. Cette lésion et les autres que je vais décrire étaient en voie de réparation et ne présentaient aucun signe d'inflammation.

« L'épiphyse tibiale était décollée dans la partie qui constitue la tubérosité externe du tibia. Au niveau de la tubérosité interne, on constate à la surface osseuse des signes de tassement.

« La tête du péroné a été arrachée complétement par le ligament latéral externe et le tendon du biceps, et séparée de sa diaphyse par un intervalle de 4 millimètres.

« A gauche l'épiphyse du fémur est décollée encore plus complétement qu'à droite ; un cal exubérant commence à réparer la lésion produite.

« Le décollement du tibia est le même qu'à droite. Rien du côté du péroné.

« A l'extérieur, on ne reconnaissait aucune trace de traumatisme. »

Delore conclut de cette autopsie que le redressement doit être attribué à une seule des causes suivantes ou à la réunion de plusieurs d'entre elles :

« 1º L'écartement des surfaces articulaires, qui peut se constater par des mouvements de latéralité ;

« 2º L'arrachement du périoste par les ligaments latéraux externes ;

« 3º Le décollement des épiphyses qui porte sur le condyle externe du fémur, la tubérosité externe du tibia et même la tête du péroné. Ce décollement est quelquefois brusquement accompli et accompagné du craquement dont j'ai déjà parlé. Dans la plupart des cas, il est impossible de le constater chez le vivant ;

« 4° Le tassement de la tubérosité interne du tibia ;

« 5° L'élasticité du fémur et du tibia est encore un élément de redressement ; cette élasticité est prononcée jusqu'à dix ans. »

Les quelques autopsies qui ont été faites depuis par Delore (*Lyon médical*, 1874-1879) et celle de Ménard (*Revue de chirurgie*, 1881, p. 738) justifient les premières conclusions de Delore. Ces nécropsies ont en effet confirmé le décollement de l'épiphyse et celui du périoste. Les surfaces décollées étaient séparées par une substance molle sanguinolente. Enfin les expériences cadavériques de Saurel, Barbier, Ménard et autres, ont montré qu'il se produit une rupture habituelle soit de l'extrémité épiphysaire du fémur, soit de celle du tibia, quelquefois du péroné ; un décollement presque constant du périoste au-dessus de son insertion épiphysaire, quelquefois une déchirure du ligament latéral externe, lorsque le redressement était fait avec la main ; cet accident n'a pas eu lieu lorsqu'on a employé la machine Collin que nous décrirons plus loin.

La rupture du cartilage, d'après Barbier et Ollier, se fait toujours du côté de la diaphyse ; le cartilage de conjugaison reste attaché à l'épiphyse. Le décollement est donc diaphysaire et non épiphysaire.

Ce décollement est un accident qui pouvait faire craindre que l'accroissement de l'os en longueur n'eût à en souffrir. Mais les recherches d'Ollier ont démontré qu'il est facile de se placer dans des conditions convenables où il n'y ait rien à craindre.

« L'expérimentation, dit-il, nous démontre que les décollements du cartilage de conjugaison influent d'une manière variable sur le développement du membre. L'arrêt d'accroissement paraît nul, si la réduction a été faite immédiatement et si l'inflammation a été soigneusement évitée.

« On peut admettre comme un fait général l'observation de Foucher et de Goyraud sur le parfait accroissement des membres dont les épiphyses ont été disjointes.

« La plaie se cicatrise comme une plaie osseuse et non comme une plaie cartilagineuse, la séparation se faisant au niveau de la couche chondroïde et non au niveau du cartilage lui-même. Le tissu intéressé n'est déjà plus du tissu cartilagineux. »

On a encore observé quelques autres accidents à la suite du redressement forcé. Lannelongue a mentionné une arthrite consécutive. Reuss cite une observation recueillie dans le service de Bœckel et dans laquelle il se produisit une périostite phlegmoneuse diffuse de toute la diaphyse fémorale avec abcès multiples. On fut contraint d'établir de nombreux drainages. Le fémur se dénuda sans pourtant qu'il y eût élimination de séquestre ; à un moment donné, la mort paraissait certaine, et ce n'est qu'au bout de quatre mois que l'on obtint la guérison de ces accidents consécutifs (Peyre, *loc. cit.*, p. 74).

L'hydarthrose du genou est un accident très fréquent à la suite de l'opération. En général elle se dissipe d'elle-même.

Machine Collin. Nous donnons la description et le dessin d'une machine construite par M. Collin pour redresser le *genu valgum*. Elle est très-facile à manier et d'une puissance supérieure à celle qui est nécessaire pour redresser les genoux les plus résistants.

« Cet appareil se compose de trois pièces principales, à savoir : deux demi-gouttières s'appliquant l'une à la partie moyenne de la cuisse, l'autre au tiers inférieur de la jambe, et formant les deux extrémités d'un porte à faux dont la branche agissante est supportée par un levier.

Ces demi-gouttières sont supportées par deux tiges en fer glissant à coulisse sur une branche d'acier, afin de pouvoir l'adapter à toutes les tailles.

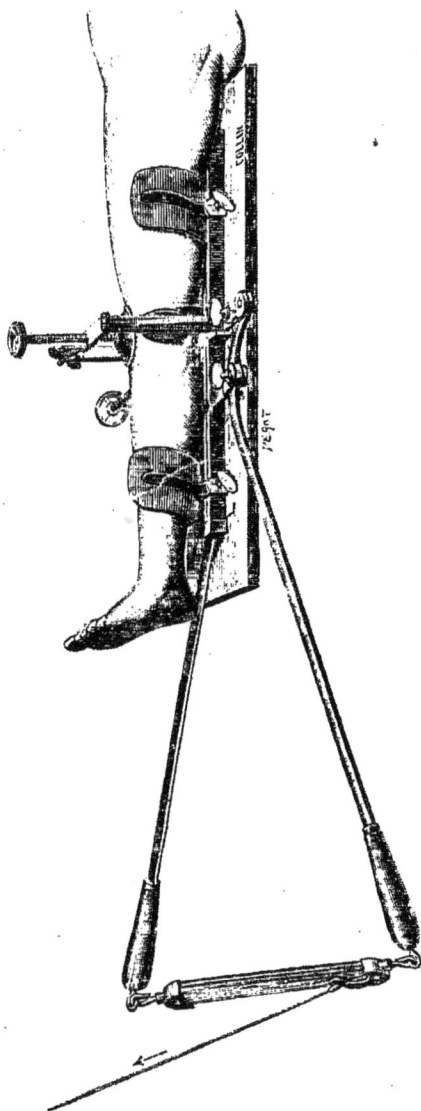

Une partie mobile, mobilisée par une longue tige faisant levier, attire le genou en dehors, pendant que les deux gouttières indiquées ci-dessus maintiennent le membre.

Pour empêcher les rotations de la jambe, on maintient la rotule au moyen d'une pelotte concave qui peut s'abaisser à volonté entre deux montants.

Tout l'appareil est monté sur une planche qui le rend très-solide.

Peyrot a fait avec cette machine une expérience à l'école pratique pour redresser le *genu valgum* sur le cadavre d'un enfant de quatorze ans et demi, bien conformé. Il a présenté les pièces à la Société de chirurgie (décembre 1879).

« Des deux côtés, l'épiphyse fémorale inférieure est décollée. Le cartilage est resté adhérent à l'épiphyse. L'articulation n'est pas ouverte. Les ligaments sont absolument intacts. Elle ne présente aucun mouvement de latéralité. L'extrémité inférieure de la diaphyse est libre dans sa gaîne périostique, sur une hauteur très-faible en dedans, très-grande en dehors et en arrière ($0^m,10$).

Du côté droit, la jambe a simplement été portée en dedans avec rotation interne, du fait de l'appareil ; le périoste est décollé en dehors et en arrière, dans toute la bifurcation externe de la ligne âpre, sur une hauteur de $0^m,10$ environ. Ce décollement est accompagné d'élongation et d'éraillures, le mouvement possible était plutôt de la flexion antérieure que de l'adduction, ce qui s'explique par la prédominance du diamètre transverse des surfaces décollées sur le diamètre antérieur.

Du côté gauche, à l'action de l'appareil qui avait porté la jambe en dedans on avait ajouté des violences manuelles pour la porter ensuite en dehors. Le périoste était un peu plus décollé du côté interne. Du côté droit, les mâchoires fémorales avaient été appliquées juste sur les condyles, bien placées pour déterminer l'arrachement des ligaments plutôt que le décollement qui s'est produit néanmoins. A gauche, les mâchoires fémorales embrassaient et fixaient l'extrémité de la diaphyse. De chaque côté, le péroné avait supporté une forte pression latérale, non sans fléchir, mais sans se rompre.

Le décollement épiphysaire a été produit par une traction uniformément progressive, pratiquée avec un moufle, sans la moindre secousse et sans qu'aucun assistant ait perçu le moindre craquement. Le cadavre était resté gelé pendant une semaine et avait été dégelé complétement le matin même de l'expérience. »

Ménard est arrivé au même résultat. Dans toutes ses recherches cadavériques faites avec l'ostéoclaste l'articulation du genou a toujours été trouvée intacte. Deux fois au contraire les ligaments ont été arrachés pendant les redressements faits avec la main (*Revue de chirurg.*, n° 9, 1881).

L'année dernière nous avons, de Saint-Germain et moi, essayé cet appareil sur des enfants de différents âges et affectés de *genu valgum*. Au-dessous de 10 ans le redressement s'est fait avec la plus grande facilité ; il n'y a eu ni résistance ni craquement. Chez les adolescents de 13 à 15 ans la résistance était très-notable, mais le membre restait redressé, tandis que chez les enfants il reprenait sa position déviée aussitôt qu'on l'abandonnait à lui-même.

c. *Ostéotomie.* Cette opération est pratiquée en Allemagne et surtout en Angleterre où elle a pris une extension considérable. Meyer l'a faite le premier en 1852, puis viennent Lister et Annandale en 1875-1876, Bœckel (de Strasbourg), Ogston, Reeves, Macwen. Le procédé d'Ogston, qui paraît de plus en plus abandonné, a été très-répandu. Voici comment le *Journal d'Édimbourg*, 1877, décrit l'opération faite par ce chirurgien sur un jeune homme de dix-huit ans, dont le *genu valgum* avait débuté à l'âge de sept ans après une fièvre typhoïde pour s'exagérer ensuite de plus en plus :

« Le patient étant chloroformé, son genou gauche fut fléchi autant que possible la cuisse tournée en dehors. Un long et fort ténotome d'Adams fut introduit sous la peau à trois pouces et demi au-dessus du condyle interne et assez profondément pour qu'on pût sentir la ligne de bifurcation interne de la ligne âpre du fémur. La lame fut ensuite dirigée en avant et en bas sur la face antérieure du fémur, le bord tranchant étant tourné du côté de l'os. Lorsqu'il put sentir la pointe sous la peau, au niveau de la gouttière verticale intercondylienne dans laquelle se loge la rotule pendant l'extension de la jambe, M. Ogston pressa le ténotome sur l'os, puis divisa ainsi les parties molles et le périoste en retirant lentement son bistouri. La plaie cutanée avait moins de 1 centimètre de large, elle formait l'orifice d'un canal sous-cutané, dirigé obliquement sur la face antérieure du fémur et aboutissant à la cavité articulaire.

Le chirurgien prit alors la scie dont se sert Adams pour la division sous-cutanée du col du fémur et, l'introduisant dans ce canal, il scia le condyle en allant d'avant en arrière. Dès que l'on pensa que la scie était arrivée au voisinage du creux poplité, on la retira, le condyle ne tenant plus que par un pont osseux très-mince. La jambe fut ensuite placée dans l'extension, et l'opérateur redressa le genou en portant fortement en dedans la jambe du malade ; il suffit pour cela d'une force modérée ; on entendit un petit craquement, et le membre redevint absolument droit comme à l'état normal. Toute l'opération fut faite sous la vapeur phéniquée et pour le pansement on suivit exactement la méthode de Lister. La réaction fut à peu près nulle. L'articulation, d'abord pleine de sang, ne devint ni chaude, ni tendue, et quelques jours après on pouvait retirer le pansement et commencer les mouvements. Le 6 juin, l'autre genou fut opéré de la même manière, avec le même résultat, et c'est le 21 juin qu'on enleva le pansement. Les mouvements étaient complétement rétablis, des deux côtés, le 9 juillet, et moins de sept semaines et demie après l'opération du genou gauche, cinq semaines après celle du genou droit, le malade put se lever et marcher. Lorsqu'il partit le 31 juillet, il marchait parfaitement. »

Reeves, au lieu de la scie, emploie, pour diviser le condyle interne, le ciseau et le maillet, afin d'éviter que la sciure d'os laissée dans la plaie occasionne une inflammation. Cette opération n'en reste pas moins très-grave. Mais la méthode antiseptique de Lister absout toutes les audaces chirurgicales.

L'ostéotomie cunéiforme de la partie interne du condyle fémoral a été faite en 1877 par Macwen et Chiene, dont les procédés sont assez voisins l'un de l'autre. Macwen fit, sur le condyle interne du fémur une incision dont le centre correspondait à la partie supérieure du condyle, dans le but d'arriver aussi près que possible de l'articulation sans l'ouvrir. Une portion en V de la partie interne de l'extrémité condylienne fut enlevée avec le ciseau, le reste de l'os fut brisé, le membre fut ramené à la rectitude (*the Lancet*, 1878).

Chiene pratiqua une incision verticale à partir du tubercule sur lequel s'insère le long adducteur et qui comprenait la peau et l'aponévrose ; il écarta les fibres obliques du vaste interne et arriva sur le périoste, puis, à l'aide du ciseau et du maillet, il sectionna une portion osseuse en forme de coin et l'enleva. Le membre fut alors redressé (*British medical Journal*, 1877, t. II).

Malgré les bons résultats que donnèrent ces opérations, Macwen, modifiant son procédé, fit la section transversale de l'extrémité inférieure du fémur dans les deux tiers de son étendue et le brisement consécutif. Voici, du reste, le résumé de son procédé opératoire (Peyre, *loc. cit.*) : « Le malade étant étendu, on choisit un point situé au-dessous du bord supérieur de la rotule et on trace une ligne circulaire correspondant à la direction que devra avoir la section osseuse. On fait une incision longitudinale au devant du tendon du grand adducteur, le centre de l'incision correspondant à la ligne circulaire. La longueur de l'incision est un peu plus considérable que la plus grande largeur de la cisaille à employer.

« La division des parties molles se fait d'un seul coup, et le bistouri doit aller jusqu'à l'os. On introduit alors la cisaille, à l'aide de laquelle on pratique la section transversale de l'os en retirant l'instrument le moins possible. Il faut que cette section porte au moins sur les deux tiers de l'épaisseur de l'os, sinon on s'expose, au moment où l'on pratiquera le brisement, à produire la séparation du condyle interne et à n'avoir en réalité que l'opération de Reeves et d'Ogston modifiée.

« Lorsque les deux tiers de l'os sont ainsi sectionnés, on opère le redressement, qui amène la fracture du reste du fémur. »

Au dire de son auteur, ajoute Peyre, les avantages de cette méthode sont les suivants :

« La cisaille même, par le fait de son épaisseur, produit à la partie interne une perte de substance osseuse en forme de V dans le genre de celle que l'on obtient dans l'ostéotomie cunéiforme, mais cette perte de substance est bien moins considérable ; et, en outre, lorsque le redressement est opéré, la perte de substance se répartit entre le côté interne et le côté externe ; elle est de peu d'étendue sur l'un et l'autre côté, et la guérison est bien plus prompte, tandis que dans l'ostéotomie cunéiforme la perte de substance est telle qu'il existe un vide difficile à combler.

« Tandis que dans l'opération d'Ogston et de Reeves l'articulation est presque toujours ouverte, elle reste dans ce cas complétement indépendante de la section, qui se trouve à peu près à égale distance entre la surface articulaire et le cartilage épiphysaire; c'est en réalité en présence d'une fracture compliquée que l'on se trouve, et, avec les moyens actuels de pansement, on peut envisager avec moins de crainte qu'autrefois une telle éventualité.

« Le périoste est le plus souvent conservé à la partie externe, et la réparation en est d'autant plus complète » (Macwen, *the Lancet*, 30 mars, 28 décembre 1878, 26 avril 1879).

Ainsi, en Angleterre, les uns, comme Macwen, opèrent avec le ciseau (section supra-condylienne du fémur), les autres font l'ostéotomie sous-cutanée avec une petite scie cultellaire. Mais le ciseau paraît avoir la préférence : on opère à ciel ouvert, on a une plaie plus nette et on ne craint pas d'y laisser de poussière osseuse.

En Allemagne, on pratique aussi l'ostéotomie pour redresser le *genu valgum* Billroth, Scheede, Volkmann, von Heine, Nussbaum, sont les chirurgiens dont le nom revient le plus souvent dans la presse allemande.

Les suites de l'opération sont ordinairement assez simples : la cicatrisation se fait, en général, en un mois. Mais on a constaté des accidents très-graves : tumeur blanche, ankylose, perte d'un membre, issue funeste. Barker (*British medical Journal*, 1878. — Peyre, *loc. cit.*, p. 90) rapporte un cas de mort survenu sous ses yeux, 48 heures après l'opération. « A l'autopsie, on trouva, dit-il, que la cause de la mort était une pneumonie septique avec infarctus hémorrhagiques dans le lobe inférieur du poumon droit. L'articulation était absolument saine, la plaie suppurait légèrement. On trouva dans le corps de différents muscles de la partie antérieure de la cuisse du pus n'ayant aucune communication avec l'articulation. On trouva neuf foyers purulents dans les muscles de la cuisse; toutes les veines étaient absolument normales. La section de l'os était telle qu'elle le devait. Les ligaments cruciaux étaient intacts. L'intérêt de cette communication, dit M. Barker, réside tout entier dans le développement rapide de la septicémie, malgré l'emploi le plus rigoureux des précautions antiseptiques pendant et après l'opération. »

La division suscondylienne du fémur jouit aujourd'hui, en Angleterre, d'une grande vogue. Le 28 avril 1881, Macwen avait opéré 522 *genu valgum* par ce procédé, et sa première opération daterait, d'après Peyre (*loc. cit.*), de la fin de 1877. Ainsi que nous l'avons dit, la méthode opératoire d'Ogston est de plus en plus abandonnée. Ollier en a cependant vu un beau résultat chez un enfant : le membre était droit et l'articulation très-mobile.

En résumé, malgré tous les cas heureux que mentionnent les statistiques, l'ostéotomie dans le *genu valgum* est une opération qui peut avoir des conséquences beaucoup plus graves que le redressement forcé. Aussi pensons-nous qu'il est rationnel de réserver la division suscondylienne pour les cas où la soudure des épiphyses rend impossible tout autre mode de redressement (*voy.* Attitude *et* Déformation). Pierre Bouland.

Indications bibliographiques. — Scheldrake. *Observations on the Cause of Distortion of Legs*, 1794. — Naumburgs. *Abhandlung von der Beinkrümmung*. Leipzig, 1796. — Jœrg. *Ueber die Verkrümmungen des menschlichen Körpers*. Leipzig, 1816. — V. Duval. *Aperçu sur les principales difformités du corps humain*, 1833. — Mellet. *Manuel d'orthopédie*, 1833. — Jules Guérin. *Mémoires sur les déformations du système osseux*, 1836 à 1843 ; *Gaz. méd, de*

Paris, 1840; *Bull. de l'Acad. de méd.*, 1842; *Rapports sur le traitement de M. Jules Guérin par une commission académ.*, 1847. — MAISONNEUVE. *Clin. chirurg.*, 1847. — PALASCIANO. *Du muscle rotateur de la cuisse.* Lyon, 1847.— BROCA. *Quelques points de l'anat. pathol. du rachitisme.* In *Bull. de la Soc. anat.*, 1852. — GERDY. *Maladies des organes du mouvement*, 1855. — BOUVIER. Art. GENOUIN. *Dict. de méd. et de chir.*, 1833, t. IX.— BONNET (DE LYON). *Traité des sections tendineuses.* — DUCHENNE (DE BOULOGNE). *Physiologie des mouvements.* — DELORE. *Gaz. méd. de Lyon*, 1861. — DU MÊME. *Du mécanisme du genou en dedans et de son traitement par le décollement des épiphyses* (Associat. franç. pour l'avancement des sc., session de Lyon, 1873). In *Lyon méd.*, 1873; *Bull. de la Soc. de chir.*, 1874. — OLLIER. *Bull. de l'Acad. des sc.*, 1861.— DU MÊME. *Traité de la régénération des os*, 1862.— MARCHAND et TERRILLON. *Revue mens. de méd. et de chir.*, 1877.— MALGAIGNE. *Cours d'orthopédie.* 1862. — CRUVEILHIER. *Traité d'anat. pathol.*, t. I.— GIRALDÈS. *Leçons clin. sur les maladies chirurcales de l'enfance.* — GEORGES-MURRAY-HUMPHRY. *Treatise on the Human Skeleton.* — DUVAL FILS. *De la fausse ankylose du genou*, 1864. — GROSS. *System of Surgery*, vol. II. — PANAS. Art. GENOU in *Dictionnaire de médecine et de chirurgie pratiques.* — HOLMES. *System of Surgery*, 1870. — DU MÊME. *Surgical Treatment of Children Diseases*, traduit de l'anglais par O. LARCHER, 1870. — HEYFELDER. *Traité des résections*, traduction de F. BOECKEL, 1863. — BILLROTH. *Pathologie générale chirurgicale*, traduction française. — DUBRUEIL. *Leçons sur les maladies chroniques*, in *Journ. de l'École de médecine*, 1874. — GUÉNIOT. *Bull. de la Soc. anatom.*, 1870. — LANNELONGUE. *Bull. de la Soc. anatom.*, 1870. — ROCHARD. *Histoire de la chirurgie française au XIXᵉ siècle*, 1875. — VERNEUIL. *Bull. de la Soc. de chir.*, 1874-1877. — TILLAUX. *Bull. de la Soc. de chir.*, 1874-1876. — HAYEM. *Revue des sciences médic.* (nombreux extraits de travaux parus en France et à l'étranger). — NEPVEU. *De l'ostéoclasie et de l'ostéotomie au point de vue orthopédique.* In *Arch. génér. de méd.*, 1875. VOLKMANN, in PITHA und BILLROTH (*Handb. der spec. und allg. Chir.*) II. Bd., II. Abth., II. Liefer. — HÜTER. *Langenbeck's Archiv*, Bd. IX, p. 901.— *Virchow's Archiv*, Bd. XXVI.

PUBLICATIONS PÉRIODIQUES. — *Gaz. médicale de Paris*, 1836-1847. — *Gaz. méd. de Lyon*, 1861. — *Bull. de la Soc. anat.*, 1852, 1867, 1868, 1870. — *Bull. de la Soc. de chir.*, 1874. 1876, 1877. — *Bull. gén. de thérap.*, 1877. — *Revue mensuelle de méd. et de chir.*, 1877. — *Gaz. hebdom. de méd. et de chir.*, 1873-1875. — *Arch. de méd. navale*, t. XXI. — *The Lancet*, 1874, t. II; 1877-1878, t. I et II; 1879-1881.— *British Med. Journ.*, 1877-1878. — *Edimb. Med. Journ.*, 1875-1877. — *Med. Press. and Circular*, février 1879. — *Med. Times and Gaz.*, 1877, t. I. — *Journ. of Anat. and Physiol.*, 1878.— *Deutsch. Klinik*, 1859 (Meyer). — *Wiener med. Wochenschr.*, 1878. — *Wiener med. Presse*, 1875. — *Berliner Klin.*, 1876. — *Langenbeck's, Arch.*, 1877-1878. — MONTUS. Th. de Paris, 1838. *Difformité des genoux.*— DESPRÉAUX. *Dév. des genoux*, Th. de Paris, 1840 —LEMARCHAND *Dév. des genoux*, Th. de Paris, 1840. — OVION, Th. de Paris, 1841. — HAUSER, Th. de Paris, 1842. — ROBERT. *Thèse pour le professorat*, 1851.— PENNIÈRES, Th. de Paris, 1860.— SÉSARY. *De l'ostéite aiguë chez les enfants et les adolescents*, 1870. — SACREL. *Essai sur le genou en dedans*, 1872.— BARBARIN. Th. de Paris, 1873. — BARBIER, *Étude sur le genou valgum*, Th. de Paris, 1874. — VERGNE. *Du traitement du genou en dedans par le redressement brusque*, Th. de Paris, 1875. — DE SANTI. *Du genou valgum chez l'adolescent*, Th. de Paris 1876. — LECÈNE. *Contribution à l'Étude de la pathog. du genou valgum*, 1878. — CARRIEU. *De la fatigue.* Th. d'agrég., Paris, 1878. — PEYRE. *De la dév. en dedans du genou.* Th. de Paris, 1879.— L. BRAYE. *Du genu valgum et de son redressement par l'appar. Collin.*Th. de Paris,1880.   P. B.

GENOUILLIÈRE. La genouillière, de même que la guêtre (*voy.* ce mot), doit être considérée comme une partie retranchée d'un bas compresseur, et, de même que celui-ci, peut être *élastique* ou simplement *lacée*.

La genouillière élastique peut consister en un manchon de caoutchouc vulcanisé, plus ou moins mince suivant le degré de contention qu'on veut obtenir. Il est bon en général, avant de l'appliquer, de recouvrir le genou d'un morceau ou d'une bande de toile, le caoutchouc appliqué directement sur la peau y produisant facilement de l'irritation; mais cette irritation même peut être utile en certains cas. Même avec la précaution que nous venons d'indiquer, ce manchon n'est pas toujours bien supporté, à cause de la grande chaleur locale qu'il occasionne, surtout s'il existe de l'arthrite. Dans la grande majorité des cas, il vaut mieux se servir de la genouillière de tissu élastique, composé, comme on sait, d'une trame de fils de caoutchouc vulcanisé tissés avec des fils de chanvre, de coton ou de soie. Nous renvoyons sur ce point à ce qui sera dit des bas élastiques au mot VARICE.

Les genouillères lacées sont faites avec du coutil ou avec de la peau de chien ou de chamois. Elles se lacent à la manière d'un corset, sur un côté du genou, ordinairement le côté externe. Leur avantage est de permettre de varier à volonté le degré de compression ; mais elles s'adaptent difficilement à tous les accidents de forme de la région, surtout au creux poplité.

On fabrique quelquefois des genouillères destinées à agir moins par constriction que par la chaleur qu'elles entretiennent dans la partie. Telles sont les genouillères de tricot ou celles de peau de chat ou de lièvre non tannée, et dont le côté velu forme la surface interne du manchon. D.

GENOUILLET. Nom donné quelquefois au *Sceau de Salomon* (*Polygonatum vulgare* L.). Pl.

GENRE (*Genus*). En zoologie, réunion d'espèces qui présentent un ou plusieurs caractères communs plus ou moins remarquables. Dans l'espèce, les caractères communs sont fondamentaux, essentiels, fixes, et cette fixité s'accuse par la reproduction indéfinie. Un cheval ne donne et n'a jamais donné naissance qu'à un cheval, un chien qu'à un chien, un aigle qu'à un aigle. Dans le genre, les caractères communs sont extérieurs, superficiels et ne se transmettent pas nécessairement par génération, ou ne se transmettent que dans un nombre de générations très-limité. Exemple : le mulet. Cette intransmissibilité des caractères du genre à des descendants n'empêche pas le genre lui-même d'être immuable dans le temps. Le mulet d'aujourd'hui est le mulet d'il y a mille ans.

La question se présente à peu près sous le même aspect en botanique où le métissage donne sensiblement les mêmes résultats.

On sait que la réalité des genres et des espèces, tels qu'ils sont ici définis et tels que les admettent d'illustres zoologues ou botanistes, a été toujours contestée et l'est surtout aujourd'hui. Suivant une doctrine très en faveur, il n'y aurait sur la terre que des individus. C'est au mot Espèce que cette grande question sera étudiée avec toute l'attention qu'elle mérite. D.

GENSANA (Tommaso). Médecin italien, pratiquait son art à Saluzzes, dans le Piémont, dans le premier tiers du dix-neuvième siècle. Il s'est beaucoup occupé de variole et de vaccine, et a fait des efforts pour la propagation de la vaccination. La plupart de ses publications sont relatives à ce sujet. Nous connaissons de lui :

I. *Del vajuolo vaccino, memoria storico-critico.* Cuneo, 1809, in-8°. — II. *Riflessioni sopra i vantaggi della vaccina e sopra il vajuolo pecorino dell Dott. Francesco Bruni.* Firenze, 1809. — III. *Dottrina vaccinica, in dialoghi, compilata e publicata per ordine del prefetto della Stura.* Cuneo, 1812, in-8°. — IV. Une traduct. A. Mathias. *Del morbo mercuriale, etc.* Milano, 1819, trad. de l'angl. — V. *Storia di una nuova paralisi.* In *Giorn. della Soc. med.-chir. di Parma,* t. VII, p. 109. — VI. *Sul salasso equinoziale nuove considerazione.* Ibid., p. 161. — VII. *Consideraz. intorno ad un nuovo perfezionamento della vaccinazione e descrizione del vajuolo mitigato.* In *Annali univ. di medicina,* t. XII, p. 107, 1819. — VIII. *Cenni intorno alla gastro-i terotomia.* Ibid., t. XIV, p. 52, 1820. — IX. *Sperienze sull' uso della china biclorata.* Ibid., t. XXXV, p. 388, 1825. L. Hn.

GENSEL (Johann-Adam). Médecin hongrois, né à Œdenburg le 26 octobre 1677, mort le 31 août 1720. Il étudia à Iéna tout d'abord la théologie, mais sa santé délicate ne lui permit pas d'embrasser la carrière ecclésiastique. Il s'appliqua en conséquence à la médecine, et fut reçu docteur, sous la présidence de Wedel, en 1699. Il se rendit ensuite en Italie et visita Bologne, Florence, Rome et passa deux ans à Padoue, où il fut nommé chevalier de Saint-Marc par le doge de Venise, et en 1705 se fit agréer docteur en philosophie et en médecine.

A son retour, Gensel exerça son art successivement à Eisenburg et à Œdenburg, puis fut nommé médecin pensionné du comte d'Eisenburg et enfin médecin du prince d'Esterhazi. En 1712, il devint membre de l'Académie des curieux de la nature, dont il fut nommé vice-président deux ans après. Il était en outre membre de la Société royale de Berlin. Il légua par testament une forte somme à l'Académie des curieux de la nature et ce legs fut employé, en 1752, à agrandir et à enrichir la Bibliothèque de la Société, qui avait été fondée par J.-J. Baier en 1711. Les ouvrages de Gensel ne présentent rien de bien remarquable; ils se bornent à quelques dissertations académiques et à des observations publiées dans les *Éphémérides des Curieux de la nature*. Nous citerons cependant :

I. *Diss. med. ægrum ischuria laborantem exhibens.* Ienæ, 1699, in-4°. — II. *Theses philos.-med. S. Reg. Maj. Josepho I dicatæ pro suprema in philosophia et medicina laurea consequenda, imponentc eam Bernardino Ramazzini.* Ticini, 1703, in-fol. — III. *De procidentia uteri totali quoad fundum cum febre maligna.* In Ephem *Naturæ Curiosorum*, Centur. I et II, obs. 193 (réimpr. dans *Acta Erudit. Lips.*, 1716). — IV. *De procidentia oculi quoad totum.* Ibid., obs. 194. — V. *De pica virili, seu inordinato appetitu rerum vitiosarum et a natura humana alienarum ac incdibilium.* Ibid., obs. 195. — VI. *De febri maligna summe periculosa, etiam quasi desperata, in qua το Θεῖον emicuit Hippocraticum.* Ibid., Centur. III et IV, obs. 48 — VII. *De conceptione in somno.* Ibid., obs. 49. — VIII. *De hydrophobia.* Ibid., obs. 50. — IX. *De hæmorrhagia penis.* Ibid., obs. 51. — X. *De pilorum effluvio totius corporis.* Ibid., obs. 134. — XI. *De caruncula urethræ in lue venerea.* Ibid., Centur. VI, obs. 84. — XII. *Anatomica de submerso.* Ibid., obs. 85. — XIII. *Constitutio epidemica inferioris Hungariæ. an.* 1711, 1712, 1713, *cum historicis et meteorologicis observationibus.* In *Append. Ephem. Nat. Cur.* Centur. VII et VII, p. 1. — XIV. *Elogium Med. Doct. Caroli Raygeri, Acad. Leopoldina-Caes. Nat. Cur. Collegae et Practici Posoniensis.* Ibid., p. 193 (réimpr. dans *Bibl. scriptor. med. Mangeti*, t. II, part. 2, p. 37). — XV. *Thea Hungarica ejusque cultura.* In Kundmann, *Rarior. nat. et art.*, sect. II, art. 18.   L. Hn.

GEN-SENG. *Voy.* GIN-SENG.   PL.

GENSOUL (JOSEPH). Célèbre chirurgien des hôpitaux de Lyon, où il naquit. Son père, Joseph-Ferdinand Gensoul, était un savant modeste, mais qui a rendu à l'industrie de la soie de grands services par l'application de la vapeur aux appareils pour la filature. Sa mère était une demoiselle Marie-Joséphine Lécuyer. En 1814, le jeune Gensoul terminait ses études classiques, et il entrait à l'Hôtel-Dieu de Lyon, guidé par Bouchet et Janson. Son choix est bientôt fait : il veut se consacrer exclusivement à la chirurgie, et obtient le premier rang au concours du majorat. Quels concurrents, pourtant : Serres, Battigne, Clerion, Bottex! A la fin de 1822, riche d'espérances, Gensoul se rend à Paris et s'attache particulièrement à Lisfranc.

Promu au doctorat en 1824, il est, contre son attente, rappelé à Lyon, et se place sous la tutelle de Janson, alors chirurgien en chef de l'hôpital principal de la ville. Deux ans après il le remplace dans ces hautes fonctions, c'est-à-dire qu'il est appelé à diriger un service de plus de 400 malades. A peine était-il installé, qu'il débute par une de ces opérations qui font époque dans la science, en désarticulant, en enlevant la mâchoire inférieure d'un malheureux atteint d'une affection cancéreuse de cet os. L'amputation réussit; depuis cette époque la chirurgie est armée d'un moyen nouveau, très-fréquemment mis depuis lors en usage dans de semblables altérations pathologiques.

D'autres opérations hardies n'ont fait que grandir la réputation de l'audacieux chirurgien. Il suffit de citer l'extirpation en totalité des tumeurs cancéreuses de la parotide, celles de certaines affections du sinus maxillaire, de fongus sarcomateux, suivies d'un heureux résultat. Il ne faut pas oublier que Gensoul a apporté dans la science de véritables créations chirurgicales, décelant la fécondité de son esprit; que ses travaux relatifs à la guérison de la fistule lacrymale ont eu du retentissement; qu'il a eu, le premier, recours au caustique pour la guérison des veines variqueuses; qu'il a érigé la cautérisation de la cornée en méthode thérapeutique; qu'il a conseillé l'étranglement des polypes pédiculés de l'utérus, sans arrachement ni section; qu'il a simplifié le traitement des fractures; que pour l'ablation de certains lipomes, pour l'extirpation de quelques tumeurs enkystées, il a imaginé le procédé opératoire dit *par embrochement*, etc., enfin qu'il a relevé le journalisme médical de Lyon, en fondant en 1830, de concert avec Alphonse Dupasquier, la *Clinique des hôpitaux de Lyon*, recueil mensuel, auquel il a collaboré activement pendant deux ans.

Cette vie sans repos épuisait les forces de Gensoul; en 1845, les premières atteintes du mal auquel il devait succomber le contraignirent de passer l'hiver en Italie. Il a même laissé écrite de sa main une relation d'un autre voyage qu'il avait fait en Allemagne, en 1838, consignant jour par jour ses remarques, ses observations sur les habitudes, sur les mœurs des contrées, sur l'état de l'agriculture, sur l'industrie, etc., relatant les curieuses expériences physiologiques auxquelles le professeur Müller s'est livré en sa présence, et dans lesquelles il dilatait sa pupille à volonté, suspendait devant lui les battements de son cœur, et faisait mouvoir isolément les muscles des cartilages de l'oreille.

Joseph Gensoul a succombé à la peine le 5 novembre 1858. Il avait atteint sa soixante et-unième année. Homme d'action plutôt que de plume, il n'a pas eu le temps d'écrire beaucoup. Cependant on lui doit les publications suivantes :

I. *Tumeur carcinomateuse très-volumineuse située à la tête, enlevée avec succès par la ligature.* In *Arch. gén. de méd.*, t. XXI, 1829, p. 597-598. — II. *Cancer de la langue, ligature partielle de cet organe, suivie de guérison.* In *Arch. gén. de méd.*, t. XXI, 1829, p. 599-601. — III. *Lettre chirurgicale sur quelques maladies graves du sinus maxillaire et de l'os maxillaire inférieur.* Lyon, 1833, in-8°, et atlas, gd. in-fol. — IV. *Moyen à employer pour arrêter la propagation du choléra épidémique.* In *Moniteur des hôpitaux*, 1834. — V. *Nouveau procédé pour opérer les polypes de la matrice.* Lyon, 1851, in-8°. — VI. *Sur le mécanisme de la vision.* Réponse à M. Serre (d'Uzès). Paris, in-8°. In *Gaz. des hôpitaux*, 1851, p. 497. — VII. *Prophylaxie du choléra.* In *Moniteur des hôpitaux*, 1854, p. 817. — VIII. *Mémoire sur l'abstinence des boissons afin de diminuer la formation du sérum dans le sang, et de laisser la fibrine dans une plus grande proportion relative* (nous n'avons pas vu ce travail).

Dans le *Journal clinique des hôpitaux* de *Lyon* fondé par Gensoul et Alph. Dupasquier. IX. *Exposé de quelques opérations pratiquées dans le but de corriger certaines difformités de la face*, t. I, 1830, p. 16-30, planche. — X. *Inflammation des muscles de la région supérieure du cou.* t. I, 1830, p. 121.—XI. *Note sur une hémorrhagie épidémique.* t. I, 1830, p. 290. — XII. *Nouveau procédé pour extraire les corps étrangers volumineux introduits dans l'œsophage*, t. I, 1830, p. 217-224. — XIII. *Observations et réflexions sur les accouchements compliqués par la présence de tumeurs développées dans les parties molles de l'appareil génital de la femme*, t. I, 1830, p. 300-313.— XIV. *Quelques considérations sur la manière de corriger les difformités qui résultent des adhérences vicieuses*, t. I, 1830, p. 485-498.—XV. *Tumeur fibreuse de la dure-mère*, t. I, 1830, p. 153.—XVI. *Observation d'une tumeur cancéreuse énorme s'élevant de la partie supérieure de l'humérus, et entourant l'épaule gauche*, t. II, 1830, p. 98-117, planche. — XVII. *Rapport sur les travaux présentés par M. le docteur Gensoul, à l'appui de sa candidature au titre de membre correspondant de la Société de chirurgie de Paris.* In *Gazette des hôpitaux*, 1851, p. 430.   A. C.

GENSSANE (De). Naturaliste français, né dans la première moitié du dix-huitième siècle, fut directeur des mines du Languedoc, concessionnaire de celles de Franche-Comté, membre de la Société des sciences de Montpellier, membre correspondant de l'Académie des sciences de Paris. Il mourut en 1780, laissant divers ouvrages, surtout relatifs à l'exploitation des mines. Nous nous bornerons à citer de lui :

I. *Observation sur un météore igné en forme de comète*, 1758. — II. *Traité de la fonte des mines par le feu du charbon de terre*. Paris, 1770-1776, 2 vol. in-4°. — III. *Histoire naturelle de la province de Languedoc*, etc. Montpellier, 1776-1779, 5 vol. in-8°. — IV. *Recherches pour constater l'origine du plomb métallique trouvé dans le département de l'Ardèche*. In *Journ. des mines*, t. IV, 1796, etc., etc.   L. Hs.

GENTIANE. *Gentiana* Tournefort. § I. **Botanique.** Genre de plantes Dicotylédones, formant le type de la famille des Gentianées. Les espèces de ce groupe sont de belles plantes, remarquables par leurs fleurs d'un vif éclat ; elles sont caractérisées de la manière suivante : calice à quatre ou six lobes, ou en forme de spathe membraneuse ; corolle marcescente, infundibuliforme, campanulée ou rotacée, à gorge nue ou appendiculée, à limbe divisé en quatre à six lobes ; étamines en nombre égal aux divisions de la corolle ; ovaire uniloculaire, surmonté d'un style partagé en deux divisions stigmatiques. Le fruit est une capsule oblongue, acuminée, bifide à sa partie supérieure, uniloculaire et bivalve, contenant de nombreuses semences, entourées d'un rebord membraneux, portées sur le bord rentrant des valves.

Toutes les Gentianées ont une saveur amère et pourraient être employées comme toniques. Nous ne citerons que les principales :

1° La *Gentiane jaune* ou *Grande Gentiane, Gentiana lutea* L., qui est chez nous l'espèce particulièrement officinale.

C'est une grande plante herbacée, dont la tige, haute de 1 mètre environ, porte de grandes feuilles opposées, sessiles, connées à la base, ovales, larges, plissées dans leur longueur, glabres. Les fleurs sont jaunes, groupées en faisceaux dans l'aisselle des feuilles supérieures : le calice est membraneux, fendu, denté au sommet ; la corolle est rotacée, à cinq ou six divisions lancéolées aiguës.

La plante habite les régions sous-alpines dans les principales montagnes de l'Europe : Alpes, Pyrénées, Cévennes, Vosges, Jura, etc. On emploie principalement la racine pour l'usage médicinal.

2° La *Gentiane pourprée, Gentiana purpurea* L., à tige de 20 à 40 centimètres, garnie de feuilles elliptiques ou lancéolées, de couleur rouge brun, a une racine encore plus amère que celle de la *Gentiane jaune* et qui est employée en Allemagne et dans le nord de l'Europe.

3° Il en est de même de la *Gentiane ponctuée, Gentiana punctata* L., qui rappelle beaucoup la précédente par son port ; les fleurs sont d'un jaune pâle, ponctués de pourpre noirâtre.

Les Gentianes à fleurs bleues, qui ornent de leurs corolles brillantes les pâturages des Alpes, sont moins employées que les précédentes, quoiqu'elles aient aussi une grande amertume. Nous en mentionnerons seulement quelques-unes :

4° La *Gentiane grandiflore, Gentiana acaulis* L., très-répandue dans les prés subalpins.

5° La *Gentiane d'Allemagne, Gentiana germanica* Wild. (*Gentiana amarella* L.), plante qu'on emploie comme un léger tonique. C'est la *Gentianella* des dispensaires. En Russie, on l'a préconisée comme préservatif de la rage. La tige, de 15 à 20 centimètres, porte des feuilles ovales lancéolées et des fleurs d'un bleu violet, à corolle tubuleuse, appendiculée à la gorge, à cinq lobes ovales lancéolés.

6° La *Gentiane champêtre*, *Gentiana campestris* L., très-rapprochée de la précédente, dont elle diffère par sa corolle étroite à quatre lobes, a été employée aux mêmes usages. On l'a employée aussi comme vermifuge.

7° La *Gentiane croisette*, *Gentiana cruciata* L., à feuilles nombreuses, opposées en croix, peu amère; elle a été donnée comme tonique et fébrifuge.

8° La *Gentiane Pneumonanthe*, *Gentiana Pneumonanthe* L., à feuilles toutes caulinaires, étroites, à fleurs étroitement campanulées, vient dans les marécages; aussi l'appelle-t-on *Gentiane des marais*. En Russie, on a donné son infusion dans du lait contre les convulsions des enfants (PALLAS. *Voyages*, t. LIII).
                                                                        PL.

BIBLIOGRAPHIE. — TOURNEFORT. *Inst.*, p. 80, t. 40. — LINNÉ. *Species*, 529. — ENDLICHER. *Genera.* — DE CANDOLLE. *Flore française*, III, 650. — GRENIR et GODRON. *Flore de France*, II, 488. — GUIBOURT. *Drogues simples*, 2e édit., p. 531. — MÉRAT et DE LENS. *Dictionnaire mat. médicale*, III, 360.   PL.

§ II. **Emploi médical.** La famille des Gentianées, singulièrement déchue aujourd'hui, n'en garde pas moins des parchemins illustres. La petite centaurée (*Erythrea centaurium*) fait remonter ses titres de noblesse à Chiron, l'éducateur d'Achille, qui mêlait, au profit du héros grec, les leçons de tir à l'arc à la botanique des simples; et la gentiane réclame ses origines de Gentius, roi d'Illyrie, qui malheureusement pour sa renommée, ne puisa pas dans son goût pour la recherche des herbes salutaires une grande douceur de mœurs fit, comme on sait, périr son frère de mort violente pour se substituer à lui sur le trône, eut la malheureuse idée de s'allier à Persée, roi de Macédoine, et traîné à Rome en 168 par le général romain Anicius qui l'avait vaincu, alla y finir sa vie et apporta peut-être aux Romains la notion des vertus de la gentiane à laquelle il avait donné son nom.

Quoi qu'il en soit de l'histoire et de l'étymologie, la gentiane (ou plutôt les gentianes, car il en est plusieurs de composition et de propriétés très-analogues à celles de la *gentiane jaune* ou gentiane officinale) entra dans les habitudes des médecins grecs et romains et il n'est guère d'*antidotes*, c'est-à-dire de préparations empiriques formées d'un grand nombre de substances, dans lesquelles la gentiane n'eût sa place.

Si l'histoire de Gentius est vraie, et elle ne repose bien entendu que sur une tradition confirmée, il est vrai, par les témoignages importants de Dioscoride et de Pline, on s'explique qu'Hippocrate n'ait pas mentionné ce médicament, mais on s'explique moins qu'il ait passé inaperçu pour Galien. Les recherches que j'ai faites à ce propos dans les œuvres du médecin de Pergame, si je pouvais les donner comme complètes, tendraient à faire croire qu'il ne l'a pas connu ou qu'il l'a dédaigné. Aétius qui exerçait la médecine à Alexandrie au cinquième siècle, c'est-à-dire deux siècles et demi après Galien, indique de la manière suivante les propriétés que l'on attribuait, de son temps, à la gentiane : *Gentianæ radix efficax est ubi opus est attenuare et depurgare, extergereque et ab obstructionibus liberare* (Aetii Opera, *De simplicibus pharmacis ex plantis*. Tetr. I, sermo I). C'est la répétition textuelle de ce qu'en avait dit un siècle auparavant le compilateur Oribase qui avait porté témoignage de l'activité de la gentiane comme substance amère et qui faisait dériver toutes ses applications de cette propriété : « *Amara est enim vehementer* » (Oribasii *Medicinalium collectorum liber decimus quintus*).

La fortune de la gentiane a singulièrement grandi plus tard et elle a pris place en thérapeutique, à titre de fébrifuge et d'antigoutteux, jusqu'au moment où le quinquina, qui a été funeste aux amers indigènes, est venu les supplanter. Nous verrons bientôt si la gentiane n'aurait pas dû conserver, non pas à côté mais au-dessous de l'écorce du Pérou, la place honorable que lui méritent ses propriétés fébrifuges.

Je disais tout à l'heure qu'il y avait un bon nombre de gentianes, rapprochées les unes des autres par une grande uniformité de propriétés médicales et de composition chimique. Toutes les espèces du genre *Gentiana* sont en effet amères et peuvent être employées aux mêmes usages. Les pharmacies en réunissent du reste habituellement un certain nombre, et les racines de la gentiane jaune officinales (*Gentiana lutea*) s'y mélangent presque toujours des fragments de racines d'*amarelle* (*Gentiana amarella*), de *Gentiana Burseri*, etc., dont elles se distinguent par des particularités de structure et par leur grosseur.

La gentiane jaune croît en abondance dans les contrées montagneuses de l'Europe, et en particulier dans les Alpes, les Vosges, les Pyrénées, en Auvergne; on en récolte aussi des quantités assez considérables dans le département de la Côte-d'Or. Les morceaux de cette racine, ou plutôt de cette tige souterraine, sont d'une grosseur qui varie depuis celle du pouce jusqu'à celle du poignet; ils sont cylindriques, rugueux à leur surface, comme annelés, d'une couleur brun foncé ou fauve, d'un parenchyme spongieux, hygrométrique, de couleur jaune rougeâtre; la gentiane a une odeur forte, un peu vireuse; sa saveur est très-amère, persistante. La couleur jaune de la racine de gentiane ne se développe que par la dessiccation, le suc propre qui la constitue est en effet incolore pendant la vie de la plante. M. Planchon, qui a étudié avec tant de soin la texture microscopique des médicaments végétaux pour en tirer des caractères de diagnose, a placé la gentiane parmi les racines anomales dépourvues de glandes et de vaisseaux laticifères, à zone ligneuse non amylacée, à rayons médullaires larges, striant le tissu ligneux bien visible. M. J. Ville, à qui nous devons une très-bonne étude sur la gentiane (J. Ville, *Rech. pour servir à l'histoire clinique de la racine de gentiane*. Thèse de l'École de pharmacie de Montpellier, 1877), a reconnu, à la surface de section de la racine de gentiane (c'est la *Gentiana Burseri* des Pyrénées Orientales qui a servi à ses études) trois zones concentriques : l'une périphérique ou corticale formée de plusieurs couches de cellules dont la configuration varie suivant qu'elles sont plus ou moins rapprochées de l'épiderme; la seconde constituée par un anneau cambial, formant un cercle jaunâtre; la troisième centrale constituée par des vaisseaux que séparent les rayons médullaires. En opposition avec l'opinion de Pockhington, il ne croit pas que les cellules de la racine de gentiane contiennent d'amidon.

La racine de gentiane a été accidentellement mélangée quelquefois des racines vénéneuses d'une aconit, le *Thora valdensis* Raü ou *Aconitum parlianches* de Gesner qui se distingue aisément de la racine de gentiane par sa couleur blanche et l'absence d'amertume. Au dire de Lewis, des empoisonnements mortels auraient été quelquefois en Angleterre la conséquence de cette confusion qui, du reste, est bien facile à éviter (Lewis, *Connaissance pratique des médicaments les plus salutaires*. Paris, MDCCLXXV, t. I, p. 501).

L'histoire chimique de la gentiane est très-intéressante et elle a été l'objet de recherches nombreuses auxquelles se rattachent les noms de Planche, Henry et Caventou, Guillemin, Jacquemin, Ch. Leconte, et que J. Ville a récemment complétées en démontrant la présence dans la racine de gentiane d'un tannin particulier.

Jusqu'au travail de ce dernier chimiste, on admettait que la composition de la racine de gentiane pouvait être représentée par les éléments suivants : 1° un principe colorant, incristallisable et insipide, le *gentianin* ou *gentisin* (*voy.* ce mot); 2° un principe très-amer, incolore, cristallisable, le *gentiopicrin* (*voy.* ce mot); 3° du sucre incristallisable; 4° un principe odorant dû à une essence; 5° de la pectine, de la gomme, de la cire, du caoutchouc, etc. M. Ville a constaté que la macération de la racine de gentiane se comporte, eu égard aux réactifs des tannins (sels de fer, albumine, gélatine, etc.), comme toutes les substances tannifères. Restait à déterminer quel était, entre les principes décelés par les précédentes analyses, celui qui contenait le tannin de la gentiane. Constatant que la macération de gentiane perdait par le charbon animal sa couleur et sa saveur et en même temps ne décelait plus de traces de tannin, il vit ainsi ses recherches limitées à deux termes. Isolant successivement le principe colorant ou *gentisin* et le principe amer ou *gentiopicrin*, il constata que le résidu de la première analyse conservait seul les réactions du tannin. M. Ville a appelé ce tannin de la gentiane *acide gentiotannique*. Ainsi se trouve augmentée d'un terme la série des tannins fournis par la noix de galle, le café, le cachou, le bois jaune, le chêne, le quinquina (acides gallotannique, cafétannique, morintannique). Ces recherches intéressantes laissent une lacune à remplir, à savoir : la richesse tannique proportionnelle de la gentiane, mais elles justifient, dès à présent, le déplacement de la gentiane du groupe thérapeutique des *amers purs* pour celui des *amers astringents*.

L'odeur de la racine de gentiane est due à la présence d'une huile essentielle, signalée en 1813 par Planche, qui complétait à ce propos les observations de Haller et de Buchner. Planche ayant préparé une eau distillée de racine de gentiane, à odeur vireuse, en prit une cuillerée à bouche et éprouva pendant une heure des nausées et une sorte d'ivresse. La dessiccation dégageant ce principe volatil, ce qui explique l'odeur fugace de la gentiane, on ne saurait faire jouer aucun rôle à cette essence dans les propriétés thérapeutiques de la racine sèche.

Les quantités de lévulose ou sucre incristallisable que contient la racine de gentiane expliquent l'usage économique que l'on en fait dans certains pays pour la préparation d'un alcool, d'un goût médiocre sans doute, mais dont les paysans des Alpes ne font pas fi. Ce n'est pas seulement la gentiane officinale qui est employée à cet usage, mais on distille, à cet effet, le suc retiré des racines fraîches de la plupart des autres gentianes. En Suisse la fabrication de l'eau-de-vie de gentiane (*Entzianwasser*) se fait sur une assez grande échelle; elle se prépare par fermentation d'une macération de rondelles de racines de gentiane; au bout de quinze jours on distille; le premier produit est amer et rappelle le goût de la gentiane; on distille de nouveau sur de l'hysope ou de l'absinthe pour enlever, ou plutôt masquer, l'odeur assez désagréable de cet alcool qui est aussi en grand usage en Poméranie et en Lithuanie.

On a songé à isoler le principe actif de la gentiane. Le *gentianin* de Henry était un produit complexe formé par le mélange d'un principe cristallin jaune sans amertume et d'un principe amer (*voy.* GENTISIN).

Mais ces recherches n'ont guère qu'un intérêt spéculatif; l'extrait de gentiane renferme en effet tous les principes actifs de la racine de gentiane dégagés de leur gangue inerte et il n'y a pas grand avantage à obtenir un principe plus énergique, d'autant plus que le *gentianin* n'est pas un alcaloïde et que, par suite, la fixité de sa composition ne peut pas inspirer une grande confiance.

La gentiane, comme les autres amers indigènes, n'a pas d'action physiologique immédiatement appréciable ; elle excite l'appétit et exerce sur l'estomac une action tonique ; Murray croit qu'elle stimule la sécrétion biliaire, mais cette assertion aurait besoin d'être prouvée, bien que Barbier d'Amiens (*Traité élém. de matière médicale*, 2ᵉ édit., 1824, t. I, p. 208) l'ait reproduite et ait cherché à démontrer que la gentiane est très-utile dans les cas où la sécrétion biliaire languit, où le foie est diminué de volume ou a subi une dégénérescence. Le fait n'est pas suffisamment démontré sans doute, mais comme l'indication de donner des amers aux cirrhotiques est habituellement posée, il y aurait lieu, dans le doute, de donner la préférence à la gentiane.

La gentiane est susceptible de toutes les applications des amers parmi lesquels elle occupe sans contredit le premier rang, comme le fait remarquer Murray. *Præstantissima inter amara*, dit-il, à propos de la gentiane. Il ne voit guère que le quassia qui puisse lui être comparé (Murray, *Apparatus medicaminum*, etc., vol. II, p. 17). La constatation du tannin au nombre des principes chimiques de la gentiane la rapproche remarquablement du quinquina avec lequel d'ailleurs ses applications se confondent. Et je ne saurais, à ce propos, trop faire ressortir l'abus routinier que nous faisons du vin de quinquina comme apéritif, alors que nous pourrions lui substituer du vin de gentiane qui est, à ce point de vue, autrement actif et qui a l'avantage de ne pas coûter cher. Il y a longtemps que, dans la médecine des gens qui sont obligés de compter avec leurs ressources, j'ai renoncé à l'habitude de prescrire du vin de quinquina et que j'ai remplacé celui-ci par le vin de gentiane que les malades préparent eux-mêmes et qui leur épargne une dépense très-superflue. Si la gentiane ne justifie pas, à tous les points de vue, le nom de *quinquina des pauvres* (que l'on a attribué avec une moindre raison à l'arnica), sa substitution au quinquina est parfaitement licite pour l'usage apéritif que l'on fait de ces deux médicaments.

Ce serait oublier gratuitement ce que l'analyse clinique a eu tant de peine à démêler dans l'étude des maladies de l'estomac que de répéter avec Murray, Desbois (de Rochefort), Barbier (d'Amiens), etc., que la gentiane est très-utile dans le pyrosis, l'anorexie, les digestions lentes et imparfaites, les coliques, les pneumatoses, les nausées, etc. Chacune de ces étiquettes contient trop de choses pour qu'on puisse la transporter sur un médicament ; tout ce que l'on en peut dire aujourd'hui, c'est que l'atonie digestive (l'anorexie, la lenteur des digestions et la pneumatose en relèvent directement) indique l'usage de la gentiane. Peut-être, suivant la judicieuse remarque qui en a été faite, faut-il rapporter à cette action de la gentiane les éloges qui lui ont été prodigués jadis comme moyen de traitement de la goutte, qui s'accompagne toujours comme on le sait de ce mélange de dyspepsie atonique et de flatulence que les Anglais décrivent sous le nom de *gouting-indigestion* ? « C'est surtout, dit Martin-Solon, quand la digestion et la circulation sont languissantes que la gentiane peut-être employée avec avantage. Nous avons, dans plusieurs circonstances, fait usage de ses préparations avec avantage, lorsque dans les convalescences difficiles les malades conservaient un teint blafard, de la dyspepsie sans soif vive, de la lenteur dans la digestion, une faiblesse notable dans le pouls et une disposition à l'œdématie des membres inférieurs. Je l'ai vue, dans un cas de convalescence difficile qui suivit une hépatite et un ictère très-intenses, ramener rapidement l'économie à un état satisfaisant. » (Martin-Solon, *Dict. de méd. et de chirurg. prat.*, 1833, t. IX, p. 193). Les indications de la gentiane dans les maladies du tube digestif peuvent, encore aujourd'hui, être circonscrites dans le cercle que leur a tracé cet excellent thérapeutiste.

Avant l'intronisation du quinquina, la gentiane était le meilleur et le plus sûr de nos fébrifuges ; on y recourait comme on recourt aujourd'hui au quinquina et à la quinine. C'était le médicament classique des fièvres intermittentes. Gesner employait le suc de cette racine ; d'autres l'administraient en poudre ; mais le plus habituellement elle figurait dans des fébrifuges complexes. C'est ainsi qu'on l'associait à la noix vomique (il y aurait lieu peut-être de restaurer ce mode d'emploi), à l'écorce de frêne, au tan de chêne, etc. Murray considérait le mélange de racine de gentiane et de quinquina comme particulièrement utile dans les cas où l'estomac ne pouvait supporter le quinquina seul et où il existait un engorgement des organes abdominaux (*Quum viscera obstructionibus laborant*). Cette dernière indication nous ramène à l'idée d'Aétius formulée dans le texte que nous avons cité au commencement de cet article. M. Chabasseu a expérimenté, en 1860, à la Guyane, les propriétés fébrifuges de la gentiane et il lui a reconnu une action sensiblement analogues à celle du quinquina. Il l'a vue prévenir les accès, les arrêter quand ils s'étaient produits, et réussir également très-bien pour affranchir les maladies qui sévissent dans les pays palustres de l'élément intermittent ou rémittent qui vient si habituellement les compliquer. (*Union méd.*, janvier, 1860). Il est impossible, quand on se reporte à tous les témoignages qui ont été produits en faveur de la réalité des propriétés fébrifuges de la gentiane ; à sa notoriété, à ce titre, avant que le quinquina fût venu faire abusivement oublier tous les fébrifuges indigènes ; à l'analogie de composition de l'écorce du Pérou et de la gentiane, de se soustraire à la pensée que l'oubli dans lequel est tombé ce médicament n'est pas justifié et qu'il y a lieu de lui restituer sa place parmi les fébrifuges. Sans doute, là où la perniciosité peut apparaître, la quinine n'a pas de rivaux et n'en aura probablement jamais ; mais, dans les formes ordinaires du paludisme, il est parfaitement loisible de recourir à la gentiane ; et même quand on a cru devoir préférer le quinquina, on peut soutenir utilement et économiquement l'action de celui-ci par l'emploi prolongé de la gentiane. Le paludisme ne recrute pas sa clientèle exclusivement dans les classes riches et quand on songe qu'une dose de quinine représente la valeur d'une journée de travail d'un paysan ou d'un ouvrier, on se tourne volontiers vers les fébrifuges indigènes, plus dédaignés aujourd'hui qu'il ne convient. C'est ce que je ne manque pas de faire pour mon compte.

La gentiane a joué dans le traitement de la goutte un rôle aussi important que celui qui lui a été attribué dans le traitement des fièvres d'accès. Boerhaave n'était pas loin d'en faire le *médicament* de la goutte. Son commentateur van Swieten a confirmé les éloges de Boerhaave et il a reproduit la formule de la fameuse *poudre antiarthritique du duc de Portland*, composée comme chacun sait, de racine d'aristoloche, de gentiane, de chamœdrys, et de petite centaurée. Que lord Bentinck en ait retiré des avantages pour rétablir ses fonctions digestives délabrées par la goutte, il n'y a là rien qui doive surprendre ; mais que la gentiane ait, au même titre que le colchique, vertu d'éradication de la diathèse goutteuse, c'est ce qui n'est pas chose démontrée (Gérard van Swieten, *Commen-*

t aria in Hermanni Boerhaave Aphorismos de cognoscendis et curandis morbis, Parisiis, MDCC, LXXIII, tomus quintus, p. 820). Il est remarquable que la gentiane se rapproche encore, à ce point de vue, des applications du quinquina qui, sous le nom de *remède de Held* a joui en Angleterre d'une très-grande réputation comme antiarthritique et s'est présenté chez nous, au même titre, sous le patronage d'Alphonse Leroy. Au reste, la parenté nosologique de la goutte et du rhumatisme contre lequel la quinine a une incontestable efficacité est une présomption directe, en faveur du quinquina, et indirecte en faveur de la gentiane.

L'emploi de ce dernier médicament à titre de vermifuge, très-répandu jadis, a disparu devant les moyens plus sûrs dont nous disposons aujourd'hui ; mais il ne répugne en rien, de penser que cette propriété, attachée assez généralement aux amers, appartient réellement à la gentiane, mais surtout à la gentiane fraîche qui, par l'adjonction d'un principe aromatique avec un principe amer, offre une réelle analogie avec l'absinthe. Quant aux propriétés antiscrofuleuses de la gentiane, qui étaient jadis très-convenablement reconnues, elles n'étaient sans doute qu'indirectes et dérivaient de son action tonique qui intervient certainement d'une manière utile dans la scrofule où le système tout entier présente tous les signes d'une atonie profonde ; mais de là à croire qu'il y ait dans la gentiane vertu de *médicament de la scrofule*, de médicament antidiathésique, au même titre que l'iode, l'or, le baryum, le noyer, etc., il y a une distance que les faits observés ne permettent pas de franchir.

Rappelons enfin que la racine de gentiane a la propriété comme substance hygrométrique, de se gonfler au contact de l'humidité, et qu'elle a été employée au même titre que le sont aujourd'hui l'éponge préparée et la laminaire, pour dilater des canaux rétrécis ou des trajets fistuleux. On s'en est servi quelquefois comme pois à cautères, mais les pois d'iris remplissent mieux le but.

Ce qui reste en somme de ce médicament déchu, c'est une valeur très-réelle à titre d'*hyperorexique* ou de stimulant de l'appétit, de stomachique ou de stimulant des aptitudes digestives, et de fébrifuge. Il tenait le premier rang avec le quinquina ; il mérite aujourd'hui le second, et son peu de cherté le recommande singulièrement à la médecine des pauvres.

La gentiane s'emploie en *poudre* aux doses de 1 à 4 grammes à l'intérieur. On pourrait aussi s'en servir sous cette forme, associée au camphre ou au charbon, ou à l'une et l'autre de ces deux substances comme traitement local des ulcères de mauvaise nature, blafards, avec œdème périphérique, tendant au sphacèle, à la pourriture d'hôpital ou à la dégénérescence diphthérique. Cette application de la gentiane à laquelle Desbois (de Rochefort) donne les plus grands éloges (*Éléments de matière médicale*, édit. Lullier-Winslow. Paris, 1817, t. II, p. 209) mériterait sans doute d'être retirée de l'oubli et constituerait un moyen antiseptique utile.

La *tisane* de gentiane se prépare par macération ou infusion aux doses de 5 grammes par 1000 grammes d'eau que l'on édulcore avec 50 grammes de sirop d'écorces d'oranges amères.

La *bière de gentiane* usitée en Angleterre, se prépare par macération avec 15 grammes de gentiane concassée, 10 grammes de zest frais de citron et 1 gramme de cannelle par 1000 grammes de bière.

La *teinture alcoolique de gentiane* du Codex est au 5e. Elle se prépare par une macération de dix jours de 100 grammes de racine de gentiane dans 500 grammes d'alcool à 60 degrés. Dose de 4 à 10 grammes.

La *teinture de gentiane composée* ou *élixir amer de Peyrilhe* se prépare avec racine de gentiane 100 grammes; carbonate de soude 50 grammes; alcool à 60 degrés 5000 grammes. On fait macérer pendant dix jours; on passe avec expression, on filtre.

Le *vin de gentiane* du Codex se prépare en faisant macérer pendant vingt-quatre heures 30 grammes de racine de gentiane incisée dans 60 grammes d'alcool à 60 degrés, ajoutant 1000 grammes de vin rouge, laissant macérer pendant dix jours et filtrant.

J'emploie habituellement un *vin de gentiane composé* contenant pour 1000 gr. de vin rouge, 15 grammes de poudre de quinquina rouge concassé, 10 grammes de racine de gentiane incisée et 5 grammes d'écorces d'oranges amères. Il se prépare comme le vin du Codex.

L'*extrait aqueux de gentiane* du Codex se donne aux doses de 1 à 2 grammes.

La gentiane entre dans une foule de médicaments complexes. La plus célèbre de ces compositions est la *poudre antiarthritique du duc de Portland*, formée de parties égales de gentiane, d'aristoloche, de chamædrys et de petite centaurée.

Fonssagrives.

GENTIANÉES. Famille de plantes dicotylédones appartenant au groupe des Monopétales à ovaire libre, aux Corolliflores de De Candolle.

Ce sont des plantes herbacées, quelquefois ligneuses, ordinairement glabres, dont les feuilles sont le plus souvent opposées et entières ; rarement elles sont alternes ou verticillées. Les fleurs sont hermaphrodites, régulières. Elles ont un calice persistant à 4, 5, 6 ou 8 lobes, plus ou moins cohérents; une corolle gamopétale, infundibuliforme, hypocratériforme ou presque rotacée, nue à la gorge ou garnie d'un anneau frangé, à 4, 5, 6 ou 8 lobes, à préfloraison tordue ou valvaire induplicative. Les étamines sont en même nombre que les divisions de la corolle. L'ovaire est uniloculaire, ou biloculaire, portant des ovules nombreux, anatropes, horizontaux. Le fruit est une capsule qui s'ouvre en deux valves, portant d'ordinaire les placentas sur les bords. Les graines sont menues, albuminées, contenant un très petit embryon droit, à radicule rapprochée du hile.

Les Gentianées se divisent très naturellement en deux sous-familles :

1° Les *Gentianées vraies*, caractérisées par leurs feuilles opposées, leur corolle à préfloraison tordue. Ce sont des plantes terrestres, toutes amères et dont les usages en médecine dérivent de cette amertume. Elles sont en effet employées comme toniques et fébrifuges. Les genres principaux sont: *Gentiane, Erythrée* ou *Petite Centaurée, Chironée* et *Chlore;*

2° Les *Ményanthées*, plantes aquatiques, à feuilles alternes; la corolle est à préfloraison induplicative. Les genres principaux sont les *Menyanthes* et les *Villarsia*. Ces plantes, qui sont également amères, ont des propriétés toniques et antiscorbutiques.

Pl.

Bibliographie. — Jussieu. *Genera*. — De Candolle. *Prodromus*. — Lemaout et Decaisne. *Traité général de botanique*, 180. — Guibourt. *Drogues simples*, 7e édit., II, 550.

GENTIANELLE. Nom officinal de la gentiane d'Allemagne ou *Gentiana germanica* Wild. (*voy.* Gentiane). Le même nom a encore été donné à d'autres espèces de gentianes et à des espèces du genre *Cicendia* Adans. (*Exacum* DC.).

GENTIANIQUE (Acide). *Voy.* Gentisin.

GENTIL (LES DEUX).

Gentil (André-Antoine-Pierre). Chimiste et agronome français, connu par des travaux remarquables sur la *fermentation* et que pour cette raison nous croyons devoir nommer ici, naquit à Pesmes, en Franche-Comté, en 1725, selon les uns, en 1731, selon les autres. Dès l'âge de dix-huit ans il entra dans l'ordre de Saint-Bernard et fit profession à Clairvaux. Plus tard il fut nommé prieur de Fontenai dans l'Auxerrois. Lorsqu'éclata la Révolution, il se retira à Paris où il mourut pauvre et ignoré en 1800.

Les travaux de Gentil ont été couronnés par plusieurs académies. Buffon parle de ce savant avec la plus sincère admiration. « Ce respectable religieux, dit-il, ensevelit dans l'ombre du cloître des talents dignes du plus grand jour. Souvent créateur, toujours heureux dans ses opérations chimiques, parce qu'il est infatigable dans ses recherches, il ne voit rien dans la nature qui ne puisse tourner par ses soins au profit de l'espèce humaine : il ferait sortir le chypre et le malaga d'une tonne remplie de vin corrompu. Lisez son ouvrage sur la fermentation et ses dissertations sur divers objets d'utilité première. Mais je dois respecter le voile modeste dont il veut couvrir sa vie, son nom et ses œuvres... Passionné pour les sciences, il n'en cultive pas avec moins de grâce et de goût la littérature qui les embellit. Sa conversation est ingénieuse et piquante, son idiome est pittoresque et n'appartient qu'à lui seul. Organisation vive, santé frêle, âme ardente, voilà le portrait du prieur. Une lame de cette trempe use violemment son fourreau ».

Citons de ce chimiste distingué :

I. *Premier essai d'agronomie, ou diététique générale des végétaux et application de la chimie à l'agriculture.* Dijon, 1777, in-8°. — II. *Dissert. sur le café et sur les moyens propres à prévenir les effets qui résultent de sa préparation communément vicieuse, et en rendre la boisson plus agréable et plus salutaire.* Paris, 1787, in-8°. — III. *Manière de faire de très-bon vinaigre avec du petit-lait.* Dijon, 1787. in-8°. — IV. *Mém. sur la question proposée en 1779 par la Société des sciences de Montpellier* : « *Déterminer par un moyen fixe, simple et à la portée de tout cultivateur, le moment auquel le vin, en fermentation dans la cuve, aura acquis toute la force et toute la qualité dont il est susceptible.* » Paris, 1802, in-8°.

L. Hn.

Gentil (Paul). Médecin français de mérite, né à Versailles vers 1785, commença ses études dans sa ville natale sous la direction de Voisin, chirurgien en chef de l'hospice civil et militaire, puis les acheva à Paris, où il se fit recevoir docteur le 17 août 1815. Il soutint à cette occasion une thèse, qui fut remarquée, sur la chaleur animale; Deyeux en publia un extrait dans les *Annales de chimie* (t. XCVI, p. 43, 1815), extrait qui fut reproduit ensuite dans *Meckel's Deutsches Archiv für Physiologie* (Band III, Heft 3, p. 458, 1817). Cette dissertation a été en outre analysée dans le *Journal de médecine* de Leroux (t. XXXIV, n° 4, p. 435, 1815).

Une fois admis au grade de docteur, Gentil alla se fixer à Dreux, où il exerça la médecine avec réputation; il se montra aussi bon praticien que bon observateur; nous en citerons comme preuve l'opuscule intitulé : *Notice sur la coqueluche qui s'est montrée d'une manière épidémique à Dreux et dans ses environs pendant le mois de juin, juillet et août* 1817 (Dreux, 1817, in-8°). Gentil cultiva en outre la littérature et la poésie, témoin l'*Ode à Messieurs Pariset, Bally, François, Mazet*, dédiée à Mme Pariset (Paris, 1822, in 8°). « Poème touchant, dit l'auteur du *Parnasse médical français*, en l'honneur de ces illustres médecins qui étaient alors à Barcelone, prodiguant aux malheureux atteints de la fièvre jaune les trésors de leur savoir et de leur dévouement ! Un de ces quatre héros était mort : Mazet avait succombé sur la brèche ! Ce fut une douleur indescriptible pour Pariset, qui écrivit alors à sa femme en lui apprenant la mort de son mari : J'aurais voulu mourir. »   F. Hn.

GENTILE DA FOLIGNO. En latin *Gentilis Fulginus* ou *Fulgineus*, a joui d'une grande célébrité dans la première moitié du quatorzième siècle. Il était né vers la fin du treizième siècle à Foligno, dans l'Ombrie. Son père (1230-1310) était médecin à Bologne. Sa vie n'est pas bien connue : on sait cependant qu'il étudia la médecine sous Taddeo, qu'il fut professeur à Bologne, puis à Pérouse, qu'enfin il fut appelé à Padoue, auprès d'Ubertino de Carrare, gouverneur de cette ville, qui le prit pour médecin et où il enseigna la médecine de 1337 à 1345. Comme, paraît-il, le besoin de médecins instruits se faisait sentir en Italie à cette époque, Gentilis conseilla à Ubertino d'envoyer à Paris douze jeunes gens pour y faire leurs études.

Gentilis passe encore pour avoir été médecin du pape Jean XXII (1316-1334), mais cela ne paraît pas certain (Marini, *Archiatri pontif.*, I, 56). Il mourut le 18 juin 1348 à Pérouse, des atteintes de la terrible peste qui régnait alors, et son corps fut rapporté à Foligno, dans l'église des Ermites. Il succomba, dit son disciple Francesco da Foligno, aux fatigues de sa profession (*ex nimia infirmorum requisitione*) ; on ne sait pas au juste l'âge qu'il avait alors. Alidosi pense qu'il avait quatre-vingts ans, mais il ne donne pas la date de sa naissance.

On raconte de Gentilis qu'il éprouvait une si profonde vénération pour Pierre d'Albano qu'en entrant dans l'amphithéâtre où professait ce savant maître il fléchit les genoux et s'écria : *Ave templum sanctum !*

Gentilis da Foligno n'a-t-il pas été confondu par certains auteurs avec un certain *Gentilis de Florence*.

Est-ce ce dernier que l'on aurait appelé l'âme d'Avicenne (*anima Avicennæ*) ? Linden et Sarti parlent de ce Gentilis de Florence qui aurait été également disciple de Taddeo à Bologne et le nomment Gentilis de Cingulo (de Cingoli dans la marche d'Ancône) ; il était en 1295 docteur en logique à Bologne. Est-ce à lui qu'il faut attribuer une exposition sur un traité de chirurgie d'Avicenne ? Ce Gentilis de Cingoli, à coup sûr philosophe, était-il même médecin ? Tout cela, dit Henschel, est fort douteux, et nous ajouterons fort peu important. Disons seulement que Puccinotti (t. II, p. cxxxiii) a prouvé qu'il est l'auteur d'un ouvrage intitulé : *De generatione animæ*.

Gentile de Foligno s'était beaucoup occupé de botanique et de l'art de préparer les médicaments et de les combiner ensemble avec une certaine indépendance à l'égard des anciens encore bien rare à cette époque (Renzi). Il paraît aussi avoir possédé quelques connaissances anatomiques, du moins cherche-t-il à éclairer les questions physiologiques à l'aide de l'anatomie. Dans ses nombreux écrits, il se montre partisan de la médecine des Arabes ; toute sa pathologie repose sur la qualité et la quantité des humeurs, sur les altérations des esprits animaux car, par une sorte de syncrétisme, il mêle la doctrine humorale au pneumatisme. Les maladies sont décrites, suivant l'usage ancien encore adopté aujourd'hui par beaucoup d'auteurs, *à capite ad calcem*. A l'exemple de Mondini, il appelle *animatrici* les organes contenus dans la tête, *spirituali* ceux de la poitrine, et *nutritivi* ceux de l'abdomen. Dans l'examen des moyens hygiéniques qu'il oppose aux maladies, il se montre très-judicieux et véritablement supérieur à ses contemporains, et il met en avant quelques faits et des réflexions qui ne sont pas sans valeur. Ses remarques sur les maladies du cerveau, sur l'apoplexie, méritent d'être signalées. Notre auteur regardait la peste comme résultant d'une corruption du sang dans le cœur et les poumons, ce qui, au total, valait bien l'influence des astres admise par ses contemporains.

On peut regarder Gentile de Foligno comme devant être compté parmi les chirurgiens de ce siècle, car il a écrit quelques ouvrages particuliers sur la chirurgie, sur les hernies, des commentaires sur les fractures et les luxations d'après Avicenne. C'est cet ouvrage qui a été attribué à Gentile de Florence, et que Henschel et Renzi rapportent à celui de Foligno, pensant qu'il y eut erreur de la part des imprimeurs dans le titre de l'ouvrage.

Voici ce qui nous reste de Gentile de Foligno :

I. *Expositiones cum textu Avicennæ.* Venetiis, 1484, in-fol; ibid., 1480, in-folio; ibid., 1492, in-fol., ibid., 1520, in-fol., etc. — II. *Consilia peregregia ad quævis morborum totius corporis genera ; ejusdem tractatus de hernia*, etc. Paru d'abord s. l. et a. in-fol., puis : Papiæ, 1492, in-fol.; Venet., 1503, in-fol. — III. *De febribus.* In Collect. Venet., 1526, in-fol. — IV. *De lepra tractatus* (cum Dini de Garbo chirurgia). Venet., 1556, in-fol. — V. *Tractatus de Balneis.* Imprimé par Jean de Reno ; 1473, in-4°. — VI. *De proportionibus medicinarum et de modo investigandi*, etc. Patavii, 1550, in-8° ; ibid., 1579, in-4°. — VII. *Quæstiones et tractatus extravagantes noviter cum summo labore collecti.* Venet., 1520, in-fol. — VIII. *Expositio cum commento Ægidii, Monachi Benedictini, libri De judiciis urinarum et libri De pulsibus.* Lib. I. Venet., 1494, in-4°. Lugduni, 1505, in-8°. — IX. Sur un ouvrage inédit de Gentile, *De corde*, voy. Puccinotti, II, p. cxxxviii. — Voy. encore Gius. Girolamo. *Sopra Gentile da Foligno, medico ilustre del Secolo XIV.* Napoli, 1844, in-8°.　　　　L. Hn.

GENTILE (Francesco). Docteur en médecine et en philosophie, successivement médecin de l'ambassade prussienne à Constantinople, puis de l'armée française à Nice, se fixa finalement à Naples et y devint médecin en chef et directeur du service sanitaire à l'hôpital militaire *della Cristalliera* et premier médecin de l'hôpital général de la Trinité. Il vivait encore vers 1845. Nous connaissons de lui :

I. *Description succincte historique, physique et pratique de la cure de quelques pestiférés.* Nice (1800) in-8°. — II. *Sul colera asiatico curato nello spedale militare della Cristalliera di Napoli, memoria.* Napoli, 1837, in-8°.　　　　L. Hn.

GENTIOGÉNIN. *Voy.* Gentiopicrin.

GENTIOPICRIN. Principe amer de la racine de gentiane, désigné par Mérat et Delens sous le nom de *gentianéine*, c'est l'*Enzianbitter* des auteurs allemands. Il a été obtenu pour la première fois à l'état de pureté par Kromayer et Ludwig (Kromayer. *Die Bitterstoffe.* Erlangen, 1861, et in *Arch. der Pharm.*, 2. Reihe, Bd. CX, p. 27. — Ludwig u. Kromayer, in *Chemisches Centralbl.*, 1863, p. 15). C'est un glycoside ayant pour composition $C^{20}H^{30}O^{12}$.

Préparation. Pour le préparer on épuise la racine fraîche de gentiane par l'alcool, puis on délaie l'extrait dans trois parties d'eau et on traite le mélange par du noir animal granulé, qui absorbe le gentiopicrin. On épuise ensuite le charbon au moyen de l'alcool à 80 degrés, on filtre, on évapore et on reprend le résidu par de l'eau. La solution est décolorée par l'acétate de plomb, l'excès de plomb est enlevé par l'hydrogène sulfuré, puis la liqueur filtrée est évaporée à consistance sirupeuse ; on agite avec de l'éther ; la masse abandonnée à elle-même se prend en cristaux, qu'on décolore par cristallisations répétées dans l'eau et en les traitant par le noir animal. Un kilogramme de racines donne environ 1 à 1,2 de gentiopicrin.

Propriétés. Le principe amer de la gentiane se présente sous forme de cristaux incolores, extrêmement amers, neutres aux réactifs, très-solubles dans l'eau et dans l'alcool faible, insolubles dans l'éther, efflorescents à l'air et perdant une molécule et demie d'eau à 100 degrés. L'acide sulfurique hydraté colore le gentiopicrin en carmin; il se dissout dans la potasse et la soude ainsi que dans l'ammoniaque chaude avec développement d'une coloration jaune; en le chauffant, il se décompose. Le gentiopicrin réduit la solution ammoniacale d'argent, mais laisse la solution alcaline de cuivre intacte. La levûre de bière est sans action sur lui.

En chauffant le gentiopicrin avec les acides sulfurique et chlorhydrique étendus ou en le traitant par l'acide oxalique ou l'acide acétique, il se dédouble en *gentiogénin* et en glycose fermentescible :

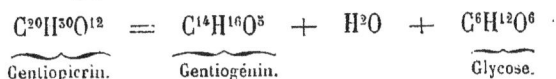

$$C^{20}H^{30}O^{12} = C^{14}H^{16}O^5 + H^2O + C^6H^{12}O^6$$

Gentiopicrin.   Gentiogénin.   Glycose.

Le gentiogénin constitue une poudre amorphe, jaune brun, inaltérable à l'air, neutre aux réactifs, peu soluble dans l'eau froide, très-soluble dans l'alcool et l'éther alcoolisé ; avec l'eau bouillante, il forme une masse résinoïde. Le gentiogénin réduit aisément la solution ammoniacale d'argent. En le chauffant avec du zinc en poudre, on obtient non de l'anthracène, mais divers autres hydrocarbures de la série aromatique.

Introduit dans l'organisme, le gentiopicrin est éliminé par les sécrétions urinaire et sudorale ; il communique sa saveur amère aux liquides organiques (Arnemann). Pour son emploi thérapeutique, *voy.* GENTISIN.   L. HN.

GENTIOTANNIQUE (ACIDE). *Voy.* GENTIANE.

GENTISIN. § I. **Chimie.** Substance cristallisable, retirée de la racine de gentiane pour la première fois par Henry et Caventou (*Journ. de pharm.*, t. VII, p. 173), qui lui donnèrent le nom de *gentianin.* Le produit obtenu par ces chimistes présentait une saveur amère, parce qu'il n'était pas pur; c'était probablement un mélange de *gentiopicrin* et de *gentisin*, qui renfermait peut-être même en petite quantité le principe tannique particulier de la gentiane, l'*acide gentiotannique* (*voy.* GENTIANE), que Ville a découvert dans la racine de gentiane; l'acide gentiotannique n'était pas connu de Fehling quand il redigeait l'article GENTIANA de la dernière édition de son *Dictionnaire de chimie* (1879).

Le gentisin pur, obtenu par Trommsdorf (*Annal. d. Chim. u. Pharm.*, Bd. XXI, p. 134) et par Leconte (ibid., Bd. XXV, p. 200), constitue simplement une matière colorante, dépourvue de toute amertume. Baumert (*Annal. d. Chem. u. Pharm.*, Bd. LXII, p. 106, et *Journ. de pharm.* t. XXIV, p. 638) a fait voir que le gentisin est un acide faible répondant à la formule $C^{14}H^{10}O^5$, et lui a donné le nom d'*acide gentianique* sous lequel on le désigne quelquefois ainsi que sous celui d'*acide gentisique,* qui n'a pas prévalu. Hlasiwetz et Habermann ont récemment repris l'étude de ce corps (*Annal. d. Chem. u. Pharm.*, Bd. CLXXV, p. 62; Bd. CLXXX, p. 343, 347) et lui ont assigné pour formule rationnelle :

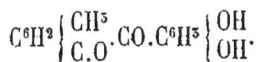

$$C^6H^2 \begin{cases} CH^3 \\ C.O \end{cases} CO.C^6H^3 \begin{cases} OH \\ OH \end{cases}$$

Préparation. On pulvérise la racine de gentiane desséchée et on la traite par de l'eau froide pour lui enlever le principe amer ; quand l'action de l'eau est terminée, on sèche de nouveau la racine, puis on l'épuise par l'alcool fort. On distille et on traite par l'eau l'extrait alcoolique obtenu sous une masse amorphe; il se sépare des flocons brun clair de gentisin. On le purifie en le faisant cristalliser à plusieurs reprises dans l'alcool, jusqu'à ce qu'il ait perdu toute saveur amère.

Trommsdorf épuise la poudre desséchée par l'éther, concentre par évaporation et traite le résidu par de l'alcool fort; on distille et on obtient des cristaux de gentisin impur, qu'on lave avec de l'éther et de l'alcool; puis on fait cristalliser dans l'alcool bouillant. Par ce procédé, 1 à 2 kilogrammes de racine de gentiane fournissent environ 1 gramme de gentisin. Ajoutons que les petites espèces alpines, le *Gentiana acaulis* entre autres, renferment plus de gentisin et de gentiopicrin que le *Gentiana lutea*, dont on les extrait habituellement.

Propriétés. Le gentisin cristallise en aiguilles fines, jaune clair, sans odeur et sans saveur, inaltérables à l'air. Il est très-peu soluble dans l'eau; 1 partie de gentisin exige environ 5000 parties d'eau froide et 5850 parties d'eau chaude pour se dissoudre. L'éther le dissout un peu mieux (1/2000); l'alcool froid le dissout encore assez difficilement (1/500); c'est dans l'alcool bouillant qu'il est le plus soluble (1/62). En revanche, le gentisin se dissout aisément dans les alcalis étendus: les acides le précipitent de nouveau à l'état cristallin.

Les cristaux de gentisin peuvent être chauffés jusque vers 250 degrés sans se décomposer, mais entre 300 et 340 degrés une portion se volatilise et cristallise en aiguilles jaunes par la condensation, tandis que la plus grande partie de la masse se charbonne et se décompose en répandant une odeur particulière.

Les acides chlorhydrique, acétique et sulfurique n'attaquent pas le gentisin; l'acide sulfurique étendu ne l'altère même pas à l'ébullition; ce même acide concentré le dissout à froid sans altération en prenant une couleur jaune. En faisant agir sur le gentisin à la fois du chromate de potasse et de l'acide sulfurique étendu, à chaud, on obtient de l'acide carbonique et de l'acide formique. Il réduit les sels d'argent.

Le gentisin se dissout dans l'acide nitrique d'une densité de 1,43, exempt de vapeurs nitreuses; en traitant par l'eau la solution vert foncé obtenue, une poudre verte cristalline se dépose et le liquide qui surnage devient jaune. Baumert considère cette poudre comme un acide nitré, l'acide *nitrogentianique* ou *dinitrogentisin*, $C^{14}H^8(AzO^2)^2O^5.H^2O$, qui perd à 100 degrés son eau de cristallisation et au contact de l'ammoniaque et des alcalis prend une coloration rouge cerise; dans cet état, il se dissout aisément dans l'eau à laquelle il communique sa coloration. Lorsqu'on fait dissoudre du gentisin dans l'acide nitrique fumant, on obtient du *trinitrogentisin*, $C^{14}H^7(AzO^2)^3O^5$, qui, par addition d'eau, forme un dépôt jaune pulvérulent et cristallin. On le purifie par des lavages à l'eau bouillante.

La dissolution alcoolique de gentisin, soumise à un courant de chlore, est décomposée avec formation de produits chlorés flococonneux jaune clair.

En présence de l'amalgame de sodium, la solution de gentisin est colorée tout d'abord en jaune rouge, puis en vert et en brun rouge et finalement se décolore; en traitant par l'acide sulfurique étendu, il se précipite un corps rouge amorphe ayant pour composition $C^{15}H^{10}O^4$, soluble dans l'alcool, soluble dans l'ammoniaque qu'il colore en rouge; les acides le précipitent de ces solutions.

Lorsqu'on fait chauffer le gentisin avec du chlorure d'acétyle, on obtient un produit de substitution, le *gentisin diacétylé*, $C^{14}H^8(C^2H^3O)^2O^5$. Ce corps, fondu avec de la potasse, donne de la phloroglucine, de l'acide acétique et un acide, $C^7H^6O^4$, auquel Hlasiwetz et Habermann donnèrent d'abord le nom d'*acide gentisique*, mais qu'ils reconnurent bientôt comme identique à l'*acide oxysalycilique*. Par la chaleur cet acide se décompose en acide carbonique et en *acide pyrogentisique*, $C^6H^6O^2$, identique à l'*hydroquinone*.

Le gentisin est neutre, mais susceptible néanmoins de s'unir aux bases pour former des combinaisons incristallisables, dont la composition n'est pas constante et qui sont plus solubles dans l'eau que le gentisin lui-même. Citons entre autres le sel de potasse : $C^{14}H^9O^5.K + H^2O$, cristallisé en aiguilles dorées groupées en étoile et ne perdant leur eau de cristallisation que de 180 à 200 degrés. Le sel de soude $C^{14}H^9O^5.Na + H^2O$, se comporte d'une façon analogue. On prépare ces deux sels en mélangeant une solution alcoolique de gentisin avec une solution aqueuse de carbonate de potasse ou de soude ; on évapore à siccité et on reprend par l'alcool à 90 degrés ; d'après Baumert il se forme en outre des sels acides, tels que : $C^{14}H^9O^5.K + C^{14}H^{10}O^5 + H^2O$ et $C^{14}H^9O^5.Na + C^{14}H^{10}O^5 + H^2O$, etc. Le sel de baryte se prépare d'une manière analogue et a pour formule : $C^{14}H^8O^5.Ba + H^2O$; le sel de plomb, $C^{14}H^{10}O^6.Pb + PbO$, s'obtient en ajoutant à la solution alcoolique de gentisin du sucre de Saturne et un peu d'ammoniaque ; il est en flocons jaune rougeâtre. Enfin la solution alcoolique de gentisin donne avec les sels de fer un précipité brun rouge, avec les sels de cuivre un précipité vert.

§ II. **Emploi médical.** Les essais qui ont été tentés jusqu'à présent n'ont guère porté que sur le produit impur désigné sous le nom de *gentianin*.

Ce dernier a été jadis expérimenté par Magendie, qui l'a employé en injections veineuses sur les chiens, à la dose de plusieurs grains. Il ne lui a reconnu aucune propriété toxique. En ayant pris lui-même deux grains dissous dans de l'alcool, il n'a éprouvé qu'une amertume extrême et un léger sentiment de chaleur dans l'estomac (F. Magendie, *Formulaire pour la préparation et l'emploi de plusieurs nouveaux médicaments*. Paris, 1822, p. 80). Cette sensation de chaleur épigastrique dépendait sans doute plutôt de l'alcool que du gentianin et cet essai n'avait rien de significatif.

Le même auteur a employé la solution alcoolique de gentianin (1/96) et le sirop de gentianin (1/500) dans la scrofule et les dyspepsies ; mais il y aurait lieu d'attribuer au gentiopicrin plutôt qu'au gentisin, qui est une simple matière colorante, les effets obtenus dans ces affections. La même remarque s'applique à la plupart des faits que nous allons énumérer.

Bardsley (*Hospital Facts and Observations*, London, 1829) préconisait ses pilules de gentianin contre les dyspepsies accompagnées d'irritabilité de l'estomac. De Koning (*Letterbode*, 1836) le premier employa le gentianin, préparé comme celui de Magendie, à titre d'antipériodique et crut y avoir trouvé un succédané du quinquina. Mais peu après, de Pool (*De gentianino*, Trajecti ad Rhenum, 1837) obtint, dans le traitement des fièvres intermittentes par cet agent thérapeutique, des résultats absolument négatifs ; le produit qu'il employait était du gentiopicrin presque pur. Lange (*Deutsche Klinik*, 1851, n° 36) fit de nouvelles expériences, mais sans grand succès ; ce n'est que dans des cas très-rares qu'il réussit à couper les accès de fièvre avec des doses de 2 grammes de gentianin. Enfin, vers la même époque, Küchenmeister (*Versuche mit Gentianinum impurum et non crystallisatum*, in *Archiv für physiol. Heilkunde*, Bd. X, p. 106, 1854) publia les résultats suivants : 1° le gentianin agit sur la rate aussi efficacement, sinon plus, que la quinine ; 2° son action est aussi rapide que celle de la quinine, contrairement aux assertions de Piorry. Il suffirait de l'administrer à la dose de 1 à 2 grammes deux fois par jour. Ainsi le gentianin se trouvait élevé au rang des succédanés les plus précieux de la quinine !

Cazin adopta les idées de Küchenmeister; voici ce qu'il dit à ce sujet dans son *Traité des plantes médicinales*, 4° édit., p. 477 : « L'addition de tannin au gentianin, dans la proportion de 1 partie pour 2 parties de ce dernier, constitue un mélange plus actif et qui m'a réussi tout récemment dans un cas de fièvre intermittente quotidienne datant de deux mois avec engorgement de la rate chez un sujet qui précédemment avait été atteint de fièvre tierce coupée avec le sulfate de quinine, dont on avait trop tôt cessé l'usage. Le mélange de 1 gramme de gentianin et de 50 centigrammes de tannin, donné deux fois dans l'intervalle des accès, a suffi pour les faire disparaître dans l'espace de quatre jours. L'usage de ce fébrifuge a été continué à la même dose, deux fois par semaine, pendant un mois, pour prévenir la rechute. »

Malheureusement Aug. et Théod. Husemann (*Pflanzenstoffe*, 1871, p. 875) nous apprennent que, depuis la publication de son mémoire, Küchenmeister est revenu de ses idées sur l'efficacité du gentianin comme antipyrétique et en a proclamé l'inexactitude. Nous sommes en effet disposé à croire que le gentianin, pas plus qu'une foule d'autres substances amères prônées comme tels, ne constitue un succédané sérieux et efficace du quinquina. Le *gentiopicrin* agit simplement comme amer, et le *gentisin* est dépourvu de propriétés physiologiques; ce dernier, administré par Baumert même à la dose de plusieurs grammes, est resté absolument inerte; ces faits ont été confirmés ultérieurement par Leconte. Du reste, ces produits fussent-ils actifs, que leur prix de revient élevé serait encore un obstacle à leur emploi.

Nous pensons dès lors qu'il faut se borner à employer le gentianin ou plutôt le gentiopicrin dans les mêmes cas que la gentiane. « J'ai souvent administré, dit Cazin, dans ma pratique urbaine, le sirop de gentianin contre l'helminthiase chez les enfants et comme tonique chez les sujets lymphatiques, pour combattre la tendance scrofuleuse. »

La dose de *gentianin* est généralement de 10 à 20 centigrammes en pilules ou dans un véhicule approprié. On peut donner en potion 2 à 8 grammes de teinture (1 sur 100 d'alcool à 24 degrés), ou 30 à 60 grammes de sirop (1 sur 500) seul ou en potion. Cependant, d'après Théod. Husemann (*Handb. der gesammt. Arzneimittellehre*, 1875, Bd. II), le principe actif de la gentiane, pris à des doses trop élevées, peut occasionner des troubles de la digestion et, chez les personnes « sensibles », des phénomènes congestifs et de la céphalalgie.   L. Hn.

GENTISIQUE (Acide). *Voy.* Gentisin.

GÉOBDELLE. Sous le nom de *Geobdella*, de Blainville a décrit, en 1821, un genre d'Annélides que, dix ans auparavant, Dutrochet avait appelé *Trochetia*. Ce genre appartient à la sous-classe des Hirudinées et à la famille des Gnathobdellides. Il a pour type le *Trochetia subviridis* Dutr. (*Geobdella Trocheti* de Blainv.), petite sangsue qu'on trouve en France et en Algérie, dans les lieux humides et dans les canaux souterrains, d'où elle sort, la nuit, pour faire la chasse aux Lombrics; elle est figurée dans Gervais et van Beneden (*Zoolog. médic.*, t. II, p. 188, fig. 144 à 147). Le corps, formé d'un nombre considérable d'articles peu distincts, est subcylindrique en avant, un peu déprimé et élargi en arrière; il est de couleur verte en dessus, jaunâtre en dessous. Sa partie antérieure présente une ouverture transverse assez grande, bordée par deux lèvres, dont la supérieure, obtuse, déborde de beaucoup l'inférieure; mais il n'y a pas à proprement parler de ventouse. La bouche, située au fond de cette ouverture, est pourvue de trois mâchoires très-petites, très-comprimées, tranchantes et sans denticules. Les yeux sont au nombre de huit. L'extrémité postérieure du corps se termine par une petite ventouse placée obliquement et par un anus très-grand et semi-lunaire. L'espace où s'ouvrent les orifices de l'appareil de la génération forme un anneau circulaire assez prononcé.   Ed. L.

GÉOCÉRINE. $C^{28}H^{56}O^2$. Matière cireuse, neutre, isomère avec l'acide géocérinique, retirée par Brückner de la lignite de Gerstewitz, près de Weissenfels, en Saxe, en même temps que ce dernier. La géocérine est fusible à 80° et se dépose en gelée par le refroidissement de sa solution alcoolique.   L. Hn.

GÉOCÉRINIQUE (Acide). $C^{28}H^{56}O^2$. Substance blanche, lamelleuse, soluble dans l'alcool bouillant, d'où elle se dépose par le refroidissement à l'état d'une masse gélatineuse, fusible à 82° (Brückner, *Journ. für prakt. Chemie*, Bd. LVII, p. 1, et *Journ. de pharm.*, 3e sér., t. XXIII, p. 391).

L'acide géocérinique est l'homologue supérieur de l'acide cérotique, $C^{27}H^{54}O^2$. On l'extrait de la lignite, en traitant la décoction alcoolique de cette dernière substance par la potasse ; on précipite ensuite la combinaison alcaline de l'acide géocérinique par du chlorure de baryum et l'on décompose le sel barytique par l'acide acétique.

On peut encore le préparer en traitant à l'ébullition, par une solution alcoolique bouillante d'acétate de plomb, la liqueur alcoolique d'où s'est déposée la géomyricine; on lave le précipité à l'alcool bouillant et à l'éther, puis on décompose par l'acide acétique. Les eaux mères du précipité plombique renferment aussi de la géocérine.   L. Hn.

GÉOCÉRINONE. $C^{55}H^{110}O$. L'un des produits solides de la distillation sèche de la lignite. L'alcool bouillant la dissout et la laisse déposer par refroidissement en une masse cristalline, constituée par des tables hexagonales minoscopiques, fusibles à 50°, inattaquables par la potasse. Brückner considère la géocérinone comme l'acétone de l'acide géocérinique.   L. Hn.

GÉOCORISES.   Pris dans leur ensemble, les Insectes-Hémiptères désignés sous le nom de *Géocorises* constituent la plus importante des deux sections établies par l'illustre Latreille dans le groupe des Hétéroptères. Cette section, qui comprend les *Rhinostomes* et les *Zoadelges* de Duméril, et correspond aux *Heteroptera gymnocerata* de Fieber, est caractérisée ainsi qu'il suit : antennes libres, saillantes, de grandeur moyenne, formées de 4 ou de 5 articles et insérées entre les yeux près de leur bord interne; rostre le plus souvent allongé; tarses de 3 articles.

Ainsi que leur nom l'indique, les Géocorises sont les *Punaises terrestres;* quelques-unes cependant marchent et courent sur l'eau avec une grande rapidité. Beaucoup répandent une odeur infecte et pénétrante, bien connue sous le nom d'*odeur de punaise*, due à la sécrétion d'une glande particulière située soit

dans le mésothorax, soit dans le métathorax, et qui, dans certains cas, s'ouvre
entre les pattes postérieures. On en connaît un nombre assez considérable
d'espèces réparties dans une quinzaine de familles, dont voici les principales :

1° PENTATOMIDES. Les Géocorises qui composent cette famille sont celles
auxquelles s'applique plus particulièrement la dénomination de *Punaises des
bois*. Toutes sont phytophages et se rencontrent sur les végétaux, souvent réunies
en grand nombre ; les femelles déposent ordinairement leurs œufs par plaques
sur les feuilles. Ces punaises se reconnaissent facilement à leur corps large,
ovale ou arrondi, pourvu d'un écusson énorme. Les bords de la tête, aigus et
tranchants, cachent l'insertion des antennes ; celles-ci sont formées de 5 articles.
On distingue dans cette famille deux types principaux : les *Scutellérites*, chez
lesquels l'écusson, de forme oblongue, recouvre presque entièrement l'abdomen,
et les *Pentatomites*, chez lesquels l'écusson, triangulaire, ne recouvre qu'une
partie de l'abdomen, mais s'étend toujours au delà du milieu de cet organe.

Les *Scutellérites*, répandus surtout dans les régions chaudes de l'ancien
monde, sont souvent parés des couleurs métalliques les plus éclatantes. Ils ne sont
représentés en Europe que par un petit nombre d'espèces qui habitent principalement les régions méridionales. Tels sont notamment les *Psacasta exanthema-
tica* Scop., *Eurygaster maura* L., *Eurygaster hottentota* Fab., *Odontoscelis
fuliginosa* L., *Graphosoma semipunctatum* L. et *Graphosoma lineatum* L.; ces
deux dernières espèces sont d'un beau rouge sanguin avec des lignes longitudinales noires.

Les *Pentatomites*, beaucoup plus nombreux en Europe que les Scutellérites,
se divisent en deux groupes : 1° les *Cydniens* (Genres : *Corimelœna* Whit.,
Cydnus Fab., *Brachypelta* Am. Serv., *Sehirus* Am. Serv., *Ochetosthetus*
Fieb., etc.), vivant à terre dans les terrains sablonneux et sur les plages maritimes, où ils se cachent pendant le jour au pied des plantes ou dans les débris
de matières animales, et remarquables par leurs tibias épineux, dont les antérieurs
sont comprimés ou plus ou moins élargis à l'extrémité ; 2° les *Pentatomiens*
(Genres : *Sciocoris* Fall., *Doryderes* Spin., *Ælia* Fab., *Eysarcoris* Hahn, *Palomena* Muls., *Peribalus* Muls., *Holcostethus* Fieb., *Carpocoris* Kolen., *Pentatoma* Oliv., *Piezodorus* Fieb., *Tropicoris* Hahn, *Strachia* Hahn, *Cyphostethus*
Fieb., *Zicrona* Am. Serv., etc.), qui ont les tibias inermes et qui vivent sur les
végétaux. Leur vol est assez rapide et de courte durée. Quand ils sont au repos,
leurs antennes sont presque constamment en mouvement. Comme types principaux, il convient de mentionner surtout : l'*Ælia acuminata* L., très-commun
en été sur les Graminées; le *Palomena viridissima* Pod., ou *Punaise verte* de
Geoffroy; le *Carpocoris baccarum* L., remarquable par son prothorax à angles
latéraux aigus, relevés et débordant les élytres ; le *Pentatoma juniperina* L.,
espèce entièrement d'un vert tendre avec la pointe de l'écusson d'un blanc livide;
le *Tropicoris rufipes* L., qui vit sur divers arbres et arbustes ; le *Rhaphigaster
griseus* Fab. (*Pentatoma grisea* Latr.) ou *Punaise grise;* le *Zicrona cœrulea* L.,
au corps ovalaire, peu convexe, entièrement d'un bleu verdâtre luisant ; enfin les
Strachia ornata L., et *Str. oleracea* L., très-communs sur différentes Cruci-
fères, et qui, par leur apparition en grand nombre sur les jeunes plants de choux,
commettent, dans les potagers, des dégâts parfois considérables.

2 CORÉIDES. Essentiellement phytophages, les *Coréides* se reconnaissent à
leurs antennes insérées au-devant des yeux et formées de 4 articles, dont le
le dernier est cylindrique et rétréci en pointe à son extrémité. Le front est

toujours pourvu d'ocelles, l'écusson ne dépasse par le milieu de l'abdomen, et les côtés latéraux de ce dernier organe sont plus ou moins relevés et élargis sur la moitié de leur longueur.

Cette famille a pour types principaux en Europe : le *Syromaster marginatus* L. ; l'*Enoplops scapha* Fab. ou *Punaise à ailerons* de Geoffroy ; le *Verlusia rhombea* L., dont la larve est hérissée de poils ; le *Coreus hirticornis* Fab. ; le *Centrocarenus spiniger* Fab., espèce exclusivement méridionale, dont la tête est armée de deux rangées d'épines relevées ; le *Micrelytra fossularum* Rossi ; le *Camptopus lateralis* Germ., aux cuisses postérieures renflées et munies en dessous de plusieurs épines ; le *Stenocephalus agilis* Scop., commun sur différentes espèces d'Euphorbes ; le *Corizus parumpunctatus* Schill. ; le *Therapha hyoscyami* L., qui vit sur la jusquiame, et que Geoffroy a dénommé la *Punaise rouge à croix de chevalier ;* enfin le *Phyllomorpha laciniata* Will., espèce des contrées méridionales, nettement caractérisée par le corps d'un brun clair, hérissé en dessus et en dessous d'épines blanchâtres, par le prothorax dilaté de chaque côté en un lobe épineux relevé, et par les côtés latéraux de l'abdomen foliacés, membraneux, largement dilatés et profondément divisés en lobes épineux.

3° Lygæides. Comme les Coréides, les *Lygæides* sont phytophages ; ils se tiennent habituellement sur les plantes en groupes plus ou moins nombreux et serrés les uns contre les autres. Leurs corps, ovalaire, plus ou moins allongé, est de consistance coriace. La tête, triangulaire, peu saillante et sans rebord en avant des yeux, porte des antennes quadriarticulées, filiformes ou très-légèrement épaissies au sommet ; le front est rarement dépourvu d'ocelles. Le prothorax est le plus ordinairement divisé en deux lobes par un sillon transversal ; l'écusson est petit et triangulaire, et les ongles des tarses sont souvent accompagnés de deux pelotes.

Assez nombreux en Europe, les *Lygæides* se répartissent dans une soixantaine de genres, dont les trois principaux sont : *Lygæus* Fabr., *Geocoris* Fall., et *Pyrrhocoris* Fall. Dans le premier, qui a pour types les *Lygæus venustus* Bœb., *L. equestris* L., *L. militaris* Fab. et *L. saxatilis* Scop., la partie membraneuse des élytres est parcourue seulement par 4 ou 5 nervures longitudinales ; le corps est de couleur noire ou rouge avec des espaces d'un rouge vif rehaussés de taches ou de points noirs. Les *Geocoris*, au contraire (*G. grylloides* L., *G. ater* Fab., etc.) ont la tête grande, les yeux très-saillants et la partie membraneuse des élytres dépourvue de nervures. Enfin, dans les *Pyrrhocoris*, les ocelles manquent et la membrane des élytres offre 2 cellules et environ 8 nervures longitudinales. L'espèce type, *P. apterus* L. (*Astemma aptera* Latr.), au corps noir varié de rouge, est très-commun en Europe ; il vit en sociétés nombreuses au pied des arbres et dans les fentes des murs exposés au soleil ; c'est la *Punaise rouge des jardins* de Geoffroy.

4° Tingitides. Les Géocorises qui composent cette famille sont toutes de très-petite taille. Elles ont le corps déprimé, la tête souvent épineuse, le plus ordinairement dépourvue d'ocelles, et les antennes quadriarticulées. Le rostre, triarticulé, est logé dans un sillon profond, limité par des lames réticulées ; enfin les élytres, de consistance homogène, sont très-souvent pourvues, ainsi que le bord antérieur du prothorax, d'expansions membraneuses réticulées plus ou moins larges ; les tarses sont formés de 2 articles. Cette famille se divise en deux tribus : les *Piesmides*, qui ont l'écusson découvert et le front pourvu d'ocelles, et les

Tingitides vrais, chez lesquels les ocelles manquent et dont l'écusson est caché
par un prolongement du prothorax. Ces dernières se répartissent principalement
dans les trois genres : *Tingis* Fab., *Eurycera* Lap. et *Monanthia* Am. Serv.

Les *Tingitides* sont surtout répandus dans les régions tempérées. L'Europe en
possède un assez grand nombre d'espèces qui, toutes, vivent exclusivement sur
les végétaux. Quelques-unes deviennent parfois très-nuisibles dans les localités
où elles se multiplient beaucoup. Tel est notamment le *Tingis piri* Fab., que
Geoffroy a nommée la *Punaise à fraise antique*, et qui cause souvent de grands
préjudices dans les vergers en criblant les feuilles des poiriers d'une multitude
de petits trous. D'autres espèces, notamment l'*Eurycera clavicornis* L., déterminent, par leurs piqûres, des sortes de galles sur les feuilles des végétaux.

5° CAPSIDES. De même que les Tingitides, les *Capsides* sont toutes de petite
taille et appartiennent pour la plupart à la zone tempérée. Elles sont essentiellement phytophages. Leur corps est allongé, mou, avec la tête petite, triangulaire et dépourvue d'ocelles. Les antennes, généralement sétiformes, sont formées
de 4 articles. Les élytres présenten inférieurement un appendice (*cuneus*) de
forme variable, e leur portion membraneuse est pourvue de deux cellules de
grandeur inégale. Les tarses sont triarticulés.

Les espèces européennes, très-nombreuses, se répartissent principalement
dans les genres : *Miris* Fab.; *Megalocerœa* Fieb.; *Phytocoris* Fall.; *Calocoris*
Fieb.; *Lygus* Fieb.; *Capsus* Fab.; *Rhopalotoma* Fieb.; *Orthocephalus* Fieb.;
Liocoris Fieb.; *Globiceps* Lat.; *Orthotylus* Fieb.; *Psallus* Fieb.; *Plagiognathus*
Fieb., etc. Les *Miris lœvigatus* L., *Megalocerœa erratica* L., *Calocoris margi-
nella* Fab., *Lygus Kalmii* L., *Rhopalotomus ater* L., *Globiceps flavonotatus*
Boh., et *Orthotylus nassatus* Fab., sont particulièrement communs en France
sur diverses espèces de plantes.

6° ANTHOCORIDES. Les représentants de cette famille ont le corps étroit et
aplati, les antennes quadriarticulées, généralement épaissies vers l'extrémité,
et le thorax pourvu d'un sillon dans lequel s'applique le rostre; celui-ci est
formé seulement de deux articles. La partie membraneuse des élytres présente
des nervures ; les ailes manquent souvent ; les tarses sont biarticulés et dépourvus
de pelotes.

C'est à cette famille qu'appartient le genre *Acanthia* Fabr. (*Cimex* des anciens
auteurs), qui, outre l'*A. lectularia* L. ou *Punaise des lits* (*voy.* PUNAISE), renferme l'*A. ciliata* Evers., espèce de la Russie orientale dont la piqûre est plus
douloureuse que celle de l'*A. lectularia;* l'*A. pipistrellœ* Kolen qu'on rencontre
en Suisse et en Allemagne; l'*A. rotundata* Sign., observé à l'île Bourbon ; enfin
les *A. hirundinis* Jen., et *A. columbaria* Jen., espèces européennes qui vivent,
la première dans les nids d'hirondelles, la seconde dans les pigeonniers.

7° RÉDUVIDES. Beaucoup moins répandus en Europe que dans les régions
chaudes du globe, les représentants de cette famille sont caractérisés ainsi qu'il
suit : corps oblong, ou ovale oblong; tête libre, saillante, rétrécie inférieurement
en une sorte de cou; front le plus souvent pourvu d'ocelles; antennes filiformes
très-longues et quadriarticulées, à dernier article sétacé; rostre court, arqué et
conique, formé de 5 articles; écusson petit, triangulaire; membrane des
élytres avec 2 ou 3 cellules basales, émettant un plus ou moins grand nombre
de nervures longitudinales; pattes robustes, assez allongées, terminées par des
tarses courts, à 3 articles.

Les *Réduvides* se nourrissent d'insectes et d'arachnides. Dans quelques espèces les pattes antérieures sont ravisseuses. La plupart, à l'état de larve et de nymphe, se recouvrent de poussière et d'ordures de toutes sortes afin de dissimuler leur présence et de pouvoir ainsi s'approcher facilement des insectes dont ils veulent s'emparer. Plusieurs, quand on les saisit, font entendre une stridulation assez forte produite par le frottement du cou contre la paroi interne du prothorax. Tous piquent fortement, et leur piqûre est extrêmement douloureuse. Ils se divisent en quatre groupes principaux : 1° les *Nabides* (*Nabis lativentris* Roh., *N. ferus* L., *N. rugosus* L., etc.), caractérisés par le rostre prolongé au delà de l'extrémité du prosternum, par les cuisses antérieures fortes, parfois renflées, dirigées en avant, et par les tibias armés d'épines ; 2° les *Réduvides proprement dits* (Genres : *Reduvius* Fab., *Coranus* Curt., *Harpactor* Lap., *Pirates* Am. Serv., etc.), qui ont le rostre plus court que le prosternum (*voy.* RÉDUVE) ; 3° les *Pygolampides*, chez lesquels le prosternum est armé, à chacun de ses angles antérieurs, d'une forte dent dirigée en avant, et qui ont pour espèce type le *Pygolampis bidentata* Fourc., ou *punaise porte-épine* de Geoffroy ; 4° les *Émésides*, remarquables par leurs pattes antérieures ravisseuses dont les cuisses sont munies, en dessous, d'une ou de plusieurs épines. Ils rappellent un peu, par leur configuration, les Orthoptères connus sous le nom de *Mantes* et, comme eux, tiennent constamment leurs pattes antérieures relevées, afin d'être toujours prêts à saisir les Mouches, les Cousins et autres Diptères dont ils font leur proie. Le *Ploiaria vagabunda* L., qui en est le type, se rencontre dans les bois, les greniers et quelquefois dans l'intérieur des habitations ; c'est la *Punaise culiciforme* de Geoffroy. Au repos, il vacille sur ses longues pattes en se balançant à la manière des Tipules ; sa démarche est lente, mais il s'envole facilement.

8° HYDROMÉTRIDES. La caractéristique des représentants de cette famille s'établit de la manière suivante : corps plus ou moins allongé, oblong ou linéaire, couvert en dessous d'une pubescence soyeuse, argentée, très-dense et hydrofuge ; antennes quadriarticulées ; rostre formé de trois ou de quatre articles ; tarses bi ou triarticulés ; ongles généralement insérés avant l'extrémité du dernier article des tarses.

Essentiellement carnassiers, ces Hémiptères vivent pour la plupart à la surface de l'eau, où ils marchent et courent avec rapidité ; à terre, ils ne peuvent exécuter que des sauts irréguliers et désordonnés. Quelques-uns, comme l'*Hylobates sericeus* Esch. vivent à la surface de la mer dans les régions équatoriales. Les espèces européennes, peu nombreuses d'ailleurs, se répartissent principalement dans les genres *Hydrometra* Latr. (*Limnobates* Burm.), *Velia* Latr. et *Gerris* Fabr. (*Hydrometra* Fabr.), qui constituent les types d'autant de groupes distincts.

L'*Hydrometra stagnorum* L., ou *Punaise aiguille* de Geoffroy, seule espèce du genre, se rencontre communément sur le bord des mares et des étangs. Ses pattes, plutôt propres à la marche que pour la nage, ont des tarses à 3 articles dont le dernier est muni d'ongles apicaux ; la tête, très-allongée, horizontale, subcylindrique, renflée en avant, porte, vers le milieu de sa longueur, deux yeux globuleux très-éloignés du bord antérieur du prothorax.

Dans les *Velia*, au contraire, la tête est courte, inclinée, subtriangulaire, les yeux touchent le bord antérieur du prothorax, le rostre est triarticulé, et les pattes postérieures sont un peu plus longues que les antérieures.

Quant aux *Gerris*, ils ont également la tête courte et subtriangulaire, mais leur rostre est formé de 4 articles et les pattes intermédiaires et postérieures, grêles, très-longues et impropres à la marche, sont insérées sur les côtés du corps à une grande distance des pattes antérieures. Les *G. paludum* Fab., *G. najas* de Geer, et *G. lacustris* L., sont très-communs sur les rivières, les canaux, les mares et les étangs; ils courent sur l'eau avec agilité au moyen de leurs pattes postérieures qui font l'office de rames. On les appelle indistinctement *Araignées d'eau* ou *Arpenteurs aquatiques*; leurs élytres, opaques, de consistance homogène, sont pourvues de fortes nervures longitudinales.

Ed. Lefèvre.

GEOFFRÉE (*Geoffroea* L.). *Geoffroya* DC. Genre de plantes de la famille des Légumineuses, et du groupe des Papilionacées-Dalbergiées, qui a la plupart des caractères des *Andira* (voyez ce mot) et qui se distingue par un calice à dents presque égales, ou les deux supérieures unies dans une plus grande étendue que les autres; dix étamines diadelphes, la vexillaire seule libre; un gynécé sessile ou brièvement stipité, avec des ovules peu nombreux et descendants dans l'ovaire; un fruit drupacé et monosperme, analogue à celui des *Andira*, ovoïde, globuleux ou obovoïde. Les Geoffrées sont des arbres ou des arbustes de l'Amérique tropicale, à feuilles imparipennées, avec des folioles alternes ou sub-opposées, des stipelles rarement bien développées, des stipules aiguës ou acuminées, et des grappes simples ou fasciculées, axillaires ou terminales, dont les bractées sont caduques et dont les bractéoles sont très-petites ou même manquent totalement. Leurs corolles sont ordinairement jaunâtres et souvent fétides.

Beaucoup d'*Andira* ont été désignés dans la pratique sous le nom de Geoffrées. Le *Geoffroya retusa* Lamk est l'*Andira retusa* H. B. K. Le *G. jamaicensis* Murr. ou *G. inermis* Wright est l'*A. inermis* H. B. K. (Voy. Andira). Le *G. spinosa* L. est l'*Umari* des Brésiliens, dont la graine est vermifuge, astringente et se prescrit contre les contusions, les ruptures, de même que contre les affections de l'estomac. Dans les mêmes contrées, le *G. superba* H. B., vulgairement nommé *Almendro*, et le *G. Bredemeyeri* H. B., dont le nom indigène est *Pasa de Rio-Negro*, donnent un bois d'ébénisterie estimé. Le *Bois Palmiste* des Antilles est, d'après Guibourt (*Drog. simpl.*, éd. 7, III, 332), le *Wild Cabbage-tree* des Anglais et donne l'écorce de Geoffrée de la Jamaïque. C'est donc le *G. jamaicensis* de Murray. Celui-ci distingue deux écorces de Geoffrées de ce pays: l'une pâle, dangereuse, produisant des nausées, des tranchées, de la diarrhée; l'autre, employée par les médecins des îles de l'Amérique, plus foncée, grise ou rougeâtre à l'intérieur, à saveur mucilagineuse et insipide, à odeur désagréable et nauséuse. Pour Guibourt, l'écorce de Geoffrée de Surinam vient de l'*Andira inermis*; sa saveur est légèrement amère et astringente. Beaucoup de fausses écorces de Geoffrée se trouvaient autrefois dans le commerce; elles sont aujourd'hui inusitées; de sorte que les travaux de Guibourt sur ce sujet demeurent actuellement lettre morte au point de vue de la pratique médicale. Il est probable que les propriétés des Geoffrées sont analogues à celles des Angelins. Leurs écorces sont surtout appliquées par les médecins anglo-américains au traitement des helminthes intestinaux; elles sont toniques et fébrifuges. Le *Geoffroea racemosa* Poir. est l'Angelin à grappes (*Andira racemosa* Lamk, de même que le *G. Pisonia* Reusch.).

H. Bn.

Bibliographie. — L. *Gen.*, n. 878. — Marcgr., *Bras.*, 121. (*Umari*). — Endl., *Gen.*, n. 6725. — DC., *Prodr.*, II, 476. — B. H., *Gen.*, I, 551. — Rosenth., *Syn. pl. diaphor.*, 1026, 1159. — H. Baillon. *Hist. des pl.*, II, 225, 324, 381.

GEOFFRON (Jacques). Médecin français, né en 1661 à Saulieu, mort le 12 février 1716 à Blaisy-le-Haut, village situé non loin d'Auxerre. Ce fut, paraît-il, un praticien distingué, et le duc d'Orléans le choisit pour son médecin. Papillon cite deux ouvrages de sa façon; en voici les titres :

l. *Doctrina pulsuum.* Genevae, 1706, in-8°. — II. *Traité de l'apoplexie.* Dijon, 1716, in-12.

L. Hn.

GEOFFROY (Les). Famille justement célèbre pour s'être distinguée dans les sciences pharmaco-chimiques et dans l'étude de plusieurs branches de l'histoire naturelle; elle a occupé une haute position dans cette bourgeoisie parisienne si vivace, si intelligente et si travailleuse des dix-septième et dix-huitième siècles.

Geoffroy (Mathieu-François). Il fut maître apothicaire de Paris, marguillier de sa paroisse (Saint-Paul), échevin de la grande cité. Né en 1664, d'un père qui tenait également boutique d'apothicairerie, et qui eut sa place dans l'échevinage de la ville, il mourut le 26 octobre 1708. Il avait épousé Louise Devaux, fille du fameux chirurgien de ce nom. M.-F. Geoffroy n'était pas un de ces pharmaciens, comme on en voit tant de nos jours, qui font de leur profession un métier, qui ne sont que des marchands, des vendeurs de drogues : il avait la passion de la science : il aimait à s'entourer de savants, et tenait chez lui une espèce d'Académie où Cassius apportait ses planisphères, le père Sébastien ses machines, Joblot ses pierres d'aimant, où Duverney faisait ses dissections et Homberg ses opérations de chimie, où enfin d'autres savants fameux se rendaient accompagnés de jeunes gens avides de s'approprier les nouvelles acquisitions scientifiques. Ce fut à la fructueuse école paternelle que les deux fils de Mathieu-François Geoffroy firent leurs premières armes.

Geoffroy (Étienne-François). Fils aîné du précédent. Il naquit sur la paroisse de Saint-Paul, le 13 février 1672. La chimie, la botanique, furent les sciences qu'il cultiva surtout avec prédilection : il y joignit aussi l'étude de l'anatomie, et durant ses moments de loisir il s'exerçait dans les travaux de la mécanique, tournait et travaillait des verres de lunettes, ou exécutait des machines en petit. Son père l'envoya en 1692 à Montpellier, où il s'empressa de suivre les cours des plus célèbres professeurs. Avant de revenir à Paris il parcourut les parties méridionales et occidentales de la France, et il se trouva enfermé à Saint-Malo, à l'époque du bombardement de ce port par les Anglais. Nous le trouvons ensuite (1698) en Angleterre, attaché, en qualité de médecin et surtout d'ami, au comte de Tallard, ambassadeur; puis visitant la Hollande, l'Italie (1700) en compagnie de l'abbé de Louvois; enfin, revenant en France et se mettant sur les bancs de la Faculté de médecine de Paris, où, après avoir parcouru brillamment sa licence, il fut reçu docteur le 26 août 1704. Depuis longtemps déjà l'Académie des sciences se l'était attaché comme élève-chimiste (4 février 1699), comme associé (18 décembre 1699); elle lui conféra le titre de pensionnaire, le 8 janvier 1716. Étienne-François Geoffroy fut aussi professeur de chimie au Jardin du roi (1707), professeur de médecine et de pharmacie au Collége royal, où il remplaça Tournefort, et doyen deux fois, en 1726 et 1729. Il fut marié à Barbe-Angélique Lézier, et mourut le 6 janvier 1731. On ne lira pas sans intérêt son acte d'inhumation dans l'église de Saint-Paul, à Paris.

Paroisse Saint-Paul. Le 6 janvier 1731, est décédé en sa maison rue des Singes, M⁺⁰ Etienne Geoffroy, docteur régent, ancien doyen et censeur de la Faculté de médecine de Paris, professeur au Collège royal, professeur en chimie au Jardin royal des plantes, de l'Académie royale des sciences et de la Société royale de Londres, âgé de cinquante-neuf ans, duquel le corps a été inhumé le sept du même mois dans l'église de Saint-Paul sa paroisse. Par nous curé soussigné, docteur en théologie de la Maison et Société de Sorbonne, en présence de Claude-Joseph Geoffroy, M⁺⁰ apothicaire, frère, et de membre l'Académie royale des sciences et de la Société royale de Londres, et de Jean Le Bastier, M⁺⁰ orfèvre joaillier, beau-frère, qui ont signé.

GEOFFROY, LE BASTIER, N. P. GUERET, curé de Saint-Paul.

Les ouvrages laissés par Étienne-François Geoffroy sont les suivants :

I. *An medicus philosophus mechanico-chymicus?* (oui). Thèse quodlibétaire, 1703, sous la présidence de Fagon. — II. *An omnis morbus à coagulatione?* (oui). Thèse quodlibétaire, 1703, sous la présidence de Denis Dodart. — III. *An omnis primordia, vermis?* (oui). Thèse quodlibétaire, 1704, candidat : Cl. du Cerf. Cette thèse a été traduite en français, 1706, in-12. — IV. *An aqua, sœviente peste,* προφυλακτικόν *eximium?* (oui). Thèse quodlibétaire, 1708, candidat : J. C. A. Helvetius. — V. *Tractatus de materià medicà sive de medicamentorum simplicium historià, virtute, delectu et usu.* Paris, 1741, 3 vol. in-8° ; trad. en français par Antoine Bergier, Paris, 1741-1743, 7 vol. in-12 ; en allemand par C. E. Ludwig, Leipzig, 1760-1765, 8 vol. in-8° ; en anglais par Douglas, Londres, 1736, in-8°. — VI. Dans les *Mémoires de l'Académie des sciences de Paris* un grand nombre d'articles : Année 1700, Hist. 59 ; p. 110, H. 53 ; p. 134, H. 60 ; année 1701, H. 16 ; H. 17 ; année 1702, H. 16, 20, 43 ; année 1704, p. 278, H. 37 ; année 1705, p. 85, H. 63 ; p. 362, H. 64 ; année 1706, p. 507, H. 40 ; année 1706, p. 509 ; année 1707, p. 176, H. 43 ; année 1708, p. 102 ; p. 576, H. 61 ; année 1709, p. 162, H. 36 ; année 1710, H. 56 ; année 1713, H. 27 ; p. 168, H. 35 ; année 1716, H. 8 ; année 1717, p. 226, H. 34 ; année 1718, p. 202, H. 35 ; année 1719, p. 71, H. 47 ; année 1720, p. 20, H. 32 ; année 1722, H. 20 ; p. 61, H. 37 ; année 1723, H. 27 ; année 1724, H. 63 ; année 1725, p. 153, H. 33 ; p. 220, H. 33 ; année 1728, H. 50 ; année 1731, H. 39.

A. C.

Geoffroy (CLAUDE-JOSEPH). Deuxième fils du pharmacien Mathieu-François Geoffroy, et de Louise Devaux, et par conséquent frère cadet du précédent. Il fut baptisé dans l'église Saint-Paul, à Paris, le 9 août 1685, et embrassa la profession de pharmacien. Tournefort fut le maître auquel il s'attacha, et le zèle qu'il témoignait pour l'étude lui mérita l'estime et l'amitié de ce grand homme. Au retour d'un voyage qu'il fit, en 1704 et 1705, dans les provinces méridionales de la France, et dont il rapporta une foule d'objets curieux, l'Académie des sciences l'admit successivement comme élève-chimiste (2 avril 1707), associé (8 janvier 1716), pensionnaire (26 avril 1723). Il fut marié deux fois : d'abord à Marie-Élisabeth Ruelle (1711), puis en 1727, à Marie Denis, fille de François Denis, seigneur de Suisnes. Il mourut le 9 mars 1752, laissant un grand nombre de mémoires qui ont été insérés dans les *Recueils de l'Académie des sciences.*

Année 1707, p. 517, H. 37 ; année 1708, p. 228 ; année 1709, p. 509, H. 15 ; année 1710, p. 235 ; année 1711, p. 23, H. 40 ; p. 207, H. 51 ; année 1712, H. 50 ; année 1713, H. 39 ; p. 51 ; année 1714, p. 121 ; année 1715, H. 14 ; p. 236 ; année 1717, H. 8 ; année 1718, p. 57, H. 33 ; année 1719, H. 40 ; année 1720, p. 189, H. 46 ; année 1721, p. 147, H. 56 ; année 1722, p. 155, H. 5 ; année 1723, p. 210, H. 38 ; année 1724, p. 193, H. 50 ; p. 520 ; p. 580, H. 40 ; année 1725, p. 57 ; année 1726, p. 95, H. 28 ; année 1727, p. 114, H. 27 ; année 1728, p. 301, H. 34 ; p. 48, H. 31 ; année 1729, H. 12 ; p. 68, H. 16 ; année 1730, p. 217, H. 43 ; année 1732, p. 17, H. 45 ; p. 398, H. 52 ; année 1734, p. 417, H. 52 ; année 1735, p. 54 ; p. 311 ; année 1736, p. 414, H. 16 ; année 1737, H. 63 ; p. 183 ; année 1738, H. 36 ; p. 103, H. 49 ; p. 193 ; année 1739, H. 3 ; H. 24 ; p. 275, H. 21 ; p. 441, H. 21 ; année 1740, p. 90 ; p. 361 ; année 1741, p. 11, H. 78 ; H. 21 ; H. 25 ; année 1742, p. 53, H. 43 ; année 1743, p. 33 ; année 1750, p. 53.

A. C.

Geoffroy (ÉTIENNE-LOUIS). Fils de Étienne-François Geoffroy, et par conséquent neveu du précédent. C'est certainement le plus illustre de la famille. Né à Paris, le 9 décembre 1725, il montra, dès son jeune âge, la plus grande ardeur pour l'étude des sciences naturelles, et fut reçu docteur à la Faculté de médecine de Paris, le 3 septembre 1748. La clientèle ne tarda pas à venir au-devant de lui, et on le signale comme un des praticiens les plus occupés de la capitale. Néanmoins cela ne l'empêcha pas de continuer les investigations qui firent le charme de sa vie, et l'entomologie, la conchyliologie, lui doivent des travaux qui le placent au premier rang: É.-L. Geoffroy a eu, en effet, en ce qui regarde les animaux articulés, un éclair de génie qui lui a fait découvrir une classification des plus remarquables : je veux parler de sa division des coléoptères en quatre groupes établis sur le nombre des articles qui composent les tarses de ces petits êtres : pentamères, tétramères, triomères, hétéromères. Linné n'a pas mieux fait, quant aux plantes, dans sa classification sexuelle. É.-L. Geoffroy fut aussi un poète latin fort distingué, son *Hygieine* restera comme un modèle dans le genre. Le savant auteur de choses si utiles et si bonnes est mort dans la petite commune de Chartreuse, près de Soissons, où il s'était retiré pendant la tourmente révolutionnaire, dans le mois d'août 1810. Il avait épousé d'abord Geneviève Brion, puis Jeanne-Félicité Bolle, fille de Henry Bolle, contrôleur général des finances du comté de Bourgogne.

Ouvrages laissés par Étienne-Louis Geoffroy :

I. *An pro diversis a conceptu temporibus, varia nutritionis fœtus?* (oui). Thèse quodlibétaire, 1746, sous la présidence de E. Pourfour Du Petit. — II. *An parcior obesis, quam macilentis sanguinis missio?* (oui), 1748, sous la présidence de C. Person. — III. *An in vulneribus profunde contusis, incisiones cultro chirurgico profunde institutæ, necessariam præparent aut promoveant suppurationem?* (oui), 1748, sous la présidence de De La Saône. — IV. *An aer præcipuum digestionis instrumentum?* (oui), 1748, candidat : L. J. B. Cosnier. — V. *Hygieine, sive ars sanitatem conservandi, poema*. Paris, 1770, in-8°; trad. en français par Delaunay, Paris, 1774, in-8°; trad. en vers français par Lequenne-Cousin. Paris et Cambrai, 1859. in-8°. — VI. *Histoire abrégée des insectes qui se trouvent aux environs de Paris, dans laquelle ces animaux sont rangés suivant un ordre méthodique*. Paris, 1762, 2 vol. in-4°, ibid., 1764, 2 vol. in-4°. — VII. *Traité sommaire des coquilles, tant fluviales que terrestres, qui se trouvent aux environs de Paris*. Paris, 1767, in-12. — VIII. *Dissertation sur l'organe de l'ouïe de l'homme, des reptiles et des poissons*. Amsterdam et Paris, 1778, in-4°. A. C.

Geoffroy de Villeneuve (René-Claude). Fils du précédent, né à Paris le 24 mars 1767, étudia la médecine à l'exemple de son père et de ses aïeux. Reçu docteur à Paris le 19 thermidor, an X (1802), il se fixa dans la capitale et fut nommé peu après médecin suppléant à l'Hôtel-Dieu, et par la suite médecin titulaire au même établissement. En 1820, lors de la création de l'Académie de médecine par le roi Louis XVIII, Geoffroy en devint membre dans la section de médecine.

Avant d'entrer dans la carrière médicale, il se livra à des recherches d'histoire naturelle; il séjourna pendant deux ans au Sénégal en qualité d'adjudant du gouverneur de cette colonie, le chevalier Bouffler, et plus tard servit dans la médecine militaire à Saint-Domingue. Ce n'est qu'à son retour des colonies qu'il se fit recevoir docteur. Nous n'avons pas pu du reste nous procurer de renseignements bien concluants et bien authentiques sur cette phase de la vie de ce savant médecin.

Geoffroy était chevalier de la Légion d'honneur. Il mourut à Nauroy, près de Soissons, le 26 juillet 1831. Outre un grand nombre d'articles dans le *Dictionnaire des sciences médicales*, relatifs surtout à l'histoire naturelle médicale et à la pathologie, tels que : Anémie, Anémone, Aphthe, Artichaut, Arum, Béribéri, Choléra, Chorée, etc., etc. ; il a publié des articles assez importants dans l'*Encyclopédie méthodique*.

Sa dissertation inaugurale a pour titre : *Diss. sur l'emploi des exutoires dans les maladies des poumons*. Paris, an X (1802), in-8°.   L. Hn.

GEOFFROY SAINT-HILAIRE (Les deux).

Geoffroy Saint-Hilaire (Étienne). · L'un des plus grands naturalistes de ce siècle. Il naquit à Étampes, le 15 avril 1772. Destiné par ses parents à l'état ecclésiastique, déjà même pourvu d'un canonicat, il comprit bien vite que là n'était pas sa carrière et qu'il était fait pour l'étude des sciences exactes. Envoyé au collége de Navarre pour y faire ses études philosophiques, il se sentit entraîné sympathiquement vers Brisson, qui y professait alors la physique expérimentale. Cette circonstance, jointe au mouvement révolutionnaire qui était, en quelque sorte, dans l'air, qui devait bientôt se transformer en une terrible tourmente, et qui annonçait que l'avenir de la science était en dehors de l'enclos étroit d'un séminaire, décida de la vocation du jeune Geoffroy. Aussi, dès qu'il eut fini sa philosophie au collége de Navarre, se mit-il à suivre les cours de Daubenton au Collége de France. Quelle différence entre le maître et l'élève! Daubenton s'attachant particulièrement, ou presque exclusivement aux faits, aux délicates et sévères observations, ennemi des théories, des systèmes ; Geoffroy se sentant déjà entraîné vers l'esprit de généralisation et de déduction, ne pouvant se contenter du simple enregistrement de faits, envisageant les grandes lignes de la science. Les événements du 10 août furent la cause d'une vive amitié qui lia Daubenton et Geoffroy. En effet, Haüy, le savant minéralogiste, ayant été arrêté comme prêtre réfractaire, Geoffroy ne voulut se donner ni paix ni trêve qu'il ne fût parvenu à délivrer de prison son excellent maître. Il s'adressa donc, et tout d'abord, à Daubenton ; l'énergie de ses supplications fut grande, et Daubenton ému fit agir l'Académie des sciences ; enfin, tant furent pressantes les instances du jeune protecteur, que Haüy fut, presque en un seul jour, incarcéré, réclamé au nom de l'Institut, et remis en liberté comme utile aux intérêts de la science. Cet épisode eut une influence marquée sur la vie de Geoffroy ; car, encore inconnu à la science, il devint connu de la plupart des savants. Haüy avait écrit à Daubenton : « En retour de tous les services que je vous ai rendus, aimez, aidez, adoptez mon jeune libérateur. » Et le 13 mars 1793, Daubenton le fit nommer démonstrateur au cabinet d'histoire naturelle, à la place de Lacépède qui s'était démis de ses fonctions. Quelques mois après, Geoffroy occupait au Jardin une chaire de professeur de zoologie des vertébrés ; il était à peine âgé de vingt et un ans ! Ce fut à cette époque qu'un jeune naturaliste inconnu, qui s'occupait sur les côtes de la Normandie de faire des recherches sur la structure anatomique des mollusques, envoya quelques travaux manuscrits à l'inspection de Geoffroy, déjà puissant dans la science ; et celui-ci lui répondit aussitôt : « Venez vite à Paris, venez remplir parmi nous le rôle d'un nouveau Linné, d'un nouveau restaurateur des sciences naturelles. » Et il recueillit chez lui cet enfant perdu de la science ; deux années (1795-1796) ils vécurent ensemble à la même table, dans les mêmes collections publiques, qu'ils étudiaient ensemble, dans les mêmes travaux qu'ils signaient ensemble. Dans une monographie manuscrite d'un jeune homme inconnu, placé presque par hasard sous ses yeux, Geoffroy-Saint-Hilaire avait reconnu Cuvier, et il fit tous ses efforts pour produire au grand jour ce trésor alors perdu pour la science ; il en est qui l'eussent enfoui. En 1798, Geoffroy, désigné pour faire partie de l'expédition d'Égypte, concourut à la fondation de l'Institut des sciences et des arts au Caire. De retour en France il fut, le 14 septembre 1807, nommé membre de l'Institut et, le 20 juillet 1800, professeur de zoologie à la Faculté des sciences ; en 1815 les électeurs d'Étampes l'envoyèrent siéger à la Chambre des représentants ; mais il ne prit aucune part à des discussions publiques complétement étrangères aux études scientifiques que jusque-là il avait exclusivement poursuivies. Étienne-Geoffroy Saint-Hilaire frappé, dès l'année 1840, de cécité, à laquelle vint se joindre la paralysie, mourut le 19 juin 1844, à l'âge de soixante-douze ans. Dantzell a gravé une très-belle médaille en son honneur, dont le revers porte ces mots : NÉ A ÉTAMPES. 15 avril 1772 — AUTEUR DE LA PHILOSOPHIE ANATOMIQUE — FONDATEUR DE LA MÉNAGERIE — AN 2 — 1793.

Nous avons dit que l'esprit de Geoffroy Saint-Hilaire était essentiellement synthétique. Cette tendance, qui est comme la marque de son génie, se montre même dans les nombreux travaux de détail qu'il a mis au jour, et qui forment une sorte d'encyclopédie. Mais cela ressort surtout de la lecture de son beau livre de la *Philosophie anatomique*, qui repose presque tout entier sur cette proposition fondamentale : que l'organisme des animaux est soumis à un plan général, modifié dans quelques points seulement pour différencier les espèces ; qu'il est marqué au coin d'une *unité typéale*, ainsi qu'on peut le déduire de la théorie des analogies, du principe des connexions, des affinités électives des éléments organiques, du balancement des organes ; que l'organisme soit étudié dans son état normal ou dans ses aberrations, on trouve toujours ce principe d'unité typéale ; on le retrouve dans les monstruosités les plus bizarres, les plus désordonnées. L'organisme de tous les animaux étant soumis à un plan uniforme, il s'ensuit que toutes les espèces actuelles descendent d'une espèce antédiluvienne primitive par voie continue de génération, et que les modifications imprimées à cette espèce primitive par les changements survenus dans les milieux ambiants ont seules déterminé la diversité et la multitude des espèces actuelles. En un mot, une *espèce* peut toujours se déduire charnellement, *matériellement*, d'une espèce voisine ; il y a un rapport constant de toutes les espèces entre elles. Conception hardie, qui rapproche singulièrement Geoffroy Saint-Hilaire de Darwin, et qui a été au sein de l'Académie des sciences la cause de violentes discussions entre les deux plus grands naturalistes de l'époque, Cuvier soutenant contre son antagoniste que la nature avait pris un soin extrême d'empêcher l'altération des espèces, de maintenir fixes les formes dans les corps organisés, de telle manière que les espèces actuelles ne puissent jamais être des modifications des espèces détruites ; qu'une espèce ne peut jamais être déduite matériellement (c'est-à-dire par voie de génération) d'une espèce voisine, et que les rapports qui existent entre ces diverses espèces animales n'existent qu'au point de vue de l'esprit. Flourens a ainsi résumé l'œuvre scientifique de Geoffroy Saint-Hilaire : « Après les vues générales et supérieures était venue l'étude des détails. La moisson des grandes idées semblait épuisée. Alors un génie nouveau s'élève : original, hardi, d'une pénétration infinie. Il remue toute la science et la ranime. Il rajeunit le fait par l'idée. A l'observation exacte il mêle la conjecture. Il ose : il franchit les bornes connues, et par delà ces bornes il pose une science nouvelle, à laquelle il donne quelque chose de ce qu'il avait eu lui-même de plus essentiellement propre et de plus marqué : de son audace, de son goût pour les combinaisons abstraites et hardies, de ses lumières vives et imprévues. La gloire de Geoffroy-Saint-Hilaire sera d'avoir fondé la science profonde de la nature des êtres. Pour lui, observer, décrire, classer, reconnaître les *différences*, n'est que le commencement de la science ; il y ajoute la recherche des *analogies*, l'emploi du raisonnement ; après l'exposition des faits, celle de leurs conséquences, qui sont les lois générales de l'organisation. La méthode ne doit pas être seulement une suite de divisions, de coupes, de ruptures, mais, au contraire, un enchaînement de rapports qui s'appellent, s'adaptent, s'identifient. Toutes ces distinctions opérées, à mesure que le nombre des espèces augmente, les différences s'effacent, se fondent par des nuances intermédiaires, les grands intervalles se comblent, et l'unité du règne se montre. »

On n'attend pas ici la liste de tous les mémoires dont Étienne Geoffroy-Saint-Hilaire a enrichi plusieurs publications périodiques : *Décade philosophique, Magasin encyclopédique, Mémoires de la Société d'histoire naturelle de Paris, Annales du Muséum d'histoire naturelle, Journal complémentaire des sciences médicales, Annales générales des sciences physiques, Bulletin de la Société philomathique*, etc. Nous devons nous contenter des indications suivantes :

I. *Catalogue des mammifères du Muséum d'hist. natur.* Paris, 1803, in-8°. — II. *Histoire naturelle des mammifères.* Paris, 1819, in-fol. — III. *Mémoire sur une colonne vertébrale et ses côtes dans les insectes apiropodes.* Paris, 1820, in-8°. — IV. *Mémoires sur plusieurs déformations du crâne de l'homme, suivi d'un essai de classification des monstres acéphales.* Paris, 1820, in-4°. — V. *Philosophie anatomique. Des monstruosités humaines.* Paris, 1822, in-8°, planches. 1818, 1823, 2 vol. in-8°, deux atlas, in-fol. — VI. *Système dentaire des mammifères et des oiseaux.* Paris, 1824, in-8°. — VII. *Sur les déviations organiques provoquées et observées dans un établissement d'incubation artificielle.* Paris, 1826, in-4°. — VIII. *Rapport sur un mémoire de M. Breschet traitant des grossesses extra-utérines, et suivi de considérations générales sur l'organe sexuel des femelles.* Paris, 1826, in-8°. — IX. *Considérations générales sur les monstres.* Paris, 1826, in-8°. — X. *Sur la girafe.* Paris, 1827, in-8°. — XI. *Rapport sur plusieurs monstruosités humaines anencéphaliques.* Paris, 1827, in-8°. — XII. *Discours sur le principe de l'unité de composition organique.* Paris, 1828, in-8°. — XIII. *Cours de l'histoire naturelle des mammifères.* Paris, 1828, in-8°. — XIV. *Rapport sur un enfant double du genre Ischiadelphe, suivi de considérations et de réflexions sur la monstruosité double.* Paris, 1830, in-8°. — XV. *Principes de philosophie zoologique discutés en mars 1830, au sein de l'Acad. des sciences.* Paris, 1830, in-8°. — XVI. *Mémoire sur un enfant quadrupède né et vivant à Paris, monstruosité déterminée sous le nom générique d'Iléadelphe.* Paris, 1830, in-8° ; 1836, in-4°. — XVII. *Fragments sur la structure et les usages des glandes mammaires des cétacés.* Paris, 1834, in-8°. — XVIII. *Recherches sur les grands sauriens trouvés à l'état fossile vers les confins de la basse Normandie, attribués d'abord au crocodile, puis déterminés sous les noms de teleosaurus et de steneosaurus,* Paris, 1831, in-4°. — XIX. *Études progressives d'un naturaliste pendant les années 1834 et 1835.* Paris, 1835, in-4°. — XX. *Sur une vue scientifique de l'adolescence de Napoléon Bonaparte, formulée dans son âge mûr sous le nom de Monde des détails.* Paris, 1835, in-8°. — XXI. *Fragments biographiques, précédés d'études sur la vie, les ouvrages et les doctrines de Buffon.* Paris, 1838, in-8°. — XXII. *Rapport fait à l'Académie royle des sciences sur l'histoire scientifique et militaire de l'expédition française en Égypte.* Paris, 1838, in-8°. — XXIII. *Notions synthétiques, historiques et physiologiques de philosophie naturelle.* Paris, 1838, in-8°. — XXIV. *Loi universelle (attraction de soi pour soi), ou clef applicable à l'interprétation de tous les phénomènes de philosophie naturelle.* Paris, 1830, in-8°. — XXV. *Fille bicorps de Prunay (sous Ablis), connue dans la science sous le nom de Ischiopage de Prunay.* Paris, 1839, in-4°. — XXVI. *Sur de nouveaux Anencéphales humains confirmant la dernière théorie sur les monstres et fournissant quelques éléments caractéristiques de plus et de nouvelles espèces au genre Anencéphale.* Paris, in-4°. — XXVII. *Sur quelques règles fondamentales en philosophie naturelle.* Paris, in-8°. — XXVIII. *Mémoire sur un enfant monstrueux né dans le département d'Indre-et-Loire, et classé sous le nom d'Hétéradelphe de Bénais.* Paris, in-4°. — XXIX. *Discours d'introduction à l'ouvrage Monstruosités humaines, formant le tome II de la philosophie anatomique.* Paris, in-8°. — XXX. *Considérations zoologiques et physiologiques relatives à un nouveau genre nommé Hypognathe.* Paris, in-4°.

                                                                          A. C.

Geoffroy-Saint-Hilaire (Isidore). Fils du précédent, né à Paris, au Jardin des plantes, le 16 décembre 1805. Il marcha sur les traces de son père, fit de très-bonnes études au lycée, et s'occupa de bonne heure d'histoire naturelle, tout en suivant les cours de médecine. Reçu docteur à Paris, le 11 août 1829, il inaugurait, par le titre de sa thèse (*Propositions sur la monstruosité*) la série des travaux qu'il devait exécuter plus tard pour élargir la voie que son père avait tracée aux recherches tératologiques. Aussi, dès l'année 1832, commença-t-il la publication de son ouvrage le plus important intitulé : *Histoire générale et particulière des anomalies de l'organisation chez l'homme et les animaux... ou Traité de tératologie*, qui a acquis à l'auteur une grande et légitime réputation de savant du premier ordre. Deux ans auparavant, Isidore Geoffroy-Saint-Hilaire était entré dans l'enseignement, en faisant au Muséum la seconde partie du [cours d'ornithologie comme suppléant de son père. Ce cours, raconte la biographie universelle (Didot), fut interrompu au moment de la Révolution de juillet : sa dernière leçon, le 28 juillet, ne put s'achever, parce qu'une fusillade venait de s'engager près du Jardin des plantes, dans la rue qui porte aujourd'hui le nom de Geoffroy-Saint-Hilaire. Les trois années suivantes (nous copions toujours la même biographie), il enseigna la zoologie à l'Athénée royal, et la tératologie à l'École pratique ; le 15 avril 1833, il fut élu, en remplacement de *Latreille*, membre de l'Académie des sciences. En 1837, il fut appelé à suppléer son père à la Sorbonne, et contribua activement à l'organisation de la Faculté des sciences de Bordeaux, créée sous le ministère de Salvandy. Puis il devint successivement inspecteur de l'Académie de Paris (1840), professeur au Muséum (par suite de la démission de son père), inspecteur général de l'Université (1844), et membre du Conseil royal de l'instruction publique. Après la mort de Blainville, il obtint en 1850, la chaire de zoologie que celui-ci avait occupée à la Faculté des sciences, et il se démit de ses fonctions d'inspecteur général qu'il exerçait comme adjoint ou comme titulaire depuis deux ans, pour consacrer ses loisirs à la publication de son grand ouvrage : *Histoire naturelle générale des Règnes organiques*, qui lui demanda plus de cinq ans de travail. En même temps, il se livra avec un zèle intelligent à l'histoire de la science et à des travaux de zoologie appliquée. C'est à lui que l'on doit, en grande partie, l'organisation de la Société d'acclimatation, qui a rendu tant de services ; c'est lui encore qui, par son influence, par de judicieuses publications, propagea l'habitude de la viande de cheval comme aliment, s'élevant avec vigueur contre un préjugé qui fait perdre chaque mois des millions de kilogrammes de bonne viande, alors que des millions de Français ne mangeaient pas de viande. Isidore Geoffroy-Saint-Hilaire est mort à Paris le 10 novembre 1861, à l'âge de cinquante-six ans, miné par les fatigues et par le chagrin causé par la perte récente d'une femme qu'il adorait. Il expira entre les bras de son fils, de sa fille et de sa vieille mère, la veuve de l'illustre Étienne.

Du discours prononcé sur sa tombe par M. Milne Edwards nous extrayons ce passage qui résume la vie scientifique de ce savant homme : « Isidore Geoffroy, sans négliger les travaux dont ses propres inspirations étaient l'unique source, s'est appliqué avec une rare persévérance à développer, à rendre saisissables pour toutes les intelligences, à perfectionner même les grandes vues théoriques de son père, et il n'a pas failli à cette tâche ardue. La piété filiale était un des traits les plus saillants de son caractère, et le culte qu'il rendait à la mémoire de son père lui a fait entreprendre une longue série d'ouvrages tous dignes du sentiment qui les dictait, ainsi que de la pensée philosophique dont ils étaient l'expression. Notre regretté confrère était bien doué par la nature : son esprit droit, ferme et méditatif, était mûri par l'étude ; il possédait à un haut degré l'art de l'exposition, et un concours heureux de circonstances avait contribué à développer en lui l'amour de la science, et à faire aussi naître la pensée qui domina sa vie. »

Outre un très-grand nombre de mémoires, de notes, communiqués à l'Académie des sciences ou insérés dans des revues scientifiques, Isidore Geoffroy-Saint-Hilaire a laissé :

I. *Propositions sur la monstruosité considérée chez l'homme et les animaux.* Thèse doct. de Paris, 14 août 1829, in-4°. — II. *Histoire générale et particulière des anomalies de l'organisation chez l'homme et les animaux*, ou *Traité de tératologie.* Paris, 1832-36, 3 vol. in-8°, et atlas de 20 pl. — III. *Essais de zoologie générale, ou mémoires et notices sur la zoologie générale, l'anthropologie, et l'histoire de la science.* Paris, 1840, in-8°. — IV *Histoire naturelle des insectes et des mollusques.* Paris, 1841, 2 vol. in-12. — V. *Essais de zoologie générale, ou mémoires et notices.* Paris, 1841, in-8°. — VI. *Description des mammifères nouveaux ou imparfaitement connus de la collection du Muséum d'hist. nat.* 1er *Mémoire : Famille des singes.* Paris, 1843, in-4°. — VII. *Vie, travaux et doctrine scientifique d'Etienne Geoffroy-Saint-Hilaire.* Strasbourg, 1847, in-8°. — VIII. *Histoire naturelle générale des règnes organiques.* Paris, 1854-1860, 3 vol. gd. in-8°. — IX. *Domestication et naturalisation des animaux utiles.* Paris, 1854, in-12. — X. *Lettres sur les substances alimentaires et particulièrement sur la viande de cheval.* Paris, 1856, in-12.   A. C.

GEOFFROYER. *Voy.* GEOFFRÉE.

GEOFFROYINE ou **SURINAMINE.** Alcaloïde, encore peu étudié, découvert en 1824 par Hüttenschmid (*Mag. f. Pharm. von Geyer*, Bd. VII, p. 287) dans l'écorce de l'*Andira retusa*, H. B. K. (*Geoffroya surinamensis* Murr.). Pour la préparer, on épuise l'écorce d'Andira par l'alcool, on traite par l'eau, on filtre et on purifie le produit obtenu au moyen de l'acétate de plomb, qui détermine la précipitation des matières étrangères ; on se débarrasse de l'excès de plomb à l'aide d'un courant d'acide sulfhydrique, et une portion de l'alcaloïde se sépare. Pour obtenir le reste de l'alcaloïde dissous, on fait digérer la liqueur avec de la magnésie, on filtre et on évapore. D'après Winckler (*Jahrbuch der Pharmacie*, Bd. II, p. 159), on obtient la surinamine pure au moyen de lavages à l'eau froide et en faisant cristalliser ensuite dans l'eau bouillante. 500 grammes d'écorce fournissent environ 30 grammes d'alcaloïde.

La geoffroyine cristallise en aiguilles fines, blanches, brillantes, formant de petits amas d'aspect cotonneux ; elle est inodore, sans saveur, neutre aux réactifs, peu soluble dans l'eau froide, aisément soluble dans l'eau bouillante, plus soluble encore dans une lessive de potasse ; elle se dissout très-faiblement dans l'alcool même bouillant et est complétement insoluble dans l'éther.

En soumettant à l'évaporation une dissolution de surinamine dans l'acide sulfurique, on l'obtient en lamelles cristallines, tandis qu'une dissolution dans l'acide chlorhydrique l'abandonne sous forme d'aiguilles incolores qui deviennent d'un blanc laiteux quand on les traite par l'eau.

Sous l'influence de la chaleur, une portion de la surinamine paraît se sublimer sans subir d'altération, mais la plus grande partie de l'alcaloïde se décompose.

L'acide sulfurique concentré la dissout sans changement de coloration ; il en est de même de l'acide azotique concentré pur, mais l'acide fumant donne une solution qui, par l'élévation de température, devient d'abord violette pour passer ensuite au bleu de Berlin.   L. Hn.

GEOGHEGAN (Les deux).

Geoghegan (Edward). Né en Irlande, était membre du Collège royal des chirurgiens d'Irlande et chirurgien au Dispensaire général de Dublin. Il a exercé son art avec réputation dans cette capitale dans la première moitié de ce siècle et a joui d'une certaine renommée comme syphiliographe.

Nous connaissons de lui :

I. *Pratical Observations on the Nature and Treatment of some Exasperated Symptom, attending the Venereal Disease.* London, 1801, in-8°. — II. *Appendix, containing Thoughts on the Nature and Management of the Venereal Bubo, particulary in its Obstinate State.* Dublin, 1803, in-8°. — III. *Commentaries on the Treatment of the Venereal Disease, particularly in its Exasperated State.... On the Use of Mercury so as to Insure its Successful Effect., with an Appendix on Stricture of the Urethra and a Morbid Retention of Urine.* London, 1814, in-8°. — IV. *A Commentary on the Treatment of Ruptures, particularly in a State of Strangulation.* London, 1810, in-8°. — V. *Further Remarks on Hernia in Explication of the Nature of Strangulation and of Obliterated Intestine and in Defense of Views and Suggestions towards Improvement in the Treatment, in a Letter to Abernethy.* Dublin, 1826, in-8°. — VI. *Succinct Pratical Observations on the Effect of Bloodletting, containing an Investigation of the Practice of the General and Local Abstraction of Blood.* London, 1833, in-8°. — VII. Articles dans *Edinb. Med. a. Surg. Journal, Transact. of the Association of the King's and Queen's College of Physic. in Ireland*, etc.

Geoghegan (Thomas-Grace). Né vers le commencement du dix-neuvième siècle, reçu *fellow* du Collège royal des chirurgiens d'Irlande en 1830, docteur en médecine à l'Université de Glasgow en 1832, se fixa à Dublin et y devint successivement médecin du *Sick Poor Institution*, chirurgien du *City Hospital* et de l'hôpital des Incurables, et professeur de médecine légale au Collège royal des chirurgiens. Geoghegan était membre honoraire de la Société d'histoire naturelle de Montréal et membre de la Société de chirurgie d'Irlande. Il mourut il y a une dizaine d'années, laissant :

I. *On Amputation of the Foot.* In *Dublin Med. Press*, 1847. — II. *On Arsenical Poisoning.* In *Dubl. Quart. Journ. of Med. Sci.*, 1851 et *Arch. gén. de méd.*, 4e sér., t. XXVI, p. 220, 1851. — III. *On Sudden Death from Obstruction of the Windpipe.* In *Med. Press.* t. XIV. — IV. Nombreux articles dans *Dublin Q. Journal, Dubl. Med. Press, London Med. Gazette, Liebig's Annalen der Pharmacie.*

L. Hn.

GÉOGLOSSE (*Geoglossum* Pers.). Les Champignons-Ascomycètes qui composent ce genre de la famille des Helvellacées sont caractérisés par leur réceptacle comprimé, allongé en forme de langue ou de massue ovoïde et coiffant le sommet du stipe auquel il est soudé par toute sa face inférieure. Les spores, oblongues ou subfusiformes, sont brunes et composées de plusieurs articles.

Ces champignons vivent solitaires ou réunis en groupes sur la terre dans les prairies et les bois humides ou dans les marais tourbeux à sphagnums. On en connaît une quinzaine d'espèces dont les principales, *G. viscosum* Pers., *G. viride* Sch. et *G. hirsutum* Pers., se rencontrent assez communément en Europe; le *G. hirsutum* Pers. a été trouvé également à Java et aux îles Mascareignes.

Ed. Lefèvre.

FIN DU SEPTIÈME VOLUME

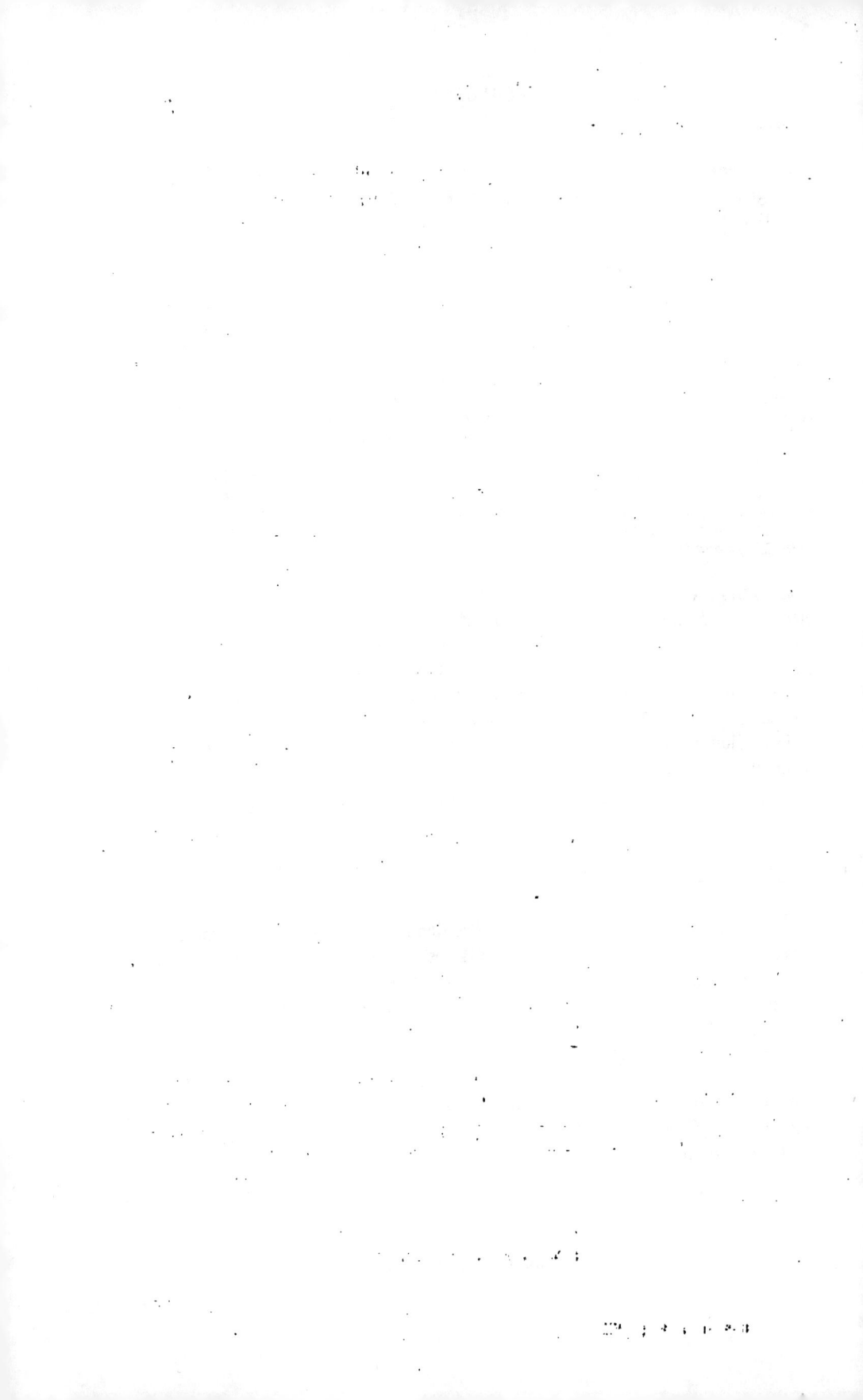

ARTICLES

CONTENUS DANS LE SEPTIÈME VOLUME

(4ᵉ série.)

GASTÉROSTOME. Davaine. 1
GASTIER (Andr.-Franç.). Hahn. 1
GASTO (Flaminius). Dureau. 1
GASTRALGIE. Leven. 2
GASTRIQUE SUPÉRIEURE (Artère). Dechambre. 13
— INFÉRIEURE (Artère). Id. 13
— (Suc). Id. 13
GASTRIQUES (Nerfs) (voy. *Pneumogastrique*).
GASTRITE. Leven. 13
GASTROCÈLE. Dechambre. 22
GASTROCHÆNIDES. Lefèvre. 23
GASTROCNÉMIENS (Muscles) (voy. *Jumeaux*).
GASTRO-COLIQUE (Veine). Dechambre. 23
GASTRO-ÉPIPLOÏQUES (Artères et veines). Id. 24
— (Nerfs). Id. 24
GASTRO-HÉPATIQUE (voy. *Cœliaque*).
GASTROMANCIE. Dechambre. 24
GASTROMÉLIENS. Larcher. 24
GASTROPLAX. Lefèvre. 24
GASTROPTÈRE. Id. 24
GASTRORRHAGIE (voy. *Hématémèse, Mélæna*).
GASTRORRHÉE. Leven. 24
GASTRO-SPLÉNIQUES (Vaisseaux) (voy. *Cœliaque*).
GASTRO-STOMIE. Dechambre. 33
GASTROTOMIE (Historique). Petit. 33
— (Opportunité de la). Boinet. 48
GATAKER (Thomas). Hahn. 61
GATEAUX MERCURIELS. Dechambre. 61
GATENHOF (voy. *Gattenhof*).
GATEUX. Ritti. 61
GATTENHOF (Georg.-Matth.). Hahn. 71
GATTI (Angelo). Id. 72
GATTILIER. Planchon. 72
GATTINARA ou GATTINARIA (Marco). Hahn. 73
GAUBERT (Les deux). Chéreau. 74
GAUBIUS (Jérôme-David). Id. 75
GAUDE. Planchon. 76
GAUDEFROY (Louis). Hahn. 76
GAUDET (M.-A.-M.). Id. 76
GAUDICHAUD-BEAUPRÉ (Charles). Id. 77
GAUGER (Nicolas). Id. 78
GAUKES (Yvo). Id. 78
GAULOIS (voy. *Celtes, Gaëls, France*).
GAULTHERIA. Planchon. 79
GAULTHÉRILÈNE. Hahn. 79
GAULTIER DE CLAUBRY (Les trois). Chéreau. 79
GAULTIER DE SALERNE. Beaugrand et Hahn. 81
GAURÉES (voy. *Onagrariées*).
GAURICO (Luca). Hahn. 81
GAUSSAIL (Adrien-Joseph). Id. 82
GAUTERON (Antoine). Id. 83

GAUTHIER (Les). Dureau. 83
GAUTHIER D'AGOTY (Les). Chéreau et Hahn. 84
GAUTIER (Henri). Dureau. 85
GAUTIERI (Giuseppe). Hahn. 85
GAVARD (Hyacinthe). Chéreau. 86
GAVASSETI (Michaeli). Hahn. 87
GAVET (Jacques). Id. 87
GAVIAL (voy. *Crocodile*).
GAVINET (Jean-Marie). Chéreau. 87
GAVIRIA Y LEON (Diego). Hahn. 87
GAY (Les). Hahn. 87
GAYAC (voy. *Gaïac*).
GAYAM. Lefèvre. 89
GAYAN Y SANTOYO (Juan). Hahn. 90
GAYANT (Les deux). Chéreau. 90
GAY-LUSSAC (Louis-Joseph). Hahn. 90
GAZ EN GÉNÉRAL (voy. *Corps*).
GAZ D'ÉCLAIRAGE (Hygiène). Layet. 94
GAZ HILARANT. Lutaud. 132
GAZAGE (Hyg. industr.). Layet. 162
GAZE. Dechambre. 165
GAZELLES. Oustalet. 166
GAZÉOL. Hahn. 175
GAZI ou GAZIO (Antonio). Id. 175
GAZOGÈNE. Rotureau. 176
GAZO-INJECTEURS (Appareils). Dechambre. 187
GAZOLA (Giuseppe). Hahn. 187
GAZOLÈNE. Id. 188
GAZOST. Rotureau. 188
GEACH (Francis). Hahn. 191
GEAI. Oustalet. 191
GÉANT, GÉANTISME. Larcher. 193
GÉASTRE. Lefèvre. 193
GEBAUER (Les deux). Hahn. 193
GEBEL. Id. 194
GÉBER. Leclerc. 194
GEBHARD (Les deux). Hahn. 197
GÉCARCIN. Lefèvre. 197
GECKO. Oustalet. 198
GEDDINGS (Ely-S.). Hahn. 201
— (Gargarisme de). Dechambre. 201
GEHEMA ou GEHMA (Joh.-Abrah. von). Hahn. 202
GEHLEN (Adolph-Ferdin.). Id. 203
GEHLER (Les deux). Id. 204
GEHUF ou GEHUPH. Planchon. 205
GEIER (Les deux). Hahn. 205
GEIGER (Les deux). Id. 206
GEILNAU (Eau minérale de). Rotureau. 207
GÉINE. Hahn. 208
GÉIQUE (Acide). Id. 208
GEISELER (Ed.-Ferd.). Id. 208
GEISSEL (Richard). Id. 209
GEISSOSPERMUM (Botanique). Baillon. 209
— (Act. physiologique). Hahn. 210

Geitner (Ernst-August). Hahn. 214
Gélasime. Lefèvre. 214
Gélatine (Chimie). Willm. 215
— (Bromatologie). Coulier. 220
— (Hyg. industr.). Layet. 231
Gelée (Météorologie). Renou. 233
— (Théophile). Chéreau. 235
Gelées. Coulier. 236
Gélidium. Lefèvre. 238
Gélin (voy. Gélidium et Gélose).
Géline. Hahn. 239
Gelinotte. Oustalet. 240
Geller (Carl-Gottfr.). Hahn. 242
Gellert (Christl.-Ehregott). Id. 243
Gellhaus (Ferdinand). Id. 243
Gélose (Orig. botanique). Fournier. 243
Gélose (Chimie). Willm. 244
Gelous (Sigismond). Hahn. 245
Gelsemium. Planchon. 246
Gemeiner (Andr.-Theod.). Hahn. 246
Gemma (Les). Dureau. 246
Gemmation. Dechambre. 247
Gemme. Id. 247
Gemmiparité. Id. 247
Gempak (Songita). Hahn. 247
Gemusaeus ou Geschmaus. Id. 248
Gencives (Anat. et physiol.). Magitot. 248
— (Pathol.) (Lés. traumat.). Id. 251
— (Lés.inflam.)(Traum.). Id. 252, 254
— — — — (Essent.). Id. 259
— — — — (Toxiq.). Id. 272
— — — — (Spécial.). Id. 280
— — (Lés. organiques). Id. 292
Gendarussa. Lefèvre. 298
Gendats (Maison-Woka). Hahn. 299
Gendron (Les). Chéreau. 299
Genepi (Voy. Génipi).
Génération (Anat. et physiol. compar.). Carlet. 300
— (Physiologie). Robin. 335
Genèse (voy. Génération).
Genest (Jean-Louis). Hahn. 401
Genestrolle, Genestrelle (voy. Genêt).
Genêt. Baillon. 492
Généthliologie. Dechambre. 495
Genette. Oustalet. 495
Genévrier (Botanique). Planchon. 498
— (Emploi médical). Labbée. 500
Genga (Bernardino). Hahn. 513
Genger-Grass (voy. Ginger-grass).
Géni (Apophyse) (voy. Maxillaire infér.).
Genicularis. Planchon. 514
Géniculé (Ganglion) (voy. Facial [Nerf]).
Genièvre (voy. Genévrier).
Génioglosse (Muscle) (voy. Langue).
Génio-hyoïdien (Muscle). Dechambre. 514
— (Nerf) (voy. Hypoglosse).

Génipayer. Planchon. 514
Génipi (Botanique). Id. 515
— (Emploi médical). Labbée. 516
Genista (voy. Genêt).
Genistelle (voy. Genestrolle).
Genistrolle (voy. Genestrolle).
Génitaux (Organes). Dechambre. 517
Génito-crural (Nerf) (voy. Lombaire [plexus]).
Gennetéou Genté (Claude-Léopold). Hahn. 518
Génoplastie. Courty. 518
Genou (Anatomie). Spillmann. 529
— (Physiologie). Id. 539
— (Pathologie) (Contusions). Id. 540
— — (Plaies). Id. 553
Genou (Pathologie) (Fractures). Id. 587
— — (Entorse). Id. 587
— — (Diastasis). Id. 593
— — (Luxations). Id. 597
— — (Maladies). Id. 622
— (Médecine opér.). Id. 649
— (Genu valgum). Bouland. 674
Genouillère. Dechambre. 704
Genouillet. Planchon. 705
Genre. Dechambre. 705
Gensana (Tommaso). Hahn. 705
Gensel (Joh.-Adam). Id. 705
Gen-Seng (voy. Gin-Seng).
Gensoul (Joseph). Chéreau. 706
Genssane (De). Hahn. 708
Gentiane (Botanique). Planchon. 708
— (Empl. médical). Foussagrives. 709
Gentianées. Planchon. 715
Gentianelle (voy. Gentiane).
Gentianique (Acide) (voy. Gentisin).
Gentil (Les deux). Hahn. 715
Gentile du Foligno. Id. 717
Gentile (Francesco). Id. 718
Gentiogénin (voy. Gentiopicrin).
Gentiopicrin. Hahn. 718
Gentiotannique (Acide). (voy. Gentiane).
Gentisin (Chimie). Hahn. 719
— (Empl. médical). Id. 721
Gentisique (Acide). (voy. Gentisin).
Géobdelle. Lefèvre. 722
Géocérine. Hahn. 723
Géocérinique (Acide). Id. 723
Géocérinone Id. 723
Géocorises. Lefèvre. 723
Geoffrée. Baillon. 728
Geoffron (Jacques). Hahn. 729
Geoffroy (Les). Chéreau. 729
Geoffroy de Villeneuve (René-Claude). Hahn. 731
Geoffroy-Saint-Hilaire (Les deux). Chéreau. 732
Geoffroyer (voy. Geoffrée).
Geoffroyine ou Surinamine. Hahn. 736
Geoghegan (Les deux). Id. 737
Géoglosse. Lefèvre. 737

FIN DU SEPTIÈME VOLUME

Imprimerie A. Lahure, rue de Fleurus, 9, à Paris.